Medizinische Informatik und Statistik

Herausgeber: S. Koller, P. L. Reichertz und K. Überla

28

Nachsorge und Krankheitsverlaufsanalyse

25. Jahrestagung der GMDS
Erlangen, 15. – 17. September 1980

Herausgegeben
von L. Horbach und C. Duhme

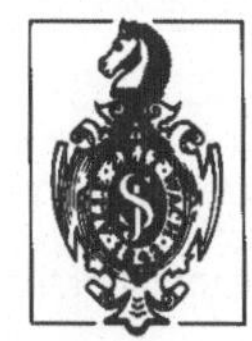

Springer-Verlag Berlin Heidelberg GmbH 1981

Reihenherausgeber

S. Koller, P. L. Reichertz, K. Überla

Mitherausgeber

J. Anderson, G. Goos, F. Gremy, H.-J. Jesdinsky, H.-J. Lange, B. Schneider, G. Segmüller, G. Wagner

Bandherausgeber

Lothar Horbach
Claus Duhme
Institut für Medizinische Statistik und Dokumentation
der Universität Erlangen-Nürnberg
Waldstraße 6, 8520 Erlangen

CIP-Kurztitelaufnahme der Deutschen Bibliothek
Nachsorge und Krankheitsverlaufsanalyse:
Erlangen, 15.-17. September 1980; [proceedings] / hrsg. von L. Horbach u. C. Duhme. - Berlin; Heidelberg; New York: Springer, 1981.
(Medizinische Informatik und Statistik; 28) (... Jahrestagung der GMDS; 25)
ISBN 978-3-540-10844-3 ISBN 978-3-642-95397-2 (eBook)
DOI 10.1007/978-3-642-95397-2

NE: Horbach, Lothar [Hrsg.]; Deutsche Gesellschaft für Medizinische Dokumentation, Informatik und Statistik: ... Jahrestagung der GMDS; 1. GT

2145/3140 - 5 4 3 2 1 0

Vorwort

Das Rahmenthema der 25. Jahrestagung der Deutschen Gesellschaft für Medizinische Dokumentation, Informatik und Statistik e.V. - Nachsorge und Krankheitsverlaufsanalyse - hat einen engen Bezug zu aktuellen Problemen des Gesundheitswesens. Insbesondere in Kliniken, in denen schwere Erkrankungen mit modernen erfolgversprechenden Maßnahmen behandelt werden, wird die Notwendigkeit einer systematischen weiteren Überwachung dieser Patienten immer dringlicher erachtet. Die Beobachtung des weiteren Schicksals, die ärztliche Betreuung und die Bewertung der zeitlichen Verläufe ergeben Ansatzpunkte für die weitere Verbesserung der Therapie. Diese Aufgabe läßt sich nur bewältigen, wenn die dabei auftretenden Probleme der planvollen Dokumentation, der Informationsübermittlung, der Datenspeicherung und der statistischen Auswertung von den Vertretern unseres Faches aktiv in Angriff genommen werden. Nach 25 Jahren einer stürmischen technologischen und Methodenentwicklung ist unsere junge medizinische Disziplin in der Lage - wenn die erforderliche apparative und personelle Ausstattung zur Verfügung steht -, die Probleme der Nachsorge und Krankheitsverlaufsanalyse in Zusammenarbeit mit Klinikern und Allgemeinmedizinern wirksam zu bearbeiten und Ergebnisse zu zeitigen, die für den Arzt relevant sind. Die Tagung soll dazu Anregungen vermitteln und Lösungswege aufzeigen.

Fünf Workshops und apparative, organisatorische und methodische Probleme runden den Bezug unserer Arbeit auf die Probleme der Medizin von heute ab.

Erlangen hat eine traditionelle Verbundenheit mit der technologischen Entwicklung in der Medizin. Auch heute besteht, sowohl in der Medizinischen wie in der Technischen Fakultät, auf deren Campus wir tagen, ein waches Interesse für den humanen Einsatz technologischer Neuerungen, insbesondere auch der elektronischen Datenverarbeitung.

L. Horbach

INHALTSVERZEICHNIS

ERÖFFNUNG DER 25. JAHRESTAGUNG DER DEUTSCHEN GESELLSCHAFT FÜR MEDIZINISCHE DOKUMENTATION, INFORMATIK UND STATISTIK

C. Th. Ehlers

Es ist mir eine große Freude, Sie anläßlich der Eröffnung des von Herrn Kollegen HORBACH gestalteten Jahreskongresses der GMDS, der sich mit Fragen der Nachsorge und der Krankheitsverlaufsanalyse beschäftigen wird, zu begrüßen. Eine Ehre ist es mir, diese Begrüßung anläßlich der 25. Wiederkehr unserer 1. Jahrestagung vorzunehmen. 25 Jahre lang haben wir uns nun schon getroffen, um über unsere Arbeiten und ihre Ergebnisse zu sprechen und unsere Tätigkeiten durch gegenseitigen Erfahrungsaustausch zu bereichern. Neben den teilweise erheblichen Fortschritten auf dem Gebiet der Dokumentation, der Informatik und der Statistik in der Medizin sind durch diese Kongresse auch eine Menge von persönlichen, ja teilweise auch freundschaftlichen Beziehungen entstanden, die m. E. ebenfalls notwendig sind, wenn unser Fachgebiet weiter erfolgreich vorangebracht werden soll.

Die erste Jahrestagung fand am 4. und 5. Mai 1956 in Göttingen unter Leitung von HOSEMANN statt. Ihr war am 28. Oktober 1955 in Bad Homburg v. d. H. die Gründung eines selbständigen "Ausschusses für Dokumentation in der Medizin" der "Deutschen Gesellschaft für Dokumentation" DGD auf Anregung von NACKE vorausgegangen. Dieser Ausschuß wurde zur Keimzelle unserer Gesellschaft, aber auch er hatte seinen Vorläufer, nämlich in der "Untergruppe Medizin" des "Ausschusses für Mechanisierung der Dokumentation" der DGD. Diese Untergruppe Medizin war Mitte Dezember 1951 in Frankfurt gegründet und in der Folgezeit bis Oktober 1955 von DERBOLOWSKI, HARTUNG und KOLLER geleitet worden.

Die Arbeit unserer Gründer war weitgehend bestimmt durch die Überzeugung, daß die Dokumentation und die Statistik für eine moderne Medizin unerläßliche Instrumente sein würden.

Ich halte es heute für sinnvoll, die Entstehung unserer Gesellschaft kurz darzustellen und dabei auf die Menschen hinzuweisen, die es ausschließlich aus persönlichem Engagement für die Sache ermöglichten, daß wir heute 25 Jahre unseres Bestehens gedenken können, daß wir damit die älteste einschlägige Fachgesellschaft Europas sind und daß auf der geschilderten Basis Leistungen entstanden sind, über die wir für unsere Gesellschaft eine berechtigte Genugtuung haben und ein klein bißchen stolz sein dürfen.

Während aus heutiger Sicht auf dem ersten Kongreß noch eine etwas familiäre und beschauliche Atmosphäre geherrscht haben mag, denn dort gab es nur 11 Vortragende bei insgesamt 61 Tagungsteilnehmern, die über die Einsatzmöglichkeiten von Rand- und Maschinenlochkarten im klinischen Bereich diskutierten, sind seit Jahren unsere Kongresse durch teilweise sehr vielschichtige und breite Rahmenthemen geprägt, wobei sowohl die Zahl der Vortragenden als auch der Tagungsteilnehmer um teilweise mehr als das Zehnfache angestiegen ist. Hinzu kommt, daß wir uns als wissenschaftliche Gesellschaft seit Jahren in gewisser Hinsicht den Luxus leisten, zu den Jahrestagungen auch noch Arbeitstagungen, genannt als Frühjahrstagungen, abzuhalten. Dieser Sachverhalt mag darauf hinweisen, daß die Spanne des Gebietes, welches wir mit unserer Gesellschaft abdecken, so breit geworden ist, daß ein Kongreß allein nicht ausreicht bzw. daß manche Thematik durch ihren speziellen Charakter von uns aus methodischer Sicht mit den Anwendern in der Praxis gesondert ernsthaft diskutiert und bearbeitet werden muß, wie es häufig auf den Frühjahrstagungen geschieht.

Daraus ergibt sich auch in der heutigen Zeit eine Beibehaltung der Vorstellungen unserer Gründer, daß die Aufgaben der Dokumentation und der Statistik in der Medizin nur dann erfüllt werden können, wenn neben den theoretisch-methodischen Überlegungen immer wieder die praktischen Nutzanwendungen dargestellt, den im medizinischen Bereich Tätigen vor Augen geführt bzw. mit ihnen diskutiert und erarbeitet werden müssen. Auch dieser Kongreß setzt diese Tradition fort.

Im Vergleich zu einer großen Anzahl anderer Fachgesellschaften erlebten wir bereits kurz nach der Gründung eine erhebliche Ausweitung der Aufgaben, denen sich die Gesellschaft verschrieben hatte und dieses geschah in einem atemberaubenden Tempo. Dieser Sachverhalt führte dazu, daß der "Ausschuß für Dokumentation in der Medizin" mehrmals seinen Namen änderte und daß er sich am 18. Oktober 1966 in Stuttgart in die "Deutsche Gesellschaft für Medizinische Dokumentation und Statistik in der DGD" umwandelte. Diese Wissenschaftliche Gesellschaft erhielt die Abkürzung GMD. Die heutige Bezeichnung GMDS wurde 1970 aufgenommen. Grund hierfür war die Tatsache, daß inzwischen die "Gesellschaft für Mathematik und Datenverarbeitung" gegründet worden war und sich ebenfalls GMD nannte. Ohne Änderung dieser inzwischen etwas zum Markenzeichen gewordenen Bezeichnung GMDS wurde der offizielle Titel der Gesellschaft durch Hinzufügung des Wortes Informatik in "Deutsche Gesellschaft für Dokumentation, Informatik und Statistik" 1975 erweitert. Es war sicher notwendig und richtig, diese Ergänzung in der Bezeichnung vorzunehmen, da inzwischen das Gebiet der Informatik aus der Arbeit unserer Gesellschaft nicht mehr hinwegzudenken war. Heute ist die Informatik für den klinischen Bereich von gleicher Bedeutung wie die Statistik und die Methodik der Dokumentationsverfahren.

Zur Entwicklung unserer Gesellschaft bis zum heutigen Tage ist noch festzustellen, daß 1975 eine Trennung der GMDS von der DGD als Fachverband erfolgte und daß nach anfänglicher, finanzieller Unterstützung durch das Bundesgesundheitsministerium im Rahmen einer institutionellen Förderung die GMDS 1978 den letzten Schritt zur Eigenständigkeit durch Übergang von der institutionellen Förderung zur Eigenfinanzierung und damit der finanziellen Selbständigkeit vollzogen hat.

Schon sehr zeitig wurde eine Gliederung innerhalb der Gesellschaft in Arbeitsgruppen und Arbeitskreise vorgenommen, um einmal durch die Arbeitskreise fachspezifisch innerhalb der einzelnen Kliniken wirken und andererseits in den Arbeitsgruppen Fragestellungen, die über alle Arbeitskreise hinweggingen, bearbeiten zu können. In späterer Zeit wurden dann die einzelnen Arbeitsgruppen durch sog. Fachbereiche als übergeordnete Einheiten je nach Thematik zusammengefaßt, in ihrer Leistungsfähigkeit gestrafft und damit verstärkt.

Auch der Ausbildung hat man sich sehr zeitig verschrieben. So wurden in den 50er und 60er Jahren spezielle Seminare für Ärzte und für Dokumentationsassistentinnen - besonders durch HEITE mit Unterstützung von GRIESSER und WAGNER - durchgeführt. Diese Vorhaben wurden konsequent weitergeführt. 1969 konnten in Ulm sowie 1971 in Gießen Schulen für Dokumentationsassistenten unter Leitung von ÜBERLA und DUDECK eröffnet werden. Unter das Kapitel der Ausbildung fällt auch die Einführung eines "Zertifikates für Medizinische Informatik", welches die GMDS gemeinsam mit der "Deutschen Gesellschaft für Informatik" erarbeitet und vor gut einem Jahr eingeführt hat. Hier sind besonders die Namen unserer Kollegen REICHERTZ und MÖHR, die durch eine Reihe anderer Kollegen unterstützt worden sind, wie das auch in den anderen aufgeführten Ereignissen selbstverständlich war, zu nennen. Dieses Zertifikat soll u. a. dazu dienen, den Nutzern im Gesundheitswesen für die Bearbeitung ihrer in der Praxis auftretenden Probleme Fachleute anzubieten, welche ihre Qualifikation für das Gebiet der medizinischen Informatik besonders nachgewiesen haben. Dieses Verfahren ist im klinischen Bereich gleichzusetzen mit den qualifizierten Ausbildungen der einzelnen medizinischen Disziplinen und die dort zur Facharztanerkennung führen. Wir hoffen, in nächster Zeit das gleiche mit der Deutschen Region der Biometrischen Gesellschaft für ein Zertifikat "Medizinische Biometrie und Statistik" durchführen zu können.

Aus der Arbeit unserer Gesellschaft soll als weiteres herausragendes Ergebnis die Einführung des allgemeinen Krankenblattkopfes genannt werden, der es ermöglichte, die Grunddokumentation vor allem bei stationären Behandlungen auf eine teilweise standardisierte Basis und damit eine breite Anwendung zu führen. Hier sind u. a. besonders die Namen von SCHRÖDER, WAGNER, PROPPE zu nennen. Weiterhin muß als besondere Leistung die Arbeit von IMMICH genannt werden, die zur Entwicklung und Einführung des klinischen Diagnoseschlüssels parallel zur ICD führte. Dieses grundlegende Werk ermöglicht es heute, umfangreiche Diagnoseerhebungen in großen Klinika fachübergreifend und gemeinsam durchzuführen. Zusätzlich erhält diese Arbeit ihre Bedeutung auch dadurch, daß dieses System von allen gebräuchlichen Diagnoseverschlüsslungssystemen das einzige ist, welches eine Gliederung in topische und nosologische Gruppen zuläßt.

Des weiteren muß bei dieser Aufzählung das Werk von KOLLER und WAGNER genannt werden. Ihnen gelang es trotz stürmischer Entwicklung der Sachverhalte und weniger stürmischer Aktivitäten einzelner Autoren nach jahrelanger Arbeit 1975 das Handbuch für Medizinische Dokumentation und Datenverarbeitung herauszubringen. Dieses Werk ist in weiten Teilen auch heute noch hochaktuell und wert, des öfteren gelesen zu werden.

Auf dem Gebiet der Forschung und der Lehre ist es unserem Kollegen KOLLER zu danken, daß heute fast in allen medizinischen Fakultäten das Fachgebiet der medizinischen Dokumentation, Informatik und Statistik durch Institute oder Lehrstühle vertreten ist. Ausnahme bilden hier das Saarland und Würzburg und auch die Vorgänge in Tübingen, wo seit mehr als 8 Jahren eine entsprechende Stelle nicht besetzt werden kann bzw. nicht besetzt wird, erfüllen uns mit großer Sorge.

Als eine Gesellschaft, die sich mit methodischen Fragestellungen in der Medizin beschäftigt, sind wir mit den grundlegenden Vorstellungen und Arbeiten von MARTINI, der sich in den frühen Jahren unserer Gesellschaft sehr aktiv an unseren Veranstaltungen beteiligt hat, verbunden. Um dieser Verbundenheit auch nach außen Ausdruck zu verleihen, gelang es der Gesellschaft in Zusammenarbeit mit der "Medizinisch-Pharmazeutischen Studiengesellschaft e. V" den Paul-Martini-Preis zu stiften und ihn 1969 erstmalig zu verleihen. Auch in diesem Jahr wird der Paul-Martini-Preis wieder verliehen. Bei Betrachtung der bisherigen eingereichten und ausgezeichneten Arbeiten, die sich entsprechend der Ausschreibung mit der "Entwicklung bzw. Anwendung neuer wissenschaftlicher Methoden auf dem Gebiet der klinisch-therapeutischen Forschung" beschäftigt haben, kann man feststellen, daß hier ein sehr beachtliches wissenschaftliches Niveau erreicht worden ist und daß es sich heute um einen international anerkannten und geschätzten Preis handelt, wie die große Zahl der ausländischen Preisträger zeigt.

Entsprechend der Ideen von MARTINI ist es selbstverständlich, daß auch in unserer Gesellschaft das Problem der Fehlerforschung seit vielen Jahren einen großen Raum eingenommen hat und auch heute noch einnimmt. Hier müssen vor allen Dingen die Namen von WAGNER und NACKE genannt werden.

Ich meine, daß diese Aufzählung an besonders hervorstechenden Ergebnissen einer 25jährigen Arbeit in diesem Rahmen ausreichen sollte. Es gibt sicherlich noch eine Fülle weiterer Dinge, die ebenso berechtigt genannt werden könnten. Wichtig erscheint mir, daß es unserer Gesellschaft besonders in den letzten Jahren neben grundlegenden wissenschaftlichen Arbeiten und Ergebnissen auch hinsichtlich stetig steigender Mitgliederzahlen gelungen ist, sich fachlich wie wissenschaftlich Anerkennung durch Leistung zu verschaffen. Hier verweise ich auf die Mitarbeit in der Arbeitsgemeinschaft der wissenschaftlichen medizinischen Fachgesellschaften, ich verweise auf die zunehmende Inanspruchnahme unserer Gesellschaft oder Mitglieder dieser Gesellschaft bei Planung und Durchführung von Großprojekten des Bundes und der Länder, und ich verweise auch auf die heute mögliche Zusatzbezeichnung "Medizinischer Informatiker", welche durch die Landesärztekammern entsprechend qualifizierten Kollegen erteilt werden kann. In diesem Zusammenhang müssen die Namen unserer Kollegen SCHÄFER und DENEKE genannt werden, die es durch ihr Bemühen ermöglichten, das genannte Ziel der Zusatzbezeichnung zu erreichen. Auch die Mitgliedschaft in europäischen und anderen internationalen Verbänden hat durch die Bemühungen von REICHERTZ zu einer breiten Anerkennung der GMDS geführt.

Wir müssen uns nun aber darüber im klaren sein, daß die erreichten Ziele und insbesondere die immer stärker werdende fachliche und wissenschaftliche Anerkennung uns keine Zeit lassen, auf den berühmten Lorbeeren auszuruhen. Wir sind heute noch mehr verpflichtet, noch größere und noch bessere Leistungen zu erbringen. Voraussetzung dazu ist aber, daß wir die Einheit unserer Gesellschaft trotz oder gerade wegen der Vielfalt der in dieser Gesellschaft tätigen speziellen Fachgebiete, wie Informatik, Dokumentation, Mathematik, Statistik, etc., weiterhin erhalten. Wir können dieses, wenn wir uns als eine Gruppe verstehen, die es sich zur Aufgabe gemacht hat, durch ihr methodisches Wissen und ihre praktische Arbeit allen im Gesundheitssystem Tätigen bei der Lösung ihrer Arbeiten und Probleme zu helfen. Somit kann und wird unsere Tätigkeit mittelbar oder unmittelbar zu einer humanitären Aufgabe.

Trotz der erreichten Leistungen müssen wir feststellen, daß noch eine Fülle von Aufgaben zu bewältigen ist. Dabei müssen wir aber erkennen, daß die Schwierigkeiten bei der Lösung dieser Aufgaben - besonders im universitären Bereich - nicht mehr nur in den Aufgabenstellungen allein liegen. Wir müssen leider feststellen, daß die Schwierigkeiten häufig in der erheblichen Schwerfälligkeit und teilweise uneinsichtigen Eigensinnigkeit Einzelner, meist in übergeordneten Entscheidungsinstanzen bzw. Zentren - die hauptamtlich Rechenzeit zur Verfügung stellen - zu finden sind. Wir können heute aufgrund unserer praktischen Tätigkeit erkennen, daß die Entwicklung in den Universitätskliniken, besonders was den Bereich der Medizinischen Informatik und teilweise auch der medizinisch-technischen Ausrüstungen anbelangt, deutlich hinter den kommunalen und konfessionellen Häusern hinterherzuhinken beginnt. Wir müssen bei Kenntnis dieser Dinge darauf hinweisen, daß nach wie vor erwartet wird, daß die Medizin in ihrer gesamten praktischen Anwendung vor allen Dingen durch die Forschungsarbeiten der Universitäten weiter vorangebracht wird. Eine weiterhin sträfliche Vernachlässigung der Arbeitsmöglichkeiten sowohl der Kliniker als auch unserer eigenen Fachkollegen wird innerhalb kürzester Zeit gefährliche Konsequenzen für die Fortentwicklung der Medizin haben können. Der Schaden kann m. E. mindestens so groß werden, wie er eingetreten wäre, wenn man aus formalen und/oder allein von ministeriellen Entscheidungen abhängigen Verfahren z. B. die Einführung des Penicillins verboten hätte. Unter diesem Gesichtspunkt sind eine Reihe von Konzepten, die in den letzten Jahren und Monaten zur Versorgung der Universitätskliniken mit DV-Leistungen vorgelegt worden sind, schlichtweg als Grotesken zu bezeichnen. Es gehört auch mit zu unseren Aufgaben, nicht nur diese Dinge zu bedauern, sondern aktiv gegen sie anzugehen, denn wir sind die Fachgesellschaft, von der die anderen, die uns inzwischen anerkannt haben, erwarten, daß wir uns bemühen, mögliche Fehlentwicklungen, die wir aufgrund unserer Ausbildung und Tätigkeiten erkennen, beizeiten aufzeigen und zu verhindern versuchen. Damit gewinnt unsere Verantwortung neue Dimensionen. Ich bin davon überzeugt, daß die Gesellschaft aufgrund ihrer bisherigen Leistungen ein ausreichend stabiles Selbstverständnis gewonnen hat, um auch diesen Herausforderungen entgegenzutreten.

Dem jetzt beginnenden Kongreß, den zu eröffnen ich die Ehre habe, wünsche ich einen guten und interessanten Verlauf. Ich selbst bin davon überzeugt, daß er sich gebührend in die Reihe der aufgezeigten Leistungen unserer Gesellschaft einreihen wird.

Verleihung des Paul-Martini-Preises 1980

Festvortrag

Prof.Dr.Dr.h.c. Paul Lorenzen, Erlangen

ZUFALL UND LEBENDIGES GESCHEHEN

Festvortrag zur Verleihung des Paul-Martini-Preises 1980

Zufall und lebendiges Geschehen

Paul Lorenzen, Erlangen

Meine sehr verehrten Damen und Herren,

ein wissenschaftlicher Kongreß ist - bekanntlich - nicht nur etwas Erfreuliches. Die Differenzierung des Fachgebietes ist zu groß: zu oft sitzt man daher in Vorträgen, von denen man eigentlich nichts versteht.
Aber dann sollte der Festvortrag wenigstens für alle verständlich sein. Das läßt sich dadurch erreichen, daß der Vortragende vermeintlich amüsante Anekdoten aus dem Wissenschaftsbetrieb erzählt - Herr Horbach hat mir aber versichert, daß Sie als Martini-Festvortrag einen wissenschaftlichen Vortrag erwarten - und ich erinnere mich daran, daß die Vorträge, die ich etwa 1950 von Paul Martini in Bonn gehört habe, auch eher wissenschaftlich als amüsant waren.

Für einen wissenschaftlichen Vortrag braucht man eine wissenschaftliche Terminologie. Z.B. Wird die "Mortalität" einer Krankheit definiert als Produkt von "Morbidität" und "Letalität". Hierbei ist "Letalität" die "Wahrscheinlichkeit" an der Krankheit zu sterben, wenn man sie schon hat. Und "Wahrscheinlichkeit" ist eine Maßzahl für das Eintreten eines "zufälligen" Geschehens. Und "zufällig" heißt ein Geschehnis (oder Ereignis) - - ja, wie kommt man denn bei solchen Definitionsversuchen je an ein Ende?

Entgegen der in den Fachwissenschaften üblichen Meinung ist die Bemühung um eine Definition aller Termini (oder wie man auch sagt, der mit den Termini gemeinten Begriffe) kein aussichtsloses Unternehmen. Es gehört nur mehr Geduld dazu, als der Wissenschaftsbetrieb üblicherweise gestattet.

Zur Klärung der Termini dieses Vortrages "Zufall und lebendiges Geschehen" möchte ich mit einem Sprachgebrauch des Wortes "zufällig" beginnen, der für das folgende dann völlig auszuschließen ist, nämlich "zufällig" als Gegenbegriff zu "absichtlich". Wenn man seinen Nachbarn fragt, ob er "zufällig" einen Bleistift bei sich habe - warum ist es bei uns strenge Sitte, hier das Wort "zufällig" zu benutzen? Nun, wenn ich mich nicht irre, das ist eine Höflichkeitsregel: vorbeugend schließt man aus, daß der Nachbar "absichtlich" keinen Bleistift bei sich hat. Das könnte ja ein Vorwurf sein.

Diese Verwendung von "zufällig" als "unabsichtlich" spielt ersichtlich eine Rolle, wenn die seit Darwin virulente Frage, ob die Entwicklung der Arten "zufällig" sei, in weltanschaulichen Kontexten diskutiert wird. Der Zufall steht hier für die Leugnung eines Schöpfungsplanes, also eines Schöpfergottes - auch dann, wenn bloß vom Plan der Natur gesprochen wird.
Das ist nun aber das Letzte, was ich möchte: Sie hier mit weltanschaulichen Meinungen zu unterhalten.
Ich möchte vielmehr, ehe ich im Hauptteil zur Definition von Zufall und Wahrscheinlichkeit komme, in einer Vorüberlegung den Terminus "lebendiges Geschehen" definieren: die Entwicklung der Arten ist ja ein Teil des lebendigen Geschehens, ein Teil der Lebensgeschichte - wie ich im Gegensatz zur Naturgeschichte, die auch die Entwicklung von Himmel und Erde umfaßt, sagen möchte.

In jeder Terminologie gibt es Basistermini, die nur exemplarisch, durch Beispiele und evtl. Gegenbeispiele, definiert werden. Erst wenn man genügend Basistermini beieinander hat, kann man weitere Termini explizit, also ohne Beispiele - allein mit schon definierten Wörtern - definieren.

Ich schlage Ihnen "Geschehen" als einen Basisterminus vor. Man braucht sich nur an ganz einfache Sätze zu erinnern, z.B. "Ich werfe den Ball", "Der Ball rollt" und man hat schon Beispiele für Tatwörter (nämlich "werfen") und Bewegungswörter (nämlich "rollen"). Die Wörter beider Arten mögen "Geschehniswörter" heißen. "Ball" ist dagegen kein Geschehniswort, sondern ein Dingwort.

Das, worüber wir mit Geschehniswörtern reden, ist das Geschehen. Die vergangenen Geschehnisse bilden die Geschichte. Es ist verständlich, daß bei dem Wort "Geschichte" zunächst an die Geschichte der Menschen gedacht wird, also an die Kulturgeschichte - aber zur Geschichte soll hier auch die Naturgeschichte gehören. Die Kulturgeschichte ist der spezielle Teil der Geschichte, der die Taten der Menschen, genauer: ihre Handlungen, als Gegenstand hat - alles andere ist bloße Naturgeschichte.
Und innerhalb der Naturgeschichte ist nun die Lebensgeschichte ab-

zugrenzen. Unter den Geschehnissen ließen sich, wie die Beispielsätze zeigen, Taten und Bewegungen schon grammatisch unterscheiden: bei dem Tatwort "werfen" ist der Imperativ "wirf!" sinnvoll, beim Bewegungswort "rollen" ist der Imperativ "rolle, oh Ball!" wissenschaftlich sinnlos. Die Taten der Tiere gehören wie unsere Taten zum Leben, zum lebendigen Geschehen. Wir rechnen auch gewisse Bewegungen der Pflanzen dazu, ihr Entstehen und Vergehen, aber nicht die Bewegungen der Steine, der Erde oder der Sterne.
Daß wir die Pflanzen mit zu den Tieren und Menschen rechnen, sie aber von den Elementen - in antiker Sprache: von Erde, Wasser, Luft und Feuer - unterscheiden, das gehört nicht zur Grammatik. Das ist daher auch nicht selbstverständlich, und ist in anderen Kulturen anders.
Es hat aber wissenschaftliche Gründe: seit Darwin hat die Biologie den überzeugenden Nachweis geführt, daß wir Menschen mit allen anderen Lebewesen durch Abstammung verwandt sind. Wissenschaftlich läßt sich daher "Lebewesen" definieren als ein Mitglied der Lebensfamilie" - diese besteht per definitionem aus den Naturdingen, die mit uns von gemeinsamen Vorfahren abstammen.
Mit dieser Definition erübrigen sich alle Versuche, die Lebewesen (die Organismen von den Einzellern bis zu Orchideen oder Sauriern) durch "Merkmale" von der unbelebten Materie zu unterscheiden.
Die Wissenschaften der unbelebten Materie heißen Physik und Chemie, einschließlich der Karbonchemie, der sog. "organischen" Chemie.
Sucht man nach "Merkmalen" des Lebens, so sind das immer physikalisch-chemische Begriffe. Man sagt dann, daß die Organismen sich z.B. von Kristallen nur "quantitativ" - im Grad der Komplexität - unterscheiden. Es ist dabei stillschweigend vorausgesetzt, daß alles lebendige Geschehen letztlich auf physikalisch-chemisches Geschehen zurückzuführen sei. Das ist das Dogma des Physikalismus.
Wer diese Voraussetzung nicht mitmacht, wird als "Vitalist" klassifiziert - und Vitalisten sind nach der herrschenden Meinung Obskuranten.

Hier hat die herrschende Meinung, wie mir scheint, einmal recht, denn "Vitalismus" ist nicht dadurch definiert, daß der Physikalismus geleugnet wird, sondern dadurch, daß darüber hinaus das lebendige Geschehen als Wirkung einer "Lebenskraft" erklärt wird.
Was aber eine "Lebenskraft" sein soll, bleibt dunkel.
Ohne Obskurantismus läßt sich trotzdem behaupten, daß der Physikalismus unbeweisbar ist: die These, daß alle Organismen nichts als

physikalisch-chemische Systeme sind - oder kürzer, daß alle Zellen nichts als physikalische Systeme sind - diese "nichts als" These ist unbeweisbar.
Wollte man sie nämlich beweisen, so müßte man insbesondere beweisen, daß alle Menschen nichts als physikalische Systeme sind. Man müßte also auch beweisen, daß sich alle Kultursituationen nach Naturgesetzen (deterministischer oder statistischer Art) ändern.
Ein Beweis solcher Verlaufsgesetze erforderte aber die Reproduzierbarkeit aller Kultursituationen. Zumindest die Kultursituationen, für die unsere Forschung, unser Wissen um Verlaufsgesetze, ein relevanter Teil ist, lassen sich aber nicht reproduzieren: in der versuchsweise reproduzierten Situation wissen wir, daß wir sie reproduziert haben - dadurch unterscheidet sie sich von der zu reproduzierenden Situation. Einige Kultursituationen sind also nicht reproduzierbar, a fortiori sind sie nicht nur Zustände physikalischer Systeme, die sich nach "Naturgesetzen" ändern.
Von hier aus ist der Schluß auf die Einzeller, von denen wir abstammen, leicht: wären diese nichts als physikalische Systeme, so wären wir Menschen - und unsere Kulturen - auch nichts als physikalische Systeme. Ein physikalisches System kann per definitionem immer nur in physikalische Systeme übergehen.

Daß Menschen nichts als physikalische Systeme seien, ist aber unbeweisbar, wie ich hoffe gezeigt zu haben. Also ist der Physikalismus unbeweisbar - und sollte daher für die Wissenschaft als bloßes weltanschauliches Dogma ad acta gelegt werden. Auch in den Wissenschaften ist allerdings z.Zt. noch die theologisch-weltanschauliche Argumentationsfigur beliebt, daß, wenn etwas unbeweisbar ist, es doch zugleich unwiderlegbar sein könnte. Es käme dann aufs Glauben an.
Leider ist es etwas schwierig, diese Argumentationsfigur als unwissenschaftlich nachzuweisen. Dies erfordert nämlich eine Reflexion auf die Modalbegriffe "unbeweisbar" und "unwiderlegbar". Termini der Modallogik werden bei uns bloß bildungssprachlich verwendet: unsere Argumentationskultur leistet sich immer noch den Luxus, logische Termini, speziell modallogische Termini ohne kritische Prüfung der logischen Regeln zu verwenden.
Ich kann mich daher hier nur auf meine Untersuchungen zur Modallogik berufen - und Sie im Namen der Wissenschaft bitten, gegenüber vorschnellen Appellen zum Glauben skeptisch zu sein. Vereinfacht gesagt: mit einem Beweis der Unbeweisbarkeit ist die These schon

widerlegt.

Ein kritischer Vitalismus, der nur darin besteht, den Physikalismus nicht als Dogma zu akzeptieren, verbietet selbstverständlich nicht das Forschungsprogramm, überall da, wo es z.B. aus medizinischen Gründen wünschenswert ist, den Versuch zu machen, möglichst weitgehend unser physikalisch-chemisches Wissen zur Diagnose und Therapie einzusetzen. Das sollte kein Streitpunkt weltanschaulicher Kontroversen sein.

Lebendiges kann immer nur aus Lebendigem entstehen, weil aus Unbelebtem immer nur Unbelebtes entstehen kann. Die Zeitrichtung dieser Sätze ist nicht umkehrbar: aus Lebendigem kann Unbelebtes entstehen - das nennen wir "sterben".
Hier gilt sogar, daß alle Lebewesen - wie alle Menschen - sterblich sind, und das heißt nicht nur, daß jeder zu jeder Zeit sterben kann, sondern daß jeder zu seiner Zeit sterben muß. Ein totes Lebewesen ist zunächst durch seine Geschichte etwas anderes als bloß unbelebte Materie. Ein toter Mensch lebt zunächst noch in demselben Sinn wie eine abgeschnittene Blume: erst wenn alle Zellen tot sind, ist das Leben vergangen. Hier kann man mit physikalisch-chemischen Mitteln nur einen kontinuierlichen Übergang in unbelebte Materie feststellen.
Der Physikalismus macht den Fehler, die Zeitrichtung dieses kontinuierlichen Übergangs umzukehren: gewisse "erste" Zellen seien auch kontinuierlich aus unbelebter Materie entstanden.
Das ist die herrschende Meinung, sie ist diesmal aber - leider - bloße Spekulation.
Der Streit um den Anfang (oder die Anfänge) des Lebens ist unwissenschaftlich. Das Leben ist nicht unendlich - der Tod ist vielmehr das Ende jedes Lebewesens - aber das Leben ist unanfänglich.

Mit dieser These von der Unanfänglichkeit des Lebens, die - historisch betrachtet - zuerst in der indischen Philosophie formuliert worden ist, möchte ich die Vorüberlegungen zur Definition des lebendigen Geschehens abschließen. Ich komme daher zum Hauptteil, zur Definition von Zufall und Wahrscheinlichkeit.

Bildungssprachlich liegt es nahe, als Zufall das zu definieren, was nicht notwendig, sondern nur mit einer gewissen Wahrscheinlichkeit geschieht. Aber das wäre ein grober Definitionsfehler: man müßte ja schon den Terminus "Wahrscheinlichkeit" definiert haben.

Viele Lehrbücher benutzen daher als Definition nur den ersten Teil: Zufall ist das, was nicht notwendig geschieht - was nicht aufgrund genereller Sätze voraussagbar ist.
Das Mißliche dieses Sprachgebrauchs liegt darin, daß andrerseits als selbstverständlich akzeptiert wird, daß jedes zufällige Geschehnis (Ereignis, sagt man meistens) eine Wahrscheinlichkeit hat. Man leugnet damit stillschweigend, daß es nicht-notwendige Geschehnisse gibt, bei denen es unsinnig ist, eine Wahrscheinlichkeit berechnen zu wollen. Anders ausgedrückt: man benutzt damit stillschweigend das physikalistische Dogma, daß alles Geschehen nach deterministischen oder statistischen Gesetzen verläuft.

Um diesem Dogmatismus zu entgehen, möchte ich empfehlen, das traditionelle Adjektiv "kontingent" für Geschehnisse, die nicht-notwendig sind, wieder zu beleben.
Das, was kontingenterweise geschieht, also nicht nach deterministischen Gesetzen, reicht weit in die Physik hinein. Das ist durch die Quantenphysik bewiesen. In der Physik gilt, daß alles, was nicht nach deterministischen Gesetzen verläuft, eine statistische Gesetzmäßigkeit zeigt - na ja, sonst würden wir es nicht zur Physik rechnen.
Lebendiges Geschehen und insbesondere unsere Kulturgeschichte zwingen uns aber dazu, zufälliges Geschehen nur als einen Spezialfall des kontingenten Geschehens zu definieren.
Das ist nicht schwer. Es weiß ja auch jeder, wo die Wörter "zufällig" und "wahrscheinlich" ihren ursprünglichen Sitz im Leben haben: nämlich bei den Glücksspielen. Man braucht noch nicht einmal Zufallsgeräte, wie Würfel oder Glücksräder. Es genügt das Ziehen von Losen - und das dürfte schon steinzeitlich sein, lange bevor von den Griechen deterministische Gesetze als geistige Werkzeuge der Technik erfunden wurden. Der Umgang mit Zufallsgeräten ist selbst eine Technik. Eine Reflexion auf diese Technik legt nahe, zunächst Zufallsgeneratoren durch die 3 folgenden Bedingungen zu definieren.

1. Eindeutigkeit: jeder Gebrauch des Gerätes liefert als Resultat, daß genau eine von endlich vielen Aussageformen $E_1, \ldots, E_m$ (den sog. Elementarereignissen) wahr wird

2. Symmetrie: kein Wissen liefert eine Unterscheidung zwischen den Resultaten vor dem Gebrauch des Gerätes.

3. Wiederholbarkeit: nach jedem Gebrauch gelten wieder Eindeutigkeit und Symmetrie wie vor dem Gebrauch.

Diese Bedingungen sind in einer Sprache formuliert, die sich an die Hersteller von Würfeln usw. wendet. Es ist witzlos, diese Sprache zu formalisieren: sie muß in der technischen Praxis verstanden werden.
Eine Theorie, genannt Stochastik, entsteht erst dadurch, daß nun noch einmal auf diese Bedingungen reflektiert wird.
Wie kommt man - vernünftigerweise - dazu, den Resultaten eine Zahl (als ihre "Wahrscheinlichkeit") zuzuordnen? Aus der Symmetrieforderung läßt sich nur begründen, daß den Elementarereignissen, wenn überhaupt, dann gleiche Zahlen zugeordnet werden sollten. Es bleibt dabei ungeklärt, ob - und wie - verschiedene Zufallsgeneratoren miteinander verglichen werden können. Man nehme z.B. das Ereignis, mit einem Würfel eine "6" zu würfeln, oder das Ereignis, mit zwei Würfeln "Pasch" (zwei gleiche Zahlen) zu würfeln. Was ist "wahrscheinlicher"? Worauf würde man - bei gleichem Gewinn - eher einen Einsatz wagen?
Das Problem liegt darin, zu begründen, warum zur quantitativen Definition einer Wahrscheinlichkeit p Zahlen zwischen 0 und 1 genommen werden sollen, für die, die jetzt meist nach KOLMOGOROW benannten Axiome gelten

I. p (A) = 1, wenn A notwendig

II. p (A v B) = p (A) + p (B), wenn A und B inkompossibel.

Es ist wohl selbstverständlich, daß der Vorschlag, zur Definition der Wahrscheinlichkeit die Forderungen I, II zu der Symmetrieforderung hinzuzunehmen, nicht aus dem, was bisher gesagt worden ist, logisch folgt.
Es geht vielmehr darum, diesen Vorschlag als vernünftig zu begründen. Des Rätsels Lösung liegt, wie mir scheint, darin, daß die Forderungen I, II Sätze sind, die trivialerweise in der deskriptiven Statistik für (relative) Häufigkeiten gelten. Dazu wird die Häufigkeit h einer Aussageform A definiert als die Anzahl der Elemente einer Menge (Population), die A erfüllen, dividiert durch die Gesamtzahl der Elemente der Menge. Ersichtlich ist $0 \leq h \leq 1$ und es gilt:

I'. Erfüllen alle Elemente die Aussageform A, dann gilt h (A) = 1

II'. Erfüllt kein Element sowohl A als auch B, dann gilt

$$h(A \vee B) = h(A) + h(B)$$

Es bleibt - abgesehen von der modalen Terminologie in I, II (die adäquat ist, weil dort Voraussagen gemacht werden) - also nur zu begründen, was Häufigkeiten mit einer Quantifizierung des Vergleichs der Ergebnisse verschiedener Zufallsgeneratoren zu tun haben.

Der gesuchte Zusammenhang wird durch das Bernoullische Theorem der großen Zahlen geliefert. Es kommt für das Begründungsproblem der Wahrscheinlichkeitstheorie daher entscheidend darauf an, zu klären, wie ein mathematischer Satz eine Definition der Wahrscheinlichkeiten für Zufallsgeneratoren begründen kann.

Ähnliche Situationen gibt es häufig in der Mathematik. Daß man die Länge einer Kurve als Limes der Längen gewisser Streckenzüge (deren Ecken auf der Kurve liegen) definiert, ist - wie jede Definition - nicht logisch deduzierbar, aber vernünftig: nur so erhält man ein additives Längenmaß, das das Längenmaß für Streckenzüge auf Kurven stetig fortsetzt. Man muß sich also die Definitionen einfallen lassen - und kann erst hinterher beweisen, daß dadurch (und nur dadurch!) gewisse vernünftige Forderungen erfüllt werden.

Ob der Einfall, zur Definition von Wahrscheinlichkeiten die Sätze I und II zur Symmetrie hinzuzunehmen, ein vernünftiger Vorschlag ist, wird daran zu prüfen sein, ob die so definierten Wahrscheinlichkeiten dann tatsächlich eine "Fortsetzung" der Häufigkeiten (für endliche Populationen) sind. Wenn sich das beweisen läßt, dann ist die Verwendung der Sätze I, II (die ja als I', II' Sätze über Häufigkeiten sind) gerechtfertigt. Genau dies ist nun der Inhalt des Bernoullischen Theorems: es zeigt, in welchem Sinne die Wahrscheinlichkeiten "Fortsetzungen" von Häufigkeiten sind. Es besagt nämlich, daß die Wahrscheinlichkeit eines Ereignisses der stochastische Limes der Häufigkeiten dieses Ereignisses in Serien ist.

Man darf sich nicht dadurch verwirren lassen, daß hier der stochastische Limes auftritt, d.h. eine Limesbildung, die nur mit Hilfe von Wahrscheinlichkeiten definiert ist: eine Funktionenfolge $\phi_1, \phi_2, \ldots$, die für Ereignisse definiert ist, konvergiert für A "stochastisch" gegen die Zahl ξ , wenn für jedes positive ε die Wahrscheinlichkeit dafür, daß $|\phi_N(A) - \xi| < \varepsilon$ gilt, im gewöhnlichen Sinne gegen 1 (für $N \mapsto \infty$) konvergiert.

In der üblichen, z.B. auch von den Juristen akzeptierten Sprache,

heißt dies, daß sich ϕ_N (A) mit "an Sicherheit grenzender Wahrscheinlichkeit" von ξ nur beliebig wenig unterscheidet, falls nur N groß genug ist. Oder in etwas salopper Formulierung: "auf lange Sicht" läßt sich ϕ_N (A) von ξ mit an Sicherheit grenzender Wahrscheinlichkeit "praktisch" nicht unterscheiden. Noch salopper: auf lange Sicht wird ϕ_N (A) praktisch gleich ξ .
Zur Rechtfertigung der Sätze I, II als Definition der Wahrscheinlichkeit (wir behandeln zunächst nur den Fall der Zufallsgeneratoren) genügt also der Nachweis, daß dadurch die (relative) Häufigkeit h_N (A) eines Ereignisses A in N-Serien "auf lange Sicht praktisch gleich der Wahrscheinlichkeit" p (A) wird.
Diese "praktische Gleichheit" wird selbstverständlich auch nur dadurch erreicht, daß die Wahrscheinlichkeit mit I, II definiert wird: eine Größe, die auf lange Sicht einer Häufigkeit praktisch gleich werden soll, muß die Sätze I, II erfüllen, weil die Häufigkeiten I', II' erfüllen.

Zum Beweis des Bernoulli-Theorems ist zunächst zu zeigen, daß die Definition mit I, II einer Wahrscheinlichkeit p für Ereignisse bei Zufallsgeneratoren (die also per definitionem symmetrisch sind) die übliche Laplacesche Formel

$$p\ (A) = \frac{\text{Anzahl der günstigen Elementarereignisse}}{\text{Gesamtanzahl der Elementarereignisse}}$$

liefert. Ein "Ereignis" A wird dazu als Adjunktion $E_{\mu_1} \vee \ldots \vee E_{\mu_r}$ (ohne Wiederholungen), so daß r die Anzahl der "günstigen" Fälle ist, dargestellt.
Anschließend sind Serien zu betrachten, d.h. der Zufallsgenerator wird N-mal hintereinander gebraucht. Wegen der Wiederholbarkeitsforderung ist ein solcher N-mal gebrauchter Zufallsgenerator Z selbst wieder ein Zufallsgenerator Z^N.
Die Elementarereignisse von Z^N sind die Serien

$$E_{\mu_1}, \ldots, E_{\mu_N}.$$

Genau eine von diesen m^N Serien ergibt sich als Resultat. Ein Ereignis A möge für den Zufallsgenerator Z die Wahrscheinlichkeit p (A) haben - wie jetzt nach der Laplace-Formel zu berechnen ist. Für den Zufallsgenerator Z^N ist nach dieser Formel zu berechnen, wie groß die Wahrscheinlichkeit $p_{N,k}$ (A) dafür ist, daß A in der N-Serie genau k-mal auftritt

(k = 1, ..., N). Die Häufigkeit ist dann $\frac{k}{N}$.

Nach elementarer Kombinatorik ist

$$p_{N,k}(A) = \binom{N}{k} q^k (1-q)^{N-k} \quad \text{für } p(A) = q.$$

Das Bernoulli-Theorem reduziert sich daher auf die folgende rein-arithmetische Behauptung (für alle $0 \leq q \leq 1$ und alle $\varepsilon > 0$)

$$\lim_{N \to \infty} \sum_{k,\ |\frac{k}{N} - q| < \varepsilon} \binom{N}{k} q^k (1-q)^{N-k} = 1.$$

Diese Limesbeziehung wurde zuerst von Jakob Bernoulli etwa um 1700 bewiesen - ein modernes Lehrbuch braucht dazu genau eine Seite (Rényi, Wahrscheinlichkeitsrechnung, Berlin 1962).

Dieser Begründung der Wahrscheinlichkeitsdefinition wird oft vorgeworfen, daß sie auf Zufallsgeneratoren, also den Fall der Laplace-Felder (mit gleichwahrscheinlichen Elementarereignissen) beschränkt sei. Diese Beschränkung gilt aber nur für die Laplace-Formel als Definition.

Nach Definition der Wahrscheinlichkeit für Zufallsgeneratoren (durch die Kolmogorow-Axiome I, II und das Symmetrieaxiom) ist vielmehr zu zeigen, wie sich unsymmetrische Kolmogorowfelder (d.h. Modelle der Kolmogorow-Axiome I, II) ebenfalls noch als "Wahrscheinlichkeitsfelder" auszeichnen lassen. Dazu hat man nur aus den Zufallsgeneratoren durch gewisse Operationen Zufallsaggregate zu konstruieren. Drei dieser Operationen sind aus der klassischen Theorie bekannt. Sie wurden von v.Mises als Erzeugungsprinzipien seiner unendlichen "Kollektive" aufgezählt als Teilung, Mischung und Produktbildung.

Zu diesen drei klassischen Operationen der Bildung von Zufallsaggregaten fügte Kolmogorow stochastische Prozesse hinzu.

Für die Verläufe solcher Prozesse (die in jedem Zeitpunkt nur durch ein Wahrscheinlichkeitsfeld bestimmt sind) konnte er zeigen, daß sie wieder die Ereignisse eines Wahrscheinlichkeitsfeldes bilden, d.h. daß sie bei geeigneter Definition einer normierten σ-additiven Mengenfunktion ein Kolmogorowfeld bilden und daß diese Mengen-

funktion wieder gewisse Häufigkeiten "fortsetzt", also begründeterweise als "Wahrscheinlichkeit" zu bezeichnen ist.
Nimmt man als Ausgangsmaterial nicht nur die "diskreten" Zufallsgeneratoren (zu denen die Laplacefelder gehören), sondern auch "kontinuierliche" Zufallsgeneratoren (sie erfordern die σ-Additivität und liefern Lebesguefelder), dann ergeben die aufgezählten vier Operationen - in beliebig iterierter Anwendung - stets wieder Kolmogorowfelder.
Alle auf diese Weise durch Konstruktion entstehenden Kolmogorowfelder heißen "Wahrscheinlichkeitsfelder". Nach dieser Definition ist es aber nicht berechtigt, alle Kolmogorowfelder "Wahrscheinlichkeitsfelder" zu nennen. Auf diese rein-mathematischen Probleme brauche ich hier nicht einzugehen. Ich hoffe, daß deutlich geworden ist, wie sich die Grundbegriffe der Stochastik, Zufall und Wahrscheinlichkeit, einsichtig definieren lassen.
Über die Definierbarkeit von Grundbegriffen herrschen in den Fachwissenschaften merkwürdige Meinungen. In einer modernen "Einführung in die Statistik" kann man z.B. lesen: "Für den Mathematiker, und meistens auch für den Statistiker, genügt es ... festzulegen, daß die Wahrscheinlichkeit eine Zahl ist, mit der man in bestimmter Weise rechnen kann. Was man sich darunter real vorstellen sollte, ist egal, bzw. das ist eine - immer noch nicht befriedigend geklärte Frage für ... Philosophen". (Zitatende).
Daß Wahrscheinlichkeiten Zahlen sind, mit denen man in bestimmter Weise rechnen kann - damit ist selbstverständlich gemeint, daß die Wahrscheinlichkeitsfelder Kolmogorow-Felder sind, also Modelle der Kolmogorow-Axiome.
Für den Mathematiker genügt es, diese Axiome zu kennen - und aus ihnen Theoreme abzuleiten. An welches Modell er dabei denkt, ist für ihn egal. Das ist in der Tat eine faire Beschreibung der modernen mathematischen Axiomatik. Man nennt das auch "Strukturalismus", weil von den Modellen nur das, was in den Axiomen steht, zur Kenntnis genommen wird - und das wird ihre Struktur genannt.

Diese Genügsamkeit der Mathematiker, sich nicht für die Modelle verantwortlich zu fühlen, sondern nur für gewisse Strukturen von Modellen, ist die Folge des Hilbertschen Geniestreichs, der "Grundlagen der Geometrie" aus dem Jahre 1899.
So werden Sie das vermutlich (genau so wie ich) schon in der Schule gelernt haben: was man sich z.B. unter "Punkt", "Gerade", "kongruent" vorstellt, ist egal - Hauptsache, man akzeptiert die Axiome

und lernt, aus ihnen zu deduzieren.
Es tut mir leid, hier noch einmal der herrschenden Meinung zu widersprechen, aber dieser Geniestreich, der allgemein als Befreiung der Mathematik von augenscheinlich unlösbaren Definitionsproblemen gelobt wird, war für die Geometrie nur eine Notlösung. Schon die euklidischen Definitionen der geometrischen Grundbegriffe waren dunkel. In der Neuzeit kam die analytische Geometrie hinzu - und damit die Möglichkeit analytischer Modelle für nicht-euklidische Axiomensysteme.
Die Diskussion über die Definition der Grundbegriffe wurde danach - das war Ende des vorigen Jahrhunderts - gerade virulent. Aber sie wurde durch den Hilbertschen Strukturalismus abgeschnitten.
Für die Wahrscheinlichkeitstheorie wurde die Begründungsproblematik - nach Hilberts Vorbild - dann 1933 durch Kolmogorow abgeschnitten. Das ist jetzt knapp 50 Jahre her. Martinis "Methodenlehre der therapeutischen Untersuchung" war übrigens 1932 erschienen.
50 Jahre sind in der Geschichte der von den Griechen begonnenen Wissenschaften, wie Mathematik und Medizin, eine sehr kurze Zeitspanne. Es besteht also die Hoffnung, daß der Strukturalismus nur eine Mode ist.
Die Überwindung dieser Mode wird dadurch ermöglicht, daß man sich auf eine vorwissenschaftliche Praxis bezieht, um die Grundbegriffe zu definieren.
Im Falle der Stochastik ist das die vorwissenschaftliche Praxis der Glücksspiele. Für die Geometrie ist es die vorwissenschaftliche Praxis der Längenmessung mit starren Körpern.
Eine Reflexion auf diese Praxis ist für den modebewußten Strukturmathematiker selbstverständlich eine Zumutung. Ich wende mich hier ja aber auch nicht an Mathematiker, sondern an Sie als Vertreter einer praktischen Wissenschaft. Was sollte daran Ehrenrühriges sein, sich die Konstruktion von Zufallsaggregaten aus Zufallsgeneratoren einmal klar zu machen - und die Definition der Wahrscheinlichkeit durch die Sätze, die für Häufigkeiten gelten, über das Bernoullische Teorem zu rechtfertigen?
Da die Berufsehre der Mathematiker dabei nicht auf dem Spiele steht, hoffe ich, daß wir hier den mathematischen Strukturalismus vergessen können.
Es bleibt aber noch zu klären, wie sich diese Stochastik außerhalb der Glücksspiele anwenden läßt.
Für die Physik liegt die Situation in der Thermodynamik anders als

in der Quantenphysik.
In der Thermodynamik wird die phänomenologische Wärmelehre durch stochastische Modelle von sich stoßenden Molekülen in das Programm der Newtonschen Dynamik eingeordnet. Dieses Programm, das Bewegungen durch deterministische Kraftgesetze vorauszuberechnen gestattet, wird dadurch nicht angetastet.

Anders in der Quantenphysik. Sie arbeitet in ihren stochastischen Modellen nur mit Wahrscheinlichkeitsfeldern: über die Zufallsaggregate, zu denen diese Wahrscheinlichkeitsfelder (per definitionem) gehören müssen, wird nichts gesagt. Man verzichtet auf alle Hypothesen über sog. verborgene Parameter.
Gegen diesen Verzicht hat Einstein eingewendet, Gott würfele doch nicht. Aber das ist ein weltanschaulicher Einwand, der dogmatisch eine "Erkennbarkeit" der Natur behauptet, obwohl diese für den technischen Umgang mit Atomen oder Elementarteilchen gar nicht gebraucht wird.

Bei der gebotenen Skepsis gegenüber dem Physikalismus stellt sich das Problem der Benutzung stochastischer Modelle noch einmal anders, wenn wir das lebendige Geschehen betrachten.
Schon Jakob Bernoulli bemerkt in seiner Ars conjectandi, die posthum 1713 erschien, daß das Lebensalter der Menschen ersichtlich nicht vom Zufall abhängt, sondern z.B. von der Vernünftigkeit der Lebensführung.
Hier gibt es nur die Erfahrung von relativ stabilen Häufigkeiten in den Sterbestatistiken. Jeder Krieg einerseits, jeder Fortschritt in der Medizin andrerseits verändert die Häufigkeiten der Sterbestatistik. Die Lebensdauer ist abhängig von dem einmaligen Verlauf der Menschheitsgeschichte und den einmaligen Handlungen der Individuen - nur kurzfristig kann bei stabilen Kulturverhältnissen die Sterbehäufigkeit approximativ dadurch vorausgesagt werden, daß man die jeweils letzten Statistiken in die Zukunft extrapoliert.
Abgesehen von dieser Extrapolation handelt es sich um <u>deskriptive</u> Statistik. Diese hat mit Zufall und Wahrscheinlichkeit gar nichts zu tun. Erst wenn mit Stichproben durch <u>Zufallsauswahl</u> gearbeitet wird, um Häufigkeiten in der Gesamtpopulation zu schätzen - erst dann ist die Rede von Wahrscheinlichkeiten angebracht. Sagt man z.B. einem 65-Jährigen, er habe eine Chance von 20% noch in diesem Jahr zu sterben, so sagt man dieses nur aufgrund des Wissens, daß

im vorigen Jahr 20% der 65-Jährigen gestorben sind. Wählt man also mit einem Zufallsgenerator jemanden aus dieser Population der 65-Jährigen, dann besteht dafür eine 20% Wahrscheinlichkeit, jemand zu wählen, der stirbt, ehe er 66 ist. Für den nicht-zufälligen Gesprächspartner ist diese Extrapolation dagegen irrelevant. Dasselbe gilt für alle Risikoberechnungen, etwa bei Operationen. Hier ist der Patient ja auch nicht mit einem Zufallsgenerator ausgewählt.

Das physikalistische Denken einerseits, das Denken in mathematischen Strukturen (wie den Kolmogorow-Feldern) andererseits, bei denen versichert wird, daß man nicht zu wissen brauche, wie die Grundbegriffe zu definieren sind, diese beiden Tendenzen modernen wissenschaftlichen Denkens fördern leider eine gewisse Inhumanität in den Anwendungen der Stochastik.
Wenn auch das lebendige Geschehen betrachtet wird, als ob es nur durch Zufall und Notwendigkeit bestimmt ist, erscheint die Erkenntnis der objektiven Wahrscheinlichkeiten, z.B. der Morbidität und Letalität von Krankheiten als ein wissenschaftliches Ziel, das grundsätzlich nicht eigens zu rechtfertigen ist.
Es erscheint unvermeidlich zu sein, daß die wertfreie Forschung zunächst Erkenntnisse sammelt - erst bei der Anwendung entstehen ethische oder sogar politische Probleme.
Dieses Problem der wertfreien Forschung, für die ethisch-politische Fragen nur zusätzlich durch gewisse Anwendungen entstehen - und daher am liebsten an Polit-Experten delegiert werden - tritt vor allem in den Fächern der früheren unteren oder philosophischen Fakultät auf: in den Naturwissenschaften und in den Sozialwissenschaften.
Die Medizin als eine der drei früheren oberen Fakultäten hat eine andere Tradition: sie ist eine praktische Wissenschaft, in der Theorien nicht als Selbstzweck betrieben werden, sondern nur zur Stützung der ärztlichen Praxis dienen. Medizinische Wissenschaft ist "patientenbezogen" - so nennt man das heute.
Zumindest sollte die medizinische Wissenschaft so sein. Und das gilt auch für die statistischen und stochastischen Theorien, wie für die ganze Computertechnik. Für die Medizin sind das Hilfsdisziplinen.
Es ist schwer, an dieser Einordnung in das Gesamtgebiet der Medizin, ja aller unserer Wissenschaften, festzuhalten, wenn die arbeitsteilige Differenzierung die Konzentration auf Teilfragen erfordert

- und wenn dabei kein Konsens mehr über die Grundbegriffe besteht, mit denen alle gemeinsam arbeiten.

Das Ziel meines Vortrages war es, für die Grundbegriffe "Zufall" und "lebendiges Geschehen" eine Klärung zu versuchen, die es auch dem medizinischen Statistiker erlaubt, an seinen Teilfragen konzentriert weiterzuarbeiten, ohne dadurch den Zusammenhang zu verlieren mit dem Gesamtunternehmen Wissenschaft. Dies ist wiederum ein Teil unseres Zusammenlebens in der modernen Zivilisation. Daß dieses Zusammenleben vernünftiger, statt unvernünftiger wird, das ist die gemeinsame politische Aufgabe aller Wissenschaften.

EINFÜHRUNGSSITZUNG

Nachsorge und Krankheitsverlaufsanalyse - Einführung in die Thematik

L. Horbach

Institut für Medizinische Statistik und Dokumentation
Universität Erlangen-Nürnberg

Vor 20 Jahren habe ich zum erstenmal an einer Sitzung dieser Gesellschaft teilgenommen. Sie fand in der medizinischen Poliklinik in Würzburg statt und nahm einen geradezu dramatischen Verlauf. Es ging um die Krankenblattkopfdokumentation mit dem Problem der Unterbringung der wesentlichen Informationen über Patientenidentifizierng, Diagnosen usw. auf nur eine Lochkarte, so daß eine rasche Auswertung auf den damals verfügbaren herkömmlichen Lochkartenmaschinen erfolgen konnte (2). Bei diesem Rückblick eröffnen sich zwei Aspekte:

- Noch heute steht die Patientendatenhaltung in der Form einer nicht wesentlich erweiterten Krankenblattkopf- oder Basisdokumentation als Workshop auf unserem Programm und die damals von den Pionieren unseres Faches herausgegebene Empfehlung kann noch heute als mustergültig gelten; sie wird bei weitem noch nicht in allen Kliniken und Krankenhäusern befolgt, so daß eine allgemeine epidemiologische Verwertung nur für die Zukunft erhofft werden kann.
- Die Technik der Datenverarbeitung hat in dem Zeitraum von der denkwürdigen Sitzung in Würzburg bis heute eine ungeahnte Entwicklung genommen, so daß die technischen Möglichkeiten der Dokumentation und Datenverarbeitung heute Dimensionen angenommen haben, die weit über das hinausreichen, was man damals erreichen wollte.

Zweifellos sind in einzelnen Kliniken erhebliche Fortschritte im Einsatz elektronischer Datenverarbeitungsanlagen gemacht worden. Mehr oder weniger perfekte Klinikinformationssysteme sind, jeweils bei erheblichen Investitionen für hardware und software sowie für den erforderlichen Personalaufwand, implementiert worden; der Schwerpunkt liegt häufig in Verwaltungsprozeduren - Finanzbuchhaltung, kaufmännisches Rechnungswesen im Krankenhaus, Lagerverwaltung usw. - Prozeduren, die auch in anderen Anwendungsbereichen der Datenverarbeitung effizient von der DV unterstützt werden. Nehmen wir die Computer in unseren wissenschaftlichen Instituten aus, so sind im ärztlichen Bereich, um den es uns hier geht, zwei Ziele gesetzt:

1. Die Unterstützung der ärztlichen, auf den einzelnen Patienten bezogenen Routine durch Datenverarbeitungsvorgänge. Diese Aktivitäten können bei Schaffung entsprechender Schnittstellen im System durchaus von den Verwaltungsvorgängen profitieren (Horbach, Oberla (11)).

2. Die Verwertung planvoll erhobener empirischer Daten für die ärztliche Erfahrungsgewinnung und Entscheidungshilfen.

Beides sind Aufgaben dieser wissenschaftlichen Gesellschaft und werden von ihren verschiedenen Subdisziplinen mit mehr oder weniger starkem Vorrang behandelt.

Den Kernpunkt des ursprünglichen Anliegens der Dokumentation sollte man dabei nicht aus dem Auge verlieren. Wie Gremy und Goldberg (6) ausführen, ist die Medizin eine Disziplin, in der beurteilt und gehandelt werden muß, wobei, wie ich meine, gesicherte empirische Erkenntnisse eine wichtige Grundlage sind. Diese wurden von Generationen von Ärzten zusammengetragen und z.B. in Lehrbüchern, welche einzelne Krankheitsbilder, genauer Krankheitsabläufe beschreiben, niedergelegt sind. Die Grundlagenwissenschaften, z.B. die Pharmakologie, liefern z.Tl. exakte Erkenntnisse z.B. über Arzneimitteleffekte, die aber erst in der klinischen Empirie hinsichtlich ihres Nutzens für den Patienten erprobt werden müssen.

Bei und neben dieser allgemeinen empirischen Regelfindung für das ärztliche Handeln ist die persönliche Erfahrung des Arztes nicht hoch genug einzuschätzen; die bisherigen Beobachtungen und Folgen von Entscheidungen verwertet er für künftige Patienten. Diese persönliche, ärztliche Erfahrung ist aber in gewissem Maße mit den Sieb- und Filterwirkungen des menschlichen Gedächtnisses behaftet. Nur durch eine mit Sorgfalt durchgeführte planvolle und möglichst vollständige Dokumentation der wesentlichen Beobachtungen können diese Mängel behoben werden. Dies sollte zumindesten für Krankheiten erfolgen, die schwerwiegende Entscheidungen erfordern.

Erkenntnisse dieser Art gibt es in der Medizin in einzelnen Bereichen schon seit mehr als 25 Jahren. William Withering (21) schreibt bereits 1785 in seinem berühten Werk "An account of the foxglove and some of its medical uses" über die Verwendung von Digitalis bei Ödembehandlungen erst nach lebenslanger Dokumentation der Krankheitsverläufe der von ihm behandelten Patienten:

> "Es wäre leicht gewesen, ausgewählte Fälle zu geben, deren erfolgreiche Behandlung stark zugunsten des Medikamentes gesprochen und vielleicht auch meinem Ruf genutzt hätte. Aber das wäre nicht im Sinne wahrer Wissenschaft gewesen."

Dieses historische Beispiel regt zu einer Zwischenfrage an: Werden wir je feste, endgültige und starre Grundlagen der ärztlichen Beurteilung haben? Wohl kaum: Die medizinische Grundlagenforschung bringt neue Fortschritte und verbessert damit die Basis der empirischen Bewertung, gibt tiefere Einblicke in Krankheitsprozesse, die klinisch zu bewerten sind. Außerdem möchte ich dem Pathologen Doerr (16) zustimmen, der einen steten Wandel in der Nosologie der Bevölkerung im Laufe von Jahrzehnten beschrieben hat, nicht nur in der Häufigkeit, sondern auch im typischen Ablauf der Krankheiten und deren therapeutischer Beeinflußbarkeit, denken wir nur an den Einsatz der Antibiotika und die Resistenzentwicklung der verschiedenen Keimstämme. Eine sorgfältige Dokumentation wird solche langzeitigen Entwicklungen einmal exakter nachweisen lassen.

Eine solche langzeitige Entwicklung ist aber später einmal dann verläßlich zu beschreiben, wenn wir mit den heutigen Dokumentationsaufgaben in größerer Breite weiterkommen. Außer dem apparativen und dem Personalaufwand für Klinikinformationssysteme hängt der Erfolg sehr weitgehend von der Akzeptanz der Ärzte, von deren aktiver Beteiligung ab.

Wo besteht von seiten der Klinikärzte ein echter Bedarf an modernen Dokumentations- und Auswertungsverfahren?

Während meiner bisherigen methodischen Beratungstätigkeit in der Medizin ergab sich immer dort eine besondere Notwendigkeit der Dokumentation, wo Ärzte bei schweren Krankheitszuständen eingreifende therapeutische Maßnahmen - sein sie operativer, strahlentherapeutischer oder medikamentöser Art - vorzunehmen haben.

Beispiele solcher Aufgaben in der Reihenfolge, in der sie an mich herangebracht wurden, waren: Cytostatische Therapie bei kindlichen Tumoren (Hier zeigte erst die Auswertung dokumentierter Daten, daß das befolgte Dosierungsschema nicht genügend dem Alter der Kinder angepaßt war (14)), Herzinfarkttherapie (in einer großen internationalen Therapiestudie ergab eine eingehende Verlaufsanalyse wertvolle Anhaltspunkte für die Wirkungsweise des Medikaments und dessen differentielle Indikation (10, 12)), Herzchirurgie, Gefäßchirurgie, Krebschirurgie, Behandlung von Darmpolypen, Leukoplakien.

Die genannten Beispiele der Krebsbehandlung sind besonders wichtig, sie stammen aus dem Programm des Erlanger Sonderforschungsbereichs 118 "Methoden der Früherkennung und der Verlaufsanalyse des Krebses", in dessen Rahmen ein systematischer Ausbau dieser Richtung der klinischen Forschung erfolgen soll.

Bei den angeführten Krankheiten kam es darauf an, während und nach der Behandlung und auch in der poststationären Phase die Patienten weiter zu betreuen, zu beobachten und die Ergebnisse der Verlaufsdokumentation für die Verbesserung der Therapie künftiger Patienten nutzbar zu machen. Die Lösung dieser Probleme der Nachsorge und der Krankheitsverlaufsanalyse läßt sich - das ist meine heutige Überzeugung - nur durch den Einsatz der elektronischen Datenverarbeitung in effektiver Weise erzielen.

Im Vordergrund des Interesses der Kliniker steht zunächst die Analyse der nach alten Techniken erhobenen Datenbestände. Bereits daraus können oft wichtige Informationen für die Therapie künftiger Patienten gewonnen werden.

Es zeigt sich, daß hier keine globalen, summarischen Ergebnisstatistiken - wie die nach den klassischen faktoriellen Plänen für Erntestatistiken in der Landwirtschaft - zum Ziele führen, sondern die Dynamik der Krankheitsverläufe analysiert werden muß. Es handelt sich dabei um in der Zeit wiederholte Beobachtungen von Merkmalen, die in ihrem Zusammenspiel den Film des Krankheitsgeschehens kennzeichnen, deren Veränderungen zu bewerten sind. Bei den grundsätzlich gegebenen statistischen Abhängigkeiten dieser Variablen sind die klassischen univariaten Auswertungsmodelle wie die Varianzanalyse nur noch mit Vorbehalten zu verwenden.

Das multivariate Problem beginnt eigentlich schon mit dem t-Test bei verbundenen Stichproben; hierbei kann die Berücksichtigung der Abhängigkeiten zwischen dem erstbestimmten und dem Folgewert dadurch umgangen werden, daß man nur die Differenzen in den Test eingehen läßt.

Im Vordergrund steht die Frage adaequater Auswertungsmodelle zum Vergleich von Verläufen randomisierter Vergleichsreihen von Patienten bei kontrollierten klinisch-therapeutischen Prüfungen. Die Problematik habe ich anläßlich des 21. Biometrischen Kolloquiums in Stuttgart-Hohenheim im März 1975 mit mehreren Erlanger Beiträgen zur Diskussion gestellt (9). Seitdem ist die Thematik der Verlaufsanalyse vonseiten der Biometrie aufgegriffen und diskutiert worden. Parametrische und nichtparametrische Testverfahren zur Prüfung von Hypothesen über Verlaufsscharen wurden entwickelt und publiziert. Eine Übersicht wurde von Ferner (5) gegeben. Wichtige methodische Probleme sind zweifellos noch zu lösen wie z.B. die

- Erkennung der Kurven-Charakteristika biologischer Abläufe (Nur bei relativ einfachen Vorgängen wie bei pharmakokinetischen Prozessen gelingt die Herleitung beschreibender Differentialgleichungen aus den elementaren Vorgängen (Kompartmentmodelle)),

- Synchronisierung von Krankheitsabläufen verschiedener Patienten, wenn man Gruppenvergleiche durchführen will,

- Berücksichtigung individueller Rhythmen, wie sie bei manchen Krankheiten vorkommen, z.B. bei der Cyclothymie,

- optimale Anpassung der zeitlichen Beobachtungsfolgen an den tatsächlichen Verlauf (Eine Anpassung der Beobachtungsfolgen nach Gutdünken kann zu Fehlbeurteilungen führen. Oft ist eine Pilotstudie mit einem besonders engen Zeitraster angezeigt),

- Datenreduktion
  Die Beobachtungswerte zu bestimmten Meßzeitpunkten sind oft nicht gleichwertig und sinnvoll einzeln zu bewerten. In vielen Fällen gibt die Berechnung von Gesamt- oder Teilflächen unter einer Verlaufskurve als sogenannte Reaktionsfläche die dem Sachproblem angepaßte Information.

- Biosignalverarbeitung
  (Dringliche anstehende Probleme können hier nur angedeutet werden, z.B. die Auswertung von Langzeitregistrierungen zur Erkennung von Arrhythmien im EKG.)

- das Ausgangswertgesetz von Wilder (20)
  An dem umfangreichen Untersuchungsmaterial einer epidemiologischen Studie ist dieses Gesetz in einer Reihe von Arbeiten überprüft worden, wobei sich nur bei bestimmten Variablen Bestätigungen ergeben (8, 19).

Bei der Bearbeitung von follow-up Beobachtungen hat sich gezeigt, daß Gruppenvergleiche, z.B. für eine therapeutische Wirksamkeitsprüfung, nur einen Teil der ärztlichen Fragen beantworten. Der Schwerpunkt der Fragen bei bereits eingeführten, noch zu verbessernden Behandlungsverfahren ist anderer Art. In Zusammenarbeit mit Just(12) ergaben sich im Rahmen einer Herzinfarktstudie folgende Fragen:

1. Wie unterscheiden sich die in den ersten 6 Wochen nach dem Infarkt Gestorbenen von den Überlebenden hinsichtlich der Befunde bei Klinikaufnahme?

2. Wie lassen sich die Ausgangsbefunde prognostisch verwerten?

Beim Herzinfarkt ist das Problem der Synchronisierung der Fälle relativ einfach zu lösen. Es wurden die Patienten berücksichtigt, die innerhalb von 72 Stunden nach dem Infarktereignis zur Klinikaufnahme kamen; es spielte keine große Rolle, ob man das Infarktereignis oder den Therapiebeginn als Verlaufsbeginn angenommen hat.

Bei diesen Fragen handelt es sich nicht um den Vergleich im statistischen Sinne vergleichbarer Gruppen. Eine ganz andere Aufgabe ist hier gestellt.

Man unterteilt die Gesamtheit der untersuchten Patienten nach einem Außenkriterium - z.B. Behandlung mit Erfolg versus ohne Erfolg - und fragt nach den Unterschieden der Krankheitsausprägung bei Behandlungsbeginn nach einer Vielzahl von Merkmalen; man erwartet, daß keine Unterschiede hinsichtlich der Ausgangssituation vorliegen, die für günstige oder für ungünstige Behandlungsausgänge sprechen.

Hughes et. al (13) und Norris et al. (18) haben das lineare Trennverfahren benutzt, um aus den Ausgangswerten Überlebensrisiken zu berechnen. Wir konnten - unter Verwendung anderer Krankheitsmerkmale - eine sehr gute Unterscheidung von Patienten mit niedriger und solche mit hoher Gefährdung treffen; vor allem ergaben sich interessante Gefährdungsgruppen hinsichtlich der Wirksamkeit einzelner Medikamente.

Methodische Fortschritte hat zunächst die von Cornfield (3) angegebene Risikoanalyse erbracht, nach der das Risiko als bedingte Wahrscheinlichkeit bei Vorliegen eines bestimmten Beobachtungsvektors angegeben werden kann.

Eine Erweiterung der Aussage bringt das von Cox (4) angegebene Vorhersagemodell der Überlebenszeit aufgrund empirischer follow-up Beobachtungen für künftige Patienten, das in einigen Beiträgen während der Tagung behandelt wird und auch bei uns durch die Bearbeitung von Gunselmann (7) zu einigen interessanten Ergebnissen bei Fragen der differentiellen Operationsindikation geführt hat.

Damit ist die notwendige Methodenentwicklung sicher noch nicht abgeschlossen. Für Nachsorgeprobleme erscheint es mir von besonderem Interesse, die Bewertung aller bei einem Patienten bis zu einem bestimmten Zeitpunkt erfolgten Beobachtungen für die künftige Prognose zu nutzen. Statistisch-methodische Entwicklungen und klinischer Informationsbedarf müssen hier noch in Einklang gebracht werden.

Je größer die Rehabilität, Validität, die Vollständigkeit und der Umfang plannvoll erhobener Daten von follow-up Beobachtungen definierter Krankheiten sind, umso besser gesicherte und differenzierte Möglichkeiten der Ausschöpfung der Information sind gegeben. Voraussetzung ist ein funktionierendes computergestütztes Klinininformationssystem, das sowohl die Routine der Datenfassung und Datenspeicherung als auch die statistische Bewertung unterstützt. Es unterliegt keinem Zweifel, daß hohe Anforderungen an die software eines derartigen Informationssystems zu stellen sind. Nur wenn die Gesichtspunkte des modernen software engineering (15) beachtet werden, kann das System genügend fehlerfrei und verläßlich funktionieren. Die enge Zusammenarbei aller Beteiligten - Kliniker, Hausarzt, Informatiker, Statistiker - ist notwendig, wobei dem speziellen Lokalkolorit der Arbeitsorganisation einer Klinik Rechnung zu tragen ist.

Ich kann nur hier auf einige wesentliche periphere und zentrale Funktionen klinischer DV-Systeme hinweisen, die - auch bei unterschiedlichen hardware-Konfigurationen - zu erfüllen sind:

- Meßelektronik
  (Sie unterstützt die Vielzahl der Meßvorgänge im klinisch-chemischen Labor und an anderen Untersuchungsstellen. Von besonderem Interesse sind Schnittstellen solcher Anlagen mit dem Gesamtsystem)

- Datenerfassung anderer Art

  o on-line Erfassung von Daten im klinisch-chemischen Labor mittels Prozeßrechner mit Schnittstellen zum zentralen Mehrzweckrechner

  o Eingabe von Klinikdaten über Terminals mit Kontrolle; neuerdings in vermehrtem Maße auch Texteingaben

- Erstellen von patientenbezogenen Datensätzen in einer zentralen Datenbank.
  (Zusammenführung der Daten von verschiedenen Stellen auch zu verschiedenen Zeiten (record linkage (1)).

- Ärztliches Kommunikations- und Berichtswesen, z.B. Arztbriefe an den Hausarzt

- Computergraphiken zur übersichtlichen Ergebnisdarstellung, z.B. wochenweise Verläufe von Labordaten

- Einbestellungsprozeduren

- Übersichtslisten über behandelte Fälle mit Vollständigkeitskontrolle durch die Basisdokumentation

- Statistische Auswertungen auf dem zentralen Mehrzweckrechner.

Diese Aufzählung erhebt keinen Anspruch auf Vollständigkeit. Viele Facetten eines zentralen Anliegens der modernen Medizin - Nachsorge und Verlaufsanalyse nach eingreifenden Maßnahmen und chronischen Krankheiten werden in den folgenden Vorträgen behandelt. Es ist schade, daß die grob nach vorwiegend klinischer Orientierung, Informatik und statistisch-methodische Problemen eingeteilten Vortragssitzungen parallel ablaufen müssen. Aber ich möchte doch wünschen, daß die Gelegenheit für einen intensiven Gedankenaustausch zwischen den klinischen Fachvertretern und den Vertretern unserer Gesellschaft genutzt wird. Nur die Bündelung aller Kräfte läßt uns bei der Lösung dieser wichtigen Aufgaben der modernen Medizin weiterkommen.

Literatur

1.) Acheson, E.D. — Medical Record Linkage
Oxford University Press, London 1967

2.) Arbeitsausschuß Medizin in der DGD — Ein dokumentationsgerechter Krankenblattkopf für stationäre Patienten aller klinischen Fächer (sog. Allgemeiner Krankenblattkopf)
Med. Dok, 5, 57-70 (1961)

3.) Cornfield, J. — Joint dependence of risk of coronary heart disease on serum cholesterol and systolic blood pressure: a discriminant function analysis
Fed. Proc. 21, 58-61 (1962)

4.) Cox, D.R. — Regression models and life tables
J.R. Statist. Soc. B 34, 187-220 (1972)

5.) Ferner, U. — Parametrische und nichtparametrische Ansätze zur Analyse von Verlaufskurven
Vortrag, geh. am 26.9.1977, Krems
Biometr. Kolloquium der R.Oe.S.

6.) Gremy, F., Goldberg, M. — Decision making methods in Medicin
Reihe: Medizinische Informatik und Statistik
Vol. 3: Informatics and Medicin - An Advanced Course, Seite 419-459
Herausg. P.L. Reichertz und G. Goos, Springer, Berlin 1977

7.) Gunselmann, W. — Multivariate Prognosemodelle in der Medizin
Habilitationsschrift, Erlangen 1979

8.) Heide, F. — Zur statistischen Methodik der Verlaufsanalysen von Blutdruckwerten unter Streßbedingungen
Inangural-Dissertation, Mediz. Fakultät, Erlangen 1977

9.) Horbach, L. — Einführung in die Thematik statistischer Verlaufskurven in der Medizin
7.3.1975, Stuttgart-Hohenheim
21. Biometrisches Kolloquium

10.) Horbach, L., Gunselmann, W., Just, H., Schicketanz, K.H., Schmidt, W. — Verlaufsindizes bei Herzinfarkten
Ber. 19. Jahrestag. der GMDS, Mainz 1974
Schattauer, Stuttgart, 1976

11.) Horbach, L., Überla, K. — Rahmenplanung zum Einsatz der elektronischen Datenverarbeitung für die Medizinischen Fachbereiche der Bayerischen Universitäten
München, 1977

12.) Horbach,L., Just,H., und Co-Autoren: Haberland,G.L., Koller,S., Martinelli,M., Schnells,G., Sotgiu,G., van de Loo,J.
Klinisch-therapeutische Studie - Trasylol bei Herzinfarkt - Intensivmed. 16, 338-360 (1979)

13.) Hughes,W.L., Kalbfleisch,J.M., Brandt,E.N., Costiloe,J.P.
Myocardial infarction prognosis by discriminant analysis Arch. Intern. Med. III, 338-345 (1963)

14.) Khbeis,D.G.
Untersuchungen über den Zusammenhang zwischen Endoxanmedikation und Leukozytendepression Inangural-Dissertation, Mediz. Fakultät Mainz 1970

15.) Kimm,R., Koch,W., Simonsmeier,W., Tontsch,F.
Einführung in Software Engineering W.de Cruyter, Berlin 1979

16.) Köhn,K., Jansen,H.H., Freudenberg,K., Herausgeber: Doerr,W.
Gestaltwandel Klassischer Krankheitsbilder - Eine kritische Studie zur therapeutisch bedingten Pathomorphose aus der Sicht des pathologischen Anatomen Springer, Berlin 1957

17.) Meyer-Bender,B.A., Greiller,R., Horbach,L., Lange,H.-J., Seidel,H., Überla,K.
Interfaces in a Computer Network for the Medical Schools in Bavaria Proceed. of the Medical Informatics Berlin 1979 Verlag Springer, Berlin, 1979, 763-772

18.) Norris,R.M., Brandt,P.W.T., Caughey,D.E., Lee,A.J., Scott,P.J.
A new coronary prognostic index Lancet 1967: 274-278

19.) Wengel,C.
Statistische Analyse der Reaktion der elektrischen Muskelaktivität auf Belastung durch Kopfrechnen Inangural-Dissertation, Mediz. Fakultät, Erlangen 1980

20.) Wilder,J.
Das "Ausgangswert-Gesetz" - Ein unbeachtetes biologisches Gesetz; seine Bedeutung für Forschung und Praxis Klin. Wschr. 10.Jg., Nr. 41, 1889-1893 (1931)

21.) Withering,W. An account of the foxglove and some of its medical uses
Swinney, London, 1785

Nachsorge nach Krebsoperationen

F.P. Gall

(unter Mitarbeit von S. Hoferichter, A. Altendorf und P. Hermanek)

Chirurgische Universitätsklinik
Universität Erlangen-Nürnberg

Über Nachsorge wird heute soviel geredet und publiziert, daß man darüber vielfach vergißt, daß Nachsorge nach Krebsoperationen für den Chirurgen schon immer ein angestrebtes, freilich bisher nur ungenügend erreichbares Ziel war. Nachsorge muß als regelmäßige Weiterbetreuung und Verlaufsbeobachtung verstanden werden. Ihre Wichtigkeit ist seit Jahrzehnten bekannt. Was sich geändert hat, kann in drei Punkten zusammengefaßt werden:

1. Neue Methoden der modernen Datenerfassung und Datenverarbeitung stehen uns heute zur Verfügung, die es zu nutzen gilt, um die Probleme für den Kliniker leichter, exakter und vollständiger bewältigen und lösen zu können.

2. Das biologische Geschehen Krebs und sein Verlauf nach Operationen wird von vielen Faktoren beeinflußt. Eine Analyse des Verlaufs ist daher nur unter Berücksichtigung dieser vielfältigen Faktoren möglich, d.h. mit multivariaten biometrischen Auswertungsmodellen, deren Anwendung im wesentlichen erst durch die moderne Datenverarbeitung möglich geworden ist.

3. Neue aufwendige Untersuchungen kann heute der Hausarzt nicht mehr alleine durchführen. Deshalb muß ein Teil der Nachsorge selbstverständlich von vorneherein von der Klinik übernommen werden.

Ziele der Nachsorge

Die Ziele der Nachsorge nach Krebsoperationen können unterteilt werden in individuelle und in generelle Ziele.

Die individuellen Ziele sind direkt auf den einzelnen Patienten gerichtet und umfassen Maßnahmen, die den weiteren Krankheitsverlauf günstig beeinflussen. Als wichtigste Aufgaben individueller Nachsorge bei kurativen Krebsoperationen sind besonders hervorzuheben die Frühdiagnose lokaler Rezidive, Fernmetastasen und metachroner Zweittumoren, um sie einer erneuten kurativen Operation rechtzeitig zuzuführen, die Indikation zur adjuvanten Therapie und schließlich die Rehabilitation (somatisch, z.B. Prothesen, Stomapflege u.a., psychisch und sozial).

Nach nicht kurativen Operationen steht die Frage einer sinnvollen Therapie im Vordergrund. Nicht nur die Lebensverlängerung, sondern auch die Lebensqualität des Patienten muß dabei aus ärztlicher Sicht besonders berücksichtigt werden. Man muß sich ernstlich fragen, ob eine Lebensverlängerung von 6 bis 8 Wochen um den Preis gravierender Nebenwirkungen gerechtfertigt ist. Größte Probleme bietet die psychologische Betreuung. Sie ist in erster Linie Sache der erfahrenen Arztpersönlichkeit! Der unheilbare Krebspatient darf nicht zum Ausgestoßenen unserer Gesellschaft werden. Diese vielfach ungelösten Probleme sind der Boden, auf dem sich Scharlatane und Außenseiter mit Krebsmitteln aller Art betätigen.

Im Mittelpunkt der generellen Ziele der Nachsorge steht die vergleichende Beurteilung der Therapieergebnisse. Klinische Krebsforschung ist ohne exakte Nachsorge undenkbar. Ihr erklärtes Ziel ist die Verbesserung unserer Behandlungsmethoden. Es ist nur erreichbar durch laufende Überprüfung der Ergebnisse der derzeit geübten Standardtherapie und Vergleich mit anderen möglichen Therapieverfahren. Klinische Krebsforschung setzt voraus, daß bei jedem einzelnen Kranken die klinischen und pathohistologischen Befunde bei Diagnose und Ersttherapie exakt erhoben und der weitere Verlauf regelmäßig kontrolliert werden (Hermanek u. Gall 1979). Am Anfang aller Nachsorge und aller Dokumentation steht nicht die moderne Dokumentationstechnik, sondern eine minutiöse, standardisierte Erhebung der Daten, was nach unserer Erfahrung nur mit hauptamtlichen, besonders engagierten Mitarbeitern, die vom Routinebetrieb einer großen Klinik verschont bleiben, realisierbar ist.

Heutiger Stand der Nachsorge

Zum Problem der Nachsorge gibt es heute zahlreiche Publikationen und ausführliche Diskussionen bei speziellen Symposien. Wie es aber wirklich darum steht, ist vielfach deprimierend. Dazu nur drei typische Beispiele:

1. Nach Bloch u. Mitarb. (1979) wurden bei 135 operierten Patienten mit kolorektalem Karzinom nur in 29% ausreichende und in 45% überhaupt keine postoperativen Kontrolluntersuchungen vorgenommen.

2. Auf einem Symposium über Nachsorge 1979 (Stock 1979) wurde nur in 4 von 25 Referaten die Rate der lost cases angegeben.

3. In der Bonner Verbundstudie für Hodentumoren (Hildenbrand und Weißbach 1980) beträgt zum 1.4.1980 (nach 3 1/2-jähriger Laufzeit) die Frequenz der lost cases 2 Jahre nach Stichtag 61,5% (211/343)! Demgegenüber war bei nur 4 von 129 Patienten (3,1%) der Urologischen Universitätsklinik Erlangen aus der Zeit zwischen 1969 und 1976 der Tumorstatus nach 2 Jahren nicht bekannt.

Diese 3 Beispiele zeigen, daß es bei der Nachsorge in der Praxis noch viele ungelöste Probleme gibt. Durch entsprechende Organisation muß in breitem Rahmen eine Nachsorge eingerichtet werden, die sowohl Patienten nützt als auch wichtige Aussagen für die klinische Krebsforschung erbringt.

Die Nachsorge an der Chirurgischen Universitätsklinik Erlangen

An der Erlanger Chirurgischen Klinik hat ihr damaliger Direktor, Prof. Dr. G. Hegemann, 1961 das wichtige Problem der Nachsorge nach Krebsoperationen erkannt und systematisch an der Lösung dieser Aufgabe gearbeitet. Er hatte dabei das große Glück, zuverlässige, besonders interessierte Mitarbeiter zu finden, die sich dieser wichtigen Aufgabe verschrieben haben. Seit 1961 ist unter Leitung einer hauptamtlichen Kollegin eine allgemeine Tumordokumentation eingerichtet. Jeder stationär behandelte Patient mit einem malignen Tumor wird in einer Handkartei erfaßt, die wesentliche Basisdaten über die Erstbehandlung des Tumors und Aufzeichnungen über den weiteren Verlauf der Krankheit bis zum Tode des Patienten enthält. Diese Basiskartei umfaßt zum 31.12.1979 insgesamt 3463 lebende und 8531 verstorbene Patienten. Der derzeitige jährliche Neuzugang beträgt etwa 850 Patienten.

Seit 1969 besteht an der Chirurgischen Universitätsklinik Erlangen eine selbständige Abteilung für Klinische Pathologie. Von ihrem Leiter, Prof.Dr. P. Hermanek, wurde das zentrale klinisch-pathologische Krebsregister der Klinik entwickelt, das derzeit von einer hauptamtlichen Kollegin, die gleichzeitig Mathematikerin ist, betreut wird. Ausgangspunkt waren handgeführte Organregister für einige ausgewählte maligne Tumoren (kolorektale Karzinome, Magenfrühkrebse, maligne Weichteiltumoren, maligne Melanome, maligne Tumoren der Niere und Harnblase), die zusammen etwa 4000 Patienten umfassen und bis in die Jahre 1967 bzw. 1961 zurückreichen. Diese Daten wurden in einer ersten Aufbaustufe für ein computer-gestütztes klinisch-pathologisches Krebsregister auf EDV-Trägern abgespeichert. Hierfür wurde ein eigenes Programm EKIP entwickelt (Hermanek 1980 a, Altendorf u. Mitarb. 1980) (Abb.1).

In der zweiten Aufbaustufe, die derzeit vorbereitet wird, soll die EDV auch organisatorische Aufgaben übernehmen, insbesondere die Einberufung der Patienten zur Nachuntersuchung. Derzeit wird überdies die Ausweitung des klinisch-pathologischen Krebsregisters auf die übrigen Organtumoren vorbereitet. Die zweite Aufbaustufe hatte zur Voraussetzung die Möglichkeit einer Dateneingabe im Dialog, die mit der vor kurzem erfolgten Inbetriebnahme des Fakultätsrechners nunmehr gegeben ist.

Praktisch wichtige Grundsätze für klinische Krebsregister

1. Vollständige Patientenerfassung

Von besonderer Wichtigkeit ist unseres Erachtens die wirklich vollständige Erfassung der Tumorpatienten. Wesentlich erscheint uns auch die Erfassung nicht-stationärer Patienten. Diese stellen ein äußerst wichtiges Vergleichskollektiv dar, das über den unbeeinflußten Krankheitsverlauf und den Verlauf bei weit fortgeschrittenen Tumoren Auskunft gibt. In das zentrale Klinik-Krebsregister fließen aus 6 verschiedenen Abteilungen Informationen ein (Abb.2), wodurch eine weitgehend lückenlose Erfassung aller Patienten angestrebt wird. Das störungsfreie Funktionieren aller Datenflüsse erfordert viel Aktivität und ist im klinischen Alltag keineswegs so leicht zu realisieren, wie man vielleicht als außenstehender Theoretiker meint.

2. Pathohistologische Befunderhebung und -dokumentation

Statistiken von Tumoren und Heilerfolgen nach Behandlung stehen und fallen mit einem exakten pathohistologischen Befund. Ein zentrales Kriterium betrifft dabei zunächst die Sicherheit der Diagnose "Malignität". Die Grenzen benigne/maligne sind ja keineswegs so exakt und klar definiert wie eine deterministische mathematische Formel. Bei manchen Organtumoren, etwa Weichteil- oder Knochentumoren, ergeben sich immer wieder Probleme, die auch bei Begutachtung durch verschiedene Fachpathologen nicht ohne weiteres klärbar sind. Im Erlanger Krebsregister erfassen wir jeweils, ob die Diagnose "maligne" von nur einem oder mehreren pathologischen Instituten gestellt wurde. Aber auch bei häufigen Organtumoren ergeben sich Probleme, weil z.B. in manchen Statistiken über kolorektale Karzinome Veränderungen einbezogen werden, die nach den Vorschlägen der WHO als sogenannte Adenome mit schweren Zellatypien bezeichnet werden und niemals metastasieren. Ähnliche Probleme ergeben sich bei Vor- und Frühstadien maligner Tumoren auch an anderer Lokalisation. Jede Krebsstatistik und jedes Krebsregister erfordert daher klare pathohistologische Definitionen, insbesondere in Bezug auf Vor- und Frühstadien.

Typing, Grading und Staging sind essentielle Voraussetzungen für eine klinische Krebsforschung. Nur wenn diese bei jedem Tumor unter standardisierten Bedingungen erfolgen, sind wir in der Lage, später über unsere Behandlungsmethoden klare Aussagen zu machen. Die Wichtigkeit einer subtilen pathohistologischen Untersuchung kann nicht genug unterstrichen werden, ihre histologische Methodik muß dabei präzise für jedermann erkennbar sein. In vielen Gutachten wird von "untersuchten Lymphknoten" gesprochen, jedoch nicht angeführt, wie viele Lymphknoten wirklich histologisch überprüft wurden. Ähnlich spricht man von Aufarbeitung in "Serien-" oder "Stufenschnitten", ohne anzugeben, in welchen Abständen die Blöcke geschnitten wurden.

Für eine exakte Datenerfassung hat sich uns die Einführung standardisierter pathohistologischer Gutachten sehr bewährt (Hermanek 1980 b). Bei jedem Tumorresektat wird von der Abteilung für Klinische Pathologie ein EDV-gerechtes Formblatt an die Station (für das Krankenblatt) und an das klinische Krebsregister gesandt. Auf diesen Formblättern, die organspezifisch gestaltet sind, sind alle wesentlichen Fakten enthalten. Durch die Notwendigkeit, diese Formblätter auszufüllen, ist auch der begutachtende Pathologe gezwungen, zu allen erforderlichen Einzelfragen genaue Auskünfte zu erteilen, was sichert, daß nichts vergessen wird.

3. Organ- und tumorspezifische Nachsorge

Jeder Schematismus in der Nachsorge ist von Übel. Weil Häufigkeit, Manifestation und Zeitpunkt von Rezidiven und Fernmetastasen je nach Organ, nach Histomorphologie und Tumorstadium und nach Operationsmethode variieren, soll die Nachsorge organ- und tumorspezifisch gestaltet werden. Beim Lungenkarzinom stehen z.B. die radiologische

Untersuchung von Lunge und Skelettszintigraphie im Vordergrund, beim kolorektalen Karzinom Rekto- und Koloskopie, Computertomographie und Oberbauchsonographie.

4. Nachsorge durch mehrere Kliniken

Große Probleme bereitet nach unserer Erfahrung immer noch die Koordination der Nachsorge bei den Patienten, die an mehreren Kliniken, z.B. Chirurgischer, Medizinischer und Strahlentherapeutischer Klinik, behandelt wurden. Die an manchen Orten vorgeschlagene gemeinsame Nachsorgesprechstunde, bei der der Patient zu einem bestimmten Termin von einem Ärztekollegium mit Vertretern verschiedener Kliniken untersucht wird, scheint uns nicht günstig. Zum einen ist es bei der beengten Personalsituation, zumindest der Chirurgischen Kliniken, nicht ohne weiteres praktikabel. Zum anderen soll bei der Nachsorge unseres Erachtens der Bezug zu einem ständig betreuenden Arzt aufrecht erhalten bleiben. Auf jeden Fall muß vermieden werden, daß ein Patient in der Chirurgie am 1.10., am 1.11. in der Medizin und am 15.11. von der Strahlentherapeutischen Klinik zur Nachuntersuchung einbestellt wird. Wir streben an, nach Abschluß der Erstbehandlung gemeinsam festzulegen, welche Klinik die Nachsorge führt und welche Kliniken an der Nachsorge beteiligt sind. Die nachsorgeführende Klinik bestellt den Patienten ein und sorgt dafür, daß der Patient bei der Nachuntersuchung je nach Wunsch und Übereinkommen entweder auch vom Vertreter der mitbeteiligten Kliniken untersucht wird oder aber zumindest eine Nachricht über das Ergebnis der Nachuntersuchung an die beteiligten Kliniken versandt wird.

5. Aufgaben der Hausärzte in der Nachsorge

Die Nachsorge sollte primär durch den Hausarzt erfolgen, der nach Abschluß der Ersttherapie von der Klinik über die im Einzelfall notwendige Nachsorge in allen Details informiert wird. Der Hausarzt entscheidet im Einzelfall, welche der erforderlichen Untersuchungen vom ihm selbst, welche von niedergelassenen Fachärzten und welche von der Klinik durchgeführt werden sollen. An unserer Klinik wird z.B. bei kolorektalen Karzinomen die Nachsorge nur bei etwa 50% der Patienten vorgenommen. Der Hausarzt sollte in allen Fällen, in denen der Patient zur Vornahme besonderer Untersuchungen nicht an die nachsorgeführende Klinik eingewiesen wird, das Ergebnis der Nachuntersuchung der Klinik mitteilen. Die Organisation einer solchen gemeinsamen Nachsorge erfordert enge Kontakte zwischen niedergelassenen

Ärzten und Kliniken.

In Bayern ist ein Nachsorgepaß bzw. Tumornachsorgekalender in Vorbereitung. Besonders wichtig erscheint uns dabei, die Rückkoppelung zwischen Nachsorge-Hausarzt und erstbehandelnder Klinik zu erleichtern. In diesem Nachsorgepaß sollte man Formulare vorsehen, in denen der Hausarzt das Datum der Nachsorge einträgt, durchgeführte Untersuchungen und ihr Ergebnis ankreuzt und einen Durchschlag an die Klinik weiterleitet.

Solange eine derartige arbeitssparende Organisation nicht besteht, muß die nachsorgeführende Klinik sich die Mühe machen, bei den Patienten, die nicht zur Nachuntersuchung in die Klinik kommen, von sich aus mit den Hausärzten Kontakt aufzunehmen. Wir führen dies in Fragebogenaktionen am Anfang eines jeden neuen Jahres durch. Die Hausärzte erhalten einen standardisierten Brief mit einem Fragebogen, in dem die entsprechenden Antworten angekreuzt werden sollen. Es muß ganz besonders hervorgehoben werden, daß die Bereitschaft der Hausärzte, genaue Auskünfte zu geben, sehr groß ist. Bei Versendung dieser Briefe und Fragebogen erhalten wir in 70% verwertbare Antworten, in weiteren 15% ist nach weiterer Rückfrage voller Aufschluß zu gewinnen. Durch diese bereitwilligen Auskünfte der Hausärzte war es z.B. möglich, bei 293 Patienten mit Rektumkarzinom, die 1969 bis 1978 kurativ durch anteriore und tiefe anteriore Rektumresektion behandelt wurden, in 93,5% den Tumorstatus zum 31.12.1979 zu erfassen.

Hinsichtlich der Frage, ob die nicht an der Klinik nachuntersuchten Patienten leben oder verstorben sind, werden vom Krebsregister zusätzlich zum Jahresende jeweils die Einwohnermeldeämter angeschrieben. Dadurch ist eine Kennung der Patienten hinsichtlich lebend/verstorben in 95-100% möglich (Tab. 1).

6. Engagement

Krebsregister und Nachsorge stehen und fallen mit dem persönlichen Engagement der daran beteiligten Ärzte. Nur wenn es gelingt, an der Klinik einige Kollegen von der Wichtigkeit der Nachsorge und der Dokumentation zu überzeugen, wird die Nachsorge funktionieren. Die zwangsweise Delegation dieser Aufgaben an kurzfristig wechselnde, anderweitig interessierte Ärzte führt zwangsläufig zum Versagen. Ein hauptamtlich in der Nachsorge bzw. im Register tätiges ärztliches Personal mit entsprechenden Hilfskräften ist unseres Erachtens unerläßlich.

Exakte Datenerfassung kann man nicht durch übermäßigen bürokratischen Aufwand erreichen. Bei manchen derzeit geplanten Multicenter-Studien ist die reine Schreibtischarbeit so groß, daß unsere Kollegen davor scheuen. Das wird auch nicht durch eine "Fallpauschale" für das Ausfüllen dieser Dokumentationsbogen überwunden. Durch ein derartiges "Kopfgeld" Engagement erreichen zu wollen, erscheint uns als Utopie. Das Interesse der Mitarbeiter erlischt auch, wenn man nach Absenden der zahllosen Dokumentationsbögen wie so oft niemals mehr etwas hört oder sieht. Einsatz und Mitarbeit kann man auch nicht erwarten, wenn schon bei der Planung einer Studie festgelegt wird, daß bei einer späteren Veröffentlichung der Ergebnisse die daran beteiligten Ärzte nicht als Autoren mitzeichnen, vielmehr die Resultate ausschließlich vom sogenannten Projektleiter und den maßgeblich beteiligten "Methodikern" publiziert werden sollen (Durchführungsrichtlinien für TNM-Studien im Rahmen des Aktionsprogramms der Bundesregierung 1980).

7. Datenprüfung

Kliniker müssen verstehen lernen, daß Dokumentation nicht durch reines Ausfüllen von Erhebungsbögen und Formularen erreicht wird. Datenverarbeitung erfordert zunächst Datenerfassung und mit ihr verbunden Datenprüfung, eine besonders aufwendige, personal- und zeitintensive Angelegenheit (Tab. 2). Allein die Aufgaben der Datenprüfung, die für das Krebsregister unverzichtbar sind, erfordern viel Mühe, Zeit und besondere Sorgfalt. Erst am Ende dieser Dokumentationsarbeit und Datenverarbeitung steht, gleichsam wie die Spitze eines Eisberges, die wissenschaftliche Auswertung.

8. Zusammenarbeit von Klinik und Statistik

In der täglichen Zusammenarbeit von Klinik und Statistik begegnen wir immer wieder einigen Problemen. Der Statistiker sollte eine Sprache verwenden, die der Kliniker versteht und akzeptiert. Statt von "Absterbeordnung" sollten wir von "Überlebenskurven", statt von "Fällen" von "Patienten" sprechen. Wichtig erscheinen lesbare EDV-Ausdrucke mit Text (Altendorf u. Mitarb. 1980). Der Chirurg hat nur Zeit, Ausdrucke abends und sonntags in Ruhe durchzuarbeiten. Dann ist aber kein Statistiker verfügbar und daher wandern Ausdrucke, die nicht mit Text lesbar sind, in der Regel in die Ablage.

Anzustreben ist eine möglichst enge Zusammenarbeit zwischen Statistikern und Klinikern. Nur schriftliche Kontakte sind unzureichend, durch persönliche Gespräche wird die Zusammenarbeit gefördert. Individuelle örtliche Regelungen scheinen uns ganz besonders wichtig.

Der Statistiker muß stets auf die Vollständigkeit der Erhebungen drängen. "Unbestimmt", "unbekannt" oder "sonstig" soll immer beanstandet werden, nur durch bohrendes Nachhaken erreichen wir eine Präzisierung. Klar definierte Begriffe sind besonders wichtig, vor allem bei pathologischen Klassifikationen, Operationsmethode und Kurabilität.

Für die Klinik von entscheidender Bedeutung ist die Darstellung der Therapieergebnisse mit den international vom American Joint Committee for Cancer Staging (AJC) 1977 und von der UICC (Union Internationale Contre le Cancer) 1974 und 1979 vorgeschlagenen Methoden, auch dann, wenn hiergegen z.Tl. berechtigte statistische Bedenken bestehen. Dies gilt insbesondere für die Darstellung der Überlebenskurven nach der "actuarial method " und die Alterskorrektur. Diese Methoden haben sich an großen anglo-amerikanischen Tumorzentren eingebürgert. Wenn wir unsere Daten vergleichen wollen und weil wir unsere Behandlungsergebnisse vergleichen sollen, müssen wir uns der gleichen Methoden bedienen (Hermanek u. Gall 1979).

Die Ergebnisse müssen korrekt repräsentiert werden. Immer noch sehen wir Überlebenskurven ohne eingezeichneten Vertrauensbereich oder ohne Angabe der Ausgangszahl (n), immer wieder vermissen wir die Angabe, ob bei Überlebensraten die postoperative Letalität einbezogen oder ausgeschlossen ist.

Wert der Nachsorge

Der individuelle Wert einer regelmäßigen Nachsorge für den einzelnen Patienten und ihre Auswirkung auf die Verbesserung der Resultate in der Krebsbehandlung wird vielfach noch in Zweifel gestellt. Dazu soll an Hand unserer eigenen Erfahrungen beim Rektumkarzinom Stellung genommen werden. Lokalrezidive nach radikaler Rektumresektion treten hauptsächlich innerhalb der ersten zwei Jahre, gehäuft innerhalb des ersten Jahres auf. Solche Lokalrezidive kann man nur bei engmaschigen zwei- bis dreimonatigen Nachkontrollen frühzeitig erfassen und kurativ behandeln. Bei Patienten mit regelmäßiger Nachuntersuchung waren 18 von 56 Lokalrezidiven, bei Patienten ohne regelmäßige Nachkontrolle nur 2 von 14 Lokalrezidiven noch einer weiteren kurativen Therapie zugängig. Dieser Unterschied ist nicht statistisch signifikant, ermutigt uns aber, unsere Arbeit auf diesem Gebiet fortzusetzen.

Allgemein gilt heute die Auffassung, daß das Lokalrezidiv das Ende der Erkrankung einläutet. Umso überraschender war unsere Feststellung, daß an unserer Klinik nach kurativen Operationen lokaler Rezidive noch 5 Jahres-Überlebensraten von 41% erzielt werden konnten, wobei die Unterschiede zu den nicht mehr lokal operablen Patienten statistisch signifikant sind (Tab. 3). Diese Beobachtung spricht eindeutig für den Wert der regelmäßigen Krebsnachsorge. Unsere eigenen Erfahrungen mit der regelmäßigen Nachsorge beim Rektumkarzinom unterstreichen den Wert für den einzelnen Patienten und lassen ebenso wie einschlägige Beobachtungen aus Tübingen (Kummer u. Mitarb. 1977) eine solche als empfehlenswert erscheinen. Engmaschige Nachkontrollen nach Krebsoperationen sind deshalb unbedingte Voraussetzung für einen maximalen Therapieerfolg, weil wir damit den Patienten den möglichen Vorteil einer kurativen Nachoperation erhalten.

Ausblick

In der Nachsorge nach Tumoroperationen sind viele Fragen noch offen und unbeantwortet. Moderne Techniken der Datenerfassung, Datenverarbeitung und Datenauswertung eröffnen für die Klinik neue, bisher nicht immer erkannte Möglichkeiten. Nur wenn wir sie nützen, werden wir vielleicht schon in 5 oder 10 Jahren über eine bessere Beurteilung unserer derzeitigen Behandlungsmethoden beim Krebs verfügen. Viele der noch unbewältigten Aufgaben lassen sich nur in enger Zusammenarbeit von Klinik und Statistik lösen. Sie liegt dem Chirurgen besonders am Herzen und wird sicher in Zukunft zum Nutzen unserer Patienten beitragen.

Abbildungslegenden

Abb. 1: EKIP = Erlanger klinisches Krebsregister Interaktives Programmsystem. Abteilung für Klinische Pathologie, Chirurgische und Urologische Klinik, Universität Erlangen-Nürnberg (Nach Hermanek 1980a).

Abb. 2: Klinisches Krebsregister an der Chirurgischen Universitätsklinik Erlangen. Datenfluß.

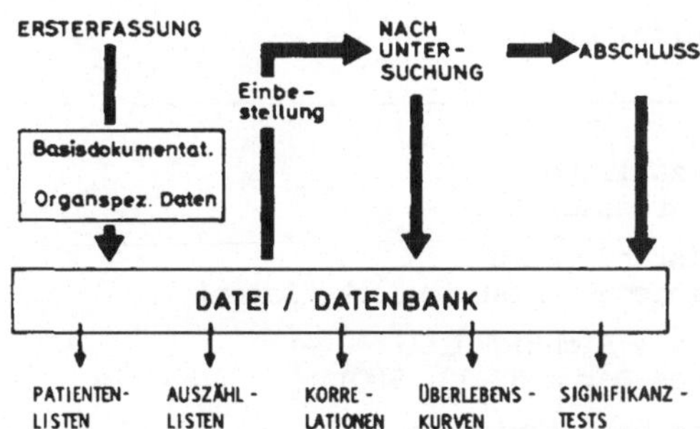

Abb. 1:

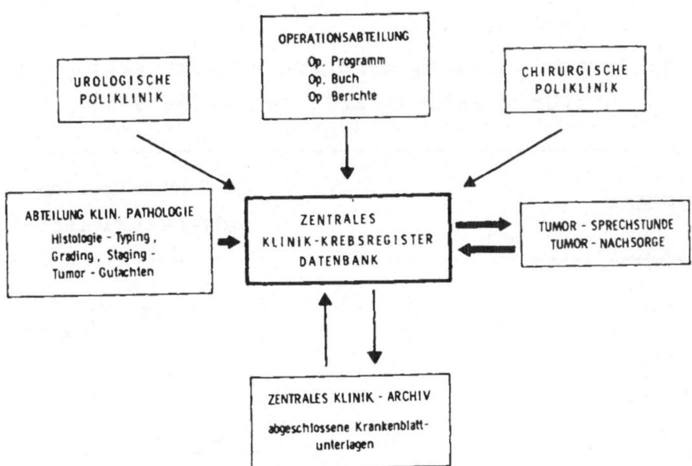

Abb. 2:

Tab. 1: Nachsorge bei Tumorpatienten. Chir.Uni.-Klinik Erlangen

Tumorart	Erstdiagnose Zeitraum	n	zum 31.12.1979 bekannt, ob lebend oder verstorben
Rektumkarzinom	1969 - 1978	1003	986 (98,3%)
Magenfrühkarzinom	1961 - 1978	109	109 (100%)
Magenkarzinom (klassifiziert nach UICC)	1977 - 1978	181	173 (95,6%)
Lungenkarzinom	1967 - 1978	499	498 (99,8%)
malignes Melanom	1967 - 1978	385	378 (98,2%)

Tab. 2: Datenprüfung

1. Prüfung auf Vollzähligkeit
   (kein Patient vergessen?)
2. Prüfung auf Vollständigkeit
   (Stammdaten, klinische, histologische Daten)
3. Prüfung auf formale Richtigkeit
   (z.B. fehlerhaftes Datum 32.13.1980)
4. Prüfung auf logische Richtigkeit
   (z.B. histologische Klassifikation: hyperplastischer Polyp und Adenomtyp: tubulär)

Tab. 3: Rektumkarzinom, kurative Rektumresektion (R 0).
Chir.Univ.-Klinik Erlangen 1969-1978 / 31.12.1979.

Patientengruppe	n	5 Jahres-Überlebensrate alterskorrigiert + 2 SE	
kein Lokalrezidiv	211	85 ± 10%	$\alpha < 0{,}01$ (kein Lokalrezidiv vs. Lokalrezidiv, radikal operabel)
Lokalrezidiv, radikal operabel	20	41 ± 26%	$\alpha < 0{,}01$ (Lokalrezidiv, radikal operabel vs. nicht radikal operabel)
Lokalrezidiv nicht radikal operabel	50	6 ± 8%	

Literatur

1. Altendorf, A., Sinn, H.P., Hermanek, P., Gall, F.P.: EKIP- ein System zur Verarbeitung registerbezogener medizinischer Daten, insbesondere klinischer Krebsregister. EDV in Medizin und Biologie 1980 (in Druck)

2. American Joint Committee for Cancer Staging (AJC): Manual for Staging of Cancer. AJC, Chicago 1977

3. Bloch, R., Warm, K., Rosemeyer, D., Weithofer, G.: Bedeutung der Nachsorgeuntersuchung beim Dickdarmkarzinom. Dtsch.med.Wschr. 104, 1555-1559 (1979)

4. Durchführungsrichtlinien für die TNM-Studien im Rahmen des Aktionsprogramms der Bundesregierung 1980.

5. Hermanek, P.: Urologische Tumorpathologie - Methoden, Aufgaben, Ergebnisse. Wien.klin.Wschr. 1980 a (in Druck)

6. Hermanek, P.: Standardisierte pathohistologische Begutachtung von Tumoren. Perimed-Verlag, Erlangen 1980 b (in Druck)

7. Hermanek, P., Gall, F.P.: Grundlagen der klinischen Onkologie. Kompendium der klinischen Tumorpathologie, Band 1. Gerhard Witzstrock, Baden-Baden, Köln, New York 1979

8. Hildenbrand, G., Weißbach, L.: 3 1/2-Jahres Bericht über Register und Verbundstudie für Hodentumoren Bonn (Rundschreiben an alle Teilnehmer vom 2.7.1980)

9. Kummer, D., Bertsch, G., Breucha, G., Domres, B., Müller, G.E., Sommer, F.: Die Bedeutung der Krebsnachsorge beim Magen-, Dick- und Mastdarmkarzinom-Operierten. Med.Welt 28, 1920-1925 (1977)

10. Stock, W. (Hrsg.): Nachsorge beim kolorektalen Karzinom. Springer, Berlin, Heidelberg, New York 1979

11. UICC (Union Internationale Contre le Cancer): TNM General Rules. 2nd ed. UICC, Geneve 1974

12. UICC (Union Internationale Contre le Cancer): TNM Klassifikation der malignen Tumoren. 3. Aufl. Springer, Berlin, Heidelberg, New York 1979

Probleme der Verlaufsbeobachtung und der prognostischen Beurteilung bei Herzkrankheiten *

H. Just

Innere Medizin III - Kardiologie -
der Medizinischen Universitätsklinik
Freiburg/Br.

Die Beobachtung des Krankheitsverlaufs und eine prognostische Beurteilung ist wichtig bei chronischen Erkrankungen, deren natürlicher Verlauf durch gefährliche Komplikationen gekennzeichnet ist. Ferner ist eine solche Beurteilung dann bedeutsam, wenn die Wirkung von Medikamenten oder anderen therapeutischen Maßnahmen, so z.B. von chirurgischen Eingriffen, beurteilt und der bestmögliche Zeitpunkt für ihren Einsatz gefunden werden soll.

Die besonderen Schwierigkeiten der prognostischen Beurteilung von Krankheitsverläufen soll an einigen Beispielen aus dem Ablauf der koronaren Herzerkrankung dargestellt werden. Diese Erkrankung ist derzeit nicht nur die führende Todesursache unter den für die Mehrzahl der Todesfälle überhaupt verantwortlichen kardiovaskulären Erkrankungen, sie ist auch in besonderer Weise durch plötzlich eintretende, lebensbedrohliche Komplikationen gekennzeichnet. Überdies sind einzelne Aspekte des Krankheitsverlaufs bei der koronaren Herzerkrankung besonders gut untersucht worden.

Die koronare Herzkrankheit ist charakterisiert durch einen jahrelangen, mehr oder weniger langsam progredienten Verlauf. Charakteristische Komplikationen sind plötzliche Todesfälle (Sekundenherztod), Myokardinfarkt, Angina pektoris, Herzrhythmusstörungen und Herzinsuffizienz.

Die Erkrankung zeigt ein wahrscheinlich Jahre bis Jahrzehnte langes asymptomatisches Stadium, in dem die atheromatösen Koronararterienveränderungen und -stenosierungen sich entwickeln. Erreicht die Einengung des Gefäßquerschnitts mehr als 50%, so ist mit einer Einschränkung der Blutversorgung im nachgeschalteten Myokardareal bei

* Mit dankenswerter Unterstützung der Fritz-Thyssen-Stiftung

Ruhe und/oder unter Belastung zu rechnen. D.h. es treten ischämische Störungen mit oder ohne Angina pektoris, Herzrhythmusstörungen und myokardiale Zellschädigungen ein. Das darauf folgende symptomatische Stadium ist charakterisiert durch die obengenannten Erscheinungsformen und Komplikationen der koronaren Herzkrankheit.

Über das präsymptomatische Stadium besitzen wir so gut wie keine Kenntnisse, obgleich gerade hier eine Verbesserung unserer Kenntnis dringlich erforderlich wäre, denn der Übergang von der präsymptomatischen in die symptomatische Phase ist durch eine besondere Häufung gefährlicher Komplikationen gekennzeichnet: Ca. 60% der Betroffenen versterben zum Zeitpunkt des Eintritts in die symptomatische Phase. 28 - 40% erliegen dem Leiden dabei plötzlich, meistens bevor ärztliche Hilfe überhaupt nur gerufen werden kann. Diejenigen, die den Eintritt in die symptomatische Phase überleben, zeigen Angina pektoris und/oder Herzrhythmusstörungen, oder erleiden eine Myokardinfarkt (ARMSTRONG et al 1972).

Der plötzliche Tod als Erstmanifestation der Koronarkrankheit am Übergang von der präsymptomatischen in die symptomatische Phase ist am häufigsten zwischen dem 60. und 69. Lebensjahr anzutreffen. Männer sind wesentlich häufiger betroffen als Frauen, die ein ähnliches Risiko erst 7 - 9 Jahre später erreichen. Da dem Ereignis keine oder wenn, dann uncharakteristische Prodromalsymptome vorausgehen, besteht hier ein außerordentliches Problem. Die Lösung ist auf verschiedenen Wegen gesucht worden: So ist in der etwa 180 000 Einwohner zählenden Stadt Seattle im Rahmen einer großangelegten Aufklärungs- und Ausbildungskampagne eine Vielzahl von nichtärztlichen Helfern und einfachen Zivilpersonen für die Wiederbelebung im Notfall ausgebildet worden (COBB und Mitarb.), SLOMAN und Mitarbeiter haben in Australien über Aufklärung und intensive Betreuung, z.T. mit telefonübertragenen EKG-Aufnahmen, gefährdete Personen rechtzeitig zu erfassen versucht. PANTRIDGE und Mitarb. haben in Belfast, Nordirland, ein dichtes Netz schnell startender Notarztwagen organisiert, das mit einer durchschnittlichen Latenzzeit von knapp 20 Minuten auf einen Hilferuf hin mit Wiederbelebungsinstrumentarium und fachkundigem Personal zur Stelle sein kann.

Natürlich ist diesen Bemühungen nur begrenzter Erfolg beschieden gewesen. Wahrscheinlich liegt heute der am meisten erfolgversprechende Ansatzpunkt in der Früherkennung gefährdeter Patienten, die dann je nach dem Grad der Gefährdung in ein abgestuftes Untersuchungs-

und Behandlungsprogramm aufgenommen werden. Hierzu ist zunächst zu prüfen, welche Risikoindikatoren auf das Vorliegen einer Koronarerkrankung hindeuten. Sodann muß untersucht werden, welche Größen eine besondere Gefährdung durch plötzlichen Tod anzeigen.

Über 70 Einzelparameter sind in Bevölkerungsstudien untersucht und deren statistische Assoziation mit dem Auftreten einer koronaren Herzerkrankung geprüft worden (Übersicht 1). Die aussagekräftigsten Größen sind Hypertonie, Zigarettenrauchen, Diabetes mellitus und familiäre Belastung. Treffen mehrere der genannten Faktoren zusammen, so ist mit einer überadditiven Erhöhung der Wahrscheinlichkeit zu rechnen. Für viele Risikofaktoren kann außer dem statistischen Zusammenhang eine Kausalität zum Vorkommen und/oder Verlauf einer Koronarerkrankung nicht abgeleitet werden. Viele der genannten Faktoren sind einer gemeinsamen, übergeordneten Größe zuzuordnen (z.B. persönlichkeitsbezogene Größen). Grundsätzlich darf aus einem statistisch gesicherten, überzufälligen Zusammentreffen noch nicht auf einen kausalen Zusammenhang geschlossen werden. Eine Durchsicht der Übersicht 1 läßt sofort erkennen, daß wir von einer Klärung der Ursachen der Koronarerkrankung noch weit entfernt sind.

Die Aussage kann verbessert werden, wenn die Validität einzelner Faktoren im Interventionsversuch geprüft wird. Am Beispiel der Ernährung sind mehrere solche Untersuchungen vorgenommen worden. Es konnte wahrscheinlich gemacht werden, daß hier ein kausaler Zusammenhang besteht.

Es muß in diesem Zusammenhang erwähnt werden, daß in mehreren Ländern der westlichen Welt seit 1972 ein gleichmäßiger Rückgang der koronaren Herzerkrankung beobachtet wird. Dies ist besonders deutlich in den USA und Kanada, aber auch in Australien, Neuseeland, Japan, Belgien, Finnland, Italien und Norwegen. Eine weitere Zunahme ist noch immer in Irland, Jugoslawien und West-Deutschland festzustellen. Die Ursachen sind nicht klar. Veränderte Ernährungs- und Rauchgewohnheiten können eine Rolle spielen. Speziell für den Fall des Zigarettenrauchens ist ebenfalls ein kausaler Zusammenhang zu vermuten, da nicht nur mit dem Auftreten der Koronarkrankheit bei Zigarettenrauchern ein Zusammenhang gefunden wird, der darüber hinaus sogar von der konsumierten Tabakmenge abhängig ist, sondern es darf mit der Korrektur dieses Risikofaktors in vielen Fällen auch mit dem Rückgang der Koronarveränderungen und Komplikationen im Krankheitsverlauf gerechnet werden. Ebenfalls sind noch immer vollständig unklar die Ursachen für regionale Unterschiede in der Häufigkeit des plötzlichen Herztodes.

In allen geographischen Gebieten korreliert der Sekundenherztod (Eintritt des Todes innerhalb von einer Stunde nach Symptomenbeginn) mit der Inzidenz des akuten Myokardinfarktes. Die unterschiedliche Häufigkeit verschiedenen geographischen Regionen bleibt aber ganz ungeklärt:
Helsinki 1,59 ‰ pro Jahr, Heidelberg 0,41 ‰ pro Jahr und Göteborg 0,19 ‰ pro Jahr (PISA, WHO 1976). Ebenfalls unklar sind Unterschiede im Anteil der Frauen: So beobachtet man in Helsinki 0,21 ‰ pro Jahr plötzliche Todesfälle bei Frauen, während es in Göteborg nur 0,02 ‰ pro Jahr sind. Insgesamt besteht für Frauen eine besondere Situation: Der plötzliche Tod ist hier sehr selten und zwar bei Weissen wie bei Negern (TALBOT, KUTTLER und Mitarbeiter 1979). Lediglich dann, wenn Diabetes mellitus vorliegt, entspricht das Risiko demjenigen gleichaltriger Männer. Dies wiederum gilt jedoch nicht für die arabische Bevölkerung, in der der Diabetes mellitus insgesamt häufig ist, aber nur sehr selten mit Koronarerkrankung und plötzlichem Tod einhergeht. Für den Fall der an einem plötzlichen Tod versterbenden Frauen ist bemerkenswert, daß in vielen Fällen psychiatrische oder psychopathologische Vorerkrankungen oder Belastungen vorliegen.

Angesichts der außerordentlichen Unsicherheit in der Früherkennung gefährdeter Personen beschränkt sich das praktische Vorgehen heute darauf, daß dann, wenn für ein Individuum eine Gefährdung vermutet werden kann, eine aktive Diagnostik mittels klinischer Untersuchung, EKG, Belastungs-EKG und gegebenenfalls unter Einschluß einer selektiven Koronarangiographie in abgestuftem Vorgehen eingesetzt wird.

Können so Hinweise auf das Vorliegen einer Koronarerkrankung gewonnen werden oder ist eine solche bereits manifest, so muß das Risiko auf erhöhtem Niveau neu definiert werden. Einige Gesichtspunkte sollen anhand des Beispiels des akuten Myokardinfarktes und der Extrasystolie besprochen werden.

Akuter Myokardinfarkt

Die Mortalität des akuten Myokardinfarktes beträgt in den westlichen Ländern um 40 %. Bei Krankenhausbehandlung sinkt sie auf 30 - 25%. In den Intensivstationen liegt sie heute zwischen 18 und 25%. Die Mehrzahl der Todesfälle ereignet sich früh, d.h. innerhalb der ersten Stunde nach Symptombeginn (60%). Danach kommt es zu einem raschen Rückgang tödlicher Komplikationen bis zum 2. bis 4. Tag. Zwischen der 2. und 6. Woche ist ein neuerlicher Häufigkeitsgipfel von Todesfällen zu beobachten. Auf den chronischen Verlauf nach Kliniksentlassung soll weiter unten eingegangen werden.

Es ist zweckmäßig, unter dem Gesichtspunkt der Gefährdung den Verlauf des akuten Myokardinfarktes in drei Phasen einzuteilen (Übersicht 2). Für die Todesfälle in der Frühphase sind überwiegend Herzrhythmusstörungen (Kammerflimmern 60%, Asystolie 40%) verantwortlich. Unter den späteren Todesfällen sind vor allem solche durch Herzversagen bei Herzinsuffizienz oder kardiogenem Schock anzutreffen. Für die Häufung der Todesfälle in der zweiten Phase sind Asystolie und Herzinsuffizienz verantwortlich zu machen. Hier ist eine besondere Gefährdung gegeben für Patienten, die mit dem akuten Myokardinfarkt einen Links- oder Rechtsschenkelblock entwickelt hatten.

Die Gefährdung des akut erkrankten Infarktpatienten kann aus dem Befund bei Kliniksaufnahme relativ gut abgeschätzt werden. Es sind hierzu aus den bekannten Risikoindikatoren für den akuten Infarkt (Übersicht 3) verschiedene Prognoseindizes entwickelt worden: Der NORRIS-Index (Übersicht 4), der PEEL-Index (Übersicht 5) und der Prognose-Index von CHAPMAN (Übersicht 6). Ein eigener Index (Übersicht 7) konnte an einem sehr großen Krankengut aus 42 verschiedenen Europäischen Kliniken aufgestellt und überprüft werden. Seine differenzierende Aussagekraft ist sehr hoch, indem bei niedrigster Gefährdung mit 3%, in der Gruppe mit höchster Gefährdung mit über 80 %iger Krankenhausletalität zu rechnen ist (Abbildung 1).

Chronischer Verlauf nach akutem Myokardinfarkt

Für den Verlauf der Koronarerkrankung nach abgelaufenem Myokardinfarkt und nach Kliniksentlassung sind zahlreiche Untersuchungen vorgelegt worden. Hier muß wiederum eine prognostische Abschätzung der Gefährdung vorgenommen werden.

Es ist gut bekannt, daß mit zunehmendem Alter die Gefährdung zunimmt (Abbildung 2). Im mehrjährigen Verlauf behält das Alter seine prognostische Aussage. Es scheint eine prognostisch wichtige Trennung zwischen dem 55. und 60. Lebensjahr vorzuliegen. Die zusammengefasste Letalitätskurve innerhalb der ersten 6 Monate zeigt den steilsten Verlauf (MOSS 1979). Danach ist mit einer jährlichen Letalität von 6 - 10% zu rechnen.

Eine bedeutsame Auswirkung auf die Überlebenschance hat die Zahl der vorausgegangenen Infarkte (Abb. 3). Am eigenen, auch in der Abb. 2

dargestellten Krankengut konnte dieser Unterschied sehr deutlich gemacht werden. Diese Einflußgröße unterscheidet sich aber von derjenigen des Alters dadurch, daß der bis zum 3. Jahr statistisch signifikante Unterschied (5%-Niveau) im späteren Verlauf verschwindet. Es liegt hier eine Situation vor, in der eine prognostisch aussagekräftige Größe im späteren Verlauf ihre Trennschärfe verliert.

Neben der Zahl der abgelaufenen Infarkte ist vor allem das Vorliegen von Herzinsuffizienz als hochbedeutsamer, negativer Prognoseindikator anzusehen. Ebenso sind ventrikuläre Herzrhythmusstörungen (Extrasystolie, Kammertachykardie, Zustand nach Reanimation) als besonders gefährdende Umstände anzusehen. Die letztgenannten Größen sind besonders bedeutsam als Risikoindikatoren für den plötzlichen Tod im weiteren Krankheitsverlauf.

Für die ventrikuläre Extrasystolie ist bekannt, daß sie, wenn im Standard-EKG erfasst, im Bevölkerungsquerschnitt ein erhöhtes Risiko zum Eintreten einer Koronarerkrankung, wie auch zum plötzlichen Tod darstellt (Tecumseh-Studie, Bell Telephone Company-Studie, Hinkle und Mitarbeiter 1974). Eine besondere Schwierigkeit in der Bewertung der Extrasystolie besteht darin, daß es sich um ein flüchtiges Phänomen handelt, das oft nur sporadisch anzutreffen ist. HINKLE und Mitarbeiter konnten 1974 erstmals quantitative Kriterien aus der Art und Häufigkeit der Extrasystolen angeben, die in einer 24-stündigen Magnetbandaufzeichnung des EKG's gewonnen worden waren. Wurden mehr als 10 Extrasystolen pro 1000 Herzaktionen gefunden, so war mit einem erhöhten Risiko zu rechnen. LOWN und Mitarbeiter haben dann später eine Klassifizierung nach Häufigkeit und Art der Extrasystolie empfohlen, die heute allgemein benutzt wird (Übersicht 8). Die Registrierdauer sollte dabei nicht unter 6 Stunden, am besten 24 Stunden betragen. Inzwischen sind zahlreiche verläßliche Studien vorgelegt worden (KULBERTUS und WELLENS 1980). Danach ist dann mit einer hohen Gefährdung zu rechnen, wenn Extrasystolen der LOWN-Klassen 3 und 4 beobachtet werden, d.h. dann, wenn sie häufig und/oder multifokalen Ursprungs sind, in Paaren oder Salven auftreten oder wenn Episoden von Kammertachykardie beobachtet werden. Die Validität dieser Aussage konnte an therapeutischen Interventionsstudien überprüft werden (MYERBURG und Mitarbeiter 1978).

Häufigkeit und Komplexität der Extrasystolie im chronischen Verlauf der Koronarkrankheit stehen in engem Zusammenhang mit der Schwere der koronarbedingten Herzmuskelschädigung. Dies gilt insbesondere für solche ventrikuläre Arrhythmien, die unter Belastung auftreten. Es besteht eine Beziehung sowohl zur Zahl und Schwere von Koronargefäßstenosen, wie vor allem zum Vorkommen und zur Ausdehnung von kontraktionsgestörten Zonen, also Infarktnarben im Kammermyokard (LICHTLEN und Mitarbeiter 1980).

Die Gefährdung im Verlauf bei chronischer Koronarerkrankung kann durch verschiedene therapeutische Maßnahmen modifiziert, d.h. herabgesetzt werden (ß-Rezeptorenblocker, Sulfinpyrazon , koronarchirurgische Eingriffe). Auf die besondere Problematik der Planung und Bewertung solcher Studien kann an dieser Stelle nicht eingegangen werden.

Die sicherste Vorhersage über die Lebenserwartung bei der Koronarerkrankung gelingt heute mit der selektiven Koronarangiographie. Es sind für verschiedene Koronarbefallmuster von verschiedenen Autoren ziemlich gut übereinstimmende Angaben über die jeweilige Lebenserwartung im Verlauf gemacht worden. Diese werden heute weithin in der Indikationsstellung zum koronarchirurgischen Eingriff benutzt (Übersicht 9). Sie werden ihrerseits jedoch modifiziert durch Ausdehnung und Schwere einer begleitenden myokardialen Funktionsstörung, sowie andere Begleitumstände.

Die aus epidemiologischen Studien mit statistischem Rüstzeug gewonnenen Aussagen über Wahrscheinlichkeiten des Eintretens von Komplikationen bei bestimmten Befundkonstellationen bleiben grundsätzlich für den individuellen Fall problematisch und schwer bewertbar. Wir haben jedoch heute für viele Fälle ein überraschend zuverlässiges Maß für den Grad der Gefährdung gewinnen können. Hiernach können therapeutische Maßnahmen, auch dann wenn sie mit nicht unerheblichen Nebenwirkungen oder eigenen Komplikationen belastet sind (z.B. antiarrhythmische Dauertherapie, koronarchirurgische Eingriffe), sinnvoll geplant und eingesetzt werden.

Literaturangaben

1. Armstrong,A., B. Duncan, MF. Oliver, DG. Julian, KW. Donald, M. Fulton, W. Lutz, SL. Morrison:
Natural history of acute coronary heart attacks: A community study. Brit. Heart Jour. 34:67, 1972

2. Bruschke, AVG., W. Proudfit, W. Klosters, J. Landmann:
Prognosis of coronary artery disease based on angiographic findings. In: Coronary angiography and angina pectoris by P.R. Lichtlen, Thieme Stuttgart 1976, p. 97

3. Burggraf, GW., JO. Parker:
Prognosis in coronary artery disease. Angiographic, hemodynamic and clinical factors. Circulation 51:146, 1975

4. Chapman, BL., CH. Gray:
Prognostic index for myocardial infarction treated in a coronary care unit. Brit. Heart Jour. 35:135, 1973

5. Cobb, LA.:
A community's experience with the pre-hospital emergency care: a working paper for the WHO Working Group on the development of coronary care in the community.
Brüssel 1979

6. Gallitz, T., P. Sandel, H. Jahrmärker, R. Rackwitz, M. Haider:
Ein prognostischer Index bei akutem Myokardinfarkt.
Dtsch. Med. Wschr. 100:2517, 1975

7. Hinkle, LE., B. Benjamin, W. Christensen, DS. Ullmann:
Coronary heart disease: 30-year experience of 1160 men.
Arch. Envir. Health 13:312, 1966

8. Horbach, L., W. Gunselmann, H. Just, KH. Schicketanz, W. Schmidt:
Verlaufsindices bei Herzinfarkten. In: S. Koller, J. Berger
Stuttgart 1976, S. 271

9. Horbach, L., H. Just:
Trasylol bei Herzinfarkt
Intensivmedizin 16:338, 1979

10. Just, H.:
Aufgaben und Funktion der Überwachungsstation für Infarktkranke
Anästhesiologie und Wiederbelebung 48:81, 1970

11. Kannel, WB., T. Gordon:
The Framingham study: An epidemiological investigation of cardiovascular disease. Section 26, Washington, DC US Government Printing Office 1970

12. Kulbertus, HE., HJJ. Wellens:
Sudden death
Martinus Nijhoff Publ. The Hague/ Boston/ London 1980

13. Moss, AJ., J. DeCamilla, H. Davis:
Factors associated with cardiac death in the posthospital phase of myocardial infarction. In: HE. Kulbertus, HJJ. Wellens
Martinus Nijhoff Publ. The Hague/ Boston/ London 1980, S. 237

14. Myerburg, RJ., CA. Conde, DS. Sheps, RA. Appel, I. Kiem, RJ. Sung, A. Castellanos:
Antiarrhythmic drug therapy in survivors of pre-hospital cardiac arrest: Comparison of effects on chronic ventricular arrhythmias and on recurrant cardiac arrest.
Circulation 59:855, 1979

15. Norris, RM., PWT. Brandt, DE. Caughey, AJ. Lee, PJ. Scott:
A new coronary prognostic index. Lancet 274, 1969

16. Pantridge, JF., AAJ. Adgey, JS. Geddes, SW. Webb:
The Acute Coronary Attack. Pitman Medical, Kent 1975

17. Pisa, Z.:
Sudden death: a worldwide problem
In: HE. Kulbertus, JHH. Wellens, Martinus Nijhoff
The Hague/ Boston/ London 1980, S. 3

18. Pell, AAF., T. Semple, I. Wang. WM. Lancaster, JMW. Dall:
A coronary prognostic index for grading the severity of infarction
Brit. Heart Jour. 24:745, 1962

19. Talbot, E., LH. Kuller, K. Detre, JA. Perper:
Sudden death due to arteriosclerotic heart disease: a study of women. In: HE. Kulbertus, HJJ. Wellens, Martinus Nijhoff
The Hague/ Boston/ London 1980, S. 11

20. Weber, KT., JS. Janicki, RO. Russel, CE. Rackley:
Identification of high risk subjects of acute myocardial infarction. Am. Jour. Cardiol. 41:197, 1978

Übersicht 1:

Zusammenstellung von Faktoren, für die ein erhöhtes Risiko hinsichtlich des Eintretens einer Koronarerkrankung gefunden wurde.

Verminderte körperliche Aktivität
Verminderte 'fitness'
niedriges Bildungsniveau
Typ A - Persönlichkeit (Rosenmann)
Psychosoziale Spannungen
Einkommen, Lebensstandard
städtisches Wohnen, hohe Wohndichte
Wohnort
"weiches" Trinkwasser
alpha-Strahlung im Trinkwasser
Hypoxie, CO-Exposition, Carboxyhämoglobin
weicher Stuhl
erhöhte Sucrose-Aufnahme
Kaffee in größeren Mengen, Alkohol
verminderte Pectinaufnahme
Cholesterin- und fettreiche Ernährung
Mangel an Vitamin C, E, Mineralien wie Ca, Mg, Cr, Mn, Va, Li, Zi, Cu
Fluoridmangel
Methionin-Stoffwechselstörung
Milch-Antikörper, homogenisierte Milch
Immunallergie, Virusinfektion
Blutgruppe A
kleine Statur (kurzer Hals)
athletischer Körperbau
starke Körperbehaarung, spez. Thorax und axillär
starker Haarwuchs im äußeren Gehörkanal
Hypercholesterinämie
Hyperurikämie
Diabetes mellitus
erhöhte Insulinspiegel
latenter Hypothyreoidismus
Hyperöstrogenämie

<u>Übersicht</u> 1: Fortsetzung

Leukozyten
erhöhter Hämatokrit
erhöhte BSG (bei schwedischen Frauen)
Hypertonie
Tachykardie
verminderte Vitalkapazität, erhöhte Vitalkapazität
Atemfunktionsstörungen
abnormes EKG (bei Ruhe und/oder unter Belastung)
ventrikuläre Extrasystolie
abnormer cold pressor - Test
abnormes Ballistokardiogramm
Blutgerinnungsstörungen, erhöhte Thrombozytenadhäsivität
Alter des Vaters bei Geburt
jüdische Abstammung
medizinischer Beruf
Klima, Wohnung auf Meereshöhe
nationaler Energieverbrauch

Übersicht 2: Verlaufsphasen des Myokardinfarkts

AKUTER MYOKARDINFARKT

PHASE I:	0-4 Std.	: VORKLINIKSPHASE
PHASE II:	4.Std.-10.Tag	: KORONARÜBERWACHUNGSSTATION
PHASE III:	10.Tag-Entlassung	: REKONVALESCENZ

TACHYKARDE ARRHYTHMIEN BEI AKUTEM MYOKARDINFARKT

	Phase I	Phase II	Phase III
SINUSTACHYKARDIE	20%	40%	10%
SV-ARRHYTHMIEN	5%	35%	15%
VES	93%	70%	70%
KAMMERTACHYKARDIE	5%	15%	10%
KAMMERFLIMMERN	15%	15%	-

Übersicht 3:

Risikoindikatoren bei akutem Myokardinfarkt

Alter über 60 Jahre
Männliches Geschlecht

Anamnese: Frühere Infarkte
Prodromalsymptome
Crescendoanginapektoris
Herzinsuffizienz
Begleitende kardiovaskuläre Erkrankungen

Befund: Protrahierter, auch wieder auftretender Infarktschmerz
Herzinsuffizienz
Hypotension bei erhöhtem Venendruck
Schock
Herzvergrößerung
Lungenstauung
Vorhofflimmern
Herzstillstand
Komplizierte ventrikuläre Extrasystolen
Leukozytose über 13500/cmm
SGOT über dem 10-fachen der Norm
CPK über dem 8-fachen der Norm
EKG: Infarkt-Q in mehr als drei Ableitungen
QRS-Verbreiterung
Neu auftretender Schenkelblock

Übersicht 4:

Beim Prognoseindex nach NORRIS 1969 berücksichtigte Variablen:
Alter EKG Systolischer Blutdruck Herzgröße Lungenstauung (Röntgen) Angina pektoris (Prodromal)

Übersicht 5:

Beim Prognoseindex nach PEEL und Mitarbeiter 1969 berücksichtigte Variablen:
Alter/Geschlecht Re-Infarkt Kardiovaskuläre Begleiterkrankungen Dyspnoe Angina pektoris (Prodromal) Infarktschmerz lang anhaltend Schock Herzinsuffizienz EKG: QR, QS, Schenkelblock Vorhofflimmer, -flattern Supraventrikuläre Tachykardie Ventrikuläre Tachykardie, Extrasystolie AV Block

Übersicht 6:

Beim Prognoseindex nach CHAPMAN 1973 berücksichtigte Variablen:

SGOT
SCHOCK
OLIGURIE

Übersicht 7:

Beim Prognoseindex nach HORBACH, GUNSELMANN, JUST 1976 berücksichtigte Variablen:

Alter
Pulsfrequenz
Systolischer Blutdruck
Kalte Extremitäten
Herzinsuffizienz (Links und/oder Rechtsinsuffizienz)
Arrhythmie: Vorhofflimmern
Schock
Septuminfarkt
Spitzeninfarkt
QRS-Verbreiterung
Zerebrale Verwirrtheit

Legende:
Die genannten Einzelfaktoren werden durch eine Diskriminanzfunktion in eine prognostisch aussagekräftige Zahl umgewandelt (s. Abb. 1).

Abb. 1: Prognostische Gruppen bei 1258 Herzinfarkten nach Berechnung eines prognostischen Index mittels linearer Diskriminanzanalyse.

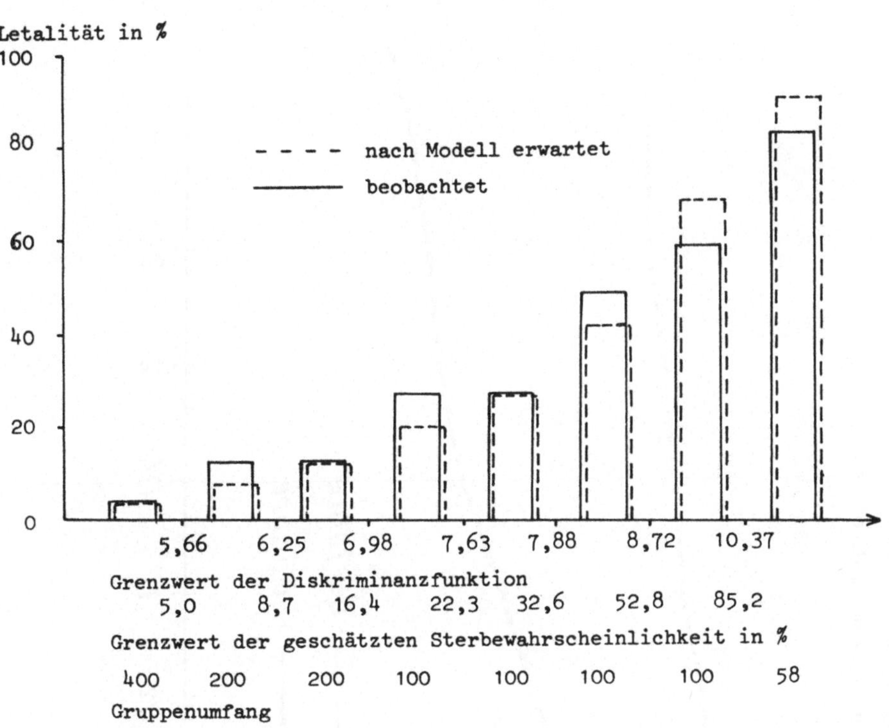

Grenzwert der Diskriminanzfunktion

5,0 8,7 16,4 22,3 32,6 52,8 85,2

Grenzwert der geschätzten Sterbewahrscheinlichkeit in %

400 200 200 100 100 100 100 58

Gruppenumfang

Abb. 2: Kumulierte Überlebensraten nach Herzinfarkt bei jüngeren ($<$ 60 Jahre) und älteren Patienten ($\geq$ 60 Jahre).

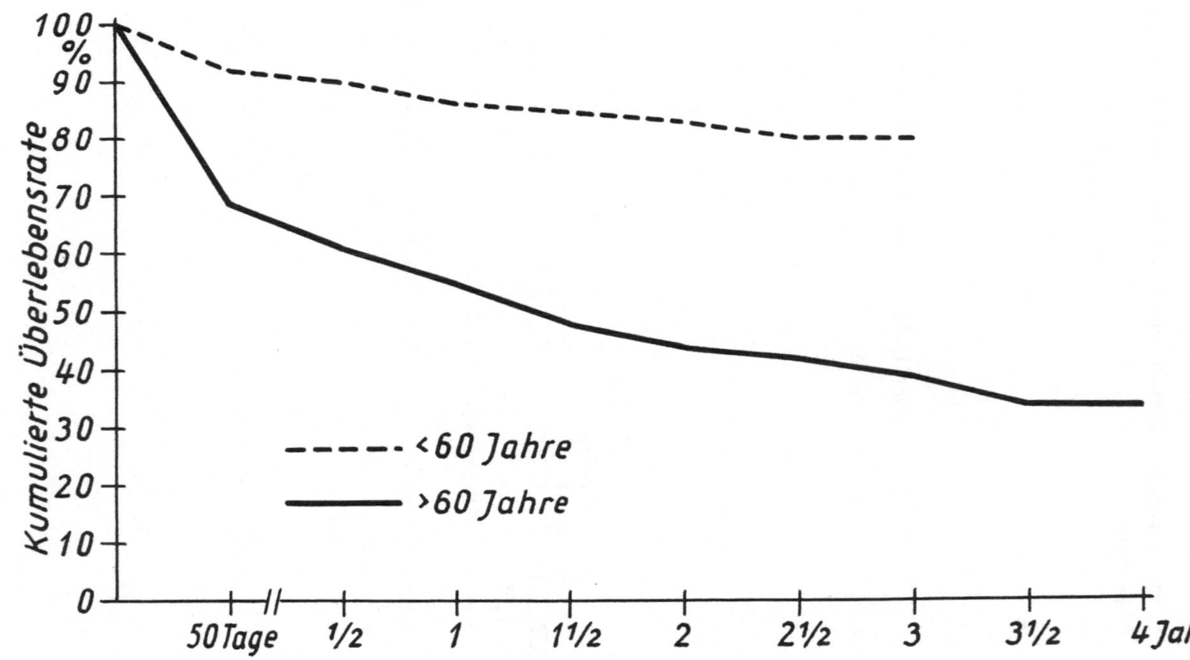

Abb. 3: Kumulierte Überlebensraten bei Patienten nach einem und nach mehrfachen Herzinfarkten.

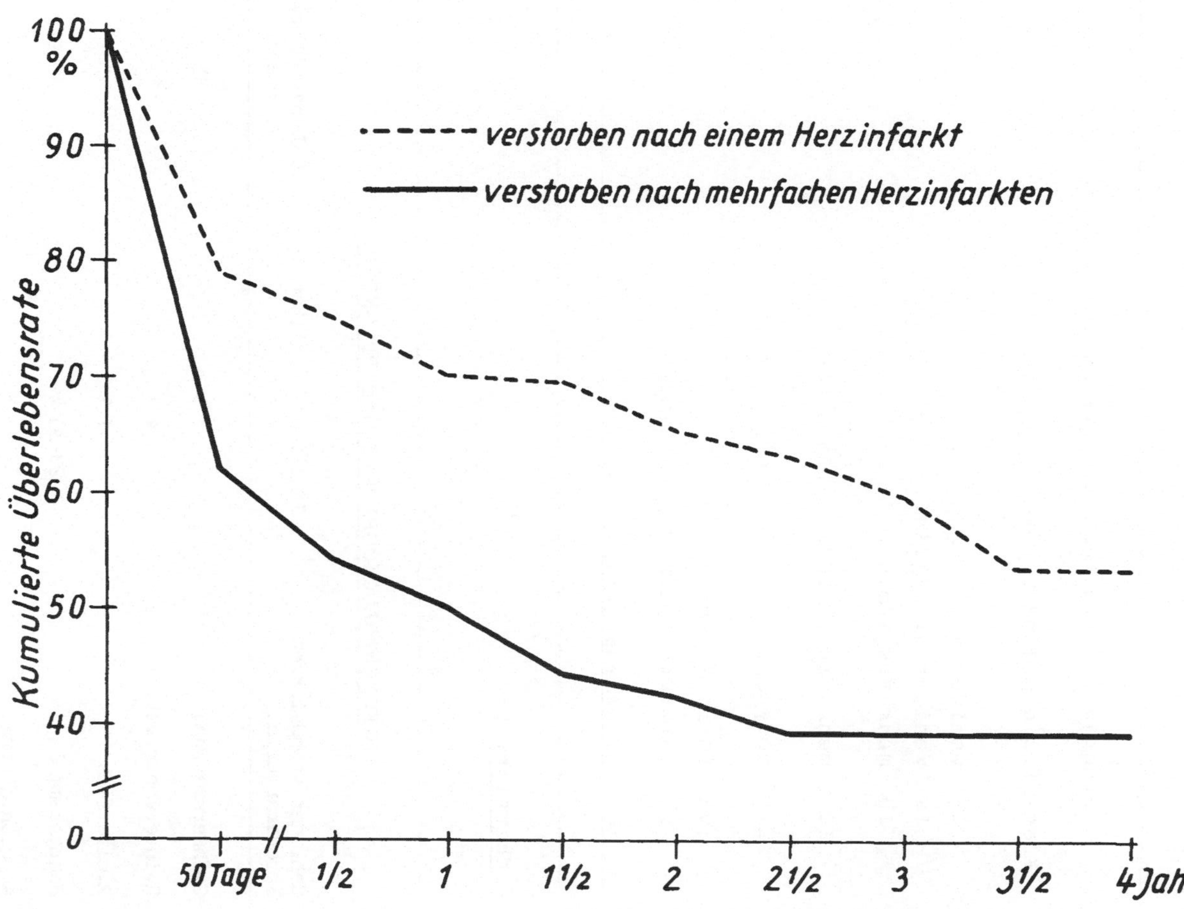

Übersicht 8:

Gefährdung durch ventrikuläre Extrasystolie

Klassifizierung nach LOWN

I -	weniger als 30 ES/std.
Ia	weniger als 1/min.
Ib	mehr als 1/min.
II	mehr als 30 ES/std., monotop
III	polytope ES
IVa	ES in Salven
IVb	Kammertachykardie, -flimmern
V	R-auf-T-Phänomen

Übersicht 9:

KORONARANGIOGRAPHIE und PROGNOSE

Zahl der stenosierten Koronararterien	Jährliche Letalität	5-Jahres-Überlebens-chance
1-Gefäßerkrankung	3 %	85 %
R.interventr.ant.	4 %	81 %
R.circ.flex.	1 %	95 %
Hauptstamm li.	20-30 %	ca. 40 %
A.coron.dextra	2 %	90 %
2-Gefäßerkrankung	6.5 %	67 %
3-Gefäßerkrankung	9.5 %	52 %

(zusammengefaßt nach Bruschke, Burggraf & Parker, Lichtlen & Steinbrunn)

STATISTISCHE MODELLE

1. KRANKHEITSVERLAUF

Prognosestellung beim Rektumkarzinom mit Hilfe des COX-Modells*

W. Gunselmann

Institut für Medizinische Statistik und Dokumentation
der Universität Erlangen-Nürnberg

Einleitung

Für Patienten mit einem Karzinom im mittleren Rektumdrittel kommen als chirurgische Behandlungsmethoden im wesentlichen die Resektion, d.h. die Entfernung des erkrankten Darmstückes mit entsprechendem Sicherheitsabstand und die Exstirpation, die völlige Entfernung des Mastdarmes, infrage. Während der Resektion global eine erhöhte Rezidivgefahr zugeschrieben wird, hat die Exstirpation den Nachteil, daß sie die Anlage eines künstlichen Darmausgangs erfordert.

Die Wahrscheinlichkeit für das Auftreten eines Lokalrezidivs hängt nicht nur von der Operationsart, sondern in sicher maßgeblicher Weise auch vom individuellen, klinisch-pathologischen Ausgangsbefund ab. Ihre Schätzung im Einzelfall könnte daher die Differentialindikation empirisch mit zahlenmäßiger Präzisierung abstützen.

Derartige prognostische Fragestellungen bilden am hiesigen Institut für Medizinische Statistik und Dokumentation seit langem einen Schwerpunkt der methodischen Arbeit. Als Beispiel möchte ich die Überlebensprognose beim Herzinfarkt erwähnen, die im Rahmen einer internationalen Herzinfarktstudie in Zusammenarbeit mit Prof. Just aus Freiburg aufgegriffen wurde. (3,4,5)

Aufbauend auf diesen Erfahrungen gab die nun aufgeworfene Frage nach der günstigeren Operationsart beim Rektumkarzinom den Anstoß zur Entwicklung von Modellen für die Prognose von Lokalrezidiven einmal nach Resektion, das andere Mal nach Exstirpation eines Karzinoms des mittleren Rektumdrittels. Ich möchte sie im folgenden vorstellen, sowie über Möglichkeiten und Probleme ihrer Anwendung sprechen.

Berücksichtigte Patienten

Grundlage für die Modellschätzungen bilden die einschlägigen Fälle der chirurgischen Universitätsklinik Erlangen und deren sorgfältig dokumentierte Befunde im

---

*Gefördert von der Deutschen Forschungsgemeinschaft (SFB 118)

"Register Kolorektaler Polypen und Karzinome" der Abteilung für klinische Pathologie. Ohne eine derartige Vorleistung wäre die Modellentwicklung, über die ich spreche, nicht möglich. Die Daten wurden freundlicherweise von Prof. Hermanek zur Verfügung gestellt. Er und seine Mitarbeiterin, Frau Dr. Altendorf, standen mir in medizinischen Fragen auch beratend zur Seite. Bezüglich der statistischen Problematik hat Prof. Horbach das Projekt stets mit Ratschlägen vorangetrieben.

Insgesamt 170 Resektionen und 109 Exstirpationen von histologisch gesicherten Karzinomen aus den Operationsjahrgängen 1969 - 1978 konnten für die Berechnung herangezogen werden. Die einschränkenden Kriterien lauteten:

1. Abstand des Tumors von der Anokutanlinie (präoperativ bei Rektosigmoidoskopie gemessen) zwischen 7 und 13 cm

2. Kurative Behandlung (R0 nach AJC)

3. Vollständige Datensätze in den für die Prognose verwendeten Variablen

Zeitpunkt der Prognose und verwendete prognostische Variablen

Mit der eingangs erwähnten Zielsetzung ist der Zeitpunkt der Prognose festgelegt: Spätestens während der Operation, wenn der Tumor makroskopisch beurteilt und Gewebeproben im Schnellschnittverfahren histologisch untersucht sind, muß über das endgültige Operationsverfahren entschieden werden. Im Einklang damit wurden aufgrund von Literaturangaben und Untersuchungen am eigenen Krankengut die folgenden Merkmale für die Berücksichtigung im Prognosemodell vorgeschlagen, das erste präoperativ bestimmt, die restlichen 7 intraoperativ:

1. Abstand des Tumors von der Anokutanlinie (< 10 cm, ≥ 10 cm)
2. Abstand des Tumors vom aboralen Resektionsrand (bei Resektion; < 3 cm, ≥ 3 cm)
3. Makroskopische Tumorform (insulär, zirkulär)
4. Makroskopischer Tumortyp (exophytisch, plattenartig, ulcerös)
5. Maximaler Tumordurchmesser (< 5 cm, ≥ 5 cm)
6. Infiltrationstiefe (bis musc. propria, subserosa u. tiefer)
7. Zahl neoplastisch infiltrierter Lymphknoten (0, 1-3, > 3)
8. Befall tumorferner Lymphknoten (nein, ja)

Beurteilungskriterien

Beurteilungskriterium für den postoperativen Verlauf ist die Zeit bis zur Entdeckung eines Lokalrezidivs. Ein Teil der Patienten wird nicht von einem Lokalrezidiv befallen. Ohne Lokalrezidiv versterbende Personen vermindern aber den Anteil beobachtbarer Lokalrezidive. Daher muß das Sterben ohne Lokalrezidiv als konkurrierendes Risiko um die Beendigung der Beobachtung im Modell berücksichtigt werden. Die vielen bisher ohne Lokalrezidiv überlebenden Patienten gehen als "zensierte" Beobachtungen ein.

Oberblick über die Daten

In beiden Operationsgruppen lag der Gipfel der Altersverteilung im 6. Jahrzehnt. Jeweils 4/5 der Patienten mit Lokalrezidiv verstarben in der bisherigen Beobachtungszeit. Für Patienten ohne Lokalrezidiv liegen die Werte erheblich niedriger. Die längste Nachbeobachtungszeit liegt bei 10 Jahren. Die aufgetretenen Lokalrezidive konzentrieren sich auf die Zeit bis 2 1/2 Jahre postoperativ, obwohl eine beachtliche Zahl von Patienten länger unter Beobachtung steht. 13 Personen nach Resektion und 15 nach Exstirpation sind bereits in den ersten beiden postoperativen Monaten ohne Lokalrezidiv verstorben, zu einer Zeit, in der Lokalrezidive noch nicht auftraten. Sie heben sich in den Ausprägungen der prognostischen Variablen kaum vom Rest der Patienten ab. Man darf annehmen, daß bei ihnen vordergründig ganz allgemeine Risikofaktoren eine Rolle spielen. Nahezu alle diese Patienten gehören z.B. den obersten Altersklassen an. Da ihr Sterben nicht gezielt mit den verwendeten Variablen prognostiziert werden kann, wurden sie von der weiteren Berechnung ausgeschlossen. Die Prognosestellung wird unter der Bedingung versucht, daß ein Patient die ersten beiden postoperativen Monate überlebt. Sie beruht auf den Beobachtungen von 157 Resektionen und 94 Exstirpationen.

Wahl des Modells

Die Verteilung der Zeiten T bis zum Eintritt eines der beiden Ereignisse "Lokalrezidiv" bzw. "ohne Lokalrezidiv spät verstorben" läßt sich modellmäßig beschreiben durch die a priori-Wahrscheinlichkeiten für die beiden Ereignisse und die bedingten Verteilungen der Zeiten bis zum Eintritt des jeweiligen Ereignisses. Voruntersuchungen legten für die zugehörigen Hazardfunktionen λ bestimmte, in beiden Behandlungsgruppen gleiche parametrische Formen nahe, so daß folgender Modellansatz gewählt wurde:

$$P(T \geq t \mid \underline{x}) = \begin{cases} \dfrac{1}{1+e^{\underline{\beta}_A' \underline{x}}} \, e^{-e^{\underline{\beta}_R' \underline{x}} (\ln t)^{\alpha_R}} & \text{für das Auftreten eines Lokalrezidivs zur Zeit t oder später} \\[2ex] \dfrac{1}{1+e^{-\underline{\beta}_A' \underline{x}}} \, e^{-e^{\underline{\beta}_S' \underline{x}} t^{\alpha_S}} & \text{für das Sterben ohne Lokalrezidiv zur Zeit t oder später} \end{cases} \qquad (t \geq 1)$$

Der Vektor $\underline{x}$ enthält die insgesamt 8 berücksichtigten prognostischen Variablen, die Koeffizienten α und Koeffizientenvektoren $\underline{\beta}$ sind zu schätzen. Die Vektoren wurden formal um 1 Dimension erhöht, um konstante Glieder zu berücksichtigen. Für die a priori-Wahrscheinlichkeit ist ein logistischer Ansatz gewählt.

Die Art der Berücksichtigung der prognostischen Variablen im zeitabhängigen Teil entspricht einem Vorschlag von COX. Die $\underline{\alpha}$'s und $\underline{\beta}$'s wurden nach der Maximum Likelihood Methode geschätzt.

Modellprüfung und Ergebnisse

Lokalrezidive traten später als 2 1/2 Jahre postoperativ kaum noch auf. Wir haben daher mit den erhaltenen Schätzwerten der Modellparameter das Lokalrezidivrisiko bis 2 1/2 Jahre postoperativ für die beiden Lernstichproben berechnet, die Patienten nach diesen Werten in Risikoklassen unterteilt und die darin beobachteten den modellmäßig erwarteten Raten gegenübergestellt. Es ergab sich teilweise eine recht gute Übereinstimmung, zumindest aber eine deutliche Abgrenzung der beobachteten Risiken durch die modellmäßig vorhergesagten.

Die Verteilung der Risiken bis 2 1/2 Jahre postoperativ zeigt Abbildung 1. Bei den Exstirpationen (gestrichelt) überwiegen die kleinen Risiken, umgekehrt zeigt sich ein Überhang hoher Risiken bei den Resektionen.

Berechnet man nun zusätzlich rein formal für jeden Patienten die Schätzung nach der jeweils anderen Operationsmethode und bildet die Differenz von beiden, so erhält man die empirische Verteilungsfunktion für die Differenzwerte, wie in Abb. 2 für die resezierten Patienten dargestellt.

Bei 0 werden beide Verfahren gleich riskant eingeschätzt, links davon die Resektion günstiger, rechts die Exstirpation. Je nachdem, wo man die Grenze legt, kann man ablesen, welchen Anteil der Patienten man anders operiert hätte, wäre man allein nach diesen Schätzungen verfahren. Man würde dabei ein etwas höheres Risiko bei den Resektionen zulassen, weil die Lebensqualität ohne anus praeter höher ist und Lokalrezidive früher entdeckt und daher mit größerer Aussicht auf Erfolg behandelt werden können.

Anwendungsproblematik

Die Ergebnisse erscheinen den klinischen Partnern interessant genug, um sie in einer geplanten Studie zu erproben. Bei neuen einschlägigen Fällen wird zunächst reseziert, anhand der Prognoseformeln intraoperativ das Lokalrezidivrisiko nach Resektion und nach Exstirpation geschätzt und diese Information für die Entscheidung genutzt, ob eine Exstirpation angeschlossen werden soll. Wie berechtigt ist ein solches Vorgehen?

1. Einen ganz grundsätzlichen Gesichtspunkt möchte ich allen weiteren voranstellen: Es kann nicht das Ziel von Modellvorhersagen sein, in einer Art Automatik die Entscheidung des Arztes über die Wahl der Op.-Methode zu ersetzen. In einem Modell sind nur ganz gewisse prognostisch relevante Merkmale erfaßt. Es können z.B. im Einzelfall besondere Umstände vorliegen, die ein Abweichen vom "Modellvorschlag" geradezu erfordern.

2. Die Modellschätzungen des vorgestellten Beispiels fußen nicht auf einer randomisierten Studie. Vielmehr lag der Verfahrenswahl bisher ein Entscheidungsschema zugrunde, das im einzelnen hier nicht erläutert werden kann. Darüber hinaus ist die Anwendung einer Entscheidungshilfe immer auf eine Verbesserung und damit potentiell auf eine Veränderung der Indikationsstellung gerichtet. Damit trennt man sich notgedrungen vor der empirischen Basis, die den Schätzungen zugrunde lag. Um mögliche Effekte dieser Art etwas aufzuhellen, wurde in einer früheren Untersuchung eine matched pairs Bildung durchgeführt, so daß je 78 Patienten mit Resektion und Exstirpation in den Kombinationen der Ausprägungen der prognostischen Variablen übereinstimmten. Die Schätzungen der Rezidivwahrscheinlichkeit, noch mehr die Differenzen der Schätzungen nach beiden Op.-Verfahren waren überraschend stabil.

3. Die bisher durchgeführte Modellprüfung erfolgte aus Gründen der Rechenzeit und -Kosten nicht nach Anwendung z.B. der leaving-one-out Methode. Daher ist bei neuen Fällen mit einer etwas ungenaueren Prognose zu rechnen.

4. Es wurde bereits erwähnt, daß der Arzt das Rezidivrisiko im Zusammenhang mit der Chance einer erneuten Operation bei Resektion gegenüber der verminderten Lebensqualität bei Exstirpation abwägen muß. Darüber hinaus ist zu fragen, wann bei unterschiedlichen Schätzungen der Rezidivgefahr nach beiden Op.-Methoden die Differenz überhaupt mehr als zufällig von 0 abweicht. Konfidenzbereiche lassen sich möglicherweise nur unter bestimmten Verteilungsannahmen berechnen, deren Erfüllung kaum nachzuprüfen ist. Man kann sich hier evtl. mit Ersatzüberlegungen helfen.

5. Ein die Entscheidung zwischen den Op.-Methoden unterstützendes statistisches Verfahren findet sicherlich nur dann Eingang in die klinische Routine, wenn die Entscheidungsvorschläge den Klinikern aufgrund ihrer Erfahrung akzeptabel erscheinen. Bei einer früheren Modellanpassung ist Prof. Hermanek unter diesem Gesichtspunkt alle Fälle einzeln durchgegangen. Mit relativ wenigen Ausnahmen hätte er die Modellvorschläge akzeptieren können.

Schlußbetrachtung

Abschließen möchte ich diese sicherlich unvollständige Diskussion der Anwendungsproblematik mit dem Hinweis, daß mit einer einmaligen Modellanpassung wegen der sich ändernden Indikationsstellung das Problem der Prognosestellung nicht abgeschlossen ist, sondern sich immer wieder von neuem stellt. Im Sinn eines lernenden Systems wird man daher in gewissen Zeitabständen die Parameterschätzungen anhand der jeweils jüngsten empirischen Daten korrigieren und Anwendungserfahrungen sammeln müssen.

Abb. 1:
Verteilung der geschätzten Lokalrezidivrisiken bis 2 1/2 Jahre nach Operation

Abb. 2
Empirische Verteilungsfunktion für die Differenzen der geschätzten Lokalrezidivrisiken nach beiden Operationsarten bis 2 1/2 Jahre postoperativ bei resezierten Patienten

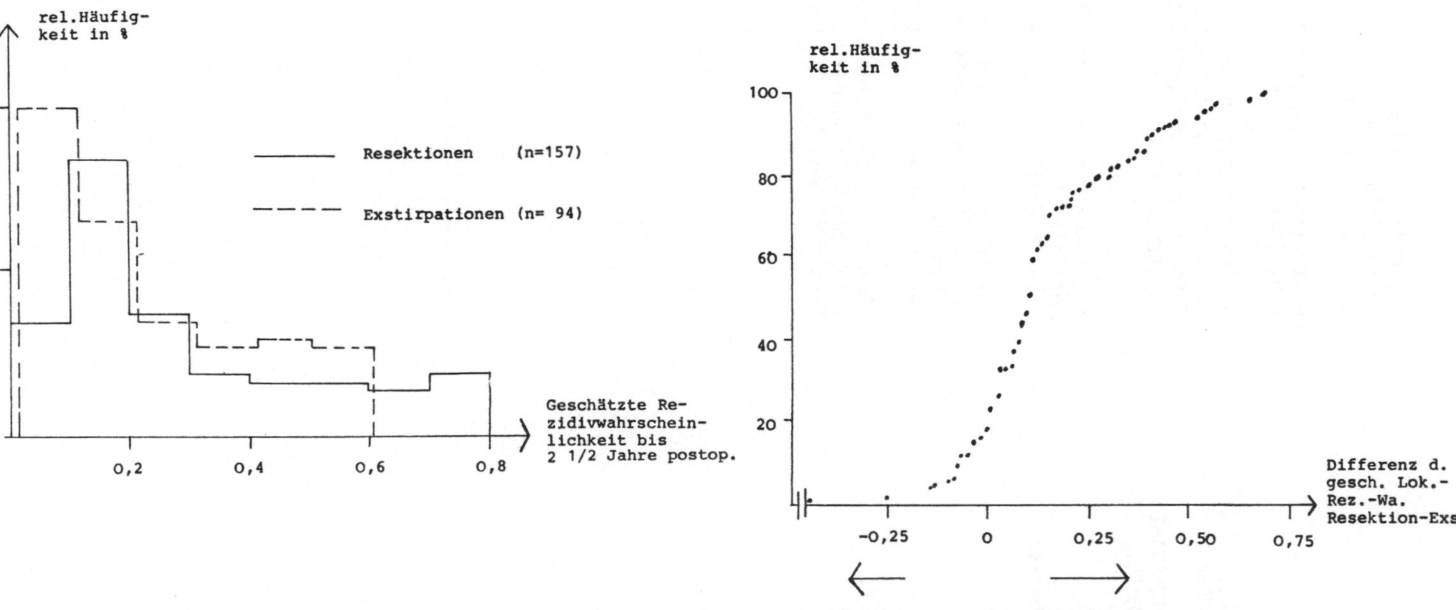

Literatur

1) COX, D.R. — Regression models and life tables (with discussions). J.R.Statist.Soc. B 34 (1972) 187 - 220

2) GUNSELMANN, W. — Multivariate Prognosemodelle in der Medizin Habilitationsschrift, Erlangen 1979

3) HORBACH, L., W. GUNSELMANN, H. JUST, K.-H. SCHICKETANZ und W. SCHMIDT — Verlaufsindizes bei Herzinfarkten.- In: Klinisch-statistische Forschung, Hrsg. v. S.Koller und J.Berger.-Stuttgart: Schattauer 1976

4) HORBACH, L., H. JUST und Mitarbeiter — Klinisch-therapeutische Studie "Trasylol bei Herzinfarkt".- Intensivmedizin 16 (1979) 338 - 360

5) HORBACH, L. — Statistische Analysen von Verlaufsbeobachtungen.- In: 15 Jahre Medizinische Statistik und Dokumentation.- Berlin: Springer 1978, 116 - 135

6) HERMANEK, P. — "Grading" und"Staging". Bedeutung für die klinische Onkologie.- Fortschr. Med. 96, 10 (1978) 520 - 524

MATHEMATISCHE MODELLE ZUR ANALYSE DES KRANKHEITSVERLAUFS VON PATIENTEN MIT HIRNTUMOREN

A. Neiß, H. Keim, P.C. Potthoff

Einleitung und Fragestellung

Bei der Beurteilung des Verlaufs einer Tumorerkrankung interessiert neben der Lebenserwartung häufig auch die Lebensqualität. Um diesen Aspekt zu berücksichtigen, kann man entweder den Krankheitsverlauf als eine zeitliche Aufeinanderfolge verschiedener Krankheitsstadien betrachten (s. THURMAYR et al., 1980) oder die Lebensdauer und -qualität als 2-dim. Zielvariable auffassen. Wir wollen in dieser Arbeit ein stochastisches Modell für die Verteilung dieser Zielvariablen bei Patienten mit Hirntumoren (Glioblastom) vorschlagen. Da häufig die Qualität als auch die Lebensdauer von Einflußgrößen abhängen, soll dieses Modell einen solchen Zusammenhang beschreiben können. Es wird gezeigt, daß eine Kombination von logistischem Modell (s. z.B. CORNFIELD et al., 1961) und Cox-Modell (COX, D.R.,1972) die gewünschten Eigenschaften besitzt.

Patienten und Daten

Für die statistische Bearbeitung standen die Daten von 24 weiblichen und 25 männlichen Patienten im Alter von 13 bis 70 Jahren zur Verfügung. Die Patienten wurden von P.C. Potthoff operiert und nach der Operation von H. Keim bestrahlt und weiterbehandelt. Von jedem Patienten lag das Operationsdatum und das Datum der letzten Beobachtung sowie der Status (lebend, gestorben) zu diesem Zeitpunkt vor. Der 1. Patient der Studie wurde am 5.4.1972 und der letzte am 27.12. 1979 operiert. Von den 49 Patienten sind inzwischen 32 gestorben, die übrigen lebten am Stichtag (1.3.1980) noch; lost cases traten nicht auf. Für die Lebensqualität wurden folgende Abstufungen festgelegt: 1 = Pat. versorgt sich selbst oder braucht nur teilweise Aufsicht, 0 = Pat. ist total pflegebedürftig.
Als mutmaßliche Einflußgrößen wurden das Alter des Patienten bei der Operation, die Tumorlokalisation, das Tumor-Volumen, die Symptome vor der Operation und die Anamnesedauer erfaßt.

Mathematisches Modell

Sei T die Lebensdauer, Q die Lebensqualität und X der k-dim. Vektor der Einflußgrößen, so soll die gemeinsame Verteilung von T und Q unter der Bedingung $X=x$ im folgenden durch

$$(*) \quad S(t,q;x) := P(T>t \cap Q=q \mid X=x)$$

beschrieben werden.

Mit

$$\theta(x) := P(Q=1 \mid X=x)$$

und

$$S_q(t;x) := P(T>t \mid X=x \mid Q=q)$$

ergibt sich aus (*)

$$S(t,q;x) = \theta^q(x)\{1-\theta(x)\}^{1-q} S_q(t;x).$$

Wir setzen

$$\theta(x)=\{1+\exp(-\alpha-\beta'x)\}^{-1}$$

und

$$S_q(t;x)=\exp(\lambda_q(x)t)$$

mit

$$\lambda_q(x)=\exp(\alpha_q+\beta_q'x).$$

$\alpha, \beta = (\beta_1, \ldots, \beta_k)'$, α_q und $\beta_q = (\beta_{q1}, \ldots, \beta_{qk})'$ sind die Modellparameter.

Das vorgeschlagene Modell ist eine Kombination aus Spezialfällen der logistischen Funktion und des Ansatzes von COX.

Schätzung der Modellparameter

Für den i-ten Patienten liegen seine Lebensqualität q_i, die Beobachtungsdauer t_i, sein Status δ_i (δ_i=0: zensierte Beobachtung, δ_i=1: gestorben nach t_i Zeiteinheiten) sowie der Vektor x_i aus den Werten der Einflußgrößen vor. Demnach ist sein Beitrag zur Likelifunktion proportional zu

$$\theta(x_i)^{q_i}\{1-\theta(x_i)\}^{1-q_i}\{S'_{q_i}(t_i;x_i)\}^{\delta_i}\{S_{q_i}(t_i;x_i)\}^{1-\delta_i},$$

wobei S' die Ableitung von S nach t ist. Die Berechnung der ML-Schätzwerte sowie die anschließenden Tests auf signifikante Einflußfaktoren erfolgen auf die übliche Weise. Es zeigt sich, daß man die (α,β), (α_o, β_o) und (α_1, β_1) getrennt schätzen kann. Dies gestattet den Einsatz von Standardprogrammen zur Berechnung der Schätzwerte. Wir verwendeten das Programm MSLR (D.W. HOSMER et al.,1977) für die Berechnung von $\hat{\alpha}$ und $\hat{\beta}$ und das Programm AS 125 (S.W.LAGAKOS and M.H. KUHNS, 1978) für die Bestimmung von $\hat{\alpha}_o$, $\hat{\beta}_o$, $\hat{\alpha}_1$ und $\hat{\beta}_1$.

Im folgenden soll nur das Alter des Patienten bei der Operation als Einflußgröße berücksichtigt werden. Es zeigte sich nämlich, daß das Alter der Hauptrisikofaktor ist. Jüngere Patienten erreichen eine bessere Lebensqualität als ältere und unter den Patienten mit der Qualität 1 haben die jüngeren eine größere Lebenserwartung als die älteren. Die Lebenserwartung unter Q = O ist nicht vom Alter abhängig. Wir haben daher $\beta_0 = 0$ gesetzt und $\lambda_0(x)$ durch $\Sigma\delta_i \cdot (\Sigma t_i)^{-1}$ geschätzt (die t_i sind in Monaten angegeben). Im einzelnen ergeben sich folgende Schätzwerte: $\hat{\alpha}= 4.01$, $\hat{\beta}= -0.05$, $\hat{\alpha}_1= -5.30$, $\hat{\beta}_1= 0.04$ und $\lambda_0(x) = 0.18$.

Zur Veranschaulichung der Ergebnisse ist für die Qualität 1 in Abb. 1 die Funktion S für verschiedene t-Werte in Abhängigkeit vom Alter des Patienten bei der Operation dargestellt.

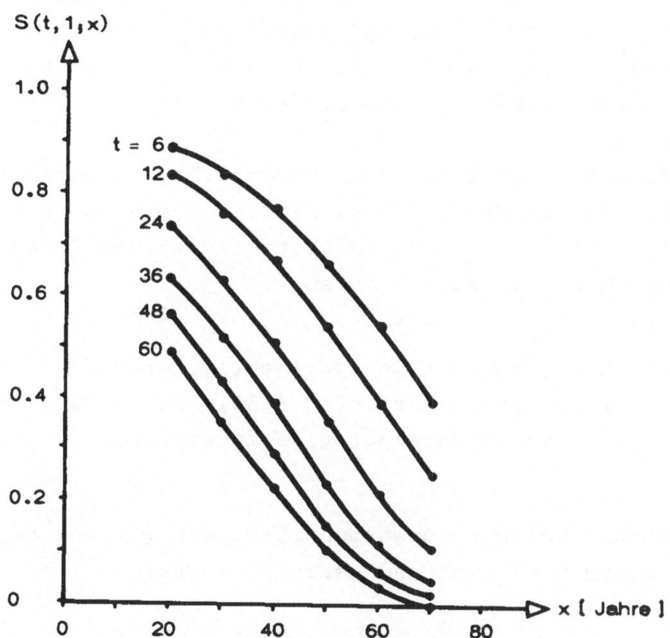

Abb. 1: Graphische Darstellung der Funktion S für die Lebensqualität 1 in Abhängigkeit vom Alter des Patienten bei der Operation für verschiedene t-Werte

Diskussion

In die Studie wurden nur solche Glioblastompatienten aufgenommen, die die Operation überlebten und einer Strahlentherapie zugeführt werden konnten. D.h., die Aussagen an Hand unseres Modells gelten nur für diese Patientengruppe.
Die bei der statistischen Auswertung verwendete Lebensqualität war die beste, die der Patient nach der Operation erreichte. Für eine detailliertere Analyse könnte man entweder die in THURMAYR et al., (1980) vorgeschlagene Methode (Krankheitsverlauf = zeitliche Aufeinanderfolge verschiedener Stadien) heranziehen oder die Zeiten in Qualität 1 und 0 als 2-dim. Zielveriable auffassen.
Bei unserem Beispiel hatte Q die Ausprägungen 0 und 1. Nimmt Q mehr als 2 Werte an, so kann man die Funktion θ leicht auf diesen Fall verallgemeinern(s.z.B. MANTEL, N. and BROWN, CH., 1973).
Für θ hatten wir die logistische Funktion verwendet. Man könnte an ihrer Stelle auch andere Funktionen (s.z.B. PRENTICE, R.L., 1976) in das Modell einbauen.
Um die Verteilung der Lebensdauer T zu beschreiben, gingen wir von einem Spezialfall des Cox-Modells aus, nämlich von einer zeitunabhängigen Ausfallrate λ. In allgemeiner Form lautet das Proportional Hazards-Modell von Cox für unser Problem

$$\lambda_q(t;x) = \lambda_{qo}(t)\exp\beta'x,$$

wobei $\lambda_{qo}(t)$ vorgegeben werden kann (parametrischer Fall) oder nicht näher spezifiziert wird (parameterfreier Fall). Es ist geplant, beide Versionen am vorliegenden Datenmaterial zu erproben.

Danksagung

Für die Unterstützung bei der Auswertung bedanken wir uns bei Frl. H. Planck, Herrn H. Schwab und Herrn R. Wagner.

Literatur

CORNFIELD, J., GORDON, T. and SMITH, W.W. (1961):
Quantal response curves for experimentally uncontrolled variables.
Bull.int.Statist.Inst. 38, 97-115

COX, D.R. (1972):
Regression Models and Life-Tables.
J.R.S.S., B.34, 187-202

HOSMER, D.W., WANG, C.-Y., LEMESHOW, S. (1977):
Stepwise logistic Regression using Maximum Likelihood Estimation, Biostatistics Technical Report, Division of Public Health, School of Health Sciences, University of Massachusetts

LAGAKOS, S.W. and M.H. KUHNS (1978):
Algorithm AS 125 - Maximum Likelihood Estimation for Censored Exponential Survival Data with Covariates,
J.R.S.S., C. 27, 190-196

MANTEL, N. and BROWN, CH. (1973):
A logistic reanalysis of Ashford and Sowden's data on respiratory symptoms in British coal miners.
Biometrics 29, 649-665

PRENTICE, R.L. (1976):
A Generalisation of the Probit and Logit Methods for Dose Response Curves.
Biometrics 32, 761-768

THURMAYR, R., NEISS, A. und Sintermann, R. (1980):
Analyse des Krankheitsverlaufs bei Prostatakarzinompatienten,
25. Jahrestagung der GMDS

Anschriften der Verfasser:

A. Neiß
Institut für Medizin.Statistik
und Epidemiologie der TU München
Sternwartstr. 2
8000 München 80

H. Keim
Städt. Krankenhaus Kaufbeuren
Strahlen- und Physikalisch-Therapeutische Abteilung
895 Kaufbeuren

P.C. Potthoff
Bezirkskrankenhaus Günzburg/Ulm
Neurochirurgische Abteilung
8870 Günzburg

ANALYSE DES KRANKHEITSVERLAUFS BEI PROSTATAKARZINOMPATIENTEN

R. Thurmayr, A. Neiß und R. Sintermann
Fakultät für Medizin der Technischen Universität München

Einleitung und Fragestellung

Zur Analyse des Krankheitsverlaufs bei Ca*-Patienten werden häufig Methoden zur Untersuchung von Lebensdauerverteilungen (mit und ohne Regressorvariablen) herangezogen. Dieser Ansatz ist jedoch oft nicht ausreichend, weil den Mediziner nicht nur die Lebenserwartung des Patienten, sondern auch Veränderungen seines Gesundheitszustandes interessieren. Wir gingen deshalb von der Vorstellung aus, daß sich der Patient im Verlauf seiner Erkrankung in verschiedenen Zuständen befinden kann.

Für die von uns betrachteten Prostata-Ca-Patienten legten wir bezüglich des lokalen Tumors die Zustände Progression (P), Wachstumsstillstand (R) und Tod durch Prostata-Ca (T) fest. P und R sind Durchgangszustände, während T ein absorbierender Zustand ist. Ein Krankheitsverlauf kann dann als zeitliche Aufeinanderfolge solcher Zustände aufgefaßt werden.

Zunächst haben wir untersucht, welche Zustandsketten überhaupt vorkommen können, mit welchen Wahrscheinlichkeiten die möglichen Zustandsänderungen eintreten und wie lange es dauert, bis die jeweilige Zustandsänderung auftritt. Außerdem interessierte uns, ob diese Zustandsänderungen gewissen Einflußfaktoren unterliegen.

Die Beantwortung dieser Fragen wird, wie dies bei Untersuchungen dieser Art üblich ist, durch konkurrierende Risiken (Tod durch andere Ursachen) und zensierte Beobachtungen erschwert.

Patienten und Daten

Zur Verlaufsbeobachtung wurden die 320 Patienten der Urologischen Klinik und Poliklinik der Techn.Universität München (Direktor: Prof. Dr.W.Mauermayer) aus den Jahren 1973 bis 1979 ausgewählt, die wegen eines Prostatakarzinoms bestrahlt wurden. Von diesen Patienten kamen 32 nicht mehr zur Weiterbeobachtung in die Klinik, so daß das Beobachtungsgut aus 288 Patienten besteht.

Mit Hilfe eines Fragebogens wurden aus den Krankengeschichten und Ambulanzkarten die Symptomatik vor Therapiebeginn einschließlich Labordaten, Röntgenbefund, Szintigraphie, Zytologie und Histologie mit 31 Merkmalen erfaßt. Die Therapie vor der Bestrahlung (Schnittoperation, Elektroresektion, Orchiektomie und Hormonbehandlung) wurde in

---

*) Ca = Karzinom

12 Merkmalen und die Art der Bestrahlung einschließlich Komplikationen in 7 Merkmalen festgehalten. Für jeden Nachsorgetermin wurde eine eigene Lochkarte mit dem Behandlungsergebnis und der notwendigen, zusätzlichen Therapie angelegt. 25 Merkmale der Nachuntersuchungskarte sind im wesentlichen die gleichen wie in der Erstbeobachtungskarte. Dazu kommen noch 4 Angaben über die Todesfälle und die Art der ärztlichen Nachsorge.

Bei der deskriptiven Datenauswertung ergab sich eine Altersverteilung zwischen 44 und 85 Jahren mit einem Altersdurchschnitt von 66 Jahren. 15% der Patienten befanden sich* im Prostatakarzinomstadium A, 50% im Stadium B und 22% im Stadium C. Stadium D war nicht besetzt, da Patienten mit eindeutiger Metastasenbildung nicht mehr bestrahlt wurden. Bei 10% der Patienten war der Tastbefund nicht suspekt und bei den restlichen 3% das Tumorstadium nachträglich nicht mehr feststellbar. Bei jeweils 65% der Patienten waren die Werte der alkalischen, sauren Phosphatase und sauren Prostata-Phosphatase vorhanden.

Der Röntgenbefund der Lunge war bei allen Patienten in Ordnung, der der Knochen in 6% verdächtig und der Abfluß im Ausscheidungsurogramm bei 19% behindert. Eine Skelettszintigraphie war bei 98% der Patienten, eine Zytologie bei 26% und eine Histologie bei allen Patienten durchgeführt worden. Die Bestrahlung wurde fast ausschließlich (bei 98%) mit Betatron durchgeführt. Die mittlere Herddosis lag bei 90% zwischen 7000und 8000RAD, wobei in 92% die Gesamtdosis innerh.von 6 Wo. appliziert wurde. Erhebliche Komplikationen traten in 5% der Fälle auf. Eine Schnittoperation war vor der Bestrahlung bei 2%, eine Elektroresektion bei 50% und eine Orchiektomie bei 24% der Patienten notwendig. Die Orchiektomie wurde von 3% verweigert. Antigonadotrope Hormone erhielten 31% und Honvan 14% der Patienten.

Die 288 Patienten wurden 799 mal nachkontrolliert, wobei der Mittelwert des Nachuntersuchungstermins 2 Jahre und der häufigste ein halbes Jahr nach der Bestrahlung lag. Der letzte Untersuchungstermin war dagegen im Mittel 2.5 Jahre und am häufigsten 2 Jahre von der Bestrahlung entfernt. Bei 71% der Patienten war bei Beobachtungsende ein Stillstand des Wachstums der Prostata zu verzeichnen und 85% der Patienten waren frei von Metastasen. 40 Patienten (14%) schieden durch Tod aus der Beobachtung aus, wobei 17 (6%) unmittelbar an den Folgen des Prostatakarzinoms starben.

---

*)bei der urologischen Primärdiagnostik

Mathematisches Modell

In Abb. 1 sind die im vorliegenden Datenmaterial aufgetretenen Verläufe dargestellt. Die Zahlen an den Übergängen zwischen zwei Zuständen geben die Anzahl der Patienten an, bei denen die entsprechende Zustandsänderung auftrat. Da nur mehr 35 Patienten die 2. Progression erreichten, beschränkten wir uns bei der Beantwortung der interessierenden Fragen auf den Verlauf bis einschließlich des 1. Wachstumsstillstandes. Zur Vereinfachung haben wir die durch die konkurrierenden Risiken begrenzten Beobachtungszeiten wie die zensierten Beobachtungen behandelt. Zur mathematischen Beschreibung dieses Modells wählten wir folgende Größen: $\theta(R)$ und $\theta(T)$, die Wahrscheinlichkeiten für die Zustandsänderungen $P \rightarrow R$ und $P \rightarrow T$, sowie $F(t;R)$ und $F(t;T)$, die Verteilungsfunktionen der "Wartezeiten" für die Übergänge $P \rightarrow R$ bzw. $P \rightarrow T$. θ und F schätzten wir mit Hilfe der Maximum-Likelihood-Methode (s. LAGAKOS et al., 1978). Die zu untersuchenden Einflußfaktoren behandelten wir getrennt. Diese hatten 2, 3 oder 4 Ausprägungen. Dadurch reduziert sich die Frage nach der Beeinflussung von θ und F durch die Einflußfaktoren auf den Vergleich von 2, 3 oder 4 Häufigkeiten bzw. Absterbekurven. Als statistische Testverfahren verwendeten wir den χ^2-Test bzw. den verallgemeinerten Kruskal-Wallis-Test nach BRESLOW (1970).

Ergebnisse

Als Zielgrößen der statistischen Auswertung wurden die Dauer nach Bestrahlung und die Wahrscheinlichkeit für den Übergang $P \rightarrow T$ sowie die Dauer bis Eintritt eines Wachstumsstillstandes des lokalen Tumors betrachtet, wobei es umso günstiger ist, je größer die erste und je kleiner die beiden übrigen Variablen sind. Als Einflußgrößen wurden Alter, primäres Tumorstadium, Erstsymptomatik, die 3 Phosphatasearten, Urogramm, Szintigraphie und Histologie untersucht. Die Klassenbildung dieser Einflußgrößen und der Nachweis ihres Einflusses geht aus Tab. 1 hervor. Die Zeit bis Wachstumsstillstand ist verkürzt bei älteren Patienten und bei Patienten mit primärem Tumorstadium A.
Die Lebensdauer ist verlängert bei Tumorstadium A, bei differenzierten Tumoren, bei normaler, saurer Phosphatase und unverdächtigem Szintigraphiebefund. Die Sterbewahrscheinlichkeit ist niedriger bei dem primären Tumorstadium A, differenzierterem Tumor und normaler, saurer Phosphatase.
Diese Ergebnisse stimmen mit den Angaben in der Literatur überein und decken sich mit den Erfahrungen der Kliniker.

Abb. 1: DIE BEI DEN 288 PROSTATAKARZINOMPATIENTEN AUFGETRETENEN KRANKHEITSVERLÄUFE

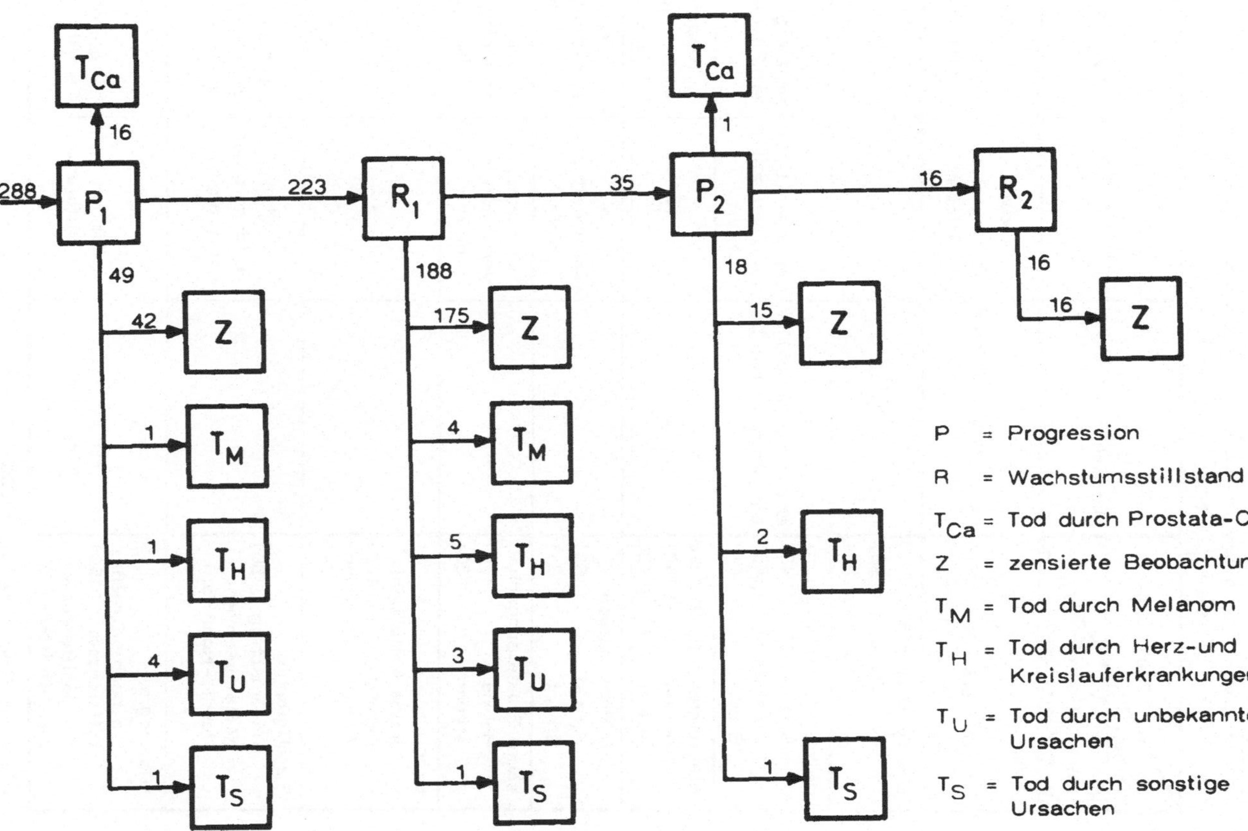

Tab. 1: Einfluß von Risikofaktoren auf die Dauer bis Stillstand des Tumorwachstums, die Dauer und die Wahrscheinlichkeit für den Übergang P → T

Zielgrößen / Einflußgrößen mit Klassenbildung (n in Klammern)	Dauer bis Wachstumstillstand	Dauer P → T	Wahrscheinlichkeit P → T
Alter bis unter 65 (101) 65 bis 70 (79) über 70 (108)	+*) verkürzt bei Älteren	Tendenz: verlängert bei Älteren	Tendenz: erniedrigt bei Älteren
Erstsymptomatik ohne Dysurie (198) mit Dysurie (90)	-**)	-	-
primäres Tumorstadium Stadium A (43) Stadium B (143) Stadium C (64)	+ am kürzesten bei A am längsten bei C	+ verlängert bei A verkürzt bei C	+ erniedrigt bei A erhöht bei C
alkalische Phosphatase normal (148) erhöht (43)	-	-	Tendenz: erniedrigt bei normal
saure Phosphatase normal (159) erhöht (31)	-	+ verlängert bei normal	+ erniedrigt bei normal
saure Prostataphosphat. normal (158) erhöht (30)	-	Tendenz: verlängert bei normal	Tendenz: erniedrigt bei normal
Urogramm keine Abflußbehinderung (151) Abflußbehinderung (57)	-	-	-
Szintigraphie unverdächtig (180) Metastasenverdacht, -Nachweis (76)	-	+ verlängert bei unverdächtig	Tendenz: erniedrigt bei unverdächtig
Histologie Ca.hoch od.mäßig differenziert (159) Ca.undifferenziert od. cribriform (95)	+ verkürzt bei Ca. differenziert	+ verlängert bei Ca.differenz.	+ erniedrigt bei Ca.differenz.

*)+ = signifikant bei $P < 0.05$

**)- = nicht signifikant

Diskussion

Neben den in dieser Arbeit behandelten Fragen interessiert den Mediziner noch ein anderer Problemkreis. Er möchte nämlich wissen, ob die Übergangswahrscheinlichkeiten und die Wartezeiten vom bisherigen Krankheitsverlauf abhängen, z.B., ob die Wahrscheinlichkeit, in der zweiten Progression zu sterben, dieselbe ist wie in der ersten. Wir werden deshalb das vorgestellte Modell erweitern und den Krankheitsverlauf durch einen stochastischen Prozeß beschreiben. Die statistische Analyse könnte z.B. wie in AALEN, O.O. et al.(1979) erfolgen.
Außerdem sollen die hier für das lokale Tumorwachstum behandelten Fragen auch für die Metastasenbildung untersucht werden.

Danksagung

Für die Unterstützung bei der Auswertung bedanken wir uns bei Frl. H. Plank und Herrn H. Schwab.

Literatur

AALEN, O.O., BORGAN, O. KEIDING, N. and THORMANN, J. (1979): Interaction between life history events. Nonparametric analysis for prospective and retrospective data in the presence of censoring. Statistical Research Unit - Danish Medical Research Council

BRESLOW, N. (1970): A generalized Kruskal-Wallis-Test for comparing k samples subject to unequal patterns of censorship. Biometrika 57, 579-594

LAGAKOS, S.W., SOMMER, C.J. and ZELEN, M.(1978): Semi-Markov models for partially censored data. Biometrika 65,2,311-17

Anschriften der Verfasser:

R. Thurmayr, A. Neiß
Institut für Medizinische Statistik
und Epidemiologie der TU München
Sternwartstr. 2, 8000 München 80

R. Sintermann
Urologische Klinik und
Poliklinik der TU München
Klinikum re.d.Isar
Ismaningerstr. 22
8000 München 80

STATISTISCHE AUSWERTUNG DES KRANKHEITSVERLAUFS VON TUMORPATIENTEN AM BEISPIEL EINER STUDIE ÜBER KARZINOME DER MUNDHÖHLE

M. Hudec[+], A M. Tjoa[++], R. R. Wagner[+++], H. Platz[++++]

[+]Institut für Höhere Studien, Wien

[++]Institut für Statistik und Informatik der Universität Wien

[+++]Institut für Informatik der Universität Linz

[++++]Allgemeines öffentliches Krankenhaus der Stadt Linz

1. Einleitung

Bei der Beurteilung des Krankheitsverlaufs von Tumorpatienten ist die Überlebenszeit häufig von zentraler Bedeutung. Charakterisiert man Erkrankungen als in der Zeit ablaufende Prozesse, deren Verlauf durch eine Vielzahl von Einflußgrößen bestimmt wird, so erkennt man die Bedeutung regressionsanalytischer Modelle, die eine simultane Untersuchung mehrerer Kovariaten hinsichtlich ihrer prognostischen Relevanz ermöglichen.

Eine wesentliche Verallgemeinerung ergibt sich, wenn man erlaubt, daß die Kovariaten selbst zeitabhängig sind,d. h. ihren Wert im Verlauf der Krankheit verändern können.

Im folgenden wird zunächst ein Überblick über regressionsanalytische Modelle zur Analyse von zensierten Überlebenszeiten gegeben, wobei insbesondere auf ein flexibles Modell von Cox hingewiesen wird. Ein konkretes Anwendungsbeispiel dieses Modells mit Berücksichtigung zeitabhängiger Kovariaten und Stratifizierung des Krankenguts für die Auswertung einer Studie über Mundhöhlenkarzinome soll die Möglichkeiten des Ansatzes andeuten.

2. Statistische Modelle

Beim Versuch regressionsanalytische Modelle zur Auswertung zensierter Überlebenszeiten heranzuziehen, ergeben sich eine Reihe von Problemen, die in der spezifischen Datenstruktur medizinischer Studien begründet liegen. Das Auftreten rechts zensierter Überlebenszeiten ist eine typische Charakteristik medizinischer follow-up Studien. Zensierte Überlebenszeiten entstehen, wenn nicht bei allen Patienten das interessierende Endereigniss (z.B. der Tod des Patienten) beobachtet werden kann.

Grundsätzlich lassen sich in der statistischen Literatur zwei Ansätze zur Entwicklung adäquater Modelle unterscheiden, denen die beiden Oberbegriffe "modified least squares approach" und "general hazard rate model" zugeordnet werden können.

Die erste Klasse von Modellen umfaßt dabei alle jene Ansätze, die versuchen durch Modifikationen des üblichen Kleinst-Quadrate Schätzers im linearen Regressionsmodell der spezifischen Problemstellung Rechnung zu tragen. Exemplarisch seien hier die Arbeit von Sampford und Taylor (1959) sowie in jüngerer Zeit von Buckley und James (1979) angeführt.

Die theoretische Basis für die zweite Klasse von Modellen bildet die Annahme, daß die Kovariaten multiplikativ auf eine zugrundeliegende Hazardfunktion einwirken. Bezeichnet man mit $\tilde{z}_i$ den Vektor der erklärenden Variablen für den Patienten i (i=1,...,n), dann läßt sich die Hazardfunktion des Patienten i allgemein in der Form

$$\lambda(t,\tilde{z}_i)=\lambda_0(t)h(\tilde{z}_i,\tilde{\beta}) \tag{1}$$

anschreiben, wobei $\lambda_0(t)$ als allgemein zugrundeliegende Hazardfunktion aufgefaßt werden kann, $h(\cdot,\cdot)$ eine nicht negative Funktion und $\tilde{\beta}$ ein Vektor unbekannter zu schätzender Parameter ist.

Zwischen der Hazardfunktion $\lambda(t,\tilde{z}_i)$ und der Überlebensdauerverteilung $F(t,\tilde{z}_i)$ gilt dabei folgende einfache Beziehung:

$$\lambda(t,\tilde{z}_i)=F'(t,\tilde{z}_i)/(1-F(t,\tilde{z}_i)). \tag{2}$$

Innerhalb dieses allgemeinen Ansatzes erscheint die Unterscheidung in 3 Modelltypen sinnvoll.

Typus I: Vollparametrische Modelle

Typus II: Semiparametrische Modelle

Typus III: Polynomialmodelle

Diese Trennung ergibt sich nach der getroffenen Annahme hinsichtlich der Überlebensdauerverteilung.

Bei Modellen vom Typus I wird die zugrundeliegende Hazardfunktion $\lambda_0(t)$ bis auf wenige Parameter spezifiziert. Am häufigsten finden dabei die Annahme der Exponentialverteilung (vgl. Zippin und Armitage (1966))

$$\lambda_0(t)=\text{const.} \tag{3}$$

sowie die der Weibullverteilung (vgl. Prentice (1973))

$$\lambda_0(t)=\lambda p t^{p-1} \tag{4}$$

Anwendung.

Eine weitere Systematisierung der Modelle ist möglich, unterscheidet man zusätzlich nach der postulierten Funktionalform für die Funktion $h(.,.)$, doch wird hier am häufigsten die Annahme

$$h(\tilde{z}_i,\tilde{\beta})=\exp(\tilde{\beta}\tilde{z}_i) \tag{5}$$

getroffen.

Der Modelltypus II wurde ursprünglich von Cox (1972) untersucht und zeichnet sich dadurch aus, daß die Form von $\lambda_0(t)$ nicht näher spezifiziert werden muß. Das ursprüngliche Modell von Cox (1972) hat folgende Gestalt:

$$\lambda(t,\tilde{z}_i)=\lambda_0(t)\exp(\tilde{\beta}\tilde{z}_i). \tag{6}$$

Der dritte Modelltypus geht auf eine Arbeit von Taulbee (1979) zurück, der für die Hazardfunktion die Form

$$\lambda_0(t)=\sum_{k=0}^{m}\lambda_k t^k \tag{7}$$

vorschlägt, was der Annahme einer verallgemeinerten Rayleighverteilung für die zugrundeliegende Überlebensdauerverteilung entspricht. Auch Taulbee wählt für die Funktion h(·,·) die Form $\exp(\tilde{\beta}\tilde{z}_i)$, sodaß sich

$$\lambda_m(t,\tilde{z}_i)=\sum_{k=0}^{m}\lambda_k \exp(\tilde{\beta}_k\tilde{z}_i)t^k \tag{8}$$

ergibt.

Der letzte Ansatz versucht den Vorteil des Modelltyps I, die direkte Anwendbarkeit des üblichen Likelihood-Prinzips, mit dem Vorteil des Modelltyps II, die Flexibilität hinsichtlich der Verteilungsannahme zu verbinden. Grundidee ist dabei, daß die "wahre" Form der Hazardfunktion durch ein Polynom der Ordnung m (wobei m relativ klein ist) approximiert werden kann. Zu beachten ist dabei, daß sich die Zahl der zu schätzenden Parameter bei einer Zunahme des Grades des Polynoms vervielfacht.

Die besondere Attraktivität des Modelltypus II liegt neben der Allgemeinheit bezüglich der Verteilungsform in der Tatsache begründet, daß die Analyse zeitabhängiger Kovariaten im Rahmen dieses Modells möglich ist. Außerdem ist eine Verallgemeinerung in der Hinsicht möglich, daß eine Stratifizierung des Krankenguts in s Schichten möglich ist. Berücksichtigt man diese beiden Erweiterungen des Basismodells (6), so ergibt sich für die Hazardfunktion des Patienten i aus Schicht j (j=1,...,s)

$$\lambda_j(t,\tilde{z}_i)=\lambda_{0j}(t)\exp\{\tilde{\beta}\tilde{z}_i(t)\}. \tag{9}$$

Zur Schätzung des unbekannten Parametervektors gab Cox (1972) eine Likelihoodfunktion für $\tilde{\beta}$ an. Während die heuristische Argumentation von Cox (1972) formal nicht exakt war, rechtfertigt das 1975 von Cox formulierte "partial likelihood principle" die Anwendung der bekannten asymptotischen Ergebnisse für Maximum-likelihood Schätzer für die in diesem Modell gewonnenen Schätzer $\tilde{\beta}$.

Die Partial-likelihood Funktion für das erweiterte Modell (9) ergibt sich dabei als das Produkt über alle Schichten und über alle Zeitpunkte, zu denen sich zumindest ein Todesfall ereignet hat, der bedingten Wahrscheinlichkeit der tatsächlich beobachteten Todesereignisse l=1,...,m zum Zeitpunkt t, gegeben t und R(t), die dem Risiko ausgesetzten Patienten zum Zeitpunkt t. Umfaßt R(t) N Patienten, so ergibt sich für den Zeitpunkt t folgender Beitrag zur Partial-likelihood Funktion:

$$\prod_{l=1}^{m}\exp\{\tilde{\beta}\tilde{z}_l(t)\}/\sum_{\pi}\prod_{l=1}^{m}\exp\{\tilde{\beta}\tilde{z}_{\pi_l}(t)\}. \tag{10}$$

Dabei soll $\sum_{\pi}$ symbolisieren, daß sich die Summation über alle $\binom{N}{m}$ verschiedene Teilpopulationen $(\pi_1,\ldots,\pi_m)$ aus R(t) vom Umfang m erstreckt. Für den Fall, daß m=1 gilt, daß also keine Bindung zum Zeitpunkt t vorliegt, reduziert sich der Faktor zum Ausdruck

$$\exp\{\tilde{\beta}\tilde{z}_k(t)\}/\sum_{\pi_i\in R(t)}\exp\{\tilde{\beta}\tilde{z}_{\pi_i}(t)\}, \tag{11}$$

wenn Patient k zum Zeitpunkt t stirbt.

3.Ein Anwendungsbeispiel

Im Rahmen der klinisch - statistischen Forschung führt der Deutsch-Österreichisch-Schweizerische Arbeitskreis für Tumoren im Kiefer und Gesichtsbereich (DÖSAK) eine umfangreiche retrospektive Studie über Karzinome der Mundhöhle durch.

Zweck dieser Studie ist einerseits das Sammeln praktischer Erfahrung für eine prospektive Studie, andererseits sollen an Hand des retrospektiv ermittelten Krankenguts Hypothesen generiert werden, die dann später am prospektiv erhobenem Datenmaterial überprüft werden sollen. Insofern kommt den Ergebnissen dieser Untersuchung ein vorläufiger Charakter zu.

Die Erfassung der Daten erfolgte mittels der "Wiener Tumor- Stamm- und Verlaufsblätter " (vgl. Alth et al.(1971)). Insgesamt wurden rund 1200 Patienten aus 12 Kliniken Deutschlands, Österreichs und der Schweiz während einer Beobachtungsperiode vom 1.1.1961 bis 31.12.1971 erfaßt. Nach dem Durchführen entsprechender Plausibilitätsprüfungen verblieben für diese Untersuchung 997 Patienten in der Studie.

Da aufgrund der Art der Datenerhebung Therapievergleiche nur sehr bedingt möglich sind (vgl. Platz et al.(1980)), steht die Analyse prognostisch relevanter Faktoren im Vordergrund.

Um bei der Auswertung des Krankheitsverlaufs den unterschiedlichen Therapieformen Rechnung zu tragen, wurden zwei Modelle geschätzt.

Bei Modell I wurde eine Einteilung in 4 Schichten vorgenommen:

Schicht 1 "Radikal operiert ohne Bestrahlung"	534Pat.(53.6%)
Schicht 2 "Radikal operiert und Bestrahlung"	153Pat.(15.3%)
Schicht 3 "Nur bestrahlt"	126Pat.(12.6%)
Schicht 4 "Sonstige Therapieformen"	184Pat.(18.5%)

Bei Modell II wurde versucht durch Auswahl einer Subpopulation eine Homogenisierung des Datenmaterials zu erzielen. Dabei wurden nur jene 743 Patienten berücksichtigt, die nach Abschluß der 1.Behandlung frei von Tumor und Metastasen waren (Tumorformel nach der UICC (1976) $T_0N_0M_0$).

Aus dem vorhandenen Datenmaterial wurden insgesamt 16 Kovariaten gebildet und einer simultanen Auswertung unterzogen. Dabei bestimmt sich der Vektor $\tilde{z}_i$ für Patient i folgendermaßen:
$\tilde{z}_i=(z_{i1},\ldots,z_{i16})$

Alter: z_{i1}=Alter-63.606 in Modell I
z_{i1}=Alter-63.151 in Modell II (Mittelwertsbereinigung)

Geschlecht: $z_{i2}=\begin{cases}1 & \text{männlich}\\ 0 & \text{weiblich}\end{cases}$

T-Kategorie: $(z_{i3},z_{i4})=\begin{cases}(0,0) & T_1\\ (1,0) & T_2\\ (0,1) & T_3\end{cases}$

N-Kategorie: $z_{i5}=\begin{cases}0 & N_0,N_1,N_2\\ 1 & N_3\end{cases}$

Infiltrationsgrad:

$(z_{i6},z_{i7})=\begin{cases}(0,0) & \text{oberflächlich}\\ (1,0) & \text{tief}\\ (0,1) & \text{penetrierend}\end{cases}$

Knochendestruktion: $(z_{i8},z_{i9})= \begin{cases}(0,0) & \text{nein}\\ (1,0) & \text{ja}\\ (0,1) & \text{unklar}\end{cases}$

Befallener Bezirk: $(z_{i10},z_{i11})= \begin{cases}(0,0) & \text{praecanin}\\ (1,0) & \text{postcanin}\\ (0,1) & \text{postmolar}\end{cases}$

Histologie: $(z_{i12},z_{i13})= \begin{cases}(0,0) & \text{verhornend}\\ (1,0) & \text{nicht verhorn.}\\ (0,1) & \text{solid}\end{cases}$

Zeitabhängige Kovariaten:

$$z_{i14}(t)= \begin{cases}0 & \text{bis zum Feststellen des 1.Rezidivs}\\ 1 & \text{ab dem Zeitpunkt des Feststellens des 1.Rezidivs}\end{cases}$$

$$z_{i15}(t)= \begin{cases}0 & \text{bis zum Feststellen regionärer Metastasen}\\ 1 & \text{ab dem Zeitpunkt des Feststellens regionärer Metastasen}\end{cases}$$

$$z_{i16}(t)= \begin{cases}0 & \text{bis zum Feststellen von Fernmetastasen}\\ 1 & \text{ab dem Zeitpunkt des Feststellens von Fernmetastasen}\end{cases}$$

Allerdings erwies sich eine Beurteilung der Kovariate z_{16} als nicht möglich, da in nur sehr wenigen Fällen das Auftreten von Fernmetastasen festgestellt wurde.

Die statistische Analyse erfolgte mit dem zuvor beschriebenen erweiterten Modell von Cox(1972). Bei der Schätzung der Modelle wurde schrittweise vorgegangen. Ausgehend vom maximalen Modell mit Berücksichtigung aller Kovariaten wurden sukzessive jene Variable mit dem geringsten Erklärungswert ausgeschieden, bis alle nicht signifikanten Einflußfaktoren eliminiert waren.

SCHÄTZERGEBNISSE FÜR MODELL I - SCHICHTBILDUNG NACH THERAPIEGRUPPEN

Variable	Koeffizient (ß)	Standardfehler (SE(ß))	Abweichung von 0 in Einheiten von SE(ß)[+]
z_1	0.0173	0.0040	4.3170
z_5	0.5455	0.1147	4.7537
z_6	0.7193	0.1182	6.0827
z_7	0.8316	0.1402	5.9321
z_{11}	0.2846	0.1020	2.7899
z_{14}	1.6678	0.1066	15.6387
z_{15}	0.5077	0.1101	4.6093

Tab.1

[+]Bei Gültigkeit von $H_o: \beta=0$ asymptotisch $N(0,1)$

SCHÄTZERGEBNISSE FÜR MODELL II - SELEKTIONSKRITERIUM T_o-N_o-M_o

Variable	Koeffizient (β)	Standardfehler (SE(β))	Abweichung von 0 in Einheiten von SE(β)⁺
z_1	0.0189	0.0047	4.0150
z_4	0.3946	0.1438	2.7431
z_5	0.6333	0.1452	4.3605
z_6	0.5464	0.1300	4.2033
z_7	0.6951	0.1702	4.0847
z_{11}	0.2965	0.1255	2.3621
z_{14}	1.3974	0.1229	11.3732
z_{15}	0.9141	0.1225	7.4604

⁺Bei Gültigkeit von H_o:β=0 asymptotisch N(0,1)

Tab.2

Als signifikant das Risiko erhöhende Faktoren ergeben sich also:

Alter, T_3 (nur bei Modell II), N_3, tiefe oder in die Umgebung penetrierende Infiltration, Bezirk postmolar, Rezidivbildung und Bildung regionärer Metastasen.

Betrachtet man die Ergebnisse, so ergibt sich eine relativ starke Übereinstimmung der beiden Modelle. Auffallend ist der starke Einfluß der beiden zeitabhängigen Kovariaten in beiden Modellen. Dieses Ergebnis wird transparent, betrachtet man die Product limit Schätzung der Überlebenskurve für die Überlebensdauer ab dem Feststellen des 1.Rezidivs von den insgesamt 272 Patienten, bei denen eine Rezidivbildung beobachtet wurde.

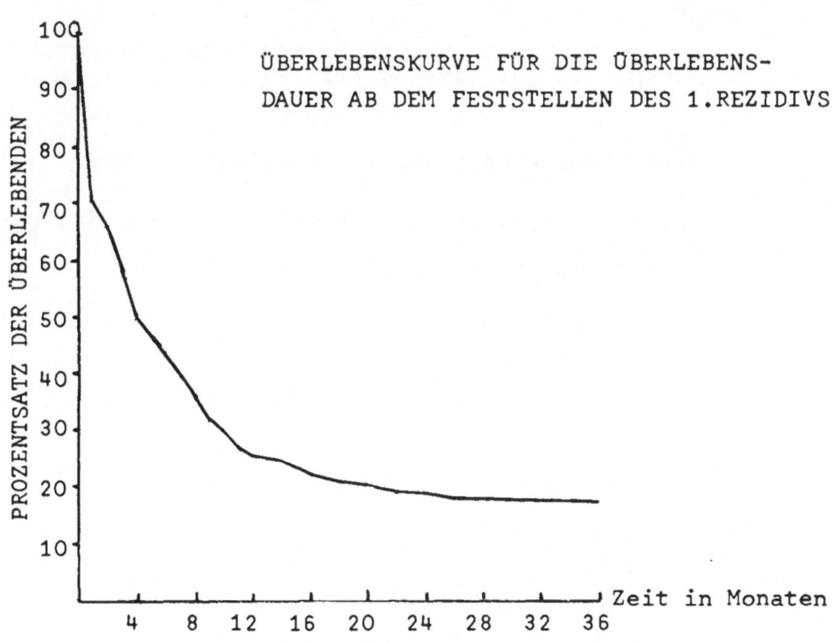

Abb.1

Das Ergebnis dieser Untersuchung unterstreicht nicht nur die Bedeutung von Modellen, die eine Analyse zeitabhängiger Kovariaten erlauben, sondern zeigt auch auf, daß für eine Erstellung eines geeigneten Prognoseschlüssels, die Frage nach die Rezidivbildung auslösenden Faktoren von großer Wichtigkeit ist.

LITERATURVERZEICHNIS

ALTH, G. et al.:
Zur computergerechten Dokumentation der Tumoren des Viscerokraniums
Mschr. Ohrenheilk. 105,563-576 (1971)

BUCKLEY, J., JAMES I.:
Linear regression with censored data
Biometrika 66, 429-436 (1979)

COX, D. R.:
Regression models and life-tables (with discussion)
J.R.Statist.Soc.B 34, 187-220 (1972)

COX, D. R.:
Partial likelihood
Biometrika 62, 269-276 (1975)

PLATZ, H. et al.:
Biostatistische Untersuchungen zur Therapie der Mundhöhlenkarzinome
erscheint in: Kongreßbericht: Österr. Chirurgenkongreß 1980

PRENTICE, R.L.:
Exponential survivals with censoring and explanatory variables
Biometrika 60, 279-288 (1973)

SAMPFORD, M.R., TAYLOR, J.:
Censored observations in randomized block experiments
J.R.Statist.Soc.B 21, 214-237 (1959)

TAULBEE, J.D.:
A General Model for the Hazard Rate With Covariables
Biometrics 35, 439-450 (1979)

UICC :
TNM
Berlin-Heidelberg-New York:Springer 1976

ZIPPIN, C., ARMITAGE, P.:
Use of concomitant variables and exponential survival parameter
Biometrics 22, 665-672 (1966)

Aus dem Institut für Dokumentation, Information und Statistik (Direktor: Prof.Dr.med. G.Wagner)[1]

und dem Institut für Biochemie (Direktor: Prof.Dr.rer.nat. E.Hecker)[2]

des Deutschen Krebsforschungszentrums Heidelberg

Mehrkompartiment-Modelle in der Carcinogenese: Numerische Realisierung der Kleinste-Quadrate-Anpassung von Konzentrationsmessungen in der Maus

L.Edler[1], H.A.Oberender[2], W.Rittgen[1], J.Berger[1]

Zusammenfassung

Zur Beschreibung der Xenobiotikokinetik von 7,12-Dimethylbenz(a)-anthracen in einem Tumorinitiationsexperiment ist ein Mehrkompartiment-Modell angezeigt. Die Kleinste-Quadrate-Schätzung der Übergangsraten bei der postulierten Kinetik 1. Ordnung führt auf ein nichtlineares Regressionsproblem. In diesem Beitrag soll gezeigt werden, wie durch ein geeignetes Programm und den Einsatz eines Großrechners Lösungen für Modelle mit mehr als zwei Hauptkompartimenten gefunden werden können.

Biologisches Problem

Bis heute ist nicht entschieden, ob und in welchen Organen des Menschen bestimmte polycyclische aromatische Kohlenwasserstoffe (PAK) nach peroraler Aufnahme krebsauslösend wirken (siehe Ernährungsbericht 1976). Eine experimentelle Überprüfung dieser Frage muß im Tierexperiment erfolgen. Das sogenannte Zwei-Stufen-Experiment liefert darauf eine partielle Antwort (vgl. Oberender et al. 1980). In diesem experimentellen Ansatz lassen sich bei Mäusen durch einmalige intragastrale Gabe geeigneter Dosen von 7,12-Dimethylbenz(a)anthracen (DMBA), einem potenten Vertreter der carcinogenen PAK, sowie anschließende 2 x wöchentliche topische oder intragastrale Applikation des Promotors 12-o-Tetradecanoylphorbol-13-acetat (TPA) Tumoren in verschiedenen Organan erzeugen (vgl Goerttler et al. 1979). Die initiierende Wirkung von DMBA ist von der aktuellen Dosis und vermutlich auch von der Einwirkzeit im Zielgewebe abhängig. Zur Bestimmung bzw. Beschreibung dieser Größen im Zielgewebe sind xenobiotikokinetische Parameter wesentlich, die durch Konzentrationsmessungen in leicht zugänglichen Kompartimenten wie Magen, Darm,

Blut, Kot und Urin in den Tieren ermittelt werden. Ziel der In-vivo-Untersuchungen ist u.a. die Bestimmung des Haupt-Resorptionsortes, der resorbierten Menge überhaupt, der Geschwindigkeitskonstanten und die Überprüfung der Frage, ob ein enterohepatischer Kreislauf vorliegt.

Kinetisches Modell

Mäusen wurde das mit C^{14} radioaktiv markierte DMBA in einer bestimmten Dosis intragastral verabreicht. In einem ersten Experiment wurde 3, 6, 12 und 24 Stunden nach Applikation die Konzentration des DMBA in den Kompartimenten Magen, Darm, Kot und Urin bei insgesamt 36 Tieren gemessen. Die Blutkonzentrationen wurden unabhängig in einem anderen Experiment bestimmt. Es wurde versucht, die Xenobiotikokinetik dieser Experimente durch verschiedene Mehrkompartiment-Modelle zu beschreiben. In dem vorliegenden Beitrag wollen wir uns auf die Darstellung eines wichtigen Modells beschränken: eines offenen 4-Kompartiment-Modells mit den Kompartimenten Magen, Darm und Blut, für die Messungen vorliegen, und dem vierten Kompartiment Galle, für das keine Messung in vivo möglich war. In das Modell einbezogen wurden die beiden peripheren "Kompartimente" Kot und Urin, für die Messungen vorliegen. Das folgende Schema zeigt dieses 4-Kompartiment-Modell und definiert gleichzeitig die unbekannten zu schätzenden Übergangsraten bzw. Reaktionskonstanten k_{ij} der postulierten Kinetik 1. Ordnung. k_{ij} ist die Übergangsrate von Komparti-

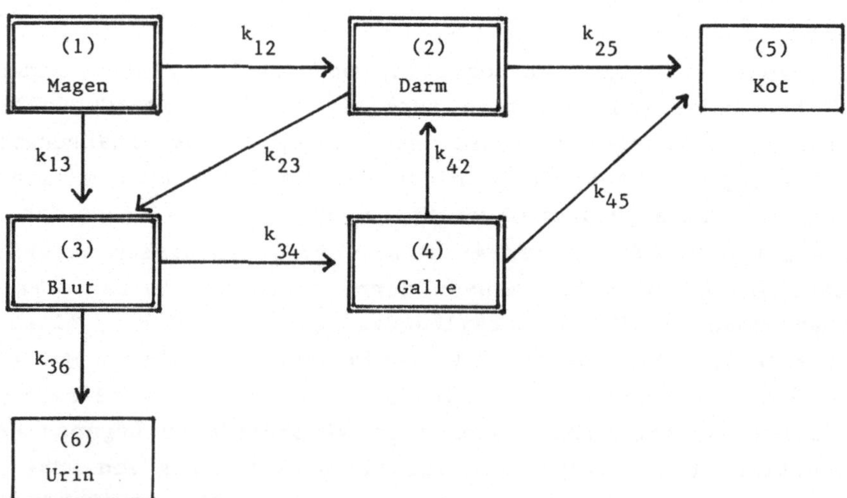

Schema: 4-Kompartiment-Modell mit zwei peripheren Kompartimenten (5) und (6) und den Übergangsraten k_{ij} .

ment i nach Kompartiment j. Zwei Versionen dieses 4-Kompartiment-Modells werden betrachtet: eine ohne enterohepatischem Kreislauf ($k_{45}\neq 0$ und $k_{42}=0$) und eine mit enterohepatischem Kreislauf ($k_{42}\neq 0$ und $k_{45}=0$).

Mathematisches Modell

Um die Messungen in den beiden peripheren Kompartimenten 5 und 6 für die Bestimmung der Übergangsraten mit zu berücksichtigen, betrachten wir alle 6 Kompartimente des obigen Schemas gemeinsam und definieren $\underset{\sim}{m}(t) = (m_1(t), m_2(t), m_3(t), m_4(t), m_5(t), m_6(t))$ als Vektor der Konzentrationen des radioaktiv markierten DMBA in den entsprechenden Kompartimenten zur Zeit t. $\underset{\sim}{m}(t)$ wird in Prozenten der intragastral verabreichten Anfangskonzentration (t=0) gemessen. Somit ist bei einmaliger intragastraler Gabe von DMBA die Anfangskonzentration $\underset{\sim}{m}(0) = (100, 0, 0, 0, 0, 0)$. Die Kinetik des biologischen Modells wird dann mathematisch durch ein System von 6 linearen Differentialgleichungen

$$\dot{\underset{\sim}{m}}(t) = A\,\underset{\sim}{m}(t) \qquad (1)$$

mit den Anfangswerten

$$\underset{\sim}{m}(0) = (100, 0, 0, 0, 0, 0) \qquad (2)$$

beschrieben, wobei für die Version mit enterohepatischem Kreislauf die Matrix A folgende Gestalt hat:

$$\begin{pmatrix} -(k_{12}+k_{13}) & 0 & 0 & 0 & 0 & 0 \\ k_{12} & -(k_{23}+k_{25}) & 0 & k_{42} & 0 & 0 \\ k_{13} & k_{23} & -(k_{34}+k_{36}) & 0 & 0 & 0 \\ 0 & 0 & k_{34} & -k_{42} & 0 & 0 \\ 0 & k_{25} & 0 & 0 & 0 & 0 \\ 0 & 0 & k_{36} & 0 & 0 & 0 \end{pmatrix}$$

Die Lösung $\underset{\sim}{m}(t)$ des Anfangswertproblems (1) und (2) kann mit Hilfe der Eigenwerte und ihrer entsprechenden Eigenvektoren angegeben werden (vgl. Feldmann & Schneider 1976). Die Eigenwerte und Eigenvektoren von A lassen sich aber nicht mehr explizit in den k_{ij} darstellen. Eine andere Form der Lösung von (1) und (2), in der die Übergangsraten formal explizit vorkommen ist durch

$$\underset{\sim}{m}(t) = \exp(At)\cdot\underset{\sim}{m}(0) = \left(\sum_{n=0}^{\infty} \frac{t^n}{n!} A^n\right)\cdot\underset{\sim}{m}(0)$$

gegeben. exp(At) konvergiert gleichmäßig in jedem endlichen t-Intervall; wenn darüberhinaus der Spektralradius von At kleiner als 1 ist, gilt

$\|t^n A^n\| \leq C$ für alle n. Für ein geeignetes N kann man dann die Lösung $\underset{\sim}{m}(t)$ approximieren durch

$$\underset{\sim}{m}^a(t) = \left(\sum_{n=0}^{N} \frac{t^n}{n!} A^n \right) \underset{\sim}{m}(0) \quad .$$

Schätzproblem

Der erste und zugleich wesentlichste Schritt zur Beantwortung der anfangs aufgeworfenen Fragen ist die Schätzung der Geschwindigkeitskonstanten bzw. Übergangsraten anhand der in den beobachtbaren Kompartimenten gemessenen Konzentrationen.

Zu den Zeitpunkten $0 < t_1 < t_2 < \ldots < t_E$ seien in den Kompartimenten $K_1,\ldots,K_F$ die Werte Y_{ijl} , $j=1,\ldots,F$, $i=1,\ldots,E$, $l=1,\ldots,n_i$, gemessen worden. Y_{ijl} bezeichne die Messung am l-ten Tier in Kompartiment K_j zur Zeit t_i . In der Regel hat man $\sum_{i=1}^{E} n_i$ über alle beobachtbaren Kompartimente verbundene Stichproben. In unserem Fall war für das Kompartiment 3 (Blut) für jeden Zeitpunkt ein Mittelwert aus einer anderen Versuchsreihe verfügbar. Um eine unterschiedliche Gewichtung unter den Kompartimenten zu vermeiden, wurden diese Blutwerte entsprechend den Tierzahlen in den übrigen Kompartimenten mehrfach eingesetzt. Der Verbundenheit der Stichprobe wurde bei der Bestimmung der Freiheitsgrade Rechnung getragen.

Als Schätzung für die Übergangsrate k_{ij} wurden die Kleinste-Quadrate-Schätzer gewählt, die man durch Anpassung von $\underset{\sim}{m}^a$ an die Meßwerte Y_{ijl} nach der ungewichteten oder gewichteten Methode der kleinsten Quadrate erhält. Dazu muß die Funktion

$$R(\underset{\sim}{k}) = \sum_{i=1}^{E} \sum_{j=1}^{F} \sum_{l=1}^{n_j} (Y_{ijl} - m_j^a(t_i))^2 / e_{ij}$$

in Abhängigkeit von dem Parametervektor $\underset{\sim}{k} = (k_{12}, k_{13}, k_{23}, k_{25}, k_{34}, k_{36}, k_{42})$ minimiert werden. Dabei wurde e_{ij} identisch gleich 1, gleich $m_j(t_i)$ oder gleich $m_j^2(t_i)$ gewählt. Eine Schätzung $\hat{\underset{\sim}{k}}$ der unbekannten Parameter erhält man dann durch Minimierung von $R(\underset{\sim}{k})$ bezüglich $\underset{\sim}{k}$ in einem geeignet definierten konvexen Gebiet G :

$$\mathrm{Min}\{R(\underset{\sim}{k}) : \underset{\sim}{k} \in G\} = R(\underset{\sim}{k}) \qquad (3)$$

Die Bestimmung des Hauptresorptionsortes und der Existenz eines enterohepatischen Kreislaufes ist dann offenbar. Die resorbierte Menge überhaupt läßt sich dann durch Integration über

$$\underset{\sim}{m}(t) \approx \underset{\sim}{m}^a(t) = \left(\sum_{n=0}^{N} \frac{t^n}{n!} A(\underset{\sim}{k})^n \right) \cdot \underset{\sim}{m}(0)$$

schätzen.

Numerische Realisierung

Die numerische Lösung des obigen Anpassungsproblems wurde in zwei Schritten vollzogen:

1. Ein ableitungsfreies flexibles Minimierungsprogramm -MINIX- sucht ausgehend von einem Startvektor $\underset{\sim}{k}_o$ in G mittels eines gerichteten zufälligen Such-Algorithmus ein lokales Minimum für R. MINIX wird durch Steuergrößen wie z.B. minimale Schrittweite für $\underset{\sim}{k}$, relative Genauigkeit von R und maximale Anzahl von zufällig gewählten Richtungen bei dieser Suche beeinflußt.
2. Für die Anpassung wurde ein flexibles interaktives Programm -FITTEN- entwickelt, in dem die Modellfunktion $\underset{\sim}{m}^a$, die zu minimierende Funktion R und eine G definierende Funktion aufgerufen werden. Intern wird dann MINIX mit den ebenfalls einzugebenden Steuergrößen aufgerufen. Nach Bestimmung von $\underset{\sim}{k}$ und $R(\underset{\sim}{k})$ werden $\underset{\sim}{m}^a(t)$ und die Meßwerte Y_{ijl} für den qualitativen Vergleich geplottet. Eine einfache Jackknife-Prozedur gestattet eine weitergehende Analyse der Meßwerte und ihrer Anpassung.

Nach einer Konvergenzbetrachtung wird N global festgelegt. Bei der gegebenen Parameterkonstellation in A erwies sich N = 200 für $0 < k_{ij} < 2$ als ausreichend. Die Abbildung unten zeigt beispielhaft das Ergebnis einer Anpassung gerechnet auf einer IBM 3032 im DKFZ. Ausgehend von $\underset{\sim}{k}_o$ = (0.1, 0.1, 0.1, 0.1, 0.1, 0.1, 0.1) und $R(\underset{\sim}{k}_o)$ = 3901 erhielten wir $\underset{\sim}{k}$ = (0.067, 0.18, 0.049, 0.22, 0.24, 0.038, 1.00) mit $R(\underset{\sim}{k})$ = 1349 (CPU-Zeit ca. 58 Minuten).

Diskussion

Unser Ziel war, für das von einer wichtigen biologischen Fragestellung in der Carcinogenese abgeleitete statistische Problem der Anpassung von Mehrkompartiment-Modellen an Meßwerte relativ schnell zu für die experimentelle Forschung brauchbaren quantitativen Ergebnissen zu kommen, ohne aufwendige numerische Verfahren zur Lösung der auftretenden Differentialgleichungen einzusetzen. Als brauchbar betrachten wir ein gefundenes lokales Minimum, wenn die Residuensumme hinreichend klein ist, wenn die graphische Anpassung unter Berücksichtigung der Variabilität der Daten gut ist, und wenn die gefundenen Größen der Parameter von biologischer Relevanz sind.

Einschränkend ist zu bemerken, daß das beschriebene Verfahren selbst bei einem schnellen Rechner zu hohen Rechenzeiten führen kann, und daß es nur dann sinnvoll funktioniert, wenn zur Berechnung von exp(At) nicht zu viele Terme benötigt werden.

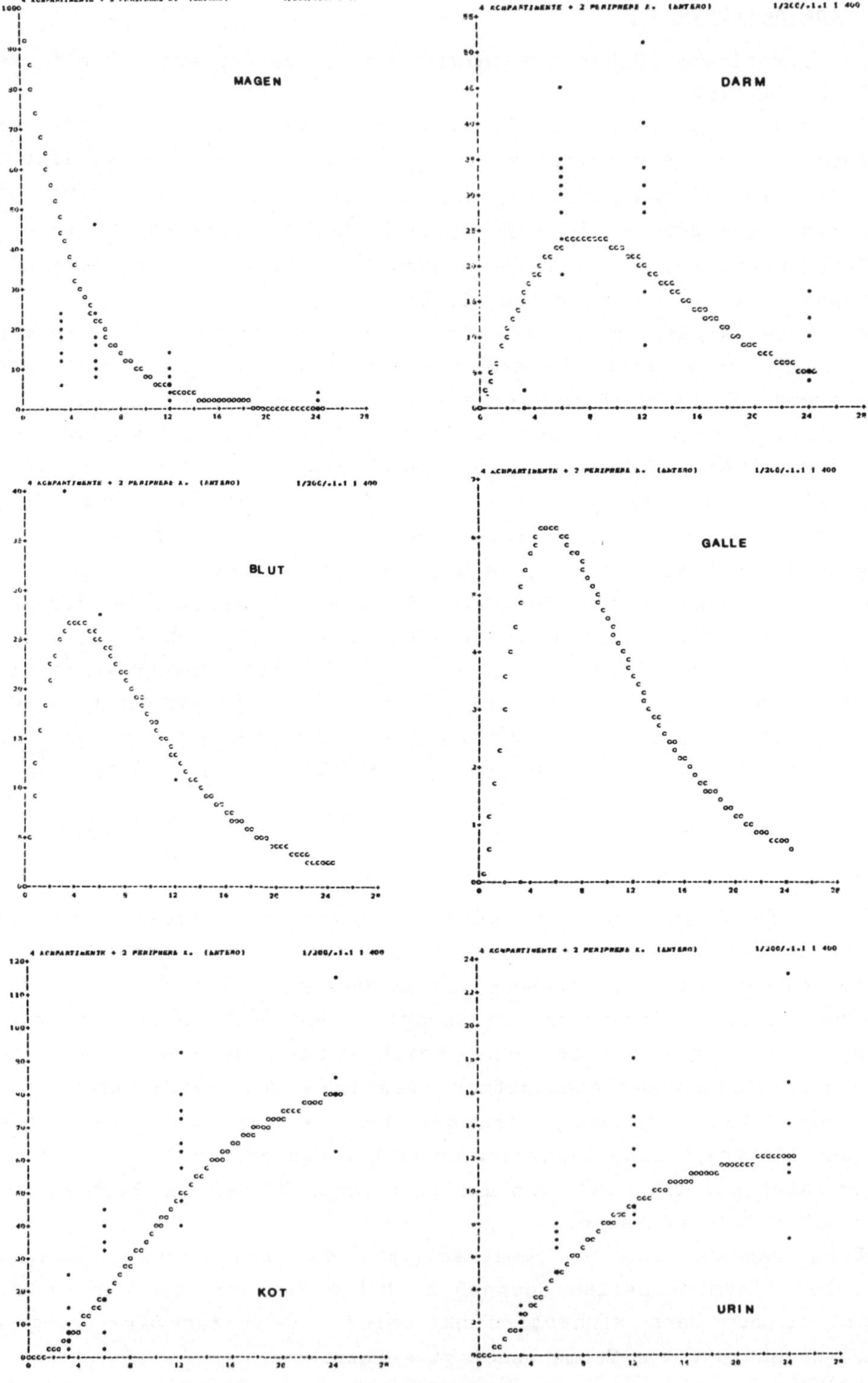
MAGEN
DARM
BLUT
GALLE
KOT
URIN

Abbildung: Gemessene Werte (·) und angepaßte Konzentrationsverläufe ( ) in einem 4-Kompartiment-Modell mit 2 peripheren Kompartimenten mit enterohepatischem Kreislauf.
Abszisse: Zeit in Stunden nach Applikation; Ordinate: Konzentration von DMBA-Äquivalenten in % der applizierten Menge.

Literatur

Ernährungsbericht 1976: Herausgegeben von der Deutschen Gesellschaft für Ernährung e.V. Frankfurt/M.

Feldmann,U., Schneider,B. (1976): A general approach to multicompartment analysis and models for the pharmacodynamics. In J.Berger, W.Bühler, R.Repges and P.Tautu (eds.): Mathematical Models in Medicine, pp 243-279. (Lecture Notes in Biomathematics Vol.11) Berlin-Heidelberg-New York: Springer.

Goerttler,K., Loehrke,H., Schweizer,J., Hesse,B. (1979): Systemic two-stage carcinogenesis in the epithelium of the forestomach of mice using 7,12-dimethylbenz(a)anthracene as initiator and the phorbol ester 12-o-tetradecanoylphorbol-13-acetat as promoter. Cancer Res. 39, 1293-1297.

Jacquez,J.A. (1973): Compartmental Analysis in Biology and Medicine. Amsterdam: Elsevier.

Oberender,H.A., Edler,L., Hecker,E., Pyerin,W.G. (1980): Tierexperimentelle Daten zur Xenobiotiko-Kinetik peroral aufgenommener carcinogener Kohlenwasserstoffe. Referat zum XVII. Wissenschaftlichen Kongreß der Deutschen Gesellschaft für Ernährung. 26-27.3.1980, Bonn.

Institut für Medizinische Informatik und Systemforschung der Gesellschaft für Strahlen- und Umweltforschung, München
Arbeitsgruppe Epidemiologie.

Latenzzeitmessung bei Krebs am Beispiel einer Fall-Kontroll-Studie an Lymphom- und Leukämiefällen in der amerikanischen Reifen- und Gummiindustrie.

Ulrich Keil

München

Einleitung

Die arbeitsmedizinische Studiengruppe (OHSG) an der Universität von North Carolina in Chapel Hill arbeitet mit der Gummiarbeitergewerkschaft (URW) und vier großen Unternehmen der amerikanischen Reifen- und Gummiindustrie zusammen. Seit 1972 wird von der OHSG die Arbeitsumwelt der Reifen- und Gummiarbeiter untersucht. Ziel ist die Verhütung von berufsbedingten Krankheiten in der US-Gummiindustrie (7,8,9).

Bisher waren für die Epidemiologen der OHSG historische Kohortenstudien basierend auf den Informationen der Totenscheine von zentralem Interesse. Wie zu erwarten deckten diese Untersuchungen einen "Healthy Worker Effect" auf und fanden in den bisher untersuchten Kohorten der Reifen- und Gummiindustrie kein erhöhtes Risiko für die Gesamtmortalität (alle Todesursachen zusammengenommen) (13).

Die Standardized Mortality Ratio (SMR) für die Gesamtmortalität verbirgt jedoch die großen Unterschiede in der todesursachenspezifischen Mortalität der Reifen- und Gummiarbeiter im Vergleich zur US-Bevölkerung von 1968, die als Standardpopulation herangezogen wurde. Erhöhte SMR's wurden in der zuerst untersuchten Kohorte, d.h. der Industriearbeiterpopulation des Unternehmens A, besonders für Magenkrebs, Kolonkrebs, Prostatakrebs und für Neoplasmen des lymphatischen und hämatopoietischen Systems gefunden (11).

Neoplasmen des lymphatischen und hämatopoietischen Systems (ICD 200 - 209) sind von besonderem Interesse, da weitere Untersuchungen, die alle vier Industrieunternehmen umfaßten, ebenfalls eine erhöhte Sterblichkeit an Neoplasmen dieser Krankheitsgruppe aufzeigten (14).

Darüber hinaus deckte eine Fall-Kontroll-Studie, die sich auf alle vier Kohorten bezog und alle Leukämiefälle umfaßte, eine Beziehung zwischen Tätigkeitsbereichen mit Lösungsmittelexpositionen und (chronisch) lymphatischer Leukämie (CLL) im Unternehmen A auf (1,3).

Aus ätiologischer Sicht ist es wichtig zu wissen, daß das gut differenzierte lymphozytäre Lymphom (Rappaport) bzw. das Lymphosarkom (ICD-Klassifikation) als Gewebemanifestation der CLL aufgefaßt werden kann (16). Aus diesem Grunde lag es nahe, auch die Beziehungen zwischen Lösungsmittelexpositionen und malignen Lymphomen zu untersuchen.

Darüberhinaus haben epidemiologische Studien der letzten Jahre bei amerikanischen und schwedischen Chemikern, und bei amerikanischen Aluminiumindustriearbeitern auf ein erhöhtes Risiko für maligne Lymphome bei diesen Berufsgruppen hingewiesen (10,12,15); u.a. stehen Lösungsmittel wie Benzol, Benzol-Derivate, Trichloräthylen u.a. unter dem Verdacht, maligne Lymphome verursachen zu können.

Hypothesen

Folgende Hypothesen wurden entwickelt:

a) Es besteht eine Beziehung zwischen Lösungsmittelexpositionen am Arbeitsplatz und malignen Lymphomen; diese Beziehung ist besonders stark für Lymphosarkome.
b) Es besteht eine Dosis-Wirkungsbeziehung zwischen Lösungsmittelexpositionen und den verschiedenen Lymphomen.
c) Es gibt bestimmte, genau umschriebene Arbeitsbereiche, in denen das Risiko, an Lymphomen zu sterben, erhöht ist.
d) Es gibt Hinweise für eine biologisch plausible Latenzzeitperiode (Inkubationszeit) für die verschiedenen Lymphom- und Leukämiezelltypen.

Um die genannten Hypothesen zu testen , wurde eine Fall-Kontroll-Studie innerhalb einer Kohortenstudie durchgeführt, da diese Studienform besondere Vorteile bietet und es erlaubt, die Informationen der genau definierten Industriearbeiterkohorten auszuwerten (5).

Nur auf die letztgenannte Hypothese (d) wird in diesem Bericht näher eingegangen. Über die Testung der Hypothesen a - c wurde schon früher berichtet (6,9).

Studienplan

Die Studie umfaßt 92 Lymphomfälle aus 4 Kohorten, die im Zeitraum von 1964 - 1973 verstorben sind. Für jeden Fall wurden 4 Kontrollen ausgewählt und nach Geburtsjahr, Geschlecht, Rasse, Firmenzugehörigkeit und Jahr der Anstellung "gematched". Die Studie umfaßt also 92 Lymphomfälle und 364 Kontrollen, d.h. insgesamt 456 Personen (nicht für alle Fälle konnten 4 Kontrollen gefunden werden). Zusammen mit 72 Leukämiefällen und deren 286 Kontrollen wurden Expositionsdaten von insgesamt 164 Fällen und 650 Kontrollen analysiert. Die Kontrollen stammen aus denselben Kohorten, aus denen die Fälle hervorgegangen sind. Personen, die an irgendeiner Krebsart oder Anämie gestorben waren, kamen nicht als Kontrollen in Frage.

Tabelle 1 zeigt die Verteilung von Lymphom- und Leukämiefällen gemäß Zelltyp und Firmenzugehörigkeit.

Expositionsdaten

Eine direkte Messung der vielen chemischen Substanzen, gegenüber denen die Arbeiter in der Vergangenheit in ihrer Arbeitsumwelt exponiert waren, war nicht möglich. Deshalb wurden von den Industriehygienikern der OHSG Ersatzmaßsysteme entwickelt. Zunächst wurden Berufsgruppen gebildet, wobei Arbeitsbereiche mit ähnlichen Tätigkeitsmerkmalen zu möglichst homogenen Kategorien zusammengefaßt wurden (OT = Occupational Titles). Die Einordnung der verschiedenen Tätigkeiten in Berufstitelgruppen (OTG = Occupational Title Groups) richtet sich nach der Maschine, die bedient wird und dem Arbeitsprozeß, in den der Arbeiter involviert ist, sowie nach dem Produkt, das er herstellt (6).

Kriterien für kausale Beziehungen

Für epidemiologische Studien existieren Kriterien, die erfüllt sein müssen, bevor eine Beziehung zwischen Expositionen gegenüber bestimmten Substanzen (Chemikalien) und einer Krankheit als kausal akzeptiert werden kann.

Es handelt sich um folgende Kriterien:

1) Stärke der Beziehung zwischen Exposition und Krankheit gemessen durch das Relative Risiko.
2) Zeitfolge: Exposition gegenüber dem als ursächlich angesehenen Agens geht der Entwicklung der Krankheit voraus.

Tabelle 1

Lymphom- und Leukämiefälle in der Reifen- und Gummiindustrie (ICD 200-209), 4 Kohorten 1964-73

Diagnosen	ICD Code	Unter-nehmen A	Unter-nehmen C	Unter-nehmen D	Unter-nehmen B	Summe
Lymphosarkom und Retikulumzellsarkom	(200)	14	15	2	4	35
Morbus Hodgkin	(201)	5	6	0	0	11
Sonstige Neubildungen des lymphatischen Gewebes	(202)	6	11	1	1	19
Multiples Myelom	(203)	7	9	4+)	2	22
Lymphatische Leukämie	(204)	15	14	2	0	31
Myeloische Leukämie	(205)	9	7	2	0	18
Monozytäre Leukämie	(206)	0	7	0	2	9
Sonstige und n.n. bez. Leukämien	(207)	3	9	2	0	14
Polyzythaemia vera	(208)	0	1	0	0	1
Myelofibrose	(209)	1	2	1	0	4
Summe		60	81	14	9	164

+) Eine Person starb 1974 und eine 1975

3) Spezifität der Beziehung. Dies gilt im Falle dieser Studie sowohl für einen spezifischen Lymphomtyp als auch für spezifische OT's und Expositionsgruppen (OTG's).
4) Dosis- Wirkungsbeziehung.
5) Biologisch plausible Latenzzeit.
6) Verschiedene Forschergruppen kommen mit verschiedenen Studienplänen und an verschiedenen Populationen zu ähnlichen Ergebnissen.

In dieser Arbeit wird nur auf die Messung der Latenzzeit für Lymphom- und Leukämiefälle eingegangen.

Latenzzeitmessung

Die Latenzzeit ist ein wichtiges Konzept in der Krankheitsursachenforschung. Bei Infektionskrankheiten wird meist der Begriff Inkubationszeit benutzt. ARMENIAN und LILIENFELD (2) wenden diesen Begriff aber auch auf Krebserkrankungen an.

Latenzzeit bedeutet im Zusammenhang mit Krebserkrankungen, daß gewöhnlich eine beträchtliche Zeitspanne (Jahre, Jahrzehnte) zwischen der Exposition gegenüber ursächlichen Faktoren und den ersten diagnostizierbaren Manifestationen des betreffenden Krebses liegt. Bei epidemiologischen Studien in Industriepopulationen muß man diese Latenzzeiten beachten; dies bedeutet, daß man Arbeiter, die gegenüber möglicherweise karzinogen wirkenden Chemikalien exponiert sind, viele Jahre über ihre Expositionszeit hinaus überwachen muß, um eventuelle Krebserkrankungen bei Ihnen feststellen zu können (17).

Bei Fall-Kontroll-Studien wird man mit dem Problem konfrontiert, daß Expositionen gegenüber möglichen Karzinogenen (Chemikalien) Jahre oder Jahrzehnte vor dem Zeitpunkt der Durchführung der Studie stattfanden. Deshalb kann es sehr schwer sein, spezifische Chemikalien als kausale Noxen eines bestimmten Krebses zu erkennen.

Die Latenzzeit ist gewöhnlich als die Zeitspanne zwischen dem Beginn der Exposition gegenüber einem ursächlichen Agens und der Entdeckung (Diagnose, Screening) eines Tumors definiert (17). Allerdings existieren verschiedene Konzepte und Definitionen der Latenzzeit. Abb. 1. zeigt die verschiedenen Konzepte (17).

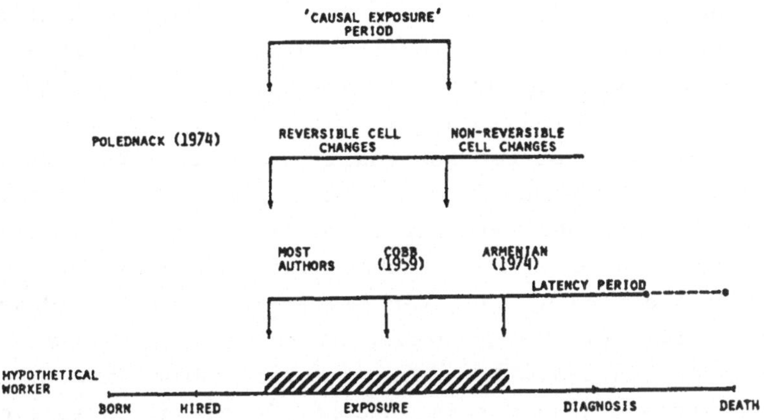

Abb.1: Verschiedene Konzepte der Latenzzeit bei malignen Neoplasmen nach SMITH et al. (17).

Auf der untersten Linie dieser Abbildung ist die Lebensdauer eines Arbeiters von der Geburt bis zum Tod aufgezeichnet. Die Mehrzahl von Forschern würde die Zeitspanne von der Exposition bis zur Diagnose als Latenzzeit definieren. COBB (4) sieht dagegen die Mitte der Expositionszeit als Beginn der Latenzzeitperiode an und ARMENIAN und LILIENFELD betrachten die ersten und letzten Expositionsdaten als relevant für die Berechnung der Latenzzeitperiode (2).
Die verschiedenen Definitionen und Konzepte für die Latenzzeitberechnung richten sich nach dem zugrunde liegenden biologischen Modell. POLEDNAK (6,17) hat ein Modell vorgeschlagen in dem die Latenzzeitperiode eine Zeitspanne umfaßt, in der reversible Zellveränderungen vor sich gehen, und eine zweite Zeitspanne in der nicht- reversible Zellveränderungen stattfinden. Expositionen gegenüber möglicherweise karzinogenen Substanzen während dieser zweiten Zeitspanne müssen deshalb als nicht ursächliche Expositionen registriert werden, weil bei der betreffenden Person nach einer gewissen Zeit ein Krebs diagnostiziert worden wäre, unabhängig davon, ob er/sie während der zweiten Zeitspanne noch weiter exponiert war. Deshalb kann man annehmen, daß die möglicherweise ursächlichen Expositionen nur bis zu einer bestimmten Zeit vor dem Zeitpunkt der letzten Exposition stattfanden.

Die Definition des Zeitpunktes der ersten Exposition als Beginn der Latenzzeitperiode wirft ebenfalls Probleme auf. Zum Beispiel wechseln Arbeiter während ihres durchschnittlich dreißigjährigen Arbeitslebens in der Gummiindustrie sehr oft ihre Tätigkeit und es ist denkbar, daß ein Arbeiter während zwei verschiedener Zeitspannen gegenüber Karzinogenen exponiert war. Wenn während des ersten Expositionszeitraumes nur reversible Zellveränderungen stattfanden und es zu einer vollständigen Rückbildung kam, bevor die zweite Expositionsperiode begann, dann war die erste Expositionsdauer irrelevant in Bezug auf die Induktion (Verursachung) eines Krebses bei dem betreffenden Individuum. Diese Person würde nämlich an dem betreffenden Krebs erkrankt sein, unabhängig davon, ob er/sie während der ersten Zeitspanne exponiert war oder nicht. Bei Arbeitern mit einem solchen Expositionsverhalten wird man die Latenzzeitdauer überschätzen (17).

Ein weiteres Problem ist die Tatsache, daß nicht alle Krebsfälle, die in einer Industriearbeiterpopulation auftreten, durch Karzinogene am Arbeitsplatz bedingt sind; es wird vielmehr auch exponierte Personen geben, deren Krebserkrankungen durch nichtberufliche Faktoren (genetische Faktoren etc.) hervorgerufen wurden. In solchen Fällen sind die Expositionen am Arbeitsplatz für die Verursachung des Tumors irrelevant. Allerdings führen solche Fälle zu Fehlinterpretationen bei der Berechnung der Latenzzeit für eine berufliche Exposition, wenn nämlich die Latenzzeit in der herkömmlichen Weise berechnet wird, indem nur die Expositionszeit für die Fälle betrachtet wird. Auf diese Problematik haben SMITH u.a. besonders hingewiesen (17).
SMITH u.a. (17) haben deshalb ein Verfahren vorgeschlagen, das versucht, die oben genannten Probleme bei der Latenzzeitberechnung in "gematchten" Fall-Kontroll-Studien zu lösen. Bei diesem Verfahren und in der hier vorgestellten Studie geht es darum, die zeitlichen Beziehungen zwischen Expositionen gegenüber vermuteten Karzinogenen und dem Auftreten von Todesfällen an Lymphomen und Leukämien in den 4 Kohorten der Gummiindustrie festzustellen. Das Latenzzeitanalysenprogramm von SMITH u.a. (17) stellt die Zeitspannen (Jahre) der größten Unterschiede zwischen den Arbeitsplatzexpositionen eines Leukämie- oder Lymphomfalles und denen seiner "gematchten" Kontrollen dar, und zwar in Beziehung zum Zeitpunkt des Todes der Fälle. Während jedes Beschäftigungsjahres

war ein Fall oder eine Kontrolle entweder gegenüber Karzinogenen exponiert oder nicht und während jedes Jahres vor dem Tod war ein Anteil der arbeitenden Fälle gegenüber Karzinogenen exponiert. Man kann somit die Odds Ratio(s) berechnen, indem man die arbeitenden Fälle und die arbeitenden Kontrollen in Bezug auf ihre Expositionen am Arbeitsplatz vergleicht (pro Jahr oder pro 5-Jahreszeitraum).

"Jeder Fall, der in dem betreffenden Jahr oder Zeitraum vor dem Tode nicht in der Industrie gearbeitet hat, wird zusammen mit seinen Kontrollen nicht in die Berechnung aufgenommen. Wenn eine Person (Fall) während eines bestimmten Jahres gearbeitet hat, werden seine "gematchten" Kontrollen, die während dieses Jahres nicht gearbeitet haben, ausgeschlossen; wenn alle 4 Kontrollen des betreffenden Falles in dem betreffenden Jahr nicht gearbeitet haben, dann wird der betreffende Fall von der Berechnung für dieses Jahr ausgeschlossen" (17).

Alle Berechnungen sind also auf Personen beschränkt, die im betroffenen Zeitraum aktiv im Arbeitsprozeß standen. Denn wenn die Expositionen von Kontrollen deren entsprechender Fall nicht mehr arbeitet (vielleicht als Konsequenz einer Krankheit), in die Berechnungen aufgenommen würden, dann unterschätzte man das durch die betreffende Exposition bedingte Risiko.

Ergebnisse

Latenzzeitanalysen wurden für alle Lymphom- und Leukämiefälle, und nach Zelltyp und Firmenzugehörigkeit stratifiziert, berechnet. Die Odds Ratios für das Arbeiten in Lösungsmittel OT's (19 oder 35 OT's) sind auf der Ordinate, die Jahre vor dem Tod der Lymphom- und Leukämiefälle auf der Abszisse der folgenden Abbildungen aufgetragen. "Wandernde Durchschnittswerte (3 Jahre)" wurden berechnet, um die Kurven zu glätten.

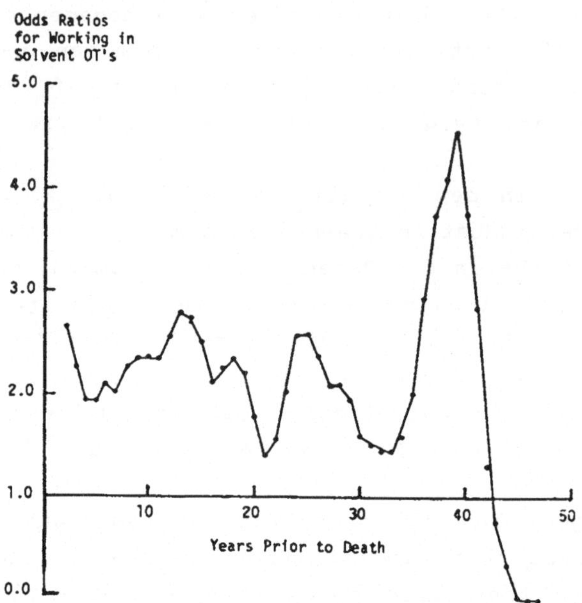

Abb.2: Latenzzeitanalyse für Lymphosarkomfälle (ICD 200) der Unternehmen A, B, C, D (6).

Abb. 2 zeigt die Kurve der Odds Ratio Werte für die 35 Lymphosarkomfälle und ihre "gematchten" Kontrollen. 39 Jahre vor dem Tod der Fälle erreicht die Kurve einen Gipfel. Zwei kleinere Gipfel sind 25 und 13 Jahre vor dem Tod der Fälle sichtbar.

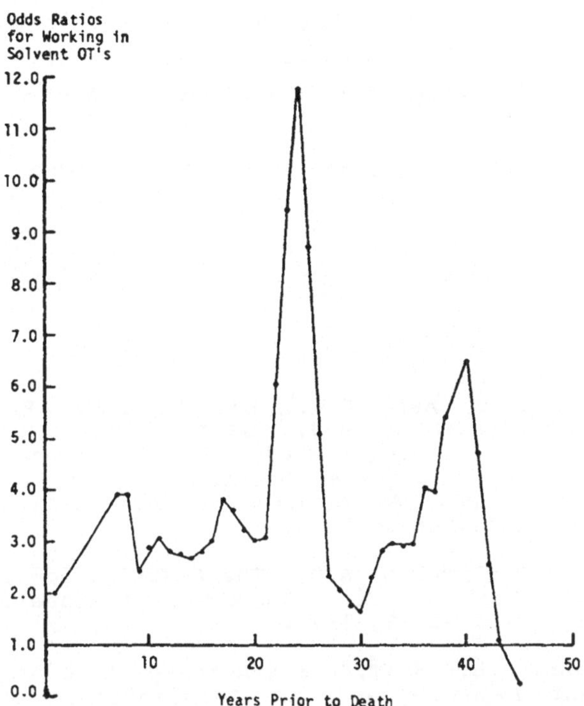

Abb.3: Latenzzeitanalyse für Lymphosarkomfälle (ICD 200) des Unternehmens A (6).

Abb. 3 zeigt die Latenzzeitanalyse für die Lymphosarkomfälle der Firma A. Die größten Unterschiede zwischen den Lösungsmittelexpositionen von Fällen und Kontrollen wurden für die Zeiträume 24 und 40 Jahre vor dem Tod der Fälle gefunden. Aus dieser Kurve kann man eine Latenzzeitperiode von 24 - 40 Jahren für Lymphosarkomfälle ableiten. Ähnliche Kurvenverläufe wurden auch für die lymphatische Leukämie gefunden, nicht jedoch für andere Lymphom- und Leukämiezelltypen.

Das Auffinden von biologisch plausiblen Latenzzeitperioden für bestimmte Krebsarten ist ein wertvoller Hinweis für einen kausalen Zusammenhang zwischen vermuteten Karzinogenen und einer bestimmten Krebsart. Zusammen mit der Berechnung von (hohen) relativen Risiken und dem Nachweis einer Dosis- Wirkungsbeziehung kann das Auffinden einer biologisch plausiblen Latenzzeit sehr wertvoll für die Beweisführung für einen kausalen Zusammenhang sein.

Die Ergebnisse dieser Studie lassen vermuten, daß zwischen den Expositionen gegenüber Benzol und anderen Lösungsmitteln und dem Auftreten von Lymphosarkomen und Fällen von lymphatischer Leukämie ein ursächlicher Zusammenhang besteht. Offenbar liegt eine Latenzzeitperiode von 24 - 40 Jahren für diese Neoplasmen vor (6).

Eine detaillierte Darstellung der Gesamtstudie siehe Literaturstelle 6.

Literatur

(1) ANDJELKOVITCH, D.A., ARP, E.W., EASTER, P.N., ELLIS, L.E., HARREL, T.J., Mc MICHAEL, A.J., SMITH, A.H., TYROLER, H.A, WOLF, P.H.: An Epidemiologic Study of Leukemia among Rubber and Tire Industry Workers. University of North Carolina, Chapel Hill, NC. A Report for the National Cancer Institute, September 1977.

(2) ARMENIAN, H.K., LILIENFELD, A.M.: The Distribution of Incubation Periods of Neoplastic Diseases. Am. J. Epidemiology 99, 92-99, 1974.

(3) ARP, E.W., WOLF, P.H., HUNT, E.: A Retrospective Assessment of Solvent Exposure and the Relationship to Lymphatic Leukemia. Presented at the Southeastern Occupational Health and Safety Conference, Hilton Head, SC, November 9-11. 1978.

(4) COBB, S., MILLER, M., WALD, N.: On the Estimation of the Incubation Periods of Neoplastic Diseases. The Brief Exposure Case, Leukemia. J. Chron. Dis. 9, 385-393, 1959.

(5) COLE, P.: The Evolving Case-Control Study, J. Chron. Dis. 32, 15-27, 1979.

(6) KEIL, U.: Malignant Lymphomas Among Rubber and Tire Industry Workers. Case-Control Analyses within a Cohort Study. Ph.D. Dissertation, UNC Chapel Hill/USA, 1980.

(7) KEIL, U., STRUBA, R.: Epidemiologie in der Arbeitsmedizin. Modell einer Zusammenarbeit in den USA. Ärztliche Praxis, XXXI Jg. Nr. 30, 1399-1401, 14. April 1979.

(8) KEIL, U., ANDJELKOVITCH, D.A., HUNT, E., SYMONS, M., TYROLER, H.A.: Epidemiologic Studies of the Occupational Health Studies Group (OHSG) of the University of North Carolina at Chapel Hill. A "Case-Control Analysis within a Cohort Study" About Malignant Lymphomas Among Rubber and Tire Industry Workers. Lecture Notes in Medical Informatics, 5. Edited by D.A.B. Lindberg and P.L. Reichertz, 166-175, Springer, Berlin 1979

(9) KEIL, U., ANDJELKOVITCH, D.A., HUNT, E., SYMONS, M., TYROLER, H.A.: Malignant Lymphomas Among Rubber and Tire Industry Workers: A "Case-Control Analysis within a Cohort Study" Short Report to the Joint URW-Firestone, General, Goodyear and Uniroyal Occupational Health Committee. Report No.: I.C.-6.OHSG, Chapel Hill, N.C. 27514, October 1979.

(10) LI, F.P., FRAUMENI, J.F., MANTEL, N., MILLER, R.W.: Cancer Mortality Among Chemists. J. Nat. Cancer Inst. 43, 1150-1154, 1969.

(11) McMICHAEL, A.J., SPIRTAS, R., KUPPER, L.L.: An Epidemiologic Study of Mortality within a Cohort of Rubber Workers, 1964-1972, J. Occup. Med. 16 (7), 458-464, July 1974.

(12) MILHAM, S.: Mortality in Aluminum Redution Plant Workers. J. Occup. Med. 21 (7): 475-480, July 1979.

(13) McMICHAEL, A.J.: Standardized Mortality Ratios and the "Healthy Worker Effect": Scratching Beneath the Surface. J. Occup. Med. 18 (3), 165-168, March 1976.

(14) McMICHAEL, A.J., ANDJELKOVITCH, D.A., TYROLER, H.A.: Cancer Mortality Among Rubber Workers: An Epidemiologic Study. Ann NY Acad. Sci. 271, 125-137, May 1976.

(15) OLIN, G.R.: The Hazards of a Chemical Laboratory Environment - A Study of the Mortality in Two Cohorts of Swedish Chemists. Amer. Ind. Hyg. Assoc. J. 39, 557-562, July 1978.

(16) ROBBINS, S.L., ANGELL, M.: Basic Pathology, 2nd Edition. WB Saunders, Philadelphia, 1976.

(17) SMITH, A.H., CHECKOWAY, H., GOLDSMITH, D.F., WOLF P.H., TYROLER, H.A.: An Analytic Procedure for Investigation of Cancer Latency in Matched Case-Control Studies, Illustrated with Occupational Data. Presentation at the SER Meeting, Iowa City, June 14-16, 1978.

VERLAUFSUNTERSUCHUNGEN BEI
ORALEN LEUKOPLAKIEN UND CARCINOMEN

W.J.Irler*
E. Schirner**
A. Schönberger**

* Institut für Medizinische Statistik und Dokumentation der Universität Erlangen-Nürnberg (Vorstand: Prof.Dr.med.L.Horbach)

** Dermatologische Universitätsklinik Erlangen (Direktor: Prof.Dr.med.O.P.Hornstein)

Seit Januar 1976 läuft an der Dermatologischen Klinik der Universität Erlangen im Rahmen einer prospektiven Langzeitstudie eine Untersuchung, die weitere Erkenntnise über Klinik, Ätiologie und Prognose oraler Leukoplakien und Mundschleimhautcarcinome erarbeiten will.*)

Die WHO-Definition der Leukoplakie lautet:

Leukoplakie = weißer, nicht abwischbarer Schleimhautbezirk, keiner definierten Grundkrankheit zuzuordnen.

Unserer Arbeit liegt eine als Ergänzung dieser Definition gedachte Klassifikation zugrunde, die Leukoplakien als Schleimhautmanifestationen meist dermaler Erkrankungen mit einbezieht.

Die über 50 möglichen Einzeldiagnosen einer Leukoplakie lassen sich in 4 Diagnosegruppen einordnen:

1. Benigne noxigene Leukoplakien:

Noxigen heißt: verschiedene unspezifische exogene Reize führen zu einer spezifischen Reaktion des Plattenepithels, zur Leukoplakie.

---

*) gefördert von der Deutschen Forschungsgemeinschaft im Sonderforschungsbereich 118

2. Benigne nosogene Leukoplakien:

Nosogen heißt hier: Leukoplakie als Schleimhautmanifestation einer definierten, meist dermalen Erkrankung; die häufigste ist hierbei der Lichen ruber.

- Sowohl noxigene wie nosogene benigne Leukoplakien können sich bei hinreichend langem und intensivem Einwirken der Noxen bzw. der Nosos zur präcancerösen Leukoplakie entwickeln, sind also als fakultative Präcancerose zu werten.-

3. Präcanceröse Leukoplakien

Wir sprechen grundsätzlich erst dann von einer präcancerösen Leukoplakie, wenn histologisch Zellatypien nachgewiesen sind. Je nach Schweregrad und Ausbreitung der Dysplasien unterscheiden wir 3 Dysplasiegrade.

4. Mundschleimhaut-Carcinome

Nur die Patienten mit Carcinomen innerhalb der Mundhöhle fallen in diese Gruppe; die recht häufigen Lippencarcinome werden aufgrund ihrer andersgearteten Ätiologie nicht berücksichtigt.

Jeder der 400 erfaßten Leukoplakiefälle wird in eine der 4 Diagnosegruppen eingeordnet.

Im folgenden werden den weiteren Verlauf einer Leukoplakie beschreibende prognostische Kriterien aufgrund beobachteter Variablen erarbeitet, unter Einsatz multivariater Auswertungen. Umfassende methodische Vorarbeiten am Institut für Med. Statistik (5 , 6 , 7) ermöglichten es, das von COX (1) vorgeschlagene Modell auch in unserem Fall erfolgreich anzuwenden.

Nähere Ausführungen zur mathematischen Theorie, sowie Modifikationen der Modelle finden sich z.B. bei COX (1,2), KALBFLEISCH u. PRENTICE (9), GUNSELMANN (4), u.a.

Es sei nur angeführt, daß für eine definierte Menge von Einzelfällen mit Variablenvektor

$$\underline{x}_{(i)} = (x_{1i}, \ldots, x_{ni})^T$$

von n Variablen (Kovariaten) durch die Maximum-Liklihood- Methode der Parametervektor

$$\underline{\beta} = (\beta_1, \ldots \beta_n)^T$$

und eine Zeitfunktion λ (t) geschätzt werden, die für die betrachteten Fälle bei Erfüllung der Modellannahmen den Einfluß der Kovariaten auf die Harzardfunktion optimal darstellen.

zeitigen - Ausscheiden aus der Gesamtstudie gelten als "lost cases", bis zum Stichtag der Auswertung (31.12.79) ohne Verschlechterung gebliebene als "withdrawals".

- Zu erwähnen wäre noch, daß bei allen Patienten die Therapie durchgeführt wird, die nach klinischen Gesichtspunkten als individuell adäquat erachtet wird.

Aufgrund des empirisch fundierten Modells sollen für künftige Fälle zum Zeitpunkt der Erstdiagnose die Wahrscheinlichkeiten für das Auftreten der eben festgelegten Verschlechterungen im Zeitverlauf geschätzt werden. Diese Prognosen können klinisch verwertet werden, Effekt auf die Therapie haben oder Verhaltensempfehlungen für den Patienten begründen.

Bedeutung	Kurzbezeichnung	Codierung	
		Ø	1
Geschlecht des Patienten	SEX	♀	♂
Alter "	ALTER	normiert	
Rauchanamnese	RAUCHEN	nicht-R.	Raucher
Alkoholanamnese	ALKOHOL	wenig	Menge $\geq$ 40 g / d
Laborwerte: Erythrozytenzahl	ERYS	i. Normb.	erniedrigt
Hämoglobin	HB	i. Normb.	erniedrigt
Serumeiweiß	EW	i. Normb.	erniedrigt
γ - GT	GGT	i. Normb.	erhöht
Diabetes mellitus	DIABETES	—	latent / manif.
Candida-Pilzbefall	CANDIDA	—	nachgewiesen
Lage der L. im Mund	LAGE	oben, Seite	abhängige Part.

Bild 1) Bedeutung und Codierung der Prognosevariablen.

Bei der Auswahl der für die Prognose zu verwertenden Variablen (Bild 1) haben wir solche in Betracht gezogen, bei denen sich in der univariaten Auswertung statistische Zusammenhänge mit der Ausprägung einer Leukoplakie ergeben haben, wobei sowohl ätiologisch als auch sekundär mitspielende Werte Aufnahme fanden.

Die Zusammenhangstruktur dieser Variablen muß jedoch, was pathophyiologische Aussagen dazu betrifft, in einem anderen Rahmen gesondert untersucht werden.

Bis auf das Alter wurden alle Variablen dichotomisiert, was zwar nicht vom Modell gefordert wird, sich aber zur Abgrenzung der Definitionen anbot.

Erste Auswertungen ergaben, daß in keiner der 4 Diagnosegruppen eine Variable allein eine Trennung zwischen ungünstigen und günstigen Ausgängen erlaubt.

So bietet dann eine Prognose nach dem COX' schen Modell eine Möglichkeit, in einer multivariaten Analyse risikoreichere Patientengruppen abzugrenzen.

Wir betrachten die individuelle Harzardfunktion, wie sie KAY (11)als nichtparametrisches Modell in einer übersichtlichen Zusammenschau beschrieben hat:

$$\lambda \ (t,\underline{x}) = e^{-\underline{\beta}^T \underline{x}} \lambda_0 \ (t)$$

mit λ_0 (t) als Treppenfunktion.

Setzt man das Zeitintegral über die Intensitätsfunktion λ negativ in die Exponentialfunktion, so erhält man- falls Sterben als Zielkriterium festgelegt wurde - Schätzungen von Überlebensraten im Zeitverlauf. Sie entsprechen der deskriptiven Darstellung nach KAPLAN-MEIER (10)

Das Ziel einer derartigen Auswertung ist nun, nach den notwendigen Prüfungen auf Adäquatheit des Modells, Prognosen für den Verlauf künftiger, gleichartiger Fälle zu liefern.
Pro Patient werden bei der Ersterfassung vom Arzt bzw. von der Dokumentationsassistentin 360 Einzeldaten abgefragt. Diese anamnestischen, labormedizinischen und klinischen Daten sind computergerecht festgehalten.

Je nach der Bewertung des Schleimhautbefundes und Art der gewählten Therapie werden die Patienten in 6- wöchigen bis 1- jährigen Abständen zur Kontrolluntersuchung wiedereinbestellt, wobei jedesmal die erhobenen Daten abgespeichert werden.

Bei einzelnen Patienten liegen die Daten von bis zu 20 Nachuntersuchungen vor.

Als Zielkriterium in der Zeit, dessen Auftreten prognostiziert werden soll, wird in unserer Studie anhand der Nachuntersuchungsergebnisse eine "Verschlechterung" der Erstdiagnose definiert.
Dabei gehen sowohl klinische wie histologische Veränderungen mit ein.

Zwei Kriterien legen eine Verschlechterung fest:

1. Veränderung der Dignität in Richtung Malignität (histologisch)

2. Zahl der Lokalisationen der Leukoplakien um mindestens 2 vergrößert.

- Bei der klinischen Diagnose werden bis zu 20 verschiedene Lokalisationen von Leukoplakien vermerkt. Einer Vergrößerung einer Leukoplakie um mehr als 2 Lokalisationen entspricht eine Ausdehnung des Befalls.-

Als Beobachtungszeitraum gilt die Zeit zwischen Erstdiagnose und Diagnose einer eben beschriebenen Verschlechterung. Temporäre Abheilung werden wie stationäre Stadien behandelt. Patienten mit gleichbleibender Diagnose bis zum evtl. vor-

Maximum Liklihood Analyse

Bild 2) Parameterverktoren (B) in den angegebenen Diagnosegruppen

	Noxigene	Nosogene	Präcanc.	Carcinome
SEX	-. 51	. 46	. 07	- 7. 64
ALTER	-. 61	-. 21	-. 99	-. 37
RAUCHEN	1. 07	-. 88	-. 97	- 3. 37
ALKOHOL	-. 78	-. 48	. 14	. 15
ERYS	-. 01	. 74	. 32	3. 65
HB	1. 16	. 23	3. 89	- 6. 57
GGT	. 71	-. 33	1. 61	1. 24
EW	-11. 11	. 27	. 38	-22. 05
DIABETES	-. 67	. 13	. 33	2. 69
CANDIDA	. 41	. 27	1. 64	2. 85
LAGE	1. 87	-. 05	-1. 97	-3. 62

Wir haben, der besseren Obersichtlichkeit halber, mit allen 11 Variablen in jeder der 4 Diagnosegruppen die Parameter des COX - Modells geschätzt. (Bild 2). Die damit erhaltenen Schätzungen der Verlaufscharakteristik in den einzelnen Untergruppen entsprechen den bekannten Oberlebenskurven, etwa nach der Aktuars-Methode (3).

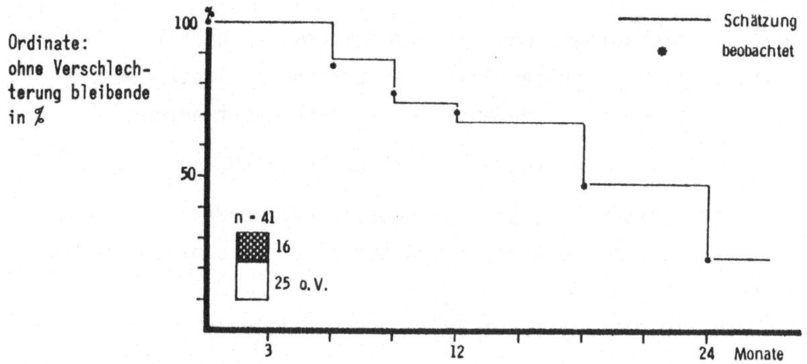

Bild 3) Verlaufscharakteristik;
"Präcanceröse Leukoplakien"
(der Anteil auftretender Verschlechterungen im gesamten Zeitraum ist schraffiert gekennzeichnet)

Diese Raten des Nichteintretens einer Verschlechterung stimmen für jede Gruppe in dem besonders interessierenden Bereich bis etwa 20 Monaten recht gut mit unserer Schätzung überein (Bild 3).

Wir bemerken - trotz gleicher Verschlechterungsdefinition bei noxigenen und nosogenen Leukoplakien - ein früheres Auftreten der Progredienz bei der nosogenen Gruppe, erkennbar an dem schnelleren Abfall der Kurve (Bild 4 u.5)

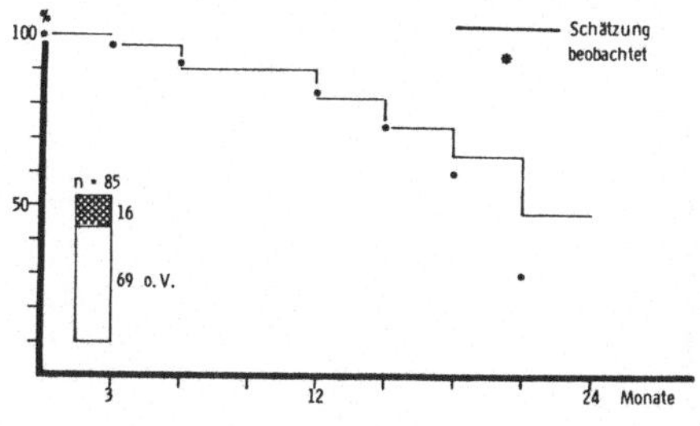

Bild 4) Verlaufscharakteristik

"Noxigene Leukoplakien"

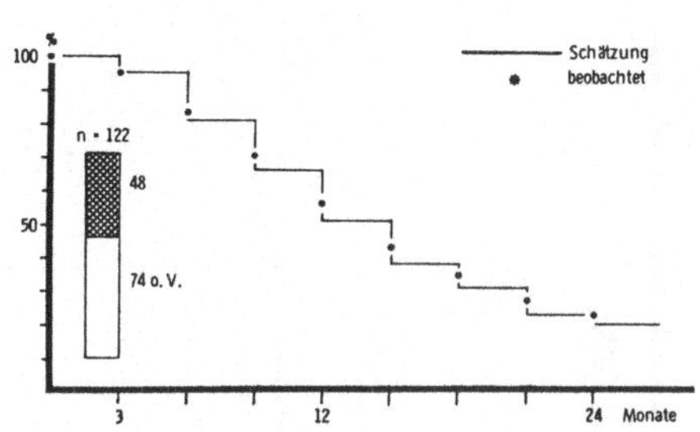

Bild 5) Verlaufscharakteristik

"Nosogene Leukoplakien"

(ohne Verschlechterung bleibende in %)

Bei den Carcinomen wird die Aussagekraft durch die geringe Anzahl der Fälle (n= 16) beeinträchtigt.

Das unserer Auswertung zur Verfügung stehende Computer- Programm (8) liefert für jeden Patienten das Skalarprodukt $\underline{\beta}^T \cdot \underline{x}$ aus Parametervektor $\underline{\beta}$ und den Variablenausprägungen $\underline{x}$, welches individuell das Ausmaß des Risikos zum Auftreten einer Verschlechterung der Erstdiagnose repräsentiert.

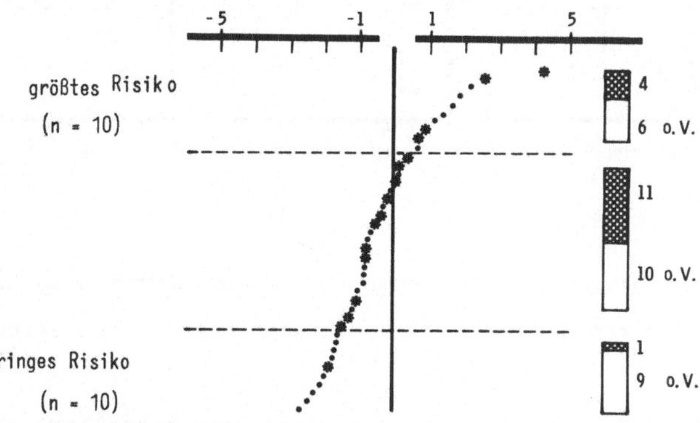

Bild 6) Risikowerte ($\underline{\beta}^T \underline{x}$) der einzelnen Fälle "präcanceröse Leukoplakien" (Fälle mit aufgetretener Verschlechterung mit * gekennzeichnet)

Die Anordnung dieser Einzelrisiken (Bild 6) erlaubt nun, in jeder Diagnosegruppe Fälle mit hohem Risiko gegen solche mit niedrigerem abzugrenzen.

Die angeordneten Fälle wurden in drei Gruppen geteilt, um die geschätzte Prognose mit den risikoreichen Fällen, sowie mit risikoärmeren zu überprüfen.

Die erhaltenen Verschlechterungsraten stimmen jeweils gut mit den Vergleichswerten nach CUTLER-EDERER (3) überein; außerdem läßt die Form der einzelnen Kurven und die Anzahl der dabei eingehenden ungünstigen, bzw. günstigen Fälle erkennen, daß schon mit dem ersten Ansatz des COX-schen Modells eine Abgrenzung risikoreicherer Fälle gelungen ist (Bild 7 u.8).

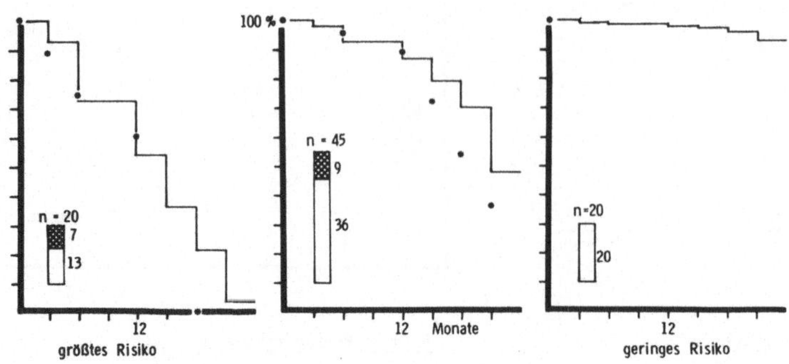

Bild 7) Schätzung der Verläufe in den Risikogruppen. (ohne Verschl.bleibende in %)"Noxigene Leukoplakien"

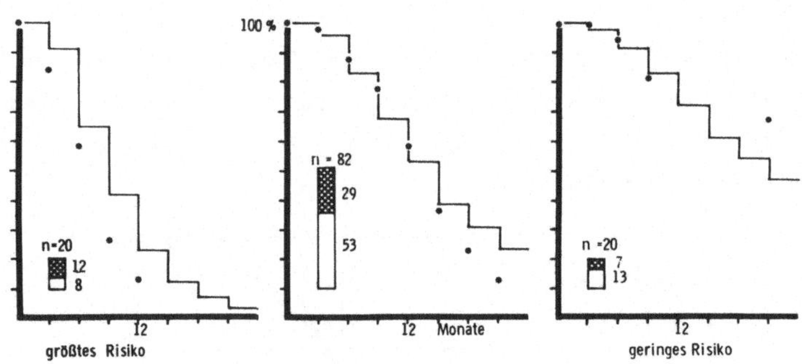

Bild 8) Schätzung der Verläufe in den Risikogruppen. (ohne Verschl.bleibende in %)"Nosogene Leukoplakien"

Die geringen Risiken heben sich bei den noxigenen Leukoplakien besonders deutlich ab.

In der nosogenen Gruppe ist allgemein wieder der schnellere Abfall, sowie eine weniger gute Trennung erkenntlich; schließlich sind hier im medizinischen Sinne die verwendeten Variablen weniger plausibel.

Trotz der geringen Fallzahl trennt unsere Prognose bei den Präcancerosen und den Carcinomen noch kritische Fälle ab.

In weiteren Auswertungen haben wir vor, die Modelle von COX - wie verschiedentlich beschrieben (9) - auf zeitabhängige Variablen auszudehnen und dann evtl. eine Voraussage über die verschiedenen Risiken einer Verschlechterung der Erstdiagnose zu erhalten, die eine spätere Änderung in Konsumgiftgewohnheiten berücksichtigt.
Bisher ist die Zahl der Patienten, die etwa ihr Rauchverhalten durch eine Leukoplakiediagnose eingeschränkt haben, für eine entsprechende Analyse noch zu gering.

Literatur

(1) COX, D.R. — Regression models and Life-tables.- J.R.Statist.Soc. B 34 (1972) 187-220

(2) COX, D.R. — Partial Liklihood.-Biometrika 62 (1975) 269-276

(3) CUTLER, S.J., EDERER, F. — Maximum utilization of the Life table method in analyzing survival. J.Chron.Dis. 8 (1958) 699-712

(4) GUNSELMANN, W. — Multivariate Prognosemodelle in der Medizin.- Habil.-Schrift Erlangen (1979)

(5) HORBACH, L., GUNSELMANN, W., SCHICKETANZ, K.U., SCHMIDT, W. — Verlaufsindizes bei Herzinfarkten. Ber.19.Jahrestag. der Dtsch.Ges.f. Med.Dok.u.Statist.,Mainz 1974 Hrsg.: Koller, S., Berger, J.; Schattauer, Stuttgart (1976)

(6) HORBACH, L. JUST, H., — Klinisch-therapeutische Studie: Trasylol bei Herzinfarkt. Intensivmedizin 16, 338-360 (1979)

(7) HORBACH, L., GUNSELMANN, W. — Ein statistischer Ansatz für eine therapeutische Gütekontrolle.- Fortschritte der Medizin 14 (1980) 503-507

(8) IRLER, W.J. — Entwicklung und Anwendung eines Computerprogramms für eine Verlaufsprognose nach COX Diss. Erlangen (1981)

(9) KALBFLEISCH, J.D. and PRENTICE, R.L. — Marginal Liklohood based on COX's regression and life model- Biometrika 60 (1973) 267-278

(10) KAPLAN, E.L. and MEIER, P. — Non parametric estimation from incomplete observations.- J.Amer.Statist.Ass. 53 (1958) 457-481

(11) KAY, R. — Proportional hazard regression models and the analysis of censord survival data.- J.R.Statist.Soc. C 26 (1977) 227-237

VERTEILUNGSFREIE TESTSTATISTIKEN BEI ZENSORIERTEN DATEN - NEUE ENTWICKLUNGEN

M. SCHEMPER
I. Chirurgische Universitätsklinik Wien
Arbeitsgruppe Biometrie und Dokumentation

1) Einleitung

Die zu untersuchenden Variablen (Überlebenszeiten nach Krebstherapie, rezidivfreie Intervalle, verschlußfreie Zeiten nach Gefäßoperationen u. a.) seien "zensoriert", d. h., nicht bei allen Probanden exakt erhebbar, weil u. U. zum Zeitpunkt der Auswertung das abschließende Ereignis "Tod", "Rezidiv", "Gefäßverschluß", u. a., noch nicht stattgefunden hat oder sogar nicht mehr stattfinden wird (Unfalltod, völlige Heilung). Um dennoch bei der Erforschung von prognostisch relevanten Faktoren oder von Therapieeffekten in dieser Situation zu Schlüssen zu gelangen, wurden seit den 60er-Jahren verteilungsfreie Tests entwickelt (BRESLOW 1970, GEHAN 1965, MANTEL 1966, TARONE & WARE 1977). Die Praxis in der klin. Biometrie zeigt Vorteile dieser Tests gegenüber parametrischen Vergleichen (z. B. Exponential- oder Weibull-Verteilungen). Obwohl die vorgestellten Verfahren für beliebige Anwendungen der Lebensdauerprüfung geeignet sind, wird im folgenden die Terminologie der Sterbestatistiken verwendet. Ausgangspunkt zu den folgenden, für die Praxis interessanten Erweiterungen zu dieser Familie von Tests, sei eine kurze Schilderung der gemeinsamen mathematischen Struktur: Gegeben sind r Gruppen mit insgesamt n Probanden, Todesfälle gibt es zu k verschiedenen Zeitpunkten t_i. Für jeden Zeitpunkt t_i gilt folgende Tabelle:

	Gruppe 1	..	Gruppe j	..	Gruppe r	Total
Anzahl der Sterbefälle	M_{1i}	..	M_{ji}	..	M_{ri}	M_i
Anzahl der knapp vor t_i dem Sterberisiko ausgesetzten Probanden	N_{1i}	..	N_{ji}	..	N_{ri}	N_i

Eine Teststatistik läßt sich daraus wie folgt entwickeln:

$$d_j = \sum_{i=1}^{k} (M_{ji} - M_i \cdot \frac{N_{ji}}{N_i}) = \sum_{i=1}^{k} (OBS_{ji} - EXP_{ji}) \qquad i = 1, 2, .., k \quad j, j' = 1,2, .., r$$

$$v_{jj'} = \sum_{i=1}^{k} \alpha_i \frac{N_{ji}}{N_i} \left(\delta_{jj'} - \frac{N_{j'i}}{N_i}\right) = \sum_{i=1}^{k} RG_{jj'} \qquad \alpha_i = M_i(N_i - M_i)/(N_i - 1) \qquad \delta_{jj'} = \begin{matrix} 1 \\ 0 \end{matrix} \text{ wenn } \begin{matrix} j=j' \\ j \neq j' \end{matrix}$$

Wegen der Abhängigkeiten über die Erwartungswerte in den Zeilen bzw. Spalten der Kovarianzmatrix werden nur der Vektor D mit r-1 Komponenten bzw. die Matrix V mit Rang r-1 berechnet. Nach MANTEL gilt:

$$D'V^{-1}D \simeq \chi^2_{r-1}$$

TARONE & WARE zeigten, daß in dieser Form auch die bereits von GEHAN entwickelte und von BRESLOW erweiterte sogenannte "modifizierte Wilcoxonstatistik" darstellbar ist:

$$d_j^G = \sum_{i=1}^{K} N_i \,(OBS_{ji} - EXP_{ji}); \quad v_{jj'}^G = \sum_{i=1}^{K} N_i^2 \, RG_{jj'}$$

Schließlich erweiterten die erwähnten Autoren die Teststatistik auf allgemeine Gewichte über dem Zeitablauf

$$d_j^T = \sum_{i=1}^{K} g(N_i/N)(OBS_{ji} - EXP_{ji}); \quad v_{jj'}^T = \sum_{i=1}^{K} g^2(N_i/N) RG_{jj'}$$

Unter gewissen Regularitätsbedingungen behält die χ^2-Statistik ($D^{T'} V^{T^{-1}} D^T \simeq \chi^2_{r-1}$) ihre Gültigkeit.

Im folgenden Kapitel wird ein Verfahren zur Bestimmung solcher Gewichte über dem Zeitablauf beschrieben, die für gegebene Alternativhypothesen **zu möglichst trennscharfen Tests führen sollen. Das 3. Kapitel behandelt die Bestimmung von Fehlern 2. Art für die erwähnte Testfamilie.**

2) Ein verteilungsfreier Test bei zensorierten Daten mit maximaler Teststärke für vorgegebene Alternativen

Als Alternativhypothesen werden r Absterbekurven ermittelt. Da die genauen Alternativkurven (z. B. Weibull-Verteilungen) selten dem Substanzwissenschafter bekannt sind, müssen diese nur als Schätzungen von Tabellenfunktionen ermittelt werden (d. h. z. B. vermutete Absterberaten zu mehreren, gegebenen Zeitpunkten). Durch schrittweise Iteration wird über einen Algorithmus nun jene Gewichtsfunktion über dem Zeitablauf ermittelt, die bei vorgegebenen Alternativen und dem gegebenen Zensorierungsschema, den χ^2-Wert maximiert. D. h. $d_j^o = \sum_{i=1}^{K} f(s,b,a)(OB_{ji} - EXP_{ji})$; $v_{jj'}^o = \sum_{i=1}^{K} f^2(s,b,a) \cdot RG_{jj'}$, wobei: s-Stichprobenumfänge der Gruppen, b-Beobachtungsdauerverteilung, a-Alternativhypothesen

Der Berechnungsablauf:

1. Generierung einer typischen Stichprobe:

Die Absterbe(tabellen-)funktion in der j-ten Gruppe sei $f_j(t)$; dann gelte für die Überlebenszeit t_{lj} des l-ten Probanden (l=1,..100) der j-ten Gruppe: $t_{lj}=f_j^{-1}(l/n_j-1/2n_j)$ n_j... Gruppengröße

Für jeden Probanden wird weiters seine theoretische Beobachtungsdauer b_{lj} aus der Beobachtungsdauerverteilung - im Regelfall eine Gleichverteilung zwischen kürzester und längster Beobachtung - gezogen.

Wenn $t_{lj} > b_{lj}$ entsteht eine zensorierte Lebensdauer b_{lj}, sonst ein Todesfall mit entsprechender Lebensdauer t_{lj}.

2. Berechnung des Tests nach MANTEL für die generierte Stichprobe (d.h. mit konstanter Gewichtung)

3. Berechnung des optimalen Gewichtungsvektors mit Iterationen

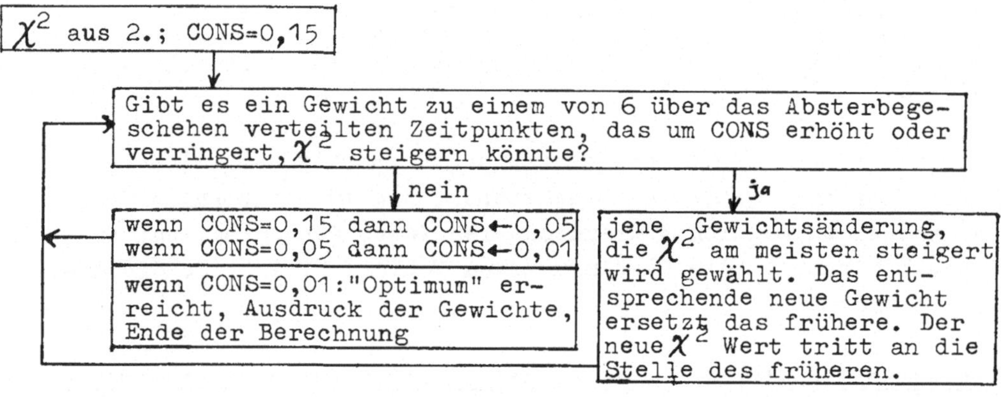

Das zufällige Ziehen der Beobachtungsdauer der Probanden bringt Variabilität in die "typische Stichprobe", die zur Ermittlung der optimalen Gewichte verwendet wird. Allerdings - wie sich beim Ziehen von mehreren Stichproben und Ermittlung der jeweiligen, optimalen Gewichte gezeigt hat - liegen die Unterschiede bei diesen Gewichten meist unter 0,01, wenn die Zensorierung unter 30 % liegt; **sogar bei 70 - 80 % Zensorierung beträgt die Schwankung wenige Prozent. Nur bei starker Zensorierung (vielleicht ab 60 %) und/oder kleinen Gruppen ist es daher nötig, noch 1 oder 2 weitere Stichproben zu ziehen, um dann die Mittelwerte dieser "optimalen" Gewichte für folgende Auswertungen heranziehen.**

Die Effizienz des Verfahrens sei an 3 Beispielen mit jeweils 2 Gruppen zu je 30 Probanden gezeigt. Die mögliche Beobachtungsdauer ist gleichverteilt zw. der 140. und 150. Zeiteinheit.

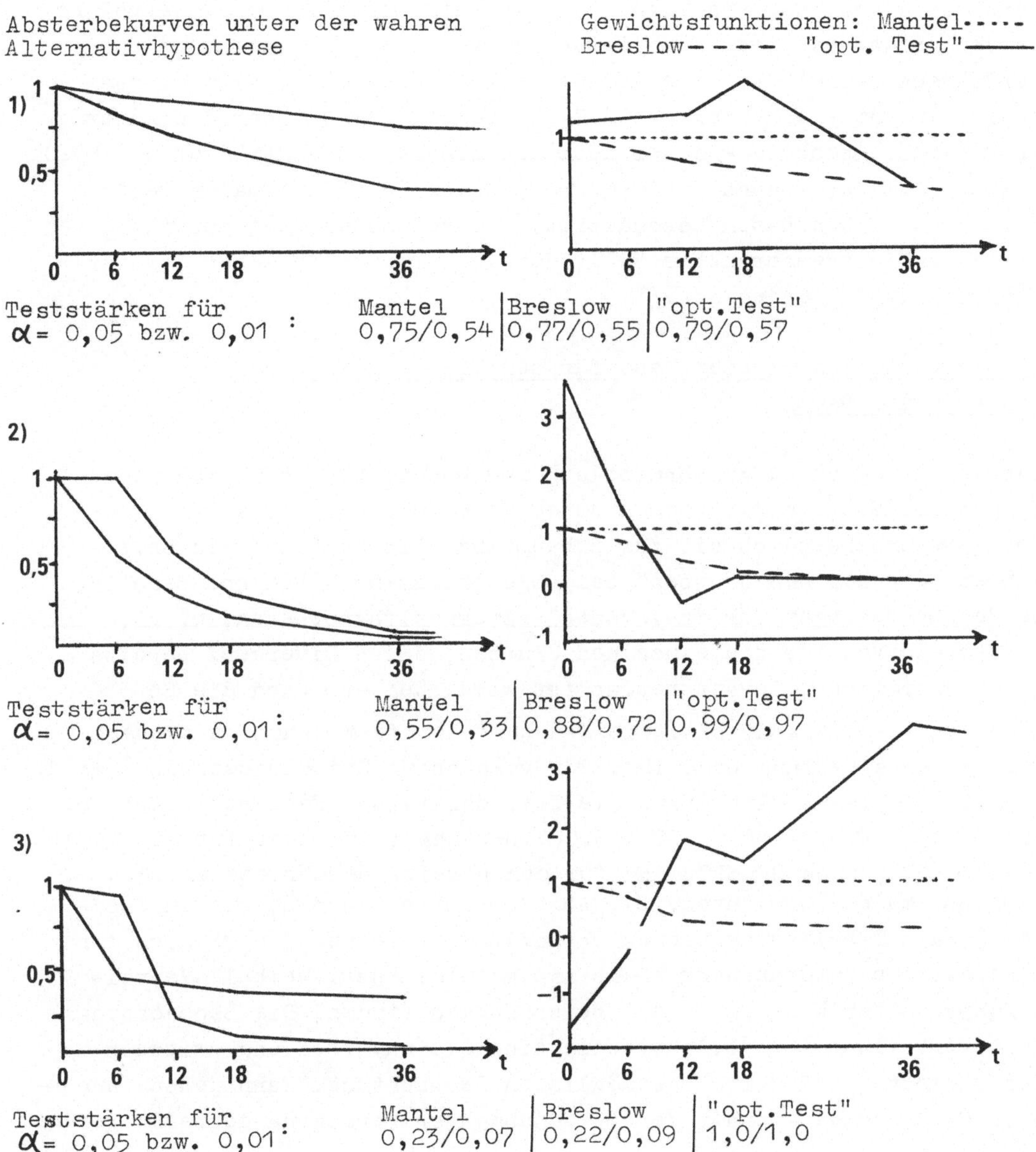

Bei Gültigkeit der Nullhypothese entspricht die Power dieser Tests völlig den vorgegebenen Fehlern 1. Art - wie anhand des in Kapitel 3 vorzustellenden Verfahrens überprüft werden kann. Nachteile des Verfahrens: Wie bei allen anderen Tests, die für spezielle Alternativhypothesen besonders trennscharf sein sollen, geht die Teststärke stark zurück, wenn die alternativen Absterbekurven ganz anders liegen, als erwartet. Die aus dem Blickpunkt der Praxis gerechtfertigte Verwendung von Tabellenfunktionen mit linearer Interpolierbarkeit statt stetiger Funktionen schwächt die "Optimalität" des Verfahrens leicht ab. Eine genauere Beschreibung des Algorithmus sowie ein entsprechendes FORTRAN IV Programm sind über den Autor erhältlich. Abschließend sei noch die Arbeit von JOHNSON et al. (1972) erwähnt, die sich auch mit dem Problem von lokal-optimalen Tests bei zensorierten Daten beschäftigt, theoretischer, und nur für einen derart eingeschränkten Fall, der in der medizinischen Statistik wohl selten zu finden ist.

3) Ein verteilungsfreier Test für den Fehler 2. Art bei zensorierten Daten

Das Verfahren dient zur Ermittlung von benötigten Stichprobenumfängen bei Studien mit zensorierten Daten oder zur Berechnung der Irrtumswahrscheinlichkeit zur Behauptung, "es besteht kein Unterschied zwischen den Gruppen" bei abgeschlossenen Studien. Benötigt werden Schätzungen für "relevante" Alternativhypothesen, d. h., Absterbekurven für die einzelnen Gruppen, deren Divergenz bereits als medizinisch relevant betrachtet wird. Weiters wird die Schätzung der zukünftigen, bzw. die Kenntnis der feststehenden Beobachtungsdauerverteilung benötigt. Für vorgebbare Stichprobengrößen wird dann der Fehler 2. Art (bzw. die Teststärke) bei Fehlern 1. Art von 0,1; 0,05; 0,025; 0,01; 0,005; 0,001 berechnet, und zwar für die Tests nach MANTEL, nach BRESLOW und für den bereits beschriebenen Test mit "optimalen" Gewichten. Die Absterbekurven werden, wie in Kapitel 2, als Tabellenfunktionen spezifiziert, können jedoch auch für theoretische Untersuchungen als Exponential- bzw. Weibull-Verteilungsparameter Eingang in die Berechnungen finden. Die Beobachtungsdauerverteilung ist üblicherweise eine Gleichverteilung zwischen der kürzest- und der längstmöglichen Beobachtung, kann jedoch auch – nach Studienende – exakt der Berechnung zur Verfügung gestellt werden.

Zum Verfahren:

Unter der Alternativhypothese werden N Stichproben mit den gegebenen Versuchsbedingungen gezogen. Jede Stichprobe wird, wie folgt, gebildet:

Die Absterbefunktion in der j-ten Gruppe sei $f_j(t)$; dann gelte für die Überlebenszeit t_{lj} des l-ten Probanden der j-ten Gruppe:

$$t_{lj}=f_j^{-1}(Z) \quad Z.. \text{ Zufallszahl aus } [0,1]$$

Für jeden Probanden wird weiters seine theoretische Beobachtungsdauer b_{lj} aus der Beobachtungsdauerverteilung gezogen.
Wenn $t_{lj} > b_{lj}$ entsteht eine zensorierte Lebensdauer b_{lj}, sonst ein Todesfall mit entsprechender Lebensdauer t_{lj}.
Anschließend an jede Stichprobe werden die Tests nach MANTEL, nach BRESLOW und bei Bedarf der Test mit den "optimalen" Gewichten gerechnet, und der Prozentsatz der signifikanten Resultate für die verschiedenen Fehler 1. Art ermittelt. Da es sich um ein Simulationsverfahren handelt, sind die Teststärkeergebnisse nicht exakt gültig. Für N=1000 Stichproben gelten z. B. folgende 95 % - Konfidenzintervalle für die wahre Teststärke p:

$$[0,68 - 0,73] \;,\; [0,88 - 0,92] \;,\; [0,94 - 0,96] \;,\; [0,98 - 0,995]$$

In Anbetracht der Tatsache, daß die relevanten, bzw. erwarteten Alternativabsterbekurven nicht völlig sicher formulierbar sind, spielt die relativ kleine und durch größere Stichprobenzahlen weiter reduzierbare Ungenauigkeit keine Rolle.

Die Realisierung dieses einfachen Konzepts erfolgt in einem FORTRAN IV - Programm, das samt einer noch detailierteren Darstellung über den Autor erhältlich ist.
Unter wesentlichen Einschränkungen bezüglich Alternativhypothesen und Teststatistiken behandeln auch BERNSTEIN & LAGAKOS (1978) und BENNETT& ALLSHOUSE (1977) Fragen der Teststärke.

Zusammenfassung

Nach einer kurzen Darstellung einer Familie verteilungsfreier Tests für zensorierte Daten werden 2 zu dieser Testfamilie gehörende Verfahren beschrieben: Das 1. liefert trennschärfste Tests für gegebene Versuchssituationen bei Gültigkeit vermuteter Absterbekurven in der Alternativhypothese. Das 2. bestimmt den Fehler 2. Art bzw. die Teststärke bei gegebener Versuchssituation für vorgebbare, erwartete oder "relevante" Unterschiede im Sterbeverhalten bei r Gruppen.

Literatur

Bennett B. M. and Allshouse, M. P. (1977). On an approximation to the power function of the Mantel-Haenszel test for relative risk. J. Statist. Comput. Simul. 5, 91 - 97

Bernstein D. and Lagakos S. W. (1978) Sample Size and Power Determination for Stratified Clinical Trials. J. Statist. Comput. Simul. 8, 65 – 73

Breslow, N. E. (1970). A generalized Kruskal-Wallis test for comparing K sample's subject to unequal patterns of censorship. Biometrika 57, 579-594.

Gehan, E. A. (1965). A generalized Wilcoxon test for comparing arbitrarily singly censored samples. Biometrika 52, 203 - 223

Johnson, R. A., and Mehrota, K. G. (1972). Locally most powerful rank tests for the two-sample problem with censored data. Ann. Math. Statist. 43, 823 - 831

Mantel, N. (1966). Evaluation of survival data and two new rank order statistics arising in its consideration. Cancer Chemotherapy Reports 50, 163 - 170

Tarone, R. E. and Ware, J. (1977). On distribution-free tests for equality of survival distributions. Biometrika 64, 156 - 160

MATHEMATISCHES MODELL ZUR PROGNOSE DES KRANKHEITSVERLAUFS DER HEPATITIS B

K. ULM, A. NEISS, H.-J. LANGE, J. OHLEN,

München

1. Einleitung

Bei der Hepatitis, einer entzündlichen Erkrankung der Leber, spricht man, in Abhängigkeit vom auslösenden Faktor, von toxischer oder Virus-Hepatitis. Letztere wird je nach Virusart in Hepatitis A, B oder $\overline{A}\overline{B}$ aufgeteilt; Hepatitis B weiter in akute (AH), chronisch persistierende (CPH) und chronisch agressive (CAH) Verlaufsform.

Die Differenzierung der Virus-Hepatitis B ist aus therapeutischen Gründen wichtig. Eine medikamentöse Behandlung erscheint nur bei chronisch agressiven Verläufen indiziert. Der Erfolg einer solchen Therapie hängt ganz entscheidend vom möglichst frühzeitigen Einsatz nach der Infektion ab.

Ob eine toxische oder eine Virus-Hepatitis A,B oder $\overline{A}\overline{B}$ vorliegt, kann innerhalb weniger Tage durch Serumuntersuchung geklärt werden. Zur notwendigen Früherkennung chronisch werdender Virus B-Hepatitiden dient eine immunofluoreszenzmikroskopische Darstellung der Virus B-Antigene im Lebergewebe, die bereits drei Wochen nach der ausgeprägtesten Leberzellschädigung eine Differenzierung in eine zu erwartende persistierende oder agressive Verlaufsform ermöglicht (OHLEN, 1979). Aus technischen Gründen kann diese Methode erst an wenigen Kliniken eingesetzt werden, so daß diese diagnostische Möglichkeit auf eine kleine Anzahl von Patienten begrenzt bleibt.

Wir haben uns daher die Frage gestellt, ob es Merkmale (Laborwerte) gibt, die zu einem relativ frühen Zeitpunkt die vorliegende Form einer Hepatitis-B (AH, CAH, CPH) erkennen lassen.

Es zeigte sich, daß es offenbar nicht möglich ist, histologisch festzustellende Unterschiede zwischen den CAH- und CPH - Patienten durch Labormerkmale zu erkennen (NEISS, 1978). Versuche mit einer Reihe von anderen Merkmalen führten zum gleichen Ergebnis. Deshalb wurden die CAH - und die CPH - Patienten in eine Gruppe chronischer Hepatitis-Patienten (CH) zusammengefaßt.

Damit bestand die Aufgabe, die akuten Fälle (AH) von den chronisch Kranken (CH), die eventuell behandlungsbedürftig sind, mit Hilfe von leicht erfaßbaren Laborwerten zu einem relativ frühen Zeitpunkt zu unterscheiden. So könnte in einem Großteil der Fälle auf die Anwendung des immunofluoreszenzoptischen Verfahrens verzichtet und bei Verdacht auf eine chronische Verlaufsform des Krankheitsprozesses die Indikation zu einer solchen Untersuchung gezielt gestellt werden.

2. Datenbeschreibung

Als sog. Trainingssample zur Entwicklung einer Entscheidungsregel standen uns 50 Patienten mit einer akuten und 38 Patienten mit einer chronischen Hepatitis (CAH: n = 15, CPH: n = 23) zur Verfügung. Alle Diagnosen waren histologisch abgesichert.

Die Patienten wurden in den Jahren 1972-1978 in der II. Med. Klinik des Klinikums re.d. Isar behandelt. Entscheidendes Auswahlkriterium für die Aufnahme in das Trainingssample war die sichere Erfassung des Zeitpunkts der ausgeprägtesten Leberzellschädigung gemessen am GOT-Peak.

Von diesen 88 Patienten wurden in wöchentlichem Abstand ca. 2 Monate lang die klinisch-chemischen Parameter ermittelt, wobei hier nur die beiden Transaminasen GOT (= Glutamat - Oxalacetat - Transaminase) und GPT (= Glutamat - Pyruvat - Transaminase) von Bedeutung sind. Die Darstellung aller Parameter findet sich bei OHLEN (1979).

In Abb. 1 ist der durchschnittliche Verlauf des Merkmals GPT in den beiden Krankheitsgruppen (AH, CH) gegenübergestellt.

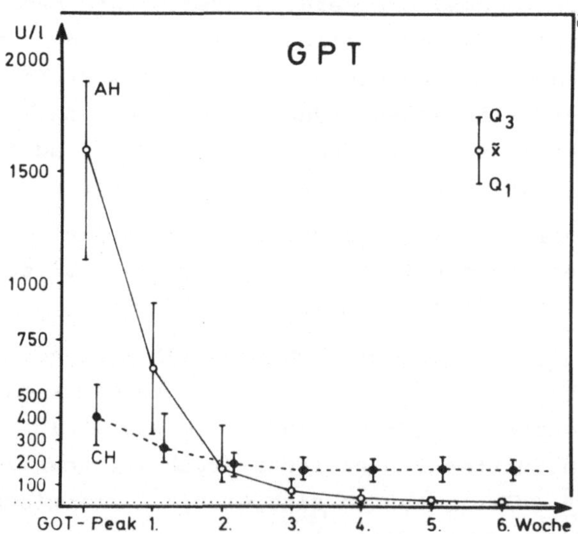

Abb. 1: Verlauf des Merkmals GPT bei den AH - und CH - Patienten. Eingezeichnet ist der Mittelwert sowie das 25% - (Q_1) und 75% - (Q_3) Quantil.

Man erkennt einen deutlichen Unterschied zwischen den akut und den chronisch Kranken. Bei den übrigen Merkmalen war z.T. ebenfalls ein Unterschied zu beobachten, wenn auch nicht so deutlich wie bei dem Merkmal GPT.

3. Mathematischer Ansatz

3.1 Fragestellung

Von mehreren Patienten liegen Beobachtungen einer k - dim. Zufallsvariablen X an aufeinander folgenden äquidistanten Zeitpunkten $t = 0, 1, .., N$ vor, wobei $t = 0$ den Zeitpunkt des GOT-Peaks darstellt. Aufgrund dieser Beobachtungen $x = (x_o, .., x_t)$ sollen die Patienten zum Zeitpunkt t in die Gruppe der AH oder CH zugeordnet werden.

Eine Lösung für dieses Zuordnungsproblem bietet die Diskriminanzanalyse, die unter der Annahme normalverteilter Beobachtungen als Entscheidungsregel die lineare bzw. quadratische Diskriminanzfunktion liefert. LACHENBRUCH (1975) zeigt die Robustheit der Diskriminanzfunktion, falls die Voraussetzung der Normalverteilung nicht erfüllt ist. Daher liegt es nahe, ganz allgemein die Diskriminanzfunktion für eine Entscheidungsregel zu verwenden.

Die Koeffizienten der Diskriminanzfunktion sind von den Parametern der Verteilung von X (Erwartungswert E (X), Kovarianzmatrix Σ) in den beiden Gruppen AH und CH abhängig. Diese Parameter sind in der Regel unbekannt und müssen aus den Daten des Trainingssamples geschätzt werden. Hierfür gibt es verschiedene Ansätze mit dem Ziel, möglichst frühzeitig eine Entscheidung zu liefern und dabei die Fehlerrate zu minimieren.

3.2 Lösungsansätze

Bei der Konstruktion einer Entscheidungsregel für eine Zuordnung zum Zeitpunkt t werden üblicherweise nur die Beobachtungen des Trainingssamples bis zu diesem Zeitpunkt verwendet (konventioneller Ansatz). Die weiteren Beobachtungen bleiben unberücksichtigt. Dies führt zu einem Informationsverlust und möglicherweise zu einer höheren Fehlerrate.

Abb. 1 zeigt, daß sich das Merkmal GPT zwischen beiden Krankheitsgruppen gegen Ende der Beobachtungsphase immer deutlicher unterscheidet. Daher ist zu erwarten, daß bei einer Zuordnung gegen Ende der Beobachtung die Fehlerrate immer geringer wird bzw. sich die Sicherheit der Zuordnung erhöht. Der Beginn einer eventuell möglichen oder notwendigen Therapie würde sich aber dabei verzögern und es wäre eine erhebliche Anzahl von Parametern zu schätzen.

Um den Informationsverlust zu vermeiden und die Anzahl der zu schätzenden Parameter zu reduzieren, schlagen AZEN et.al. (1972, 1975) als Alternative zum konventionellen Ansatz eine parameterische Analyse der Verlaufskurven vor. Dieses Vorgehen liefert in den von AZEN et.al. angegebenen Beispielen bessere Zuordnungsraten als der konventionelle Ansatz. Nachteilig ist, daß für einen zu klassifizierenden Patienten eine Reihe von Beobachtungen vorliegen müssen und daher die Zuordnung erst nach einigen Wochen möglich ist. Außerdem ist ein z.T. nicht unerheblicher Rechenaufwand erforderlich.

Wir haben nun versucht, ein mathematisches Modell zu entwickeln, mit dessen Hilfe es möglich ist, die Patienten bereits zu einem relativ frühen Zeitpunkt und mit einer geringeren Fehlerrate als mit den beiden übrigen Ansätzen zu klassifizieren.

3.3 Entwicklung des mathematischen Modells

Aus Abb. 1 ist zu ersehen, daß das Merkmal GPT einen annähernd exponentiellen Verlauf zeigt, der durch folgende Beziehung beschrieben wird:

$$X_t = \alpha + \beta \cdot e^{-\gamma t} + E_t \qquad (\gamma > o) \qquad (1)$$

wobei für die Fehler E_t gelten soll:

$$E(E_t) = o \qquad (2)$$

Für die Koeffizienten α und β folgt aus (1):

$$t = o \quad : \quad E(X_o) = \alpha + \beta$$

$$t \to \infty \quad : \lim_{t\to\infty} E(X_t) = \alpha$$

Bezeichnet λ das Niveau, dem sich der Prozeß asymptotisch nähert, so kann mit $\phi = e^{-\gamma}$ $(O < \phi < 1)$ die Beziehung (1) auch in folgender Form dargestellt werden:

$$X_t = \lambda + (E(X_o) - \lambda)\ \phi^t + E_t \qquad (3)$$

Für die Bestimmung der Koeffizienten der Diskriminanzfunktion $D_t(x)$ werden neben den Erwartungswerten auch die Kovarianzmatrizen Σ in den beiden Gruppen (AH, CH) benötigt, für die je $L = (t+1) \cdot (t+2)/2$ Parameter geschätzt werden müssen.

Für eine Reduzierung der Anzahl der Parameter sind Annahmen über die Korrelation der E_t und damit der X_t erforderlich. Dazu wird die Beziehung (3) umgeformt:

$$X_t - \lambda = \phi(X_{t-1} - \lambda) + A_t \qquad (4)$$

mit

$$A_t := E_t - \phi E_{t-1}$$

Der Ausdruck (4) beschreibt einen autoregressiven stochastischen Prozeß 1. Ordnung. Für die Fehler E_t folgt:

$$E_t = \sum_{j=o}^{t} \phi^{t-j} A_j \qquad (5)$$

Die A_t bezeichnen die Variation, die jeweils neu hinzuaddiert wird und von der wir annehmen, daß sie zu allen vorherigen Variationen A_{t-s} $(s > 0)$ unkorreliert ist. Damit gilt für die A_t:

$$E(A_t) = o; \; V(A_t) = \sigma_t^2, \; \mathrm{Corr}\,(A_t, A_{t'}) = o \; (t \neq t') \qquad (6)$$

Aus den Beziehungen (1) - (6) folgt für Erwartungswert, Varianz und Kovarianz der Zufallsvariablen X_t $(t = 0,1, .., N)$:

$$E(X_t) = \lambda + (E(X_o) - \lambda) \cdot \phi^t \qquad (7)$$

$$V(X_t) = \sum_{j=o}^{t} \phi^{2(t-j)} V(A_j) \qquad (8)$$

$$\mathrm{Cov}(X_t, X_{t-s}) = \phi^s \cdot V(X_{t-s}) \; (s > o) \qquad (9)$$

Mit allen Beobachtungen können die Parameter $\lambda, E(X_o), \phi$ und damit alle Erwartungswerte E(X) geschätzt werden. Für die Kovarianzmatrizen sind nur noch (t+1) Parameter $(V(X_o), .., V(X_t))$ erforderlich.

3.4 Sequentielle Zuordnung

Es war naheliegend, eine sequentielle Entscheidungsstrategie zu wählen. Zum Zeitpunkt t wird ein Patient den AH-Fällen zugeordnet, falls die Diskriminanzfunktion $D_t(x) > c_1$; bzw. den CH-Fällen, falls $D_t(x) < c_2$ oder es wird weiter beobachtet. Die Werte für c_1 und c_2 sind von den beiden Fehlerarten $P(AH|CH)$ und $P(CH|AH)$ abhängig (WALD, 1947).

Die bisher dargestellte Theorie bezieht sich auf die Verwendung eines Merkmals. Für eine Erweiterung des Modells auf mehrere Merkmale und ein Verfahren zur Auswahl der Merkmale siehe ULM (1980).

4. Ergebnisse

Für die Entscheidungsregel wurde das Merkmal GPT verwendet. Mit weiteren Merkmalen (z.B. GOT) waren die Patienten z.T. früher zu klassifizieren, aber nur auf Kosten einer höheren Fehlerrate.

Da sich die Varianzen in den beiden Gruppen (AH - CH) deutlich unterscheiden, wurde für eine Entscheidung die quadratische Diskriminanzfunktion ausgewählt, die auch eine geringere Fehlerrate aufwies als die lineare Diskriminanzfunktion.

Bei einer sequentiellen Entscheidung wurden bei Anwendung des Modells eines autoregressiven stochastischen Prozesses mit prognostischer Sicherheit von über 95% bereits eine Woche nach dem GOT-Peak 44 AH - und 31 CH - Fälle (= 85%) korrekt zugeordnet. Insgesamt wurden alle chronisch Erkrankten richtig erkannt. Bei den akut Kranken betrug die Fehlerrate zwischen 2% und 4%.

Mit dem konventionellen Ansatz wurden eine Woche nach dem GOT-Peak 88% der Fälle richtig zugeordnet. Die Fehlerrate lag geringfügig höher. Die Leaving-one-out Methode ergab allerdings, daß möglicherweise bis zu 5% der CH-Fälle und dabei etwa 7% der CAH - Patienten der Gruppe der akut Kranken (s. Abb. 2) zugeordnet und diese CAH - Fälle damit nicht der notwendigen Therapie unterzogen werden.

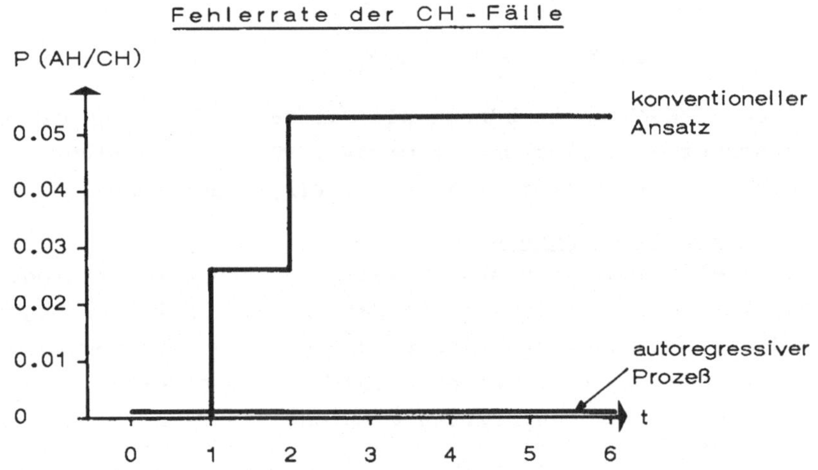

Abb. 2: Vergleich der Fehlerraten der Patienten mit einer chronisch verlaufenden Virus-Hepatitis B zwischen dem konventionellen Ansatz und dem Modell eines autoregressiven stochastischen Prozesses.

Beide Ansätze sind der parametrischen Analyse von Verlaufskurven überlegen, bei der frühestens drei Wochen nach dem GOT-Peak eine Zuordnung möglich ist. Zu diesem Zeitpunkt sind mit den beiden anderen Ansätzen bereits die Mehrzahl der Patienten klassifiziert. Außerdem ermöglicht die immunofluoreszenzoptische Darstellung eine sichere Prognose über den zu erwartenden Krankheitsverlauf.

5. Diskussion

Es zeigte sich, daß unter der Annahme eines autoregressiven stochastischen Prozesses der Krankheitsverlauf einer Virus Hepatitis-B im Hinblick auf eine treffsichere Prognose gut zu beschreiben war. Bereits eine Woche nach dem Zeitpunkt der ausgeprägtesten Leberzellschädigung ist es möglich, mit Hilfe einer Entscheidungsregel unter diesen Modellannahmen ausschließlich unter Verwendung des Merkmals GPT die eventuell zu behandelnden Fälle unter den Hepatitis-B-Patienten herausfinden.

Die Indikationsstellung für die immunofluoreszenzoptische Untersuchung des Lebergewebes konnte damit zufriedenstellend gelöst werden.

Das Modell eines autoregressiven stochastischen Prozesses erwies sich sowohl einem konventionellem diskriminanzanalytischem Ansatz als auch der parametrischen Analyse von Verlaufskurven überlegen. Dieses Ergebnis ließ sich in einer zusätzlich durchgeführten Simulationsstudie (ULM, 1980) bestätigen.

LITERATURVERZEICHNIS

AZEN, S.P. and A.A. AFIFI (1972): Two models for assessing prognosis on the basis of successive observations. Mathematical Biosciences 14, 169-176

AZEN, S.P., GARCIA-PENA, J. and AFIFI, A.A. (1975): Classification of time dependent observations. The exponential model and the robustness of the linear model. Biom.Z. 17, 203-212

LACHENBRUCH, P.A. (1975): Discriminant Analysis. Hafner Press

NEISS, A. und J. OHLEN (1978): Statistische Entscheidungshilfe zur Früherkennung der chronischen Hepatitis B. III. Symposium on Operations Research 35, 391-403

OHLEN, J. (1979): Hepatitis B: Die Wertigkeit klinisch-chemischer, immunologischer und immunofluoreszenzmikroskopischer Befunde in der Früherkennung chronischer Verlaufsformen. Habilitationsschrift, Technische Universität München

ULM, K. (1980): Diskriminanzanalyse bei zeitabhängigen Beobachtungen. Dissertation, Universität Dortmund

WALD, A. (1947): Sequential Analysis. Wiley

Anschrift der Verfasser:

K. Ulm, A. Neiß, H.-J. Lange
Institut für Medizin. Statistik
und Epidemiologie der TU München
Sternwartstr. 2
8000 München 80

J. Ohlen
II. Medizin.Klinik und
Poliklinik der TU München
Klinikum re.d.Isar
Ismaningerstr. 22, 8000 München 80

Methodische Probleme bei Langzeitstudien; insbesondere das Problem des Therapie-Abbruchs.

-U.Feldmann,B.Schneider,H.O.Klein,V.Diehl,L.Edler,
Hannover

1. Problematik von Langzeitstudien

Seit Paul Martini vor fast 50 Jahren die Prinzipien der kontrollierten klinischen Therapiestudie als Analogon zu einem naturwissenschaftlichen Experiment formuliert hat, werden Methoden der induktiven Schlußweisen in Verbindung mit einer entsprechenden Versuchsplanung mit Erfolg in der Medizin eingesetzt.

Diese Methoden sind die Voraussetzung für die Quantifizierung und Objektivierung von Therapievergleichen.

Besonders in Zusammenhang mit großen amerikanischen Therapiestudien, als ein Beispiel sei die UGDP-Studie (12) genannt, wurden diese Verfahren der biometrischen Versuchsplanung und Auswertung methodisch verfeinert und vor allem den ethischen Bedürfnissen für den Therapievergleich am Menschen angepaßt.

Am Beispiel der Zwischenauswertung einer kontrollierten klinisch-therapeutischen Studie soll auf methodische Probleme eingegangen werden, die sich auch dann zusätzlich ergeben können, wenn eine Studie, insbesondere eine Langzeitstudie, nach gültigen Regeln der biometrischen Versuchsplanung (15) angelegt wurde.

Methodische Schwierigkeiten können sich aus folgenden Gründen ergeben:

- -Unvollständigkeit der Beobachtungen
- -Änderung der Therapie
- -Änderung des Environments
- -Kontrolle der Studie

-Unvollständigkeit der Beobachtungen:
Mit Unvollständigkeit der Beobachtungen soll hier nicht das Problem der "fehlenden Werte", sondern speziell das Problem der "zensierten Daten" angesprochen werden.

Es muß die Tatsache berücksichtigt werden, daß Patienten aus einer klinischen Studie ausscheiden können, bevor die erwartete Wirkung der Therapie bzw. der Krankheit eintritt, d.h. bevor eine Aussage über den Therapieerfolg möglich ist. Falls dieses Ausscheiden unabhängig von der Beobachtungszeit bzw. unabhängig von anderen Einflußfaktoren, wie z.B. dem klinischen Stadium oder der Therapieform erfolgt, lassen sich mathematische Modelle für das "independent censoring" anwenden. Hier sei auf die Arbeiten von Kaplan-Meier (9), Chiang (2), (3) und D. R. Cox (4), (5) verwiesen.

-Änderung der Therapie:
Es ist jedoch, insbesondere bei Langzeitstudien, nicht auszuschließen, daß das Ausscheiden eines Patienten aus der Studie nicht unabhängig erfolgt, sondern medizinisch-ethische Gründe vorliegen, die zum Beispiel wegen Unverträglichkeit oder Resistenz einen Abbruch der nach dem Versuchsplan vorgesehenen Therapieform, d.h. einen Therapiewechsel, nötig machen.

Ein solcher Therapiewechsel stellt einen schwerwiegenden Befund dar, der auch biometrisch gesondert zu behandeln ist, z.B. durch die Methode der konkurrierenden Risiken (6). Die vorliegende Arbeit soll insbesondere dieses Problem behandeln und alternative biometrische Methoden erörtern.

-Änderung des Environments:
Bei Langzeitstudien ist ferner die dynamische Änderung der Umwelt, das Environment der klinischen Studie, zu berücksichtigen. Meßergebnisse, z.B. Therapieerfolge, die zu verschiedeneen Zeiten, aber auch an verschiedenen Orten erhoben werden sind a priori nicht direkt miteinander vergleichbar.

Dieses Problem wurde schon vor über 200 Jahren von den Bevölkerungsstatistikern erkannt und wird z.B. bei der "Life-Table-Analysis" durch Kohortenbildung berücksichtigt. Ein Vergleich solcher Kohorten kann durch Standardisierung vorgenommen werden. (2), (3)

Anstelle der Kohortenbildung kann die sich ändernde Umwelt gegebenenfalls auch durch zeit- bzw. ortsabhängige Kovariable im Sinne eines Regressionsmodells berücksichtigt werden, auf das noch eingegangen wird.

-Kontrolle der Studie:
Bei Langzeitstudien ist es, nicht zuletzt aus ethischen Gründen, unerläßlich, daß nicht nur eine organisatorische Kontrolle, sondern zu bestimmten Zeitpunkten auch eine inhaltliche biometrische Zwischenauswertung vorgenommen wird. Ein solches "Drug-Monitoring" ist in den USA durchaus üblich, und eine methodische Grundlage bildet die sequentielle Entscheidungstrategie (1), (10).

Dabei wird der Sequentialplan nicht auf die Individuen, sondern auf vorgegebene Zeitpunkte bezogen. Der Vorteil der sequentiellen Strategie ist darin zu sehen, daß zu jedem vorgegebenen Zeitpunkt ein Entscheidung darüber gefällt werden kann, ob ein Therapieunterschied bzw. ob eine Therapiegleichheit vorliegt oder ob ein weiterer Zeitpunkt abgewartet werden muß, um eine solche Entscheidung zu treffen. Wichtig ist, daß hier nicht nur der Fehler 1. Art, sondern vor allem auch der Fehler 2. Art bei der Entscheidungsstrategie vorgegeben werden kann.

Ein gewisser Nachteil der sequentiellen Entscheidungen liegt darin, daß diese Strategie im allgemeinen keine Kovariablen zuläßt.

Vor allem solche Kovariablen, die Indikatoren für eine systematische Verzerrung sein können. Denn solche Verzerrungen, die zu Fehlentscheidungen führen, können unter den genannten Voraussetzungen auftreten.

Das naturwissenschaftliche Prinzip des "ceteris paribus", d.h. das Prinzip der Konstanz der Versuchsbedingungen für den ganzen Versuch sowie für alle daran beteiligten Beobachtungseinheiten kann bei Langzeitstudien gestört sein.

2. Therapie-Abbruch und Kontingenztafelanalyse

An einem konkreten Beispiel einer nach biometrischen Gesichtspunkten geplanten Studie über lymphoretikuläre Tumoren sollen diese Probleme erörtert und methodische Ansätze zur Diskussion gestellt werden, die vor allem einen Therapie-Abbruch berücksichtigen. Die gezeigten Daten stammen aus der Zwischenauswertung einer kontrollierten klinischen Studie (7) und werden lediglich zur Erläuterung der biometrischen Methodik verwendet.

	STUDIENBEGINN		STUDIENENDE		A LÄNGER B		REL.ALLOCATIONS	
"THERAPIEGRUPPE"	A	B	A	B	A > B	A < B	A	B
HODGKIN	27 (6)	22 (8)	35 (8)	14 (6)	28 (5)	21 (9)	28.1 (5.5)	20.9 (8.5)
NON-HODGKIN	26 (16)	20 (11)	27 (15)	19 (12)	28 (17)	18 (10)	27.2 (16.6)	18.8 (10.4)
N (D)	53 (22)	42 (19)	62 (23)	33 (18)	56 (22)	39 (19)	55.3 (22.1)	39.7 (18.9)

Abb.1: Therapiewechsel in Abhängigkeit von der Tumorart (N=Gesamtzahl, D= Todesfälle)

In Abb.1 sind die Gesamtzahl der Patienten sowie die Anzahl der Todesfälle in Abhängigkeit von der Therapieform und der Tumorart als Kontingenztafeln dargestellt.

Die Randomisierung auf die beiden Therapieformen A und B erfolgte pro Tumorart und Klinik in Blöcken zu je 20 Patienten. Es war vor Versuchsbeginn bekannt, daß Unverträglichkeit oder Resistenz bei beiden Therapien auftreten können und es wurden objektivierbare Kriterien aufgestellt, unter denen ein Therapiewechsel von A nach B bzw. von B nach A vorgenommen werden sollte.

Da nur zwei Therapien verglichen wurden, von denen eine die Standardtherapie ist, sollte im Falle eines Therapie-Abbruches eine zusätzliche Information über den weiteren Behandlungserfolg des Patienten ermöglicht werden.

Zum Zeitpunkt der vorliegenden Zwischenauswertung (Abb.1) ergibt sich das Bild von Spalte 2. Man erkennt hier die Netto-Änderung in den Therapieformen. Sie erfolgt beim Hodgkin zu Gunsten der Therapie A und scheint beim Non-Hodgkin ausgeglichen.

Die Brutto-Änderung, der Anteil der Patienten, die von A nach B oder von B nach A gewechselt haben, betrug 37% der gesamten Patienten und unter diesen Wechslern befanden sich 51% der gesamten Todesfälle.

Es werden methodische Ansätze diskutiert, die einen Therapievergleich auch bei Therapiewechseln ermöglichen.

Zunächst soll ein operationaler Standpunkt eingenommen werden. Als Therapiegruppe wird einfach diejenige Therapie definiert, unter der der Patient am längsten gestanden hat. (Spalte 3) Analysiert man diese 3-dimensionale Kontingenztafel mit dem hierarchischen log-linearen Modell (14), so ergibt sich bei marginaler Betrachtungsweise, daß als Haupteffekt lediglich die Tumorgruppe und als Wechselwirkung Tumorgruppe und Überleben sich als signifikant erweisen. Betrachtet man die partiale Likelihood, so ergeben sich beim Hodgkin Unterschiede im Überleben zu Gunsten von A, während beim Non-Hodgkin keine Unterschiede feststellbar sind.

Für die UGDP-Studie (13) wurde bekanntlich die Methode der "Relative Allocations" entwickelt, um Therapiewechsel beim Therapievergleich zu berücksichtigen (Spalte 4).

Die Methode der "Relative Allocations" berechnet aufgrund der relativen Verweildauer eines Patienten in den beiden Therapiegruppen ein hypothetisches Patientenkollektiv; sowohl für Therapie A als auch für Therapie B, und vergleicht den Anteil der Todesfälle bzw. die Todesraten zwischen diesen beiden hypothetischen Gruppen.

Die Teststatistik macht von der Voraussetzung Gebrauch, daß die relativen Verweilzeiten vorgegeben sind.

Man erhält für beide methodischen Ansätze, die operationale Methode und die Methode der "Relative Allocations", ein übereinstimmendes Testergebnis.

3. Zeit-Wirkungsbeziehungen

Die Krankheit bzw. deren Heilung ist ein dynamischer Prozeß und muß daher auch mathematisch durch Zeit-Wirkungsbeziehungen analysiert werden.

Die Kaplan-Meier Schätzung (9) mit der die Überlebenskurven für die betrachteten Tumorarten geschätzt werden, ist eine solche, das "independent censoring" berücksichtigende Methode. Abb.2 zeigt die Prognostik der Non-Hodgkin Sarkome (Lymphosarkom und Retikulosarkom) sowie des Morbus-Hodgkin (Lymphogranulomatose).

Ein nichtparametrischer statistischer Vergleich der Überlebenskurven kann durch den Breslow-Test oder durch den Mantel-Cox-Test, der auch als log-rank-Test bekannt ist, vorgenommen werden. Beide Tests sind Vertreter einer ganzen Klasse von nichtparametrischen Teststatistiken, die in der Arbeit von Prentice und Marek 1979 (11) vorgestellt und in (16) kritisch diskutiert wurden.

Unter Berücksichtigung von Zeit-Wirkungs-Beziehungen kann ein Therapievergleich vorgenommen werden, wenn man den operationalen Standpunkt einnimmt und den einzelnen Patienten die Therapie zuordnet, unter der er am längsten gestanden hat.

Abb.3 zeigt diesen Vergleich für das Lymphosarkom. In den Überlebens-Wahrscheinlichkeiten sind keine Therapie-Unterschiede feststellbar.

Würde man auf die gleiche Weise die Lymphogranulomatose darstellen, so ergeben sich hier Unterschiede zu Gunsten von Therapie A. Man erhält also das gleiche Ergebnis, wie bei der Kontingenztafel-Analyse.

Jedoch sind nun zusätzliche quantitative Aussagen über den Zeit-Wirkungs-Mechanismus möglich.

Aus Abb.2 läßt sich z.B. entnehmen, daß für die Lymphogranulomatose die Überlebensrate nach 44 Monaten noch 60% beträgt. Man kann daraus folgen, daß die Studie fortgesetzt werden muß, um die Prognostik besser zu erkennen und daß formale Testergebnisse zum Zeitpunkt dieser Zwischenauswertung in bezug auf den Morbus Hodgkin sehr zurückhaltend interpretiert werden müssen.

Daß Informationen aus einfachen Zeit-Wirkungsanalysen auch zu Fehl-

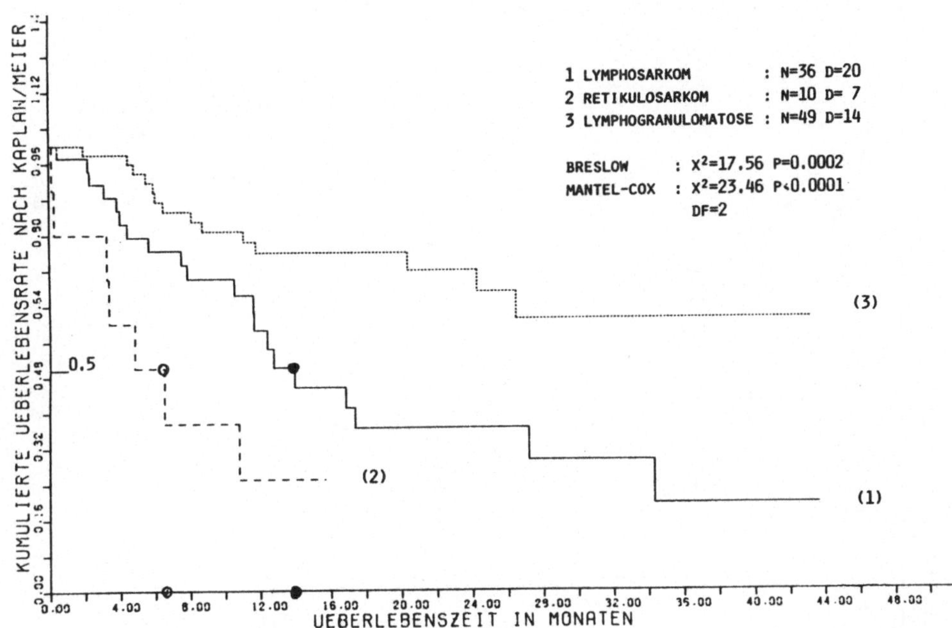

Abb.2: Überlebenszeiten für Tumorarten.

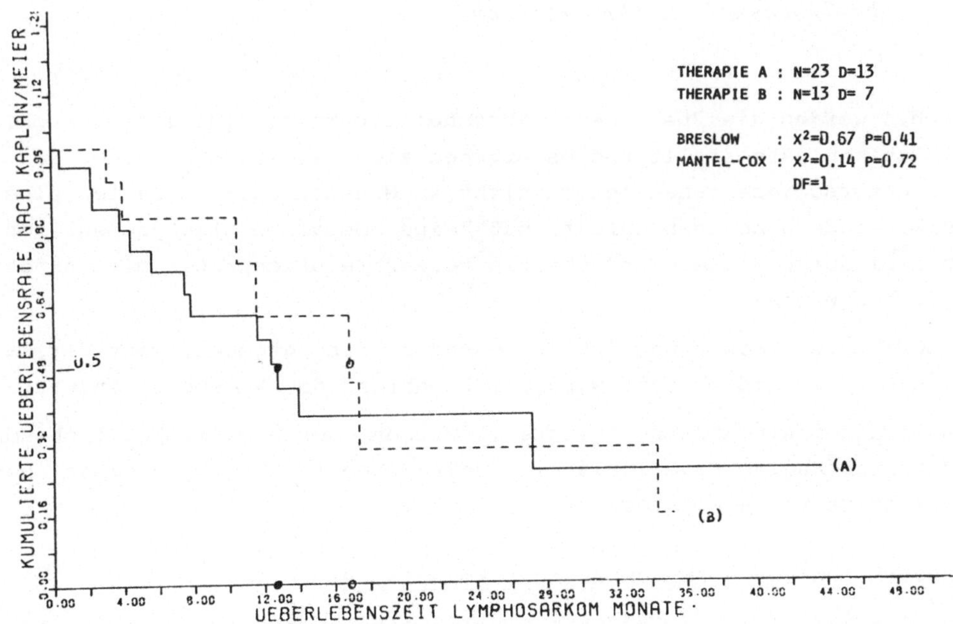

Abb.3: Überlebenszeiten für "Therapiegruppen".

interpretationen führen können, soll folgendes Beispiel demonstrieren.

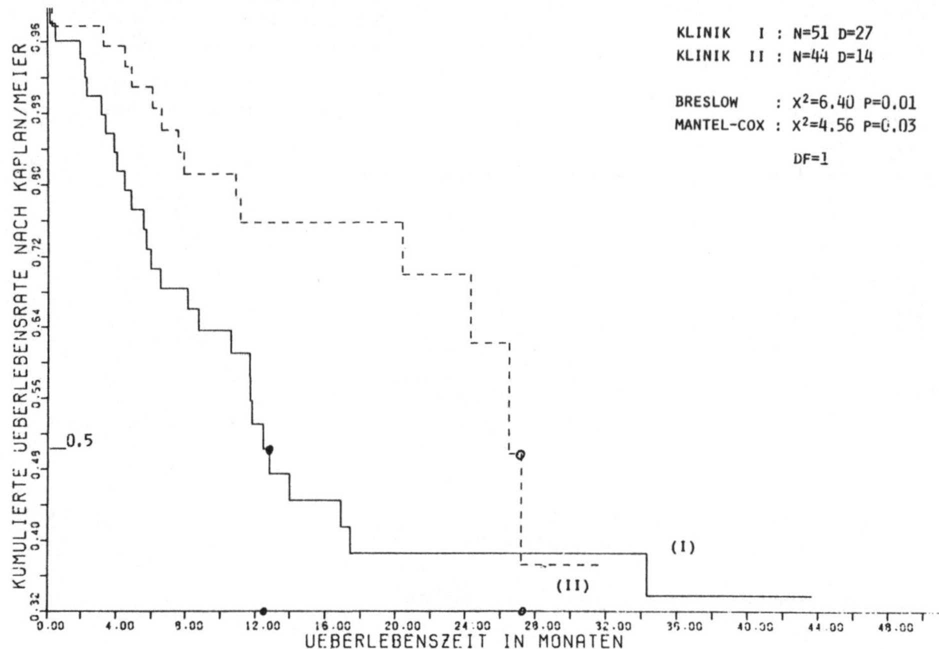

Abb.4: Überlebenszeiten für Kliniken

In Abb.4 werden die Überlebens-Wahrscheinlichkeiten für zwei verschiedene Kliniken dargestellt und es ergeben sich deutliche Unterschiede. Diese Unterschiede gehen jedoch nicht zu Gunsten oder zu Lasten einer Klinik, sondern beruhen darauf, daß keine homogenen Stichproben, sondern zwei durch Hintergrundfaktoren verzerrte Stichproben miteinander verglichen werden.

Die Gefahr der Verzerrung ist insbesondere dann gegeben, wenn der Faktor, nach dem randomisiert wurde, sich während des Versuches ändert.

Es soll daher ein Ansatz vorgestellt werden, der Kovariable, insbesondere zeitabhängige Kovariable als Indikatoren für Therapiewechsel berücksichtigt und analysiert.

4. Berücksichtigung Zeitabhängiger Kovariabler

D. R. Cox (4), (5) hat 1972 einen allgemeinen mathematischen Ansatz vorgestellt, mit dem Zeit-Wirkungsbeziehungen unter Berücksichtigung des "independent censoring" sowie unter Einbeziehung mehrere Einflußfaktoren in Form eines multiplen Regressionsmodells analysiert werden können.

Dieses Modell der "proportional hazards" hat sich bei vielen praktische Anwendungen in der Medizin bewährt. Eine ausführliche Darstellung geben Kalbfleisch und Prentice (8).

Es wird eine Hazard-Funktion, d.h. eine Todesrate,

$$\lambda(t,z) = \lambda_0(t) \cdot \mathrm{Exp}(z \cdot \beta)$$

definiert, in der t die Beobachtungszeit und z eine Kovariable bzw. ein Vektor von Kovariablen ist. $\lambda \cdot \Delta t$ ist die bedingte Wahrscheinlichkeit, daß ein Individuum im Zeitintervall $(t, t+\Delta t)$ stirbt, unter der Bedingung, daß es bis zur Zeit t überlebt hat. Diese Darstellung der Überlebenszeit ist äquivalent zu der Darstellung durch die sogenannten kummulierten Überlebensraten, die im vorangegangenen Abschnitt gezeigt wurden.

Der Ansatz von D. R. Cox besteht darin, daß außer der Beobachtungszeit t noch Kovariable z zugelassen wurden, die einen multiplikativen Effekt auf die Hazard-Funktion ausüben. Dieser Effekt wird durch den Parametervektor ß beschrieben und kann statistisch getestet werden, ohne daß die Basis-Hazard-Funktion $\lambda_0(t)$ explizit bekannt zu sein braucht.

- *Gruppen-Vergleich:*
Betrachtet man eine einzige auf 0 und 1 dichotomisierte Variable z, die z.B. der Indikator für zwei Therapiegruppen A(z=0) und B(z=1) ist, so läßt sich mit der Hypothese ß=0 gegen die Alternative ß≠0 der Therapieeffekt testen.

Dieser Test ist äquivalent zu dem Mantel-Cox-Test (siehe 8).

Gleichzeitig kann Exp(ß) als relatives Risiko für B gegenüber A interpretiert werden, denn Exp (ß) ist der Faktor, um den die Basis-Hazard-Funktion $\lambda_0(t)$, die die Überlebenswahrscheinlichkeit unter der Therapie A beschriebt, erhöht ($\beta > 0$) bzw. veringert ($\beta < 0$) wird.

-*Einfluß von Kovariablen:*
Im Sinne eines multiplen Regressionsmodells

$$z \cdot \beta = z_1 \cdot \beta_1 + z_2 \cdot \beta_2 + \dots\dots\dots + z_m \cdot \beta_m$$

können mehrere Kovariable gleichzeitig betrachtet werden. Eine solche Betrachtungsweise führt z.B. zu dem Schluß. daß die in Abb.4 gezeigten Klinikeffekte darauf beruhen, daß die Verteilung der Tumorarten und der klinischen Stadien der Patienten in den beiden Kliniken unterschiedlich war.

-Zeitabhängige Kovariable:
Eine wichtige Anwendung des Modells der "proportional hazards", auf die schon D.R. Cox hingewiesen hat, besteht darin, auch zeitabhängige Kovariable zuzulassen.

Durch den Ansatz der Zeitabhängigkeit z=z(t) lassen sich die Anfangs beschriebenen Probleme der Änderung der Therapie sowie der Änderung des Environments quantitativ analysieren. Dies soll am Beispiel des Therapie-Wechsels dargestellt werden.

-Einfluß des Therapie-Wechsels:
Um den Einfluß des Therapiewechsels quantitativ darzustellen wird eine zeitabhängige Sprungfunktion definiert:

$$z(t) = \begin{cases} 0 & \text{für } t \leq t_w \quad \text{Anfangstherapie} \\ 1 & \text{für } t > t_w \quad \text{Endtherapie} \end{cases}$$

Dabei ist t_w der Zeitpunkt des Therapiewechsels.

Die Variable z(t) hat also den Wert 0 während der Anfangstherapie und den Wert 1 nachdem der Therapiewechsel vorgenommen wurde.

Der nach dem Modell der "proportional hazards" zu schätzende Parameter ß bzw. Exp(ß) ist dann ein Indikator für das relative Risiko des Therapiewechsels. Er beschreibt das relative Risiko der Endtherapie gegenüber der Anfangstherapie.

Nach den im Versuchsplan festgelegten Kriterien für einen Therapieabbruch ließ sich vermuten, daß das relative Risiko beim Therapiewechsel gegenüber der Anfangstherapie erhöht sein muß.

Diese Hypothese (siehe Abb. 5) kann nicht in jedem Fall verifiziert werden und es lassen sich Unterschiede der relativen Risiken sowohl in Bezug auf die Anfangstherapie als auch auf die Tumorart feststellen.

Besonders auffällig ist die große Standardabweichung s_β des Parameters ß bei Anfangstherapie A und Morbus-Hodgkin. Tendenziell läßt sich hier sogar eine Verringerung des relativen Risikos ($\beta < 0$) durch die Endtherapie B konstatieren.

-Vergleich der Therapiegruppen:
Um einen direkten Vergleich der Therapieformen unter expliziter Berücksichtigung der Therapiedauer und der Zeitabhängigkeit zu ermöglichen, wird folgendes zeitabhängige Modell angesetzt:

$$z_A(t) = \begin{cases} 0 & \text{für } t \leq t_w & \text{Anfangstherapie A} \\ 1 & \text{für } t > t_w & \text{Therapie B} \end{cases}$$

$$z_B(t) = \begin{cases} 1 & \text{für } t \leq t_w & \text{Anfangstherapie B} \\ 0 & \text{für } t > t_w & \text{Therapie A} \end{cases}$$

Es wird für jede Anfangstherapie eine Sprungfunktion so gewählt, daß stets gilt $z(t)=0$ für Therapie A und $z(t)=1$ für Therapie B.

Der Parameter ß ist ein quantitatives Maß für den Therapievergleich und Exp(ß) kann als relatives Risiko für B gegenüber A interpretiert werden.

	Anfangstherapie A Endtherapie B		*Anfangstherapie B Endtherapie A*		*Therapievergleich B gegenüber A*	
	ß / $s_ß$	*Exp(ß)* / *P*	*ß* / $s_ß$	*Exp(ß)* / *P*	*ß* / $s_ß$	*Exp(ß)* / *P*
Hodgkin	*-2.58* / *3.09*	*0.08* / *0.41*	*2.12* / *0.86*	*8.33* / *0.02*	*-0.11* / *0.56*	*0.89* / *0.84*
Lymphosarkom	*1.79* / *0.66*	*5.98* / *0.01*	*0.38* / *0.79*	*1.47* / *0.63*	*-0.65* / *0.52*	*0.52* / *0.21*

Abb. 5: Relative Risiken für die Therapiewechsel und den Therapievergleich

Die Parameterschätzung ist in Abb.5 (Spalte 3) dargestellt.

Es ergeben sich für beide Tumorarten keine signifikanten Unterschiede zwischen den Therapieformen. Jedoch sollte angemerkt werden, daß in der Tendenz bei beiden Tumorarten Therapie B eine Verringerung ($ß < 0$) des relativen Risikos hervorruft.

Dieses Ergebnis kann als Indiz dafür angesehen werden, daß die in den vorangegangenen Abschnitten dargestellten Testergebnisse, insbesondere für den Morbus-Hodgkin, durch ungenügende Berücksichtigung der jeweiligen Therapiedauer zu erklären sind, d.h. auf einem Verzerrungseffekt beruhen. Durch die hier diskutierten "proportional hazards"-Modelle zur quantitativen Analyse von Therapiewechseln, kann diese Verzerrung erkannt und gegebenenfalls berücksichtigt werden.

Unter Einbeziehung weiterer orts- und zeitabhängiger Kovariabler lassen sich die beiden zuletzt diskutierten Modelle in Form eines multiplen Regressionsmodells verfeinern. Die inhaltliche Interpretation entsprechender Modell-Berechnungen sollte im Sinne der explorativen Analyse erfolgen.

Literaturhinweise

1. *Canner, P.L.* (1977): Monitoring Treatment Differences in Long-Term Clinical Trials. Biometrics 33, 603-616.
2. *Chiang, C.L.* (1968): Introduction to Stochastic Processes in Biostatistics. Wiley, New York.
3. *Chiang, C.L.* (1975): Life Table and Mortality Analysis. WHO, Genf.
4. *Cox, D.R.* (1972): Regression Models and Life Tables. J.R. Stat. Soc. B.34, 187-220.
5. *Cox, D.R.* (1975): Partial Likelihood. Biometrika 62, 269-276.
6. *David, H.A. and Moeschberger, M.* (1978): Theory of Competing Risks. Griffin, London.
7. *Feldmann, U. und Schneider, B.* (1979): Bericht über die biometrische Zwischen-Auswertung der Köln-Bonn-Hannover Karzinom Studie. Schriftenreihe der Abt. Biometrie, Bd. 4, Med. Hochschule Hannover.
8. *Kalbfleisch, J.D. and Prentice, R.L.* (1980): The Statistical Analysis of Failure Time Data. Wiley, New York.
9. *Kaplan, E.L. and Meier, P.* (1958): Nonparametric Estimation from Incomplete Observations. J. Am. Stat. Assoc. 53, 457-481.
10. *O'Brien, P. and Fleming, T.R.* (1979): A Multiple Testing Procedure for Clinical Trials. Biometrics 35, 549-556.
11. *Prentice, R.L. and Marek, P.* (1979): A Qualitative Discrepancy between Censored Data Rank Tests. Biometrics 35, 861-867.
12. *University Group Diabetes Program* (1970): A Study of the Effects of Hypoglycemic Agents on Vascular Complications in Patients with Adult-Onset-Diabetes (Part I and Part II). Diabetes 19 (Suppl. 2), 747-830.
13. *University Group Diabetes Program* (1975): Report of the Committee of the Assessment of Biometric Aspects of Controlled Trials of Hypoglycemic Agents. JAMA, Vol. 231, 6, 583-608.
14. *Bishop, Y.M.M., Fienberg, St.E. and Holland, P.W.* (1976): Discrete Multivariate Analysis: Theory and Practice. MIT-Press, Mass., 2nd ed.
15. *Schneider, B.* (1978): Aspekte des Fachgebietes der Medizinischen Statistik und Dokumentation bei klinischen Prüfungen. Springer, Med. Informatik und Statistik, Bd. 9, 92-115.
16. *Correspondence to the Editor of Biometrics* (1980): Biometrics, Vol. 36, Nr. 2, 353-355.

Institut für Medizinische Informatik und Systemforschung der Gesellschaft für Strahlen- und Umweltforschung, München

Nichtparametrischer Vergleich zweier Scharen von Verlaufskurven

W. Lehmacher

ZUSAMMENFASSUNG

Es wird eine Übersicht über die praktisch wichtigsten nichtparametrischen Methoden zum Vergleich zweier Scharen (Stichproben) von Verlaufskurven mit jeweils T identischen Stützstellen gegeben. Vier Klassen von Auswertungsmethoden werden vorgestellt: (1) Die Rangtestverfahren unterwerfen die T Meßwerte an den Beobachtungspunkten (oder die T - 1 Folgedifferenzen) T (oder T - 1) simultanen Wilcoxon-Tests. (2) Bei den Regressionsverfahren werden Funktionstypen angepaßt; die sich daraus ergebenden Regressionskoeffizienten werden dann nichtparametrisch verglichen. (3) Bei den Klassifikationsverfahren werden T* Klassen (Cluster) von Verlaufskurven definiert und die Klassenfrequenzen der beiden Stichproben über eine (2 x T*)-Kontingenztafel verglichen. (4) Dann werden 2-Stichproben-Versionen des bekannten Friedman-Tests skizziert, bei dem die beiden Stichproben in zwei Friedman-Tafeln transformiert werden und dann die Friedman-Rangsummen miteinander verglichen werden. Analog wird auf eine 2-Stichproben-Version des Anderson-Kannemann-Tests hingewiesen. Abschließend werden Bemerkungen zur praktischen Anwendung sowie Hinweise auf weiterführende Literatur gegeben.

1. EINFÜHRUNG

Wird ein Merkmal X am gleichen Individuum an T aufeinanderfolgenden Zeitpunkten z_t gemessen, erhält man eine Verlaufskurve. Wir betrachten nun zwei unabhängige Scharen solcher Verlaufskurven mit den Stichprobenumfängen n_1 und n_2, wobei vorausgesetzt wird, daß sämtliche Zeitmuster, die den $N := n_1 + n_2$ Verlaufskurven zugrunde liegen, identisch sind. Wir führen folgende Bezeichnungen für die i-te Verlaufskurve aus der k-ten Stichprobe und ihre Elemente (Messungen am Zeitpunkt z_t) ein:

(1.1) $$X_{ki} = (X_{ki1},\ldots,X_{kit},\ldots,X_{kiT}) \; , \quad t = 1,\ldots,T \; , \quad k = 1,2 \; , \quad i = 1,\ldots n_k$$

Von praktischem Interesse sind hierbei die Auffindung von Niveau-und/ oder Formunterschieden zwischen den beiden Scharen. Parametrische uni- und multivariate Varianzanalysen dieses repeated-measurement designs werden etwa in MORRISON (1976) oder WINER (1971) behandelt; entsprechende Computerprogramme sind im Programmpacket BMDP enthalten. - Wenn die Daten aber nicht (multivariat) normal verteilt sind, muß man nichtparametrische Auswertungsmethoden benutzen.

2. RANGTESTVERFAHREN

a. T simultane WILCOXON-Tests

Man unterwirft die Meßwerte an der t-ten Stützstelle einem WILCOXON-Test (oder einem sonstigen 2-Stichproben-Rangtest). Da man dabei insgesamt T simultane Tests durchführt, muß man bei jedem einzelnen das Niveau $\alpha^* = \alpha/T$ gemäß der BONFERRONI-Ungleichung wählen. Alternativ kann man auch einen multivariaten Rangtest nehmen (siehe dazu etwa PURI und SEN (1971)); jedoch erkennt dann der Anwender nicht, an welchem Zeitpunkt eventuelle Unterschiede vorliegen. - Dieses Verfahren ist ein "Omnibustest", d. h., es entdeckt alle Unterschiede zwischen den Kurven, ohne zwischen Niveau- oder Formunterschieden zu unterscheiden.

b. T - 1 simultane WILCOXON-Tests angewandt auf Folgedifferenzen

Man bildet die T-1 Folgedifferenzen $Y_t = X_{t+1} - X_t$, $t = 1,\ldots,T-1$, und wendet auf die beiden Stichproben der t-ten Folgedifferenzen einen WILCOXON-Test an. Die Einzeltests müssen dann zum Niveau $\alpha^* = \alpha/(T-1)$ durchgeführt werden. - Durch die Differenzenbildung werden Niveaueffekte eliminiert und nur noch reine Formunterschiede gefunden. Analog kann man verfahren, indem man spezielle andere oder alle $\binom{T}{2}$ möglichen Differenzen wählt. (Siehe LEHMACHER und LIENERT (1980) oder KRÜGER und BUCHTA (1980)).

c. Niveau-Tests

Will man nur gegen Lage- bzw. Niveauunterschiede testen, errechnet man zu jeder Kurve einen Schätzer $\hat{x}_{ki}$, der das Niveau der Kurve charakterisiert. Dies kann der Mittelwert, der Median oder eine sonstige (evtl. "robuste" oder nichtparametrische) Maßzahl sein. Auf die beiden Stichproben von Schätzern wendet man dann einen WILCOXON-Test an. - Diese Verfahren a. - c. wurden empfohlen von BRUNNER (1974), BUCK (1975) für den Sonderfall T=2, LEHMACHER und LIENERT (1980), KRÜGER und BUCHTA (1980).

3. REGRESSIONSVERFAHREN

Man geht hierbei davon aus, daß ein funktionaler Zusammenhang f_k für die Erwartungswerte der Beobachtungen X_{kit} am Zeitpunkt z_t existiert:

$$(3.1) \qquad X_{kit} = f_k(z_t) + e_{kit} \quad , \quad E(e_{kit}) = 0 .$$

Da die zufälligen Reste korreliert und i. a. nicht normal verteilt sind, kann man folgende nichtparametrische Auswertung durchführen. Man überlegt sich, welche Parameter $\tau_1,\ldots,\tau_L$ aus f_k einen interessieren (z. B. "Steigung" oder "Höhe"). Dann berechnet man zu jeder Kurve die entsprechenden (klassischen oder nichtparametrischen) Schätzungen $\hat{\tau}_1,\ldots,\hat{\tau}_L$ für diese L Parameter. Anschließend unterwirft man diese beiden Stichproben von Schätzungen einem L-dimensionalen WILCOXON- oder einem sonstigen 2-Stichproben-Rangtest, oder man führt L simultane (univariate) Rangtests durch unter Beachtung der BONFERRONI-Ungleichung. Diese Verfahren wurden empfohlen von GOSH, GRIZZLE und SEN (1973) und KRAUTH (1973). - Kennt man keine "vernünftige" Regressionsfunktion f_k, kann man stets Polynome (T-1) -ten Grades anpassen (KRAUTH (1973)) oder orthogonale Polynome verwenden (KRAUTH und LIENERT (1978)); die Interpretation dieser Ergebnisse ist dann aber oft sehr schwierig.

4. KLASSIFIKATIONSVERFAHREN

Bei diesen Verfahren teilt man die Kurven in T* Klassen (oder Typen) ein und überprüft die Homogenität dieser T* Klassenfrequenzen bzgl. der beiden Stichproben mittels (2xT*)-Kontingenztafeln. KRAUTH (1973) schlug vor, als Klassen die Vorzeichenmuster der T-1 Folgedifferenzen zu wählen. Für T = 3 erhält man so z. B. die T* = 4 Klassen "+ +", "+ -", "- +" und "- -". Allgemein erhält man $T^* = 2^{T-1}$ mögliche Vorzeichenmuster, bzw $T^* = 3^{T-1}$, wenn man bei Nulldifferenzen das Gleichheitszeichen als Vorzeichen hinzunimmt. - IMMICH und SONNEMANN (1974) schlugen vor, jede Kurve in sich rangzutransformieren und die T* = T! möglichen Rangpermutationen als Klassen zu wählen; da T! sehr schnell anwächst, empfehlen sie, "benachbarte" Klassen zusammenzufassen. - BIERSCHENK und LIENERT (1977) schlugen vor, zu jeder Kurve den Median zu bestimmen und die Beobachtungswerte durch ein "+" bzw. ein "-" zu ersetzen, wenn sie über bzw. unter dem Kurvenmedian liegen. So erhält man $T^* = \binom{T}{T/2}$ Klassen von möglichen "+-" -Sequenzen bei geradem T und $T^* = \binom{T}{T/2 - 1}$ bei ungeradem T. - BARTOSZYK und LIENERT (1978) schlugen eine ähnliche Vorgehensweise vor, indem sie den Median sämtlicher NT Beobachtungen berechnen und bzgl. dieses Gesamtmedians die Beobachtungswerte durch "+" bzw. "-" ersetzen; hierbei resultieren $T^* = 2^T$ Klassen von möglichen "+-" -Sequenzen. - Neben diesen oben erwähnten Vorschlägen sind natürlich auch beliebige andere Klassifikationen möglich, seien sie substanzwissenschaftlich begründet (z. B. als Diagnosetypen) oder das Ergebnis einer formalen Clusterung.

5. 2 - STICHPROBEN-VERALLGEMEINERUNG DES FRIEDMAN-TESTS UND DES ANDERSON-KANNEMANN-TESTS

Hierbei wird jede Kurve in sich rangtransformiert und dann zu jeder der beiden Stichproben das T-Tupel der (gemittelten) FRIEDMAN-Rangsummen berechnet; dann werden die beiden Vektoren dieser (gemittelten) Rangsummen auf Homogenität überprüft, indem man T simultane Tests durchführt, wobei jeder Einzeltest zum adjustierten Niveau $\alpha^* = \alpha/T$ beurteilt werden muß. Dieses Verfahren wird in LEHMACHER und WALL (1978) eingeführt; siehe dazu auch LIENERT (1978). Anstelle der T simultanen Einzeltests kann man auch einen multivariaten Test durchführen, zu dessen Berechnung jedoch die Bildung einer MOORE-PENROSE-Inversen nötig ist (s. LEHMACHER (1979)). - Eng verwandt mit dem FRIEDMAN-Test ist der Test von ANDERSON (1959) und KANNEMANN (1976). Dazu bildet man eine (TxT)-Inzidenz-Tafel mit den Werten n_{st} , $s,t = 1,\dots,T$; deren Werte n_{st} geben an, wie oft an der Stelle t der Rang s angenommen wird. Will man nun die Profilhomogenität von zwei Stichproben von Verlaufskurven überprüfen, so kann man zu jeder Stichprobe die ANDERSON-KANNEMANN-Tafel mit den Werten n_{st} bzw. m_{st} bilden. Die Homogenität dieser beiden Tafeln kann man dann durch T^2 simultane Vierfeldertests überprüfen, indem man die Werte $a = n_{st}$, $b = m_{st}$, $c = n_1 - n_{st}$ und $d = n_2 - m_{st}$ einsetzt.
Jeder Einzeltest muß dann zum adjustierten Niveau $\alpha^* = \alpha/T^2$ durchgeführt werden. Dieser 2-Stichproben-ANDERSON-KANNEMANN-Test wurde in LEHMACHER und WALL (1978) eingeführt; siehe dazu auch LIENERT (1978). - Anwendungen dieser Zwei-Stichproben-Versionen des FRIEDMAN- und des ANDERSON-KANNEMANN-Tests auf Überprüfung von Beurteiler-Homogenität

werden in LEHMACHER und WOLFRUM (1980) demonstriert.

6. ABSCHLIESSENDE BEMERKUNGEN

Nachdem in den vorangehenden Abschnitten die statistischen Methoden skizziert wurden, sollen nun einige Bemerkungen im Hinblick auf deren praktische Anwendungen gemacht werden, sowie noch weitere Literaturhinweise gegeben werden.

(1) Die meisten Verfahren existieren in einer multivariaten und einer simultanen Version. Die multivariaten Verfahren erlauben nur festzustellen, daß zwischen den beiden Stichproben ein Unterschied besteht; den Unterschied zu lokalisieren, erlauben nur die simultanen Prozeduren, die jedoch i. a. weniger scharfe Tests ermöglichen. In der praktischen Anwendung zeigt es sich jedoch, daß der Schärfeverlust, der durch die α-Adjustierung gemäß der BONFERRONI- oder der HOLM-Methode entsteht, für kleine T (etwa $T \leq 5$) meist nicht bedeutend ist.

(2) Wie bei allen multivariaten Verfahren ist es auch hier geboten, die Dimension, d. h., die Anzahl der Zeitpunkte, soweit wie es inhaltlich vertretbar ist, zu reduzieren.

(3) Die parametrische Theorie erlaubt es, aus einem Modell heraus sämtliche Tests herzuleiten. Dagegen gibt es eine große Anzahl nichtparametrischer Verfahren, die alle auf bestimmte Informationen verzichten und somit nur gegen Teilalternativen sensitiv sind. Dadurch ist der Anwender gezwungen, im Hinblick auf die in Frage kommende Alternative aus der Vielzahl der zur Verfügung stehenden Tests den geeigneten herauszusuchen.

(4) Einerseits ist die Zeitpunktreduktion und die Auswahl des adäquaten Testverfahrens zur wirkungsvollen statistischen Analyse sehr wichtig, andererseits kann die Auswahl der Zeitpunkte und der Testmethode oft aber nur am vorliegenden Datenmaterial geschehen. Um durch "Herumprobieren" an den Daten nicht das vorgegebene α-Risiko zu überschreiten, empfiehlt sich dann folgende zweistufige Vorgehensweise: Man teilt seine Stichprobe zufällig in zwei Hälften. In der ersten Hälfte betreibt man explorative Datenanalyse, indem man die relevanten Zeitpunkte aussucht und die Alternativhypothesen sowie die entsprechend wirksamen Testmethoden herausfindet. Bei diesem Schritt sollte man auch stets einige Verlaufskurven aufzeichnen und eine Ana-

lyse "per inspectionem" vornehmen. Nachdem man sich so über die Art der Alternative klar geworden ist, kann man in einem zweiten Schritt gegen eben diese Alternative gezielt inferenz-statistisch testen.

Allgemeine Hinweise zur Versuchsplanung finden sich bei HORBACH (1974). Abschließend soll noch auf Literatur für ähnliche Versuchspläne hingewiesen werden: Hier konnte nur auf den Vergleich zweier unabhängiger Stichproben eingegangen werden. Liegen allgemein K-Stichproben vor, so können die gleichen Prinzipien angewandt werden, indem anstelle der vorgeschlagenen 2-Stichproben-Tests deren K-Stichproben-Versionen genommen werden. - Im Falle von zwei verbundenen (abhängigen) Stichproben, wie man sie z. B. bei der Auswertung von Vorher-Nachher-Untersuchungen oder bei "Statistischen Zwillingen" erhält, bestehen für die meisten der hier vorgestellten Verfahren entsprechende Modifikationen. Siehe dazu etwa STEGIE (1976) für den Spezialfall T=2, LEHMACHER (1980) oder LEHMACHER und LIENERT (1980) bzw. die dort zitierte Literatur. - Wenn die Zeitmuster nicht identisch sind, empfehlen PRESTELE, GAUS und HORBACH (1979) auf Spline-Funktionen basierende Interpolationsmethoden, um dann wieder die oben erwähnten Analyseverfahren anwenden zu können.

Bei diesem kurzen Überblick konnten nur die wichtigsten Verfahren erwähnt werden. Deshalb soll abschließend noch auf Literatur hingewiesen werden, die sich ebenfalls mit diesem Thema beschäftigt: KOCH (1969), BHAPKAR und PATTERSON (1977) und ZERBE (1979). Eine Literaturübersicht findet sich in HORBACH (1978); speziell auf nichtparametrische Methoden wird in LIENERT (1978) eingegangen.

LITERATUR

ANDERSON, R. L., 1959: Use of Contingency Tables in the Analysis of Consumer Preference Studies. Biometrics 15, 582-590.

BARTOSZYK, G. D., LIENERT, G. A., 1978: Konfigurationsanalytische Typisierung von Verlaufskurven. Z. exp. u. ang. Psych.25, 1-9.

BHAPKAR, V. P., PATTERSON, K. W., 1977: On Some Nonparametric Tests for Profile Analysis of Several Multivariate Samples. Journ. Multiv. Analysis 7, 265-277.

BIERSCHENK, B., LIENERT, G. A., 1977: Simple Methods for Clustering Profiles and Learning Curves. Didakometry 56, School of Educations, Malmö, Sweden.

BRUNNER, E., 1974: Ein nichtparametrisches Verfahren zur Profilanalyse. Vortrag auf der Tagung "Biomathematik und Medizinische Statistik", Oberwolfach.

BUCK, W., 1975: Paardifferenzen-U-Test. Arzneim.-Forsch. (Drug Res.) 25, 825-827.

GOSH, M., GRIZZLE, J. E., SEN, P. K., 1973: Nonparametric Methods in Longitudinal Studies. Journ. Amer. Statist. Assoc. 68, 29-36.

HORBACH, L., 1974: Verlaufsbeurteilung beim therapeutischen Vergleich. Arzneim.-Forsch. (Drug Res.) 24, 1001-1004.

HORBACH, L., 1978: Statistische Analysen von Verlaufsbeobachtungen. In: Lange, H.-J., Michaelis, J., Überla, K. (Hrsg.): 15 Jahre Medizinische Statistik und Dokumentation. Berlin, Springer.

IMMICH, H., SONNEMANN, E., 1974: Which Statistical Models Can be Used in Practice for the Comparison of Curves over a Few Time-dependent Measure Points? Biométrie-Praximétrie 14, 43-52.

KANNEMANN, K., 1976: An Incidence Test for k Related Samples. Biom. Z. 18, 3-11.

KOCH, G. G., 1969: Some Aspects of the Statistical Analysis of "Split plot" Experiments in Completely Randomized Layouts. Journ. Amer. Statist. Assoc. 64, 485-505.

KRAUTH, J., 1973: Nichtparametrische Ansätze zur Auswertung von Verlaufskurven. Biom. Z. 15, 557-566.

KRAUTH, J., LIENERT, G. A., 1978: Nonparametric Two-Sample Comparison of Learning Curves Based on Orthogonal Polynomials. Psychol. Res. 40, 159-171.

KRÜGER, H.-P., BUCHTA, H., 1980: Nichtparametrischer Vergleich von Testprofilen und Verlaufskurven bei unabhängigen Stichproben. Eingereicht bei Psychol. Beiträge.

LEHMACHER, W., 1979: A New Nonparametric Approach to the Comparison of K Independent Samples of Response Curves II: A K Sample Generalization of the FRIEDMAN Test. Biom. J. 21, 123-130.

LEHMACHER, W., 1980: Tests for Profile Analysis of Paired Curves Based on FRIEDMAN Ranking Methods. Biom. J. 22, 141-152.

LEHMACHER, W., LIENERT, G. A., 1980: Nichtparametrischer Vergleich von Testprofilen und Verlaufskurven vor und nach einer Behandlung. Erscheint in Psychol. Beiträge 22.

LEHMACHER, W., WALL, K.-D., 1978: A New Nonparametric Approach to the Comparison of K Independent Samples of Response Curves. Biom. J. 20, 261-273.

LEHMACHER, W., WOLFRUM, C., 1980: Tests gegen Rangreihenunterschiede in K Gruppen von Beurteilern. In Vorbereitung.

LIENERT, G. A., 1978: Verteilungsfreie Methoden in der Biostatistik, Bd. 2. Meisenheim, Hain.

MORRISON, D. F., 1976: Multivariate Statistical Methods. 2. Auflage. Tokyo, McGraw-Hill.

PRESTELE, H., GAUS, W., HORBACH, L., 1979: A Procedure for Comparing Groups of Time-Dependent Measurements. Meth. Inform. Med. 18, 84-88.

PURI, M. L., SEN, P. K., 1971: Nonparametric Methods in Multivariate Analysis. New York, Wiley.

STEGIE, R., 1976: Der Paardifferenzen-W-Test zur Wirkungsbeurteilung klinischer Behandlungen in paarigen Stichproben. Arzneim.-Forsch. (Drug Res.) 26, 1708-1709.

WINER, B. J., 1971: Statistical Principles in Experimental Design. 2. Auflage. New York, McGraw-Hill.

ZERBE, G. O., 1979: Randomization Analysis of the Completely Randomized Design Extended to Growth and Response Curves. Journ. Amer. Statist. Assoc. 74, 215-221.

Dr.W.Lehmacher
GSF-MEDIS-Institut
Arabellastr. 4
D-8000 München 81

Anwendung eines Kompartimentmodelles zur Beurteilung von Behandlungsmethoden

D. Schenzle
Institut für Medizinische Biometrie
Universität Tübingen

Wir betrachten folgendes Problem: an Patienten werde zu irgendeinem Zeitpunkt einer von insgesamt I verschiedenen Eingriffen

$$B_i \, (i=1,\ldots,I)$$

vorgenommen. Die Gesamtzahl aller Patienten sei

$$N = \sum_{i=1}^{I} n_i .$$

Jeder der n_i Patienten, an denen der Eingriff B_i vorgenommen wurde, befinde sich unmittelbar nach dem Eingriff im Zustand

$$X_i \, (i=1,\ldots,I).$$

Zu einem späteren, meist zufälligen Zeitpunkt, werde jeder Patient einmal nachuntersucht. Dabei wird eindeutig festgestellt, ob sich sein Zustand seit dem Eingriff nicht verändert hat, oder aber ob er sich nun in genau einem von k verschiedenen Folgezuständen

$$X_{I+1},\ldots,X_{I+k}$$

befindet. Anhand der aus einer solchen Erhebung gewonnenen Daten soll nachgeprüft werden, in welcher Weise Eingriffe und Folgezustände zusammenhängen.

Dieser Bericht will zeigen, wie alternativ zur üblichen Kontingenztafelanalyse ein einfaches Kompartimentmodell zur parametrischen Behandlung des Problems angewendet werden kann. Wir beschreiben also die Übergänge eines Patienten in die verschiedenen Folgezustände durch einen Markoffprozeß mit zeitunabhängigen Übergangsraten

$$c_{ij}(i=1,\ldots,I+k;j=1,\ldots,I+k).$$

Die Zeit t nach dem Eingriff B_i wird als kontinuierlicher Parameter aufgefaßt. Bezeichnen wir mit $p_{ij}(t)$ die Wahrscheinlichkeit, einen Patienten zur Zeit t nach dem Eingriff B_i im Zustand

$$X_j(j=1,\ldots,I+k)$$

anzutreffen, so gilt

$$p_{ij}(0) = \delta_{ij},$$

und

$$\sum_{j=1}^{I+k} p_{ij}(t) = 1, \quad \text{für beliebiges } t.$$

In bekannter Weise (siehe Chiang, 1968) erhält man dann $p_{ij}(t)$ eindeutig als explizite Lösung eines linearen Differentialgleichungssystems mit den konstanten Koeffizienten c_{ij}. Weiterhin erhält man mit Hilfe eines numerischen Maximum-Likelihood Verfahrens aus einer beobachteten Zustandsverteilung Schätzwerte für die Übergangsraten c_{ij}, wobei die Likelihoodfunktion gegeben ist durch

$$L = \prod_{i=1}^{I} \prod_{n=1}^{n_i} p_{i\,j_{in}}(t_{in}).$$

t_{in} ist die Zeit zwischen Eingriff und Nachuntersuchung bei der n-ten Person in derjenigen Gruppe von Patienten, bei denen der Eingriff B_i vorgenommen wurde. Der Index j_{in} gibt an, in welchem Folgezustand sich diese betreffende Person tatsächlich befindet.

Zur Illustration des beschriebenen Verfahrens sei folgendes Beispiel angeführt. An der Chirurgischen Universitätsklinik Tübingen wurden 217 Magenresektionen durchgeführt, und zwar in 135 Fällen nach Billroth I(*BI*) und in 82 Fällen nach Billroth II(*BII*). Nachuntersuchungen fanden innerhalb eines Zeitraumes von 12-22 Jahren nach der Operation statt. Dabei wurde festgestellt, ob keine, eine oder mehrere der folgenden Komplikationen vorlagen: chronische Gastritis (*G*), Atrophie der Mukosa (*A*) und intestinale Metaplasie (*M*). Dies ergibt eine Einteilung aller Patienten in acht Klassen *S*, *G*, *GM*, *M*, *GA*, *A*, *GAM* und *AM*, wobei die Klasse *S* diejenigen Patienten ohne Komplikationen enthält. Histologische Überlegungen und eine erste Datenanalyse ergaben, daß den Atrophien und Metaplasien meist eine chronische Gastritis vorausgeht, und es wird angenommen, daß dies in den beiden Patientengruppen *BI* und *BII* mit den Raten γ_1 und γ_2 geschieht. Für die weiteren Übergänge nach einer einmal erworbenen Gastritis scheint es aber unerheblich zu sein, nach welcher Methode ein Patient operiert wurde. Es wurde dann das folgende Kompartimentmodell an die Daten angepaßt:

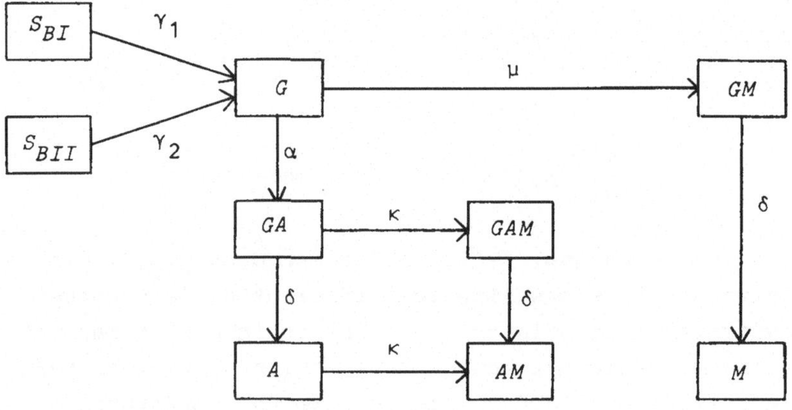

Als Schätzwerte für die Übergangsraten und deren Standardabweichungen erhielten wir (in Einheiten 1/Jahr):

$$\hat{\gamma}_1 = 0.080 \pm 0.009$$

$$\hat{\gamma}_2 = 0.054 \pm 0.008$$

$$\hat{\alpha} = 0.047 \pm 0.008$$

$$\hat{\mu} = 0.07 \pm 0.01$$

$$\hat{\kappa} = 0.15 \pm 0.04$$

$$\hat{\delta} = 0.039 \pm 0.009$$

Die Tabelle der beobachteten und erwarteten Häufigkeiten zeigt, daß die Güte der Anpassung an die Daten befriedigend ist ($\chi^2_{18} = 21.6$; $P > 25\%$):

Jahre nach Op.	Op. art		*S*	*G*	*SM, M*	*A, AG, AM, AGM*
12-13	*BI*	beob.	7	10	4	5
		erw.	8.8	7.7	5.5	3.9
	BII	beob.	10	6	2	1
		erw.	9.1	4.6	3.0	2.2
14-15	*BI*	beob.	11	11	10	4
		erw.	10.4	10.2	9.0	6.4
	BII	beob.	9	4	3	1
		erw.	7.3	4.0	3.3	2.3
16-17	*BI*	beob.	14	12	15	9
		erw.	12.4	13.2	14.3	10.2
	BII	beob.	4	4	6	6
		erw.	7.7	4.6	4.5	3.2
18-22	*BI*	beob.	6	1	7	9
		erw.	4.8	5.6	7.3	5.2
	BII	beob.	10	9	5	2
		erw.	9.0	5.7	6.6	4.7

Für *BI* bzw. *BII* ergibt sich demnach eine mittlere Wartezeit von 12.5 bzw. 18.5 Jahren bis zum Auftreten einer Gastritis nach der Operation. Der Unterschied dieser beiden Wartezeiten kann auf dem 5%-Niveau als statistisch signifikant angesehen werden. Im Gegensatz zur Kontingenztafelanalyse ergeben sich aus dem Modell aber noch weitergehende Aussagen, die für sich genommen ebenfalls von Interesse sind.

Literatur

Chiang, C.L.(1968). *Introduction to Stochastic Processes in Biostatistics*. New York: Wiley.

Probleme der statistischen Analyse einer Kohlenhydrat-Infusionsstudie

H. Prestele*, L. Horbach*, P.H.Müller**, E.-H. Egberts**, H. Malchow **

* Institut für Medizinische Statistik und Dokumentation der Universität Erlangen-Nürnberg

** Medizinische Universitätsklinik Tübingen

Einführung und Fragestellung

Der Studie lag folgende Fragestellung zugrunde:
Welchen Einfluß haben langzeitige Kohlenhydratinfusionen in verschiedener Zusammensetzung unter besonderer Berücksichtigung der Verwendung von Glukoseaustauschstoffen auf den Stoffwechsel bei stoffwechselgesunden, leberkranken und diabetischen Patienten? Diese globale Frage nach der Verträglichkeit verschiedener Infusionslösungen unter bestimmten nosologischen Voraussetzungen kann ergänzt werden durch die Frage: Wie ist das Ausmaß der Auswirkungen der verschiedenen Infusionsbehandlungen auf den Stoffwechsel? (2).

Am Beginn der Studie waren Kenntnisse über die Stoffwechselgrößen, welche auf die Dauerinfusion reagieren, kaum bekannt. Darüber sollten die Untersuchungen erst Aufschlüsse geben. Diese Screening-Aufgabe erforderte die Untersuchung von etwa 50 Variablen, von denen rund 35 eingehender analysiert wurden. Es handelt sich also um eine Pilotstudie, deren sehr umfangreiche Datensätze zu einer Modellentwicklung für künftige Untersuchungen benutzt werden.

Vergleichssystematik

Entsprechend der Fragestellung wurden 3 Gruppen von Patienten untersucht: Stoffwechselgesunde, Leberkranke und Diabetiker. Jede dieser nosologischen Gruppen (jeweils n= 30) wurde untergliedert in 5 verschiedene Infusionsserien (jeweils n= 6). Aus äußeren Gründen war leider eine Randomisation der Patienten nicht möglich, sodaß der Vergleichbarkeit der einzelnen Untergruppen und der nosologischen Gruppen bei einem ersten Auswertungsgang besondere Beachtung geschenkt werden muß.
Auf die Vielzahl der untersuchten Stoffwechselgrößen und deren Bedeutung für die Studie kann hier nicht eingegangen werden; es werden nur einige dieser Stoffwechselgrößen exemplarisch zur Darstellung unserer methodischen Überlegungen herangezogen.

Untersuchungsablauf

Abbildung 1 zeigt eine Übersicht über die zeitliche Disposition der durchgeführten Therapie sowie der Laborbestimmungen. Die Synchronisation der untersuchten Patienten wird durch den Beginn der KH-Infusion, die 48 Stunden gedauert hat, vorgenommen.

KH - INFUSIONSSTUDIE : ZEITLICHES ABLAUFSCHEMA

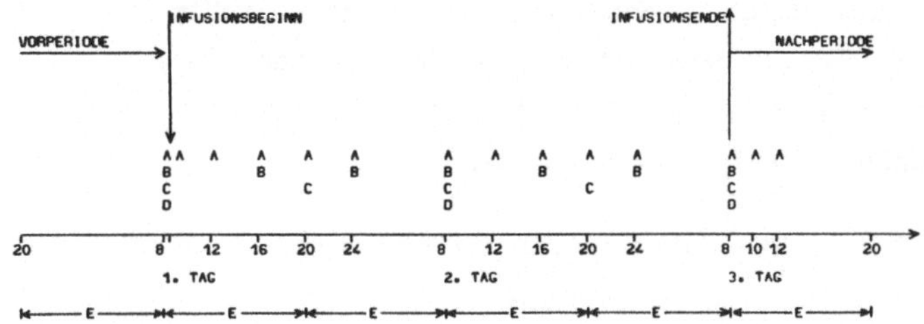

Abb.1: Meßzeitpunkte bzw. Meßzeitintervalle für die einzelnen Merkmale

MERKMALE

A : LAKTAT, PYRUVAT, ACETACETAT, HYDROXYBUTYRAT, FREIE FETTSAEUREN, TRIGLYCERIDE, BLUTZUCKER, INSULIN
GGFS. : SORBIT (2.SERIE), FRUKTOSE (3.,5.SERIE), XYLIT (4.,5.SERIE)

B : NATRIUM, KALIUM, CALCIUM

C : PH, PCO2, BICARBONAT, BASENEXCESS

D : KREATININ, HARNSTOFF, HARNSAEURE, BILIRUBIN, SERUMEIWEISS, ALBUMIN, CHOLESTERIN, SGOT, SGPT, ALK. PHOSPHATASE, G-GT, PHOSPHOR, ERYTHROZYTEN, HB, ERY-VOLUMEN

E : URIN-NATRIUM, -KALIUM, -VOLUMEN
GGFS. : URIN-SORBIT (2.SERIE), -FRUKTOSE (3.,5.SERIE), -XYLIT (4.,5.SERIE)

Verlaufsscharen

Es hat sich bei derartigen Untersuchungen als außerordentlich aufschlußreich erwiesen, vor jeglicher zahlenmäßiger statistischer Bearbeitung für die untersuchten Gruppen die Scharen der Einzelverläufe grafisch darzustellen. Abbildung 2 enthält die Verläufe der freien Fettsäuren bei den Leberpatienten unter Glukose-Sorbit-Infusion. Die Abbildung läßt einen charakteristischen Verlauf erkennen: nach Beginn der Infusion sinken die Werte ab, bleiben auf einem niedrigen Niveau und gehen nach Absetzen der Infusion wieder angenähert in die Ausgangslage zurück. Wie das Bild zeigt, werden Ausreißerkurven sofort erkannt. Im Falle einer derartigen Pilotstudie müssen die Ursachen einer derartigen Abweichung einer Verlaufskurve (hier: stark abweichendes Niveau) besonders sorgfältig untersucht werden, damit bei später geplanten faktoriellen Untersuchungen relevante Faktoren des Behandlungsverlaufs berücksichtigt werden.Das Bild zeigt auch, daß für eine Untersuchungsgruppe "blind" berechnete Mittelwertkurven die tatsächlichen Verhältnisse verzerrt darstellen können. Erst bei annähernd parallelen Einzelverläufen von etwa gleichem Niveau erscheint es berechtigt, auch Mittelwertsverläufe darzustellen. (4)

Gemäß dem Screeningcharakter der Studie ist der nächste Schritt nach der Betrachtung der Einzelverlaufsdarstellungen eine explorative univariate Auswertung. Ein multivariater varianzanalytischer Ansatz scheidet allein schon wegen der geringen Zahl der beobachteten Patienten aus. Die große Zahl der wiederholten Meßwerte macht auch bei der univariaten Analyse eine Datenreduktion notwendig. Am Beispiel einer individuellen Verlaufskurve der freien Fettsäuren (Abb.3) zeigt sich, daß das Absinken der Werte über die beobachtete Zeitstrecke nach Infusionsbeginn bei Erhaltung des wesentlichen Informationsgehaltes der Verlaufskurve durch die sog. Reaktionsfläche (schraffiert) gekennzeichnet werden kann. Gleichzeitig erhält man damit eine wirksame Datenreduktion. Die Reaktionsflächenwerte können grundsätzlich positv oder negativ sein, je nachdem, ob es sich im Mittel um einen Anstieg oder um einen Abfall gegenüber dem Ausgangswert handelt.

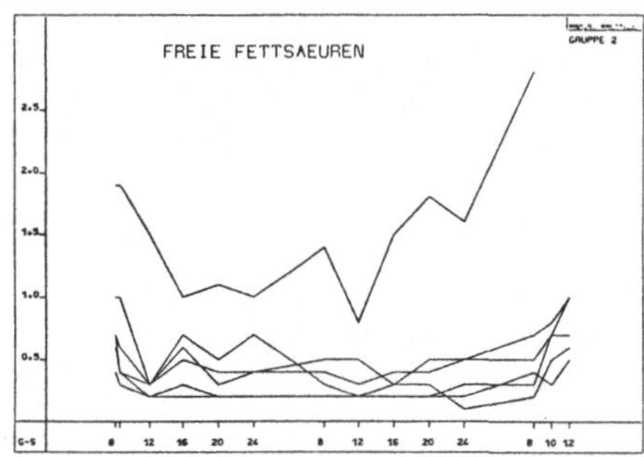

Abb.2: Verlaufsschar der freien Fettsäuren der Leberpatienten unter Glukose-Sorbit-Infusion (n= 6)

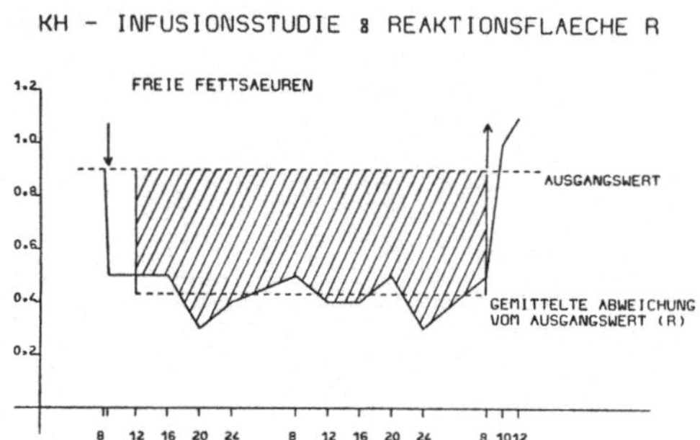

Abb.3: Schema zur Berechnung der Reaktionsfläche (schraffiert) eines Verlaufs

Univariate Vergleiche der nosologischen Gruppen und Infusionsserien

In Abbildung 4 sind die Mittelwerte der Reaktionsflächen für die freien Fettsäuren für die jeweils 5 Infusionsserien innerhalb jeder der 3 Krankheitsgruppen

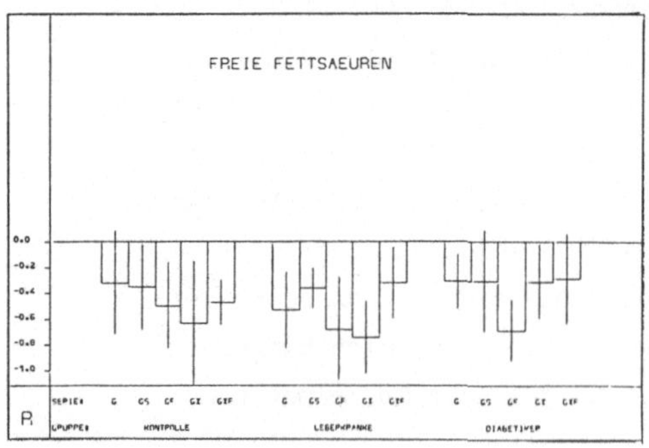

Abb.4: Mittelwerte (Balken) und 95%-Konfidenzbereiche (Striche) der Reaktionsflächen der freien Fettsäuren

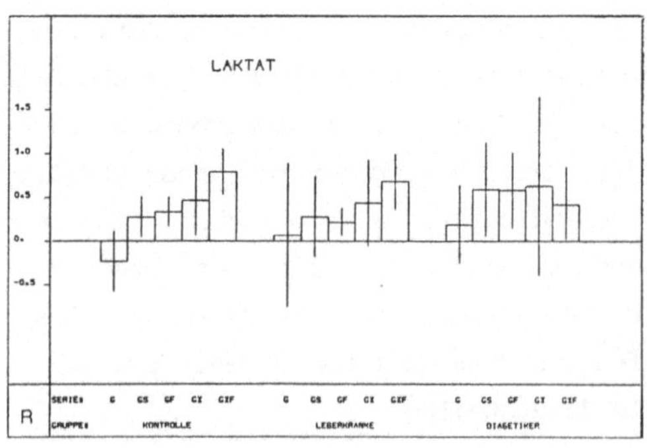

Abb.5: Mittelwerte (Balken) und 95%-Konfidenzbereiche (Striche) der Reaktionsflächen von Laktat

dargestellt. Im allgemeinen wurde ein Absinken der Fettsäurespiegel verzeichnet. Nur in wenigen Untergruppen schließen die eingezeichneten formal berechneten 95%-Konfidenzintervalle den Wert 0 ein.

Das Verhalten von Laktat (Abb.5) ist, außer bei Glukose-Infusion unter den Stoffwechselgesunden, umgekehrt, d.h. die Infusion ist i.a. mit einer mittleren Zunahme der Laktatwerte verbunden.

Als Ergänzung der Deskription haben wir mittels der Flächenwerte eine zweifaktorielle univariate Varianzanalyse durchgeführt, um Anhaltspunkte für evtl. bestehende Unterschiede zwischen den Serien und den Gruppen bzw. für Wechselwirkungen zu erhalten. Auf die Ergebnisse wird hier nicht näher eingegangen.

Abhängigkeiten zwischen Stoffwechselgrößen

Die untersuchten Stoffwechselgrößen werden durch Regelmechanismen so beeinflußt, daß sie unter standardisierten Beobachtungsbedingungen bestimmte Wertebereiche einhalten. Auf die Problematik der Tagesrhythmik, wie sie z.B. von Prestele et al. (3) behandelt wurde, soll hier nicht eingegangen werden. Es war zu erwarten, daß die KH-Dauerinfusion zu wesentlich stärkeren Abweichungen führt als sie dem Tagesrhythmus entsprechen.
Eine klinisch interessierende Frage war, ob das gegenseitige Regulationsverhalten der einzelnen Variablen untereinander im Verlauf der Therapie Änderungen unterworfen ist. So könnten sich z.B. die einzelnen Metaboliten eines Abbauweges während der Infusion verändern, aber trotzdem der Gesamtabbau konstant bleiben. Dies führt zu der Frage, ob die Summe der Metaboliten (in kommensurablen Einheiten) konstant bleibt. Diese komplexe Fragestellung kann allerdings hier nur in einzelnen Details angerissen werden, eine Lösung bedarf noch eingehender methodischer statistischer wie biochemischer Überlegungen.

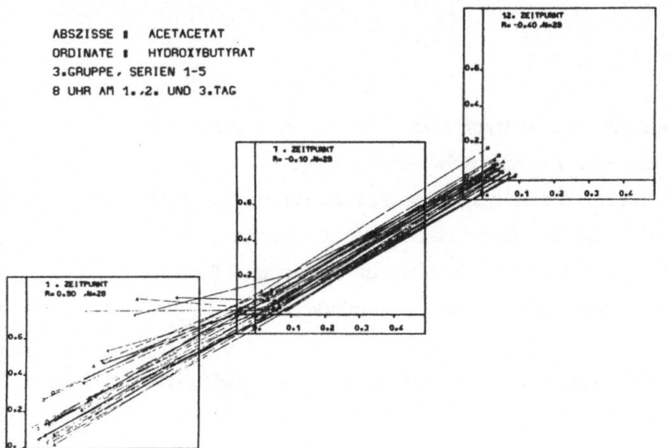

Abb.6: Korrelationsdiagramme für Acetacetat und Hydroxybutyrat aller Diabetiker zu 3 ausgewählten Zeitpunkten. Fallentsprechende Punkte sind miteinander verbunden.

Einen Einstieg in die Problematik soll die Abb. 6 vermitteln: Hier sind für das Merkmalspaar Acetacetat und Hydroxybutyrat die Korrelationsdiagramme aller Diabetiker für 3 ausgewählte Zeitpunkte dargestellt: links unten das Korrelationsdiagramm der beiden Variablên vor Infusion am 1.Tag um 8^{00}; in der Mitte für den zweiten Tag um 8^{00} und rechts oben für den 3.Tag unmittelbar vor Absetzen der Infusion, ebenfalls um 8^{00}. Die den einzelnen Fällen zuzuordnenden Punkte der 3 Korrelationsdiagramme sind miteinander verbunden. (1)

Es fällt auf, daß sich die Korrelationsstruktur im Lauf der Zeit verändert:

- positive Korrelation vor Infusion; dies ist möglicherweise Ausdruck für eine heterogene Stoffwechsellage bei Versuchsbeginn (r= 0.90)
- Entkopplung der positiven Korrelation während der Infusion (r=-0.10)
- negative Korrelation am Ende der Infusion (r=-0.40)

In Abbildung 7 sind die Korrelationskoeffizienten für alle 14 Zeitpunkte aufgetragen. Man erkennt deutlich die Veränderung im Laufe der Zeit: Positive Korrelation am Anfang, schwach negative Korrelation während der längsten Zeit unter Infusion, nach Absetzen der KH- Zufuhr geht der Trend wieder hin zu positiver Korrelation.

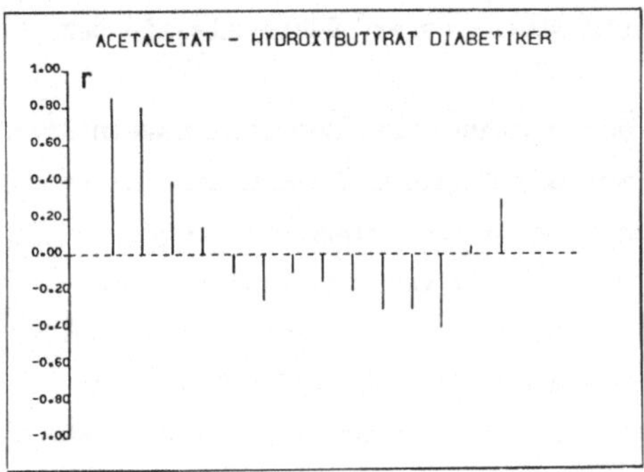

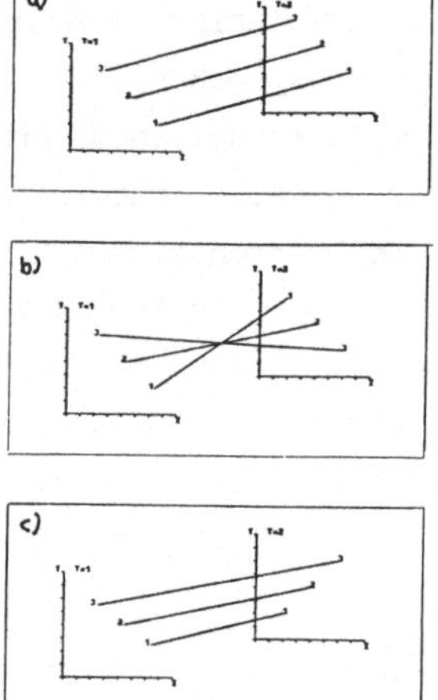

Abb.7(oben): Korrelationskoeffizienten (r) zu allen 14 Meßzeitpunkten

Abb.8(rechts): Schema für zeitlich sich ändernde Zusammenhangsstrukturen

Die Interpretation dieser Ergebnisse kann allerdings nicht allein aufgrund der Korrelationskoeffizienten erfolgen. Das sollen die Schemata der Abbildung 8 verdeutlichen. Für 3 verschiedene Situationen seien hier die Korrelationsdiagramme für 3 Fälle zu zwei aufeinanderfolgenden Zeitpunkten dargestellt: links jeweils Zeitpunkt 1, rechts Zeitpunkt 2. Die den einzelnen Fällen zuzuordnenden Punkte der beiden Korrelationsdiagramme sind wieder miteinander verbunden.

In der Situation oben (a) ist keine Veränderung zwischen den beiden Zeitpunkten festzustellen.

In der Mitte (b) ist die Korrelationsstruktur zu beiden Zeitpunkten die gleiche, allerdings ändert sich das Niveau der beiden Merkmale von einem Zeitpunkt zum anderen. Die Verbindungslinien fallentsprechender Punkte sehen aus wie ein Draht mit verschlungenen Fasern.

Unten (c) sind die Fasern wieder annähernd parallel, hier hat sich jedoch die Kovarianzstruktur vom einen Zeitpunkt zum nächsten geändert.

Die Korrelationskoeffizienten allein genügen also offensichtlich nicht, die Veränderungen der Abhängigkeitssturktur in der Zeit zu erklären.

Es erscheint uns vielmehr sinnvoll, ein Maß für die Parallelität dieser gezeigten Fasern im 3-dimensionalen Raum, mit der Zeit als 3. Dimension, zu konstruieren. Die Schemata der Abbildung können nämlich deshalb verwirren, als sie lediglich Projektionen des 3-dimensionalen Raumes in die Ebene darstellen. So kann etwa die Situation auftreten, daß sich in einer solchen Abbildung die Fasern verschlingen, bei Vertauschung der Koordinatenachsen, also von x und y, sich die Fasern nicht mehr schneiden. Dies ist der Fall, wenn sich die Einzelverläufe nur eines Merkmals überschneiden.

Die negativen Korrelationskoeffizienten ab 20^{00} des 1. Tages bis zum Absetzen der Infusion könnten für die Konstanz der Summe der beiden betrachteten Merkmale sprechen. Dies zeigt sich auch in der Abbildung 9, in der die Mittelwerte der Summen für dasselbe Kollektiv dargestellt sind. Freilich sind die individuellen Niveauunterschiede, die Abhängigkeiten vortäuschen können, in einer weitergehenden Analyse noch zu berücksichtigen.

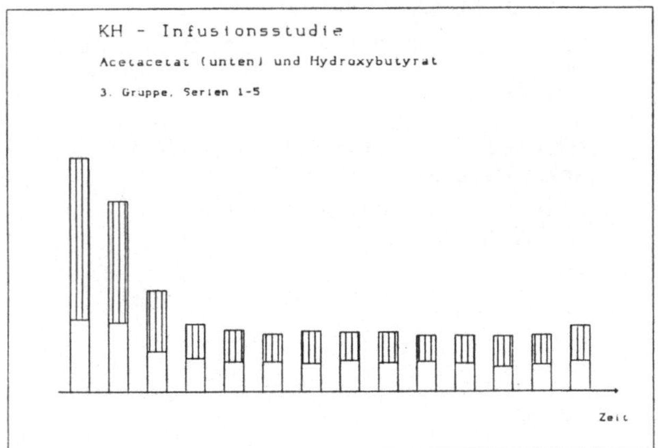

Abb.9: Mittelwerte für Acetacetat (unterer Anteil) und Hydroxybutyrat (schraffiert) aller Diabetiker zu den 14 Meßzeitpunkten

Zusammenfassung

In einer Pilotstudie soll der Einfluß einer KH-Dauerinfusion auf den Stoffwechsel untersucht werden. Die Schätzungen von Infusionseffekten mittels der Reaktionsflächen ermöglichen für Teilfragen eine adäquate Analyse. Zusammen mit der Beurteilung der Einzelverlaufsdarstellungen tragen sie zur Erarbeitung spezieller Hypothesen für eine Folgestudie mit reduziertem Beobachtungsumfang bei. Hinsichtlich der Analyse der Abhängigkeitsstrukturen hat die Studie noch ungelöste Probleme aufgeworfen.

Literatur

(1) Horbach,L., Michaelis,J., Kaufmann,W., Dürr,F., Neuhaus,G.A., Praetorius,F.
Gemeinschaftsstudie über die Wirkung diuretischer Maßnahmen bei hydropischen Zuständen.
IV. Statistische Analyse der Zusammenhangsstruktur der gemessenen Verlaufskriterien.
Klin.Wschr. 49 (1971) 1014-1021

(2) Horbach,L., Prestele,H.
Statistische Auswertung der Kohlenhydratinfusionsstudie Tübingen
unveröffentlichter Bericht, Erlangen (1980)

(3) Prestele,H., Grabner,W., Matzkies,F., Daniel,U., Phillip,J., Fischer,K.
Untersuchung zur circadianen Rhythmik der Glukosetoleranz mit 50 und 100 g Glukose.
Teil B: Statistische Wertung
Vortrag Nr. 10 auf dem 9. Dtsch. Diabeteskongress, Travemünde, 1974

(4) Prestele,H.
POLYP- Ein Programm zum Plotten von Verlaufsdaten
Statistical Software Newsletter 4 (1978) 51-58

PARAMETRISCHE TESTS FÜR DEN VERGLEICH VON MITTELWERTSPROFILEN BEI UNVERBUNDENEN BEOBACHTUNGEN MIT HOMOGENEN VARIANZEN

S.Wellek
Institut für Medizinische Statistik und Dokumentation der Johannes Gutenberg - Universität Mainz

1. Einführung

Sowohl in experimentellen als auch in klinischen Zusammenhängen sind nicht selten Parameter von Interesse, deren wiederholte Messung an derselben Beobachtungseinheit aus technischen Gründen unmöglich ist. Sollen b Behandlungen hinsichtlich ihrer Wirkung auf einen solchen Parameter zu mehreren Zeitpunkten $t_1,\ldots\ldots,t_w$ $(b,w \in \mathbb{N}\setminus\{1\})$ verglichen werden, bleibt nicht anderes übrig, als die zugehörigen Verlaufskurven aus unverbundenen Messungen "zusammenzusetzen". Hierbei werden $b \cdot w$ Gruppen von Beobachtungseinheiten gebildet, derart, daß bei Anordnung der Daten in "Zellen" eines zweidemensionalen Schemas ("two-way layout") die (i,j)-Zelle n_{ij} unter Behandlung i zum Zeitpunkt t_j gemessene Werte enthält $(i=1,\ldots.,b\ ,\ j=1,\ldots\ldots,w)$. Der Einfachheit halber wollen wir annehmen, daß keine Zelle leer bleibt $(n_{ij} \geq 1$ f.a. $i=1,\ldots.,b\ ,\ j=1,\ldots\ldots,w)$ und daß die zugrunde liegende Meßgröße eindimensional ist. Weiterhin betrachten wir die gegebenen Meßwerte als Beobachtungen von (wechselseitig) unabhängigen Zufallsvariablen $X_{111},\ldots\ldots,X_{11n_{11}}$, $X_{121},\ldots\ldots,X_{12n_{12}},\ldots\ldots\ldots\ldots,X_{bw1},\ldots\ldots\ldots,X_{bwn_{bw}}$, derart, daß für jedes (i,j) die Größen $X_{ij1},\ldots\ldots\ldots,X_{ijn_{ij}}$ identisch $N(\xi_{ij},\sigma^2)$-verteilt sind $(\xi_{ij} \in \mathbb{R}\ ,\ \sigma^2 \in \mathbb{R}_+$, unabhängig von i und j).

Für die statistische Auswertung stellt sich in dieser Situation naheliegender Weise die Frage, ob es überhaupt einen Zeitpunkt mit gesicherten Mittelwertsunterschieden zwischen den Behandlungen gibt oder ob alle b Durchschnittsprofile als global (d.h. zu jedem der w Zeitpunkte) übereinstimmend zu betrachten sind. Es wird also das Testproblem $H: (\xi_{11},\ldots\ldots,\xi_{1w}) = (\xi_{21},\ldots\ldots,\xi_{2w}) = \ldots\ldots = (\xi_{b1},\ldots\ldots,\xi_{bw})$ gegen $K: (\xi_{i_1 1},\ldots\ldots,\xi_{i_1 w}) \neq (\xi_{i_2 1},\ldots\ldots,\xi_{i_2 w})$ für ein $(i_1,i_2) \in \{1,\ldots,b\}\times\{1,\ldots,b\}$ vorgelegt.

In unserem Beitrag werden drei verschiedene "konkurrierende" Tests für (H,K) angegeben und hinsichtlich ihrer Güteeigenschaften verglichen.

2. Testfunktionen

Unter der in 1. spezifizierten Verteilungsannahme wird H zu einem Spezialfall der univariaten linearen Hypothese. In Anbetracht der Darstellbarkeit der Daten in einem gewöhnlichen Two-way layout mit der Behandlungsart als Zeilenfaktor bietet es sich unmittelbar an, die gewohnten Methoden der zweifachen Varianzanalyse (Modell I) anzuwenden und die Entscheidung zwischen H und K mittels eines Tests auf Verschwinden der Zeilen-Haupteffekte zu treffen. Das einzige Problem besteht bei dieser Vorgehensweise (die nach unseren Erfahrungen weitgehend routinemäßig praktiziert wird) in der Frage, ob von 0 verschiedene Interaktionen zugelassen werden oder alle Interaktionsparameter a priori aus der Modellgleichung eliminiert werden sollen. Wie die zugehörigen Tests - wir wollen sie im folgenden als $\boxed{\Phi_1}$ (mit Wechselwirkungsparametern) und $\boxed{\Phi_2}$ (ohne Wechselwirkungen) bezeichnen - durchzuführen sind, ist auch für den Fall nicht durchweg identischer Zellenbesetzungen n_{ij} hinlänglich bekannt (siehe z.B. SCHEFFÉ [4], Sec.4.4 ; SEARLE [5], Ch.7) und braucht hier nicht wiederholt zu werden.

Läßt man sich nicht von der äußerlichen Ähnlichkeit unseres Problems mit demjenigen des Testens der Zeilen-Haupteffekte in einer zweifachen ANOVA leiten, sondern wendet die Theorie der Konstruktion optimaler invarianter Tests für (univariate) lineare Hypothesen (vgl. z.B. Ch. 7.1, 7.2 in LEHMANN [2]) direkt an, erhält man den durch die Ablehnungsregion

$$\frac{\sum_{i=1}^{b}\sum_{j=1}^{w} n_{ij}(\overline{X}_{ij.} - \overline{X}_{.j.})^2/(b-1)w}{\sum_{i=1}^{b}\sum_{j=1}^{w}\sum_{k=1}^{n_{ij}}(X_{ijk} - \overline{X}_{ij.})^2/(N-bw)} \geq F_{(b-1)w,N-bw,1-\alpha}$$

bestimmten Test $\boxed{\Phi_3}$. Hierin ist, wie gewohnt, unter $\overline{X}_{ij.}$ das (i,j)-te Zellenmittel $n_{ij}^{-1}\sum_{k=1}^{n_{ij}} X_{ijk}$, unter $\overline{X}_{.j.}$ das j-te Spaltenmittel $\left[\sum_{i=1}^{b} n_{ij}\right]^{-1}\sum_{i=1}^{b}\sum_{k=1}^{n_{ij}} X_{ijk}$ und unter N die Gesamtzahl $\sum_{i=1}^{b}\sum_{j=1}^{w} n_{ij}$ von Beobachtungen zu verstehen. $F_{(b-1)w,N-bw,1-\alpha}$ bezeichnet das $(1-\alpha)$-Quantil einer zentralen F-Verteilung mit Freiheitsgraden $\upsilon_1=(b-1)w$, $\upsilon_2=N-bw$, $\alpha\in(0,1)$ das Testniveau.

3. Theoretische Eigenschaften der Tests

Über die Gütefunktionen β_1,β_2,β_3 der Tests Φ_1,Φ_2,Φ_3 läßt sich eine Reihe wichtiger allgemeiner Aussagen herleiten. Zur Formulierung der Beweise, auf die hier nicht genauer eingegangen werden kann, benötigt man außer dem Invarianzprinzip einige Grundeigenschaften der nicht-zentralen bzw. (für die Untersuchung von β_2) der doppelt nicht-zentralen F-Verteilungen, wie man sie etwa in Ch.30 des Handbuches von JOHNSON and KOTZ [1] nachlesen kann.

(a) Jeder der Tests Φ_1,Φ_2,Φ_3 hält das (beliebig vorgegebene) Niveau α

ein, d.h. es gilt für alle $\sigma^2 \in \mathbb{R}_+$ und alle $(\xi_{11},\ldots\ldots,\xi_{bw}) =: \xi \in K$ $\beta_1(\xi,\sigma^2) \leqq \alpha$, $\beta_2(\xi,\sigma^2) \leqq \alpha$, $\beta_3(\xi,\sigma^2) \leqq \alpha$.

(b) Φ_3 ist streng unverfälscht in dem Sinne, daß man für jedes $\xi \in K$, $\sigma^2 \in \mathbb{R}_+$ $\beta_3(\xi,\sigma^2) > \alpha$ schreiben kann. Φ_1 ist unverfälscht, aber nicht streng unverfälscht, da Alternativen $\xi \in K$, $\sigma^2 \in \mathbb{R}_+$ mit $\beta_1(\xi,\sigma^2)=\alpha$ existieren. Φ_2 ist nicht einmal unverfälscht; im Gegenteil kann man zu jedem - noch so kleinen - $\varepsilon \in \mathbb{R}_+$ ein $\xi \in K$ und ein $\sigma_\varepsilon^2 \in \mathbb{R}_+$ mit $\beta_2(\xi_\varepsilon,\sigma_\varepsilon^2) < \varepsilon$, $\beta_3(\xi_\varepsilon,\sigma_\varepsilon^2) > 1-\varepsilon$ finden.

(c) Φ_3 besitzt gleichmäßig maximale Schärfe unter allen Tests, die invariant sind gegenüber der größten Gruppe das Problem (H,K) erhaltender affiner Transformationen des $\mathbb{R}^N$.

(d) Φ_3 läßt sich im Vergleich mit Φ_1 nicht als gleichmäßig besser nachweisen. D.h., es kann nicht ausgeschlossen werden, daß Alternativen $\xi \in K$ mit $\beta_1(\xi,\sigma^2) > \beta_3(\xi,\sigma^2)$ f.a. $\sigma^2 \in \mathbb{R}_+$ vorkommen.

(e) Für alle solchen Alternativen $\xi := (\xi_{11},\ldots\ldots,\xi_{bw}) \in K$, welche der Bedingung genügen, daß die Differenzen der Form $\xi_{i_1 j} - \xi_{i_2 j}$ nur von $i_1, i_2 \in \{1,\ldots,b\}$ und nicht von $j \in \{1,\ldots\ldots,w\}$ abhängen (denen also gegeneinander parallelverschobene Behandlungsprofile entsprechen), gilt $\beta_2(\xi,\sigma^2) \geqq \beta_3(\xi,\sigma^2)$ f.a. $\sigma^2 \in \mathbb{R}_+$.

(f) Φ_3 läßt sich auch dann nicht als gegenüber Φ_2 gleichmäßig besser nachweisen, wenn Alternativen der in (e) betrachteten Art unberücksichtigt bleiben. D.h., es kann nicht ausgeschlossen werden, daß Alternativen $\xi \in K$ vorkommen, unter denen die Behandlungsprofile nicht parallel zueinander verlaufen und für die trotzdem $\beta_2(\xi,\sigma^2) > \beta_3(\xi,\sigma^2)$ f.a. $\sigma^2 \in \mathbb{R}_+$ gilt.

4. Numerische Ergebnisse

Die Aussagen 3.(d)-(f) beinhalten zunächst nur die Warnung, daß es trotz 3.(b) und (c) keine theoretischen Gründe gibt, die dagegen sprechen, daß Φ_3 für gewisses Alternativen geringere Schärfe als Φ_1 oder Φ_2 besitzt. Um zu zeigen, daß derartige Alternativen tatsächlich existieren, wie auch zur Konkretisierung von 3.(b) und (c) haben wir umfangreiche Berechnungen spezieller Werte der Gütefunktionen β_1,β_2,β_3 vorgenommen.

Die nachfolgend zusammengestellten Beispiele beziehen sich alle auf den Fall $b=3$, $w=4$, $\sigma^2=8$, $n_{11}=n_{12}=........=n_{34}=11$, $\alpha=0.05$. Die für β_1,β_2,β_3 erhaltenen Werte sind als Vielfache von 10^{-4} angegeben, wobei alle vier Dezimalstellen als numerisch gesichert gelten können. Für die Berechnung der Verteilungsfunktionen von nicht-zentral und doppelt nicht-zentral F-verteilten Zufallsvariablen, mittels derer β_1,β_2,β_3 ausgedrückt werden können, wurden eigene FORTRAN-Programme in Real*16-Arithmetik geschrieben.† Alle Ergebnisse wurden außerdem mit der PATNAIK [3] -Approximation bzw. (im doppelt nicht-zentralen Fall) mit der ersten der von JOHNSON and KOTZ [1] in Ch.30.6 diskutierten Näherungen verglichen.

Beispiel 1:

	j			
	1	2	3	4
ξ_{1j}	0.0	2.0	2.0	0.0
ξ_{2j}	0.0	0.0	0.0	0.0
ξ_{3j}	0.0	-2.0	-2.0	0.0

$\beta_1\cdot 10^4$	$\beta_2\cdot 10^4$	$\beta_3\cdot 10^4$
8432	8161	9250

†Für die Hilfe bei der Anpassung und Ausführung der Programme auf der Siemens 7738/BS2000 der Klinischen Datenzentrale der Univ. Mainz sei Herrn Dipl.Phys.R.Lippold vom selben Institut vielmals gedankt.

Beispiel 2:

	j=1	2	3	4
ξ_{1j}	2.0	1.0	-1.0	-2.0
ξ_{2j}	0.0	0.0	0.0	0.0
ξ_{3j}	-2.0	-1.0	1.0	2.0

$\beta_1 \cdot 10^4$	$\beta_2 \cdot 10^4$	$\beta_3 \cdot 10^4$
0500	0264	9731

Beispiel 3:

	j=1	2	3	4
ξ_{1j}	0.0	2.0	4.0	6.0
ξ_{2j}	0.0	1.0	2.0	5.0
ξ_{3j}	0.0	0.0	0.0	1.0

$\beta_1 \cdot 10^4$	$\beta_2 \cdot 10^4$	$\beta_3 \cdot 10^4$
9881	9841	9912

Beispiel 4:

	j=1	2	3	4
ξ_{1j}	0.0	2.0	4.0	6.0
ξ_{2j}	-1.0	1.0	3.0	5.0
ξ_{3j}	-2.0	0.0	2.0	4.0

$\beta_1 \cdot 10^4$	$\beta_2 \cdot 10^4$	$\beta_3 \cdot 10^4$
8432	8436	6045

Beispiel 5:

	j=1	2	3	4
ξ_{1j}	0.0	0.0	0.0	6.0
ξ_{2j}	0.0	0.0	0.0	0.0
ξ_{3j}	0.0	0.0	0.0	0.0

$\beta_1 \cdot 10^4$	$\beta_2 \cdot 10^4$	$\beta_3 \cdot 10^4$
7202	6356	9913

5. Schlußfolgerungen

Auf Grund der angeführten theoretischen und numerischen Resultate scheint es vertretbar, zum Problem der Auswahl zwischen den Tests Φ_1, Φ_2, Φ_3 folgende "Empfehlungen" zu formulieren:

(a) Stehen keine Vorkenntnisse zur Verfügung, denenzufolge die Verläufe als annähernd parallel angenommen werden können, und sind nicht-parallele Alternativen gleichermaßen von sachlichem Interesse, sollte Test Φ_3

angewendet werden.

(b) Besteht auf Grund von Vorkenntnissen bzw. einer entsprechend eingeengten Fragestellung die Möglichkeit, sich auf den Nachweis von Behandlungseffekten zu beschränkten, welche für alle Zeitpunkte gleiche Grössenordnung haben, ist Φ_2 der beste der drei Tests.

(c) Von einer Anwendung des Tests Φ_1 auf das Problem (H,K) sollte generell abgesehen werden. Zum einen sprechen die numerischen Ergebnisse dafür, daß die Gütedifferenz β_3-β_1 für nicht-parallele Alternatien auch in ungünstigen Fällen den Wert O nur unwesentlich unterschreitet. Zum anderen dürften in der Praxis kaum brauchbare Kriterien zur Verfügung stehen, nur auf Interaktionen reduzierbare Unterschiede zwischen den Behandlungsprofilen als a priori uninteressant oder unmöglich zu erkennen.

Literaturnachweise

[1] JOHNSON,N.L., and S.KOTZ (1970) Distributions in Statistics: Continuous Univariate Distributions - 2. NewYork/London: John Wiley & Sons, Inc.

[2] LEHMANN,E.L. (1959) Testing Statistical Hypotheses. NewYork/London: John Wiley & Sons, Inc.

[3] PATNAIK,P.B. (1949) The non-central χ^2 and F-distributions and their applications. Biometrika 36, 202-232.

[4] SCHEFFÉ,H. (1959) The Analysis of Variance. NewYork/London: John Wiley & Sons, Inc.

[5] SEARLE,S.R. (1971) Linear Models. NewYork/London: John Wiley & Sons, Inc.

VARIABILITÄTSUNTERSUCHUNGEN WESENTLICHER SPEKTRAL-PARAMETER IM VERLAUFE VON EEG-ROUTINE-ABLEITUNGEN

Th. M. BEIGEL, G. PRÜLL, M. DREYER

Justus Liebig-Universität Gießen
Neuropsychiatrie, EEG-Abteilung
6300 Gießen, Am Steg 22

EINLEITUNG

Es gibt biologische Phänomene wie die Herztätigkeit, Atmung, Schlafen und Wachen, die Menstruationstätigkeit der Frau, bei denen Rhythmik evident ist. Auch einmalige Ereignisse wie Geburt und Tod, die Lebensdauer überhaupt, folgen gewissen Graden von Regelmäßigkeit. Im allgemeinen setzt sich ein Biosignal aus stochastischen, darunter fallen Meßungenauigkeiten (Rauschen) und zufällige prozeßimmanente Ereignisse, und deterministischen, sowohl periodischen als auch nicht periodischen, Komponenten zusammen.

Der Darstellung der Herztätigkeit im Chronogramm, welche sich prima vista als Rhythmogramm aufweist (5), sei das Elektroenzephalogramm gegenübergestellt, über dessen Periodizität oder Aperiodizität sich die Experten jahrzehntelang uneins waren, bis es zur Übereinstimmung hinsichtlich der stochastischen Natur der EEG-Spontantätigkeit kam.

Der tägliche klinische Umgang mit dem EEG läßt selbst bei Berücksichtigung verschiedener konstitutioneller Grundmuster eine größere Variationsbreite innerhalb dieser sogenannten EEG-Typen in der Zeit, d.h. bei Ableitewiederholungen erkennen. Dem Kliniker sind inter- und intraindividuelle, stoffwechselabhängige, biorhythmische, bewußtseinsabhängige, technische und elektrodenpositionsbedingte Einflüsse auf die Grundtätigkeit bekannt (2,6).

Versucht man Einflüsse jeglicher Art auf das computerunterstützt ausgewertete, d.h. hinsichtlich seiner Meßwerte etwa für Stichprobenvergleiche präzisierte EEG zu untersuchen, bedarf es zunächst der Auffindung von die Grundtätigkeit des EEG charakterisierenden Parametern sowie der Untersuchung deren Variabilität bei gesunden Probanden. Diesem Anliegen dient die folgende Untersuchung, in welcher bei 11 gesunden Probanden an ein und demselben Tag dreimal, nämlich morgens, mittags und abends, ein 15minütiges EEG bei geschlossenen Augen abgeleitet wurde.

WESENTLICHE SPEKTRAL-PARAMETER DES EEG

Die Auswertung primärer Art des EEG erfolgt on line und zwar in drei Schritten, der A/D-Wandlung bei einer Sample-Rate von 64/sec, dem Gewinn des FOURIER-Spektrums (3) sowie der Parameterextraktion aus demselben bei Artefaktselektion (4). Sie endet in der Ausgabe der sogenannten wesentlichen Spektral-Parameter des EEG, welche in der Tafel 1 unter Hinzunahme der Frequenzbänder der Tafel 2 definiert werden.

Spektral-Parameter	Definition	Merkmal
a	$\sum_{\nu} y_{\nu} / n$	Leistungsdichte im arithmetischen Mittel
b	$\sqrt[n]{\prod_{\nu} y_{\nu}} / \text{Param. a}$	Quotient aus geometr. und arithmetischem Mittel der Leistungsdichte
c	$\sum_{\nu} \nu \cdot y_{\nu} / \sum_{\nu} y_{\nu}$	Mittlere Frequenz der Leistungsdichte (flächenmäßiger Schwerpunkt)
d	$\max_{\nu}{}_{\text{quadr.int.}} (y_{\nu})$	Dominate Frequenz (quadrat. interpoliert)

Tafel 1: Das den Spektral-Parametern a - d des EEG zugrundliegende FOURIER-Spektrum wird durch über die Frequenzen 0,25 Hz, 0,5 Hz,..., 32,0 Hz gereihten Leistungsdichten $y(\nu)$ zur Definition verwendet. Der Laufbereich der mit ν bezeichneten Frequenz sowie die Zahl n dazugehörender Stützstellen wird in der Tafel 2 vermerkt.

Gruppe i	Bezeichnung	Frequenzbereich $\nu_{Anf.}$	ν_{Ende}	Zahl n der Frequenz-stützstellen
1	Theta-/Delta-Band	,25 Hz	7,5 Hz	30
2	Alpha-Band	7,5 Hz	12,5 Hz	21
3	Beta-Band	12,5 Hz	32,0 Hz	79

Tafel 2: Aufspaltung in drei, in konventioneller Weise als physiologisch bezeichnete Frequenzbänder des EEG.

Das Resultat der Primärauswertung bildet das Inputmaterial dieser Studie.

STRUKTURIERUNG DER DATEI SAMT MODELLVORSTELLUNG

Zur Auswertung sekundärer Art des EEG-Materials dieser Untersuchung - derzeit noch off line - verwendeten wir zwei Methoden der Varianzanalyse (VA). Um die Varianz eines der jeweils 12 EEG-Merkmale zu analysieren, ist jeweils eine Datei vom Umfang 25 344 auszuwerten, eine Zahl, welche sich als Produkt der Stufenzahlen sämtlicher Einflußgrößen dieser Untersuchung errechnen läßt (s. Tafel 3).

Symbol	Einflußgröße	Stufen-index	Stufen-zahl	Charakter
R	Wiederholung von artefakt-freien 4-sec-Segmenten	m	16	Meßwieder-holung
A	Ableiteort	i	16	fixed
B	2-min-Wiederholung aus Anfang/Mitte/Ende des 15-min-EEG	j	3	fixed
C	Ableitewiederholung von 8, 12 und 16 Uhr	k	3	fixed
D	Personen	l	11	random

Tafel 3: Die Einflußgröße R bildet aufgrund der Artefaktselektion eine nicht 32- sondern 16-stufige Versuchswiederholung; die Einflußgrößen A bis D sind die in ihrer Wirkung zu untersuchende Faktoren, deren Charakter zwecks Modellvorstellung in der letzten Spalte dieser Tafel vermerkt ist.

Die in der Untersuchung beobachteten Ausprägungen oben definierter Parameter werden jeweils in einer Overall-Analyse (OA) und im Anschluß daran nach einer Empfehlung von WINER (8) in einer solchen Single-Effekt-Analyse (SEA) ausgewertet, bei welcher das Material vor Auswertung in die einzelnen Gruppen des sich bei der OA als varianzdominierend erweisenden Faktors gesplittet wird. Die Overall- sowie die sich daran anschließenden Single-Effekt-Auswertungen werden in dieser Studie mithilfe der Varianzkomponentenschätzung (VKS), s. (7), bzw. dem Korrekten F-Test (KFT), s. (1), durchgeführt. Um beim vierfaktoriellen Modell der Varianzanalyse mit Versuchs- bzw. Meßwiederholung eine unter gewissen Voraussetzungen erwartete Varianzkomponente als Linearkombination der insgesamt 2**4 = 16 beobachteten Einzelvarianzen zu schätzen, besteht zunächst die Aufgabe darin, die Struktur vorliegenden Modells sowie den Charakter seiner Faktoren zu eruieren.

Nach der oben kurz erwähnten Artefaktselektion konnte angenommen werden, daß die 16 Segmentwiederholungen der Einflußgröße R echte Versuchswiederholungen sind. Da über die verschiedenen Stufen der Faktoren A bis C bei der Wiederholung des Versuchs jeweils die gleichen Ausprägungen untersucht werden, ist der Charakter dieser Faktoren "fixed". Die Einflußgröße D ist als Faktor, dessen Stufen in beliebiger Reihenfolge angeordnet werden können, ein Random-Faktor. Der infolge der Verschiedenheit der Charakter seiner Faktoren gemischte Versuchsplan enthält bis auf die Versuchswiederholung keine in hierarchischer Beziehung stehende Faktoren, sodaß es ein multifaktoriell gemischtes vollkombiniertes Modell der Varianzanalyse ist. Die Auswertung der Daten eines Parameters kann somit gemäß folgender Modellgleichung erfolgen, bei welcher der Random- oder Fixed-Charakter ihrer Effekte der Wahl der Buchstaben in lateinischer bzw. griechischer Schreibweise sowie das Laufen der Stufenindices der Tafel 3 zu entnehmen ist.

$$z_{ijklm} = \mu + \alpha_i + \beta_j + \gamma_k + d_l + \omega_{ijkl} + \varepsilon_{ijklm}$$

mit z_{ijklm}: m-te Beobachtung in der Zelle ijkl,

μ : jeder Beobachtung gemeinsamer Effekt,

α_i : jedem Ableiteort gemeinsamer Effekt,

β_j : jeder 2-min-Wiederholung gemeinsamer Effekt,

γ_k : jeder Ableitewiederholung gemeinsamer Effekt,

d_l : jeder Versuchsperson gemeinsamer Effekt (interindividuelle Variabilität),

ω_{ijkl} : Summe sämtlicher Wechselwirkungseffekte,

ε_{ijklm} : zur Beobachtung gehörender Zufallseffekt (Meßfehler).

ERGEBNIS DER OVERALL-ANALYSE

Das Ergebnis der in der OA des Parametermaterials durchgeführten VKS wird in der Abbildung 1 dargestellt, eine Abbildung, in welcher aus zeichentechnischen Gründen nur Komponenten vom Betrag größer oder gleich 2 % der Gesamtvariation eines Parameters erscheinen.

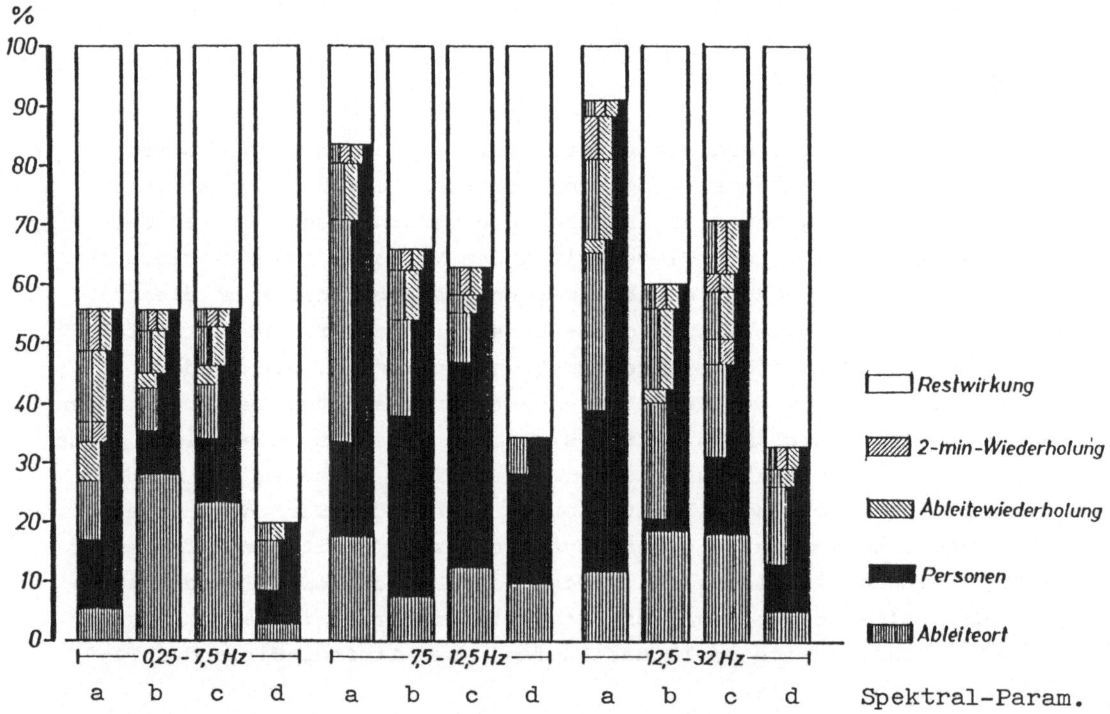

Abb. 1: VKS zur Overall-Analyse des Parametermaterials.

Aus der Abbildung läßt sich ablesen: Die 2-min-Wiederholung lag in ihrer Haupt- sowie Wechselwirkung 1. Ordnung zu den anderen Faktoren des Modells bei sämtlichen EEG-Parametern der Untersuchung unter der Zeichengenauigkeit. Ähnlich nieder geprägte Varianzkomponentenschätzer zeigten wiederum bei sämtlichen Parametern diejenigen Variationsursachen, welche im Verbund mit der Ableitewiederholung tageszeitlicher Art standen.

Varianzkomponentenschätzer sehr viel höheren Levels errechnete das in FORTRAN geschriebene Programm dahingegen im Falle der Faktoren Personen und EEG-Ableiteort. So z.B. war der Faktor Personen auf die im Alphaband gemittelte Leistung sowie der Faktor Ableiteort sowohl auf die leistungsverteilungs- als auch frequenzorientierten EEG-Merkmale von varianzdominierender Wirkung.

ERGEBNIS DER SINGLE-EFFEKT-ANALYSE

Ein Splitten des Datenmaterials zur SEA nach den Personen ist naheliegend, speziell nachdem sich in der VKS ihr Einfluß als dominierend erwies. Die Varianz der an den 11 Personen jeweils in der Untersuchung beobachteten 12 EEG-Spektral-Parameter ist somit in 132 Analysen rein intraindividueller Art auf Ursachen signifikanten Levels zu prüfen. Die Methode hierzu ist der KFT, dessen Output in der Abbildung 2 für die Merkmale a bis d des Alphabandes dargestellt wird.

EG \ VP	1	2	3	4	5	6	7	8	9	10	11
A	x̄	x̄	x̄	x̄	x̄	x̄	x̄	x̄	x̄	x̄	x̄
B		:	:		.	.	.		.		.
C	+	:	+	.	.	:	+	+	:	:	:
AB		x̄	x̄	x̄	x	+	x̄		.	x̄	+
AC	x̄	x̄	x̄	x̄	x	x̄	x̄	x̄	x̄	x̄	x̄
BC	+		+	:	:	.	+	.	:	+	+
ABC	x̄	x̄	x̄	x̄		x̄	x̄		+	x̄	x̄

EG \ VP	1	2	3	4	5	6	7	8	9	10	11
A	x̄	x̄	x̄	x̄	x̄	x̄	x̄	x̄	x̄	x̄	x̄
B		.	.							.	
C	+		:	.			.	:			:
AB	x̄	x̄		x̄	:		x̄	:		x̄	
AC	x̄	x̄	x̄	x̄	x	:	x̄	x̄		x̄	x̄
BC		.	+	+	.		+				:
ABC	x̄	x̄	:	x̄		.	x̄	x̄	:	x̄	x̄

EG \ VP	1	2	3	4	5	6	7	8	9	10	11
A	x̄	x̄	x̄	x̄	x̄	x̄	x̄	x̄	x̄	x̄	x̄
B		:	.	.	:					+	:
C	+		:	.	:		+		.	+	.
AB	x	x̄			:					+	.
AC	x̄	x̄	x̄	+	x̄	x̄	x̄		x̄	x̄	x̄
BC	+	:	+	+	:		.	.	+	+	x
ABC	x	x̄			.	:	:			x̄	+

EG \ VP	1	2	3	4	5	6	7	8	9	10	11
A	x̄	x̄	x̄	x̄	x̄	x̄	x̄	x̄	x̄	x̄	x̄
B			.		:					:	
C	:		.		.		.			:	
AB	:	:				.					
AC	+		x̄		x	+	.		+	x̄	x̄
BC	.		.	:	.				:	:	:
ABC		.								x	+

Abb. 2: Testoutput der Spektral-Parameter a, links oben, bis d, rechts unten, des Alphabandes. Erreichte Signifikanzlevel (.=0,1; :=0,033; +=0,01; x=0,0033; x̄=0,001) der Einflußgrößen (EG) der Single-Effekt-Analyse nach den Personen (VP 1 - 11).

Der Faktor Ableiteort hatte auch hier den mit Abstand stärksten Einfluß, während dahingegen die Faktoren 2-min-Wiederholung und im Mittel etwas größer die Ableitewiederholung einen deutlich geringeren Einfluß aufwiesen. Aufgrund der neuen Versuchssituation wäre ein sehr viel größerer Einfluß der Ableitewiederholung im Vergleich zu der 2-min-Wiederholung zu erwarten gewesen.

GESAMTDISKUSSION

Die 2-min-Wiederholung spiegelt die Änderungen innerhalb einer Routine-Ableitung wieder. Als ein wesentliches Ergebnis dieser Untersuchung sei festgestellt, daß alle Versuchspersonen innerhalb einer Ableitung Änderungen unterlagen, die nicht durch die Varianz innerhalb der 2-min-Abschnitte zu erklären waren, wobei sich die Änderungen bei den einzelnen Probanden in verschiedenen Parametern auswirkten.

Die Variation von Spektral-Parametern des EEG, die als Mittelwerte von 2-min-EEG-Abschnitten berechnet wurden, liegt nach unseren statistischen Befunden bei Frequenzparametern um 0,25 bis 0,5 Hz; Spannungsparameter änderten sich bis aufs Doppelte innerhalb einer EEG-Routine-Ableitung.

LITERATURVERZEICHNIS

(1) BEIGEL, Th.M.: Einfluß der Faktoren Tageszeit und Elektrodenlage und ihre Prüfung bei automatischer EEG-Analyse. Meth. Inform. Med. 18 (1979) 18-24.

(2) BIEGLER, K.H.: Zur Biorhythmik im Elektroenzephalogramm von gesunden Probanden. Diss. Gießen 1980.

(3) BOX, G.E.P., JENKINS, G.M.: Time Series Analysis Forecasting and Control. San Francisco 1976.

(4) DREYER, M., PRÜLL, G.: Artefakte, Transienten und Vigilanzschwankungen nach clusteranalytischer Auswertung von EEG-Spektren. Gießen, im Druck befindlich.

(5) DUDECK, J., MICHAELIS, J.: Computeranalyse des Elektrokardiogramms. Klinische Wochenschrift 49 (1971) 717-738.

(6) PRÜLL, G.: Biorhythmicity of Alpha Rhythm in Man. J. Electroencephal. Clin. Neurophysiol. Suppl. 1977, 580.

(7) THOMPSON, W.A., MOORE, J.R.: Non-negative Estimates of Variance Components. Technometrics 5 (1963) 441-449.

(8) WINER, B.J.: Statistical Principles in Experimental Design. McGraw-Hill, New York 1971.

STATISTISCHE MODELLE

2. VERSCHIEDENE MEDIZINISCHE ANWENDUNGSBEREICHE

ALTERNATIVEN ZUR BONFERRONI -PROZEDUR

G. Hommel

Institut für Medizinische Statistik und Dokumentation

Universität Mainz

1. Einleitung

Erst vor kurzem veröffentlichte HOLM (1979) eine schrittweise Prozedur, die im allgemeinen Fall multipler Tests (keine Annahmen über die Abhängigkeit der Tests untereinander) die experimentweise Fehlerrate α_{EW} unter Kontrolle hält und schärfer ist als die übliche Bonferroni-Methode. Die "Schwachstelle" der HOLM'schen Prozedur liegt am Anfang, wo - genauso wie bei Bonferroni - die Irrtumswahrscheinlichkeit durch die Zahl der Tests geteilt werden muß. Im folgenden sollen Testprozeduren angegeben werden, die unter denselben Bedingungen mit weniger restriktiven Irrtumswahrscheinlichkeiten auskommen.

2. Vorbereitungen

Es seien n = Anzahl der durchzuführenden Tests, H_{oi} (i=1,...,n) die entsprechenden Nullhypothesen, und γ die vorzugebende obere Grenze für α_{EW}. Mit α sollen die nominalen Irrtumswahrscheinlichkeiten bezeichnet werden, mit denen die einzelnen Tests (u.U. nur "formal") durchgeführt werden. Ist $J \subset \{1,\ldots,n\}$, $J \neq \emptyset$, so gibt es im wesentlichen drei Methoden, um die Hypothese $\omega_J = \bigcap_{i \in J} H_{oi}$, zunächst nicht im multiplen Sinn, zu testen (HOMMEL, 1980):

1.) Man lehne ω_J ab, wenn $|J|\, P_{(1_J)} \leq \gamma$, wobei $P_{(1_J)}$ = kleinste kritische Wahrscheinlichkeit P_i mit $i \in J$.

2.) Sei $\alpha > 0$, $\alpha \leq \gamma$ vorgegeben.
k_J sei die Anzahl der formal erhaltenen "Signifikanzen" beim Test der H_{oi}, $i \in J$.
Man lehne ω_J ab, wenn $\frac{|J|\alpha}{k_J} \leq \gamma$ (RÜGER, 1978).

3.) Man lehne ω_J ab, wenn $\sum_{i=1}^{|J|} \frac{1}{i} \cdot \inf \{ \frac{|J|\alpha}{k_J} : \alpha>0\} \leq \gamma$.

Um eine multiple Testprozedur für den Hypothesenverband $\{\omega_J: J \subset \{1,\ldots,n\}, J \neq \emptyset\}$ zu erhalten, kann man nun im Prinzip beliebige Vermischungen dieser Möglichkeiten zulassen, unter der Zusatzbedingung, daß die Kohärenz eingehalten wird, d.h., wird ein ω_J nicht abgelehnt, so müssen sämtliche Implikationen dieses ω_J beibehalten werden. Wir wollen trotzdem nur multiple Prozeduren angeben, die auf jeweils einer dieser drei Methoden basieren, da die entstehenden Entscheidungsverfahren sonst zu kompliziert würden. Kriterium für die Güte der Prozeduren soll im wesentlichen sein, wie sie sich beim Test der Einzelhypothesen $\omega_{\{i\}} = H_{oi}$, $i=1,\ldots,n$, verhalten.

3. Multiple Testprozeduren (MTP)

3.1 Die durch die Methode 1.) erzeugte MTP liefert für den Test der H_{oi} genau die HOLM'sche Prozedur: Man benötigt mindestens eine "Signifikanz" bei $\alpha = \frac{1}{n}\gamma$. Hat man diese erhalten, so können alle entsprechenden H_{oi} abgelehnt werden, und man kann das Verfahren fortsetzen. Man benötigt hierauf mindestens zwei "Signifikanzen" bei $\alpha = \frac{1}{n-1}\gamma$. Erhält man auch diese, so lehne man die zugehörigen H_{oi} ab (soweit nicht schon geschehen) und setze das Verfahren fort. Nun sind drei "Signifikanzen" bei $\alpha = \frac{1}{n-2}\gamma$ nötig, usw.

3.2 Bei Verwendung der Methode 2.) kann α in Abhängigkeit von $|J|$ unterschiedlich gewählt werden. Bei ökonomischer Wahl der α ergibt sich folgendes Verfahren:

i) Man gebe sich ein k, $1\leq k\leq n$, vor. k ist die Anzahl der "Signifikanzen", die man mindestens erhalten muß. (k ist vor Durchführung der Untersuchung vorzugeben !)

ii) Hat man mindestens k "Signifikanzen" bei $\alpha = \frac{2}{n-k+2}\gamma$ erreicht, so kann man starten. (Andernfalls hat man sich "überreizt").

iii) Alle bei $\alpha = \frac{1}{n-k+1}\gamma$ "signifikanten" H_{oi} können tatsächlich abgelehnt werden.

iv) Hat man für $\alpha = \frac{1}{n-k+1}\gamma$ mindestens k "Signifikanzen" erhalten, so läßt sich von dieser Stelle an die HOLM'sche Prozedur weiterführen (k+1 "Signifikanzen" bei $\frac{1}{n-k}\gamma$, k+2 "Signifikanzen" bei $\frac{1}{n-k-1}\gamma$, usw.).

Eine Modifikation dieses Verfahrens läßt sich erreichen, wenn man sich darauf beschränkt, nur für Zusammenfassungen von mindestens t Hypothesen, $1 \leq t \leq k$, Entscheidungen zu treffen. Dann benötigt man zunächst k "Signifikanzen" bei $\alpha = \frac{t+1}{n-k+t+1} \gamma$. Hierauf können alle Zusammenfassungen von Hypothesen abgelehnt werden, für die man mindestens t "Signifikanzen" bei $\alpha = \frac{t}{n-k+t} \gamma$ erhält. Erhält man sogar k "Signifikanzen" für $\alpha = \frac{t}{n-k+t} \gamma$, so läßt sich das Verfahren im HOLM'schen Sinn weiterführen (k+1 "Signifikanzen" bei $\frac{t}{n-k+t-1} \gamma$, k+2 "Signifikanzen" bei $\frac{t}{n-k+t-2} \gamma$, usw.)

Für k=t=1 ergibt sich das Verfahren nach HOLM.

3.3 Verwendet man die Methode 3.), so liefert die entstehende MTP weniger für die Einzelhypothesen, als vielmehr für Zusammenfassungen vieler Hypothesen trennschärfere Ergebnisse als die in 3.1 und 3.2 beschriebenen MTP's. Das Verfahren ist jedoch sehr rechenaufwendig. Ein Computerprogramm steht demnächst zur Verfügung.

4. Literatur

HOLM, S.A. (1979). A simple sequentially rejective multiple test procedure.
Scand. J. Statist. 6, 65-70.

HOMMEL, G. (1980). Test der Globalhypothese und ihrer Implikationen für die Kombination mehrerer Einzeltests. Biometrie - heute und morgen. Interregionales Biometrisches Kolloquium 1980 (eds. W. Köpcke und H. Überla), 327-334.
Springer, Berlin-Heidelberg-New York.

RÜGER, B. (1978). Das maximale Signifikanzniveau der Tests: "Lehne H_0 ab, wenn k unter n gegebenen Tests zur Ablehnung führen".
Metrika 25, 171-178.

Variablenselektion bei multinomialen Klassifikationsproblemen

Gerhard Tutz

Institut für Medizinische Statistik und Dokumentation der Universität Erlangen-Nürnberg (Vorstand: Prof.Dr.med.L. Horbach)

1. Einleitung

Bei der Anwendung diskriminanzanalytischer Verfahren in der Medizin ist es häufig nicht möglich, von Variablen auszugehen, die metrisches Skalenniveau besitzen. Die für die Klassifikation interessanten Variablen sind oft qualitativ und besitzen Nominal-, bestenfalls noch Ordinalskalenniveau. Um Methoden, die diesem Skalenniveau Rechnung tragen, von herkömmlichen metrischen Verfahren zu unterscheiden, spricht man von diskreter Diskriminanzanalyse oder diskreter Klassifikation (Goldstein und Dillon (1978)).

Die diskrete Diskriminanzanalyse ist in weit stärkerem Maß als ihr metrisches Analogon von Schätzproblemen bestimmt. Die Anzahl der zu schätzenden Parameter übersteigt häufig schon bei wenigen Trennvariablen die Grenze des Möglichen.

Der Grund liegt darin, daß die Verteilung der Variablen meist nicht bekannt ist und die für eine Klassifikationsprozedur notwendigen Parameter erst aus einer Lernstichprobe geschätzt werden müssen. Damit hängt die Treffsicherheit bzw. die Fehlklassifikationswahrscheinlichkeit nicht nur von den Eigenschaften der Verteilung und der Adäquatheit des Verfahrens ab, sondern auch von der Exaktheit der Schätzungen und damit von Stichprobengröße und Variablenzahl.

Eine notwendige Reduktion der Parameterzahl läßt sich erreichen, einmal durch die Annahme einer möglichst einfachen Zusammenhangsstruktur der Variablen, zum anderen durch die Beschränkung auf eine geringe Anzahl effizienter Variablen; wobei auch bei einfacher Zusammenhangsstruktur die Variablenauswahl ein Problem darstellt, von dessen Lösung die Effektivität des Verfahrens entscheidend bestimmt wird.

Für die metrische Diskriminanzanalyse wurde von Van Ness und Simpson (1976) gezeigt, wie die Trefferrate für verschiedene Zuordnungsverfahren absinkt, wenn weitere Variablen in die Analyse aufgenommen werden, die keine diskriminatorische Information enthalten. Jain und Waller (1978) zeigen, daß auch die Hinzunahme von Variablen, die diskriminatorische Information enthalten, nur dann zu keiner Verschlechterung führt, wenn der Zuwachs an Trennung der Klassen groß genug ist. Ist dies nicht der Fall, so sinkt die Trefferrate ab. Es gilt somit, eine optimale Untermenge der zur Verfügung stehenden Variablen auszuwählen. Im Falle metrischer Variablen wurden vielfache Möglichkeiten der Selektion diskutiert (Cochran(1964), Weiner und Dunn(1966), Rao(197o)) und schrittweise Prozeduren liegen bereits in Programmpaketen wie SPSS und BMDP vor. In weit geringerem Maß wurden kategoriale Variablenauswahlen untersucht (Lachlin(1973), Goldstein und Dillon(1977), Goldstein und Rabinowitz(1975)).

2. Optimale Klassifikation und suffiziente Variablen

Das Problem der Klassifikation, so wie der Begriff hier gebraucht wird, besteht darin, auf Grund der Messung von m Variablen $X=(X_1,...,X_m)$ eine Person (oder allgemeiner eine Messung), von der nicht bekannt ist, welcher von k (diagnostischen oder prognostischen) Klassen sie angehört, derjenigen zuzuordnen, der sie entstammt. Dabei seien die Variablen diskret (kategorial) und der Stichprobenraum Ω enthalte sämtliche Realisationen des Vektors $X=(X_1,..,X_m)$. Eine Klassifikationsregel läßt sich definieren als eine Partition $D = \langle D_1,D_2,...,D_k\rangle$ des Stichprobenraums Ω. Eine Beobachtung $X = x$ wird genau dann der Gruppe i zugeordnet, wenn $x \in D_i$ gilt.
Eine optimale Lösung im Sinne der Minimierung von Fehlklassifikationen stellt die Bayessche Regel dar (Lachenbruch (1975), Anderson(1958)). mit der Partition $D^* = \langle D_1^*,...,D_k^*\rangle$ wobei

$$D_i^* = \{x \in \Omega \;/\; p(x/i)p(i) > p(x/j)p(j) \text{ für alle } j \neq i \}$$

$p(x/i)$ bezeichne hier die bedingte Verteilung der Zufallsvariablen X in der i-ten Klasse und $p(i)$ die a-priori-Wahrscheinlichkeit der i-ten Klasse anzugehören.
Wenn für mehrere Klassen der Ausdruck $p(x/i)p(i)$ denselben Wert besitzt, erfolgt die Zuweisung durch ein weiteres Zufallsexperiment.

Im allgemeinen ist die optimale Partition D^* nicht bekannt, da sie die Kenntnis der gesamten tatsächlichen Verteilung voraussetzt. Sie stellt allerdings den theoretischen Hintergrund für eine Vielzahl von Klassifikationsverfahren dar. Durch Schätzung der Verteilung, bzw. der sie bestimmenden Parameter und Einsetzen in die theoretisch optimale Regel ("plug-in"-Verfahren) wird eine angenäherte Lösung erreicht.

Da bei einer größeren Anzahl verfügbarer Variablen eine Auswahl bessere Klassifikationsergebnisse erbringt, ist es notwendig, als erstes zu klären, wann eine Teilmenge von Variablen suffizient ist, d.h. unter welchen Bedingungen durch Hinzunahme weiterer Variablen keine Verbesserung möglich ist.
Für metrische Diskriminanzanalysen, insbesondere unter Normalverteilungsvoraussetzung wurde das Problem von Rao (1970) untersucht.

Seien nun $X_1,..,X_l,..,X_m$ diskrete Variablen. X_o sei die Zufallsvariable, die die Gruppenzugehörigkeit bestimmt, also den Wertebereich $\{1,...,k\}$ besitzt. Zur Abkürzung bezeichne
$p_{ii_1 \cdot\cdot i_m} := p(X_o=i, X_1=i_1,...,X_m=i_m)$, wobei $i_l \in \{1,...,s_l\}$ mit s_l der Anzahl von Ausprägungen der l-ten Variable und in der üblichen Notation bezeichne $p_{ii_1 \cdot\cdot i_l + \cdot\cdot +}$ die Summierung über die mit "+" indizierten Variablen:

$$p_{ii_1 \cdots i_l + \cdots +} = \sum_{i_{l+1},...,i_m} p_{ii_1 \cdots i_m} .$$

Man betrachte nun die Aussagen:

(1) $$\frac{p_{ii_1 \cdots i_m}}{p_{ii_1 \cdot\cdot i_l + \cdots +}} = \frac{p_{+i_1 \cdots i_m}}{p_{+i_1 \cdot\cdot i_l + \cdots +}} \quad \text{für alle } ii_1 \cdots i_m .$$

d.h. die Verteilung von $X_{l+1},...,X_m$ unter der Bedingung $X_o, X_1,...,X_l$ ist nicht von der Klassenzugehörigkeit abhängig

(2) $$\frac{p_{ii_1 \cdots i_m}}{p_{+i_1 \cdot\cdot i_l + \cdots +}} = \frac{p_{ii_1 \cdot\cdot i_l + \cdots +}}{p_{+i_1 \cdot\cdot i_l + \cdots +}} \; \frac{p_{+i_1 \cdots i_m}}{p_{+i_1 \cdot\cdot i_l + \cdots +}} \quad \text{für alle } ii_1 \cdots i_m .$$

Diese Gleichung fordert die bedingte Unabhängigkeit von X_o und $X_{l+1},...,X_m$ unter der Bedingung $X_1,...,X_l$.

(3) $$p_{ii_1 \cdots i_l + \cdots +} > p_{ji_1 \cdots i_l + \cdots +} \Leftrightarrow p_{ii_1 \cdots i_m} > p_{ji_1 \cdots i_m}$$

d.h. die Zuordnungsregel ist bereits durch die Variablen $X_1,...,X_l$ bestimmt.

(4) $t_m = t_l$ wobei t_m die Fehlklassifikationswahrscheinlichkeit bei Verwendung der Variablen $X_1,...X_m$, t_l bei Verwendung von $X_1,...X_l$ bezeichne

Die Beziehungen dieser Aussagen zueinander ergeben sich mit:

(1) und (2) sind zueinander äquivalent, ebenso (3) und (4)

(1) und (2) implizieren (3) und (4), sind jedoch nur hinreichend, nicht notwendig,

d.h. die bedingte Unabhängigkeit von X_o und $X_{l+1},...,X_m$ bewirken immer, daß eine Hinzunahme von $X_{l+1},...,X_m$ weder Trefferrate noch Zuordnungsregel verändern, andererseits kann die Trefferrate konstant bleiben, obwohl keine Unabhängigkeit nach (2) vorliegt.

Die Äquivalenz von (1) und (2) besteht in einer äquivalenten Umformung der spezifizierenden Gleichungen. Die Notwendigkeit von (3) ergibt sich aus den Bayes-Partitionen $D^*_{(m)} = \langle D^*_{1(m)},...,D^*_{k(m)}\rangle$ für die Variablen $X_1,...,X_m$ und $D^*_{(l)} = \langle D^*_{1(l)},...,D^*_{k(l)}\rangle$ für $X_1,...,X_l$:

es gilt $D^*_{i(m)} = \{(i_1,...,i_m)/\ p_{ii_1...i_m} > p_{ji_1...i_m}$ für alle $j \neq i\}$,

aus Gleichung (1) ergibt sich

$$p_{ii_1...i_m} = \frac{p_{+i_1...i_m}\, p_{ii_1..i_l+..+}}{p_{+i_1..i_l+..+}}$$

und damit

$$p_{ii_1...i_m} > p_{ji_1...i_m} \Leftrightarrow \frac{p_{+i_1...i_m}\, p_{ii_1..i_l+..+}}{p_{+i_1..i_l+..+}} > \frac{p_{+i_1..i_m}\, p_{ji_1..i_l+.+}}{p_{+i_1...i_l+..+}}$$

$$\Leftrightarrow \quad p_{ii_1...i_l+..+} > p_{ji_1...i_l+..+}$$

Analoges gilt, wenn ">" durch "=" ersetzt wird. Dadurch ist aber genau der Bereich $D^*_{i(l)}$ bestimmt, in dem auf Grund von $X_1,...,X_l$ die Beobachtung als zur i-ten Klasse gehörig klassifiziert wird.
Da die Hinzunahme der Variablen $X_{l+1},...,X_m$ die Zuordnungsregel nicht verändert, bleibt trivialerweise auch die Irrtumsrate unverändert.

Wenn die Fehlklassifikationsrate konstant ist, so kann die Zuordnungsregel nicht mehr von den zusätzlichen Variablen abhängen, denn angenommen sie wäre je nach Verwendung von $X_1,...X_l$ oder $X_1,...,X_m$ verschieden, so würde ein Tupel $(r_1,...,r_m)$ existieren, derart, daß $p_{rr_1...r_l+..+} > p_{jr_1...r_l+..+}$ für alle $j \neq r$, aber für $t \neq r$ $p_{tr_1...r_m} > p_{jr_1...r_m}$ für alle $j \neq t$. Dann gilt aber für die Irrtumsrate t_m bei Verwendung von $X_1,...,X_m$:

$$t_m = \sum_{i=1}^{k} p(X_o = i,\ x \notin D^*_{i(m)}) = \sum_{i=1}^{k} \sum_{\substack{i_1,\ldots,i_m \\ \exists j: p_{ii_1..i_m} < p_{ji_1..i_m}}} p_{ii_1\ldots i_m} =$$

$$= \sum_{i_1,\ldots,i_m} p_{+i_1\ldots i_m} - \max_i \{p_{ii_1\ldots i_m}\} =$$

$$= \sum_{i_1,\ldots,i_l} p_{+i_1..i_l+\ldots+} - \sum_{i_{l+1},\ldots,i_m} \max_i \{p_{ii_1\ldots i_m}\} <$$

$$\sum_{i_1,\ldots,i_l} p_{+i_1..i_l+\ldots+} - \max_i \{ \sum_{i_{l+1},\ldots,i_m} p_{ii_1\ldots i_m}\} = t_l$$

Die Gültigkeit des "<" und damit die Äquivalenz von (3) und (4) ergibt sich insbesondere aus

$$\sum_{i_{l+1},\ldots i_m} p_{rr_1\cdot r_l i_{l+1}\cdot\cdot i_m} = p_{rr_1\cdot\cdot r_l+\cdot\cdot+} = \max_i\{\sum_{i_{l+1},\ldots,i_m} p_{ir_1\cdot\cdot r_l i_{l+1}\cdot i_m}\}$$

$$< \sum_{i_{l+1},\ldots,i_m} \max_i \; p_{ir_1\cdot\cdot r_l i_{l+1}\cdot\cdot i_m}$$

Die Irrtumsrate kann jedoch unverändert sein obwohl Bedingung (1) bzw. (2) nicht erfüllt ist. Man betrachte die folgenden Wahrscheinlichkeiten für die Indikatorvariablen X_o und die Variablen X_1 und X_2:

		X_2		
X_o	X_1	1	2	3
1	1	.o5	.o5	.1o
	2	.o5	.1o	.o5
2	1	.o4	.o2	.o4
	2	.1o	.3o	.1o

Dann gilt für die Irrtumswahrscheinlichkeit bei Verwendung von X_1 $t_1 = .3$ und bei Verwendung von X_1 und X_2 $t_2 = .3$ aber $p_{111} = .o5 \neq .o6 = p_{11+}p_{+11}/p_{+1+}$ und widerspricht damit Bedingung (2).

3. Klassifikationsmodelle und Testverfahren für die Suffizienz

Im Vorangegangenen wurde untersucht, welche Zusammenhangsstruktur eine Teilmenge von Variablen als suffizient für Klassifikationszwecke ausweist. Will man dafür Teststatistiken ableiten, ist das Klassifikationsmodell zu berücksichtigen. Unter Klassifikationsmodell sei das Modell verstanden, auf Grund dessen Schätzungen für p(x/i)p(i) oder p(i/x) bzw. bei bekannten a-priori-Wahrscheinlichkeiten für p(x/i) abgeleitet werden.

In der Anwendung diskreter Klassifikationsverfahren wurde versucht möglichst einfache Modelle zu verwenden, um die Zahl der aus der Lernstichprobe zu schätzenden Parameter möglichst gering zu halten und damit zu Schätzungen zu kommen, die stabiler gegenüber Stichprobenvariationen sind. Ein extremes Beispiel dafür stellt das "Unabhängigkeitsmodell" dar, in dem von der Unabhängigkeit der Prädiktorvariablen ausgegangen wird.

Im folgenden wird für einige Modelle untersucht, wie ein Test für die Suffizienz einer Teilmenge von Variablen möglich ist. Die betrachteten Klassifikationsmodelle, ebenso wie die Teststatistiken, lassen sich besonders einfach im Rahmen der loglinearen Modelle darstellen. Loglineare Modelle (beispielsweise für drei Dimensionen) stellen eine Umparametrisierung der zu erwartenden Häufigkeiten $m_{i_1i_2i_3}$ des gleichzeitigen Auftretens der Ausprägung i_1 der 1.Variablen, i_2 der 2. und i_3 der 3.Variablen dar in der Form

$$\ln m_{i_1i_2i_3} = u_{X_1(i_1)} + u_{X_2(i_2)} + u_{X_3(i_3)} + u_{X_1X_2(i_1i_2)} + u_{X_1X_3(i_1i_3)} + u_{X_2X_3(i_2i_3)} + u_{X_1X_2X_3(i_1i_2i_3)} + u$$

wobei die u-terme bestimmten Restriktionen unterliegen (Details siehe Bishop,Fienberg,Holland (1975)). u_{X_1}, u_{X_2} und u_{X_3} heißen in Analogie zur Varianzanalyse Haupteffekte, alle anderen werden als Interaktionseffekte bezeichnet. Von besonderem Interesse sind nun loglineare Modelle, in denen bestimmte Interaktionsterme fehlen und die unmittelbar anhand statistischer Eigenschaften wie Unabhängigkeit oder bedingter Unabhängigkeit interpretierbar sind.

Eine Methode, loglineare Modelle abgekürzt zu charakterisieren, besteht darin, diejenigen Variablen, für die keine Interaktionen (in Form von u-Termen) vorliegen, durch "/" zu trennen. Im Modell X_1X_2/X_1X_3 fehlen z. B. die Terme $u_{X_1X_3}$ und $u_{X_1X_2X_3}$.

a) Volles multinomiales Modell

Das dem in der diskreten Diskriminanzanalyse Verwendung findenden "vollen multinomialen Modell" (Goldstein und Dillon(1978)) entsprechende loglineare Modell ist das "saturierte" Modell $X_oX_1 \cdots X_m$ mit sämtlichen Interaktionstermen. Dabei wird über die Zusammenhangsstruktur der involvierten Variablen nichts vorausgesetzt, entsprechend groß ist die Anzahl der zu schätzenden Parameter.
Es läßt sich nun zeigen, daß die durch die Bedingung (1) bzw. (2) in Abschnitt 2 festgelegte bedingte Unabhängigkeit exakt der Gültigkeit des loglinearen Modells $X_oX_1 \cdots X_l/X_1X_2 \cdots X_m$ entspricht.
Damit ergeben sich unmittelbar Testmöglichkeiten für die Suffizienz einer Teilmenge von Variablen, indem die Gültigkeit dieses loglinearen Models getestet wird. Tests für die Gültigkeit spezieller loglinearer Modelle lassen sich mit Hilfe vorgefertigter Programmpakete (z.B. BMDP,ECTA) durchführen. Für das hier angesprochene Modell ergibt sich die Likelihood-Ratio Statistik durch

$$(3.1) \qquad L = 2 \sum_{i,i_1,\ldots,i_m} y_{ii_1\ldots i_m} \log \frac{y_{ii_1\ldots i_m}\, y_{+i_1\ldots i_l+\cdots+}}{y_{+i_1\ldots i_m}\, y_{ii_1\ldots i_l+\cdots+}}$$

mit $y_{ii_1\cdots i_m}$ der Anzahl von Beobachtungen mit der Ausprägung $(ii_1\cdots i_m)$.
Diese Statistik ist χ^2-verteilt mit $s_1\cdots s_l(s_o-1)(s_{l+1}\cdots s_m-1)$ Freiheitsgraden. Eine andere Möglichkeit wäre die Verwendung der Neyman-Pearson-Statistik (vgl. Lachlin (1973)).

b) Allgemeine loglineare Modelle

Gilt für die Variablen $X_1,\ldots X_m$ ein beliebiges loglineares Modell M_1 (z.B. $X_oX_1/X_oX_2X_3/X_oX_4$), dann sind die Variablen $X_1,\ldots,X_l$ suffizient für Klassifikationszwecke, wenn zusätzlich die bedingte Unabhängigkeit nach (2) Abschnitt 2 gilt. Man bilde von M_1 ausgehend das speziellere Modell M_2, in dem diese Bedingung erfüllt ist (hier $X_oX_1/X_oX_2/X_oX_4/X_2X_3$, wenn die Suffizienz von X_1,X_2,X_4 getestet wird). Unter der Gültigkeit des Modells M_1 läßt sich nun die Suffizienz testen mit Hilfe von

$$L(M_2/M_1) = L(M_2) - L(M_1),$$

wobei $l(M_i)$ die Likelihood-Ratio Statistik zur Anpassung des loglinearen Modells M_i darstellt (Brown(1976), Fienberg(1978)).

c) Unabhängigkeitsmodell

Diese drastische Methode, die Schätzung der nötigen Parameter zu vereinfachen, fordert die Unabhängigkeit der Variablen in jeder Klasse. Die Auftretenswahrscheinlichkeiten werden durch das Modell

$X_oX_1/X_oX_1/../X_oX_m$ geschätzt. Da das Unabhängigkeitsmodell ein spezielles loglineares Modell darstellt, läßt sich die Suffizienz der Variablen $X_1,...,X_l$ nach b)testen mit M_1: $X_oX_1/X_oX_1/../X_oX_m$ und M_2: $X_oX_1/X_oX_1/../X_oX_l$.

d) Logit-Modell

Das Logit-Modell, in dem die "logits" umparametrisiert werden, gilt für eine Vielzahl von Fällen (vgl. Lachenbruch (1975)).
Für k=2 ist es darstellbar in der Form:

$$\log \frac{p_{1i_1\cdots i_m}}{p_{2i_1\cdots i_m}} = u + u_{X_1(i_1)} + \ldots + u_{X_m(i_m)}$$

und entspricht einem loglinearen Modell M_1: $X_oX_1/X_oX_2/\cdot\cdot/X_oX_m/X_1\cdot\cdot X_m$ (Bishop, Fienberg, Holland (1975)).
Das entsprechende speziellere Modell, in dem zusätzlich die bedingte Unabhängigkeit nach (2), Abschnitt 2 gilt ergibt sich mit M_2: $X_oX_1/X_oX_2/\cdot\cdot/X_oX_l/X_1\cdots X_m$ und damit der Test zur Suffizienz der Teilmenge $X_1,...X_l$ nach b).

4. Selektionsprozeduren

Konkrete Verfahren der Variablenselektion wurden für diskrete Diskriminanzanalysen vergleichsweise selten betrachtet. Goldstein und Rabinowitz (1975) versuchten die Auswahl über ein Distanzmaß zu optimieren, von dem fraglich ist, ob es unmittelbar von der Trefferrate abhängt. Goldstein und Dillon (1977) verwenden zur Auswahl Teststatistiken aus der Informationstheorie, Lachlin (1973) die Neyman-Pearson Teststatistik zur bedingten Unabhängigkeit(vgl.3a). Die Größe der χ^2-Statistik unmittelbar zum Auswahlkriterium zu machen, ist insofern fragwürdig, als streng genommen nur die Nichtablehnung von Bedingung (1) bzw. (2) aus Abschnitt 2 aussagekräftig ist. Nichtgültigkeit von (1) impliziert noch keine Verbesserung der Trefferrate. Zum anderen ist insbesondere für k>2 nicht gesichert, ob die Größe der Statistik (auch bei gleichen Freiheitsgraden) monoton bzgl. der Trefferrate ist. Ein weiterer Grund, bei der Auswahl nicht allein auf Bedingung (1) zu rekurrieren, ist die Orientierung von (1) an der theoretisch optimalen Trefferrate. Die Abhängigkeit von der Stichprobengröße und damit die tatsächliche Fehlklassifikationsrate ("expected error rate" Lachenbruch (1975)) ist nicht berücksichtigt, da nur ausgesagt wird, bei welcher theoretischen Zusammenhangsstruktur der Variablen, ein Teil der Variablen nichts zur Trennung beitragen *können*.

Adäquater erscheint daher, nachdem die prinzipielle Trennbarkeit der Klassen mit Hilfe der verfügbaren Variablen gesichert ist, eine Auswahl, die unmittelbar an der Fehlklassifikationsrate bzw. deren Schätzung orientiert ist (vgl. Habbema und Hermans (1977)).
Eine Möglichkeit besteht darin, mit der "leaving-one-out"-Methode eine Schätzung t_A der Fehlklassifikationswahrscheinlichkeit unter Verwendung der Variablen X_i, $i \in A$ für alle Untermengen $A \subset \{1,...,m\}$ vorzunehmen und dann diejenige Menge der Variablen B beizubehalten, für die gilt

$$t_B = \min_{A \subset \{1,...,m\}} t_A \qquad \text{(Verfahren I)}$$

Die Schätzung mit der Jackknife oder "leaving-one-out"- Methode (Berechnung der Klassifikationsregel, wobei jeweils eine Beobachtung weggelassen und nach dieser Regel zugeordnet wird) ist insofern naheliegend, als hier die verwendete Stichprobengröße sich nur minimal von der verfügbaren unterscheidet. Die wesentlich einfacher zu berechnende Reklassifikationsrate hingegen eignet sich nicht, da für sehr große Variablenzahl die Anzahl der Treffer realitätsfern wächst.
Da die Anzahl der zu schätzenden Fehlerraten nach Verfahren I 2^{m-1} beträgt, ist die Schätzung für große m nicht mehr durchführbar und man muß zu schrittweisen Verfahren übergehen:
Man wählt die erste Variable r durch $t_r = \min_{j \in \{1,..,m\}} t_j$

und wenn bereits j Variablen X_i, $i \in M_j$ ausgewählt sind, sukzessive die nächste Variable X_r durch $t_{M_j \cup \{r\}} = \min_{l \in \{1,..,m\} | M_j} t_{M_j \cup \{l\}}$.

Dieses Verfahren ist unabhängig vom Klassifikationsmodell, läßt sich also für das volle multinomiale Modell ebenso wie für Unabhängigkeitsmodell und Logit-Modell durchführen. Ein Abbruch der Auswahlprozedur kann entweder dann erfolgen, wenn die Schätzung t_{M_j} wächst oder auf Grund eines Tests nach (2).
Schrittweise Prozeduren führen i.a. nicht zur bestmöglichen Auswahl, daher sollten (z.B. mit Hilfe eines Tests nach (2)) aus den nach einem Auswahlschritt gewählten Variablen dijenigen wieder eliminiert werden, die in der aktuellen Variablenmenge nichts zur Trennung beitragen.

5. Vergleich von Selektionsprozeduren

Anhand eines realen medizinischen Datensatzes werden im folgenden die Treffsicherheit für verschiedene Variablenzahl bei unterschiedlichen Auswahlprozeduren miteinander verglichen.
Das Datenmaterial[1] entstammt einer Untersuchung zum Harnblasenkarzinom. Ausgehend von Variablen, die den Zustand der Patienten zum Zeitpunkt

des Behandlungsbeginns charakterisieren, wird eine Zuordnung in die Klassen der innerhalb von 2 Jahren (4 Jahren) Verstorbenen und der diese Grenze Überlebenden vorgenommen.
Verwendet wurden sieben trichotome bzw. dichotome Variablen: Einteilung nach Residualtumoren und Lymphgefäßeinbrüchen, Staging, Wuchsform, Grading, Geschlecht, Altersabstufung.

Um ein Maß für die tatsächliche Wirksamkeit zu erhalten, wurde die Stichprobe geteilt, mit Hilfe der ersten Hälfte für die durchgeführte Variablenauswahl eine Klassifikationsregel ermittelt und damit die andere Hälfte klassifiziert. Betrachtet wurden in einem ersten Schritt nur aufbauende Auswahlprozeduren (keine Elimination von Variablen) ohne Berücksichtigung eines Abbruchkriteriums. Zum Vergleich wurde bei einem Verfahren (III) die schrittweise Auswahl nach der LR-Statistik (3.1) durchgeführt, wobei dijenige Variable gewählt wird, für die $p(LR > t)$ minimal wird, wenn t der aktuelle Wert der Statistik ist.

	Auswahlkriterium	Klassifikationsmodell
Verfahren I	beste r-elementige Teilmenge	volles multinomiales Modell
Verfahren IIa	schrittweise, Minimierung der gesch. Trefferrate (Jackknife)	volles multinomiales Modell
Verfahren IIb	schrittweise, Minimierung der gesch. Trefferrate (Jackknife)	logistisches Modell
Verfahren III	Minimierung P-Wert	volles multinomiales Modell

Um die Wirkungsweise der Auswahlen erkennbar zu machen, wurde das Datenmaterial unter drei verschiedenen Einteilungen betrachtet: in der Klasseneinteilung nach der 2-Jahresgrenze mit allen Variablen (A) und unter Ausschluß der Variablen 2 und 3 (B), da diese eindimensional bereits fast maximale Diskrimination erzielten und in der Unterteilung nach der 4-Jahresgrenze (C) (Tabelle I).

Wie die Tabelle zeigt, führen Alg. I und IIa bei den ersten relevanten Variablen zur selben Auswahl, ebenso Alg. III, wobei hier die Auswahl nach der 3. Variablen abgebrochen wird, da $p(LR > t)$ für alle weiteren Variablen größer als o.4 ist. Abweichungen ergaben sich zum Algorithmus IIb (logit-Modell).

[1]Gedankt sei Herrn Prof. Hermanek, Universiät Erlangen, für die Überlassung der Daten.

Tabelle I:

A: 2 Jahre, alle Variablen | C: 4 Jahre

Anzahl der Variablen	A: Variablen Alg.I	A: Alg.IIa	A: Alg.IIb	A: Alg.III	C: Variablen Alg.I	C: Alg.IIb
1	2	2	2	2	2	2
2	1 2	1	5	1	3 6	3
3	1 2 4	4	4		3 6 7	6
4	1 2 4 6	6	1		1 3 6 7	7
5	1 2 3 4 6	3			3 4 5 6 7	4
6	1 2 3 4 6 7	5			2 3 4 5 6 7	5
7	alle	7			alle	1

B: 2 Jahre, ohne Var. 2, 3

Anzahl der Variablen	Alg.I	Alg.IIa	Alg.IIb	Alg.III
1	5	5	5	5
2	1 5	1	1	1
3	1 5 7	7	4	
4	1 4 5 6	6	6	
5	1 4 5 6 7			

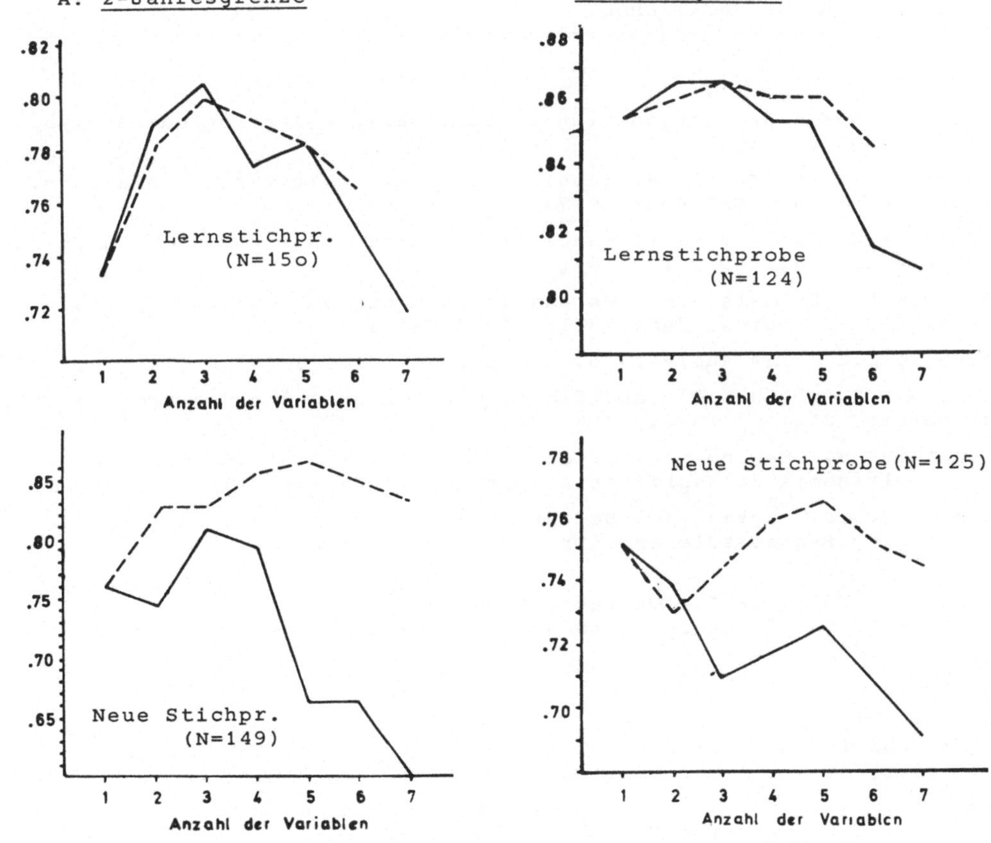

In der Graphik zeigt sich die Abhängigkeit auch der diskreten Diskriminanzanalyse von der Variablenzahl. Die Trefferrate steigt mit der Anzahl der Variablen, fällt jedoch drastisch, wenn eine Optimalmenge überschritten wird. Die Jackknife-Schätzung spiegelt diesen Verlauf annähernd wider. Das Logit-Modell, das den Daten angepaßt war, zeigt als parameterökonomischeres Modell einmal wesentlich höhere Stabilität beim Anwachsen der Variablenzahl, zum anderen auch absolut bessere Ergebnisse (Trefferraten bis zu o.86 in der neuen Stichprobe).

Die Berechnungen wurden mit Hilfe erstellter Fortran-Programme durchgeführt, wobei zur Schätzung der loglinearen Modelle das Programm ECTA von L. Goodman benutzt wurde.

6. Zusammenfassung

Untersucht werden theoretische Bedingungen und Testbarkeit für die Suffizienz einer Teilmenge von Variablen zu Klassifikationszwecken. Beispielhaft werden Auswahlprozeduren an einem klinischen Datenbeispiel miteinander verglichen.

Literatur:

Anderson, T.W.: An Introduction to multivariate Statistical Analysis New York: Wiley, 1952

Bishop,Y., Fienberg,S., Holland,P.: Discrete Multivariate Analysis, Cambridge, Mass.: MIT Press 1975

Cochran,W.G.: On the performance of the linear discriminant functions Technometrics 6(1969), 179-19o.

Dillon,W.R., Goldstein,M.: On the performance of some multinomial classification rules, JASA 73(1978), 3o5-313.

Fienberg,S.E.: The Analysis of Cross-Classified data, Mit Press, 1977.

Glick,N.: Sample-based classification procedures derived from density estimators, JASA 67(1972), 166-172.

Goldstein, M., Rabinowitz,M.: Selection of variates for the two-group multinomial classification problem, JASA 7o(1975), 776-781.

Habbema,J.D.F., Herman,J.: Selection of Variables in Discriminant Analysis by F-statistic and Error Rate, Technometrics 19(1977), 487-493.

Jain,A.K., Waller,W.G.: On the optimal number of features in the classification of multivariate Gaussian Data, Pattern Recognition 1o(1978), 365-374.

Lachenbruch,P.A.: Discriminant Analysis, Hafner, New York 1975.

Rao,C.R.: Inference on Discriminant Function coefficients, Essays in Probability and Statistics, R.C.Bose et al, eds. Chapel Hill: University of North Carolina an Statistical Publishing Society,587.

Van Ness,J.W., Simpson,C.: On the effects of dimension in Discriminant Analysis, Technometrics 18(1976), 175-187.

Weiner,J.,Dunn,O.J.:Elimination of variates in linear discrimination problems, Biometrics 22(1966),268.

Zur Problematik der Beurteilung abhängiger Häufigkeiten

I. Guggenmoos-Holzmann

Institut für Medizinische Statistik und Dokumentation
Universität Erlangen-Nürnberg

Beim Vergleich zweier Häufigkeiten gilt es als Fehler, die Abhängigkeit der untersuchten Stichproben außer Betracht zu lassen. McNemar (1947) hat darauf hingewiesen, daß im Falle der Abhängigkeit der X^2-Test für unabhängige Stichproben den Unterschied der Häufigkeiten unterschätzt. Der Test, den McNemar stattdessen vorschlug, wird von denen, die ihn im Rahmen konkreter Fragestellungen zu interpretieren haben, nicht immer ganz akzeptiert. Dies liegt unter anderem daran, daß stochastische Abhängigkeit ein Begriff ist, der in der Praxis auf sehr unterschiedliche Weise präzisiert werden kann.

Im folgenden soll der Vergleich von Häufigkeiten untersucht werden, bei denen eine indirekte Abhängigkeit vorliegt, d.h. die Abhängigkeit der Ergebnisse wird dadurch indiziert, daß die zu vergleichenden Variablen von einem dritten Merkmal abhängen. An McNemars Beispiel und an einem Beispiel von Armitage (1971) soll diese Problemstellung diskutiert, und dann eine Alternative zum Test von McNemar entwickelt werden, die dem methodischen Problem gerecht wird.

Untersucht man den Erfolg zweier Methoden M1 und M2 an Stichproben vom Umfang n, dann lassen sich die Beobachtungen beider Serien paarweise betrachten, wobei es zunächst nicht interessiert, ob die Paarbildung willkürlich ist, oder ob sie sich aus dem Versuchsaufbau ergibt. Das Ergebnis läßt sich dann wie in Tab. 1 darstellen.

Tab. 1:

		M2 +	M2 −	
M1	+	a	b	a+b
	−	c	d	c+d
		a+c	b+d	n

$$X_M^2 = \frac{(b-c)^2}{b+c}$$

Dabei ist a bzw. d die Anzahl der Paare, bei denen beide Methoden ein positives bzw. negatives Resultat ergeben. Im Falle abhängiger Stichproben verwendet man für den Vergleich den Test von McNemar - - X_M^2 -, bei dem nur die Paare mit unterschiedlichen Resultaten berücksichtigt werden. Sind die Stichproben unabhängig, so ist dieser Tafel die Darstellung Tab. 2 vorzuziehen. Der X^2-Test auf Unterschied der Häufigkeiten - X_o^2 - ist in diesem Fall äquivalent mit dem Test auf Unabhängigkeit des Erfolges von der Wahl der Methode.

Tab. 2:

	+	-	
M1	a+b	c+d	n
M2	a+c	b+d	n
	2a+b+c	2d+b+c	2n

$$X_o^2 = \frac{2n \; (b - c)^2}{(2a+b+c) \; (2d+b+c)}$$

Beide Testgrößen sind gültig nur für hinreichend große Stichprobenumfänge. Dies soll auch im weiteren vorausgesetzt werden.

Das Beispiel, an dem McNemar seinen Test erläutert, ist das folgende: Während des 2. Weltkrieges wurden 205 amerikanische Soldaten befragt, ob der Krieg gegen Japan länger oder kürzer als ein Jahr dauern werde. Nach einem Vortrag über die Schwierigkeiten der Kriegsführung wurden die Soldaten noch einmal befragt.

Die Abhängigkeit, die in McNemars Beispiel zum Ausdruck kommt, besteht zunächst darin, daß eine einzige Stichprobe zweimal benützt wird. Darüberhinaus liegt hier aber eine Abhängigkeit vor, die nicht nur stochastischer, sondern sogar logischer Natur ist: es ist nämlich nicht zu erwarten, daß einer der Soldaten von einer Meinung abweicht, in der er durch den Vortrag bestärkt wird. Dementsprechend ist in Tab. 1 b oder c gleich o.

Um die Effekte der den beiden Teststatistiken X_M^2 und X_o^2 zugrunde liegenden Modelle genauer zu untersuchen, wählen wir die Interpretation von X^2 als Quotient einer beobachteten zu einer theoretischen Varianz:

$$X^2 = \frac{s^2 \; (n - 1)}{\sigma^2}$$

Hierzu betrachte man die Zufallsmatrix X, die den Erfolg der Methoden M1 und M2 beschreibt. (X_{1j}, X_{2j}) sei die Realisation des j-ten Paares.

$$E(X) = \frac{1}{2n} \sum_{i,j} X_{i,j}$$

sei der mittlere Erfolg insgesamt; der mittlere Erfolg der i-ten Methode werde mit E_i

$$E_i(X) = \frac{1}{n} \sum_{j=1}^{n} X_{i,j} \qquad (i=1,2),$$

der gemittelte Erfolg für jedes einzelne Paar werde mit E_j

$$E_j(X) = \frac{1}{2} (X_{1j}+X_{2j}) \qquad (1 \leq j \leq n)$$

bezeichnet. var X, $\text{var}_i X$ (i=1,2) und $\text{var}_j X$ $(1 \leq j \leq n)$ seien die entsprechenden Varianzen. Dann lassen sich die beiden Testgrößen X_M^2 und X_o^2 darstellen in der Form

$$X_M^2 = \frac{n \, \text{var}_j \, E_i(X)}{E_i \, (\text{var}_j X)}$$

und

$$X_o^2 = \frac{2n \, \text{var}_j E_i(X)}{\text{var} \, X}$$

$$= \frac{2n \, \text{var}_j E_i(X)}{2 \, E_i \, (\text{var}_j X) + \text{cov}_i (X_1, X_2) - \text{var}_j E_i(X)}.$$

Die beobachtete Varianz ist für beide Modelle dieselbe, die theoretischen Varianzen differieren aufgrund der Testprämissen um

$$\frac{1}{2} (\text{cov}_i (X_1, X_2) - \text{var}_j E_i(X)).$$

Damit gilt $X_M^2 > X_O^2$, wenn $cov_i(X_1,X_2) > var_j E_i(X)$.

Diese Ungleichung ist von Bedeutung, wenn Problemstellungen betrachtet werden, bei denen die Abhängigkeit der Stichproben komplexer ist als im Beispiel von McNemar. Hierzu gehört der Vergleich von Methoden, deren Abhängigkeit durch ein drittes Merkmal beeinflußt wird. Beispiele hierfür finden sich - als Anwendungsbeispiele für den Test von McNemar - in einigen Lehrbüchern der Medizinischen Statistik. Wir untersuchen zunächst eine modifizierte Fassung des Beispiels von Armitage (1971). Bei 50 Patienten mit Verdacht auf Tuberkulose wird ein Rachenabstrich gemacht und in Nährböden eingebracht, auf die zwei an Träger gebundene Antibiotika M1 und M2 gelegt werden. Zu vergleichen ist die Wirkung der beiden Antibiotika. Das Merkmal, von dem diese Wirkung abhängt, ist das Vorhandensein oder Nicht-Vorhandensein von Tuberkelbakterien in den untersuchten Rachenabstrichen. Nimmt man an, daß ein Prozentsatz p_1 bzw. p_2 der tatsächlichen Tuberkulosefälle eine positive Reaktion auf das Antibiotikum M_1 bzw. M_2 zeigt, und daß bei p_3 Prozent der Fälle beide Antibiotika wirksam sind, dann ist die Relation der beiden Teststatistiken X_M^2 und X_O^2 abhängig von der Anzahl der insgesamt beobachteten positiven Reaktionen. Je größer diese Anzahl ist, desto weniger bestätigt sich der von McNemar behauptete Vorteil von X_M^2.

Sieht man von der indirekten Abhängigkeit der Methoden ab, so ist das einzige, was hier aus McNemars Beispiel übernommen wurde, die Abhängigkeit der Stichproben, also die Tatsache, daß beide Antibiotika auf Bakterien des Rachenabstrichs jeweils eines (!) Probanden einwirken. Dieser Begriff der Abhängigkeit erweist sich jedoch als irreführend, wenn man bedenkt, daß Antibiotika auf sehr unterschiedliche Weise in den Metabolismus der Bakterien eingreifen. Penicilline z.B. stören die Zellwandsynthese, Tetrazykline hemmen den Proteinstoffwechsel. Vergleicht man also Antibiotika, die unterschiedlichen pharmakologischen Gruppen angehören, so bestehen die tatsächlich untersuchten Populationen aus unabhängigen, durch das jeweilige Antibiotikum beeinträchtigten Stoffwechselwegen einer Bakterienart.

Damit bietet sich statt des Modells von McNemar ein Modell an, das für den Vergleich von matched pairs verwendet wird:

1. Die n Vektoren (X_{1j},X_{2j}) sind unabhängig und identisch verteilt.

2. X_{1j} und X_{2j} sind bedingt unabhängig bzgl. der Match-Variablen Y, wobei in unserem Fall Y die Anwesenheit des für die Meßbarkeit der beiden Methoden unabdingbaren Merkmals beschreibt.

Für ein derartiges Modell ist ein Vergleich des Tests von McNemar mit einem Test für geschichtete Stichproben sinnvoller als ein Vergleich mit X_o^2. McKinley (1975) schlägt hierfür den Test von Birch (1964) vor. Für die Testgröße X_B^2 gilt in der eingangs verwendeten Notation die Gleichung

$$X_B^2 = \frac{2n \; \mathrm{var}_j E_i(X)}{E(\mathrm{var}(X \mid Y))}$$

$$= \frac{2m \; (b-c)^2}{(2a+b+c) \; (2m-(2a+b+c))} \qquad (m = n\,E(Y)).$$

Damit entspricht X_B^2 dem X_o^2-Test für unabhängige Stichproben, wobei statt der gesamten Stichprobe nur der Teil betrachtet wird, der das Merkmal Y aufweist, d.h. man beschränkt sich auf Antibiogramme, bei denen ein Bakterienwachstum nachweisbar ist.

Die Anwendbarkeit des Tests beschränkt sich auf Vergleiche, bei denen das Merkmal Y beobachtbar ist. Dies ist jedoch häufig nicht möglich - etwa bei Screening-Methoden, oder in dem ursprünglichen Beispiel von Armitage, in dem nicht die Wirkung von Antibiotika, sondern die Wirkung zweier Nährmedien auf das Wachstum von Tuberkelbakterien untersucht wird. Der paarweise Vergleich sichert zwar, daß das Merkmal Y innerhalb der Paare nicht variiert; aber die Häufigkeit m ist nicht zu bestimmen.

Über das angegebene Modell läßt sich bei der betrachteten Fragestellung dennoch eine Lösung angeben: Vergleicht man paarweise zwei unabhängige Methoden, deren Erfolg an die Anwesenheit eines nicht beobachtbaren Merkmals Y gebunden ist, dann schichte man die Stichprobe nach der Variablen $Y'=\min(X_1,X_2)$. $Y'=1$, wenn mindestens eine der Methoden ein positives Resultat ergibt, sonst $Y'=o$. Die durch $Y'=1$ definierte Schicht besteht aus unabhängigen Paaren. Andererseits sind X_1 und X_2 bzgl. $Y'=o$ unabhängig. Die Voraussetzungen für den Ansatz von Birch sind damit erfüllt, und man erhält als Testgröße

$$X_S^2 = \frac{2\ (a+b+c)\ (b-c)^2}{(2a+b+c)\ (b+c)}$$

X_S^2 ist immer größer als X_M^2 und X_O^2 und sensibel für das Ausmaß der positiven Übereinstimmung der beiden untersuchten Methoden. Für festes b und c nimmt die Testgröße - im Gegensatz zu X_M^2 - mit steigendem a ab. Die gegenüber X_M^2 größere Macht von X_S^2, zusammen mit der im Rahmen der vorgestellten medizinischen Problemstellung besseren Interpretierbarkeit, sollte Anlaß sein, bei Häufigkeitsvergleichen an gepaarten Stichproben die Art der Abhängigkeit und die bedingte Unabhängigkeit bzgl. eines dritten Merkmals besonders sorgfältig zu untersuchen und gegebenenfalls auszunützen.

Literatur

1. McKinley,S.M.: A note on the chi-square test for pair-matched samples
Biometrics 31, 731-735, 1975

2. Birch,N.W.: The detection of partial association I: the 2x2 case
J. Royal Stat.Soc. (Series B) 26, 313-324, 1964

3. McNemar,Q.: A note on the sampling of the differences between correlated proportions or percentages
Psychometrica 12, 153-157, 1947

4. Armitage,P.: Statistical Methods in medical research
Oxford Edinburgh 1971

Explorative Datenanalyse - Schlußfolgerungen aus der Frühjahrstagung

W. Lehmacher

Institut für Medizinische Informatik und Systemforschung der Gesellschaft für Strahlen- und Umweltforschung, München

1. Einleitung

Das Gebiet der "Explorativen Datenanalyse" ist eine jüngere Entwicklung in der Statistik, dem sich die internationale Forschung und Anwendung zunehmend zuwendet. Spätestens seit der Monographie (Exploratory Data Analysis) von TUKEY, 1977, hat sich der Begriff allgemein durchgesetzt. In der "französischen Schule" der angewandten Statistik werden, organisiert von dem Institut INRIA (Institut National de Recherche en Informatique et en Automatique), früher IRIA, jährliche Kongresse zu diesem Gebiet unter dem Namen "Analyse de Données" durchgeführt, die unter starker internationaler, aber (so gut wie) keiner deutschen Beteiligung stattfinden.

So entschied sich der Fachbereich Planung und Auswertung, als sein Thema der 7. GMDS-Frühjahrstagung 1980 in München "Explorative Datenanalyse" zu wählen, um eine international bereits angelaufene Entwicklung innerhalb der Statistik auch in der Bundesrepublik zu präsentieren. Da nur ein Tag für die Vorträge zur Verfügung stand, konnte nicht das gesamte Spektrum der Explorativen Datenanalyse vorgestellt werden; so wurde auf die Behandlung schon fast klassischer Gebiete wie Clusteranalyse und Faktorenanalyse bewußt verzichtet, um durch die Konzentration auf in die allgemeine Problematik einführende Beiträge und relativ neuere Entwicklungen darstellende Referate das Interesse auf die Explorative Datenanalyse zu lenken.

Die Vorträge wurden wieder als Proceedings herausgegeben (VICTOR, LEHMACHER und VAN EIMEREN, 1980); kurze Berichte über die Frühjahrstagung, in denen die Themen der beiden Fachbereiche "Planung und Auswertung" (Explorative Datenanalyse) und "Medizinische Informatik"

(Betriebsärztliche Informationssysteme sowie Systeme und Signalverarbeitung in der Nuklearmedizin) referiert werden, finden sich in LEHMACHER und PÖPPL, 1980, und MÖHR, 1980.

2. EXPLORATIVE DATENANALYSE

Allgemein hat die Statistik die Aufgabe, aus einem vorliegenden Datenmaterial die relevante Information durch geeignete "Maßzahlen" (wie etwa Mittelwerte, Streuungsmaße, Korrelationsmaße) darzustellen. Entsprechende Methoden der deskriptiven Statistik einschließlich graphischer Verfahren sind allgemein bekannt. Da nun beobachtete Auffälligkeiten in einem Datenkörper wie etwa die Differenz zwischen Mittelwerten zweier Gruppen oder eine positive Korrelation zweier Merkmale stets als Ergebnis der zufälligen Variation herrühren können und nicht auf tatsächlich vorhandenen Phänomenen basieren müssen, versucht man mit den Test- und Schätzmethoden der inferentiellen Statistik zu analysieren, ob zufällige oder tatsächliche (signifikante) Effekte im Beobachtungsmaterial vorliegen.

Führt man mehrere Tests an einem Datenkörper gleichzeitig durch, wächst das α-Risiko, d. h. die Wahrscheinlichkeit, richtige Hypothesen fälschlicherweise abzulehnen. Es ist allgemein bekannt, daß einem ein systematisches Durchtesten einer Vielzahl von Hypothesen (data snooping) stets einige "signifikante" Ergebnisse beschert. Selbst ausgefeilte simultane Prozeduren helfen hier kaum weiter, da sie in praxi schnell auf ihre Grenzen stoßen. Analoges gilt auch für die Parameterschätzung durch Konfidenzintervalle. Deshalb ist man bei einem effizienten Einsatz inferenzstatistischer Methoden gezwungen, vor ihrer Anwendung einige wenige Parameter auszuwählen, für die Hypothesen getestet oder Konfidenzintervalle bestimmt werden. Daneben basieren diese inferentiellen Verfahren oft auf Modellannahmen (Voraussetzungen), die in praxi kaum als erfüllt angesehen werden können; nichtparametrische oder robuste Verfahren existieren nur für eng umschlossene Anwendungsprobleme. Diese Rigorosität, die der Inferenzstatistik zwangsläufig anhaftet, engt allerdings die Erkenntnisse, die man mit ihrem Einsatz gewinnen kann, erheblich ein.

Um diesen Nachteil aufzufangen, lassen sich Methoden der explorativen Datenanalyse herleiten, die ohne die Einschränkung auf (meist zu) wenige Hypothesen untersuchen, welche Strukturen in einem Datensatz vorliegen könnten. Folgende statistische Methoden lassen sich u.a. als explorativ bezeichnen:

- Faktorenanalyse
- Clusteranalyse
- Korrespondenzanalyse
- Latent Structure Analysis
- deskriptive und graphische Techniken der Veranschaulichung und Entdeckung von Effekten; siehe dazu TUKEY, 1977.
- Methoden des Modellanpassens, wie z.B. multiple Regression oder log-lineare Modelle
- deskriptiver Einsatz der formaliter berechneten "Signifikanzen" inferentieller Methoden zur Entdeckung von Effekten und Strukturen bei fehlenden Modellvoraussetzungen
- Einsatz der "Signifikanzen" zur automatisierten Hypothesengenerierung wie etwa die Konfigurationsfrequenzanalyse (KRAUTH und LIENERT, 1973) oder die GUHA-Methode (HÁJEK und HAVRÁNEK, 1978)

Während die inferentielle Statistik untersucht, ob (einige wenige) Strukturen und Phänomene vorliegen, sucht die explorative Statistik danach, welche von i.a. sehr vielen Strukturen und Phänomenen vorliegen könnten. Inferenzstatistik läßt sich auch als "hypothesengesteuerte" Analyse, Explorative Statistik auch als "datengesteuerte" Analyse auffassen.

Deshalb ist die Explorative Datenanalyse kein Ersatz für die Inferenzstatistik, sondern beide Methoden haben verschiedene adäquate Einsatzgebiete: Wenn eine klare Fragestellung vorliegt und eine Entscheidung verlangt ist, z.B. bei der endgültigen Freigabe eines neuen Medikamentes, sind natürlich inferentielle Methoden indiziert. Wenn hingegen nur eine unklare Fragestellung vorliegt und nur Hinweise oder Denkanstöße für weitere wissenschaftliche Forschungen verlangt werden, sind explorative Methoden indiziert.

Allerdings muß an dieser Stelle auch vor dem allzu unkritischen, naiven Einsatz Explorativer Methoden gewarnt werden: Zum einem verläßt man die bei der Inferenzstatistik gewohnte Quantifizierung der Fehlentscheidungen; man muß sich stets vergegenwärtigen, daß aufgefundene Effekte nicht im üblichen Sinne signifikant sind, sondern wie bei der klassischen deskriptiven Statistik aus der natürlichen Variabilität des Untersuchungsmaterials herrühren können. Dies gilt es bei der Interpretation der Ergebnisse zu berücksichtigen; man hüte sich vor dem "Serendipity-Phänomen", das auch bzw. erst recht dann auftritt, wenn methodisch aufwendige und vom Computer realisierte Verfahren zum Einsatz gelangen (S. dazu auch JESDINSKY, 1977). Zum anderen besteht eine große Gefahr darin, sich zusehr auf datengesteuerte Methoden zu verlassen. Wenn man nicht hypothesengesteuert, d. h. von inhaltlichen medizinischen Fragen ausgehend Statistik betreibt, und sich nur auf die automatisch generierten Hypothesen stützt, wird man stets substanzlose, irrelevante Forschung betreiben.

Will man die Vorteile bzw. Leistungen beider Methoden verbinden, und sind entsprechende simultane Verfahren aussichtslos, so lassen sich beide Verfahren zu einer hybriden Prozedur kombinieren, indem man in einem ersten Datensatz mit explorativen Techniken Hypothesen formuliert, die man in einem zweiten (unabhängigen) Datensatz mit inferentiellen Techniken überprüft. - Soweit dieses nicht durchführbar ist, sei es aus methodischen oder häufiger aus praktischen Gründen, wurde von einem Teil der Tagungsteilnehmer die Explorative Datenanalyse auch dahingehend verstanden, daß in enger Diskussion mit den medizinisch forschenden Wissenschaftlern Schritt um Schritt Modelle formuliert werden, die zunehmend durch empirische Überprüfungen präzisiert werden.

3. SCHLUSSFOLGERUNGEN

Im Rahmen der GMDS-Frühjahrstagung fand keine Abschlußdiskussion statt; insofern sind die im folgenden vorgebrachten Anmerkungen subjektiver Natur.

Während das Methodenspektrum der Inferenzstatistik z.T. schon lange und gut ausgebaut ist - man denke etwa an die in der parametrischen Theorie bekannten "optimalen" Verfahren - und diese Methoden auch in der praktischen Anwendung eingesetzt werden, sind viele explorative Verfahren theoretisch noch nicht weitgehend untersucht und werden auch nur zurückhaltend angewandt. Ein Blick in das Inhaltsverzeichnis gängiger Softwarepakete zeigt die Dominanz der inferentiellen gegenüber den explorativen Methoden. Diese Zurückhaltung gegenüber explorativen Verfahren ist nun in der Bundesrepublik besonders groß: Allgemein wird bei uns immer noch Statistik in Theorie und Anwendung weit weniger betrieben als etwa in den angelsächsischen Ländern. Auch bei uns könnten wesentlich mehr junge methodisch arbeitende Wissenschaftler in unser Fachgebiet finden, wenn ihnen eine Grundausbildung nicht nur im Sinne der Mathematischen Statistik, deren Augenmerk natürlich auf inferentielle Verfahren gerichtet ist sondern auch im Sinne eines breiter angelegten Diplomstudienganges Statistik (wie etwa in Dortmund) angeboten wird.

Vor diesem Hintergrund war es sicherlich eine sinnvolle Entscheidung, der Interessenlage einiger auf diesem Gebiet arbeitender Wissenschaftler folgend, "Explorative Datenanalyse" als Thema zu wählen, um auch andere Methodiker und Praktiker des Fachgebietes mit der Denkweise und den Methoden vertraut zu machen und in die Diskussion miteinzubeziehen und hoffentlich etwas zu stimulieren, bei folgenden Aktivitäten mitzuarbeiten:

- Ausbau des Methodenspektrums
- verstärkte Anwendung explorativer Methoden, die allerdings eine entsprechende Ausweitung des Softwareangebots voraussetzt
- Auseinandersetzung mit den Erkenntnismöglichkeiten der Explorativen Statistik und Zuweisung des richtigen Stellenwertes innerhalb der Statistik

Man darf hier anmerken, daß durch den Erfolg der 7. GMDS-Frühjahrstagung angeregt, eine benachbarte Fachgesellschaft, nämlich die Deutsche Region der Internationalen Biometrischen Gesellschaft, schon beschlossen hat, sich auf ihren Jahrestagungen künftig regelmäßig mit Explorativer Datenanalyse zu beschäftigen. - Auf jeden Fall sollte man m. E. auch innerhalb der GMDS den Schluß ziehen, auf weiteren Tagungen stärker als bisher sich auch mit diesem Themenkreis zu beschäftigen. Insbesondere sollten sich die entsprechenden Arbeitsgruppen zu solchen Aktivitäten entschließen.

LITERATUR

HÁJEK, P. und HAVRÁNEK, T., 1978: Mechanizing Hypothesis Formation. Springer, Heidelberg.

JESDINSKY, H. J., 1977: Statistische Auswertung großer Datenmengen - Nur ein technisches Problem? Statistical Software Newsletter 3, 68-75.

KRAUTH, J. und LIENERT, G. A., 1973: Die Konfigurationsfrequenzanalyse und Ihre Anwendung in Psychologie und Medizin. Alber, Freiburg.

LEHMACHER, W. und PÖPPL, S. J., 1980: Exploratory Data Analysis and Systems and Signal Processing in Nuclear Medicine - Report on the Seventh GMDS-Spring-Connection 1980 in Munich. Erscheint in Meth. Inf. Med.

MÖHR, J. R., 1980: Industrial Health Care Information Systems in the Federal Republic of Germany - Report on the Seventh GMDS-Spring-Connection 1980 in Munich. Erscheint in Meth. Inf. Med.

TUKEY, J. W., 1977: Exploratory Data Analysis, Addison - Wesley, Reading, Ma.

VICTOR, N., LEHMACHER, W. und VAN EIMEREN, W., Hrsg., 1980: Explorative Datenanalyse. Proceedings der 7. GMDS-Frühjahrstagung 1980 in München. Springer, Heidelberg.

Dr. W. Lehmacher
GSF-MEDIS-Institut
Arabellastr. 4
D-8000 München 81

MEDIZINISCHE INFORMATIK

1. PROBLEME IN DER NACHSORGE UND KRANKHEITSVERLAUFSANALYSE

Die Integration der Nachsorgeorganisation und der Krankheitsverlaufsorganisation in ein allgemeines Befunddokumentationssystem

Susanne Dittrich, Manfred Heydthausen, Rainer Liebel, Robert Monser: Universität Düsseldorf

I. Einleitung und Zusammenfassung

Der Nutzen und die Stellung der patientenbezogenen, klinischen Dokumentation für den klinischen Alltag und die klinische Forschung sind ebenso unumstritten wie die Schwierigkeiten ihrer Durchführung. Nun ist jede patientenbezogene Dokumentation, die über längere Zeit hinweg auf vergleichbare Art und Weise durchgeführt wird, eine Verlaufsdokumentation, wenn das fundamentale Prinzip des "record linkage" beachtet wird. Somit erwachsen aus dem Problem "Verlaufsdokumentation" keine Schwierigkeiten, solange man ein einzelnes Dokumentationsvorhaben als mehr oder minder wohldefinierte Grundlage annimmt.

Besondere Bedeutung hat aber nun die Darstellung und Dokumentation eines Verlaufs über die Grenzen von klinischen und einzelnen Dokumentationsvorhaben hinaus. Hieraus ergeben sich sowohl aus kasuistischer als auch aus statistischer Sicht erhebliche methodische und technische Schwierigkeiten:

Die zur Dokumentation herangezogenen Merkmale und ihr definitorischer Rahmen müssen vergleichbar sein oder vergleichbar gemacht werden, um einen Verlauf über verschiedene Kliniken hinweg sichtbar zu machen. Neben der Vergleichbarkeit der Merkmale und ihrer Ausprägungen müssen aus datenschutzrechtlichen Überlegungen heraus auch ihre Separierbarkeit und Sicherheit garantiert sein. Diese Forderungen finden ihren Niederschlag in der Gesamtkonzeption eines Dokumentationssystems.

Die vorliegende Arbeit soll die Möglichkeiten der klinikübergreifenden Dokumentation im System MEDDOK aufzeigen. Dazu werden zum einen die Konstruktionsmechanismen der Dokumentationsbank (Datenbank + Anwendungsstruktur) erläutert und zum andern die Möglichkeiten des Retrievals und anderer Auswertungen skizziert.

Als besonderes Beispiel der planenden und steuernden Verlaufsdokumentation wird die Nachsorgeorganisation des onkologischen Nachsorgeregisters der Medizinischen Einrichtungen der Universität Düsseldorf herangezogen.

II. Informationsdarstellung, Verlaufsdarstellung

Im folgenden betrachten wir Dokumentationen mit einer Menge M von Merkmalen m_i und deren Ausprägungsmengen A_i. Unter dem Verlauf eines Merkmals m_i verstehen wir die Funktion

$$V_{m_i} \mid Z \longrightarrow p(A_i)$$

oder als Verlauf von M

$$V \mid Z \times M \longrightarrow p(A).$$

Dabei sei Z eine Menge von diskreten Zeiteinheiten.
Ein Merkmal ist genau dann wohldefiniert, wenn man seinen Namen, die Menge seiner möglichen Ausprägungen und eine Vorschrift kennt, die jedem Vorkommen des Merkmals die tatsächliche Ausprägungsmenge als Teilmenge der potentiellen Ausprägungsmenge zuweist.

1. Externe Struktur:

Jede Information über einen Patienten sei auf einem patientenbezogenen Dokument enthalten. Zur Darstellung und Strukturierung der Informationen auf diesen Dokumenten führen wir folgende Konstruktionen an:

a. Elementare Objekte zur Informationsdarstellung sind die Merkmale.
b. Zur Ordnung der Merkmale existiert eine feste Menge von Klassen.
c. Jedes Merkmal muß genau einer Klasse zugewiesen werden.
d. Benennungen von Merkmalen können zu Kategorien zusammengefaßt werden.
e. Die Merkmale eines Dokuments können durch eine Menge von beliebigen Relationen strukturiert werden. Wir nennen die relationalen Schemata Entity-Typen und ihre Ausprägungen Entities.

Zur Klassifikation der Merkmale stehen die folgenden Klassen zur Verfügung:

P_I : die Menge der Merkmale, die einen einzelnen Patienten eindeutig identifizieren

$K_{\neg Z}$: die Menge der nicht zeitabhängigen klinischen Merkmale

$O_{\neg Z}$: die Menge der nicht zeitabhängigen organisatorischen Informationen

Z : das Merkmal Zeit

N : eine Menge von Nebenordnungskriterien

O_Z : die Menge der zeitabhängigen organisatorischen Informationen

A : die Klasse der Analysedaten
B : die Klasse der Befunddaten } zeitabhängig
D : die Klasse der Diagnosedaten
T : die Klasse der Therapiedaten
ER : die Klasse der referierenden (nicht selektierbaren) Daten

2. Interne Struktur:

Die Möglichkeiten zur Bildung von externen Strukturen (Strukturen von patientenbezogenen Dokumenten) sind vielgestaltig und variabel. Die interne Struktur (Struktur der Datenbank) muß fest sein, um die nötige Standardisierung der externen Anwendungen zu garantieren.
Zur Definition der (internen) Datenstruktur ziehen wir folgende funktionale Elementarrelationen heran, die aus der Klassendefinition heraus verständlich sind:

a. $P \rightarrow K_{\neg Z}, O_{\neg Z}$ $\quad (Z \nrightarrow K_{\neg Z}, O_{\neg Z})$

b. $P, Z \rightarrow K_Z, O_Z$ $\quad K_Z = A \dot{\cup} B \dot{\cup} D \dot{\cup} T$

c. $P, N \rightarrow K_Z, O_Z$

Aus diesen funktionalen Elementarrelationen und einer Darstellung von Relationen durch Entity-Typen gelangt man zu folgender Netzwerk-Datenstruktur.

Primärstruktur:

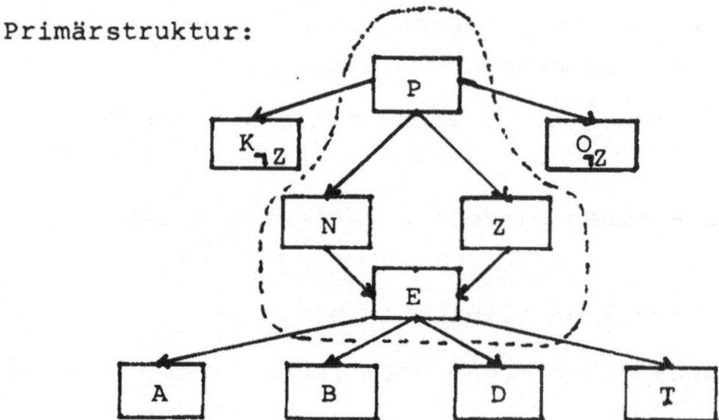

Abb. 1

3. Verlaufsdarstellung:

Die Möglichkeiten Verläufe darzustellen, ergeben sich aus dem in Abb. 1 gestrichelt gezeichneten Subschema. Da alle eingezeichneten Set-Typen 1:n Datenabbildungen sind, verhalten sich N und Z gegenseitig als Ordnungskriterien 2. Art.
(N kann z.B. eine Nebenordnung nach Diagnosen darstellen)

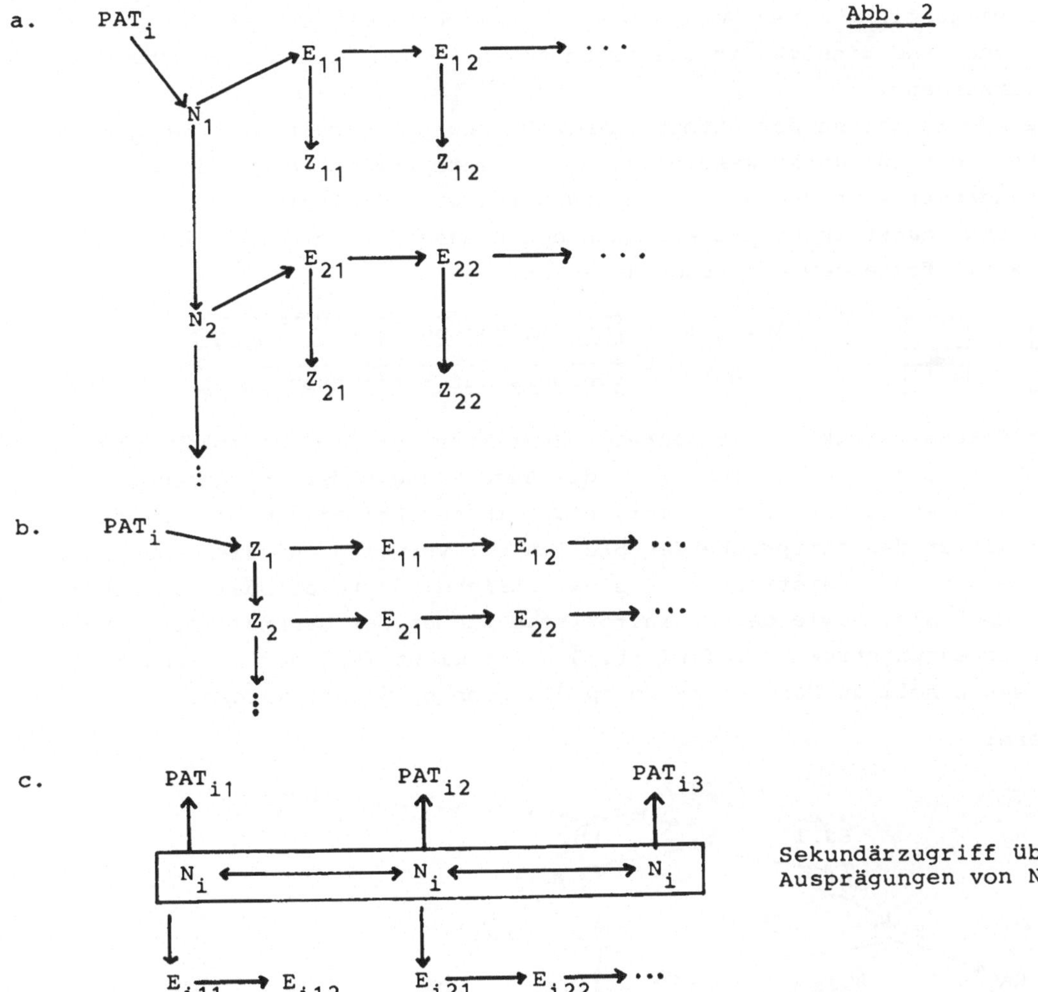

Abb. 2

III. Informationszusammenführung

Die Primärstruktur in Abb. 1 erlaubt ein präzises record-linkage. Entities dienen darin nicht nur der Realisation einer relationalen Struktur, sondern ermöglichen gleichzeitig die Separierung der Daten nach autorisierten Kliniken.

Jedes Entity (genauer jede Ausprägung eines Entity's) ist mit einer Angabe über die autorisierte Klinik und einer Kennzeichnung der Erfassungseinheit, auf der die unter dem Entity hängenden Daten erhoben wurden, versehen. Somit kann sehr leicht gewährleistet werden, daß bei der Darstellung eines Verlaufs von einem oder mehreren Merkmalen dem Anwender nur Einsicht in die Daten gewährt wird, die seiner Autorität unterstehen.

Die Möglichkeiten der Datenzusammenführung und gemeinsamen Verarbeitung nicht nur unter kasuistischen Gesichtspunkten werden durch eine Sekundärstruktur und die Benennungsstruktur erweitert.

Die Sekundärstruktur ist ein nach den Klassen aufgeteilter inverted-file mit folgendem einfachen Aussehen:

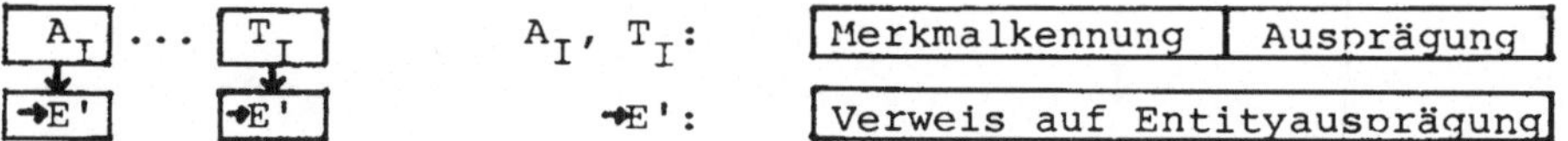

Die Sekundärstruktur hat globalen Charakter für die Datenbank. Sie ist nicht-redundant aufgebaut, d.h. die Ausprägungen der verschiedenen Merkmale existieren nur in ihr, nicht in der Primärstruktur. Diese enthält an den entsprechenden Stellen nur Verweise auf die Owner-Sätze der Sekundärstruktur. Die namentliche und relationale Struktur der Merkmale, sowie der definitorische Rahmen der Merkmale wird über die Benennungstruktur definiert. Sie ist nicht Teil der Datenbank. Ihr Aussehen soll an Hand eines Beispiels grob skizziert werden:

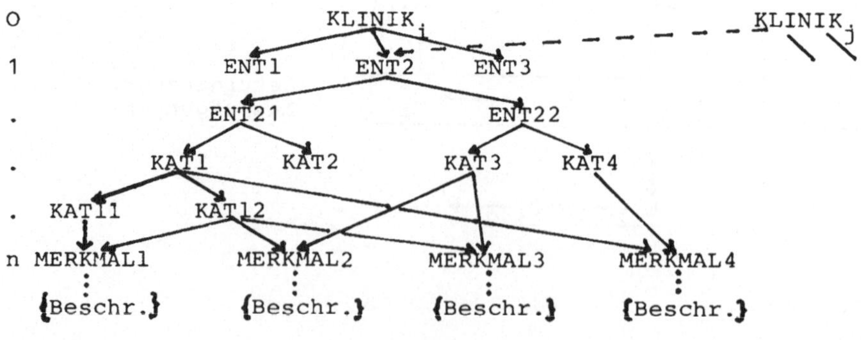

Abb. 3

Dabei kann jede Klinik (oder jedes Dokumentationsprojekt) im Prinzip auf jedes schon vorhandene Konstrukt der Ebenen 1 bis n zurückgreifen, wenn die anderen an den Konstrukten beteiligten Kliniken damit einverstanden sind.

IV. Informationsauswertungen und Beispiele:

1. Wichtiger Teil der Auswertungsfunktionen ist das Informationsretrieval, das für statistische Auswertungen eine Linearisierungsschnittstelle enthält.

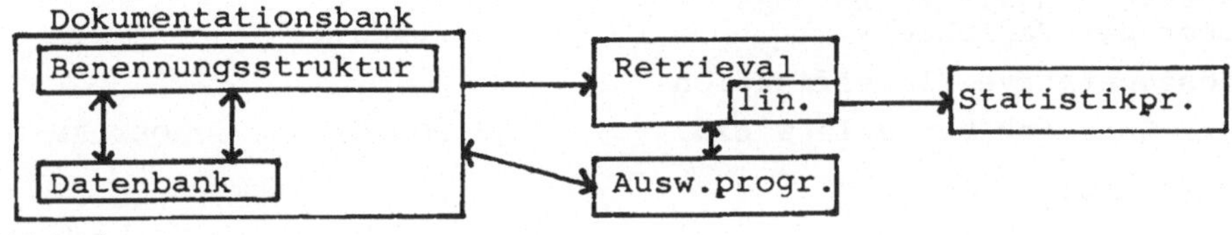

Abb. 4

Das Retrieval ist ein anweisungsbezogenes, dialogfähiges Programmpaket. Kernstück ist die Formulierung von Suchanfragen mit Hilfe von boole'schen Ausdrücken über Merkmalen und deren Ausprägungen. Als Ergebnis einer Suchanfrage werden Mengen von Referenzen auf unterschiedliche Stufen der Primärstruktur bereitgestellt: →P' und →E'.
Die Entitystufen sind hierarchisch ineinander überführbar, ebenso die Entity- in die Pat-Stufen.
Die Bereitstellung eines Verlaufsmusters über einer Merkmalsmenge ist natürlich nur unter patientenbezogener Sicht also von der Pat-Stufe aus möglich.
Die Darstellung von Verläufen geschieht mit der Funktion GIB, die folgendes Aussehen hat:

S:[GIB ,X] . S bezeichnet eine Menge von Pat-Referenzen. Ent-Referenzen können in Pat-Referenzen gewandelt werden. X-spezifiziert eine Ergänzung, die die eigentliche Leistung bedingt.

X = Events: Zu jedem Patienten aus S wird die Liste der Nebenordnungskriterien ausgegeben.

X = Verlauf: Zu jedem Patienten aus S werden die Verlaufselemente aus den Sätzen Z und E ausgegeben.

Der Verlauf kann über eine formatierte Parameterliste parametrisiert werden.

X = Verlauf (Merkmal1:Format1,...., Merkmaln:Formatn)
Für jeden Patienten aus S wird der Verlauf der Merkmale 1 bis n in den entsprechenden Formaten ausgegeben.

2. Beispiel:

S sei eine Menge von Pat-Referenzen, in diesem Fall eine Referenz auf einen einzigen Patienten. Für diesen Patienten soll der Verlauf über den Parametern a) - f) dargestellt werden:

a) Klinik des stationären Aufenthaltes	= KLINIK
b) Lokalisation der Erkrankung	= LOKAL
c) Morphologisches Erscheinungsbild der Erkrankung	= MORPH
d) Praeoperative Klassifikation des Tumors über der Variable T	= PRAEOPT
e) Praeoperative Klassifikation des Tumors über der Variable N	= PRAEOPN
f) und g) Postoperative Klassifikation des Tumors über der Variable T bzw. N	= POSTOPT bzw. POSTOPN

```
*** GIB ANWEISJNG:

S:GIB,VERLAUF(KLINIK:6,LUKALISATION:5,MORPHOLOGIE:5,PRAEUPT:7,POSTOPT:7,
      PRAEOPN:7,POSTUPN:7).

NAME                  VORNAME                GEB-DATUM
      SCHLUESSEL      ZEIT            KLINIK LOKAL MORPH PRAEUPT POSTOPT
                                      PRAEOPN POSTOPN
----------------------------------------------------------------------
GL[redacted]          WA[redacted]           10.11.09
      GLWA101109M00   15.05.79        MA     15330 81403 2       2
                                      X      X
      GLWA101109M00   28.05.79        CH     15330 81403 2       2
                                      O      O
      GLWA101109M00   30.08.79        MA     15330 81403 ------- -------
                                      ------- -------
      GLWA101109M00   20.09.79        CH     15330 81403 ------- -------
                                      ------- -------
----------------------------------------------------------------------
```

3. Als Beispiel für weitere hauptsächlich organisatorische - Auswertungsprogramme ziehen wir die Nachsorgeorganisation im Rahmen des onkologischen Nachsorgeregisters der Universität Düsseldorf heran. Die Nachsorge der Krebspatienten stellt Verläufe wie in Abb. 2.b. beschrieben dar, da sie vom Patienten und der Zeit abhängt.
Sie wird folgendermaßen organisiert:

a. Termin und Ort der nächsten Nachsorge werden mitgeteilt. Für den Patienten wird für das Datum der Nachsorge ein Entity angelegt, bei dem Ort und Termin deskriptive Merkmale bilden. Das NS-Entity wird mit einem Merkmal Status beschrieben.
Ausprägung (Status) ={offen, benachrichtigt, angemahnt}.

b. Patient wird zum angegebenen Termin einbestellt.

c. Patient erscheint zum Termin: Die Nachsorgedaten werden in das schon bestehende Entity eingetragen. Steht ein weiterer Termin fest weiter bei a.

d. Patient erscheint nicht: Es werden vom Grund des Nichterscheinens abhängige Maßnahmen getroffen.

e. Patient fällt aus der Nachsorge heraus: Der Grund wird eingetragen und alle Angaben über einen eventuellen Status gelöscht.

Literaturverzeichnis:

(1) Dokumentation des Krankheitsverlaufs
in 13. Jahrestagung GMDS Schattauer-Verl. Stuttg. 69

(2) H. Wedekind: Datenbanksysteme I
in BI Wissensch.-Verl. Zürich 74

(3) C. Lockemann: Information systems: Concepts, Interfaces, Technics
in Informatics and Medicine Springer Verlag Berlin, Heidelberg New York 72

(4) M. Heydthausen: Die Beschreibung des MEDDOK-Retrievalsystems
in TR Rechenzentrum der Universität Düsseldorf 79

(5) S. Dittrich, M. Heydthausen, R. Liebel: MEDDOK- a clinical Information System for patient related documentation
in WAMI Proceedings 80

Computerunterstützte Nachsorge und Krankheitsverlaufsanalyse - eine Komponente des medizinischen Auswertungssystems WAMAS

W. Dorda, W. Wolf, P. Sachs

Institut für medizinische Computerwissenschaften
Vorstand: Prof.Dr. Georg Grabner
Wien

1. Einleitung

Am Institut für medizinische Computerwissenschaften in Wien wurde das medizinische Informationssystem WAMIS entwickelt, welches seit dem Jahr 1975 die Krankengeschichten von 19 Kliniken on-line erfaßt und in einer patientenorientierten Datenbank speichert. Das Wiener Allgemeine Medizinische **Auswertsystem** WAMAS **wurde** zur Auswertung dieser Datenbank geschaffen. Es ermöglicht Patientenkollektive durch Formulierung logischer Ausdrücke in einer speziellen Abfragesprache auszuwählen.

Im besonderen können bestimmte Krankheitsverläufe durch Angabe spezieller "Zeitoperatoren" selektioniert werden. Von den so ausgewählten Patienten können unter anderem Adressetiketten und Erinnerungsbriefe vom System WAMAS ausgedruckt werden. Dadurch wird es zu einem echten Instrument der Nachsorge.

2. Aufbau der Datenbank des Informationssystems

Die Datenbank bildet den zentralen Bestandteil des medizinischen Informationssystems WAMIS. Folgende Daten werden gespeichert:

+ patientenspezifische Daten:
  persönliche Daten des Patienten, z.B. Name, Geburtsdatum, Adresse

+ fallspezifische Daten:

  Angaben über die verschiedenen Aufenthalte des Patienten in den Kliniken, z.B. Aufnahmedatum, Entlassungsdatum, Stations-Nr. u.s.w.

+ Medizinische Daten

  Diese werden in zwei hierarchischen Stufen gespeichert:

  - Die erste Stufe enthält Informationen, welche Merkmale erhoben wurden.
  - Die zweite Stufe enthält zu jedem Merkmal die eigentlichen Werte. Diese sind in ihrer zeitlichen Reihenfolge verkettet. Dadurch ist auch der Verlauf der Krankheit dokumentiert.

    So geht aus der ersten Stufe hervor, ob ein bestimmter Befund (z.B. Bilirubin) überhaupt erhoben wurde; wenn ja, so stehen auf der zweiten Stufe die einzelnen Werte.

Die Organisation in der Datenbank ist patientenorientiert; der oberste Ordnungsbegriff ist eine für jeden Patienten ein- eindeutige Identifikationszahl.

Jede Klinik legt Anzahl und Art ihrer Computerdokumentationen selbst fest. Dies geschieht nach ihren eigenem Bedarf zur Unterstützung der täglichen Patientenbetreuung, der wissenschaftlischen Forschung und Nachsorge.

3. Ziele des Auswertsystems WAMAS

Das Ziel des Auswertsystem WAMAS ist die Nutzung der Datenbank des Informationssystems WAMIS für

- die wissenschaftliche Forschung und
- die Computerunterstützung der Nachsorge.

Typische Anfragen an das Auswertsystem sind:

Welche Patienten hatten einen über 1,5 erhöhten Bilirubinwert und während des selben Krankenhausaufenthaltes einen GOT-Wert über 20?

Wieviele Patienten hatten - in den letzten 3 Jahren - nach einer bestimmten Herzoperation innerhalb eines Monats die Komplikation Embolie? Genau diese Patienten sollen wegen einer Nachsorgemaßnahme ausgeschrieben und zur Nachbehandlung einberufen werden.

Solche Anfragen werden vom System in 2 Schritten bearbeitet:

1. Auswahl des Patientenkollektives, welches die spezielle Bedingung erfüllt.
2. Auswahl von Daten dieser ausgewählten Patienten zur Ausgabe oder zur weiteren Analyse.

ad 1) Wie aus diesen einfachen Beispielen ersichtlich ist, ergeben sich in der medizinischen Informatik aufgrund des Vorliegens von Verlaufsdaten spezielle Probleme: Mit Hilfe der gewöhnlichen logischen Operatoren sind solche Abfragen nicht formulierbar. Deshalb haben wir spezielle Operatoren wie "und während des selben Tages-Monats-Jahres" (vgl. unten) in unsere Abfragesprache aufgenommen.

ad 2) Neben verschiedensten Ausgaberoutinen sind im System spezielle Module zur computerunterstützten Nachsorge enthalten: Es werden seit Jahren nicht nur routinemäßig Adressetiketten gedruckt, sonder auch Erinnerungsbriefe an den Hausarzt des Patienten zwecks Absetzung bzw. Änderung von Therapien ausgegeben.

4. Operatoren-Konzept zur Analyse des Krankheitsverlaufes

Die Anfragen an das Auswertsystem werden in Form erweiterter logischer Ausdrücke gestellt. Ein logischer Ausdruck besteht aus Operanden, Operatoren und Klammern.

Den Operanden entsprechen Teilmengen der Datenbank. So entspricht z.B. dem Operand "Hepatitis" die Menge aller Hepatitisfälle.

Den Operatoren entsprechen Mengenoperationen. Bekanntlich entspricht dem logischen "und" die Operation "Durchschnitt", dem logischen "oder" die Operation "Vereinigung". Ein medizinisches Auswertsystem benötigt aber zum Beispiel mehrere Arten von "UND": Es wird im allgemeinen die Menge der Patienten "mit Diagnose 1 und Diagnose 2" eine echte Obermenge der Menge der Patienten "mit Diagnose 1 und beim selben Krankenhausaufenthalt Diagnose 2" sein. Beiden Arten von "UND" entspricht natürlich die Durchschnittsbildung, aber jeweils unter Berücksichtigung anderer Merkmale der Elemente der jeweils zu verknüpfenden Mengen. So werden bei der Durchschnittsbildung, welche dem "UND" entspricht, nur die Patientenidentifikationen berücksichtigt, während beim "UND beim selben Krankenhausaufenthalt" auch noch die Krankenhausaufenthaltsidentifikationen wesentlich sind:

Dem "UND" entspricht also:

$$\{Pat1, Pat2, ...Patn\} \cap \{Pat1, Pat2, ...Patm\}$$

während dem "UND beim selben Krankenhausaufenthalt"

$$\{(Pat1, KHAUFH), (Pat1, KHAUFH2), (Pat2, KHAUFH1), ...\} \cap$$

$$\{(Pat1, KHAUFH3), (Pat2, KHAUFH1), ...\}$$

entspricht.

Auf ähnliche Art lassen sich alle logischen Bedingungen zur Auswahl des Patientenkollektives durch Mengenoperatoren realisieren. Das gleiche gilt für die Ausgabe von Daten. Diese Ausgabeoperatoren verknüpfen oder verändern die Mengen aber nicht, sondern lassen sie unverändert. Ihre Funktion ist die Ausgabe von Daten der einzelnen Mengenelemente (z.B. Ausgabe der Patientennamen), oder auch die Ausgabe der Anzahl von Elementen der Menge (z.B. der Patientenanzahl).

5. Realisierung des Operatorkonzeptes im System WAMAS

Die einzelnen Operatoren dienen zur Verarbeitung von Datenmengen. Diese repräsentieren alle Patienten mit einem speziellen Merkmal (z.B. Hepatitis). Die Struktur dieser Datenmengen ist im System WAMAS einheitlich: Zu jedem Datenelement wird die Patientenidentifikation des Krankenhausaufenthaltes und das Datum des Auftretens des Merkmales angegeben. Die Operatoren verarbeiten diese Datenmengen entsprechend ihrer Aufgabe. Jeder Operator benötigt dabei die für ihn wichtigen Merkmale. Nach unserer Erfahrung kommen die meisten Operatoren mit diesen 3 Merkmalen (Patid, Krankenhausaufenthalt, Datum) aus, insbesonders jene zur Analyse des Zeitverlaufes.

Zur Erstellung der von den Operatoren benötigten Input-Datenmengen stehen im System 2 Möglichkeiten zur Verfügung:

- Für häufig vorkommende Anfragetypen (z.B. Diagnoseauswertungen) wurden im System WAMAS direkte Zugriffspfade ermöglicht; d.h. Es sind in einer "invertierten Datenbank" zum Beispiel unter dem Ordnungsbegriff "Hepatitis" alle Hepatitiserkrankten (in Form: Patienten-id, KH-aufenthalt, Datum) gespeichert.

Diese "invertierte DB" wird automatisch auf dem neuesten Stand gehalten.

- Für seltene Anfragetypen werden die Datenmengen durch sequentielles Durchsuchen sämtlicher Patienten (einer Klinik - einer Station) der patientenorientierten WAMIS-DB erstellt. Da dieses sequentielle Durchsuchen für einen on-line Einsatz zu viel Zeit benötigt, gibt es neben der interaktiven Komponente des Systems WAMAS für solche Fälle noch eine batch-Komponente.

  Die so erhaltenen Datenmengen werden von den Operatoren verarbeitet. Benötigt ein spezieller Operator zu seiner Aufgabenstellung außer den 3 standardmäßig übergebenen Informationen (Patid, KH-aufenthalt, Datum) noch weitere, so werden diese über die Patid vom Operatormodul aus der WAMIS-DB eingelesen.

Als Ergebnis liefern alle Operatoren - neben eventuellen Ausgaben am Terminal - wiederum eine Datenmenge. Diese können sofort als Input des nächsten Operators verwendet werden.

Dazu ein Beispiel:

- Die Anfrage lautet: Wieviele Patienten hatten nach der Herzoperation X innerhalb eines Monats die Komplikation Y?
- Dieser verbalen Anfrage entspricht ein logischer Ausdruck mit den Operanden
  - "Herzoperation X"
  - "Komplikation Y"

  und dem Operator
  - "und danach innerhalb eines Monats"
- Den beiden Operanden entsprechen zwei Datenmengen. Das System erhält diese durch Einlesen zweier Datensätze der invertierten DB, deren Schlüssel "X" bzw. "Y" sind.

- Dem Operator "und danach innerhalb eines Zeitraumes" entspricht ein Programmodul. Das System übergibt diesem Modul - neben der Information "Zeitraum=1 Monat" - die beiden Input-Datenmengen:

X	Y
Pat1, KHAUF3, 5.3.72	Pat1, KHAUF4, 9.12.77
Pat2, KHAUF1,12.4.73	Pat2, KHAUF1,18.4.73
Pat2, KHAUF3,27.9.75	Pat4, KHAUF2,21.2.79

- Für diesen Modul sind die Merkmale "Patid" und "Datum" die entscheidenden. Durch entsprechende Vergleiche dieser Merkmale liefert der Programm-modul als Output folgende Durchschnittsmenge:

  Pat2, KHAUF1, 18.4.73
  .
  .
  .
  .

- Der Output dieses Operator-moduls ist also wieder von der im System WAMAS standardisierten Form. Er kann also sofort als Input eines event. weiteren Operatormoduls verwendet werden. Dadurch können auch komplexe Zeitverläufe abgefragt werden, z.B. Patienten, welche nach Herzoperation X innerhalb eines Monats die Komplikation Y hatten, und daher beim selben Krankenhausaufenthalt die Therapie Z erhielten. In dieser erweiterten Form unseres Beispiels wird der logische Ausdruck noch den zusätzlichen 3. Operanden "Therapie Z" und einen zweiten Operator " und beim selben KHaufenthalt" enthalten. Intern wird zuerst wieder derselbe Operator-modul "und danach innerhalb eines Zeitraumes" wie oben aufgerufen. Die dabei als Ergebnis erhaltene Datenmenge wird - gemeinsam mit der aus der invertierten DB eingelesenen Datenmenge "Therapie Z" - dem Operatormodul "und beim selben Krankenhausaufenthalt" übergeben.

- Die Anzahl der Patienten, welche die Bedingungen erfüllen wird durch Aufruf eines entsprechenden Zähloperatormoduls erhalten. Dieser Operator erhält als Input unsere standardisierten Datenmengen, gibt die Anzahl am Bildschirmterminal aus und liefert als Output die unveränderte Datenmenge.

- Die Ausgabe von Namen bzw. anderen Daten der ausgewählten Patienten wird durch Ausgabeoperatoren ermöglicht. Die dazu benötigten Patientendaten werden über die Patid aus der WAMIS-DB von den Operatormodulen eingelesen. Da diese Operatoren als Output die unverändert gelassene Datenmenge liefern, können mehrere solche Operatoren hintereinander aufgerufen werden.

6. Praktisches Arbeiten mit dem System WAMAS

Der Arbeitsablauf am Terminal

Auf dem zentralen Eingabeschirm (siehe Abbildung) sind abwechselnd Zeilen für Operanden und Operatoren.

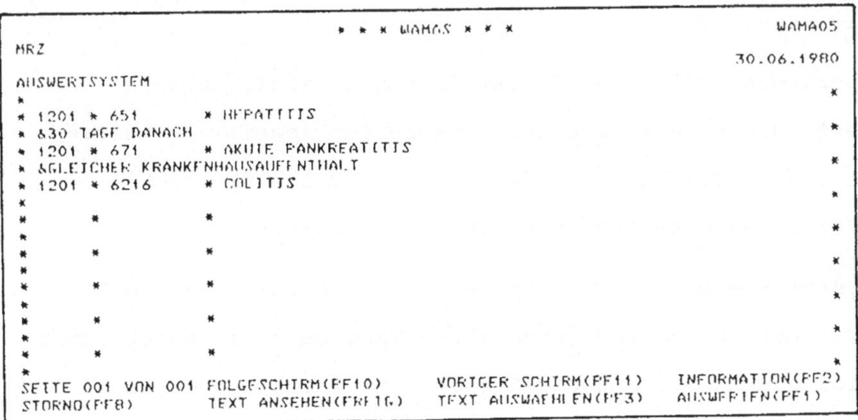

- Operatorzeilen: Zusätze (Parameter für die Operatoren, z.B. Zeitspannen in Operatoren mit Zeitrelationen), werden unmittelbar nach dem Operator eingegeben. Klammern werden ebenso in Operatorzeilen gesetzt. Es sind beliebig viele Klammerebenen zulässig.

- Operandenzeilen: Die Operandenzeilen sind in 2 Teile geteilt.
  1. Teil: Spezifikation des Code Systems (4-stellig), z.B. WHO-Diagnose Codes, Therapie Codes, Operations Codes.
  2. Teil: Spezifikation des Codes (8-stellig). Falls es notwendig ist, die Codes zu kombinieren, die sich nur in einer Stelle unterscheiden, so wird an dieser Stelle ein Punkt eingegeben.

  Ist der Code dem Benutzer unbekannt, so hat er die Möglichkeit, durch Eingabe eines Klartextes den Code vom System über einen Wortstamm-Suchalgorithmus auffinden zu lassen.

- Die Texte der eingegebenen Codes werden durch Drücken der Eingabetaste in den Operandenzeilen rechts angezeigt (siehe Abb.).

- Syntaxfehler werden in der obersten Zeile links in doppelter Helligkeit angezeigt.

- Welche Operatoren gültig sind, ist intern in einer Tabelle gespeichert. Diese Tabelle enthält neben dem jeweiligen Operatorsymbol die Wertigkeit (1- oder 2 wertig), die Hierarchie und den Namen des entsprechenden Operatormoduls.

- Da das System sowohl bei der syntaktischen Prüfung, als auch beim Abarbeiten der Anfrage über diese Tabelle alle wesentlichen Informationen erhält, kann das System sehr leicht durch neue Operatoren erweitert werden: Nach dem Erstellen des Operatormoduls genügt eine Eintragung in diese Tabelle, um einen neuen Operator in das System einzufügen.

- Intern wird die Anfrage in inverse polnische Notation übersetzt, um die Abarbeitung zu erleichtern.

7. Erfahrungen, weitere Pläne

Seit 1976 gibt es die Batch-Komponenten von WAMAS, seit 1979 die online Komponente. Die online Komponente ermöglicht echtes interaktives Auswerten.

Es ist geplant, die Datenbank nach weiteren Begriffen (bisher Diagnosen und gewisse Befunde) zu invertieren und sukzessive die Abfragesprache um spezielle Operatoren zu erweitern.

Literatur:

1. GRABNER,G., H. GRABNER:
The Viennese General Medical Information System.
Proceedings of MEDIS 75 Tokyo p 156-164 (1975).

2. DORDA,W., W. KOGLER:
Statistische Auswertung einer patienten-orientierten Datenbank
Statistical Software Newsletter p 54-58 (1977).

3. DORDA,W., H. GRABNER, H. NEUMANN:
A System for computer-aided prognosis - A management function of the medical information system WAMIS.
Proceedings of Medical Informatics Europe 78, p 269-283 (1978).

4. GRABNER,H., G. GRABNER:
Aims and Structure of the Vienna General Medical Information System WAMIS.
MEDINFO 74, North-Holland Publ. Co., p 375-379 (1974).

Basisfunktionen für die Analyse von Verlaufsdaten

D. Hölzel, R. Eckel

ISB - Institut für Medizinische Informationsverarbeitung, Statistik und Biomathematik der Ludwig-Maximilians-Universität München
Marchioninistr. 15, 8000 München 70
Vorstand: Prof. Dr. K. Überla

Einleitung: Für viele Fragestellungen wird von einem bestimmten Wissensstand ab eine Betrachtung der chronologischen Folge vorausgegangener Ereignisse, die Erfassung eines Zustandes, die Registrierung des weiteren Verlaufs und gegebenenfalls der Vergleich zur Prognose notwendig (8). In vielen Datenbankstrukturdiagrammen ist deshalb die Berücksichtigung zeitabhängiger Daten durch Wiederholungssegmente angedeutet.

Mit der Erfassung, Speicherung und Nutzung dieser Daten sind aber eine Vielzahl von Problemen verbunden. Die notwendigen Anforderungen an die Bearbeitung auf der einen Seite und die Unzulänglichkeiten der verfügbaren datentechnischen Möglichkeiten auf der anderen führen zu personal- und zeitaufwendigen Ad-hoc-Lösungen, die nicht nur zu den überzogenen Erwartungen der Umwelt an die Datenverarbeitung im Widerspruch stehen (4). Eine Diskussion von Basisanforderungen erhält dadurch nach wie vor ihre Berechtigung.

Zur Defintion der Zeit: Um die Reichweite der notwendigen Lösungsansätze darzulegen, sollen zuerst Begriffe wie Zeit, Verlaufsdaten sowie einige Besonderheiten der Erhebung diskutiert werden. Für den im Begriff Verlauf enthaltenen Zeitbegriff können drei wesentliche Bezugssysteme unterschieden werden (1,2,5):

1. Säkulare Zeit
2. Apriori- oder Individualzeit
3. Aposteriori- oder strukturorientierte Zeit.

Die säkulare Zeit dient der einfachen, bequemen Registrierung der chronologischen Folge von Zuständen und Ereignissen. Zur Relationenbildung für an sich unabhängige Verläufe ist sie unabdingbar. Dieses Bezugssystem liegt z.B. den meisten Verwaltungsstatistiken oder einigen epidemiologischen Analysen zugrunde.

Ein prozeßorientiertes Denken, das in jedem Patienten eine Prozeßwiederholung sieht, wird sich einer a priori zu definierenden Zeit bedienen.

Geburtstag, Schwangerschafts-, Krankheits- oder Therapiebeginn sind natürliche individuelle Nullpunkte dieser Zeitachse.

In komplexen Systemen wird aber für die individuell unterschiedlichen oder zufälligen Ereignisketten ein Vergleich auch in dieser Apriori-Zeit sinnlos. A posteriori, an der Struktur der Verläufe, an Ereignissen orientierte Zeitskalen sind einzuführen, um so erst die Realisierungen derselben Zufallsvariablen für die Fragestellungen zu erhalten. Ein Beispiel ist der Östrogenverlauf in den letzten 10 Schwangerschaftstagen. Diese Strukturzeit ist für jeden Einzelfall durch zum Teil aufwendig zu definierende Translationen aus der säkularen oder individuellen Zeit zu gewinnen. Zusätzliche lineare Transformationen zur Erzeugung dieser Zeitskala sollten dabei nicht ausgeschlossen werden.

Zur Definition von Verlaufsdaten: Jede Datendefinition für medizinische Datenbanken sollte neben der Unterscheidung für alphanumerische und numerische Datentypen auch das Skalenniveau berücksichtigen können. Nur als eine zusätzliche Funktion ist dann zur Erzeugung von Verlaufsdaten die Möglichkeit der wiederholten Speicherung von Merkmalsausprägungen vorzusehen, wobei die Reihenfolge durch explizite Zeitangaben zu definieren ist. Die datentechnische Realisierung dieser Zusatzfunktion ist sekundär. Nur muß sichergestellt werden, daß mit einem bezüglich Zeit und Wert nicht bedingten Zugriff minimal stets Wertepaare oder Vektorpaare zur Beschreibung des Ausprägungsverlaufs in der Zeit zur Verfügung gestellt werden müssen. Spätestens im Zusammenhang mit Verlaufsdaten müssen auch Lösungen für die automatische Decodierung von Ausprägungen erarbeitet werden. Sie sind für die verschiedenen Formen der Datenaufbereitung für Benutzer zugänglich zu machen. Denn in vielen Problembereichen, die Verlaufsbetrachtungen erfordern, ist die Metrisierung der Begriffe noch nicht weit fortgeschritten. Das Problemfeld wird mit Aufzählungen beschrieben. Die damit entstehenden zeitabhängigen Schlüsselsequenzen dieser Nominaldaten sind ohne Decodierung nahezu unbrauchbar.

Zur Definition von Verlaufsdatenkörpern: Die zeitunabhängigen Eigenschaften der Merkmalsträger bilden die Querschnittsdaten. Für den Aufbau der Verlaufsdaten ist die Notwendigkeit hervorzuheben, in der Planung von einer ereignisorientierten Dokumentation auszugehen. Ein solcher, von zufälligen Ereignissen abhängiger Datenanfall - gegebenenfalls jeweils mit einem unterschiedlichen Datenumfang - liefert die allgemeinste Form eines Verlaufsdatenkörpers. Zeitpunktoriente Dokumentationen - z.B. bei äquidistanter Verlaufsabtastung - mit fest vorgegebenem Datenumfang, für die die Zeit nur implizit mitzuführen ist, oder Ereignisdaten, bei denen die Ausprägung durch das Erfassungsziel definiert wird, sind spezielle Formen. Sie sind - wenn auch mit Redundanz - unter einer allgemeinen Verlaufsstruktur subsummierbar. Notwendig ist deshalb, zwischen den beiden Extremen der einmaligen Beschreibung vieler Fälle und der im Zeitverlauf vielfachen Beschreibung eines Falles jede Typisierung von Verlaufsdatenkörpern zu vermeiden, da sie in diesem Kontinuum nur künstlich wäre. Denn idealistische Annahmen über Datenkörper sind geeignet, die wesentlichen Anforderungen an die informationstechnische Unterstützung der Verlaufsdatenbearbeitung zu übersehen.

Als Beispiele für Verlaufsdatenkörper sind Basisdokumentationen, die Sequenzen anfallender Labordaten gegebenenfalls zu mehreren stationären Aufenthalten, Beobachtungs- und Therapiestudien, insbesondere im Bereich der chronischen Erkrankungen zu nennen (3,6).

<u>Basisfunktionen zur Sicherung der Datenintegrität</u>: Basisfunktionen für die Verlaufsdatenbearbeitung dürfen nicht auf den Problemkreis Auswertung beschränkt werden. Funktionen zur Unterstützung des Aufbaus eines qualitativ guten Datenkörpers sind ebenso einzubeziehen. Zuerst sei deshalb die Fehlerprüfung genannt. Im allgemeinen werden Verläufe durch Folgen von Momentaufnahmen beschrieben. Durch die Logik der Daten - und die der Erfassung zugrundeliegende Modellvorstellung - sind nicht nur Prüfungen auf Plausibilität und Logik innerhalb des Erfassungskontextes einer Momentaufnahme definierbar, sondern jede Verlaufsfortschreibung muß auch in den durch den bisherigen Verlauf vorgegebenen Verlaufskontext passen. Ein neues Datum kann z.B. ein altes als falsch erweisen und umgekehrt oder keine zusätzlichen Informationen liefern. Funktionen zur Förderung der Datenintegrität und gegebenenfalls zu einer die Redundanz minimierenden Speicherung sind deshalb notwendig. Als nützlich hat sich erwiesen, wenn einer Verlaufsfortschreibung ein aufwendiger Prüfungslauf vorausgeht.

<u>Basisfunktionen zur Erzeugung von Verlaufsgeschichten</u>: Eine zweite Besonderheit für den Aufbau von Langzeitverläufen ist durch die heutigen wissenschaftlichen Randbedingungen gegeben. Spezialisierung und die fehlende Kontinuität auf der Beobachtungsseite lassen auch individuelle Verlaufsbeschreibungen zu einer Multiobserver Dokumentation werden. Dies erschwert die Erfassung von Beobachtungen und Maßnahmen in Bezug auf den Gesamtverlauf, d.h. letztlich die Erfassung des Verlaufs. Mit einer zeitpunktbezogenen, aufwendigen Meßtechnik dürften sich diese operationalen Probleme nicht kompensieren lassen. Charakteristisch ist deshalb auch, daß Verlaufstypisierungen in der Vorstellung der einzelnen Beobachter häufig einen nachweisbaren Einzelfallbezug aufweisen. Aus dieser

teils organisatorisch, teils erkenntnistheoretisch begründbaren Schwierigkeit, Verlaufsmuster aus Erfahrung aufzubauen, resultiert als eine weitere notwendige Basisfunktion eine flexible Aufbereitungsmöglichkeit für Verlaufsgeschichten. Zur Förderung der Datenqualität (Fehlerprüfung, Vollständigkeit, korrekte Fortschreibung) und vielleicht auch zur Unterstützung der Fragenformulierung für Auswertungen. Für die Erzeugung solcher Verlaufsgeschichten hat sich eine dreiphasige Bearbeitung als praktisch erwiesen. Die Definition der aufzubereitenden Fälle, die Auswahl der Merkmale und letztlich die individuelle Anordnung der Daten sind die verschiedenen Stufen dieser Aufbereitung.

Deskriptive Auswertungsfunktionen: Da auf Grund der unzulänglichen Typisierung der Erfahrung das Fragestellen sehr erschwert ist, dürfte - von einer optimistischen Haltung aus - der Hypothesengenerierung oder Datenexploration aus Verlaufsdatenkörpern ein besonderer Stellenwert zukommen. Deshalb sind eine unmittelbare Einsatzbereitschaft, tolerierbare Antwortzeiten, vielseitige Funktionen für die Auswertungen im engeren Sinne zu fordern. Die Spontaneität bei der Kommunikation mit dem letztlich erforderlichen Informationssystem sollte nicht durch aufwendige Formulierungen zur Anweisung 'was wie zu tun ist' gebremst werden. Brauchbare deskriptive Sprachelemente sind deshalb zu entwickeln. Die problematische Vielseitigkeit resultiert aus der notwendigen Betrachtungsweise in den unterschiedlichen zeitlichen Bezugssystemen. Sie ist Voraussetzung dafür, um Vergleichbares in Beziehung setzen zu können. Die zum Teil alternativen Betrachtungen in der Zeit- und Merkmalsdimension oder die Vielzahl der ableitbaren Kenngrößen für Verlaufsmuster oder Verlaufsaspekte sind weitere Gründe für den Repertoireumfang. Gegenüber der Sicherung der Datenintegrität oder der Einzelfallaufbereitung ist aber trotzdem die Algorithmisierung wesentlicher Auswertungsfunktionen vergleichsweise einfach, wenn von der Aufbereitung der Ergebnisse abgesehen wird.

Komponenten der Basisauswertungsfunktionen: Nur kurz sei deshalb der formale Aufbau dieser elementaren Funktionen skizziert. Sie lassen sich neben dem Bezug auf das auszuwertende Merkmal aus zwei Komponenten zusammensetzen:

1. Die mit der zeitlichen Wiederholbarkeit gegebene Mehrdeutigkeit für Merkmalsbedingungen ist einerseits durch die Definition von Zeitbedingungen aufzuheben. Zwei Typen von Zeitbedingungen sind zu unterscheiden:
   a) feste Zeitintervallangaben bezüglich des gespeicherten zeitlichen Bezugssystems (z.B. /3. Woche/5. Woche)

b) Individuelle Zeitintervallangaben mit fester oder individueller Intervallänge
(z.B. /Zeitmerkmal 1/+ 3 Wochen oder /Zeitmerkmal 1 /Zeitmerkmal 2)

Die Realsierung von b) erfordert mindestens eine Synchronisation (2, 7), deren Ergebnis einen individuellen Zeitpunkt liefert. In der obigen Notation der Intervallgrenzen wird dieser individuelle Zeitpunkt in der Form eines generierten Zeitmerkmals in einer Bedingung berücksichtigt. Die Bedeutung dieser individuellen Zeitintervalle für Auswertungen läßt es als nützlich erscheinen, nicht erst über den Zwischenschritt der Generierung eines Zeitmerkmals vergleichbare Prozeßzustände zu definieren, sondern die erforderliche Synchronisation auch direkt zu realisieren. Dies ist allerdings nur über zusätzliche Parameter in den Anweisungen zu erreichen. Damit ergibt sich zu der Intervallangabe 1b

/ Zeitmerkmal 1 / + 3 Wochen

folgende äquivalente Formulierung:

[Festes Zeitintervall]	Synchronisationsmerkmal	-	Synchronisations-Bedingung	-	Synchronisationszeitpunkt	/ + 3 Wochen

2. Die mit der zeitlichen Wiederholbarkeit gegebene Mehrdeutigkeit für Merkmalsbedingungen ist andererseits aber auch durch die Formulierung verschiedener Ausprägungsbedingungen speziell zu berücksichtigen. Drei verschiedene Typen können unterschieden werden:
   a) Existenzaussagen (Anzahl der Werte in einem Zeitintervall)
   b) arithmetische Vergleiche mit einzelnen Operanden und mit Operandenlisten (speziell für Schlüssel unter Anwendung des Identitätsoperators).
   c) Definition von Relationen für fallspezifische Ausprägungsfolgen in einem Zeitintervall.

Aus den beiden Grundelementen lassen sich die wichtigsten Funktionen für die Verlaufsdatenbearbeitung aufbauen:

$$\text{Auswertungsfunktion (einschließlich der notwendigen) Parameter} : [\text{Zeitintervall - Merkmal x - Bedingung}]_{1}^{n}$$

Als elementare Auswertungsfunktionen sind zu nennen: Mengendefinitionen, Wert- und Zeitdeskriptionen und die Generierung von Werten, Zeiten und Eigenschaften.

Basisfunktionen zur Sicherung abgeleiteter Daten: Wie mit der alternativen Formulierung von synchronisierten Zeitintervallen implizit angedeutet, läßt sich eine wesentliche Erweiterung der Möglichkeiten erreichen, wenn die Ergebnisse der genannten Funktionen fixierbar sind. Zwei Typen sind dafür zu unterscheiden. Unabdingbar ist es, eine Datenbank um abgeleitete Eigenschaften aus dem primären Datenkörper zu erweitern. Dazu gehören die Synchronisationszeitpunkte, Zeitdauern, synchronisierte Ausprägungen, Niveaulagen usw. Diese Forderung ist einfach realisierbar, da die Fallebene, der Bezug zum Merkmalsträger nicht verlassen wird. Aufwendiger wird aber die Fixierung aggregierter Daten, für die der Fallbezug nicht mehr existiert. Für jeden wiederholten Aufruf dieser Daten, für die Übernahme von außen vorgegebener Daten oder für ihre Einbeziehung in weitere Auswertungsschritte muß ein zusätzlicher Kommandovorrat verfügbar sein. Dies ist sehr aufwendig zu realisieren. Aber am Beispiel sequentiell aufzubauender Mengendefinitionen wird der Stellenwert einer solchen Forderung einsichtig. Die besondere Bedeutung und der erhebliche Aufwand der Verwaltung für diese aggregierten Daten für eine steuerbare Datenausgabe im Sinne eines Outputgenerators sei nur angedeutet. Als nützlich hat sich hierfür eine strenge Trennung der Auswertung von der Aufbereitung der Auswertungsergebnisse erwiesen.

Limitierung durch deskriptive Sprache: Betont wurde, daß die Auswertungsmöglichkeiten in Form einer deskriptiven Sprache zur Verfügung stehen müssen. Die damit verbundenen Limitierungen lassen sich durch ein umfangreiches Funktionsrepertoire, durch einfachste prozedurale Elemente und durch klare Schnittstellen umgehen. Daraus resultiert aber ein Folgeproblem. Mit zunehmendem Integrationsgrad wird ein Sprachumfang erreicht, der den Einsatz wieder problematisch macht. Aber wir sehen keine Alternativen. Denn das entscheidende Qualitätskriterium für ein Informationssystem, das die Analyse der Daten ermöglichen soll, ist die Kommunikationsbereitschaft, die unmittelbare interaktive Einsatzmöglichkeit. Und deshalb ist es nicht damit getan, durch die Einbettung der Datenzugriffe in eine höhere Programmiersprache die Möglichkeiten der Datenbearbeitung mit dem Verweis auf die Sprachmöglichkeiten zu umschreiben. Denn dies wäre nur einer Machbarkeitsaussage gleichzusetzen, die nicht einmal Angaben über den Formalisierungs- und Formulierungsaufwand für den Problembereich 'Verlauf' enthält.

Zur Realisierung: Bei der Verlaufsdatenbearbeitung gibt es spezifische Auswertungsprobleme, die einer problemrelevanten Beantwortung bedürfen. Dazu abschließend noch ein Beispiel. Für den allgemeinen Fall einer ereignisorientierten Dokumentation gilt, je enger das vorgegebene Zeitintervall desto weniger Fälle werden der gestellten Bedingung genügen bzw. je größer das Zeitintervall desto mehrdeutiger werden die Aussagen. Bei der Forderung nach vielseitigen Auswertungsfunktionen sollte hier z.B. beachtet werden, daß für synchronisierte Abfragen die Kardinalität der Zielmenge von geringerer Bedeutung ist im Vergleich zu den 'Fehlerinformationen', auf welcher Stufe auf dem Zugriffspfad eine Bedingung nicht mehr erfüllt war. Schon bei der einfachen Synchronisation sind 4 Zahlen für die Beschreibung des Zugriffsverhaltens erforderlich (keinen Wert im Synchronisationsintervall, Synchronisations-Bedingung nicht erfüllt, keinen Wert im individuellen Zeitintervall, individuelle Bedingung nicht erfüllt). Erst damit wird das zeitliche Fitting, die Relevanz einer Anfrage beurteilbar. Es ließen sich so eine Vielzahl von Funktionen zusammenstellen, die für die Bearbeitung medizinischer Verlaufsdaten vor allem für Forschungszwecke notwendig bis brauchbar sind. Ihre Realisierbarkeit ist zur Zeit aber noch ein sekundäres Problem. Im Vordergrund muß die Zusammenstellung der erforderlichen Funktionen und die Umsetzung in eine problemrelevante Sprache stehen. Danach stehen verschiedene Wege für die Realisierung offen.

Abstraktion des Zeitbegriffs: Die hier angesprochenen Anwendungsprobleme scheinen sehr verlaufsspezifisch zu sein und damit den Lösungsansätzen die generell anzustrebende Anwendungsbreite zu fehlen. Eine Abstraktion des Zeitbegriffs läßt aber auch andere Perspektiven zu. Jedes antisymmetrische Reihungskriterium, z.B. eine Ortskoordinate ist 'als Zeitwert' definierbar. Weiterhin läßt sich die Zeit als ein formales Reihungskriterium verwenden, wodurch zusätzliche Datenstrukturen speicherbar wären. Schließlich kann die Zeit auch als Datenbankstrukturelement angesehen werden, das ohne zusätzlichen Datenstrukturierungsaufwand eine flexible Relationenbildung ermöglicht.

Zusammenfassung: Betont werden sollte, daß die wichtigsten Anforderungen an eine Verlaufsdatenauswertung auf elementare Komponenten reduziert werden können, wenn dabei leicht auf die verschiedenen und notwendigen Zeitbezugsysteme umgeschaltet werden kann. Ein besonderes Gewicht erhalten für eine Verlaufsdatenbearbeitung die Fehlerprüfungen zur Sicherung der Datenintegrität und flexible Aufbereitunsmöglichkeiten für fallorientierte und aggregierte Daten. Denn für den Aufbau eines qualitativ zuverlässigen Datenkörpers müssen die Datenurheber praktisch von der ersten Momentaufnahme mit einbezogen werden. Erst ein hoher Integrationsgrad für die gesamte Funktionspalette ist als eine Basis zu betrachten, um die notwendigen dynamischen Aspekte der sich in der Medizin stellenden Probleme adäquat informationstechnisch unterstützen zu können, d.h. Verlaufsdaten in Informationssystemen für die Kommunikation bereitzuhalten.

Literatur:

(1) Feinstein, A.R.: XI Sources of Chronology Bias in Cohort Statistics. Clin. Pharmacol. Ther. 12, 1971, 864-879.

(2) Hölzel, D.: Auftragsformulierung und Auftragsabwicklung in einem auswertungsorientierten Datenbanksystem unter Berücksichtigung zeitlicher Verläufe.
In: Alternativen medizinischer Datenverarbeitung Med. Informatik und Statistik, Bd. 2, Springer, Berlin 1976

(3) Koller, S.: Verlaufsdokumentation bei Forschungsprojekten.
In: Dokumentation des Krankheitsverlaufs.
Hrsg.: E. Fritze, Schattauer, Stuttgart 1968

(4) Martin, J.M.; Point, J.P.; Derby, G.:
The Notion of Time in Medical Records-Structure of Chronology, Validation, and Calculation of a Time Interval.
Meth. Inform. Med., 17, 1978, 89-95

(5) Mayersbach, H. von: Die Zeit - eine entscheidende Dimension der experimentellen und praktischen Medizin.
Med. Wschr. 31, 1977, 390-397

(6) Ramshaw, W.A. et al.: The Use of a Computer for Data Management in Large-Scale Long-Term Cooperative Studies.
J. Chron. Dis. 26, 1973, 201-217

(7) Stollberger, A.: How are Biological Time Series related to the Normal Values Concept.
Ann. N.Y. Acad. Sci., 161, 1969, 602-625

(8) Wold, H.O.A.: Time as the Realm of Forecasting.
Ann. N.Y. Acad. Sci. 138, 1967, 525-560

Institut für Medizinische Informatik und Systemforschung der Gesellschaft für Strahlen- und Umweltforschung, München

Z E I S I G

Zytologisches Erfassungs- und Informationssystem in der Gynäkologie

I. Bräuer, M. Keicher, H. Zock

1. EINLEITUNG

In Zusammenarbeit mit dem Institut MEDIS (Institut für Medizinische Informatik und Systemforschung) der Gesellschaft für Strahlen- und Umweltforschung werden im Institut für Klinische Zytologie der TU München seit 1973 patientenorientiert zytologische und histologische Befunde erfaßt.
Um eine effektive Verwaltung der mittlerweile sehr großen Datenbestände (etwa 730.000 zytologische Befunde zu 310.000 Patientinnen) zu gewährleisten, wurde im Institut MEDIS das System ZEISIG entwikkelt, das die aufgebaute Datenbank für die Routineunterstützung im Institut für klinische Zytologie sowie für wissenschaftliche Auswertungen bereitstellt.

2. SYSTEMÜBERSICHT

ZEISIG realisiert auf der Datenbank folgende Funktionsklassen (Abb.1):

- Erfassungsfunktionen
  Diese Funktionsklasse umfaßt im wesentlichen Dialogprogramme, die über eine Formatmaske Daten erfassen, Formate und Plausibilitäten prüfen, bei Fehlern Korrekturmöglichkeiten anbieten und nach einem solchen Dialog die geprüften Eingabedaten zur Weiterverarbeitung zur Verfügung stellen. Zur Prüfung der Eingabedaten wird zum Teil auch in der Datenbank enthaltene Information

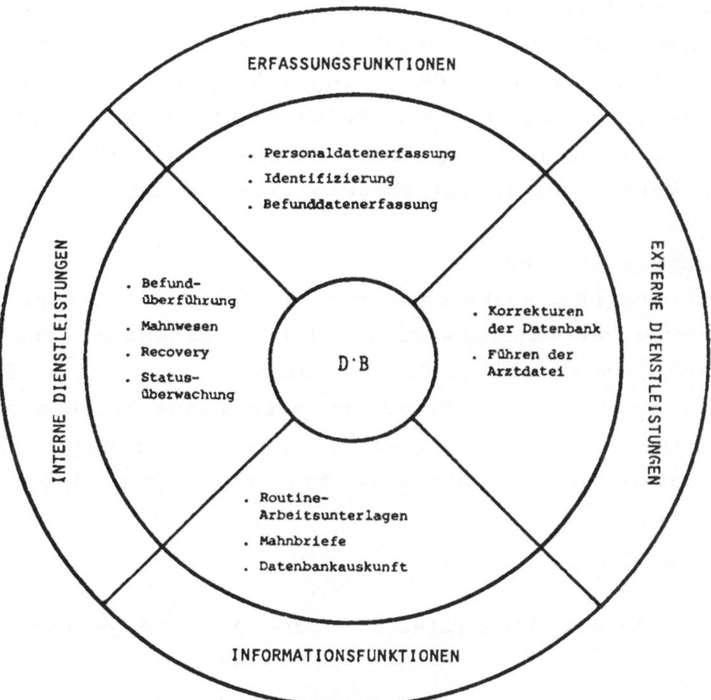

Abb.1: Funktionsübersicht

herausgezogen. Einen Extremfall dieser Art stellt das Identifizierungsverfahren dar, auf das später etwas detaillierter eingegangen wird.

- Informationsfunktionen
  In dieser Klasse kann grob zwischen routinemäßig ablaufenden Informationsfunktionen und solchen, die nur auf Anforderung ablaufen, unterschieden werden. Die wichtigsten Routineinformationen sind die Erstellung von Unterlagen für die tägliche Arbeit im Institut für klinische Zytologie und von sog. Mahnbriefen, die aus dem ebenfalls später beschriebenen Mahnsystem hervorgehen.
  Von den Informationsfunktionen "on request" seien hier die Möglichkeit der Datenbankabfrage im Dialog und die Möglichkeit der Bereitstellung von Teilen der Datenbank zur wissenschaftlichen

Auswertung erwähnt.

- externe Dienstleistungen
  Hierbei handelt es sich um eine Klasse von Funktionen, die im wesentlichen der Erhaltung der Integrität der Datenbank dienen. Diese Funktionen erlauben es, Teildateien der Datenbank oder assoziierte Dateien zu manipulieren, wobei auch hier soweit wie möglich die Veränderungen auf Plausibilität geprüft werden.

- interne Dienstleistungen
  Diese Klasse umfaßt Funktionen zur Konsistenzerhaltung in der Datenbank sowie der Datenbewegung zwischen Datenbank und assoziierten Dateien. Dazu gehören Datensicherung und Restart-Möglichkeit nach einem Rechnerzusammenbruch oder einem Abbruch aufgrund eines Fehlers in ZEISIG sowie das Einbringen fertiger Befunddatensätze in die Datenbank oder das automatische Führen des Mahnwesens.

Der routinemäßige Ablauf des Systems ZEISIG sieht folgendermaßen aus (Abb.2):

Die einzelnen zytologischen Präparate werden vor etwa 400 niedergelassenen Ärzten oder von der Universitäts-Frauenklinik zur Befundung beim Zytologischen Institut eingereicht. Dort werden zunächst den zugehörigen Personalbögen die Personaldaten entnommen und über die Komponente zur Personaldatenerfassung in das System eingebracht.

Die Eingabe erfolgt über Bildschirmformulare; dabei werden die Daten zunächst auf formale und logische Richtigkeit geprüft; dann erfolgt eine Suche in der Personaldatei der Datenbank, ob die Patientin, deren Daten eingegeben wurden, bereits bekannt ist. Auch diese Identifizierung erfolgt im Dialog, so daß eine manuelle Unterstützung möglich ist, falls die automatische Identifizierung zu keinem eindeutigen Ergebnis führt. Wurde festgestellt, daß die Personaldaten noch nicht in der Datenbank vorhanden sind, wird ein neuer Satz in die Personaldatei aufgenommen. Für alle eingegebenen Sätze wird in die Druckdatei eine Druckvorgabe geschrieben, aufgrund derer im nächsten Arbeitsschritt Arbeitsunterlagen erstellt werden. Personaldatensätze, die auch nach dem Identifizierungsdialog nicht eindeutig zuordenbar sind, werden im System nicht weiterverarbeitet. Hier muß mittels der auf der Arbeitsunterlage ausgedruckten Zuordnungsmöglichkeiten extern eine Klärung herbeigeführt und die Daten neu eingegeben werden. Für eindeutig zugeordnete Sätze wird in die Eingabedatei ein Vormerksatz geschrieben, der besagt, daß zu diesem betreffendem Personaldatensatz zytologische Befunddaten erwartet werden, und der bereits einige Grunddaten aus der Personaldateneingabe enthält.

Im zweiten Arbeitsschritt, der einmal täglich als Batchlauf durchgeführt wird, werden die bereits erwähnten Arbeitsunterlagen erstellt.

Dabei werden zu den Personaldatensätzen, die in der Druckdatei stehen, aus der Datenbank die zugehörigen Befunde geholt und mit den Personaldaten in ein Formular eingetragen, das als Vordruck zum Eintragen der zytologischen Befunddaten und später als Eingabebeleg für die Befunddateneingabe benutzt wird.

Nach der Befundung der eingesandten Präparate werden die Befunddaten über die entsprechenden Dialogkomponenten erfaßt.

Dies geschieht ebenfalls über Bildschirmformulare mit Prüfung auf formale und logische Richtigkeit, wobei auch der jeweils zugehörige Eintrag aus der Eingabedatei zu Hilfe genommen wird. Die dort enthaltenen Grunddaten werden um die jetzt bekannten zytologischen Befunddaten erweitert und der so komplettierte Datensatz wird zur Weiterverarbeitung in eine Befundpufferdatei eingestellt.

Aus der Pufferdatei für Befunde werden die Befunddatensätze in die Datenbank übertragen. Dabei wird gleichzeitig das Mahnsystem geführt.

Die Übertragung der Befunddatensätze in die Datenbank geschieht in einem Batchlauf in größeren Abständen, je nach gewünschter Aktualität der Datenbank. Sind aufgrund des Eingangs eines Befundes Änderungen im Mahnsystem notwendig, so werden diese in der dafür zentralen Datei, der Mahndatei, durchgeführt.

Die Mahndatei wird durch die Systemkomponente zur Mahnbrieferstellung weiterverarbeitet.

Dieses Programm durchsucht die Einträge in der Mahndatei, ob zu einem der Sätze das Mahndatum abgelaufen ist. Wird ein solcher Satz gefunden, so erstellt das Programm in Abhängigkeit vom Typ des Mahnsatzes einen Mahnbrief und trägt ein neues Mahndatum ein, bis zu dem eine Reaktion auf die schriftliche Mahnung erwartet wird.

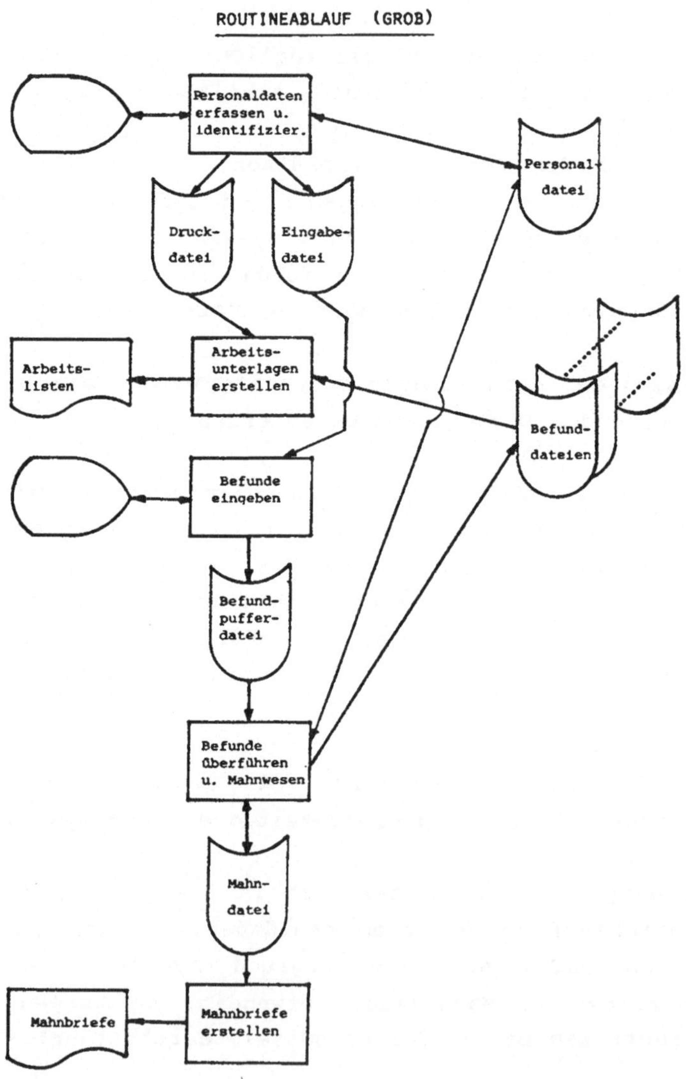

Abb.2: Routineablauf des Systems

Das System ZEISIG läuft auf SIEMENS-Rechenanlagen unter dem Betriebssystem BS2000 ab. Zur Verwaltung der Datenbank wird das im Institut MEDIS entwickelte Informationssystem ISIS (Index-Sequwentielles Informationssystem) eingesetzt. Implementierungssprache ist PASCAL.

3. IDENTIFIKATION

Im folgenden soll das in ZEISIG verwendete Identifikationsverfahren im Überblick dargestellt werden.
Da der Algorithmus für die Dialoganwendung entwickelt wurde, wurde er im Hinblick auf akzeptable Antwortzeiten und weitgehende Einschränkung der evtl. zur Klärung angebotenen Fälle bei hoher Trefferrate optimiert.
Das Identifikationsverfahren wurde daher als dreistufiger Algorithmus realisiert (Abb. 3), bei dem auf jeder Stufe, ausgehend von einer möglichst großen Anfangsmenge, die durch ein Primärsuchkriterium geliefert wird, durch Anwendung weiterer Auswahlkriterien versucht wird, eine eindeutige Zuordnung zu erreichen. Falls dies auf einer der Stufen gelingt, ist die Identifikation abgeschlossen. Falls über alle drei möglichen Primärsuchkriterien nur leere Ausgangsmengen erreicht werden, wird angenommen, daß der zur Identifikation angebotene Fall in der Datenbank noch nicht vorhanden ist. Gelingt auf keiner der drei Stufen eine eindeutige Zuordnung, so werden die auf jeder der Identifikationsstufen verbliebenen Restmengen vereinigt und als mögliche Zuordnungen angeboten.
Die einzelnen Identifikationsstufen werden in folgender Reihenfolge durchlaufen:

1. Primärsuche über die letzte Präparatenummer.

2. Primärsuche über ein aus dem phonetischen Code des Geburtsnamens und dem Geburtsdatum gebildetes Suchkriterium.

3. Primärsuche über ein aus dem phonetischen Code des Nachnamens und dem Geburtsdatum gebildetes Suchkriterium.

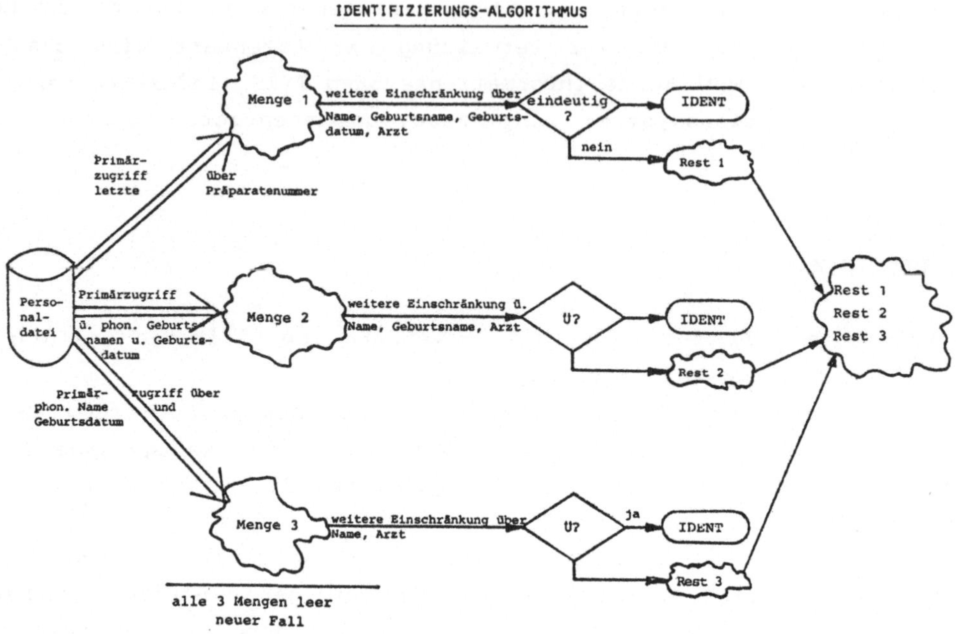

IDENTIFIZIERUNGS-ALGORITHMUS

Abb. 3: Dreistufiger Identifikationsalgorithmus

Da über die Primärsuchkriterien aus einem sehr großem Datenbestand bei kurzen Zugriffszeiten Untermengen gebildet werden sollen, muß diese Möglichkeit durch die Struktur der Datenbank unterstützt werden, d.h. es müssen Zugriffspfade für die Primärsuchkriterien vorhanden sein.
Für den vorliegenden Fall heißt dies, daß alle drei Suchkriterien Bestandteile des Personaldatensatzes sind und daß die Personaldatei bezüglich dieser drei Felder invertiert ist.

4. MAHNSYSTEM

Um einerseits die Verfolgung besonders derjenigen Fälle zu gewährleisten, die aufgrund eines zytologischen Befundes als kritisch angesehen werden müssen, andererseits auch eine Bewertung des zytologischen Befundes durch eine Histologie zu erhalten, wird im System

ZEISIG ein Mahnsystem geführt. Ansprechpartner für die Mahnung ist nicht die betroffene Patientin, sondern der behandelnde Arzt.

Der Ablauf ist folgender:
Bei der Überführung der Befunde wird geprüft, ob der zytologische Befund eine Empfehlung zur zytologischen und/oder histologischen Nachuntersuchung enthält. Ist dies der Fall, so wird (soweit noch nicht vorhanden) ein Mahnsatz angelegt und gemäß dem im Befund angegebenen Zeitraum für die Wiederholung ein Datum eingetragen, bis zu dem die Ergebnisse der empfohlenen Nachuntersuchung im System bekannt sein sollten. Diese Mahntermine werden von der regelmäßig ablaufenden Systemkomponente zur Mahnbrieferstellung geprüft und, falls ein Termin abgelaufen ist, ein dem erwarteten Befund entsprechender Mahnbrief geschrieben, der dann vom Zytologischen Institut verschickt wird. Mit Erstellung eines Mahnbriefes wird der Termin für das Eintreffen des erwarteten Befundes verlängert; eine solche Verlängerung ist jedoch nur zweimal möglich. Trifft auch nach der zweiten Mahnung (das ist im Extremfall mehr als ein Jahr nachdem die Empfehlung zur Nachuntersuchung ausgesprochen wurde) noch keine Reaktion ein, so wird auf weitere Mahnungen verzichtet und der Mahnsatz gelöscht, da angenommen wird, daß nunmehr kein weiterer Befund eintreffen wird.

MEDIZINISCHE INFORMATIK

2. FREIE THEMEN

Betriebsärztliche Informationssysteme

Schlußfolgerungen aus der Frühjahrstagung 1980

von J.R. Möhr

Universität Heidelberg

Das "Gesetz über Betriebsärzte, Sicherheitsingenieure und andere Fachkräfte für Arbeitssicherheit, ASiG von 1974" hat die Aufgaben für Betriebsärzte in neuem Umfang festgelegt und für einen Großteil der Betriebe eine betriebsärztliche Betreuung verbindlich gemacht. De facto müssen heute Betriebsärzte für die etwa 22.000 Unternehmen in Deutschland, welche mehr als 100 Personen beschäftigen, für betriebsärztliche Betreuung sorgen. Diese Betriebe machen 1 Prozent der Unternehmen aus, beschäftigen aber 55 Prozent der arbeitenden Bevölkerung.

In die Aufgaben des Betriebsarztes fallen alle Bereiche der Gesundheitsversorgung von der Planung und Realisierung von sanitären Anlagen, über alle Aspekte des Gesundheitsschutzes am Arbeitsplatz bis zur Untersuchung der Arbeitnehmer auf ihre Tauglichkeit für bestimmte Arbeitsplätze. Zu den Aufgaben des Betriebsarztes gehört insbesondere die Dokumentation und Auswertung der Ergebnisse seiner Untersuchungen, sowohl von Arbeitnehmern, als auch von Arbeitsplätzen. Dieser letzte Aspekt der Aufgaben des Betriebsarztes hat in den letzten Jahren zunehmend zum Einsatz von Computern zur Unterstützung der betriebsärztlichen Tätigkeit geführt. In diesem Rahmen war es das Ziel der Tagung "Betriebsärztliche Informationssysteme", die im Rahmen der Frühjahrstagung der GMDS 1980 stattfand, eine Bestandsaufnahme über das bisher Erreichte durchzuführen, und Hinweise für die weitere Entwicklung zu geben.

Aufgaben betriebsärztlicher Informationssysteme

Die betriebsärztliche Betreuung der Mitarbeiter eines Unternehmens kann auf dreierlei Weise realisiert werden:

1) hauptamtliche Anstellung eines Betriebsarztes durch das Unternehmen
2) nebenberufliche Betreuung von Betrieben durch einen niedergelassenen Arzt
3) Anschluß an ein unabhängiges Betriebsarztzentrum.

Computereinsatz im Rahmen betriebsärztlicher Tätigkeit kommt in erster Linie für betriebsärztliche Dienste in Betracht, die nach 1) oder 3) organisiert sind. Der prinzipiell in Betracht zu ziehende Funktionsumfang für betriebsärztliche Informationssysteme ist in diesem Rahmen sehr umfassend. Den Kern stellt die Unterstützung der Behandlung der Arbeitnehmer dar durch Dokumentation der erhobenen Befunde und getroffenen Maßnahmen und Unterstützung der administrativen Abwicklung. Darüber hinaus stellt die Dokumentation der Arbeitsplatzdaten und die Unterstützung des Abgleichs der Arbeitsplatzerfordernisse mit den Fähigkeiten der Arbeitnehmer ein Erfordernis dar. Hinzu kommen die Unterstützung der Verlaufsbeobachtung, des Erfolgs von therapeutischen Maßnahmen und anderen Interventionen, die Analyse der erhobenen Daten zur Identifikation der Ursachen von Gesundheitsschädigungen und die Langzeitüberwachung von Arbeitnehmern, die schädigenden Einflüssen ausgesetzt sind. Im weiteren Sinne gehören auch die gesundheitlichen Auswirkungen der industriellen Betriebe auf andere Komponenten der Bevölkerung als den unmittelbar beschäftigten Arbeitnehmern zu den Aufgaben industrieller Gesundheitsdienste. In die gleiche Kategorie von Aufgaben gehört die Analyse der Betriebsstruktur zur Bestimmung des Bedarfs an betriebsärztlicher Versorgung und zur Optimierung des betriebsärztlichen Angebots. Schließlich ist es sinnvoll, die in Informationssystemen verfügbaren Daten wissenschaftlicher Auswertung zuzuführen und die Ergebnisse derartiger Auswertungen verfügbar zu machen. Die Konferenz versuchte, diesem umfassenden Katalog von Anforderungen gerecht zu werden.

Inhalt und Struktur der Konferenz

Die Konferenz war in 3 Arbeitssitzungen unterteilt:

- I Analysen betriebsärztlicher Informationssysteme
- II Realisationsprinzipien von und Erfahrungen mit betriebsärztlichen Informationssystemen
- III Künftige Entwicklung betriebsärztlicher Informationssysteme und gesellschaftliche Aspekte.

Die erste Sitzung wurde eingeleitet durch einen globalen Überblick über den gesetzlichen Auftrag des Betriebsarztes und die Realität betriebsärztlicher Tätigkeit, in der das gegenwärtig Erreichte und die offenen Probleme aus der Sicht des Betriebsarztes zusammengefaßt wurden (2). Dieser Darstellung folgte eine Übersicht über die Ergebnisse eines Projektes, das zum Ziel hatte, den Gesundheitsversorgungsbedarf unterschiedlicher Betriebe mit Hilfe von Kenngrößen zu erfassen und von daher Anforderungen an Struktur und Funktion betriebsärztlicher Dienste abzuleiten. Als Kenngrößen wurden bestimmte Arbeitsplatzcharakteristiken, die Anzahl der überwachungspflichtigen Arbeitnehmer, Art und Intensität der Arbeitsanforderungen und ähnliches verwendet und herausgearbeitet. Die Ergebnisse zeigten auf, daß der auf Grund derartiger Kenngrößen bestimmte Bedarf an betriebsärztlicher Versorgung wesentlich von den derzeit üblichen Richtlinien abweicht (3). In einem weiteren Beitrag (4) wurden die Ergebnisse einer Untersuchung eines betriebsärztlichen

Dienstes dargestellt, die zum Ziel hatte, dessen Erfordernisse hinsichtlich DV-Unterstützung herauszuarbeiten. Bei dieser Untersuchung zeigte sich, daß betriebsärztliche Versorgung überwiegend durch qualitativ hochwertige diagnostische Untersuchungen gekennzeichnet ist. Wenn auch gemessen an der Zahl behandelter Personen therapeutische Aktivitäten eine wichtige Rolle einnehmen, so sind sie doch vom Inhalt her weniger anspruchsvoll als die diagnostischen Aktivitäten. Für den Betrieb, in dem auch die Überwachung der Arbeitsplatzcharakteristiken eine untergeordnete Rolle spielte, wurden mehrere Alternativen für computergestützte Informationssysteme vorgeschlagen und hinsichtlich Ausmaß der Funktionserfüllung, Praktikabilität und Kosten verglichen. Unter den diskutierten Alternativen wurde ein dediziertes autarkes System bevorzugt, weil von ihm eine verbesserte Erfüllung der Erfordernisse des Datenschutzes erwartet wurde.

Die Bedeutung der Aspekte des Datenschutzes kam auch im folgenden Beitrag heraus, der die rechtlichen Aspekte, die für betriebsärztliche Informationssysteme relevant sind, zusammenfaßte (5). In diesem Beitrag wurden die Gesetze, die die Beziehungen des Betriebsarztes zu den Angestellten, zum Unternehmen und zu den Versicherungen regeln diskutiert.

Den Abschluß der ersten Sitzung bildete eine Übersicht über Informationsdienste des Instituts für Information und Sozialmedizin und öffentlichem Gesundheitswesen (IDIS), das Information über Literatur und Projekte zur Arbeitsmedizin anbietet. In der zweiten Sitzung wurden Erfahrungen mit operationalen computergestützten betriebsärztlichen Informationssystemen zusammengefaßt. Zunächst wurden technische Aspekte (7) und Anwendererfahrung (8) mit einem umfassenden Informationssystem dargestellt, das Bestandteil eines Personalinformationssystems ist. Hierbei wurde große Sorgfalt auf die Realisierung von Datensicherheits- und Datenschutzmaßnahmen gelegt. Das System erfaßt im übrigen die arbeitsplatzmäßig relevanten Ergebnisse ärztlicher Untersuchungen von Arbeitnehmern und die Charakteristiken der Arbeitsplätze. Auf der Basis derartiger Daten wird ein weites Spektrum an administrativen Funktionen unterstützt (beispielsweise Einbestellung von Arbeitnehmern zur Untersuchung unter Berücksichtigung der Erfordernisse der Schichtarbeit, Erstellen von Auswertungen, Bescheinigungen). Gute Erfahrungen wurden insbesondere mit dem computergestützten Abgleich von Arbeitsplatzerfordernissen mit Arbeitnehmereignungen gemacht, wodurch bei einer Umsetzungsaktion von 500 Mitarbeitern des Unternehmens 97 Prozent der Umsetzungen erfolgreich waren. Analog dieser Darstellung wurde in zwei weiteren Beiträgen (9, 10) ein ähnlich konzipiertes Informationssystem dargestellt, das ebenfalls als Modul eines Personalinformationssystems realisiert ist und insbesondere die Überwachung der Lärmexposition von Arbeitnehmern unterstützt.

Dem schloß sich die Darstellung eines batch-orientierten Systems an, das bereits seit 5 Jahren operational ist. Obwohl es hinsichtlich seiner Reaktionszeit deutlich hinter den vorher beschriebenen Systemen zurückbleibt, und eine Überführung des Systems in eine dialogfähige Version angestrebt wird, trug es doch in erheblichem Umfang zu einer Glättung des Arbeitsablaufes und zu einer Erhöhung der Effizienz betriebsärztlicher Tätigkeit bei. Bei allen 3 in dieser Sitzung soweit dargestellten Systemen wurde übereinstimmend vermerkt, daß das System von allen Beteiligten gut akzeptiert ist, und daß insbesondere keine Datenschutzprobleme aufgetreten sind, wodurch ein gewisser Kontrast zwischen den praktischen Erfahrungen und den vorangehenden theoretischen Erörterungen entstand.

Darüber hinaus beinhaltete der letzte Beitrag (11) ein engagiertes Plädoyer gegen die Speicherung medizinischer Daten auf der Ebene der erhobenen medizinischen Befunde (Anamnese, klinische Untersuchung, Labor) und für die Speicherung der daraus abgeleiteten medizinischen Urteile (Eignungsaussagen). Das Motiv in diesem Zusammenhang waren nicht Datenschutzerfordernisse, sondern Praktikabilitätserfordernisse. Mit dem Argument, daß das ärztliche Urteil nicht überflüssig wird, wenn detaillierte Befunddaten gespeichert werden, wurde dafür plädiert, den aufwendigen Versuch umfassender Datenspeicherung aufzugeben. Hierdurch ergab sich wiederum ein Gegensatz zum nachfolgenden Beitrag, der das "Modell WISPAS" darstellte (Werksärztliches Informationssystem für Prophylaktischen Arbeitsschutz (12)). Dieses Modell basiert im Gegenteil auf dem Konzept, ausgesprochene detaillierte Arbeitsplatz- und Arbeitnehmerprofile zu erfassen. Außerdem wurde ein Algorithmus dargestellt, der es gestattet, beide Arten von Profilen automatisch abzugleichen, und auf diese Weise zu einer objektiven automatisierten Zuordnung von Arbeitnehmern zu Arbeitsplätzen zu gelangen. Dieses Konzept wurde mit der Notwendigkeit zum Vermeiden von Ungerechtigkeit bei der Anstellung von alternden oder behinderten Arbeitnehmern und mit der Notwendigkeit bei zentralisierten Betriebsarztzentren die Arbeitsplatzdaten detailliert zu erfassen begründet.

Intention der letzten Sitzung war es, aufzuzeigen, welche weiteren Auswirkungen von den diskutierten Systemen zu erwarten sind, sowohl in positiver wie in negativer Hinsicht. Sie wurde eingeleitet durch eine Übersicht über 3 Vorsorgeuntersuchungsprojekte in einem Betrieb der chemischen Industrie. Es wurde gezeigt, daß es aufgrund eines an praktischen Erfordernissen orientierten Designs möglich war, nahezu 40.000 Arbeitnehmer in verschiedenen Vorsorgeuntersuchungen zu erfassen. Diese betrafen solche Gesundheitsbeeinträchtigungen wie Diabetes, Nierenerkrankungen, Sehfähigkeit und Bluthochdruck. Im Rahmen dieser Projekte wurden Gesundheitsgefährdung bei einer beträchtlichen Anzahl von Personen nachgewiesen, die so einer Therapie zugeführt werden konnten. Außerdem wurden die in epidemiologischer Hinsicht bedeutungsvollen Aspekte derartiger Vorhaben aufgezeigt. Schließlich bildete das Dargestellte ein Beispiel für praktikable und in medizinischer Hinsicht effektive Gesundheitsprogramme im Rahmen betriebsärztlicher Versorgung (13). Der anschließende Beitrag (14) zeigte etwas eingehender die Art der Interventionen des Arztes, die auf Grund derartiger Vorsorgeuntersuchungen nötig werden. In diesem Fall wurde auf Grund der Ergebnisse von Vorsorgeuntersuchungen Einfluß auf die in Betriebskantinen angebotene Diät genommen, es wurden Anregungen zu sportlicher Aktivität und Änderungen beim Verhalten auf dem Weg von und zum Arbeitsplatz bewirkt, und es wurde schließlich eine Blutdrucküberwachung am Arbeitsplatz eingeleitet. Als Ergebnis derartiger Maßnahmen konnte gezeigt werden, daß die untersuchten Parameter (Blutdruck, Cholesterin, Triglyceride, Harnsäure, Gamma-GT, GPT und Körpergewicht) bei 75 Prozent von 104 an der Untersuchung teilnehmenden Arbeitnehmer im Zeitraum von 1/2 bis 2 Jahren einer deutlichen Besserung zugeführt wurden.

Angesichts dieser eindrucksvollen Demonstration zumindest des potentiellen Nutzens industrieller Gesundheitsfürsorge und der diese unterstützenden Informationssysteme war der anschließende Versuch wenig überzeugend, zu zeigen, daß den besprochenen Systemen Gefahren innewohnen, weil sie letztlich nur denen nützen, denen sie gehören (15). Die Zusammenfassung der Aspekte des Persönlichkeitsschutzes (16) im Zusammenhang mit betriebsärztlichen Informationssystemen ergab substantiellere Hinweise auf unerwünschte Effekte, deren Vermeidung möglich und wichtig ist.

Beurteilung der Konferenz

Die auf der Konferenz erreichte Übersicht über EDV-Anwendung im Rahmen betriebsärztlicher Tätigkeit zeigte, daß praktikable Lösungen, die am Modell kurativer Patientenversorgung orientiert sind und im übrigen eine starke Unterstützung der administrativen Aufgaben des Betriebsarztes bewirken, überwiegen. Wichtig erscheinen die sich durch solche Systeme eröffnenden Möglichkeiten zur Unterstützung eines flexiblen Personalmanagements, das den Präferenzen und Fähigkeiten der Arbeitnehmer gerecht wird. Darüber hinaus wird aber offenbar das medizinische Potential der Systeme heute noch nicht annähernd ausgeschöpft. Ähnliches gilt erst recht für umfassendere Anforderungen an industrielle Gesundheitssysteme, wie etwa Kontrolle der Auswirkungen industrieller Tätigkeit auf andere Bevölkerungsgruppen als Arbeitnehmer.

Angesichts des Versuchs, sowohl Probleme als auch Möglichkeiten im Zusammenhang mit Computeranwendungen im Rahmen betriebsärztlicher Tätigkeit aufzuzeigen, überwiegen nach Ansicht des Berichterstatters deutlich die positiven Erfahrungen. Insbesondere scheint es, daß die praktischen Erfahrungen glücklicherweise nicht den theoretischen Befürchtungen insbesondere hinsichtlich der Problematik des Daten- und Persönlichkeitsschutzes entsprechen. Vor diesem Hintergrund erscheint es lohnend, weitere Entwicklungen zum Aufbau computergestützter betriebsärztlicher Informationssysteme zu unterstützen, und diese größeren Anwenderkreisen zugänglich zu machen. Diese Entwicklung sollte dabei auch anspruchsvollere medizinische Anforderungen berücksichtigen, für die insbesondere in der letzten Sitzung Beispiele gegeben wurden.

Der lebhafte Zuspruch, den die Arbeitstagung fand, bei der in einem dicht gedrängtem Arbeitsprogramm etwa hundert Konferenzteilnehmer, größtenteils nicht GMDS-Mitglieder, engagiert diskutierten, läßt es darüber hinaus für unsere Gesellschaft empfehlenswert erscheinen, sich der Probleme bestimmter Anwendergruppen anzunehmen.

Literatur

1 Möhr, J.R., Köhler, C.O. (eds.): Betriebsärztliche Informationssysteme (Berlin, Heidelberg, New York: Springer 1980, in Press)

2 Korb, W.: Der gesetzliche Auftrag des Betriebsarztes und die Realität betriebsärztlicher Tätigkeit - ibid, 2-11

3 Ostheimer, E., Blomberg, A.: Ermittlung der für die betriebsärztliche Tätigkeit relevanten Merkmale der Betriebsstruktur als Grundlage für die Erstellung eines EDV-Konzepts - ibid, 12-24

4 Koch, W., Möhr, J.R., Kimpel, E.: Ergebnisse einer Vorstudie zur Entwicklung eines regionalen EDV-gestützten betriebsärztlichen Informationssystems ibid, 24-41

5 Kilian, W.: Rechtliche Aspekte heutiger betriebsärztlicher Informationssysteme - ibid, 42-50

6 Nacke, O., Lange, H., Gerdel, W.: Information und Dokumentation der arbeitsmedizinischen Forschung und des arbeitsmedizinischen Wissens - ibid, 51-64

7 Schieffer, H.P.: Betriebsarztzentrum - Informationssystem als selbständiges Element innerhalb des Personalsystems - ibid 67-77

8 Koch, W.: Erfahrungen mit einem EDV-gestützten Informationssystem für den betriebsärztlichen Dienst im Betriebsarztzentrum Mühlheim der Mannesmann Röhrenwerke AG MaBIS (Mannesmann- Betriebsärztliches Informationssystem) ibid 78-84

9 Korb, H.: Unterstützung betriebsärztlicher Tätigkeit im Rahmen eines Personalinformationssystems - Aufbaustrategie, Funktionen, technische Realisierung - ibid, 85-94

10 Dahlke, W.: Funktion und Effektivität betriebsärztlicher Module in einem Personalinformationssystem - ibid 95-104

11 Pott, R.: Schrittweise Nutzung der EDV zur Erfüllung arbeitsmedizinischer Aufgaben. Fünfjährige Erfahrungen und Zukunftsperspektiven aus der Sicht des Werksarztes einer NE-Metallhütte - ibid 104-117

12 Döcke, H.R., Eggeling, F.: Das Modell WISPAS - ibid 118-128

13 Thiess, A.M., Hochadel, H., Link, R., Wagner, G.: Die BASF Studien I - III als Ausgangspunkt für arbeitsmedizinische Informationssysteme in der BASF Aktiengesellschaft - ibid 130-146

14 Stelgens, P.: Die Bedeutung von Screeninguntersuchungen im Rahmen betriebsärztlicher Tätigkeit für deren Akzeptanz und Effektivität - ibid 147-156

15 Nake, F.: Anwendung der Datenverarbeitung in der Medizin - Wer hat den Nutzen davon? - ibid 157-167

16 Ziegler-Jung, B.: Aspekte des Persönlichkeitsschutzes bei betriebsärztlichen Informationssystemen - ibid, 168-175

PAKET-KONZEPT UND REFINEMENT-KONSTRUKT

Erste Erfahrungen mit einem Software-Entwicklungs-Instrument

H.-J. Friedrich

Institut für Medizinische Statistik und Dokumentation
der Medizinischen Hochschule Lübeck

Für Software-Entwicklungs-Arbeiten suchten wir nach einem unterstützenden Werkzeug, das die Randbedingung der äußersten Kostengünstigkeit erfüllen mußte. Wir meinen, ein derartiges System in ELAN und seiner Umgebung gefunden zu haben.

1. Entwicklung von ELAN

ELAN (Elementary Language) ist eine Untermenge von SLAN (Structural Language), die Ende 1974 von KOSTER [1] vorgestellt wurde.
Das SLAN-Projekt wurde vom BMFT gefördert und wird heute durch die TU Berlin, das HRZ Bielefeld und das Informatik-Kolleg der GMD Bonn weiter getragen [2].
Für ELAN existieren bereits Compiler auf der SIEMENS 4004, der IBM 370 und der TR 440. Darüber hinaus wurde ELAN mit einem umgebenden Betriebssystem auf einen Mikroprozessor (Z 80) übertragen.

2. Grundkonzepte der Sprache

Die zugrundeliegende Idee ist die Entwicklung verschiedener, aufeinander aufbauender Sprachstufen, deren Einsatzbereich von der Ausbildung bis zur Systemprogrammierung reichen soll. Mit ihrer Hilfe soll es möglich sein, mehr als bisher üblich, systematische Programmentwicklung zu unterstützen:

- Es soll das systematische Konstruieren von Algorithmen mit der top-down-Methode (Programmieren im Kleinen) unterstützt werden. Hierfür bietet ELAN insbesonders die Möglichkeit, <u>alle</u> bei der Entwicklung des Programms entstandenen Abstraktionen und Verfeinerungen

(Refinements) explizit im Programmtext zu belassen.

- Weiterhin soll die bottom-up-Methode (Programmieren im Großen) unterstützt werden. Durch Zusammenstellen von Bausteinen soll die modulare Vorgehensweise ermöglicht werden.
- Sodann soll die Sprache offen sein für Erweiterungen um neue Sprachelemente, nämlich um abstrakte Datentypen und abstrakte Operatoren.

3. Das Refinement-Konstrukt

Nach SCHNUPP und FLOYD [3] ist bei konventionellen Programmen kein erkennbarer Zusammenhang zwischen der Logik eines Programms und der Realisierung vorhanden. In ELAN-Programmen wird die schrittweise Verfeinerung der Problemlösung vom Grobentwurf bis zum Detail sprachtechnisch sichtbar gemacht. Ein Problem wird so lange in Teilprobleme zergliedert, bis diese sich übersichtlich lösen lassen. Durch die Benennung der Teilprobleme bei der Formulierung eines Algorithmus entsteht die Dokumentation (bzw. wird die Dokumentation gefördert).

Ein einfaches Beispiel möge das Vorgehen in ELAN verdeutlichen. Wir geben ausschließlich Programmtext wieder:

```
loesen einer quadratischen gleichung:
(* der form  a * x ** 2 + b * x + c = 0 *)
   lies koeffizienten ein;
   loese gleichung und gib loesung aus.
```

Der zweite Teil wird wie folgt verfeinert:

```
   loese gleichung und gib loesung aus:
   IF  a = 0.0 AND b = 0.0 AND c = 0.0
      THEN  behandle triviale gleichung
   ELIF  a = 0.0  AND b = 0.0
      THEN  behandle konstante gleichung
   ELIF  a = 0.0
      THEN  behandle lineare gleichung
   ELSE  behandle echt quadratische gleichung
   ENDIF.
```

Die dergestalt unterschiedenen Fälle können nun wie folgt verfeinert werden:

```
behandle triviale gleichung:
  put  ("Lösung: alle reellen Zahlen").
behandle lineare gleichung:
  put  (Lösung"); put (-c/b).
behandle echt quadratische gleichung:
  REAL VAR  diskriminante:: (b * b/(4.0 * a)-c)/a;
  IF  diskriminante > 0.0
      THEN  behandle quadratische gleichung
            mit 2 reellen loesungen
      ELIF
        .
        .
        .
      usf.
```

Eine Refinement-Anwendung besteht aus dem Namen des Refinements. Eine Refinement-Definition besteht aus der Angabe des Namens des Refinements, dem Doppelpunkt und einer oder mehrerer Einheiten, die ihrerseits wiederum Refinement-Anwendung enthalten.
ELAN bietet unseres Wissens als einzige Sprache dieses Refinement-Konstrukt an.

4. Das Paket-Konzept

Zur Unterstützung der modularen Vorgehensweise ist in ELAN neben den Prozeduren das Paket-Konzept vorhanden. In sogenannten PACKETs können voneinander unabhängige Programmteile definiert werden. Dies entspricht dem TYPE-Konzept in ALGOL 68 und dem CLASS-Konzept von SIMULA 67. Abstrakte Datentypen sind uns aus PASCAL bekannt. Das Paket-Konzept finden wir als einen wesentlichen Bestandteil der ADA-Sprache wieder.
In einem Paket werden Datenobjekte und Operatoren vor unberechtigtem Zugriff geschützt. Die black-box-Eigenschaft wird in wörtlicher Weise erfüllt.

Da der Vorrat an Datentypen und Operatoren jederzeit erweiterbar ist, können durch Bereitstellung von Paketen Fachsprachen geschaffen werden, die auf einen speziellen Problemkreis zugeschnitten sind.

Wir geben zunächst ein Anwendungsbeispiel für einen neu definierten Operator wieder:

```
  put   ("Möchten Sie:");
  put   ("-aufnehmen, -verlegen, -entlassen?");
 get antwort;

  IF antwort AEHNLICH "aufnehmen"
      THEN  aufnahmedialog
  ELIF antwort AEHNLICH "verlegen"
      THEN  massnahmen zur verlegung
         .
         .
         .
```

Der neu definierte dyadische Boolsche Operator "AEHNLICH" wird hier auf einfache Textobjekte angewendet. Es ist ebenso möglich, einen "AEHNLICH"-Operator für numerische oder komplex-strukturierte bzw. abstrakte Datenobjekte (z.B. für den Datentyp "Blutgruppe") zu definieren. Dabei dürfen bereits vorhandene Operator-Namen oder -Zeichen verwendet werden (generisch Operatoren).

Die "Verpackung" von (neuen) Operatoren und Operanden erfolgt in einem Paket, dessen Interface die DEFINES-Liste ist. Wird z.B. ein Paket definiert, das Operationen mit einem Keller ermöglicht und die entsprechenden Operatoren bereitstellt, kann diese Zeile z.B. lauten:

PACKET stack handling DEFINES PUSH, POP:

Im anschliessenden Paketrumpf werden die betreffenden Operatoren realisiert. Die Anwendung im Programm bzw. in anderen Paketen kann z.B. wie folgt geschehen:

IF RANG (quelloperator) > RANG (kelleroperator)
THEN PUSH quelloperator
ENDIF.

Das Dilemma mit den globalen Daten wird in Paketen dadurch überwunden, daß alle Prozeduren, die einen bestimmten Satz von globalen Daten benutzen und daher für sich als Bausteine nicht verwendbar sind, zu einem Paket zusammengeschnürt werden. Die Menge der globalen Daten ist nicht absolut global (auch nicht lokal) sondern regional. Die Reichweite dieser quasi-globalen Daten ist auf das Paket begrenzt.

5. Eigenschaften des vorhandenen Systems

Der uns zur Verfügung stehende ELAN-Compiler ist auf einem Mikroprozessor Z 80 implementiert und in ein Time-sharing Betriebssystem EUMEL (Extentable multi user ELAN) eingebettet.
Sowohl der ELAN-Compiler, als auch das Betriebssystem sind in ELAN geschrieben und vom Benutzer erweiterbar. Für unterschiedliche Benutzer(gruppen) können unterschiedliche Sprachmengen zur Verfügung gestellt werden.

Die Job-Control-Language entspricht ebenfalls der ELAN-Syntax. Anweisungen der Kommandosprache können in ELAN-Programmen enthalten sein.

Dienstprogramme des Betriebssystems, wie z.B. der Editor, sind ebenfalls in ELAN geschrieben und vom Nutzer änder- und erweiterbar.
Hoher Wert wurde auf Betriebs- und Datensicherheit gelegt.

Das Arbeiten mit externen Daten (im herkömmlichen Sinne Files) gestaltet sich für den Benutzer sehr einfach, da Files ebenfalls als Objekte angesehen werden. Es sind Objekte vom Typ DATASPACE (= abstrakte Datenräume). Diese können wiederum Objekte wie Strukturen (Records im Sinne von PASCAL) und Reihungen (Matrizen) bzw. Kombinationen hiervon enthalten.

Operatoren für Datenräume (wie Einfügungen, Löschen und Ändern bezogen auf die logische Position im Datenraum) sind integraler Bestandteil des Sprachumfangs. Sie gestatten die schnelle Realisierung von Datenspeicherungsproblemen, ohne daß der Benutzer Umwege über Dateiverwaltungs- oder Zugriffsroutinen machen muß.

Allerdings machen sich die quantitative Beschränkung und die durch die logisch-virtuelle Organisation bedingte mäßige Performance bemerkbar.

Aus den bisher beschriebenen Eigenschaften des vorhandenen Systems kann man ableiten, daß mit ELAN/EUMEL ein Schritt in Richtung der Vereinheitlichung von Betriebssystem, Compiler und Datenverwaltung (BCD-Konzept) getan worden ist.

6. Einsatz des Systems und dessen Vor- und Nachteile

Für folgende Bereiche wird das System eingesetzt:

- Betriebsinterne Ausbildung und Ausbildung von Studenten. Da es in eine komfortable Umgebung eingebettet ist, wird ihm vielfach der Vorzug gegenüber dem auf der gleichen Hardware implementierten PASCAL gegeben.

  Softwareentwurf, aufgefaßt als Ingenieurtätigkeit kann hiermit überzeugend gelehrt werden. Auch das Programmieren, das ja im weitesten Sinne Editieren ist, ist ebenso leicht zu vermitteln, da vom Problem zum Programm alle Übergänge nahtlos sind.

- Erstellen von Modellen, so z.B. einer Personaldatei mit Abfrage- und Änderungsmöglichkeiten.

- Simulation künftiger Dialogprogramme unter Ausnutzung der Stringverarbeitungsmöglichkeiten. Ablauf und Textvorrat von Dialogen können bereits in der Entwurfsphase einem Akzeptanztest unterzogen werden.
  Das System wird nicht zur Produktion eingesetzt, hierfür sind andere Sprachen vorhanden.

  Als nachteilig hat sich bisher die Speicherlimitierung, sowie der Zeitbedarf bei Compilationen bemerkbar gemacht.

Der Aufwand für das Erlernen von ELAN ist nicht unbeträchtlich, relativiert sich aber, wenn man die Transferwirkung von und auf PASCAL in Betracht zieht.

Einige wenige Sprachelemente, die in anderen Sprachen vorhanden sind und hier fehlen, fallen weniger als Negativpunkte ins Gewicht.

Als eindeutiges Positivum ist der Innovationseffekt und der Disziplinierungseffekt zu werten, der sich auf die gesamte Software-Entwicklung erstreckt.

Zusammenfassung

Der vorliegende Beitrag soll auf ein kostengünstiges Werkzeug zur Unterstützung der Software-Entwicklung aufmerksam machen. Das ELAN-System fördert einerseits das top-down-Vorgehen durch das REFINEMENT-Konstrukt, andererseits erleichtert es den modularen Aufbau von Programmen durch das PAKET-Konzept. Anpassung und Erweiterung der Sprache auf spezifische Problemkreise ist durch die Möglichkeit zur Definition von abstrakten Datentypen und abstrakten Operatoren gegeben.
Eingebettet in ein komfortables und praktikables Betriebssystem stellt sich ELAN für uns als ein vielversprechendes Software-Entwicklungs-Werkzeug dar.

Literatur:

[1] KOSTER, C.H.A.
Provisional CF Description of SLAN
Internes Arbeitspapier, FBR 20 TU Berlin, 1974

[2] HAHN, R.; STOCK, P.
ELAN-Handbuch
Wiesbaden: Akademische Verlagsgesellschaft, 1974

[3] SCHNUPP, P.; FLOYD, Christiane
Software
Programmentwicklung und Projektorganisation
Berlin, N.Y.: de Gruyter, 1976

Verfahren zur Vereinheitlichung der Darstellung und Speicherung von Laborresultaten

Albert J. Porth

Labordatenverarbeitung der
Medizinischen Hochschule Hannover

Ziel der Arbeiten eines Laboratoriums und damit auch der zugehörigen EDV ist (neben einer Rationalisierung der Arbeitsabläufe) die Erstellung von Befunden - einer geordneten und bewerteten Zusammenfassung von Laborresultaten. Sie werden von der EDV gespeichert, mit Referenzbereichen verglichen, für statistische Berechnungen benutzt und den verschiedensten Plausibilitätskontrollen unterworfen.
Zur Verarbeitung der Resultatdaten und zur Vereinfachung der Speicher- und Datenübertragungsprozeduren ist eine einheitliche Form zweckmäßig. Im folgenden wird ein Verfahren beschrieben, das sich bereits in der Praxis bewährt hat und aus langjähriger Erfahrung der Labordatenverarbeitung entwickelt wurde.

Im Rahmen des Laborinformationssystems QUADROLAB*) kommt der Handhabung und Darstellung von Laborresultaten eine zentrale Bedeutung zu. Die Datenhaltung basiert im wesentlichen auf folgenden drei Hierarchieebenen:

1. Patient (Proband)
   Identifikationsnummer, Name, Adresse, Geburtsdatum, Geschlecht, Diagnose, Einsender, Versicherer,...
2. Probe
   Probennummer, Entnahmedatum, Entnahmeuhrzeit, Patientenstatus bei Entnahme, (Untersuchungsgut),...
3. Analyse/Test
   Analysenkennung, Resultat, Maßeinheit, Analysenbezeichnung, Meßplatzkennung, Meßzeitpunkt, MTA-Kennung,...

---

*) QUADROLAB = "Qualitätssicherndes universell arbeitendes Datenhaltungs- und real-time orientiertes Labor- und Informationssystem" ist ein gemeinsames Forschungs- und Entwicklungsprojekt der Labordatenverarbeitung der Medizinischen Hochschule Hannover und der Laborfachärzte Dres. S. und D. Kramer in Geesthacht

Eine große Flexibilität des Informationssystems ist vor allem daher gegeben, daß jedes in den Hierarchieebenen vorkommende Datenelement global hinsichtlich des Datentyps (A=ASCII-Text, D=Datum, U=Uhrzeit, R=Analysenresultat,...) definiert wird. Lokal in den einzelnen Dateien wird dann die Speicherlänge (in Bytes) festgelegt. Dies ermöglicht zum einen individuell anpaßbare Datenlängen zwischen verschiedenen Projekten und zum anderen auch innerhalb desselben Projektes, daß bspw. der Patientenname in verschiedenen Projektphasen mit unterschiedlicher Zeichenanzahl bearbeitet werden kann. Das System ist in Datentypen und -elementen erweiterbar und reduzierbar.

Im folgenden soll der Resultatdatentyp dargestellt werden. Eine auch an anderen Stellen beim Projektaufbau wichtige Frage stellt sich bei der Resultatspeicherung im besonderen: welche Daten der o.g. dritten Hierarchieebene können global (also für das gesamte Projekt einheitlich) gehalten werden und welche sollen bei jedem einzelnen Analysenresultat mitgeführt werden?
Ohne Zweifel wird man die Analysenkennung und das Resultat selbst zu den lokal zu speichernden Teilen nehmen und ebenso sind die Analysenbezeichnung und die Maßeinheit global festlegbar. Die Meßplatzkennung kann man den globalen Daten zuschlagen, wenn man sicherstellt (bspw. durch Vergabe von verschiedenen Analysennummern), daß jede Analysennummer eindeutig zu einem Meßplatz gehört. Meßzeitpunkt und MTA-Kennung sind zwar lokale Datenelemente, ob sie jedoch im Einzelfall beim Resultat mitgeführt werden, ist für jedes Projekt gesondert regelbar.

Befassen wir uns also mit der Grundeinheit eines Resultatsatzes bestehend aus Analysenkennung und Resultat.

Tab. 1 Analysenkennung
- Statusbits G gültig A angefordert (= abrechenbar) D in Befund drucken Z bei Statistik zu zählen
- Analysennummer Analysengruppe (0,...,15) lfd. Nr. innerhalb der Analysengruppe (1,...255)

Aus Tab. 1 ist der Inhalt der Analysenkennung zu entnehmen. An dem "Gültigkeitsbit" erkennt man, ob ein Resultat die verschiedenen Kontroll- und Prüfstufen des Informationssystems erfolgreich durchlaufen hat. Das "Angefordert-Bit" bestimmt, ob dieses Resultat in eine Abrechnungsprozedur einzubeziehen ist. Mit den beiden anderen Bits (D und Z) ist festlegbar, ob ein Resultat nur auf laborinternen Listen oder auch im Befundbericht erscheinen soll und ob es bei Zählstatistiken zu berücksichtigen ist. Allgemein werden diese Bits für jede Analyse global vorgegeben, man kann sie aber auch während des Routineablaufs abweichend von der globalen Angabe setzen.

Die Analysen selbst können in 16 Gruppen zu je max. 255 Analysen eingeteilt werden. Damit lassen sich verschiedene Untersuchungstypen und Laboreinheiten je nach Bedarf zusammenfassen (quantitative klinisch-chemische Parameter, qualitative klinisch-chemische Parameter, Untersuchungen aus der Hämatologie, Serologie, Mikrobiologie,...). An dieser Stelle sei hervorgehoben, daß die Analysennummer nur computerintern verwendet wird, während für den Laborbetrieb und bei allen Kommunikationsarten ausschließlich eine max. 6 Zeichen lange mnemotechnische Abkürzung der Analyse verwendet wird.

Resultat

In Tab. 2 sind die möglichen Resultatinhalte zusammengestellt. Alle Inhalte lassen sich eindeutig voneinander abgrenzbar in drei Computerworten á 16 Bit speichern. Zur Ausgabe benötigt man 8 Druckpositionen sowie 2 weitere für eine Qualifikationskennung (Supplement), die aus 2 ASCII-Zeichen besteht.

Tab. 2	Resultatinhalte
Zahlen-resultat	Format · Präfix (<,>,1:) · Zahlenwert (incl. Vorzeichen) · Supplement *)
CAN-Resultat	8 CAN-Zeichen (A-Z, 0-9,.,:,$,Zwischenraum)
ASCII-Resultat	6 ASCII-Zeichen (gemäß DIN 66003) *)
Relationen-Resultat	Relationenkennung (1 ASCII-Zeichen) · Analysen-nummer · Supplement *)
	*) Nicht zugelassen sind die im System allgemein zur Abtrennung von Parametern verwendeten Zeichen: Komma, Gleichheitszeichen, Schrägstrich, nachfolgender Zwischenraum.

Die am häufigsten vorkommende Resultatform ist das Zahlenresultat. Es besteht aus einer positiven oder negativen Zahl mit maximal 5 signifikanten Ziffern. Die Wertigkeit der Ziffern wird durch die

Formatnummer (die den Zehnerexponenten -5 bis +5 bestimmt) festgelegt. Somit ergibt sich für jede Analyse ein Zahlenbereich, der sich betraglich von 0.00001 - 9999000 erstreckt. Zu jedem Zahlenresultat kann weiter entweder das Präfix "kleiner als" oder "größer als" sowie zusätzlich zur Kennzeichnung von Titerresultaten "1:" zugefügt werden. Jedes Zahlenresultat ist zur Durchführung von Berechnungen in eine Gleitpunktzahl umwandelbar.
An die Stelle von Zahlenresultaten können auch Textresultate treten, wobei sich die Maximalanzahl der speicherbaren Zeichen nach dem Zeichenvorrat richtet, dem sie angehören. Kommen nur CAN-kodierbare (CAN = compressed-alpha-numeric) Zeichen vor, so lassen sich pro Computerwort 3 Zeichen verschlüsseln und somit unter Berücksichtigung der Resultattypkennung 8 Zeichen in 3 Computerworten unterbringen. Beschränkt man sich nicht auf den CAN-Zeichensatz, so lassen sich 6 ASCII-Zeichen abspeichern.
Mit dem Typ "Relationenresultat" eröffnet sich die Möglichkeit zur Speicherung und Darstellung von Beziehungen zwischen zwei verschiedenen Analysen. Für zwei Hauptgebiete ist dies von besonderem Interesse:

1. In der Plausibilitätskontrolle lassen sich Auffälligkeiten zwischen zwei Analysen kennzeichnen ohne daß die zugrundeliegenden Zahlenwerte explizit vorhanden sein müssen (Bsp.:"GOT wesentlich größer als GPT").
2. Zur Resistenzbestimmung in der Mikrobiologie nimmt man alle zu untersuchenden Keime und die zu testenden Medikamente als "Analysen" in das System auf und hat somit zur Ergebniseingabe alle Möglichkeiten, die sich eindeutig in einem ASCII-Zeichen ausdrücken lassen. Der Befundbericht läßt sich dann leicht in Matrixform darstellen, indem man die Medikamente zeilenweise und die Keime spaltenweise aufführt und im Kreuzungspunkt jeder Zeile und Spalte das Relationenkennzeichen (z.B. -,+,0,1,2,3,...) einträgt.

Zur Handhabung von Laborresultaten

Grundsätzlich gibt es zwei verschiedene Wege zur Erzeugung eines Laborresultats: aufgrund einer Berechnung im Computer gelangt man zu einer Gleitpunktzahl, die in das spezielle Resultatformat umzuwandeln ist oder im Rahmen einer Eingabeprozedur entsteht eine Zeichenkette, die anschließend in das Resultatformat umzuwandeln ist.

Beide Funktionen werden einheitlich über Unterprogramme (s. Tab. 3) abgewickelt, wobei im einen Fall neben der Gleitpunktzahl noch die

Formatnummer, das Präfix und das Supplement zu übergeben sind und im zweiten Fall davon ausgegangen wird, daß alle erforderlichen Angaben explizit im Eingabefeld mit der Zeichenkette enthalten sind. Die Umwandlungsroutine "Zeichenkette in Resultatformat" (ACRS) versucht zunächst die Zeichenkette als Zahlenresultat zu interpretieren; gelingt dies nicht, wird in der Reihenfolge CAN-, ASCII-Resultat fortgefahren. Die Umwandlungsroutine läßt dabei alle vorangehenden Zwischenräume sowie die nachfolgenden überschüssigen Zeichen unberücksichtigt. Als Begrenzungszeichen werden Komma, Gleichkeitszeichen, Schrägstrich, nachfolgender Zwischenraum und Zeilenende erkannt. Dadurch ist eine weitgehend formatfreie Eingabe ermöglicht, welche in eindeutiger Weise zu einem Resultat führt. Wird hinter dem ersten Zeichen ein Gleichheitszeichen als Trennung gefunden, so interpretiert das Umwandlungsprogramm die maximal 6 nächsten Zeichen als Analysenkurzbezeichnung und generiert daraus ein Relationenresultat.

Tab. 3 Unterprogramme zur Handhabung von Resultaten
CALL ACRS(afeld,j,rfeld) Umwandlung der ASCII-Zeichenkette ab Byte-Nr. j des Feldes afeld und Speicherung des Laborresultats in das Feld rfeld
CALL RSAC(rfeld,afeld) Umwandlung des Laborresultats in rfeld und Speicherung der max. 10-stelligen ASCII-Zeichenkette in das Feld afeld
r = RSRE (rfeld,rkzr) Umwandlung des Laborresultats in rfeld in eine Gleitpunktzahl r, sofern es sich um ein Zahlenresultat handelt; sonst wird r der vorgegebene Wert rkzr zugewiesen
CALL RERS(r,rfeld,foprsu) Umwandlung der Gleitpunktzahl r in ein Laborresultat mit foprsu als Formatnummer, Präfix und Supplement
ve = KMRS(rfeld1,rfeld2,uvgl) arithmetischer Vergleich von Laborresultat in rfeld1 mit dem in rfeld2 und setze ve=-1 bei "kleiner", ve=0 bei "gleich", ve=1 bei "größer" und ve=uvgl bei Unvergleichbarkeit

Ein weiteres Unterprogramm (RSAC) führt nicht nur die Umwandlung aus dem drei Worte langen Resultatformat in eine maximal 10-stellige Zeichenkette aus, wobei das Resultat rechtsbündig in den ersten 8 Zeichen und das Supplement im neunten und zehnten Zeichen zu stehen kommt, sondern es wird trotz dieser standardisierten Darstellung so ausgeführt, daß eine anschließende Rückumwandlung wieder zu demselben Resultat führt.

Tab. 4 Resultate und ihre Vergleichbarkeit

17	<	35*
56	=	56.0
186	<	>186
1:50	>	1:100+!
T.VERSAG	u	-2390
100..300	u	10..20
11-20	u	17
4.00-	<	360+
FOLGT	u	<0.03
> 1.3	>	< 1.3
(+)	u	++
+=KEIM10	u	-=KEIM17
12	u	(12)

Will man feststellen, ob ein Resultat ober- oder unterhalb eines gegebenen Grenzwertes liegt, so übergibt man die zu vergleichenden Resultate einem Vergleichs-Unterprogramm (KMRS), welches als Funktionsparameter entweder bei Unvergleichbarkeit der beiden Resultate eine vom Benutzer vorgegebene Integerzahl oder bei Vergleichbarkeit eine -1, 0 oder 1 übergibt je nachdem, ob Resultat 1 kleiner, gleich oder größer Resultat 2 ist. Das Supplement als Kennzeichen einer Resultatqualifikation kann entweder bei der Eingabe von Resultaten explizit oder durch Vergleich mit Tabellenwerten (Normwerte, Referenzbereiche, Extremwertbereiche, Grenzen für spezielle Hinweise,...) implizit dem Resultat beigefügt werden. Dies ermöglicht insbesondere bei demselben Resultat unterschiedliche Kennungen als Ergebnis verschiedener Kontrollen im Labor und zur endgültigen Speicherung in der Patientendatei. Ein explizites Supplement bleibt jedoch über alle Kontrollstufen hinweg erhalten. Tab. 4 zeigt einige Beispiele von Laborresultaten mit dem Ergebnis ihres arithmetischen Vergleichs in der Mitte (u= unvergleichbar).

Schlußbemerkungen

Obwohl Hauptspeicher- und Externspeicherkapazität in letzter Zeit immer preisgünstiger geworden sind, besteht keine Veranlassung, mit den verfügbaren Resourcen verschwenderisch umzugehen. Eine Vereinheitlichung der Kerndaten von Laborresultaten spart nicht nur Speicherplatz und Verarbeitungszeit; die dargestellten Verfahren bieten zudem sehr viele Möglichkeiten in der computerunterstützten Verarbeitung von Labordaten. Nach der Entwicklung der dargestellten Verfahren beschränkte sich der Programmieraufwand im wesentlichen auf die Erstellung der 5 Unterprogramme in Tab. 3. Die Programmierer wenden diese Unterprogramme an, ohne die Interna im Detail kennen zu müssen. Die auf MODCOMP-Computern der Serie "CLASSIC" entwickelte Software nutzt zwar die Gegebenheiten der Betriebssoftware zur Parameterbearbeitung; unter den bei der Darstellung jeweils genannten Prämissen ist die Übertragbarkeit auf andere Computersysteme ohne weiteres möglich.

Aus dem Institut für Anästhesiologie und Reanimation
an der Fakultät für klinische Medizin Mannheim der
Universität Heidelberg (Dir.: Prof. Dr. med. H. Lutz)

IMPLEMENTIERUNG EINES DATENMODELLS AUF EINER OPERATIVEN INTENSIVSTATION

Osswald, P.-M., U. Böhner, H.-J. Hartung, H.-J. Bender, H. Lutz, H. Krayl

Die Akutmedizin, speziell die Intensivmedizin, erfordert von Arzt und Pflegepersonal,eine sehr große und unterschiedliche Informationsmenge über die Patienten zu verarbeiten (8, 12, 14). Eine Verbesserung der Überwachung und Behandlung solcher Intensivpatienten ist eng verknüpft mit der Anzahl und Genauigkeit von Informationen, die Arzt und Pflegepersonal zugänglich sind (2, 6). Nur eine schnelle und genaue Übersicht über alle Patientendaten erlaubt korrekte therapeutische Entscheidungen und eine optimale Behandlung. Das konventionelle Dokumentationssystem ist vollständig abhängig von der Erfahrung und der Einsicht jedes einzelnen Beteiligten. Allein die Inhomogenität der Dokumentationshilfsmittel, wie Tageskurven, Konsiliarberichte und andere Befundzettel erschweren eine konstante Strukturierung der Dokumentation (5). Die Daten sind üblicherweise handgeschrieben und enthalten eine stündliche Aufstellung von Vitalparametern, Einfuhr und Ausfuhr, ausgewählte Laborwerte, Medikamente und verschiedene therapeutische und diagnostische Verfahren.

Das von uns auf der operativen Intensivstation des Klinikums Mannheim und der Intensivstation der Berufsgenossenschaftlichen Unfallklinik, Ludwigshafen,*) implementierte System hat folgende Aufgaben:

- es dient als Grundlage der computergestützten medizinischen Dokumentation mit dem Ziel weiterer Auswertbarkeit - hier ist an den Arztbrief gedacht,
- es soll ein flexibles System darstellen, das leicht geändert werden kann,
- es soll eine differenzierte Kommunikation ermöglichen und
- es muß eine ausreichende Leistungsfähigkeit erwarten lassen.

Um diesen Bedürfnissen der operativen Intensivtherapiestation gerecht zu werden, erschien und die Erstellung eines eigenen Systems sinnvoll (4, 5, 9).

---

*) Berufsgenossenschaftliche Unfallklinik (Dir.: Dr. W. Arens), Ludwigshafen

Hardware (Abb. 1)

Das hier vorgestellte computergestützte Dokumentationssystem arbeitet mit einem Dietz-Rechner. Zur Erhöhung der Ausfallsicherheit ist der Prozessrechner als Doppelrechnersystem aufgebaut, als Peripherie fungiert pro Patientenbox ein Datensichtgerät zur alphanumerischen und graphischen Darstellung der Daten zusammen mit einem Mikroprozessor zur on-line Erfassung der Daten von Lungenmechanik und Hämodynamik. Zusätzlich ist ein Bildschirm über eine DFÜ-Leitung zur Intensivstation der benachbarten Berufsgenossenschaftlichen Unfallklinik in Ludwigshafen-Oggersheim angeschlossen. Die intermediäre Datenarchivierung erfolgt auf einem Doppelplatten-Laufwerk mit 60 Mio-bytes Speicherkapazität, die endgültige Archivierung auf Magnetband.

Software

Die Datenerfassung erfolgt über ein Dialogprogramm auf der Grundlage des Multi-User-Betriebssystems der Firma Dietz, die Verarbeitung und Datenpräsentation wird in der Formalsprache CBASIC programmiert (1, 7). Es wurde ein Programmkomplex entwickelt, der insbesondere drei Hauptfunktionen beinhaltet:

1. die Datenhaltung mit off-line Eingabe der Daten, Datenkorrektur und numerischer Präsentation,
2. die graphische Präsentation von 40 Parametern der Lungenmechanik, Hämodynamik und des Gasaustausches. Die Meßwerte können einzeln oder als Mittelwerte dargestellt werden, wobei über Patientengruppen und Tage gemittelt werden kann.
3. Partner des Mikrocomputersystems mit Datenspeicherung und Datenübergabe aus der Datenbasis.

Alle medizinischen Meßdaten und Befunddaten werden durch die Patientenidentifikation, Datum, Uhrzeit, die Art und die Dimension des Wertes gekennzeichnet. Die Datenhaltung ist nach den hierarchischen Stufen "Bett", "Behandlungstag" und "Zeitpunkt und Datenart" strukturiert (Abb. 2). Durch die Wahl dieser logischen Datenstruktur stehen Art und Zeitpunkt auf logisch gleicher Stufe und die Daten sind statisch betrachtet sowohl zeitpunkt- als auch artorientiert gespeichert. Dadurch können die Daten mit gleichem Aufwand entweder in der einen oder anderen Orientierungsweise dargestellt werden (10).

Diskussion

Die Intensivtherapie beinhaltet eine Reihe teils invasiver teils nichtinvasiver Parameter, aufgrund derer eine Aussage über den Verlauf der Erkrankung gemacht werden kann. Aufgabe einer elektronischen Datenerfassung und Verarbeitung beim Pa-

tienten der Intensivstation muß es sein, eine exakte Charakterisierung und Analyse des Krankheitsverlaufes zu ermöglichen (3, 11, 13). Aus diesem Grunde müssen neben der on-line Erfassung der Daten auch off-line Parameter gewonnen werden, die sich nicht für eine kontinuierliche, sich über Tage erstreckende Erfassung eignen (Untersuchungsbefunde, Konsiliarberichte, Labordaten unterschiedlichster Art).
Das Schwergewicht des implementierten medizinischen Datenmodells liegt darin, daß es ein integriertes und vollständiges System ist. Alle Datenarten werden über eine Benutzerschnittstelle erfaßt, geprüft, gespeichert und präsentiert, da das System eine Datenbank enthält. Die Benutzerschnittstelle wurde so konzipiert, daß die bisherigen Abläufe auf der Intensivstation nur geringfügig verändert werden müssen. Es wurde eine Kommandosprache gewählt, mit deren Hilfe einfache und direkte Befehle an das System gegeben werden können. Die Sprache enthält die Elemente

"Befehl",

"Parameter",

"Steueranweisungen", als letztes die

"Daten" selbst.

Mit Hilfe des Befehls kann angegeben werden, was der Benutzer durchführen will, ob er Daten eingeben, ändern oder anzeigen möchte. Die Parameter im einzelnen, die Bettnummer, das Datum, die Uhrzeit und das Formularauswahlzeichen dienen zur Identifikation der zu bearbeitenden Daten. Mit Hilfe der Steueranweisung kann man bestimmte Funktionen aufrufen, wie z.B. eine Hilfefunktion - durch Eingabe eines "?" - , die dem Benutzer darüber Auskunft gibt, was an dieser Stelle gerade gemacht werden kann oder soll.
Der Bedienungsablauf verläuft im Prinzip folgendermaßen: es werden Befehle und Parameter eingegeben, wobei das Programm Datum und Uhrzeit in der Regel vom Rechner nimmt. Bei Eingabe eines vollständigen Parametersatzes können dann Daten entweder eingegeben, geändert oder angezeigt werden. Nach Start des Programmes und Eingabe eines Befehls erscheinen dann als Bildschirmausgabe die Parameter, mit welchem das System momentan beschickt ist und die Parameter, die noch einzugeben sind (Abb. 3). Nach Wahl eines entsprechenden Formularauswahlzeichens, welches nach dem Menuprinzip angezeigt wird, erscheint dann die Anzeige der Datenbeschreibung für die entsprechende Standard-Datenstruktur (Abb. 4).
Da einerseits damit zu rechnen ist, daß sich im weiteren praktischen Einsatz Erkenntnisse ergeben, die eine Veränderung der Datenstrukturen oder eine Erweiterung für spezielle wissenschaftliche Untersuchungen notwendig erscheinen lassen und da das System von Grund auf eine eigene Entwicklung darstellt, wurde auf die Flexibilität besonderer Wert gelegt. Das System ist leicht änderbar und erweiterbar gehalten. Es ist modularprogrammiert und damit leicht zu warten. Detailveränderungen sind ohne größeren Aufwand vorzunehmen (4, 5).

Unsere bisherigen Erfahrungen mit dem Datenmodell zeigen, daß die Forderungen, die an eine solche Anlage zu stellen sind, in allen wesentlichen Punkten erfüllt werden. Die Anlage kann in allen Funktionen in den Routinebetrieb des Überwachungsprogramms integriert werden. Sie ist darüber hinaus einfach zu bedienen, robust und störungsunanfällig. Der behandelnde Arzt wird durch eine Vereinfachung der Patientenverwaltung und Dokumentation und durch die gleichzeitige Überwachung und Messung mehrerer physiologischer Parameter entlastet. Das System ist einfach zu bedienen, jedoch wirkungsvoll und kann sich an die Erfahrung der Benutzer anpassen. In kürzester Zeit können sich Pflegepersonal und Arzt der Intensivstation über alle Patientendaten informieren und dadurch zu korrekten therapeutischen Entscheidungen und zu einer Verbesserung der Behandlung gelangen. Eine Langzeitdokumentation macht es zudem möglich, wissenschaftlich verwertbare Aussagen bzw. Fragestellungen in bezug auf die angewandte Therapie zu finden.

Zusammenfassung

Auf den Intensivtherapiestationen des Institutes für Anästhesiologie und Reanimation am Klinikum Mannheim und der Berufsgenossenschaftlichen Unfallklinik Ludwigshafen wurde ein Datenmodell implementiert, welches die Datenbankmerkmale der integrierten Speicherung und der Datenstrukturflexibilität besitzt. Es ist benutzerfreundlich und auf die spezifischen Anforderungen der Intensivtherapiestation zugeschnitten. Wesentlicher Bestandteil des implementierten Systems ist die Datenbeschreibung, mit deren Hilfe Eingabeformulare für sogenannte Standardstrukturen beschrieben werden. Es wird dabei zwischen formatfreien Strukturen für Textdaten und formatierten Strukturen für Meßdaten unterschieden.
Die Datenbeschreibung setzt sich aus der Strukturbeschreibung und der Datenfeldbeschreibung zusammen. Die Strukturbeschreibung gibt an, welche Datenfelder in der Struktur erhalten sind. Die Datenfeldbeschreibung beschreibt die möglichen Inhalte eines Feldes. Die Standarddatenstruktur folgt nachstehendem Zugriffspfad:

- Bett-Nr.,
- Behandlungstag,
- Zeitpunkt und Datenart.

Der behandelnde Arzt und das Pflegepersonal sind durch die komplexe Patientenüberwachung und durch die Vereinfachung der Patientenverwaltung und Dokumentation in der Lage, sich in kürzester Zeit über alle Patientendaten zu informieren und dadurch Therapie und Pflege gezielter einzusetzen und genauer zu steuern. Zur Visite können dann die Parameter verschiedener Systeme als Trend der letzten 12, 24 oder 36 Stunden präsentiert und als Hardcopy jederzeit archiviert werden.

Literatur

1. BARNETT, G.O., GREENES, R.A., GROSSMANN, J.H.:
Computer Processing of medical text information.
Meth. Inform. Med. 8 (1969) 177

2. BARTELS, H., ADOLF, J., BONKE, St., MAURER, P.C.:
Einsatz eines rechnergestützten Überwachungs- und Dokumentationssystems in der postoperativen Behandlung von Risikopatienten.
Intensivbehandlung 4 (1979) 99

3. BENDER, H.-J.:
Implementierung eines Computer-Systems für Beatmungspatienten.
Promotionsarbeit, Mannheim 1980

4. BÖHNER, U.:
Implementierung eines Datenmodells einer Intensivstation.
Diplomarbeit 1979

5. BÖHNER, U.:
KB - SYS - IM Systemdokumentation.
Separate Anlage zur Diplomarbeit

6. BRIMM, J.E., JANSON, C.M., PETERS, R.M. and STERN, M.M.:
Computerized ICU DATA Management.
Presented at the first annual international Symposium: Computers in critical care and pulmonary medicine, Norwalk 1979

7. DIETZ 621
Handbuch 4/74
H. DIETZ, Industrie Elektronik (1974)

8. GRADNER, R.M., CLENNER, T.P., MORRIS, A.H.:
Computerized medical decisionmaking - an evaluation in acute care.
Presented at the 2nd International Symposium: Computer in critical care and pulmonary medicine, Lund, 1980

9. HEARN, C.Z., YOUNG, O.W.:
A problem oriented patient management scheme.
Meth. Inform. Med. 14 (1975) 13

10. JOLY, H., TROTTER, J., WEIL, M.H.:
Real time entry and display of critical data in an intensive care unit.
Meth. Inform. Med. 10 (1971) 133

11. OSSWALD, P.-M., BENDER, H.-J., HARTUNG, H.-J., KLOSE, R., LUTZ, H. :
Datensystem für Beatmungspatienten.
Anesth. Intensivther. Notfallmed. 15 (1980)

12. SKILLMAN, J.J.:
Intensive care.
Little, Brown and Comp., Boston (1975)

13. SMITH,U., CASPAR, U., WORTH, G., SCHILLING, H.J.:
Konzept eines klinischen Kommunikationssystems und Voraussetzung seiner Realisierung.
DVM-Bericht, Gesellschaft für Strahlen- und Umweltforschung Neuherberg (1975)

14. WEIL, H.M., DaLUZ, P.L.:
Critical care medicine manual.
Springer, Berlin-Heidelberg-New York (1978)

Anschrift des Verfassers:

Dr. Peter-M. Osswald
Institut für Anästhesiologie und Reanimation
an der Fakultät für klinische Medizin Mannheim
der Universität Heidelberg (Dir.: Prof. H. Lutz)
Theodor-Kutzer-Ufer

6800 Mannheim 1

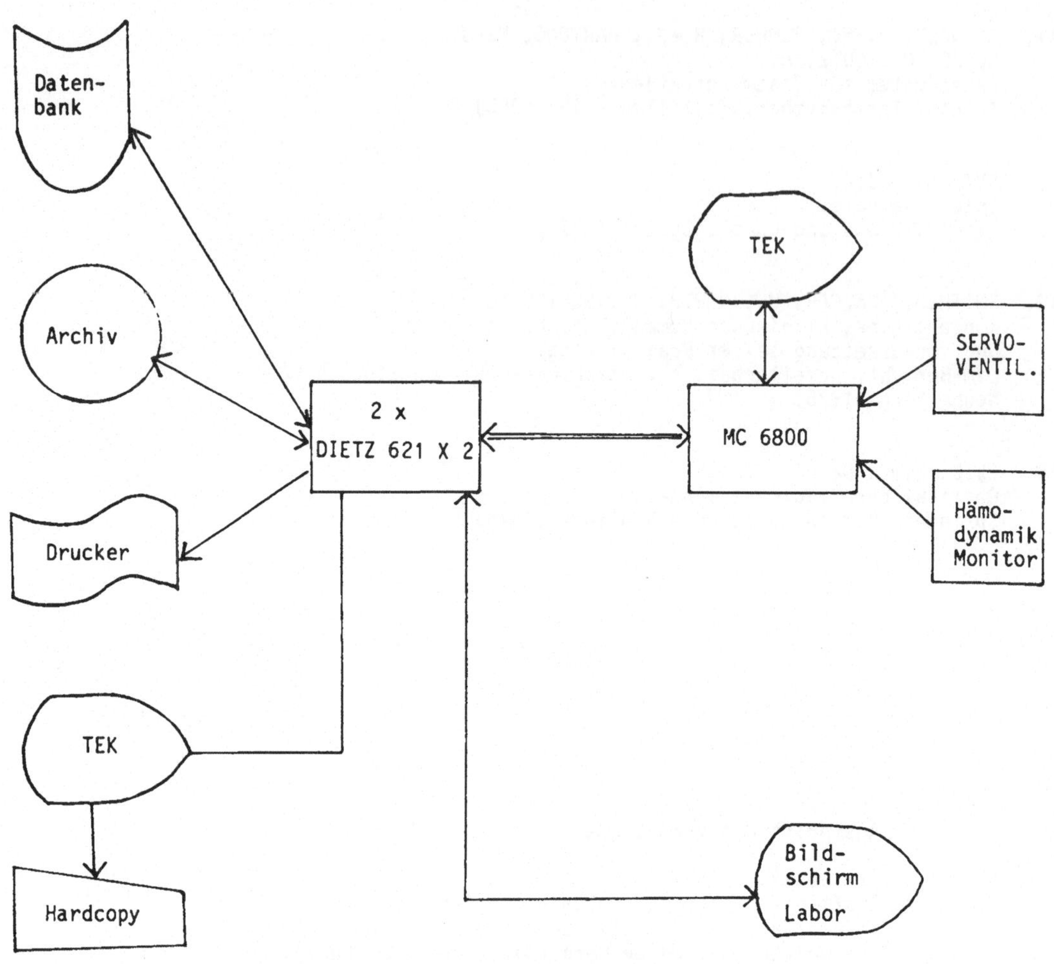

Abb. 1 Konzept für die Datenverarbeitung der medizinischen Daten auf der Intensivtherapiestation

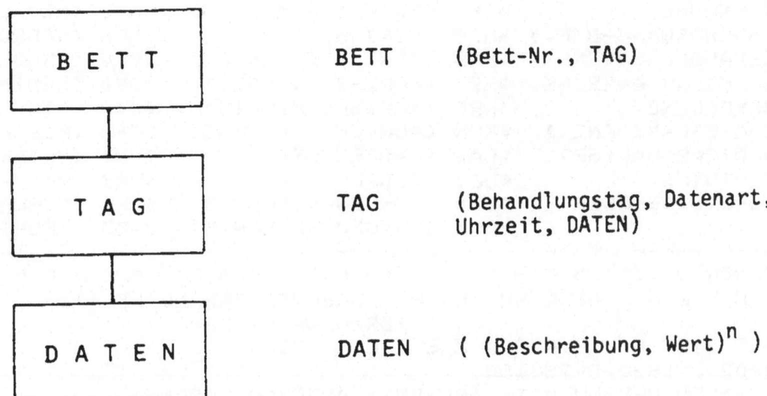

Abb. 2 Logische Datenstruktur in hierarchischer und relationierter Darstellungsweise

```
        K B   -   S Y S   -   I M

BEFEHLE:  $$EIN (DATENEINGABE),  $$ANZ (DATENANZEIGE),  $$END (ENDE)

PARAMETER: B=X (BETTNUMMER),  U=SSMM (UHRZEIT,JE 2 ST. ST. U.MIN.)
           D=TTMMJJ (DATUM,JE 2 ST. TAG,MONAT,JAHR), E=AAA (ERF.CODE)
           $AWZ (FORMULARAUSWAHLZEICHEN 3 ST. SIEHE VERZEICHNIS)

$AIB (ALLG.INSPEKTION)  $EAB (E-A-SUM.ANZEIGE)  $MED (MEDIKATION)
$ALB (ALLGEM.BEFUNDE)   $EAF (EINFUHR-AUSFUHR)  $MEV (MECH.VENTILATION)
$ANA (ANAMNESE)         $ENT (ENTLASSUNG)       $ME2 (MECH.VENTIL. 2)
$AUF (AUFNAHME)         $ERN (ENTER.ERNAEHRUNG) $NEB (NEUROL.BEFUND)
$BAB (BAUCHORGANE-BEF.) $GER (GERINNUNGSWERTE)  $NEU (NEUROL.BEOBACHT)
$BEH (BEHANDLUNGSVERF.) $HKB (HERZ-KREISLAUF)   $PRO (PROBLEME)
$BEL (BELEGUNG ANZEIGE) $HZV (HERZ-ZEIT-VOL.)   $SED (SEDIMENT)
$BEM (BEMERKUNG)        $KRE (KREISLAUFWERTE)   $STU (STUHL)
$BIL (E-A-BILANZ ANZ.)  $KUR (KURVENTITELBLATT) $TEM (FIEBERKURVE ANZEI)
$BLG (BLUTGASANALYSE)   $LAB (LABORWERTE)       $UNT (UNTERSUCHUNGEN)
$BLU (BLUTBILD)         $LEB (LEBERWERTE)       $URI (URIN-WERTE)
$DIA (VORL.DIAGNOSEN)   $LUB (LUNGEN-ATMUNG-B.) $VER (VERORDNUNGEN)
                        $LUN (LUNGEN-MECHANIK)  $SPO (SPONTANATMUNG)
--------------------------------------------------------------------------
SIE KOENNEN JETZT  B E F E H L E   UND   P A R A M E T E R   EINGEBEN.
ES   F E H L E N   ABER NUR NOCH  FOLGENDE PARAMETER !!!
                              FORMULARZEICHEN
MOMENTANE SYSTEM - P A R A M E T E R  SIND :
$$ANZ,B=02,U=1820,D=280680
ALLE EINGABEN WERDEN MIT  (RETURN) ABGESCHLOSSEN
 ?00:$KRE,A
```

Abb. 3 Bildschirmausgabe nach Systemstart

```
BETT 02 PAT.NR.054501 BEHANDLUNGSTAG 00
NAME KISSEL                VORNAME WILFRIED          GEBURTSDATUM 130846
PROBLEME
 NR. ZUG.STATUS BEZEICHNUNG                    NR. ZUG.STATUS BEZEICHNUNG
 01       AKTIV  ATMUNG


BEMERKUNG: RIPPENSERIENFR.BDS/BECKENFR.+BLASENPERFORATION
B 2400 A   800 C     0 E   740 SE 3980 U 1430 SON   470 SA    1900 BIL   2080
-------------------------------------------------------------------------------
ANZEIGE KRE  DATUM= 28.06.80  UHRZEIT= 18.20 ERFASSER=OKAY
     KREISLAUF
 28.06.80              07.00 UHR 08.00 UHR 10.00 UHR 12.00 UHR 15.00 UHR
1 HERZRHYTM /mi           120.0      105.0      104.0       89.0       85.0
2 AP syst(mmHG)           150.0      160.0      150.0      155.0      165.0
3 AP dia.(mmHG)           100.0      100.0      100.0      105.0      110.0
4 CVP (cmWS)               16.0        0.0       19.0       19.0       21.0
5 PAP sys(mmHG)             0.0        0.0        0.0        0.0        0.0
6 PAP dia(mmHG)             0.0        0.0        0.0        0.0        0.0
7 PAP  (mm HG)              0.0        0.0        0.0        0.0        0.0
1 PCWP (mmHG)               0.0        0.0        0.0        0.0        0.0
9 TEMPERATUR ≤C            37.3       37.6        0.0        0.0       37.5
     (  W   ) EITER ?:W

BETT 02 PAT.NR.054501 BEHANDLUNGSTAG 00
NAME KISSEL                VORNAME WILFRIED          GEBURTSDATUM 130846
PROBLEME
 NR. ZUG.STATUS BEZEICHNUNG                    NR. ZUG.STATUS BEZEICHNUNG
 01       AKTIV  ATMUNG


BEMERKUNG: RIPPENSERIENFR.BDS/BECKENFR.+BLASENPERFORATION
B 2400 A   800 C     0 E   740 SE 3980 U 1430 SON   470 SA    1900 BIL   2080
-------------------------------------------------------------------------------
ANZEIGE KRE  DATUM= 28.06.80  UHRZEIT= 18.20 ERFASSER=OKAY
     KREISLAUF
 28.06.80              16.00 UHR 17.00 UHR
1 HERZRHYTM /mi           103.0       93.0
2 AP syst(mmHG)           180.0      160.0
3 AP dia.(mmHG)           120.0      120.0
4 CVP (cmWS)               20.0        0.0
5 PAP sys(mmHG)             0.0        0.0
6 PAP dia(mmHG)             0.0        0.0
7 PAP  (mm HG)              0.0        0.0
1 PCWP (mmHG)               0.0        0.0
9 TEMPERATUR ≤C            37.4        0.0
SOLL VORGANG AUSGEDRUCKT WERDEN (Y/N) ?:
```

Abb. 4 Anzeige der Datenbeschreibung in Struktur "Kreislauf" mit Datenangabe

VERLAUFSDOKUMENTATION UND SYSTEMATISIERTE NACHSORGE IN VERSCHIEDENEN KLINISCHEN BEREICHEN

DAS COMPUTERGESTÜTZTE NACHSORGESYSTEM DER I. CHIRURGISCHEN UNIVERSITÄTSKLINIK IN WIEN

M. Schemper, J. Funovics, A. Fritsch
I. Chirurgische Universitätsklinik in Wien
Arbeitsgruppe Biometrie und Dokumentation

Einleitung

Die Bedeutung der Früherkennung von Rezidiven und Metastasen bei Karzinomkranken ist bereits allgemeine Erkenntnis geworden. Um für alle an der I. Chirurgischen Universitätsklinik in Wien stationär behandelten Karzinompatienten eine regelmäßige ambulante Nachsorge mit administrativ geringem Aufwand zu gewährleisten, wurde ein computergestütztes Organisationssystem "NASOK" (=NAchSOrgeKlinik) entwickelt. Gleich zu Beginn dieses Projektes wurde großer Wert auf langfristige Praktikabilität gelegt, ein umfassendes Tumorregister sollte daher vorerst nicht aufgebaut werden. Das System ist in erster Linie als Service am Patienten zu verstehen, erst sekundär unterstützt es Verlaufsstudien an Karzinompatienten, indem der regelmäßige Besuch überprüft und Ausfälle sofort erfaßt werden.

Schema der Organisation

Die Patienten erhalten ein bis zwei Monate nach ihrer Entlassung ein standardisiertes Schreiben, daß sie in regelmäßigen Abständen (für die meisten vom System betreuten Erkrankungen 3 Monate) die Ambulanz der I. Chirurgischen Universitätsklinik aufsuchen sollen. Gleichzeitig erhält die Ambulanz die Anweisung, für die Erkrankung spezifische Checklisten in die Ambulanzmappen der in das System neu aufgenommenen Patienten zu legen. Damit wird der Patient bereits bei seinem ersten Besuch als NASOK-Patient erkannt, für diesen und alle nun folgenden Besuche führt der Ambulanzarzt - von der speziellen Checkliste geleitet - die für die Erkrankung nötigen Untersuchungen durch.
Patienten, die mehr als zwei bis sechs Wochen diese Termine überziehen, erhalten ein standardisiertes Mahnschreiben. Für Patienten, die diese Mahnung wiederum ignorieren, erfolgt etwa 1 Monat nach der Ausschickung eine telefonische Nachforschung beim Patienten, unter Umständen beim Angehörigen oder beim Hausarzt. Die dabei und auch sonst erhaltene Information über einen geänderten Patientenstatus

(verstorben, moribund, lehnt eine weitere Betreuung ab, Adreßänderung, keine Information erhältlich) dient zur Aktualisierung der Nachsorge-Datei .

EDV-Ablauf-Organisation

Im folgenden soll gezeigt werden, wie die Vorstellungen des vorhergehenden Abschnittes im Detail realisiert sind. Basis für das System NASOK war das Vorhandensein einer funktionierenden Computerdokumentation der Krankengeschichten (GRABNER 1974); d. h., für jeden stationären Aufenthalt eines Patienten der I. Chirurgischen Universitätsklinik werden dessen wichtigste persönliche Daten (Name, Anschrift, Geburtsdatum, Geschlecht, Name und Anschrift eines Angehörigen, des behandelnden Hausarztes u. a.) und klinische Informationen (Diagnosen, Therapien, Komplikationen u. a.) in verschlüsselter und genormter Form über zwei Bildschirmgeräte eingegeben und in der Anlage IBM 370/148 des Medizinischen Rechenzentrums gespeichert. Über die erwähnten klinischen Informationen lassen sich monatlich jene Patienten ermitteln, die im letzten Monat entlassen wurden und zugleich eine der für die Nachsorge bedeutsamen Diagnosen besitzen (z. B. Magenkarzinom, Mammakarzinom, u. a.) Über ein Programm werden daher monatlich die entsprechenden neuen Patientenidentifikationen vom chirurgischen Gesamtarchiv auf der Nachsorgedatei hinzugefügt. Gleichzeitig mit diesem Vorgang werden Listen der in die NASOK neu aufgenommenen Patienten als Handbelege für die Ambulanzsekretärin gedruckt, die jene für die Erkrankung spezifischen Checklisten in die entsprechende Ambulanzmappe legt und diese auch von außen auffallend kennzeichnet. Im gleichen Programm werden Adreßetiketten für Standard-Einberufungsschreiben, die an die entsprechenden Patienten ergehen, gedruckt. Der Ambulanzsekretärin obliegt die Durchführung der Postarbeit. Schema zur Aufnahme eines Patienten in die NASOK:

Besucht ein NASOK-Patient nun die Ambulanz der I. Chirurgischen Univers.-Klinik, so wird für ihn die speziell gekennzeichnete NASOK-Ambulanzmappe hervorgeholt und die Sekretärin vermerkt über ein Bildschirmgerät den Patientenbesuch samt Datum - jedoch ohne spezielle medizinische Informationen in der Datenbank.
Im Standard-Einberufungsschreiben wurden die Patienten aufgefordert, die vorgesehenen Intervalle (z. B. 3 Monate) zwischen Ambulanzbesuchen nicht zu überschreiten. Jeweils zum Monatsbeginn wird für sämtliche Patienten des NASOK-Archivs mit Hilfe eines Programms untersucht, ob ihr letzter Besuchszeitpunkt um mehr als 2 Wochen plus dem für sie vorgesehenen Intervall zurückliegt. Ist dies der Fall, werden für jene Patienten automatisch Adreßetiketten für die nun abzusendenden standardisierten Mahnschreiben sowie Beleglisten für die Ambulanz gedruckt. Der Ambulanzsekretärin obliegt wiederum die Durchführung der Postarbeit.
Mit dem gleichen Programm werden auch Listen der Patienten gedruckt, die trotz einer schriftlichen Mahnung bei der letzten Ausschickung die Ambulanz seither nicht aufgesucht haben, d. h., für die inzwischen kein neues Datum eines Ambulanzbesuches maschinell vermerkt wurde. Diese Liste wird der Dokumentationsassistentin übergeben, die versucht, telefonisch mit den entsprechenden Patienten in Kontakt zu treten, falls erfolglos, mit Angehörigen oder mit dem Hausarzt, deren Telefon und Adresse bereits bei der letzten stationären Aufnahme vermerkt wurden.
Das Resultat der telefonischen Mahnung und Nachforschung (inzwischen eingetretener Tod; Patient kann die Ambulanz nicht mehr aufsuchen bzw. er will nicht mehr kommen; Nachforschung ergebnislos; Patient will nur die Privatordination eines Arztes der I. Chirurg. Klinik aufsuchen) wird in die Nachsorgedatei eingespeichert. Bei den zuletzt erwähnten Privatpatienten werden in der weiteren Folge nur die entsprechenden Klinikkollegen gemahnt, mit ihren Patienten in Kontakt zu treten, wenn keine Meldungen über erfolgte Besuche in der Privatordination an das NASOK-System übergeben wurden. Alle übrigen Patienten - ausgenommen jene, die im Telefonat ihren Willen zu weiteren Besuchen kund getan haben - werden vom System nicht mehr gemahnt.
Zumindest jährlich erfolgt für diese Patienten eine Anfrage bei den Meldeämtern zur Feststellung eines bereits vorhandenen Todesdatums. Dieses Datum wird bei allen NASOK-Patienten über ein Bildschirmgerät in der Datei vermerkt, was sämtliche Studien des postoperativen Verlaufes von NASOK-Patienten wesentlich erleichtert.

Schema zum Mahnwesen der NASOK:

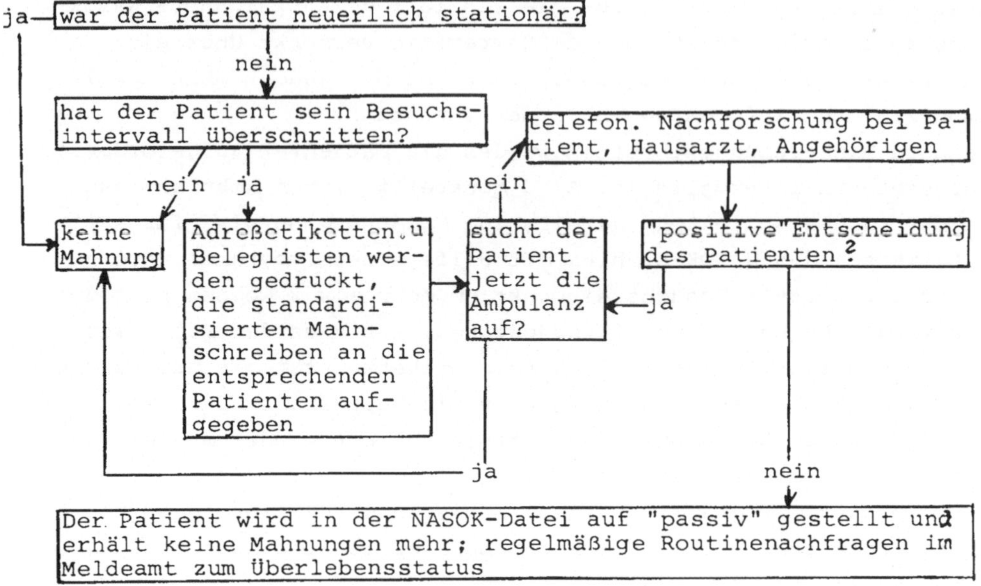

Abschließend zu diesem Kapitel noch ein paar bis jetzt nicht erwähnte Prinzipien der NASOK:

- Ausländer werden nicht vom System erfaßt;
- beim Patienten eingetretene Adreßänderungen werden - soweit bekannt - routinemäßig in die Datenbank rückgemeldet;
- ein Patient, der an der I. Chirurgischen Klinik wieder stationär aufgenommen werden muß, wird zur gleichen Zeit nicht gemahnt, da bereits am Tag der Aufnahme dieses Faktum in der Datenbank vermerkt ist;
- mit der neuerlichen stationären Entlassung erhält der Patient - wie nach der ersten Entlassung - ein Einberufungsschreiben mit den vorgesehenen Besuchsintervallen;
- die Aktivierung der erwähnten Computerprogramme erfolgt durch die Arbeitsgruppe Biometrie und Dokumentation an der I. Chirurg. Univ.-Klinik über die eigenen Bildschirmgeräte;
- ein weiteres Programm liefert die jeweils aktuelle Statistik über die NASOK-Datei (Abb. nächste Seite)

S T A T I S T I K   D E S   N A S O K - S Y S T E M S
STAND 1.APRIL 1978 BIS INKLUSIVE MAERZ 1980

	BRIEFL. MAHNUNG			TELEF. MAHNUNG			MORIBUND OD. VERSTORBEN			REGELM. BESUCH			OHNE SERVICE			T O T A L		
	H	Z	S	H	Z	S	H	Z	S	H	Z	S	H	Z	S	H	Z	S
DICKDARM-CA	24	7%	31%	11	3%	52%	86	27%	26%	178	55%	31%	23	7%	22%	322	100%	29%
STRUMA-CA	0	0%	0%	0	0%	0%	11	22%	3%	1	2%	0%	38	76%	36%	50	100%	5%
GASTROENT.-CA	26	6%	33%	7	2%	33%	209	50%	63%	152	36%	27%	26	6%	25%	420	100%	38%
MAMMA-CA	28	9%	36%	3	1%	14%	27	9%	8%	236	75%	42%	19	6%	18%	313	100%	28%
T O T A L	78	7%	100%	21	2%	100%	333	30%	100%	567	51%	100%	106	10%	100%	1105	100%	100%

H = HAEUFIGKEIT   Z = ZEILENPROZENT   S = SPALTENPROZENT

Diskussion spezieller Fragen

Das Nachsorgesystem wird den Erfordernissen des seit 1. 1. 1980 in Österreich geltenden Datenschutzgesetzes gerecht. Die Aussendung an die Patienten erfolgt in verschlossenen Kuverts, die personenbezogenen Daten bleiben innerhalb der Anstalt.

Die Reaktion der vom System betreuten Patienten ist fast durchgehend positiv, was sich speziell bei der telefonischen Nachfrage zeigt, in der die Dokumentationsassistentin (oder auch ein Arzt) den Patienten von der Bedeutung einer regelmäßigen Überprüfung des Heilerfolges überzeugen will.

Der (nicht ärztliche) Personalaufwand in der Routine wird durch die Automatisierung ziemlich beschränkt, er beträgt insgesamt etwa 60 Stunden im Monat.

Zur Oekonomie möglicher Varianten des Systems:

Ein System geringeren Aufwandes oder Umfanges würde organisatorisch der Situation nicht gerecht und daher früher oder später scheitern. Zu diskutieren wäre ein System, das bei den einzelnen Ambulanzbesuchen die Speicherung auch umfangreicher medizinischer Informationen über EDV vorsieht. Zweifelsohne könnten auf diese Weise spezielle Formen des Krankheitsverlaufes dokumentiert und ausgewertet werden. Allerdings scheint die Praxis für ein anderes Vorgehen zu sprechen: Der zeitweise starke ärztliche Routineaufwand in der Ambulanz würde eine umfangreiche Computerdokumentation lückenhaft machen. Damit sind die Daten für eine rigorose statistische Analyse ungeeignet. Weiters sind die wissenschaftlichen Fragestellungen zum postoperativen Verlauf oft sehr spezieller Natur und ändern sich auch nach kürzeren Zeiten. Die Dokumentation für Studien erfolgt daher getrennt auf lochgerechten Dokumentationsbögen.

Anerkennung: Die Autoren danken Fr. M. Puchner, I. Chirurgische Univ.-Klinik, Wien, die sich um die technische Realisierung verdient gemacht hat.

Literatur:

GRABNER, H., G. Grabner: Aims and Structure of the Vienna Medical Information System WAMIS, Med. info. 1974 S 375 f

Allgemeines Krankenhaus der Stadt Wien

NACHSORGEKLINIK (NASOK)

an der I. Chirurgischen Universitätsklinik Wien
Vorstand: Prof. Dr. A. Fritsch

Sehr geehrter Patient!

Sie wurden wegen einer schweren Erkrankung operiert, wobei aber die Operation nur einen Teil des Behandlungsplanes darstellt, der zur Erreichung eines maximalen Heilerfolges eingehalten werden sollte.

Aus diesem Grunde werden Sie zumindest für die nächsten fünf Jahre von der „Nachsorgeklinik" der I. Chirurgischen Universitätsklinik in regelmäßigen Zeitabständen weiterbetreut. Sofern mit Ihren behandelnden Ärzten nicht anders vereinbart, sollten Sie in den ersten beiden postoperativen Jahren die Ambulanz in Abständen von 3 Monaten, im 3. und 4. Jahr nach der Operation alle 6 Monate und danach einmal jährlich aufsuchen, nach Gefäßoperationen in Abständen von 6 Monaten.

Sollten Sie die vorgeschlagenen Zeiten nicht einhalten können, wird Ihnen eine entsprechende Aufforderung zu diesen Untersuchungen auf dem Postwege zugestellt werden.

Diese regelmäßige Nachuntersuchung geschieht aus medizinischen Gründen, um bei allfälligem Auftreten neuerlicher Probleme sofort entsprechend reagieren zu können.

Wir ersuchen Sie daher, entweder zu den angegebenen Zeitpunkten in der entsprechenden Spezialambulanz zu erscheinen, oder falls Ihnen das nicht möglich sein sollte, sich telefonisch zu melden oder aber über Bekannte und Verwandte telefonisch Kontakt mit der Ambulanzsekretärin aufzunehmen (Tel.-Nr. Wien 4289/2589).

Mit freundlichen Grüßen

Prof. Dr. A. Fritsch
Klinikvorstand

Ambulanzzeiten für die Nachsorgeuntersuchung:

Mamma-Ambulanz (Brusterkrankungen):	Jeden Montag u. Donnerstag	10—12 Uhr
Struma-Ambulanz (Schilddrüsenerkrankungen):	Dienstag	10—12 Uhr
Gefäßambulanz:	Mittwoch	10—12 Uhr
Rektum-Ambulanz (Dickdarmerkrankungen):	Freitag	10—12 Uhr
Gastroenterolog. Ambulanz im Rahmen der Allgemeinen Ambulanz (Leber, Magen, Darm u. a.):	**Montag bis Freitag**	**8—10 Uhr**

MA 17 - AKH - S D 2 3 8 - Einberufungsblatt - 1 - 7911 - 36577 - 45

Computer-gestützte Nachsorge von Schrittmacher-Patienten

H. Mannebach
Gollwitzer-Meier-Institut 4970 Bad Oeynhausen

Einleitung

Die ambulante Nachsorge von Schrittmacher-Patienten erfordert besondere organisatorische Anstrengungen. Regelmäßige Kontroll-Untersuchungen sind auch bei den neuen Schrittmachertypen mit Lithium-Batterien erforderlich. Dabei ist eine sorgfältige Analyse der technischen Daten ebenso wichtig wie eine klinische Bestandsaufnahme über den Verlauf der Grunderkrankung. Die zumeist älteren Patienten bedürfen häufig einer Erinnerung an den vereinbarten Kontrolltermin. Die betreuenden Hausärzte erwarten neben Hinweisen über die Funktion des Schrittmachers auch therapeutische Empfehlungen des Kardiologen.

Aufgabenstellung

Seit 1978 versuchen wir die skizzierten Aufgaben mit Hilfe eines eigenen interaktiven Programmes zu lösen. Dabei waren folgende Aufgaben gestellt:
Erfassen und speichern von

1. Individuellen Daten der Krankengeschichte des Patienten:
   PATIENTENDATEI
2. Technische Angaben über Schrittmachertypen und Elektroden:
   TYPENDATEI
3. Angaben über die behandelnden Ärzte:
   ARZTDATEI

Durch Benutzung von zwei Hilfsdateien müssen nur individuelle Daten von Hand eingegeben werden, alle anderen Daten eines Patientensatzes werden automatisch aus den Hilfsdateien ergänzt.

Entwurfsziele:

Das Programm PACE wurde für den Dialog mit der Ambulanzsekretärin konzipiert und setzt keinerlei EDV-Kenntnisse voraus. Bei der

Konzeption waren folgende Prinzipien maßgebend:

1. PACE ist interaktiv, das Programm arbeitet in Klartext-Dialog.
2. PACE stellt einfache Fragen. Die Fragen können mit ja oder nein beantwortet werden. Wird eine Frage nicht verstanden, kann durch Eingabe eines Fragezeichens eine Erläuterung angefordert werden. Anschließend wird die Frage wiederholt.
3. PACE sagt, was gerade passiert. Der Bediener weiß jederzeit durch entsprechende Meldungen, in welchem Unterprogramm er sich befindet. Bei unerwünschtem Einsprung ist ein Rücksprung ins Hauptprogramm möglich.
4. PACE kennt Klartext. Alle Handeingaben werden in deutscher Langschrift angefordert, eingegeben und gespeichert. Jede Verschlüsselungsarbeit entfällt.
5. PACE prüft nach. Jede Handeingabe wird soweit als möglich auf Plausibilität und Zulässigkeit geprüft, bevor eine weitere Aktivität gestartet wird. Bei der Feststellung von Fehlern wird eine Anfrage wiederholt (defensive programing)
6. PACE ist modular. Für jede Teilaufgabe wurde ein eigenes Modul erstellt, dies erleichtert Änderungen und evtl. erforderliche Erweiterungen.

Hardware-Konfiguration

In der jetzigen Version läuft PACE auf einem PDP 11-34-Rechner mit 32 KW-Kernspeicher, einem Wechselplattenlaufwerk RK 05, einem VIDEO-Bildschirm VT 100 und einem LINE-printer 180 zur Ausgabe von Hardcopys.
Das Programm belegt derzeit 23,4 KW.

Software-Konfiguration

PACE ist vollständig in FORTRAN IV geschrieben. Für die Behandlung von Alpha-Strings wurden aus Gründen der Bequemlichkeit einige DEC-Spezifische Bibliotheksunterprogramme benutzt. Diese können jedoch leicht durch reguläre FORTRAN-Statements ersetzt werden, so daß das Programm auf andere Systeme verpflanzbar ist.

File-Struktur

Ein Patienten-FILE umfaßt 1024 Worte, auf einer Platte können bis zu 1000 Patienten gespeichert werden. Die Patienten-Datei ist für direkten Zugriff eingerichtet. Die ersten 5 Sätze der Datei enthalten ein Inhaltsverzeichnis in Form von gepackten Identifikationszahlen zum rascheren Auffinden der jeweiligen Satznummer.
Ein Patientensatz besteht neben I-Zahl und Namensangabe aus neun verschiedenen Blöcken: Einem Block für die Angaben zur Erstimplantation, je zwei Blöcke für die Angaben über evtl. vorgenommene Revisionen, je zwei Blöcken für Angaben über erfolgte Batteriewechsel und vier Blöcke für Angaben über die Ergebnisse von Kontrolluntersuchungen. Die mehrfach vorhandenen Blöcke werden in chronologischer Reihenfolge belegt. Wurden z.B. mehr als zwei Batteriewechsel durchgeführt, wird der jeweils älteste Eintrag überschrieben.

Bei der Erstimplantation werden Datum der Erstimplantation, Indikation zur Implantation, EKG-Befund vor der Implantation, der Schrittmachertyp, seine Serien-Nr., Elektrodentyp und -nummer sowie die aktuelle Reizschwelle bzw. die R-Amplitude des intrakardialen EKG abgespeichert. Zusätzlich kann ein Klartextkommentar über Besonderheiten, z.B. Zugangswege gespeichert werden.

Der Aufruf weiterer Unterprogramme erfolgt an Hand eines Menüs. Zur Dateneingabe stehen Unterprogramme für Schrittmacherrevisionen, Batteriewechsel und Kontrolluntersuchungen zur Verfügung. Bei Revisionen werden der Grund zur Revision und die durchgeführte Maßnahme gespeichert, im Falle eines Batteriewechsels werden die gleichen Items wie bei der Erstimplantation erfragt. Bei Kontrolluntersuchungen werden neben den technischen Meßwerten Klartextangaben zum EKG und zum klinischen Befund gespeichert. Die Beurteilung der Schrittmacherfunktion erfolgt schematisiert anhand vorgegebener

Begriffe nach Art eines multiple choice Verfahrens.

Die Datenausgabe kann entweder als chronologischer Report, als Arztbrief oder als Terminerinnerung erfolgen. Als Optionen sind wahlweise Kurzberichte oder ausführliche Berichte und die Wahl der Anzahl der Kopien möglich. Bei Schrittmacher-Kontrolluntersuchungen wird zusätzlich ein Kontrollformular mit den technischen Angaben über den Schrittmacher zum Vergleich von Soll- und Ist-Werten auf Wunsch erstellt.

Für die Bearbeitung derSchrittmacher-Typen-Datei, der Arzt-Datei und die Korrektur von Patientendaten stehen selbständige Programme zur Verfügung. Für weitere statistische Bearbeitung der Daten steht ein Satz von Sortier - und Suchprogrammen zur Verfügung.

Erfahrungen

Unsere bisherigen Erfahrungen zeigen, daß anfängliche Widerstände gegen den Einsatz der EDV durch das verfolgte Konzept des Klartext-Dialoges überwunden werden können. Die Befürchtung, daß durch den Einsatz der EDV eine nicht mehr durchschaubare, bzw. nicht kontrollierbare Datenmanipulation erfolge oder daß damit einer schematischen und nicht mehr auf den Einzelfall bezogenen Automatisierung Vorschub geleistet werde, hat sich nicht als begründet erwiesen.
Der früher erforderliche Schreib- und Archivierungsaufwand in herkömmlicher Krankenblattform konnte wesentlich reduziert werden. Die relevanten Daten können jederzeit in übersichtlicher, chronologischer Reihenfolge abgerufen werden. Das Suchen in Handkarteien oder Datenblattsammlungen für technische Angaben über Schrittmachertypen entfällt ganz. Darüberhinaus sind jederzeit aktuelle Statistiken über den Stand der Schrittmacher-Therapie in der Klinik erhältlich.

Befunddokumentation in der hämostaseologischen Ambulanz der Medizinischen Hochschule Hannover

Wolf D. Hoffmann, Monika Barthels und Otto Rienhoff
Hannover

ZUSAMMENFASSUNG: Seit 1977 werden Identifikationsdaten sowie anamnestische und Labordaten der Patienten aus der hämostaseologischen Ambulanz der Medizinischen Hochschule Hannover (MHH) mit einem Befunddokumentationssystem erfaßt. Gründe für die Einführung der Befunddokumentation waren: Systematisierung und Vervollständigung bei der Befunderhebung; Verfügbarmachung der erhobenen Daten sowohl für die Patientenversorgung, als auch für Forschungs- und Lehrzwecke, mit Auswertbarkeit durch statistische Standard-Programme.

1. PROBLEMATIK UND METHODE:

Die Diagnostik der angeborenen oder erworbenen Blutungsleiden bzw. Thrombophilien hat ihre eigene Problematik: die angeborenen Blutungsübel sind so selten, daß ihre Diagnostik einem allgemeinen Krankenhaus oder einer laborärztlichen Praxis nicht zugemutet werden kann, und die milden Blutungsübel sind sowohl hinsichtlich ihrer Anamnese als auch der Laborbefunde manchmal nur schwer erkennbar. Eine frühzeitige und zuverlässige Erkennung dieser Krankheiten ist für die Patienten äußerst wichtig, da sie durch traumatische oder intra- bzw. postoperative Blutungen lebensgefährlich bedroht sein können. In der hämostaseologischen Sprechstunde der MHH wird eine differenzierte Diagnostik bei blutungsverdächtigen Patienten durchgeführt. Die Patienten werden von praktizierenden Ärzten oder Krankenhäusern überwiesen, wobei eine akute, abnorm imponierende Blutung oder eine diesbezügliche längere Eigen- oder Familienanamnese Anlaß zur Überweisung sein kann. Hieraus ergab sich die Frage, wie gezielt die Selektion durch den einweisenden Arzt ist, d.h. die Feststellung des Verhältnisses von falsch Positiven zu richtig Positiven. Ferner interessierte, welche anamnestischen Angaben besonders richtungsweisend für ein Blutungsleiden sind und inwieweit besondere Häufungen von Blutungssymptomen ('Blutungsmuster') pathognomonisch für bestimmte Blutungsleiden sind.

Auf dem Gebiet der Gerinnungsphysiologie, insbesondere der Hämostaseologie sind nur wenige langjährige Dokumentationsprojekte beschrieben (4,5). In der hämostaseologischen Sprechstunde der MHH werden deshalb Anamnese, klinische Befunde, Labordaten und Diagnosen der untersuchten Patienten zusätzlich zur Krankenakte auf einem dreiseitigen Dokumentationsbogen erfaßt.

2. ERGEBNISSE:

Aus den erfaßten Daten wurden mit dem SPSS (3) Häufigkeits- und Kreuztabellen erstellt, die im weiteren dargestellt werden sollen, die vollständigen Ergebnisse werden in späteren Veröffentlichungen mitgeteilt werden.

2.1 Patientengut: Erfasst wurden Patienten in einem Zeitraum vom 1.10.77 - 31.12.79. Von insgesamt 322 in die Auswertung gelangten Fällen war bei 40 Patienten die Diagnose aus früheren Untersuchungen bekannt, so daß 282 Fälle mit vorerst unbekannter Diagnose anfielen. In Tabelle 1 ist die Aufteilung nach Anzahl pro Jahr, Geschlecht und Altersgruppen dargestellt.

Untersuchungs-	Anzahl	Sex		Altersgruppen:				
jahr		m	w	0-5	6-15	16-25	26-35	35
1977	41	15	26	2	7	6	10	16
1978	136	59	77	10	29	28	22	47
1979	105	52	53	8	23	19	14	41
Summe	282	126	156	20	59	53	46	104

Tabelle 1: Verteilung des Patientenkollektivs auf Geschlecht und Altersgruppen.

Nach der hämostaseologischen Untersuchung wurden die Patienten in 12 Diagnosegruppen eingeordnet (Tab. 2). Für die Selektionsleistung der einweisenden Ärzte errechnet sich eine positive Richtigkeit von 0,67 und dementsprechend eine Fehlerrate von 0,33.

Nr.	Diagnosegruppe			Anzahl
1	Pat. mit hämostaseologisch normalem Befund			93
2	Pat. mit Hämophilie A			27
		schwere Form	3	
		mittelschwere Form	6	
		milde Form	12	
		Subhämophilie A	6	
3	Pat. mit Hämophilie B			6
		schwere Form	2	
		mittelschwere Form	2	
		milde Form	1	
		Subhämophilie B	1	
4	Konduktorin der Hämophilie			20
5	Pat. mit v. Willebrand-Syndrom			33
6	Pat. mit Morbus Glanzmann			12
7	Pat. mit seltenem Faktorenmangel			11
8	Pat. mit Fibrinogenstörungen			8
9	Pat. mit Thrombozytopenie			10
10	Pat. mit erworbenen, medikamentösen oder anderen Thrombopathien			5
11	Pat. mit Thrombophilie (Hyperkoagulabilität, venösen oder arteriellen Verschlußkrankheiten			24
12	Pat. mit nicht erklärbarer Blutungsneigung			33

Tabelle 2: Aufteilung des Patientenkollektives nach Diagnosegruppen.

13 weitere Patienten wurden mit der Fragestellung überwiesen, ob die bestehende Grundkrankheit zu einer sekundären hämorrhagischen Diathese oder Thrombophilie geführt haben könnte. Diese Fälle konnten folgenden 3 Gruppen zugeordnet werden:

1. Leberkrankheiten 7 Patienten
2. Nierenkrankheiten 3 Patienten
3. Schwangere 3 Patienten

2.2 Blutungsmuster bei verschiedenen Blutungsleiden:

Das Durchschnittsalter sowie das prozentuale Auftreten bestimmter für das 'Blutungsmuster' typischer Parameter sind in Tabelle 3 und 4 für diese 5 Diagnosegruppen aufgelistet:

1. Patienten mit blutungsnormalem Befund,
2. Patienten mit Hämophilie A,
3. Patienten mit Hämophilie B,
4. Patienten mit v. Willebrand-Syndrom,
5. Patienten mit Morbus Glanzmann.

Blutungslokalisation	Norm.	Häm.A	Häm.B	v.Willebr.	M.Glanzm.
Durchschnittsalter	30,1	28,7	19,3	27,1	30,3
Abnorme Hämatome allg.	37	64	82	54	77
Rumpfblutungen	9	19	27	8	8
Extremitätenblutg.	28	65	77	43	65
Psoasblutungen	2	14	27	-	-
Schleimhautblutungen:					
Nasenbluten schwach	11	31	55	14	39
stark	13	8	18	27	39
selten	8	25	36	24	8
häufig	13	8	27	11	54
vor Pubertät	10	19	55	22	23
nach Pubertät	6	12	9	14	15
Mundhöhlenblutungen	1	-	-	3	-
Zahnfleischbluten					
nach Zähneputzen	19	12	9	5	31
Zungenblutungen	-	10	18	3	-
Hämaturie	3	31	27	8	-
Gelenkblutungen	1	10	9	-	-
Blutungen nach Zahnextraktion	61	86	50	85	40
nach Operationen	29	67	-	75	40
nach Tonsillektom.	45	100	-	30	40
blutungsfr.Intervall	10	33	46	14	8
verz. Wundheilung	9	37	9	11	46

Tabelle 3: Durchschnittsalter und proz. Auftreten von pathognomonischen Blutungsereignissen bei Patienten bei denen kein Blutungsleiden festgestellt werden konnte, Patienten mit Hämophilie A, Hämophilie B, v.Willebrand-Syndrom, M.Glanzmann.

Unter abnormen Hämatomen wird sowohl die abnorme Häufigkeit als auch die Unverhältnismäßigkeit im Hinblick auf die auslösende Ursache oder die Lokalisation (z.B. am Rücken) verstanden. Unter Rumpf- bzw. Extremitätenblutungen sind Weichteilblutungen (Hämatome der Haut) zu verstehen.

Blutungslokalisation	Hämophilie A und B			v.Willebr	M.Glanzmann
	schwer	mittelschw.	mild		
abnorme Hämatome	86	67	50	54	77
Rumpfblutungen	43	33	5	8	8
Extremitätenbl.	93	61	50	43	65
Psoasblutungen	21	61	-	-	-
Schleimhautbl.					
Nasenblut.schwach	64	44	5	14	39
stark	-	6	10	27	39
selten	50	33	10	24	8
häufig	7	11	5	11	54
vor Pubertät	43	17	10	22	23
nach Pubertät	50	6	5	14	15
Mundhöhlenblutung	7	-	-	3	-
Zahnfl.blutung					
n.Zähneputzen	14	17	10	5	31
spontan	21	6	5	3	-
Zungenblutungen	21	11	10	3	-
Hämaturie	36	44	15	8	-
Gelenkblutungen	14	11	5	-	-
Blutungen nach					
Zahnextraktionen	75	39	55	85	40
Operationen	50	22	15	75	40
Tonsillektomien	-	-	20	30	40
blutungsfr.Intervall	21	33	35	14	8
verz.Wundheilung	29	17	50	11	46

Tabelle 4: Prozentuales Auftreten von pathognomonischen Blutungsereignissen bei schwerer, mittelschwerer, milder Form der Hämophilie A oder B, v. Willebrand-Syndrom und M. Glanzmann.

3. DISKUSSION:

3.1 Die bisherige Aktenführung in der Hämostaseologie-Ambulanz der MHH war in einigen Punkten nicht optimal (1,2), deshalb wurde die Einführung einer Befunddokumentation beschlossen und diese seit Oktober 1977 durchgeführt. Allein schon der Umstand, daß die Dokumentation seit dieser Zeit auf einheitlichen Erfassungsbelegen erfolgt, hat bereits zu folgenden Verbesserungen geführt: es ist ein wesentlich schnellerer und gezielterer Zugriff auf gewünschte Daten möglich, selbst wenn diese Suche manuell erfolgt; sowohl der behandelnde Arzt als auch medizinisches Hilfspersonal (MTA, Arzthelferin, Dokumentationsassistentin, Krankenschwester) kann mit geringerem Zeit- und Suchaufwand die gesuchten Patientendaten auffinden; die Daten sind vollständiger und liegen in einer übersichtlichen und leicht auswertbaren Form vor, da sie systematisch gegliedert sind.

3.2 Die Auswertung über die Selektivität der überwiesenen Patienten durch die einweisenden Ärzte ergab eine Richtigkeit von 0,67, d.h. bei zwei Dritteln der eingewiesenen Patienten wurde das Vorliegen eines angeborenen oder erworbenen Blutungsleidens bestätigt. Es handelt sich um eine hochgradige Selektivität, die sich nach den Erfahrungen der Kliniker in den letzten Jahren unter anderem dadurch erhöht hat, daß die Ärzte durch vermehrte Aufklärungsarbeit und bessere Informationen der Hämophilie-Zentren hellhöriger geworden sind. Sie überweisen daher auch milde Blutungsfälle von denen vor 10 Jahren vermutlich keine Notiz genommen worden wäre.

3.3 Bisherige Annahmen über die Häufigkeit des Auftretens bestimmter Blutungsleiden im Patientengut der hämostaseologischen Sprechstunde der MHH konnten nicht bestätigt werden. Es scheint, daß die Hämophilie B im Vergleich zur Hämophilie A häufiger ist als bislang angenommen (Hämoph.A zu B, 4 : 1 anstatt 20 : 1) und daß das v.Willebrand-Syndrom sogar noch häufiger auftritt als die Hämophilie A. Diese Ergebnisse müssen aber noch durch höhere Fallzahlen abgesichert werden.

Die Beobachtung, daß Blutungen nach Zahnextraktionen, Tonsillektomien und anderen operativen Eingriffen eine große Rolle bei der Erstmanifestation der milden Blutungsleiden spielen (6), konnte bestätigt werden (siehe Tab.4).

3.4 Ein weiteres Resultat der Auswertung ist, daß der Erfassungsbogen überarbeitet werden muß. So wurde bisher der achtstellige Diagnosen-Code der MHH-Basisdokumenation zur Verschlüsselung der Diagnosen verwendet, der sich jedoch als zu unhandlich und nicht spezifisch genug für diesen Zweck erwiesen hat. Es muß also ein für die Belange der Hämostaseologie geeigneter Schlüssel erstellt werden. Weiterhin sollen bestimmte Daten zusätzlich erfaßt werden, z.B. wäre es interessant zu wissen welches das auslösende Symptom für die Überweisung durch den Praktiker war. Andererseits können aus der Liste der bisher erfaßten Parameter einige gestrichen werden, da die Labortests entweder zu selten durchgeführt werden oder die Angabe durch den Patienten in den wenigsten Fällen zu erfahren ist.

4. LITERATUR

1. BARTHELS, M., in Landbeck,G. und Marx,R. (Hrsg.) 8. Hämophilie-Symposion, Hamburg 1977, S.66, Global-Druck Verlag, Heidelberg, 1978
2. BARTHELS, M., GERSTEL,J.: Verlauf hämophiler Gelenkblutungen bei ambulanter Substitutionstherapie Deutsche Medizinische Wochenschrift, 100, 29 (1975) 1523 - 1529
3. NIE, et al.: Statistical Package for the Social Sciences (SPSS) Second edition, McGraw-Hill Book Co., 1975
4. REISCH, A.: Nordwestdeutsche Therapieverlaufsstudie bei Hämophilie; Vorläufige Ergebnisse der Basisinformation in Landbeck, G. Marx, R. (Hrsg.) 8. Hämophile-Symposion Hamburg 1977 Global-Druck Verlag, Heidelberg (1978)
5. REISCH,A., REISCH,G.: Nordwestdeutsche Therapieverlaufsstudie bei Hämophilie. Vorläufige Teil-Auswertung der Behandlungsdokumentationen der Patienten. Anläßlich einer Arbeitssitzung in Hannover am 10.11.78 zusammengestellt von A. und G. Reisch, unveröffentlicht (1978)
6. SUTOR,A.H.: Sinn und Unsinn präoperativer Blutgerinnungsunter suchungen. Zeitschrift für Kinderchirurgie und Grenzgebiete 18,1 (1976) 1-3

ANSCHRIFT DER AUTOREN:
Dr.Wolf D. Hoffmann

Medizinische Hochschule Hannover

3000 Hannover 61

ZUR FRAGE DES AUSSAGEWERTES EINER ROUTINEMÄSSIGEN THORAXÜBERSICHTSAUFNAHME BEI DER DIAGNOSTIK DES EMPHYSEMS DER QUARZSTAUBLUNGE UND DEM COR PULMONALE

C.D.BLOEDNER

Kurklinik Lautergrund, Schwabthal

Bei 825 Verstorbenen (638 Männer, 187 Frauen) wurden im Patholog.-anatomischen Institut der Universität Erlangen Großflächenschnitte der Lunge angefertigt.
Nach einem besonderen Fixierungsverfahren -auf das hier nicht näher eingegangen werden kann- werden diese Lungenschnitte auf Papier oder Folie fixiert. Diese Art der Aufbereitung erlaubt morphologische Studien der gesamten Lungenfläche.
Im Vergleich dieser morphologischen Befunde mit den praemortalen Thoraxübersichtsaufnahmen sollte der Aussagewert einer Routine-Thoraxübersichtsaufnahme in der Diagnostik von

Emphysem, Quarzstaublunge und Cor pulmonale

untersucht werden.
Im einzelnen wurde hierbei wie folgt vorgegangen:
Von pathologisch-anatomischer Seite wurde auf Grund des Großflächenschnittes

Form und Ausdehnung des Emphysems und Klassifikation der Quarzstaublunge und anhand des Autopsiebefundes das Vorhandensein und der Schweregrad eines Cor pulmonale objektiviert.

Ohne Kenntnis des jeweiligen patholog.-anatomischen Befundes wurden dann vom gleichen Gutachter -von mir selbst- alle 825 Thoraxübersichtsaufnahmen beurteilt und auf das Fehlen oder Vorhandensein verschiedener röntgenologischer Parameter untersucht.

Alle Daten wurden computergerecht verschlüsselt und auf Karten übertragen. Die statistische Auswertung erfolgte in der elektronischen Datenverarbeitungsanlage des Rechenzentrums der Universität Erlangen.
Hierbei kamen zur Anwendung:

der χ^2-Test, Bowker-Test und der Brandt-Snedecor-Test.

Emphysem:

Bei 420 Patienten konnte morphologisch ein Emphysem nachgewiesen werden. Patienten, die neben einer Silikose auch ein Emphysem hatten, fanden hierbei keine Berücksichtigung. Die Kontrollgruppe betrug

115 Fälle mit Patienten bei denen auf den Großflächenschnitten der Lunge weder ein Emphysem noch eine Silikose nachzuweisen war.
Von pathologisch-anatomischer Seite wurden bei den Großflächenschnitten 5 Emphysemgrade unterschieden.

Emphysemgrad 0: normale Lungentextur
Emphysemgrad 1: nur einige wenige Lobuli emphysematös verändert
Emphysemgrad 2: etwa bis zu 1/3 der Fläche zeigt emphysematösen Umbau
Emphysemgrad 3: etwa bis zu 2/3 der Fläche zeigt emphysematösen Umbau
Emphysemgrad 4: über 2/3 der Fläche zeigte emphysematösen Umbau.

Diese graduellen Unterschiede wurden für Ober-, Mittel-und Unterfelder getrennt ermittelt. Durch Addition der Emphysemgrade in den 3 Lungenfeldern konnte eine Differenzierung in

kein Emphysem: Emphysemgrad 0
leichtes Emphysem: Emphysemgrad 1 - 4
mittelgradiges Emphysem: Emphysemgrad 5 - 8
schweres Emphysem: Emphysemgrad 9 - 12
vorgenommen werden.
Diese verschiedenen Schweregrade des Emphysems wurden in Beziehung zu folgenden röntgenologischen Parametern gesetzt.

1. Thoraxform: normal, glockenförmig, faßförmig, erhebliche Wirbelsäulendeformität.
2. Transparenzunterschied zwischen Mittel- und Unterfeld: (Beurteilung der rechten und der linken Lunge) kein Unterschied, geringer Unterschied, erheblicher Unterschied.
3. Gefäßkaliberabbrüche (Lungengesamtbeurteilung): nein, ja.
4. Durchmesser der Pars intermedia der rechten Pulmonalarterie:
   $>$ als 19 mm, $<$ als 19 mm
5. Zwerchfellhöhe: weniger als 4o mm, mehr als 4o mm.

In Folge technischer Unzulänglichkeiten bei Routine-Thoraxübersichtsaufnahmen konnten nicht alle Parameter bei jeder Aufnahme erfaßt werden. So war es z.B. nicht in allen Fällen möglich, die Thoraxform exakt zu ermitteln, da die Röntgenaufnahme nicht exakt p.a. angefertigt worden ist oder der Thorax nicht vollständig dargestellt war.

Transparenzunterschiede und Gefäßkaliberabbrüche konnten sich wegen vorhandenem Erguß, pneumonischen Infiltrierungen und Pleuraschwarten nicht in allen Fällen objektivieren lassen.
Auch war die Pars intermedia der rechten Pulmonalarterie wegen Schrägstellung während der Aufnahme nicht in allen Fällen exakt zu ermitteln. Schließlich ließ sich die Zwerchfellhöhe nur objektivieren, wenn auch beide Sinus lateralis -die mit einer Linie verbunden wurden- röntgenologisch dargestellt waren.

Ergebnisse:
Zwischen der Thoraxform und dem Vorliegen eines Emphysems konnten keine signifikanten Beziehungen objektiviert werden.
Auch fand sich kein signifikanter Hinweis, für eine Aufhellung der Unterfelder gegenüber der Mittelfelder, als röntgenologisches Zeichen eines Emphysems. Der Transparenzunterschied zwischen Mittel- und Unterfeldern ist von einer Reihe von äußeren Faktoren -z.B.Weichteilschatten, Emphysembronchitis- abhängig. Die Höhe des Zwerchfelles -gemessen an der Verbindungslinie am tiefsten Punkt beider lateraler Sinus- zeigte keine signifikanten Zusammenhänge zum Vorliegen eines Emphysems. Eine Zwerchfellabflachung -wie sie in vielen Lehrbüchern noch beschrieben wird- ist von der subjektiv beeinflußbaren Atemstellung abhängig. Signifikant($\alpha < 5\%$) dagegen waren die Gefäßkaliberabbrüche, d.h. ein Verschwinden der Gefäßzeichnung in der Peripherie und eine Größenzunahme der Pars intermedia der A.pulmonalis über 19 mm. Die Gefäßkaliberabbrüche werden durch eine Reduktion des Gefäßbettes in der Peripherie und die Größenzunahme der A.pulmonalis mit einem pulmonalen Hochdruck auf Grund des Emphysems erklärt.

Quarzstaublunge:
Bei der Quarzstaublunge kam es darauf an, die Grenzen der Erkennung tatsächlich vorhandener pathologischer Veränderungen aus der Thoraxübersichtsaufnahme zu objektivieren.
Aus dem Kollektiv von 825 Verstorbenen bei denen Großflächenschnitte der Lunge angefertigt wurden, lagen bei 115 durch die berufliche Tätigkeit (Porzelliner) eine Quarzstaublunge vor.
Die ILO-Klassifikation differenziert die röntgenologische Darstellung verschiedener fleckförmiger Lungenveränderungen nach ihrer Größe. Für unsere vergleichenden Untersuchungen -Thoraxübersichtsaufnahme- patholog.-anatomischer Befund nach den Großflächenschnitten- wurden Herde der Klassifikation p bis 1,5 mm Ø, q 1,5 - 3 mm Ø und r 3 - lo mm Ø erfaßt.

Wie bei den Emphysempatienten wurde auch die Lunge sowohl morphologisch als auch röntgenologisch in Ober-, Mittel- und Unterfeld getrennt erfaßt, so daß 115 x 3 = 345 Lungenfelder zur Beurteilung anstanden. Entsprechend der röntgenologischen Klassifikation wurden auch in Großflächenschnitten der Lunge die silikotischen Knötchen mit p, q und r erfaßt und registriert. Wurden röntgenologisch und pathologisch-anatomische Herde verschiedener Größen gefunden, so erfolgte jeweils die Einordnung in der Gruppe der Herdgröße, die in überwiegender Zahl vorhanden war. Die ILO-Klassifikation definiert nicht nur die Herdgröße, sondern auch den Streuungsgrad, d.h. die Anzahl der Herde, und unterscheidet 3 verschiedene Gruppen:

Gruppe 1: Streuung gering - Lungenparenchym deutlich röntgenologisch zu differenzieren.

Gruppe 2: Streuung intensiver - Lungenparenchym jedoch röntgenologisch noch zu erkennen.

Gruppe 3: Streuung sehr ausgedehnt - Lungenparenchym nicht mehr zu differenzieren.

In Anlehnung an diese röntgenologische Differenzierung wurden auch Unterscheidungen in 3 Streuungsgruppen bei den patholog.-anatomischen Befunden vorgenommen.

<u>Ergebnisse:</u>

1. Knötchen des Types p, q und r werden als Schatten ebensolcher Größe dargestellt. Signifikanz($\alpha < 0{,}1\%$).
2. Der röntgenologische Streuungsgrad entspricht dem pathologisch-anatomisch ermittelten Umfang. Signifikanz($\alpha < 0{,}1\%$)

Es muß darauf hingewiesen werden, daß der röntgenfotografische Effekt eines Herdschattens in der Größenordnung p und q als Summationseffekt mehrerer orthoröntgenograd getroffener Substrate zustande kommt.

<u>Cor pulmonale chronicum (Cp):</u>

Bei 646 Fällen aus dem Gesamtkollektiv von 825 bei denen Großflächenschnitte der Lungen vorlagen, konnte aus dem Obduktionsbefund das Fehlen oder Vorhandensein eines chron.Cor pulmonale objektiviert werden. Für die Beurteilung der Frage, ob sich auf einer Thoraxübersichtsaufnahme irgendwelche Hinweiszeichen für das Vorliegen eines Cp erkennen ließen, wurden 3 Gruppen gebildet:

		Anzahl der Patienten:
1) Silikosegruppe, davon:		124
mit Cp	92 Fälle	
ohne Cp	32 Fälle	
2) Emphysemgruppe, davon:		42o
mit Cp	88 Fälle	
ohne Cp	332 Fälle	
3) Kontrollgruppe, davon:		1o2
mit Cp	12 Fälle	
ohne Cp	9o Fälle	
	Summe	646

Bei diesen Fällen kamen folgende röntgenologische Parameter zur Auswertung:

1) Veränderungen der Lungenrüstzeichnung (ILO-Klass.)
2) Kaliberstärke der Pars intermedia der Arteria pulm.
3) Kaliberabbrüche der peripheren Lungengefäße
4) Transparenzunterschied zwischen Lungenmittelfeld und Lungenunterfeld
5) Thoraxform
6) Zwerchfellhöhe
7) Zwerchfellwinkel
8) Pleuraveränderungen

Ergebnisse:

1. Silikosegruppe:
Herde des Types q und r in Kombination mit dem Streuungsgrad 2 und 3 sprechen für das Vorliegen eines Cp. ($\alpha < 5\%$).

2. Emphysemgruppe:
Zwischen dem Vorliegen eines Cp und den röntgenologisch untersuchten Parametern konnten keine signifikanten Beziehungen ermittelt werden.

3. Kontrollgruppe:
Ein Durchmesser der Pars intermedia der Arteria pulmonalis auf der rechten Seite über 15 mm spricht für das Vorhandensein eines Cp. ($\alpha < 1\%$).

Das an sich erstaunliche Ergebnis, wonach zwar bei der Kontrollgruppe -den Patienten also bei denen weder eine Silikose noch ein Emphysem vorlag- der Durchmesser der Arteria pulmonalis auf der rechten Seite von mehr als 15 mm, nicht jedoch bei den anderen beiden Gruppen für das Vorliegen eines Cp spricht, bedarf einer Erklärung. Die Messung der Arteria pulmonalis an der genannten

Stelle stößt bei Hiluslymphomen, wie sie bei Silikosepatienten nicht selten anzutreffen sind und auch bei Begleitbronchitiden, z.B. im Zusammenhang mit einem Lungenemphysem offenbar häufiger auf Schwierigkeiten. Der Durchmesser der A.pulmonalis ist in diesen Fällen dann eher zu gering als zu groß ermittelt worden.

Zusammenfassung:

Vergleichende Untersuchungen von 825 papiermontierten Großflächenschnitten der Lunge mit praemortalen Thoraxübersichtsaufnahmen wurden durchgeführt. Es sollte die Frage untersucht werden, inwieweit sich aus einer Routine-Thoraxübersichtsaufnahme Hinweise für das Vorliegen eines Emphysems und eines Cor pulmonale ergeben. Da unter den 825 Verstorbenen auch 115 Fälle mit Quarzstaublunge vorhanden waren, wurde außerdem untersucht, ob die röntgenologische Darstellung tatsächlich den path.-anatomischen Größenverhältnissen der einzelnen Herde entsprach. Von den zahlreichen objektivierten röntgenologischen Parametern zeigte sich lediglich mit einer Irrtumswahrscheinlichkeit von 5% ein Größendurchmesser von mehr als 19 mm in der Pars intermedia der Arteria pulmonalis der rechten Seite und sog.Kaliberabbrüche (das Fehlen von Gefäßzeichnungen in den latero-basalen Bereichen) mit der gleichen Irrtumswahrscheinlichkeit in einem unmittelbaren Zusammenhang mit dem Vorliegen eines Emphysems. Beim Cor pulmonale sprach bei Silikose-Patienten das gleichzeitige Vorkommen von Herden des Types q und r in Kombination mit dem Streuungsgrad 2 und 3 (ILO-Klassifikation) für das Vorliegen eines Cor pulmonale. ($\alpha < 5$ %). Außerdem wurde bei einer Kontrollgruppe (kein Emphysem und keine Silikose) bei einem Ø der P.intermedia der A.pulmonalis auf der rechten Seite über 15 mm bei ($\alpha < 1$%), der Hinweis für das Vorliegen eines Cor pulmonale gefunden.

Anschrift des Verfassers:

Prof.Dr.Dr.C.D.Bloedner
Ärztlicher Direktor der
Kurklinik Lautergrund
der LVA Berlin
8623 Staffelstein-Schwabthal

Auswertung von Krankheitsverläufen - Probleme und Lösungsmöglichkeiten: Dargestellt am Beispiel der akuten Virushepatitis

R. Kubale, J. Kampmann, F. W. Schmidt

Abteilung für Gastroenterologie und Hepatologie im Department Innere Medizin
Klinik für Thorax-, Herz- und Gefäßchirurgie der Medizinischen Hochschule Hannover

Zusammenfassung

Bei der vergleichenden Untersuchung von Krankheitsverläufen stellt sich oft das Problem der zeitlichen Synchronisation. Seit einigen Jahren existieren mehrere Programmsysteme, die für die Auswertung von Verlaufsdaten benutzbar sind. Die Möglichkeiten sind zum Teil sehr befriedigend, jedoch hat der Anwender ohne Spezialkenntnisse in der EDV bei der Anwendung Schwierigkeiten. In dieser Arbeit wird ein Programmpaket vorgestellt, das auch von z. B. nur mit SPSS vertrauten Benutzern bedienbar ist. Mit diesem Programmpaket werden die Originaldaten nach verschiedenen Kriterien synchronisiert und anschließend aufbereitet an Statistik-Programmpakete wie SPSS oder BMD weitergegeben. "Missing values" werden dabei durch einen Leerstring markiert.

Als erste Anwendung wurde der Krankheitsverlauf eines Kollektivs von 202 an akuter Virushepatitis erkrankten Patienten untersucht. Folgende Untersuchungen wurden für das Gesamtkollektiv bzw. nach Hepatitisform getrennt durchgeführt:
Analyse der gemittelten (synchronisierten) Kurven
Analyse der zeitlichen Änderung der Korrelationen der Variablen untereinander
Faktorenanalyse.

Es zeigten sich signifikante Unterschiede im zeitlichen Verhalten der Gruppen, die auf unterschiedliche patho-physiologische Mechanismen hinweisen.

1. Einleitung

In der Zeit von 1973 bis 1978 wurden an der Medizinischen Hochschule Hannover bei 202 Patienten mit akuter Virushepatitis über einen Zeitraum von jeweils 6 Monaten Verlaufsdaten gewonnen. Ca. 50 Parameter wurden teils retrospektiv, teils prospektiv erfaßt. Von diesen Parametern konnten allerdings aus ethischen und zum Teil aus Kostengründen nur 10 regelmäßig bestimmt werden (vergleiche Tabelle 1). Die restlichen Werte wurden schwerpunktmäßig in größeren Abständen erfaßt.

Tab. 1: Auflistung der wichtigsten Laborwerte
für die Beurteilung von Lebererkrankungen (regelmäßig bestimmt)

-GOT	-AP	
-GPT	-LAP	-Billirubin
-GLDH	-γ-GT	-Gesamtprotein
-LDH	-CHE	

Bei der akuten Virushepatitis hat der Verlauf der gemessenen Parameter eine typische Form. Charakteristisch ist hier ein Maximum der Verläufe in der ersten und zweiten Woche nach Ikterusbeginn.

Am Beispiel dieser Erkrankung werden einige Probleme bei der Auswertung von Verlaufsdaten aufgezeigt, diskutiert und Ergebnisse dargestellt.

Ziel dabei ist es, aus patho-physiologischer Sicht Gruppenunterschiede zwischen verschiedenen Diagnosen zu finden.

2. Probleme der Auswertung

Der Beginn des stationären Aufenthaltes (Beginn der Beobachtung) ist im allgemeinen nicht identisch mit dem Beginn der Erkrankung.

Bild 1a und 1b zeigen jeweils den Effekt der Synchronisation an drei typischen Beispielen. In Bild 1a ist nach dem Aufnahmetag synchronisiert worden, in Bild 1b nach dem Maximum des GOT-Verlaufs. Auch Pseudomaxima, wie im Fall I, werden mangels besserer Daten für die Synchronisation herangezogen.

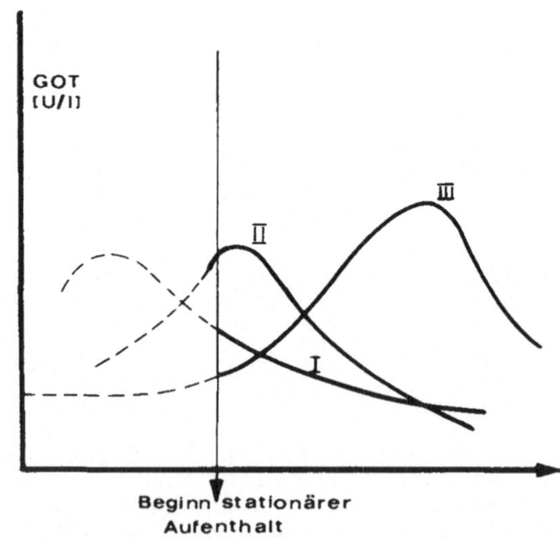

Bild 1a: Synchronisation nach stationärer Aufnahme

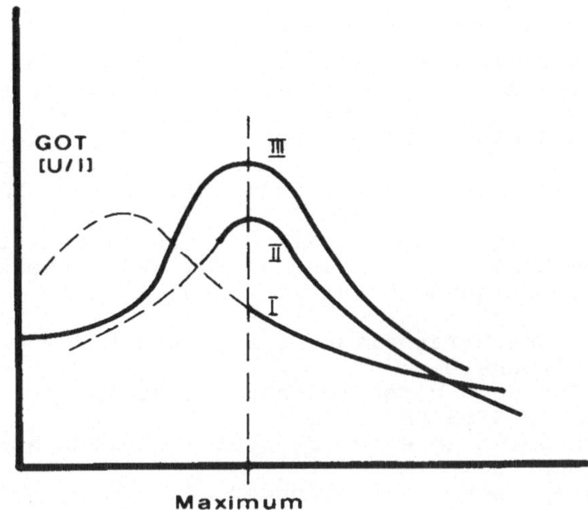

Bild 1b: Synchronisation nach dem Maximum des GOT-Verlaufs

Die wichtigsten Kriterien für die Verlaufsdaten-Synchronisation lassen sich in zwei Gruppen einteilen:

- außenbestimmte Synchronisationspunkte, z.B.
  stationäre Aufnahme
  Ikterusbeginn
  Therapiebeginn
  Operation
  Tod
- analytisch definierte Synchronisationspunkte, z.B.
  Extremwerte von Kurven
  Erreichen von Grenzwerten
  Auftreten bestimmter Wertekombinationen

Die bei der Auswertung von Verlaufsdaten auftretenden Informatikprobleme sowie die Anforderungen an ein Programm zur Aufbereitung dieser Daten sind in der Tab. 2 zusammengefaßt.

Tab. 2: Verlaufsdaten-Synchronisation - Probleme

- variable Anzahl von Daten pro Patienten
- variable Anzahl von Meßzeitpunkten
- Synchronisation der Verläufe
- Transparenz der Daten
- Schnittstelle zu SPSS, BMD, etc.
- Benutzerfreundlichkeit

Die Synchronisation der Verläufe nach verschiedenen Kriterien stellt sich als Kernproblem vor allem deswegen, weil der zeitliche Nullpunkt der Kurven von der Fragestellung abhängig und zumeist zum Zeitpunkt der Datenerhebung nicht bekannt ist.

3. Programm zur Aufbereitung von Verlaufsdaten

Mit den großen Programmpaketen wie SPSS oder BMD sind die hier geschilderten Probleme nur sehr umständlich, wenn überhaupt, lösbar.

MINDIUS, SIR und NIJLDAS scheinen recht gute Möglichkeiten zu bieten. Zur Zeit der Studie waren sie jedoch nicht verfügbar oder aber nur von Benutzern mit ausgeprägten Spezialkenntnissen in der EDV bedienbar.

Zu Anfang dieser Studie wurde deshalb das Programmpaket SYNC erstellt. Es ist in PL/I geschrieben, hat eine an das SPSS angelehnte Syntax und bietet zur Zeit die folgenden Funktionen an:

- Möglichkeiten der Verarbeitung einer verschiedenen Anzahl von Daten und Meßzeitpunkten
- Synchronisation nach verschiedenen Kriterien
- Schnittstelle zu SPSS/BMD etc.
- Auffinden von Daten in einem Fenster (Toleranzintervall) um wählbare Meßzeitpunkte
- Listen und graphische Darstellungen
- Gruppendefinition und -auswahl
- Interpolation bei fehlenden Werten (geplant)
- Spline-Approximation (geplant)

geplant ist auch eine Umstellung auf ANSI-FORTRAN IV

4. Ergebnisse der Anwendungen

Das Programmpaket SYNC fand eine erste Anwendung bei dem Verlaufsstudium für das oben erwähnte Patientenkollektiv.

```
EINGABEBEISPIEL: PROGRAMM SYNC

//GO.SYSIN DD *

BEZUG           21,339,4
OPTION          1
ZEITPUNKT       -1,3,7
TOLERANZ        4
AUSGABE         BAND
//
```

Bild 2: Beispiele für Steuerkarten (IBM-Job-Control)

Bild 2 zeigt ein einfaches Beispiel für den Aufruf des Programms. In der Steuerkarte "BEZUG" wird durch die Codezahl (21) die Art der Synchronisation bestimmt, durch die Stellenzahl (339) die Stelle im Datensatz markiert, wo die Variable steht und mit der Länge (4) die Länge der Variablen charakterisiert. Die Steuerkarte "ZEITPUNKT" gibt an, daß die Daten der ersten Woche vor, der dritten und siebten Woche nach der Synchronisation herausgesucht werden sollen. Dabei ist durch die Steuerkarte "TOLERANZ" eine Fensterbreite von ± 4 Tagen zugelassen. Die aufbereiteten Daten werden durch die Steuerkarte "AUSGABE" auf Band geschrieben. Das Programmpaket SYNC bietet unabhängig von der nachfolgenden Anwendung von SPSS oder BMD oder ähnlichen die Möglichkeit der graphischen Ausgabe der Verläufe der Daten. Diese Möglichkeit wird vorwiegend nicht nur für die Erkennung von fehlerhaften Daten Bedeutung bekommen, sondern vor allem für die Bildung von neuen Hypothesen. Dies zeigt anschaulich Bild 3,

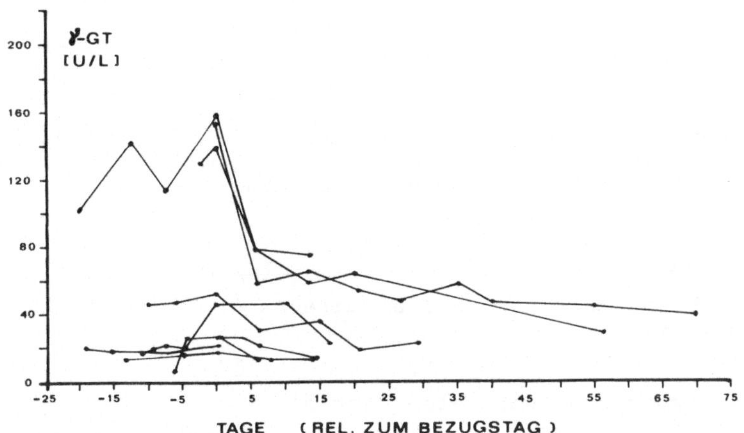

Bild 3: Verläufe von γ-GT

das die Verläufe von γ-GT bei jungen Patientinnen mit akuter Virushepatitis zeigt. Eine Untergruppe zeigt einen relativ flachen Verlauf. Eine nähere Analyse ergab, daß es sich hier vorwiegend um schwangere Patientinnen bzw. um Patientinnen handelt, die orale Antikonzeptiva einnehmen. Der Schluß der Beeinflußbarkeit dieses Parameters durch Oestrogene liegt nahe.

In Bild 4 sind die Mittelwertverläufe verschiedener Kurven von zwei verschiedenen Patientengruppen dargestellt (Hepatitis A und B). Gleichzeitig erkennt man die an jedem Meßzeitpunkt angebrachte Streuung der Mittelwerte.

Der zum Teil signifikant unterschiedliche Verlauf scheint hier ein Hinweis auf verschiedene virusabhängige, patho-physiologische Mechanismen zu sein.

Der Versuch einer Strukturierung des Datenmaterials wurde mit Hilfe der Faktorenanalyse durchgeführt. Dabei war insbesondere interessant, ob und inwieweit sich der Krankheitszustand eines Patienten mit Hilfe eines faktoranalytischen Modells komprimiert beschreiben läßt.

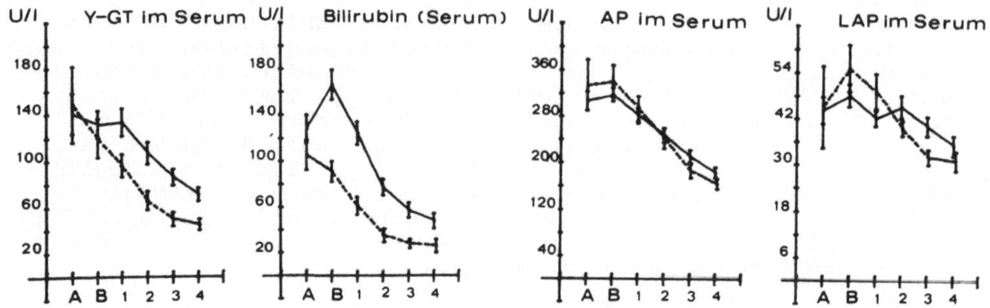

Bild 4: Mittelwertverläufe Hepatitis A und B

Die Analyse ergab im wesentlichen drei Faktoren (Zellschaden, Cholestase und Syntheseleistung), während deren "Ladungen" bei Betrachtungen zu verschiedenen Zeitpunkten weitgehend übereinstimmten.

5. Schlußbemerkung

Die wichtigsten Voraussetzungen an das Datenmaterial werden in der Tabelle 3 dargestellt.

Tab. 3: Voraussetzungen an das Datenmaterial

- weitgehende Artefaktfreiheit der Daten (Ausreißer)
- genügend große Datendichte
- Synchronisationskriterium muß durch Algorithmus definierbar sein
- Synchronisationspunkt muß eindeutig sein (Mehrgipfligkeit!)

Weiterhin muß beachtet werden, daß bei Bezugspunkten, wie z. B. Maximum oder Minimum, die Distanz der Meßzeitpunkte der Dynamik der Veränderungen adäquat ist. Eine Mißachtung dieses Grundsatzes kann zu Artefakten führen.

Vor der Auswertung der Daten dieser Studie wurden klinisch möglichst sinnvolle Synchronisationsbezugspunkte vorgegeben. Der umgekehrte Weg des Suchens von Bezugspunkten, die größte Gruppenunterschiede ergeben, wäre ebenfalls denkbar. Die hiermit gewonnenen Hypothesen müssen naturgemäß besonders kritisch überprüft werden.

Folgende Erweiterungen des Programmpaketes werden z. Zt. diskutiert:

Numerische Übergabe der Kurvenwerte in Minimum oder Maximum
Dauer des Vorliegens einer Bedingung
Phasenverschiebung zwischen zwei Kurven
Interpolation der Kurvenwerte zwischen zwei Meßpunkten
zeitliche Autokorrelation
zeitliche Kreuzkorrelation von jeweils zwei Kurven
u.a.

Hierbei ist abzuwarten, inwieweit diese Funktionen von den großen Programmpaketen realisiert werden.

Literaturverzeichnis

1. HÖLZEL, D.: Auftragsformulierung und Auftragsabwicklung in einem auswertungsorientierten Datenbanksystem unter Berücksichtigung zeitlicher Verläufe. Vortrag gehalten auf Fachtagung München-Großhadern 19. Febr. 1976
2. VELING, S.H.J., KNOOP, R.B.E.: The Representation of Longitudinal Designs by NYLDAS. Nyldas Newsletter Nr. 2, März 1980
3. VELING, S.H.J., VAN'T HOFF, M.A.: Project Description. Nyldas Newsletter Nr. 1, April 1979
4. DZIDA, W., et al.: Software-Technologie - Was ist Benutzerfreundlichkeit. In: GMD-Spiegel 1977, Nr. 1
5. KUBALE, R., FELDMANN, U., SCHMIDT, E., SCHMIDT, F.W.: Die Faktorenanalyse als Möglichkeit zur Interpretationserleichterung der Laborwerte bei Lebererkrankungen am Beispiel der akuten Virushepatits. In: EDV in Medizin und Biologie 9 (1): 20-25, 1978
6. HORBACH, L.: Statistische Analyse von Verlaufsbeobachtungen. In: Lange, H.-J., Michaelis, J., Überla, K. (Herausgeber), 15 Jahre Medizinische Statistik und Dokumentation, Berlin 1978
7. PRESTELE, H., et al.: A Procedure for Comparing Groups of Time-Dependend Measurements. In: Methods Informatics Medicine 18, Vol 2, 84-88 (1979)

STOFFWECHSELMETABOLITEN-VERLAUF UNTER 48-STÜNDIGER DAUERINFUSION VON GLUKOSE ALLEIN UND IN MISCHUNG MIT SORBIT, FRUKTOSE ODER XYLIT BEI DIABETIKERN.

Schmülling,R.-M., Müller,P.H., Egberts,E.-H.,Malchow,H. (Tübingen)
Horbach,L., Prestele,H. (Erlangen)

1. Einleitung

Die Indikationen zur parenteralen Ernährung stimmen, abgesehen von den spezifischen Anzeigen bei diabetischen Komata, bei Diabetikern und Nichtdiabetikern überein. In der Häufigkeit stehen geplante Operationen und die chirurgische Versorgung von Traumen an erster Stelle (1) mit den erschwerenden Bedingungen des Postaggressionsstoffwechsels. Weitere Indikationen können Pankreatitis, Perforation, Enteritis, M. Crohn, Colitis ulcerosa, Zöliakie, Ileus, gastrointestinale Blutungen, Kurzdarmsyndrom und Fisteln sein. Grundlage der parenteralen Ernährung ist die Normalisierung der Energiebilanz durch ausreichende Energiezufuhr. Hauptenergieträger sind Kohlenhydrate mit 50 % der Kalorienzufuhr. Aminosäuren sollen 20 % und Fett 30 % ausmachen.

2. Fragestellung

Diese Studie sollte Vor- und Nachteile der Infusion von 5 verschiedenen Kohlenhydratzubereitungen bei Diabetikern aufzeigen. Als Vergleichskollektive wurden Stoffwechselgesunde und Leberkranke gewählt.

3. Methoden

3.1. Die Kohlenhydrat (KH)-Lösungen enthielten pro Liter 30 mval Na^+, 20 mval K^+, 50 mval Cl^- und 200 g KH. Als KH wurde in der 1. Serie Glukose, in der 2. Glukose-Sorbit (1:1), in der 3. Glukose-Fruktose (1:1), in der 4. Glukose-Xylit (1:1) und in der 5. Serie Glukose-Fruktose-Xylit (1:2:1) infundiert in einer Menge von 25 Cal/kg/24 h, entsprechend 2 bis 2,5 l. Die 20%ige KH-Lösung machte die Infusion über einen zentralvenösen Katheter notwendig.

3.2. Als Probanden wurden stoffwechselgesunde und leberkranke Patienten der Med.Univ.-Klinik Tübingen den Diabetikern gegenübergestellt, die nach Aufklärung ihr Einverständnis erklärt hatten. Der manifeste Diabetes mellitus war durch mehrfach über 130 mg/dl erhöhte Nüchternglukosespiegel definiert. Insgesamt 90 Probanden wurden in 3 nosologischen Gruppen und 5 Serien à 6 Probanden ausgewertet.

3.3. Die Versuchsanordnung erstreckte sich von 8 Uhr am 1. Tag mit der 1. Kontrolle von etwa 50 klinisch-chemischen Kenngrößen und der Anlage des zentralvenösen Katheters mit Infusion über 48 Stunden, gefolgt von einer 12-stündigen Nachüberwachung. Die Kenngrößen des intermediären Stoffwechsels wurden in dieser Zeit 14 mal kontrolliert, die übrigen klinisch-chemischen Parameter zwischen 3 und 7 mal.

3.4. Die statistische Auswertung der auf 11 Lochkarten pro Patient dokumentierten Daten begann mit der gruppierten Darstellung individueller Kurven mit einem Plotter (2,3,4,5) als erste deskriptive Ergebnispräsentation. Die gleichsinnige Tendenz der Einzelverläufe rechtfertigte die Erstellung von Mittelwertskurven. Eine unmittelbare Interpretation dabei erkennbarer Verlaufsunterschiede ist jedoch nicht möglich. Zur Datenreduktion wurde die Reaktionsfläche zwischen Ausgangsniveau und steady-state-Stadium der Infusion ab 12 Uhr am 1. Tag bis 8 Uhr am 3. Tag bestimmt und in Säulen mit 5 %-Konfidenzintervallen dargestellt. Um Unterschiede zwischen den Infusionsserien und den Krankheitsgruppen sowie deren Wechselwirkungen zu erkennen, wurden variablenweise doppelte Varianzanalysen berechnet (6).

4. Ergebnisse und Diskussion

Bezüglich Alter und Gewicht waren in den 5 Serien parenteral ernährter Diabetiker keine signifikanten Unterschiede nachweisbar, doch sind Differenzen in der Ausprägung und Therapie des Diabetes mellitus festzustellen. Bei der Wertung der statistisch festgestellten signifikanten Differenzen zwischen den Infusionsserien müssen diese Unterschiede in der Ausgangssituation berücksichtigt werden.

Von den 6 Diabetikern, die in der Serie 1 Glukose infundiert erhielten, war nur einer insulinpflichtig. Bei 5 Diabetikern genügte die Diät allein, den Blutzucker unter 200 mg/dl einzustellen. Diese Patienten waren die ältesten mit im Mittel 62($\pm$ 16) Jahren und die schwersten mit 81 ($\pm$ 23) kg entsprechend einem Broca-Index von +16 %. Mit dem Beginn der Glukoseinfusion stiegen die Blutzuckerspiegel um etwa 100 mg/dl auf etwa 250 mg/dl an. Nur 1 Patient erhielt an beiden

Infusionstagen Insulin (32/20 IE) zusätzlich. Trotz dieser höchsten Blutzuckerspiegel aller Infusionsserien wurden weniger als 3 % der infundierten Glukosemenge im Urin ausgeschieden. Dies deutet auf eine erhöhte Glukoseschwelle der Nieren dieser relativ alten Patienten hin. Das erhöhte Blutzuckerniveau bleibt ohne Ausreißer über den gesamten Infusionszeitraum bei 250 mg/dl. Nach Infusionsende fielen die Konzentrationen auf das ursprüngliche Niveau um 120-160 mg/dl unter Diättherapie.
Die Patienten der Infusionsserien 2 Glukose/Sorbit und 3 Glukose/Fruktose waren bezüglich Alter 52 ± 22 und 53 ± 16 Jahre, Gewicht 77 ± 22 kg (+ 8 % Broca-Index) und 71 ± 11 kg (+ 7 %), Insulintherapie 2 von 7 Patienten (24/28 IE/Tag) und 1 von 8 Patienten (4 IE/Tag) homogen. Von den zugeführten Kohlenhydraten konnten 94 und 97 % verstoffwechselt werden. Die Blutzuckerspiegel blieben unter der zweitägigen Infusion unverändert, so daß eine wesentliche Änderung der Insulintherapie nicht notwendig war. Nur ein Patient der Glukose/Sorbit-Serie, zunächst ohne Insulin, benötigte an den beiden Infusionstagen 40 und 32 IE und wurde später auf 24 IE/Tag eingestellt.

Die Patienten der Infusionsserien 4 Glukose/Xylit (GX) und 5 Glukose/Fruktose/Xylit (GFX) unterschieden sich von den Serien 1 bis 3 durch die überwiegend notwendige Insulintherapie: 5 der 8 Patienten mit GX-Infusion erhielten 30 ± 12 IE Insulin am Tag vor Infusionsbeginn. Alle 6 Patienten mit GFX-Infusion benötigten 40 ± 17 IE Insulin am Vortag des Infusionsbeginnes. Während die Patienten der Serie 4 GX nach Alter (56 ± 17 Jahre) und Gewicht (69 ± 17 kg =+7 % Broca-Index) gut zu den voraufgehenden Serien paßten, wiesen die Patienten der Serie 5 erhebliche Unterschiede auf. Sie waren die jüngsten aller 15 Serien mit 33 ± 17 Jahren und die leichtesten (58 ± 11 kg = -14 % Broca-Index). Sie zeigten die instabilste Stoffwechsellage. Unter der Infusion mit GFX wird eher weniger Insulin verabreicht als in der Vor- und Nachperiode, ohne daß sich ein signifikanter Unterschied nachweisen ließe. Bei der Serie GX wird der gleichartige Verlauf der Insulindosierung pro Tag durch einen Patienten gestört, der am zweiten Infusionstag 118 IE Insulin in 24 h erhielt. In beiden Serien wiesen die Blutglukosespiegel heftige Schwankungen auf, die durch die gleichmäßig infundierten Kohlenhydratgemische nicht wesentlich beeinflußt werden. Auch nach dem Abschluß der Infusionen bleibt die schlechte Stoffwechseleinstellung unverändert bestehen.

Die Blutzuckerschwankungen führen zu Verlusten der zugeführten Kohlenhydrate im Urin. Bei GX-Zufuhr können 93 % verstoffwechselt werden. Die Patienten mit GFX-Infusion verlieren im Mittel 14 % der zugeführten Kalorien, 8,6 % des Xylit, 2 % der Fruktose und 52 % der Glukose als solche. Ein Großteil der zugeführten Fruktose geht also als Glukose verloren. (Bei 2 der insulinpflichtigen Patienten wurde soviel Urin-Zucker ausgeschieden wie als Glukose zugeführt worden war.)

Als Indikatoren des Kohlenhydratstoffwechsels wurden Pyruvat- und Laktatspiegel im venösen Blut bestimmt (7). Pyruvat zeigte weder zwischen den Diagnosegruppen noch zwischen den Infusionsserien signifikante Differenzen. Die Laktatspiegel zeigen eine signifikant unterschiedliche Beeinflussung durch alleinige Glukoseinfusion und GFX-Infusion. Glukose allein erhöht die Laktatspiegel in allen Diagnosegruppen kaum. Alle KH-Gemische zeigen dagegen eine Anhebung des Laktats, am deutlichsten GFX, doch um nicht mehr als 1 mMol/l (8,9,10,11). Die Diabetiker zeigen aber keinen Unterschied zu Kontrollen und Leberkranken.

Bei den Diabetikern werden die höchsten mittleren Laktatspiegel am Ende der 48-stündigen Infusion mit knapp über 2 mMol/l erreicht, dies in den Infusionsserien mit GX und GFX, zugleich den am schlechtesten eingestellten Diabetikern aller Serien. Aus dem wellenförmigen Verlauf, besonders in der GX-Serie, kann geschlossen werden, daß der Zeitpunkt der Verabreichung exogenen Insulins während des Tages einen Einfluß auf die Laktatspiegel hat und somit nicht allein Fruktose und Xylit für den Laktatanstieg verantwortlich sind. Der Vergleich der Blutzuckerkurve der Patienten der GFX-Serie spiegelt den gleichen wellenförmigen Verlauf wider mit Blutzuckerspitzen und relativem Insulinmangel morgens. Dann zugeführtes Insulin senkt den Blutzucker wegen vermindertem Glukoseausstoß aus der Leber durch Hemmung der Glukoneogenese und Aktivierung der Glykogensynthetase. Zugleich wird peripher Glukose vermehrt extrahiert und die Lipolyse direkt und durch vermehrt anfallendes Glycerophosphat in der Fettzelle über den Randle-Zyklus gebremst. Im Insulinmangel sind erhöhte Laktatspiegel Ausdruck der Hemmung der Pyruvatdehydrogenase durch Acetyl-Coenzym-A, das aus der gesteigerten Fettsäureoxydation stammt, die durch vermehrten Anfall von NADH Pyruvat zu Laktat reduziert. Somit müssen die morgendlich erhöhten Blutzucker- und Laktatspiegel der insulinpflichtigen

Diabetiker als Folge des Insulinmangels angesehen werden. Es ist zu beachten, daß der Laktatanstieg über die gesamte Infusionszeit zunehmende Tendenz hat. Dies gilt nicht nur für Diabetiker, sondern auch für die anderen Diagnosegruppen. Aus der vorliegenden Untersuchung kann man daher nicht entnehmen, daß bei weiterer kontinuierlicher Infusion bei Diabetikern die Laktatämie nicht weiter zunehmen könnte und ob dies durch Erhöhung der Insulindosis verhindert würde.

Bei den Diabetikern werden nach der nächtlichen Nahrungskarenz die höchsten Spiegel freier Fettsäuren aller Diagnosegruppen gemessen. Unter Infusion aller Kohlenhydrate wird die Lipolyse gehemmt, da gleichzeitig endogenes Insulin ausgeschüttet oder in den Serien GX und GFX exogen zugeführt wird. Während der gesamten Infusionszeit ist das Glukose- und Insulinangebot ausreichend, eine Lipolyse zu blockieren. Mit dem Infusionsende steigen die freien Fettsäuren wieder an.

Die höchsten Ausgangswerte an Ketonkörpern haben die Diabetiker und darunter finden sich die Spitzenwerte in der Serie der jungen instabilen Diabetiker, die GFX erhielten. Relativ die höchsten Ausgangswerte hat dieselbe Serie innerhalb der Gruppe der Kontrollen, während die Leberkranken sehr niedrige Ausgangsspiegel aufweisen. Aus der Tatsache, daß die GFX-Infusion statistisch signifikant eine stärkere Senkung der Ketonkörper Acetacetat und Hydroxybutyrat hervorruft als Glukose und Glukose/Fruktose kann nicht geschlossen werden, die antiketogene Wirkung von GFX sei überlegen. Man muß vielmehr in Rechnung stellen, daß die Senkung bei den labilen Diabetikern von einem hohen Ausgang erfolgte, während die Patienten der Glukose- und Glukose/Fruktose-Serie schon bei Beginn niedrig lagen. Insgesamt werden dann in allen Serien gleich niedrige Spiegel gehalten. Die Differenz zwischen den Serien beruht also nicht auf den Infusionslösungen, sondern auf der unterschiedlichen Stoffwechselstörung der Patienten.

Zusammenfassung

Bei der Beurteilung der 5 Kohlenhydratzubereitungen in ihrer Wirkung auf den diabetischen Stoffwechsel ist die Schwere der diabetischen Stoffwechselstörung zu berücksichtigen. Statistisch nachweisbare Unterschiede zwischen den Infusionsserien können daher nicht als alleinige Folge der unterschiedlichen Kohlenhydratzubereitungen interpretiert werden. Die alleinige Glukoseinfusion bei nicht insulinpflichtigen Diabetikern hat die Blutglukose ansteigen lassen, ohne daß eine Insulintherapie notwendig geworden wäre. Alle Mischinfusionen haben die Blutglukosespiegel nicht relevant beeinflußt, so daß keine wesentliche Änderung der Insulintherapie notwendig wurde. Bei den beiden Infusionsserien an labilen insulinpflichtigen Diabetikern steigen die Laktatspiegel unter Mischinfusionen, ohne daß sich in 48 Stunden ein steady-state abzeichnete. Dies könnte auch durch einen relativen Insulinmangel bedingt sein. Keine der untersuchten Kohlenhydratzubereitungen zeigt eine überlegene antilipolytische oder antiketogene Wirkung.

Literaturverzeichnis:

1.) TOELLER M, GRIES F A, GRÜNEKLEE D:
Probleme der parenteralen Ernährung und Sondenernährung bei Diabetikern.
Internist 19: 59-71, 1978

2.) HORBACH L:
Verlaufsbeurteilung beim therapeutischen Vergleich.
Arzneimittel-Forschung / Drug Research 24: 1001-1004, 1974

3.) HORBACH L:
Einführung in die Thematik statistischer Verlaufskurven in der Medizin.
21st Colloquium of the German Region of the International Biometric Society, Stuttgart-Hohenheim 1975

4.) HORBACH L:
Statistische Analysen von Verlaufsbeobachtungen.
In: LANGE, MICHAELIS, ÜBERLA (Hrsg.): 15 Jahre Medizinische Statistik und Dokumentation - Apsekte eines Fachgebietes.
(Berlin, Springer 1978)

5.) PRESTELE H:
Polyp - Ein Programm zum Plotten von Verlaufsdaten.
Statistical Software Newsletter 4: 51-58, 1978

6.) VICTOR N, HÖRMANN A, EDER L:
Statsys, Beschreibung und Benutzeranleitung.
Gesellschaft für Strahlen- und Umweltforschung, München, GSF-Bericht MD 24, März 1973

7.) GARBER A J, MENZEL P H, BODEN G, OWEN O E:
Hepatic ketogenesis and gluconeogenesis in humans.
J Clin Invest 54: 981-989, 1974

8.) AHNEFELD F W et al.:
Die Eignung von Nicht-Glukose-Kohlenhydraten für die parenterale Ernährung.
Infusionstherapie 2: 227-238, 1975

9.) WOODS H F, ALBERTI K G M M:
Dangers of intravenous fructose.
Lancet 23, 1354-1357, 1972

10.) FÖRSTER H:
Zum Stoffwechsel von Monosacchariden und Polyolen.
Infusionstherapie 2: 187-201, 1975

11.) HASLBECK M:
Zur parenteralen Verabreichung von Zuckeraustauschstoffen mit besonderer Berücksichtigung des Diabetes mellitus.
Infusionstherapie 1: 569-576, 1973/74

EDV-EINSATZ FÜR DIE BAKTERIOLOGISCHE VERLAUFS- UND BEFUNDDOKUMENTATION

R. Klar, C. Th. Ehlers, U. Wegener
Lehrstuhl für Medizinische Dokumentation und
Datenverarbeitung der Universität Göttinen
R. Ansorg
Hygiene-Institut der Universität Göttingen

Ziele des EDV-Einsatzes für die Bakteriologie

1974 wandte sich das Hygiene-Institut der Universität Göttingen mit der Frage an den Lehrstuhl für Medizinische Dokumentation und Datenverarbeitung, ob nicht der Computer die Vorbefundsuche im bakteriologischen Labor schneller und zuverlässiger gestalten könne. Aspekte der Dokumentation des Befundvergleiches und der Qualitätssicherung standen zunächst im Vordergrund des EDV-Interesses. Eine umfassende Ist-Analyse im Hygiene-Institut zeigte dann weitere EDV-bedürftige Ziele, wie automatische Befundberichtsschreibung und schnellere Befundübermittlung und Aufbau einer Befunddatenbank für wissenschaftliche Auswertungen. Nach etwa zwei Jahren EDV-gestützter Befunddokumentation stellte sich heraus, daß sich die Befunddatenbank der Bakteriologie in Zusammenhang mit anderen gespeicherten Daten wie Diagnosen oder Verbrauch an Antibiotika auch für spezielle Aspekte nutzen läßt, z. B. der gezielten, kontrollierten und initialen Chemotherapie von Hospitalinfektionen und der Rationalisierung des Antibiotikaverbrauchs (s. hierzu ANSORG et al. (3)). In Abb. 1 sind diese Ziele zusammengestellt, sie stimmen allerdings nicht voll mit denen überein, die in einer recht umfassenden Synopse (7) zum EDV-Einsatz für die Bakteriologie genannt werden. Bevor auf die für das Rahmenthema einer Krankheitsverlaufsanalyse relevanten Ziele eingegangen wird, soll unser Verfahren selbst vorgestellt werden.

Ablauf und Organisation des EDV-Verfahrens

Abb. 2 zeigt die wichtigsten Abläufe und die Organisation zur bakteriologischen Verlaufs- und Befunddokumentation. Die in das Hygiene-Institut eingesandte Probe und der zugehörige Materialbegleitschein,

1. VORBEFUNDSUCHE (VERLAUFSKONTROLLE, QUALITÄTSSICHERUNG)
2. AUTOMATISCHE BEFUNDBERICHTSCHREIBUNG
3. UNTERSTÜTZUNG DER INITIALEN CHEMOTHERAPIE
4. RATIONALISIERUNG DES ANTIBIOTIKAVERBRAUCHS
5. BEFUNDDATENBANK FÜR WISSENSCHAFTLICHE AUSWERTUNGEN

Abb. 1: Ziele der EDV-gestützten Verlaufs- und Befunddokumentation für die Bakteriologie

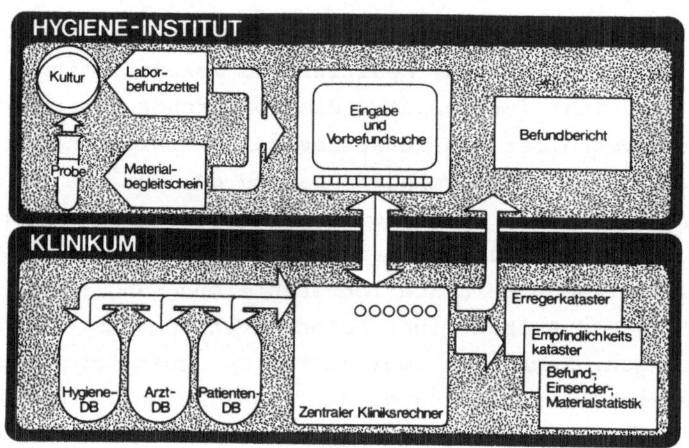

Abb. 2: Organisations- und Ablaufplan des EDV-Einsatzes für die Bakteriologie

der Informationen zu Art und Herkunft der Probe sowie zur gewünschten Untersuchung enthält, werden mit einer gemeinsamen Tagesnummer identifiziert und diese Nummer auch dem Befundformular zugeordnet. Probe und Befundformular erhält das Labor, der Materialbegleitschein gelangt zum Erfassungsbildschirmgerät ins Schreibbüro des Hygiene-Instituts, wo die Informationen dieses Scheins eingegeben werden. Diese Daten werden in der sog. Hygienedatenbank patientenbezogen gespeichert. Im bakteriologischen Labor werden die Kulturen angesetzt

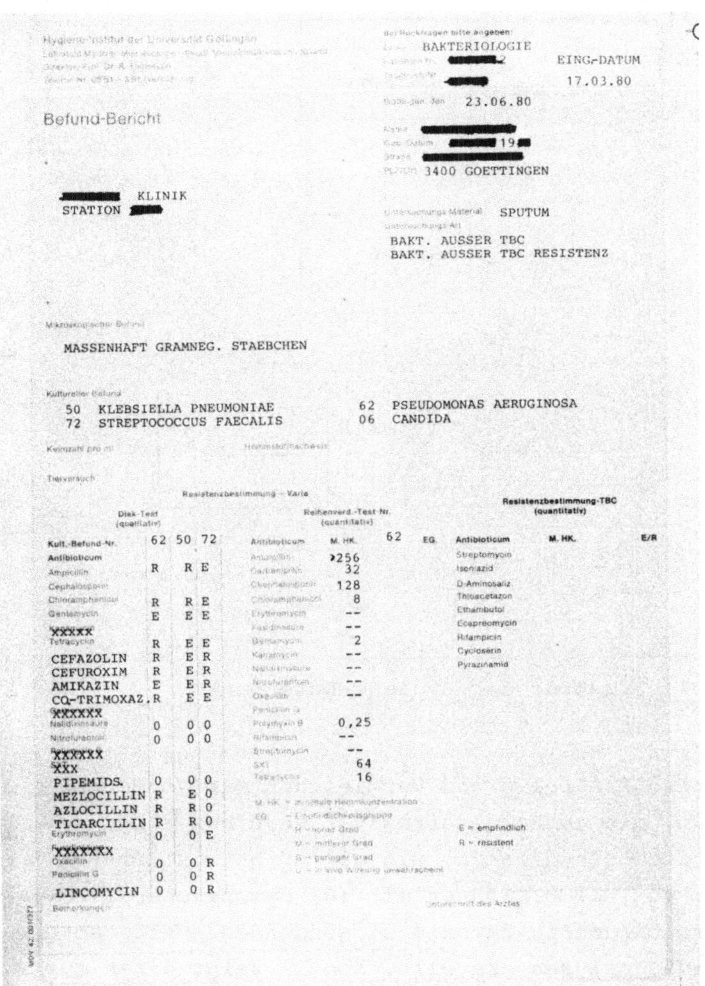

Hygiene-Institut der Universität Göttingen

Befund-Bericht

Bei Rückfragen bitte angeben:
BAKTERIOLOGIE

EING.-DATUM 17.03.80

23.06.80

19

3400 GOETTINGEN

KLINIK
STATION

Untersuchungs-Material SPUTUM

Untersuchungs-Art
BAKT. AUSSER TBC
BAKT. AUSSER TBC RESISTENZ

Mikroskopischer Befund

MASSENHAFT GRAMNEG. STAEBCHEN

Kultureller Befund

50 KLEBSIELLA PNEUMONIAE
72 STREPTOCOCCUS FAECALIS
62 PSEUDOMONAS AERUGINOSA
06 CANDIDA

Keimzahl pro ml

Tierversuch

Resistenzbestimmung – Varia

Disk-Test (qualitativ)

Kult.-Befund-Nr.	62	50	72
Antibioticum			
Ampicillin	R	R	E
Cephalosporin			
Chloramphenicol	R	R	E
Gentamycin	E	E	E
XXXXX			
Tetracyclin	R	E	E
CEFAZOLIN	R	E	R
CEFUROXIM	R	E	R
AMIKAZIN	E	E	R
CO-TRIMOXAZ.	R	E	E
XXXXXX			
Nalidixinsäure	0	0	0
Nitrofurantoin	0	0	0
XXXXXX			
XXX			
PIPEMIDS.	0	0	0
MEZLOCILLIN	R	E	0
AZLOCILLIN	R	R	0
TICARCILLIN	R	R	0
Erythromycin	0	0	E
XXXXXXX			
Oxacillin	0	0	R
Penicillin G	0	0	R
LINCOMYCIN	0	0	R

Reihenverd.-Test Nr. (quantitativ) 62

Antibioticum	M. HK.	EG.
Ampicillin	>256	
Carbenicillin	32	
Cephalosporin	128	
Chloramphenicol	8	
Erythromycin	--	
Fusidinsäure	--	
Gentamycin	2	
Kanamycin	--	
Nalidixinsäure	--	
Nitrofurantoin	--	
Oxacillin	--	
Penicillin G		
Polymyxin B	0,25	
Rifampicin	--	
Streptomycin	--	
SXT	64	
Tetracyclin	16	

Resistenzbestimmung-TBC (quantitativ)

Antibioticum	M. HK.	E/R
Streptomycin		
Isoniazid		
p-Aminosaliz.		
Thioacetazon		
Ethambutol		
Ecapreomycin		
Rifampicin		
Cycloserin		
Pyrazinamid		

M. HK. = minimale Hemmkonzentration
EG. = Empfindlichkeitsgruppe
H = hoher Grad
M = mittlerer Grad
G = geringer Grad
U = in vivo Wirkung unwahrscheinlich

E = empfindlich
R = resistent

Bemerkungen

Unterschrift des Arztes

Abb. 3: Beispiel eines EDV-erstellten Befundberichts

und die mikroskopische Untersuchung durchgeführt, deren Ergebnis als erster Befund am Bildschirmgerät eingegeben und der einsendenden Station sofort übermittelt werden kann. In der Folgezeit (bis zu 8 Wochen) werden der kulturelle Befund, das qualitative und quantitative Antibiogramm, die Resultate des Tierversuchs und der Sero- und Phagentypisierung je nach Bedarf ermittelt und beurteilt. Diese Daten können sofort nach ihrer Bestimmung eingegeben werden, so daß auch schnell Zwischenergebnisse ausgedruckt werden können. Für den zusammenfassenden endgültigen Befundbericht zu dieser Probe können auch Freitexte des Bakteriologen, z. B. zur Therapieerfolgskon-

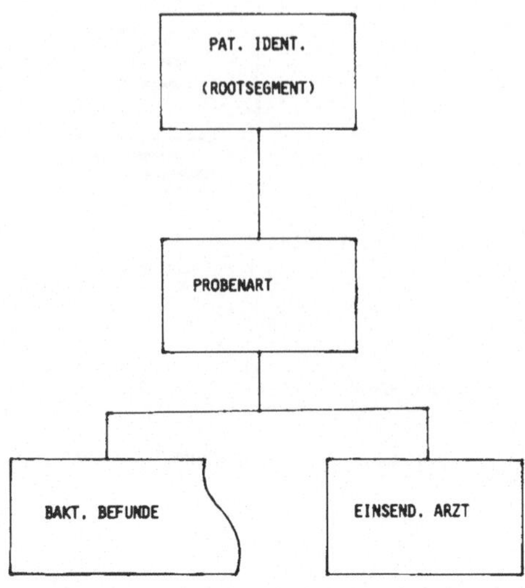

Abb. 4: Struktur der Hygiene-Datenbank

trolle, Medikationskontrolle und Vergleichen mit Vorbefunden desselben Patienten, die am Bildschirmgerät abrufbar sind, verarbeitet werden. Kumulative Befundlisten, wie sie z. B. von der LVA Oberbayern (4) oder von MITCHINSON et al. (8) beschrieben sind, werden bei uns nicht routinemäßig für die einsendenden Ärzte, sondern für spezielle Verlaufsanalysen erstellt. Abb. 3 zeigt einen typischen Befundbericht, der sowohl im Hygiene-Institut als auch im ca. 400 m entfernten Klinikum ausgedruckt werden kann.

Bei der Entwicklung des EDV-Programms zu diesem Projekt wurde großer Wert auf die Sicherung der Validität der Eingabedaten gelegt. Hierfür sind insgesamt 14 Bildschirmformate geschrieben worden, bei denen eine Fülle von formalen und Plausibilitätsprüfungen ablaufen, die im schnellen Dialog mit dem Computer Hinweise auf mögliche Fehler geben, die auch sofort korrigiert werden können. (Übrigens zeigte sich hierbei, daß die automatischen Prüfroutinen von der Person der Eingabekraft abhängig sind: Der Mathematikstudent macht völlig andere Fehler als die Soziologin.)

Ein weiterer wesentlicher EDV-Aspekt zu diesem Bakteriologie-Projekt betrifft die Hygiene-Datenbank und ihre Einbindung in das Gesamtkonzept der Datenverarbeitung für das Göttinger Klinikum (siehe EHLERS et al. (5), KLAR (6)). Hierarchische Datenbanken eignen sich besonders für Verlaufsdokumentationen. Die Struktur der hierarchisch organisierten Hygiene-Datenbank ist in Abb. 4 wiedergegeben. Das Root-Segment enthält als Schlüssel die einheitliche 7stellige Patientennummer, die der Patient lebenslang behält. Im Segment der nächsten Hierarchiestufe sind die Angaben zur eingesandten Materialart gespeichert, wobei die Kettung aus Laborkürzel, Jahr und Tagebuch-Nummer den Schlüssel bildet. Das nächste abhängige Segment enthält in variabler Länge anlegbar die bakteriologischen Befunde. Auf derselben Hierarchiestufe liegt schließlich noch das Arztsegment mit Merkmalen zum einsendenden Kliniksarzt. Für externe Ärzte (niedergelassene Ärzte oder Ärzte aus anderen Krankenhäusern) steht noch eine separate Datenbank zur Verfügung. Weitergehende Informationen zum Patienten, die nicht die Bakteriologie-Befunde betreffen, sind in den Patientendatenbanken gespeichert, die ebenfalls über die Patientennummer als Schlüssel angesprochen werden können, womit eine Verknüpfung zu den übrigen medizinischen und administrativen Patientendaten gewährleistet ist. Eine Verbindung zu nicht-patientenbezogenen Daten, wie z. B. zum Antibiotikaverbrauch der Station, besteht ebenfalls, so daß einige der anfangs erwähnten Ziele des Projekts mit Aspekten zur Epidemiologie, Ökonomie oder Krankenhaushygiene bearbeitet werden können.

Verlaufsanalysen

Verlaufsdokumentationen und -analysen werden in der Regel patienten- oder problem- und patientenbezogen geführt. Für eine initiale Antibiotikawahl bei akuten Infektionen und schwerkranken Patienten können aber auch Analysen auf einer höheren Aggregationsebene wie Station oder Klinik sehr nützlich sein, da sie noch vor der mindestens 2 - 3 Tage dauernden patientenspezifischen Resistenzbestimmung wichtige Hinweise liefern können. Hierfür werden in größeren Zeitabständen die Hygienedatenbank ausgewertet und die jeweiligen Infektionslagen ganzer Behandlungsbereiche in Form lokaler Erreger- und Empfindlichkeitskataster ausgedruckt. Dieses Verfahren ist bei ANSORG et al. (3) näher beschrieben. In Abb. 5 und 6 sind einige Beispiele dafür wiedergegeben.

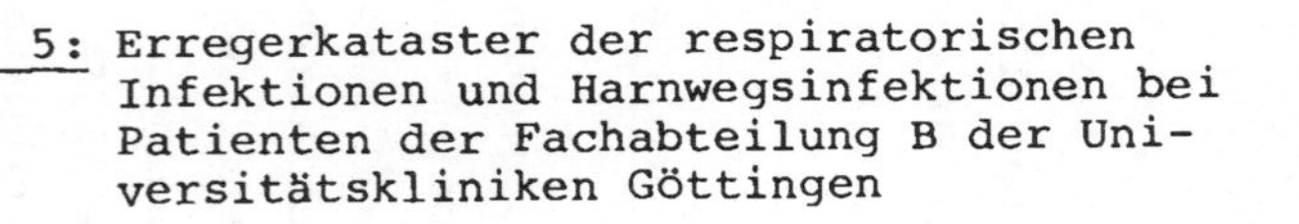

Abb. 5: Erregerkataster der respiratorischen Infektionen und Harnwegsinfektionen bei Patienten der Fachabteilung B der Universitätskliniken Göttingen

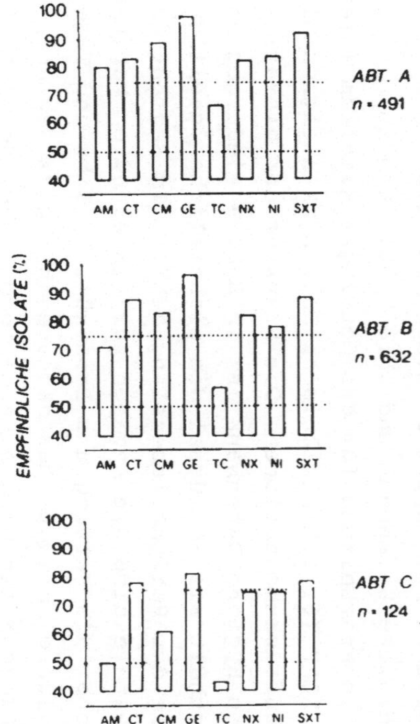

Abb. 6: Empfindlichkeitskataster der bakteriellen Erreger von Harnwegsinfektionen bei Patienten aus drei Fachabteilungen A, B, C der Universitätskliniken Göttingen

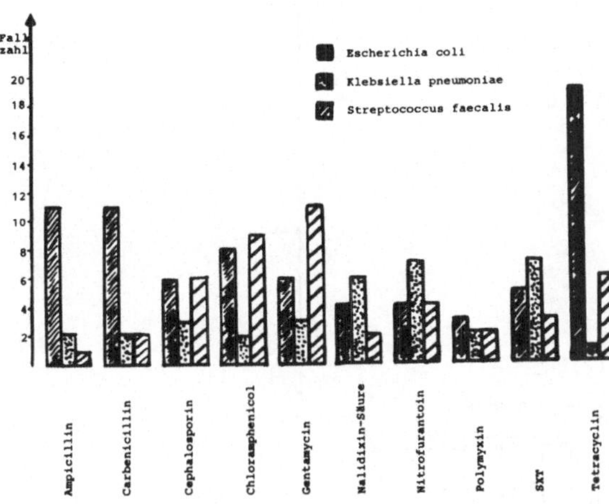

Abb. 7: Häufigkeit des Wechsels von "Empfindlich" zu "Resistent" für 10 Antibiotika bei 3 Keimarten

Die patientenbezogenen Verlaufsanalysen von bakteriologischen Befunden der Klinikspatienten dienen zunächst der Frage, ob die Chemotherapie effektiv ist. Sind in einem hohen Prozentsatz keine Folgeisolate in den Krankheitsverläufen der einzelnen Fälle festgestellt worden, kann von wirksamer Chemotherapie gesprochen werden. Waren aber Folgeisolate des gleichen Erregers zu finden, so ist die Frage des Empfindlichkeitswechsels gegenüber den einzelnen Antibiotika von anfangs "Empfindlich" zu "Resistent" bei einem späteren Zeitpunkt im Kliniksaufenthalt besonders interessant. Diese Empfindlichkeitswechsel führen zu Therapieversagern und geben klinisch wichtige Hinweise zur Therapieumstellung und zu Krankenhaushygienemaßnahmen. Eine Auswertung unserer Hygiene-Datenbank hierzu ist in Abb. 7 wiedergegeben. Hierbei sind von insgesamt 5300 untersuchten Urinproben von 3120 Patienten nur die 460 Patienten berücksichtigt worden, die Krankheitsverläufe mit mehr als zwei eingesandten Proben zeigten.

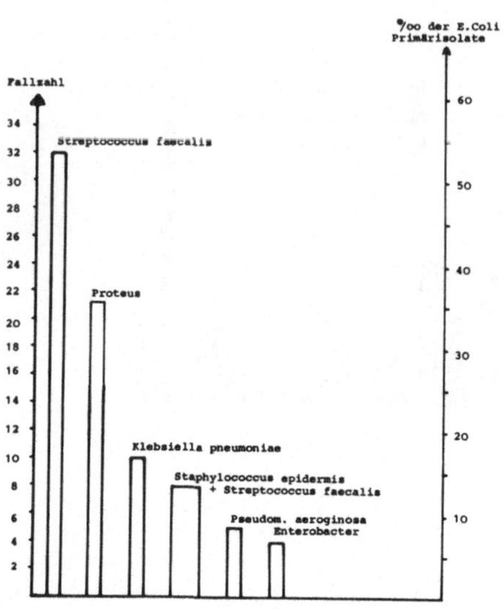

Abb. 8: Fallzahlen für die häufigsten Erreger, die nach primärer E. coli-Harnwegsinfektion im Krankheitsverlauf auftraten

Es fanden sich bei den drei häufigsten Keimarten Escherichia coli, Klebsiella pneumoniae und Streptococcus faecalis recht unterschiedliche Häufigkeiten im Wechsel von "Empfindlich" zu "Resistent" bei den 10 hier getesteten Antibiotika. Das dabei benutzte Auswerteprogramm lieferte auch Hinweise zur in vivo Wirksamkeit neuer Antibiotika. So haben wir z. B. schon 5 Fälle in diesem Jahr auf einer Station feststellen können, bei denen bestimmte Keime gegen das neue Antibiotikum Cefuroxim im Krankheitsverlauf resistent wurden. Auch die Geschwindigkeit des Resistenzanstiegs im Krankheitsverlauf läßt sich leicht ermitteln (s. auch OTTEN und PLEMPEL (9)).

Ein anderer Aspekt der Verlaufsanalyse dient der speziellen Hospitalinfektionskontrolle (s. hierzu auch PARKER (10)). Anhand der Untersuchung des Erregerwechsels im Krankheitsverlauf kann auf die oft besonders gefährlichen Keimarten Bezug genommen werden, die erst im Krankenhaus erworben werden. So konnten auch wir, wie z. B. bei ALEXANDER (1) beschrieben, feststellen, daß es im Lauf des stationären Aufenthaltes zwischen dem 3. und 5. Tag zu einer Verschiebung des Keimspektrums im Sinne einer Vermehrung von gramnegativen Keimen gegenüber den grampositiven kommt. Ein Bespiel für eine spezielle Auswertung unserer Hygiene-Datenbank zum Erregerwechsel ist in Abb.8 dargestellt. Hier sind nur die Fälle aufgeführt, bei denen aus Urinuntersuchungen zunächst E. coli isoliert wurde und im späteren Krankheitsverlauf weitere klinisch bedeutsame Keimarten wie Proteus und Klebsiella pneumoniae hinzutraten.

Mit der Ermittlung solcher und ähnlicher für einzelne Bereiche typische Erregerwechselmuster lassen sich epidemiologische und ökologische Grundzüge der bakteriellen Hospitalinfektionen ermitteln und z. B. Hinweise zur prophylaktischen Chemotherapie oder Impfung finden sowie Art, Häufigkeit und Zeitabstände von Kontrolluntersuchungen optimieren. Solche patientenbezogenen Überwachungsprogramme können auch dazu beitragen, den Begriff des Ausbruchs von Krankenhausinfektionen konkreter zu definieren. Es läßt sich dann auch einer Meldepflicht, die die Novelle zum Bundesseuchengesetz vom 18.12.1979 vorschreibt, leichter und zuverlässiger nachkommen.

Literatur:

(1) ALEXANDER, M.: Erregerwechsel und seine Bedeutung im Krankenhaus. Zbl. Bakt. Hyg. I. Abt. Orig. B168 (1979) 18 - 36.

(2) ANSORG, R.: Permanenz und Parallelität der Serogruppen von Pseudomonas aeruginosa bei hospitalisierten Patienten. Zbl. Bakt. Hyg. I. Abt. Orig. A240 (1978) 191 - 196.

(3) ANSORG, R., KLAR, R., KÜHN, H.: Bedeutung lokaler Erreger- und Empfindlichkeitskataster für die initiale Chemotherapie und die Rationalisierung des Antibiotikaverbrauchs. Öff. Gesund.-Wesen 42 (1980) 13 - 19.

(4) BLATT, E., PETERSON, K. F.: Unterstützung bakteriologischer Laboratoriumsdiagnostik durch automatische Datenverarbeitung. Lab. med. 4:107 (1980) 107 - 111.

(5) EHLERS, C. TH., et al. (Hrsgb.): Datenverarbeitung im Klinikum der Georg-August-Universität Göttingen, Beschreibung des Gesamtsystems. Göttingen 1979.

(6) KLAR, R.: Hierarchisch strukturierte Datenbanken in der Medizin. In: Reichertz, P. L., Schwarz, B. (Hrsgb.): Informationsverarbeitung in der medizinischen Versorgung. Stuttgart - New York (1978) 326 - 339.

(7) MAC LOWRY, J. D. et al.: The Place of the Computer in Diagnostic Medical Bacteriology. In: Stefanini, M. (ed.): Progress in Clinical Pathology. Vol. VII. New York - San Francisco - London (1978) 49 - 70.

(8) MITCHISON, D. A. et al.: A computer-assisted bacteriology reporting and information system. J. clin. Pathology 31 (1978) 673 - 680.

(9) OTTEN, H., PLEMPEL, M.: Allgemeine Grundlagen der antimikrobiellen Chemotherapie mit Antibiotika und Chemotherapeutika. In: Otten, H. et al. (Hrsgb.). Antibiotika-Fibel. Stuttgart (1975) 1 - 108.

(10) PARKER, M. T.: Bacteriological Aspects of Hospital-Infection Control. In: Daschner, F. (ed.): Proven and Unproven Methods in Hospital Infection Control. Stuttgart - New York (1978) 35 - 41.

Erfassen und Auswerten von Antibiogrammen

Gaus, W.; Thorn, W.; Vanek, E.; Ulm

1. Datenverarbeitung im klinisch-bakteriologischen Labor

Die Datenverarbeitung im klinisch-bakteriologischen Labor ist im Gegensatz zum klinisch-chemischen Labor noch wenig verbreitet. Einer der Gründe dafür ist, daß die vorwiegend manuelle Arbeit im klinisch-bakteriologischen Labor weniger Rationalisierungsmöglichkeiten durch die DV zuläßt. Jedoch sollte der Einsatz der Datenverarbeitung in den klinischen Labors nicht nur unter Rationalisierungsgesichtspunkten gesehen werden, vielmehr können durch die Datenverarbeitung weitergehende Leistungen erbracht werden.

Das bakteriologisch-klinische Labor isoliert Keime aus Proben von Patienten, typisiert diese Keime und prüft die Wirksamkeit verschiedener Antibiotika auf die isolierten Keime. Das Ergebnis der Untersuchung einer Probe wird in einem Antibiogramm zusammengestellt, das angibt, welche Keime in der Probe gefunden wurden und auf welche Antibiotika jeder Keim resistent oder sensibel ist. Das Antibiogramm hat eine unmittelbare Bedeutung für die Behandlung des Patienten, von dem die Probe stammt. Eine weitergehende Auswertung der Antibiogramme jedoch erfolgt heute meistens nicht.

Der EDV-Einsatz im klinisch-bakteriologischen Labor zielt auf

- eine Rationalisierung des Laborbetriebs
- eine bessere, sicherere und übersichtlichere Befundung
- eine unten beschriebene weitergehende Auswertung der Antibiogramme für den Bakteriologen und Krankenhaushygieniker.

Im klinisch-bakteriologischen Labor der Universität Ulm ist ein Kleinrechner NOVA 3 mit 64 kB Hauptspeicher, 2 x 5 MB Plattenspeicher, 1 Drucker und 3 Terminals eingesetzt. Zunächst werden die Daten der Laboranforderungszettel erfaßt. An den Laborarbeitsplätzen werden sukzessive die anfallenden Befunde eingegeben. Die

Datenverarbeitung führt die Befunde zusammen, überprüft sie auf Plausibilität, druckt einen Befundzettel aus und speichert die gewonnenen Daten ab.

Die Übertragung des Programmsystems auf eine PRIME 250 für eine Facharztpraxis ist in Vorbereitung.

2. Aufgaben und Vorteile

Durch den EDV-Einsatz im klinisch-bakteriologischen Labor ergeben sich wichtige Vorteile für den Bakteriologen, den Krankenhaushygieniker und nicht zuletzt für den behandelnden Arzt. Folgende Aufgaben werden bearbeitet:

a) Wegen unterschiedlicher Bebrütungszeiten fallen die Befunde einer Probe zu verschiedenen Zeitpunkten an. Sie werden so wie sie anfallen direkt im Labor in die Terminals eingegeben. Das Lagern der Befundzettel an den Laborarbeitsplätzen und der mehrfache manuelle Zugriff zu den Befundzetteln entfällt, da die Befunde, die zu einer Probe gehören, durch die EDV zusammengeführt werden.

b) Bei der Eingabe der Befunde wird auf Plausibilität, z.B. auf natürliche Resistenzen geprüft. Bei der Befundschreibung werden sinnlose, bei der Routinetestung sich ergebende Befunde unterdrückt (z.B. Penicilline mit den Enterobacteriaceae) und als sensibel ermittelte, für die Behandlung aber unbrauchbare Antibiotika als solche gekennzeichnet (z.B. Sulfonamide bei Pseudomonas). Dadurch werden die Befunde übersichtlicher und verständlicher.

c) Um Infektionen durch die im Labor ausgefüllten Befundzettel zu vermeiden, mußten diese, bevor sie auf Station gegeben wurden, umgeschrieben oder sterilisiert werden. Durch das Ausdrucken der Befunde außerhalb der Laborräume kann diese Mehrarbeit entfallen, es entsteht ein Zeitgewinn.

d) Die Abrechnung der Laborleistungen erfolgt maschinell.

e) Alle bisher für einen Patienten erstellten bakteriologischen Befunde stehen dem Laborarzt auf Anforderung in Verlaufsdarstellung sofort zur Verfügung.

f) Täglich werden die neu aufgetretenen (sekundären) Resistenzen für den Laborarzt und den Krankenhaushygieniker ausgedruckt. Ebenso werden alle isolierten Keime, die nur noch auf wenige Antibiotika sensibel sind (Problemkeime), aufgelistet. Damit können die Resistenztrends der Keime während größerer Zeiträume überwacht und rechtzeitig entsprechende Gegenmaßnahmen (z.B. Weglassen bestimmter Antibiotika in der Therapie usw.) eingeleitet werden.

g) Für den Laborarzt und den Krankenhaushygieniker werden die aufgefundenen Keimspecies im zeitlichen Verlauf und aufgeschlüsselt nach Probenarten, Diagnosen, Kliniken und Stationen dargestellt. Damit ist stets die aktuelle Keimflora des Krankenhauses genau bekannt.

h) In Resistenzprofillisten wird angegeben, welcher Keim gegen welches Antibiotikum wie oft sensibel, wie oft intermediär und wie oft resistent war. Daraus kann abgeleitet werden

- wie wirksam jedes einzelne Antibiotikum gegen die bei den Patienten der eigenen Klinik vorkommenden Bakterienarten ist,

- welche Antibiotika zur Blindtherapie (bis das individuelle Antibiogramm vorliegt) eingesetzt werden können,

- welches Antibiotikum verwendet werden soll, wenn lediglich ein Verdacht auf einen bestimmten Keim vorliegt und alle Isolierungsversuche mißlingen.

i) Mit einer Clusteranalyse wird geprüft, ob in Proben von verschiedenen Patienten der gleichen Klinik (der gleichen Station) während des gemeinsamen Klinikaufenthaltes Keime mit ähnlichem Resistenzmuster auftraten und somit ein Hinweis auf eine Hospitalismusinfektion vorliegt.

j) Die bakteriologischen Daten stehen darüber hinaus für ein Krankenhaus-Informationssystem, für die Dokumentation und für weitere Wissenschaftliche Auswertungen maschinenlesbar zur Verfügung.

Der EDV-Einsatz im klinisch-bakteriologischen Labor erbringt also neben einer gewissen Rationalisierung des Laborbetriebs genauere Kenntnis der Keimflora im Hause sowie deren Resistenzlage und der Resistenztrends. Somit können die Antibiotika wesentlich gezielter eingesetzt werden und letztlich

- die Ausbildung sekundärer Resistenzen behindert,
- die Anzahl der Krankenhausinfektionen verringert und
- die Kosten der Antibiotika gesenkt werden.

3. Statistische Methodik

Neben den üblichen Verfahren der Häufigkeitsanalyse wurden die Antibiogramme durch Skalierung gruppiert. Dazu werden die Antibiogramme paarweise verglichen. Für jedes Paar wird zunächst die Schnittmenge der Antibiogramme festgestellt, d.h. die Antibiotika, die sowohl im einen als auch im anderen Antibiogramm zur Testung verwendet worden waren. Anschließend wird ausgezählt wie häufig eine Keimspezies in den Antibiogrammen eines Paares auftrat und bei den Antibiotika der Schnittmenge das gleiche Resistenzverhalten aufwies.

Bei der Clusteranalyse sind die Antibiogramme Objekte, die aus einem Satz Nominalmerkmale mit den Merkmalsausprägungen nicht getestet, resistent, intermediär und sensibel bestehen. Die Nominalmerkmale werden nach Talkinton in Binärvektoren umgewandelt, sodaß aus einem Antibiogramm eine Binärdatenmatrix entsteht. Mit der Tanimoto-Funktion wird eine Ähnlichkeitsmatrix erstellt auf die eine partitionierende Clusteranalyse angewandt wird.

4. Programm- und Dateistruktur

Es erschien vorteilhaft, das klinisch-bakteriologische Labor mit einem eigenen Minirechner auszustatten und nicht an einen Zentralrechner anzuschließen. Gründe dafür waren

- Kleinrechner sind heute leistungsfähig und kostengünstig
- die Hard- und Software können speziell auf die Anforderungen des Labors zugeschnitten werden
- die Anlage untersteht der Regie des Labors
- die Wartung eines Kleinrechners ist einfacher, kostengünstiger und kann in Abstimmung mit dem Laborpersonal erfolgen
- die Daten werden nicht an Dritte gegeben.

Um das anfallende Datenvolumen platzsparend im Haupt- und Sekundärspeicher unterzubringen, war es notwendig, die Daten der Antibiogramme als gepackte Binärvektoren (Bitstrings) abzuspeichern. Die notwendigen Packungs- und Entpackungsroutinen wurden erstellt.

Die erforderliche Datenbank wurde auf das anliegende Problem maßgeschneidert und baut lediglich auf random access files auf. Sie umfaßt die Dateigebiete

- Labor- und Klinikdaten (3000 Blöcke je 4 Sätze)
- administrative Daten (800 Blöcke je 10 Sätze)
- Überlaufbereich administrative Daten (200 Blöcke je 10 Sätze)
- Zeitfenster aller Kliniken (2 Blöcke mit bis zu 256 Sätzen)
- Zeitfenster einer Klinik (je Klinik 4 Blöcke mit 256 Sätzen)
- Stationsangaben (je Klinik 5 Blöcke je 127 Sätze
- Überlaufbereich Stationsangaben (200 Blöcke je 127 Sätze).

Eine Datenbank faßt die Datensätze für 12000 Antibiogramme und benötigt einen physikalischen Speicherplatz von 2.2 MB. Damit passen zwei Datenbanken auf eine 5 MB Magnetplatte. Das bakteriologische Labor der Universität Ulm bearbeitet jährlich zwischen 40000 und 50000 Proben, das bedeutet, daß je Quartal eine Datenbank angelegt werden muß. Der Speicherplatz auf der

Magnetplatte für eine neu anzulegende Datenbank wird dadurch geschaffen, daß die jeweils älteste ausgelagert wird. Bei einem Suchvorgang greifen die Zugriffsprogramme jeweils auf alle gespeicherten Datenbanken zu.

Das Programmpaket ist modular aufgebaut und umfaßt insgesamt 72 Programme bzw. Unterprogramme. Alle Programme sind in FORTRAN IV geschrieben, wobei in dem Unterprogramm zum Packen und Entpacken der Binärvektoren spezielle Möglichkeiten des Fortran-Compilers der NOVA 3 verwendet wurden. Die Anforderungen an das Betriebssystem sind gering: Erforderlich ist ein plattenorientiertes Multitasking- (real time) System mit Fortran-Compiler, Overlay-Möglichkeiten und random access files.

5. Kosten - Nutzen - Analyse

Untersuchungen über die Häufigkeit von Krankenhausinfektionen kommen zu dem Ergebnis, daß zwischen 10 % und 15 % aller stationären Patienten eine Krankenhausinfektion durchmachen und etwa 8 % aller Todesfälle im Krankenhaus durch nosokomiale Infektionen bedingt sind (Literaturhinweis). Obwohl diese Angaben nicht unkritisch übernommen und angewendet werden dürfen, so läßt sich damit doch die Bedeutung nosokomialer Infektionen an folgender grob überschlägiger Modellrechnung demonstrieren: Sollte es durch den EDV-Einsatz im klinisch-bakteriologischen Labor gelingen, den Anteil der nosokomial infizierten Patienten von 10 % bis 15 % um einen Prozentsatz auf 9 % bis 14 % zu verringern, so würde das für die Kliniken der Universität Ulm mit etwa 24 000 stationären Patienten pro Jahr bedeuten, daß jährlich 24 Patienten weniger an nosokomialen Infektionen sterben würden, daß 3 400 Pflegetage wegfallen und dadurch allein 0.7 Mio DM Kosten für den allgemeinen Pflegesatz eingespart würden. Weiterhin sind die volkswirtschaftlichen Kosten durch Arbeitsausfall, sowie Kosten für Antibiotika zu berücksichtigen. Demgegenüber sind die Kosten für die EDV-Anlage in Höhe von DM 60 000 sowie die Kosten für etwa 1 Mannjahr Programmierung gering.

Literatur:

BOCK, H.H.: Automatische Klassifikation. Theoretische und praktische Methoden zur Gruppierung und Strukturierung von Daten (Cluster-Analyse)
Vandenhoeck & Ruprecht Verlag, Göttingen

DASCHNER, F.: Nosokomiale Infektionen - der sogenannte infektiöse Hospitalismus
Med. Klin. 70 (1975), 1065-1070

SPÄTH, H.: Numerische Erfahrungen zu heuristischen Lösungsverfahren beim Varianzkriterium in der Cluster-Analyse
Angewandte Informatik 2 (1977), 67-72

HARTIGAN, J.A.: Clustering algorithms
New York, Wiley (1975), 351 S.
(Wiley series in probability and mathematical statistics)

Verfasser:

Prof. Dr. Wilhelm Gaus, Universität Ulm, Klinische Dokumentation

Dipl.Inf. Wolfgang Thorn, Universität Ulm, Klinische Dokumentation

Prof. Dr. Ernst Vanek, Universität Ulm, Sektion für Infektionskrankheiten

Anschrift für alle Verfasser:

Universität Ulm, Postfach 4066, 7900 Ulm

INSTITUTIONSKARRIEREN SCHIZOPHRENER KRANKER

Matthias C. Angermeyer und Jörn Hofmann

Hannover

(Institut für Epidemiologie und Sozialmedizin)

Fragestellung. Im "Bericht über die Lage der Psychiatrie in der Bundesrepublik Deutschland" der Enquete - Kommission wird u.a. die Implementierung gemeindenaher Versorgungssysteme sowie der Auf- bzw. Ausbau ambulanter, teilstationärer (Tag- und Nachtkliniken) und komplementärer Dienste (Wohnheime) gefordert. Die Realisierung dieser Reformvorschläge kann, dies zeigen inzwischen an der Psychiatrischen Klinik der Medizinischen Hochschule Hannover gesammelte Erfahrungen, zu einer drastischen Reduzierung von Zwangseinweisungen, einem deutlichen Anstieg der Aufnahmerate bei gleichzeitig relativ niedrigen Verweildauern sowie einer besseren Kontinuität der ambulanten Betreuung führen (BAUER, 1980).

In der hier vorgestellten Studie wollen wir untersuchen, wie sich die Institutionskarriere schizophrener Kranker unter den Bedingungen eines Gemeindenähe anstrebenden sozialpsychiatrischen Versorgungssystems gestaltet. Wir werden uns dabei auf die Frage konzentrieren, ob sich geschlechtsabhängige Unterschiede feststellen lassen. In der klinischen Praxis gemachte Beobachtungen verdichteten sich nämlich zu der Hypothese, daß männliche Schizophrene beim Versuch der Reintegrierung in die Gesellschaft auf größere Schwierigkeiten stoßen und mehr als weibliche Kranke die voll- und teilstationären sowie komplementären Einrichtungen der Psychiatrie in Anspruch nehmen.

Methodik. Vor allem drei Gründe ließen die Psychiatrische Klinik der Medizinischen Hochschule Hannover für unsere Untersuchung als besonders geeignet erscheinen:

1. Die Klinik verfügt neben dem stationären Bereich über ein im Verlauf der letzten 10 Jahre kontinuierlich ausgebautes und inzwischen recht differenziertes Angebot ambulanter, teilstationärer und komplementärer Dienste, das gemessen an den Kriterien der Enquete - Kommission als (sub)optimal gelten kann.

2. Als erste und bisher einzige Universitätsklinik in der Bundesrepublik hat diese Klinik 1972 die volle psychiatrische Betreuung eines zur Zeit 150 000 Einwohner umfassenden Standardversorgungsgebiets ("Sektor", BAUER, 1977) übernommen. Damit sind die bei der Aufnahme in eine Klinik sonst wirksamen und kaum kontrollierbaren Selektionseinflüsse weitgehend eliminiert. Tatsächlich fanden beispielsweise 1978 92% aller im "Sektor" ansässigen Patienten, die wegen einer schizophrenen Psychose hospitalisiert werden mußten, in der Psychiatrischen Klinik der Medizinischen Hochschule Aufnahme.
3. Seit 1975 ist in der genannten Klinik eine Basisdokumentation eingeführt, die sich an die Vorschläge der Deutschen Gesellschaft für Psychiatrie und Nervenheilkunde anlehnt (ECKMANN et al., 1973). Diese Dokumentation dient zur systematischen Erfassung der wichtigsten soziodemographischen Daten sowie der Registrierung aller stationären, teilstationären und komplementären wie auch institutionsgebundenen ambulanten Patientenbehandlungen.

In unsere Studie wurden alle Patienten mit Wohnsitz im "Sektor" der Psychiatrischen Klinik der Medizinischen Hochschule Hannover aufgenommen, die wegen einer schizophrenen Psychose (ICD 295) erstmals stationär behandelt werden mußten und im Zeitraum zwischen 1.1.1973 und 31.12.1978 wieder entlassen worden waren. Anhand der Basisdokumentation der Klinik sowie einer Dokumentation über alle Patienten mit Wohnsitz im Sektor, die in einer anderen psychiatrischen Einrichtung im Großraum Hannover aufgenommen worden waren, wurden die Patienten erfaßt, die diese Kriterien erfüllten. Unter Benutzung der Krankenakten identifizierten daraufhin zwei Personen unabhängig voneinander diejenigen Patienten, die tatsächlich erst innerhalb des genannten Zeitraums erstmals in ihrem Leben in einer psychiatrischen Klinik stationär behandelt worden waren. Unter Zuhilfenahme der anamnestischen und psychopathologischen Angaben in den Krankengeschichten überprüfte daraufhin ein Psychiater die Diagnosen. Alle unklaren oder Verdachtsfälle wurden ausgeschieden.

Auf die eben beschriebene Weise konnten 40 Männer und 31 Frauen bestimmt werden, die die eingangs genannten Auswahlkriterien erfüllten. Anhand der genannten Dokumentationen und der Krankenakten rekonstruierten wir die Institutionskarrieren unserer Patienten bis zum 31.12.1979.

Beide nach dem Geschlecht gebildeten Patientengruppen differierten nicht signifikant hinsichtlich der klinischen Zuordnung zu Subtypen der Schizophrenie. Auch hinsichtlich des Alters und der Schulbildung bestanden keine statistisch bedeutsamen Unterschiede. Der Anteil der Berufstätigen war bei den Männern deutlich höher als bei den Frauen, von denen ein Drittel Hausfrauen waren. Rund drei Viertel der Männer waren ledig, bei den Frauen dagegen zwei Fünftel verheiratet sowie ein Fünftel geschieden.

Ergebnisse. In der folgenden Tabelle haben wir die nach der Entlassung aus der ersten stationären Behandlung in psychiatrischen Einrichtungen verbrachten Personentage getrennt nach dem Geschlecht aufgeführt:

	männlich		weiblich	
vollstationär	10 473	(15.1%)	1 441	(3.4%)
teilstationär	2 375	(3.4%)	337	(0.8%)
Wohnheim	6 613	(9.6%)	135	(0.3%)
nicht in psychiatrischen Institutionen	49 720	(71.9%)	40 413	(95.5%)

Tab. 1. In den verschiedenen psychiatrischen Institutionen verbrachte Personentage

Die Diskrepanz ist augenfällig: Männer verbrachten rund 28% des Untersuchungszeitraums in psychiatrischen Institutionen, Frauen nur knapp 5%! Teilstationäre Einrichtungen (Tagesklinik) und Wohnheime wurden fast ausschließlich von Männern in Anspruch genommen. Langzeitaufenthalte - definiert als kontinuierliche Aufenthalte in einer psychiatrischen Institution von mindestens 1 Jahr Dauer - waren mit einer einzigen Ausnahme ausschließlich bei Männern zu registrieren: 7mal im vollstationären Bereich, 3mal in der Tagesklinik und 6mal im Wohnheim.

Studiert man mit Hilfe der Life table-Methode (vgl. FLEISS et al.1976) einzelne Stationen der Institutionskarriere, so fällt auf, daß sich beide Geschlechter hinsichtlich des ersten stationären Aufenthalts nicht wesentlich voneinander unterscheiden. Wie in Abbildung 1 erkennbar, verhalten sich die Entlassungschancen für Männer und Frauen ähnlich, der Median der Aufenthaltsdauer liegt bei den Männern bei 2.3 Monaten, bei den Frauen bei 2.0 Monaten.

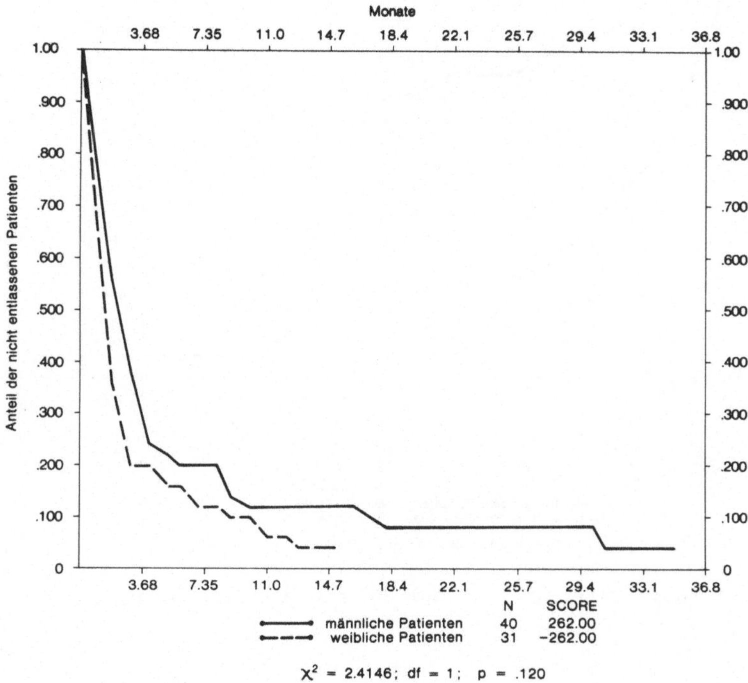

Abb. 1. Erster stationärer Aufenthalt.

Untersucht man dagegen mit der gleichen Methode die sich an den Erstaufenthalt anschließende Phase, so stößt man auf beträchtliche Divergenzen zwischen beiden Geschlechtern (Abb.2). Der Median für die Zeitspanne zwischen der Entlassung aus der ersten stationären Behandlung und einer eventuellen Wiederaufnahme liegt für die Männer bei 14.5 Monaten, für die Frauen bei 46.5 Monaten. Während das Rehospitalisierungsrisiko bei den Frauen erst nach dem 2. Jahr kontinuierlich bis zur 2. Hälfte des 4. Jahres ansteigt, ist bei den

Männern darüber hinaus auch in den ersten 1 1/2 Jahren unmittelbar nach Entlassung das Risiko einer erneuten stationären Aufnahme besonders groß (im 2. Halbjahr 4mal höher als das der Frauen) (Abb. 3).

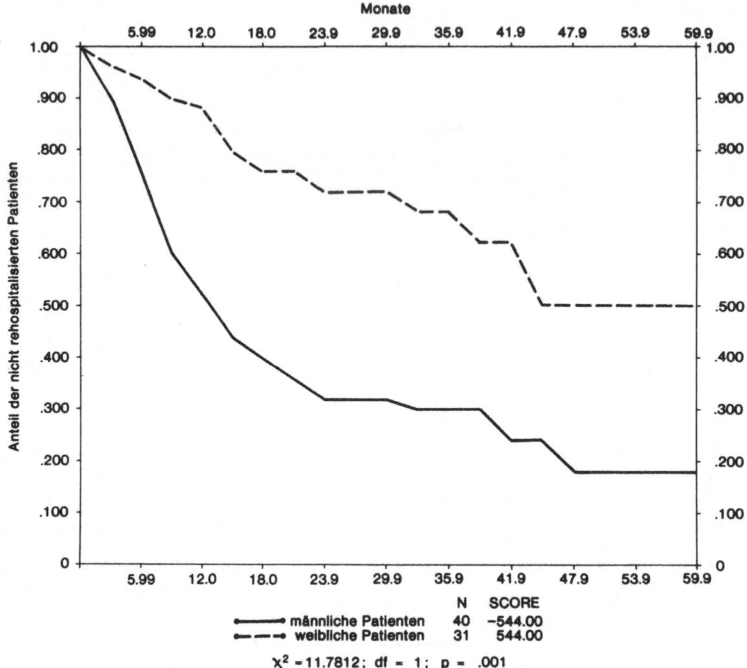

Abb. 2. Intervall zwischen 1. und 2. stationären Aufenthalt

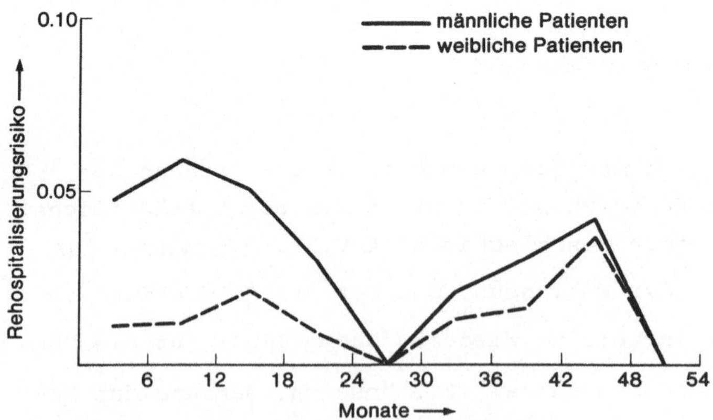

Abb. 3. Rehospitalisationsrisiko

Schließlich unterscheiden sich auch beide Geschlechter deutlich hinsichtlich des zweiten stationären Aufenthalts (Abb. 4). Die Chance einer Entlassung ist hier für Frauen besser; der Median der Aufenthaltsdauer beträgt für sie nur 1.0 Monat während er bei den Männern ähnlich hoch liegt wie bei der ersten Hospitalisation, nämlich bei 2.2 Monaten.

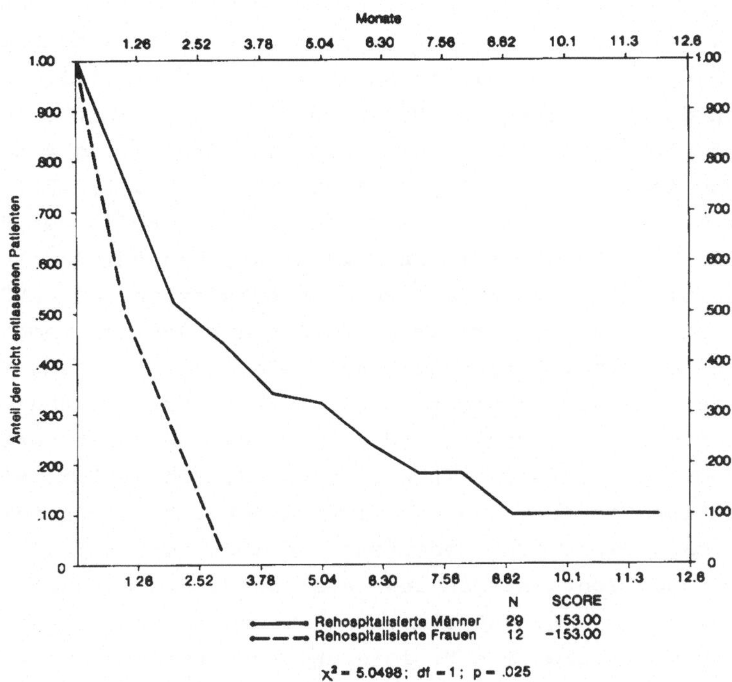

Abb. 4. Zweiter stationärer Aufenthalt

Diskussion. Unter analytischen Gesichtspunkten lassen sich verschiedene Determinanten der Institutionskarriere schizophrener Kranker identifizieren, die in wechselseitiger Beziehung zueinander stehen. Diese sind im Kranken selbst, seiner sozialen Umwelt und den Bedingungen der psychiatrischen Versorgung zu lokalisieren. Zum einen ist die Art und Ausprägung der psychischen Störung von Bedeutung. Es stellt sich die Frage, ob nicht "endogene" bzw. hereditär bestimmte geschlechtsabhängige Varianten der Psychopathologie und Verlaufsdynamik schizophrener Psychosen existieren. Denkbar wäre, daß männliche und weibliche Kranke eine unterschiedliche psychophysiologische Vulnerabilität aufweisen. Darüber hinaus hat das von der psychischen Störung nicht unabhängig zu sehende Krankheitsverhalten der Betroffenen Einfluß auf die Institutionskarriere. Wir denken hier besonders an das Hilfesuch- und Inanspruchnahmeverhalten, die Kooperationsbereitschaft und Einsicht in die Notwendigkeit eines Aufenthalts in einer psychiatrischen Einrichtung. Die Erfahrungen im ambulanten psychiatrischen/psychotherapeutischen Bereich würden hier allerdings eine zu unseren Ergebnissen konträre Relation zwischen Männern und Frauen erwarten lassen. Gut mit unseren Befunden in Einklang steht die aus der Rollentheorie abgeleitete Hypothese, daß die an Männer traditionellerweise gerichteten Rollenerwartungen in geringerem Maße durch psychische Störungen bedingte Normabweichungen tolerieren. Während nämlich die Erfüllung der Berufsrolle für den Mann obligatorisch ist - und für dessen Fremd- wie Selbst(ein)schätzung von eminenter Bedeutung ist, ist sie für die Frau fakultativ. Die Frau, wenn überhaupt berufstätig, kann immer noch auf die Rolle der Hausfrau ausweichen. Die Tätigkeit im Haus weist aber manche Parallelen zu den Arbeitsbedingungen in Beschützenden Werkstätten auf (ANGRIST et al., 1972). Ein weiteres für die Erklärung der von uns beobachteten Unterschiede der Institutionskarriere relevantes soziales Moment könnte sein, daß weibliche Schizophrene zur Zeit ihrer ersten Hospitalisierung häufiger verheiratet sind als Männer und damit bereits besser in das soziale Netzwerk eingebunden sind. Schließlich sind für die Institutionskarriere quantitative wie qualitative Aspekte der psychiatrischen Versorgung bedeutsam. Denkbar ist, daß die von uns gefundenen Geschlechtsunterschiede erst durch das auf Rehabilitation abgestellte Versorgungssystem, das im Gegensatz zur kustodialen Anstaltspsychiatrie eine Minimierung der institutionellen Verweildauern anstrebt, provoziert bzw. akzentuiert wurden - etwa dadurch, daß die Kranken den oben genannten sozialen Einflüssen jetzt stärker exponiert sind.

Literatur.

ANGRIST,S. et al.: The home as a sheltered workshop. Unveröffentlichtes Manuskript 1972

BAUER,M.: Sektorisierte Psychiatrie im Rahmen einer Universitätsklinik. Enke: Stuttgart 1977

BAUER,M.: Gemeindenahe Versorgung oder Es geht auch anders, aber so geht es auch. Psychiat.Prax. 7 (1980) im Druck

ECKMANN,F. et al.: Die Psychiatrische Basisdokumentation, Nervenarzt 44: 561 - 568 (1973)

FLEISS,J.L. et al.: The life table. Arch.Gen.Psychiat. 33: 107 - 112 (1976)

DAS FALLREGISTER PSYCHISCH BEHINDERTER AM PLK WEINSBERG
KONZEPTION, REALISIERUNG UND ERSTE ERFAHRUNGEN

Werner Alle und Jens Kunow
Psychiatrisches Landeskrankenhaus Weinsberg,
Ärztlicher Direktor: Prof. Dr. med. F. Reimer

In den letzten Jahren haben sich die psychiatrischen Dienste differenziert, und immer mehr verschiedenartige Institutionen wurden durch psychisch Behinderte in Anspruch genommen. Dadurch wird dieser Versorgungsbereich zunehmend unübersichtlicher. In dieser Situation soll ein kumulatives Register zur Analyse des Strukturwandels in der psychiatrischen Versorgung beitragen. Ein solches Register wurde vom Forschungsprojekt Behindertenregister in den Jahren 1978 und 1979 für chronisch psychisch Kranke in der Region Franken aufgebaut.

A. Konzeption des Weinsberger Fallregisters

Register stellen eine Sammlung von Daten dar, die als Datenverbundsysteme oder auch als Datenbanken bezeichnet werden können. Von diesem allgemeinen Begriff "Register" hebt sich der Begriff "Fallregister" dadurch ab, daß in einem Fallregister die Daten kumulativ personenbezogen gespeichert werden. Kumulativ heißt, daß die Daten über Zeit und Raum (evtl. verschiedene Datenquellen) verbunden werden ("Record Linkage"); personenbezogen heißt, daß die Daten über Personen mit einem oder mehreren gemeinsamen Merkmalen gesammelt werden. Fallregister, in denen Personen mit psychiatrischen Krankheiten, Rauschgiftsüchtige oder Suizide erfaßt werden, heißen psychiatrische Fallregister.

Die Population für ein psychiatrisches Fallregister ist meist so definiert, daß es sich dabei um die Patienten handelt, die Kontakt zu einer psychiatrischen Einrichtung haben. Dadurch erleichtert sich die Erfassung der Fälle für das Register sehr, aber das Problem der psychiatrischen Patienten, die sich außerhalb der medizinisch-psychiatrischen Einrichtungen befinden, wird völlig außer acht gelassen.

Die Ziele psychiatrischer Fallregister lassen sich folgendermaßen zusammenfassen (vgl. WING, 1973):

1. Herstellung eines Bezugsrahmens für intensivere Studien.
Das Fallregister liefert Daten z.B. zu einer bestimmten Diagnosegruppe oder für Verlaufsuntersuchungen.

2. Gewinnung von Daten für Planung und Führung von Einrichtungen.
Die Bereitstellung von Daten in Form von Jahresstatistiken ist in einem Fallregister leicht möglich.

3. Vergleich mit anderen Fallregistern.
Der Vergleich mit anderen Fallregistern ist allerdings problematisch, da sich die Fallregister untereinander in Menge und Art der erhobenen Daten unterscheiden.

4. Epidemiologische Forschung.
Hierzu ist es notwendig, daß Fallregister sich auf eine geographisch umschriebene Region beziehen, über die weitere Informationen vorliegen. In der Regel werden sie also, wie auch das Fallregister Weinsberg, mit einer politisch-administrativen Region übereinstimmen.

5. Aufzeigen von Lücken in den Versorgungseinrichtungen.
Das Aufzeigen von Lücken ist nicht allein durch deskriptive Statistiken zu erreichen, es gehört auf jeden Fall eine intensive Studie dazu. Ziel 5. ist eine Erweiterung der Punkte 1., 2. und 4.

Beim Aufbau eines psychiatrischen Fallregisters treten folgende Probleme auf:

1. Fallidentifikation: Die erste Schwierigkeit beim Erstellen eines Fallregisters besteht darin, die Kriterien festzulegen, nach denen ein Fall identifiziert wird. Hierbei ist es wichtig, daß die Kriterien die zu erfassende Population eindeutig und vollständig aus der Gesamtheit der Individuen selektieren.

2. Matching der neu hinzukommenden Daten mit dem Bestand: Nach der Fallidentifikation schließt sich das Problem des Matching an. Jeder "neue" Fall muß entweder in den Datenbestand eingefügt werden, oder er muß einen bestehenden Datensatz updaten. In Ländern mit Personenkennziffern (z.B. Dänemark oder auch die USA mit den Sozialversicherungsnummern) ist dieses Problem schon gelöst, da das Fallregister einfach auf der Personenkennziffer aufgebaut ist. In anderen Ländern (z.B. Großbritannien oder Bundesrepublik Deutschland) muß die Aufgabe des Matching selbst gelöst werden, indem eine Identifikation durch eine eindeutige Schlüsselnummer gewährleistet wird.

3. Vollständigkeit der Daten: Die Vollständigkeit der Daten kann dreierlei bedeuten:
- Es werden die wichtigsten Merkmale festgehalten (inhaltliche Vollständigkeit)
- Es werden die relevanten Merkmale erhoben (formale Vollständigkeit)
- Es werden alle Personen der Risikopopulation erfaßt (epidemiologische Vollständigkeit).

Die beiden ersten Gesichtspunkte stehen in einem Spannungsverhältnis zueinander: Oft sind "wichtige" Merkmale (z.B. erreichter Schulabschluß) bei der fraglichen Population nicht hinreichend verläßlich erfaßbar, während leicht erfaßbare Merkmale (wie z.B. Kostenträger) die angestrebte Information (hier soziale Schicht) nur unzureichend bieten.

Lösungsmöglichkeiten sehen wir in einer Beschränkung auf wenige zentrale Variablen, die möglichst durch mehrere sich ergänzende Merkmale operationalisiert werden sollten.

Die Definition für den zu erfassenden Personenkreis des Weinsberger Registers muß sehr pragmatisch ausfallen, um auch im Routinebetrieb des Psychiatrischen Landeskrankenhauses praktikabel zu sein. Es kommen folgende Patienten in das Register:

- länger als ein Jahr kumulativ in stationärer Behandlung
- fünf und mehr Aufnahmen in das PLK
- aus dem PLK in ein Heim oder eine psychiatrische Obergangseinrichtung verlegt.

Nach dieser Definition sind zur Zeit (Juni 1980) ca. 3.000 Patienten im Register erfaßt. Wünschenswert wäre es, auch diejenigen Personen zu erfassen, die zu Hause z.B. als Rentner leben und keinen Kontakt zu einer psychiatrischen Einrichtung mehr haben. Dieser Personenkreis ist natürlich ungleich schwieriger zu erfassen als Personen, die die obengenannten Kriterien erfüllen und in psychiatrischem Kontakt stehen. Der Gedanke, diesen Personenkreis über Auskünfte Dritter (wie z.B. Sozialamt oder Arbeitsamt) zu ermitteln, ist nach den Datenschutzbestimmungen problematisch und auch angesichts der größeren Sensibilität gegenüber der Weitergabe von Daten nicht gangbar (vgl. das Mannheimer Register, bei dem die privaten Psychiater die Weitergabe von Daten seit der Einführung des Datenschutzgesetzes verweigern).

Um eine Vergleichbarkeit mit anderen Fallregistern anzustreben, müßten in allen Fallregistern die gleichen Merkmale pro Fall erhoben werden (identischer Beobachtungsvektor). Aus der Literatur zu psychiatrischen Fallregistern geht hervor, daß ein einheitlicher standardisierter Beobachtungsvektor bisher nicht existiert. Deshalb muß auch für das Weinsberger Fallregister ein eigener Beobachtungsvektor definiert werden, der die folgenden Merkmale umfaßt:

- identifizierende Daten
  (Name, Vorname, Geburtsname, Geschlecht, Geburtsdatum)
- soziale Daten
  (Familienstand, erlernter Beruf, Arbeitssituation, Schulbildung)
- psychiatrische (klinische) Daten
  (kumulierte Verweilzeiten psychiatrischer Aufenthalte, Datum der Erstaufnahme, Alter bei Ersterkrankung, Diagnosengruppe, Beginn und Ende der Aufenthalte)
- institutionsbezogene Daten
  (Träger, Entfernung zum PLK, Anzahl Bewohner, Größe).

Die klinisch-psychiatrischen Daten im Fallregister müssen auf jeden Fall besonders geschützt werden. Für einen angemessenen Datenschutz reicht es u.E. aus, die Daten anonymisiert in einer statistischen Datenbank zu speichern und die Zuordnung der identifizierenden Daten zur laufenden Nummer unter Verschluß zu halten. Ein solches Vorgehen entspricht dem bei führenden Fallregistern üblichen.

Hier muß das Problem aufgezeigt werden, daß auch aus einer anonymisierten statistischen Datenbank vermutlich jede Person (!) rückidentifiziert werden kann (vgl. STEINMÜLLER et al., 1978, und JACOBS, 1973). Bei der Rückidentifizierung müssen jedoch identifizierende Merkmale der Person bekannt sein, es muß physischer Zugang zum Datenträger möglich sein, und schließlich müßte auch ein beträchtlicher technischer Aufwand getrieben werden. Unter diesen Gesichtspunkten scheint uns die Gefahr der Rückidentifizierung doch erheblich eingeschränkt zu sein.

B. Realisierung des Weinsberger Fallregisters

Ausgehend von den oben definierten Zielen und unter Berücksichtigung der geringen Manpower des Projekts müssen für das Weinsberger Fallregister psychisch Behinderter möglichst wenige Merkmale erhoben und möglichst alle Datenquellen des PLK erschlossen werden. Aus diesem Grunde ist das Fallregister auf der psychiatrischen Basisdokumentation von Baden-Württemberg aufgebaut.

Um die Datensammlung der Basisdokumentation für unser Fallregister zur Verfügung zu haben, war unsere erste Aufgabe, die Daten der Basisdokumentation in ein anonymes psychiatrisches Fallregister umzuwandeln. Zu jeder Aufnahme in ein PLK in Baden-Württemberg ist ein anonymer Datensatz gespeichert. Jeder Satz enthält als identifizierende Merkmale Geburtsdatum, Geschlecht und einen Schlüssel für den Geburtsnamen. Daraus bilden wir die folgende zwölfstellige Identifikationszahl (I-Zahl):

1 - 2 Geburtstag
3 - 4 Geburtsmonat
5 - 8 Geburtsjahr
9 Geschlecht
10-11 Geburtsname
12 Feld für Mehrfachbelegungen.

Durch Verknüpfen aller Aufnahmen eines Patienten über seine I-Zahl erhalten wir ein anonymes psychiatrisches Fallregister. Das psychiatrische Fallregister aus der Basisdokumentation ist hierarchisch in drei Stufen gegliedert:

1. Stufe: Identifizierende Daten (I-Zahl)
2. Stufe: Daten pro Aufnahme (Aufnahmenummer, Aufnahme von usw.)
3. Stufe: Diagnosen je Aufnahme (verschlüsselt nach ICD)

Aufbauend auf diesem allgemeinen psychiatrischen Fallregister, müssen für das Spezialregister der psychisch Behinderten nur noch wenige Merkmale erhoben werden:

- Anzahl der Aufnahmen
- Wann und woher (je Aufnahme: letzter Aufenthaltsort)
- Wohin entlassen (nach Hause, in ein Heim, in eine Reha-Einrichtung; inkl. Anschrift)
- Referenznummer zur Basisdokumentation und identifizierende Merkmale.

Mit diesen relativ wenigen zu erhebenden Merkmalen und mit der oben gezeigten neuen Struktur der Basisdokumentation definierten wir eine Datenstruktur für das Weinsberger Fallregister, die ohne irgendwelche Sortier- und Mischvorgänge personenbezogene, einrichtungsbezogene und krankheitsbezogene Auswertungen der Daten erlaubt.

Die Daten aus der Basisdokumentation werden nur virtuell in das Register eingebunden (d.h. diese Daten können außerdem separat ausgewertet werden, ohne jeweils das gesamte Behindertenregister benutzen zu müssen). Die Diagnosen-Texte werden mit dem Behindertenregister und mit dem anonymen Fallregister aus der Basisdokumentation assoziativ verknüpft. Dies erspart Speicherplatz, und es ermöglicht trotzdem Textausgabe beim Auswerten. Zusätzlich werden bei Bedarf die aktuellen Anschriften der Behinderten assoziativ eingebunden.

Die Datenhaltung und Datenauswertung wurde am Rechenzentrum der Universität Heidelberg realisiert. Die netzwerkartige Datenstruktur (vgl. Abb. 1) ist im Datenbanksystem RAMIS abgebildet. Die Auswertungen erfolgen über den Report-Generator des Datenbanksystems und die am Rechenzentrum angebotenen Statistikpakete SAS und BMDP.

Das Weinsberger Fallregister ist durch diese Realisierung ein Beispiel für die Nutzung von im Routinebetrieb des Krankenhauses erhobenen Daten für die Forschung. Es ist mit verhältnismäßig geringem Aufwand übertragbar auf alle Institutionen, die der Basisdokumentation Baden-Württemberg angeschlossen sind oder über eine ähnliche Routinedokumentation verfügen.

C. Ein Anwendungsbeispiel des Weinsberger Fallregisters

Wir wollen abschließend die Anwendbarkeit unseres Fallregisters an einer medizin-soziologischen Fragestellung demonstrieren. Die meisten der in psychiatrischen Krankenhäusern behandelten Patienten werden nach mehr oder minder langer Behandlung wieder nach Hause entlassen. Für eine beträchtliche Minderheit aber muß im Anschluß an ihre Behandlung im Krankenhaus eine andere Lösung als die Entlassung nach Hause gefunden werden, sie benötigen Pflege in einem Heim oder die Hilfe einer Rehabilitations-Einrichtung. Bei der Entscheidung, ob ein Patient in ein Heim, in eine Rehabilitations-Einrichtung oder nach Hause entlassen wird, spielen neben Art und Schweregrad der Erkrankung soziale Gegebenheiten eine erhebliche Rolle.

Abbildung 1: Datenstruktur des Weinsberger Fallregisters

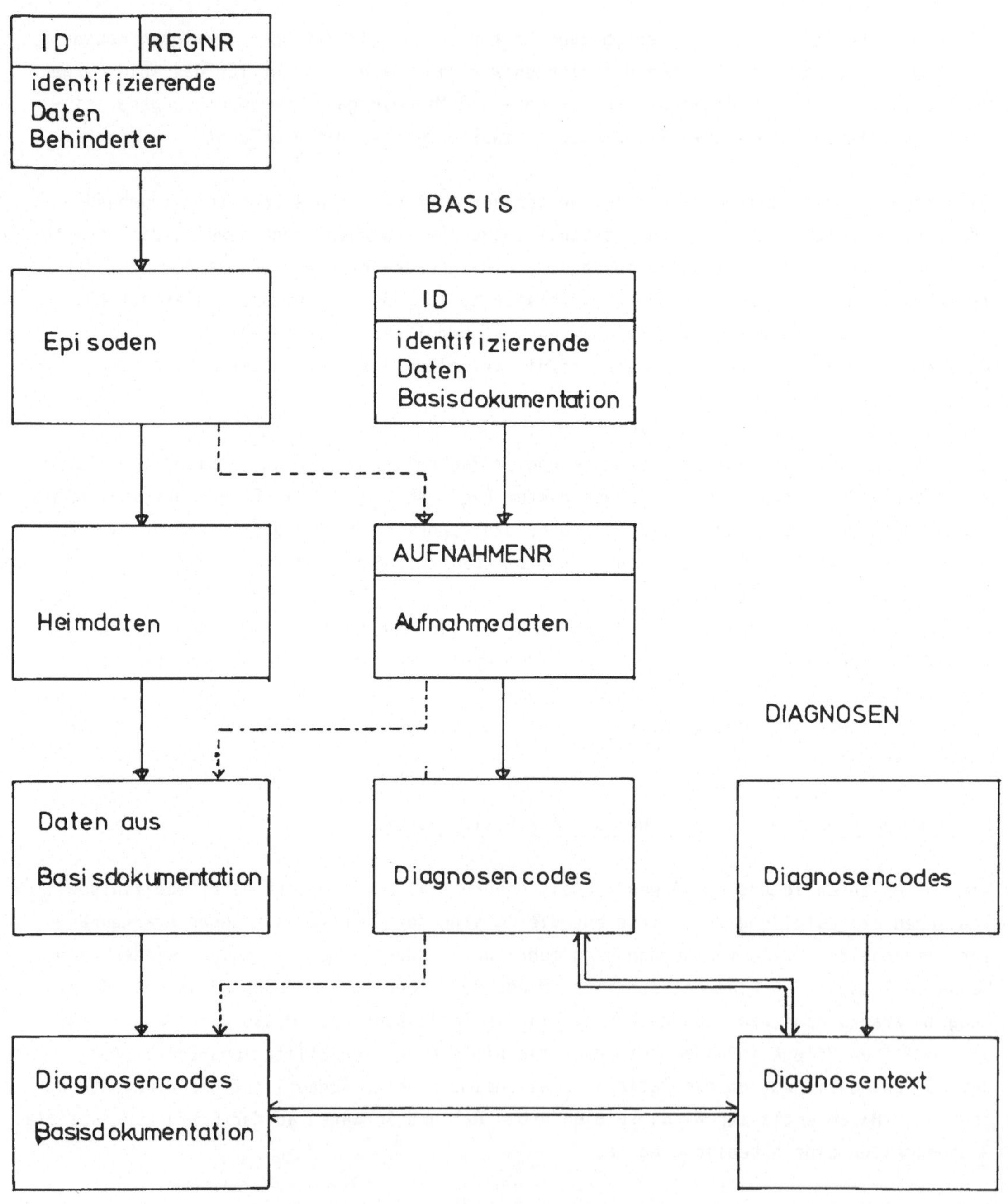

Wohin ein Patient entlassen wird, wird nach unseren Vermutungen durch dieselben Faktoren mitbestimmt, die bereits die Dauer seines stationären Aufenthaltes beeinflussen: Soziale Isolation, geringe berufliche Qualifikation und höheres Lebensalter begünstigen eine Heimunterbringung (vgl. etwa DEGKWITZ/SCHULTE 1971, KUNZE 1980). Darüber hinaus vermuten wir, daß auch das Vorliegen eines Rentenanspruchs - unabhängig vom Lebensalter - die Entlassung in ein Heim und nicht in eine Rehabilitations-Einrichtung oder nach Hause begünstigt. Weiterhin vermuten wir, daß bei Frauen eine berufliche Wiedereingliederung nicht mit der gleichen Intensität wie bei männlichen Patienten angestrebt wird.

Eine erste Durchsicht unserer Daten zeigt bereits, daß diese Hypothesenstruktur die tatsächlich ablaufenden Prozesse zu stark vereinfacht. Es finden sich eine Reihe kurvi linearer Zusammenhänge, was darauf hindeutet, daß faktisch ein zweistufiger Entscheidungsprozeß abläuft. Die vom behandelnden Arzt zunächst entschiedene Frage dürfte seir Entlassung nach Hause oder in eine Institution? Die zweite Frage, die erst gestellt wird, wenn eine Entlassung nach Hause nicht möglich ist, dürfte lauten: Entlassung in ein Heim oder in eine Rehabilitations-Einrichtung?

Für die erste Entscheidungsstufe (nach Hause oder in eine Einrichtung) ist der medizinische Behandlungserfolg von geringerer Bedeutung als erwartet ($r = - .18$). Praktisch keine Rolle spielen das Geschlecht des Patienten und seine berufliche Qualifikation. Lediglich hohes Lebensalter und soziale Isolation scheinen von den hier untersuchten Merkmalen eine institutionelle Versorgung zu begünstigen (hohes Lebensalter: $r = .14$, soziale Isolation: $r = - .24$).

Ist - aus bisher noch unbefriedigend geklärten Gründen - die Entscheidung für eine wei tere institutionelle Versorgung des Patienten gefallen, so erweisen sich fast alle von uns ausgewählten Parameter als bedeutsam: Wichtigstes Differenzierungskriterium für di Verlegung in ein Heim und nicht in eine Rehabilitations-Einrichtung ist das Alter des Patienten ($r = .41$) und das Vorliegen eines Rentenanspruches ($r = .42$). Diese Aussage trifft auch dann zu, wenn man nur Patienten berücksichtigt, die noch nicht das Rentenalter erreicht haben, also jünger als 60 Jahre sind. Der von den Kostenträgern bisher vertretenen rigiden Definition von Rehabilitation (vgl. HESS et al., 1979, S. 11) entspricht die Feststellung, daß Patienten, bei denen bisher nur ein mäßiger medizinischer Behandlungserfolg erreicht werden konnte, eher in ein Heim entlassen werden ($r = .23$). Ebenfalls eher in ein Heim verlegt werden weibliche Patienten ($r = .22$). Die bisher erreichte berufliche Qualifikation spielt dagegen nach den uns vorliegenden Daten - im Gegensatz zu den Ergebnissen anderer Autoren - keine Rolle ($r = .06$).

Die von uns zur Erklärung herangezogenen Variablen hängen z.T. untereinander zusammen. Wir haben deshalb mit Hilfe eines multivariaten Analyseverfahrens (Diskriminanz-Analyse) zu klären versucht, wieweit die uns zur Verfügung stehenden Prädiktoren die Entlassung eines Patienten in ein Heim und nicht in eine Rehabilitations-Einrichtung vorauszusagen vermögen. Eine Verlegung in ein Heim läßt sich danach in 91 % aller Fälle, eine Verlegung in eine Rehabilitations-Einrichtung nur in 47 % zutreffend voraussagen. Dies dürfte Folge des unbefriedigenden Angebots an Rehabilitationsleistungen für psychisch Kranke und eine Folge der Tatsache sein, daß die in vielen Fällen ungeklärte Kostenfrage Maßnahmen begünstigt, die nicht im Interesse der Kranken liegen.

Anschrift der Verfasser
Werner Alle und Jens Kunow
Weissenhof 20, D-7102 Weinsberg.

LITERATUR

ALLE, Werner (1979):
Aufbau eines kumulativen Fallregisters für chronisch psychisch Kranke im Einzugsgebiet des Psychiatrischen Landeskrankenhauses Weinsberg
Heilbronn-Heidelberg: Diplomarbeit Medizinische Informatik

DEGKWITZ, Rudolf /P.W. SCHULTE (1971):
Einige Zahlen zur Versorgung psychisch Kranker in der BRD - Status quo - Vorschläge zur Verbesserung
Nervenarzt 42, No. 4, pp. 169-180

HESS, G. et al. (1979):
Funktion und Bedeutung von Übergangswohnheimen
Heidelberg: Stiftung Rehabilitation

JACOBS, Günter (1973):
Die Unwirksamkeit der Anonymisierung von Individualdaten - dargestellt am Beispiel der amtlichen Studentenstatistik
Öffentliche Verwaltung und Datenverarbeitung 3, No. 6, pp. 258-261

KUNZE, Heinrich (1980):
Psychiatrische Übergangseinrichtungen und Heime
Universität Heidelberg: Habilitationsschrift

REIMER, Fritz (1979):
Klinifizierung, Fehlplacierung und Praxis der Heimverlegung
Spektrum der Psychiatrie und Nervenheilkunde 8, Nr. 1, pp. 7-10

STEINMÜLLER, Wilhelm / Leonhard ERMER / Wolfgang SCHIMMEL (1978):
Datenschutz bei riskanten Systemen
(Informatik-Fachberichte, Band 13)
Berlin-Heidelberg-New York: Springer Verlag

WING, John K. (1973):
Psychiatrische Fallregister
Nervenarzt 44, pp. 576-580

WING, John K. / E.R. BRANSBY (1970):
Psychiatric Case Register
(Statistical Report Series, No. 8)
London: Department of Health and Social Security
Her Majesty's Stationery Office

Prognose und Probleme der Verlaufsbeobachtung fokaler zerebraler Ischämie/Infarkte bei jungen Erwachsenen

A. Taghavy, D. Vogler
Neurologische Klinik im Kopfklinikum
der Universität Erlangen-Nürnberg
Schwabachanlage 6
8520 Erlangen

Fokale zerebrale Ischämien/Infarkte (FCI) sind die häufigsten Ursachen des"Schlaganfalls" unter den zerebro-vaskulären Erkrankungen unabhängig von Altersgruppen. Schlaganfall als Todesursache steht z.B. in USA an 3. Stelle nach der Herzerkrankung und den malignen Tumoren.

FCI ist ein ungewöhnliches Ereignis unter jungen Erwachsenen. Die Inzidenz dieser Erkrankung in der Altersklasse unter 40 wird z.B. in Schweden bei 2 % angegeben (1). Höhere Inzidenzraten sind jedoch aus anderen geographischen Regionen mitgeteilt worden z.B. ca. 27,2 % und 32 % in Ceylon (2) und in Indien (3). Die Behandlung, Führung und Rehabilitation dieser Patienten ist ein wichtiges klinisches Problem. Es gibt wenig Arbeiten, die sich speziell mit der Problematik und Prognose dieser Altersklasse beschäftigt. Wir führten deswegen eine retrospektive Studie durch, zumal wir keine ähnliche Arbeit in der Bundesrepublik gefunden haben.

Krankengut und Methodik

Die erste methodische Etappe der Studie war es, alle Patienten vollständig zu erfassen, die in einem Zeitraum von 10 Jahren (1968-1977) mit der obigen Diagnose in der Univ.-Nervenklinik Erlangen stationär behandelt wurden, beim Auftreten der ersten Symptome das 40. Lebensjahr noch nicht vollendet hatten und nicht jünger als 15 Jahre waren. Die Entlassungsbücher dieser Jahrgänge wurden unter verschiedenartigen Diagnosen durchsucht, da vermutet wurde, daß FCIs auch unter anderen Hauptdiagnosen subsummiert worden waren. In das Krankengut aufgenommen wurden nur alle diejenigen, bei denen es sich aufgrund der klinischen Befunde unter Zuhilfenahme des Verlaufes und der apparativen Diagnostik (insbesondere cranialer Computertomographie und Angiographie) und/oder des Sektionsbefundes um einen sicheren FCI gehandelt hatte. Ausgeschlossen wurden Hirnvenenthrombosen und Hirnblutungen (inklusive Aneurysmablutung). Je ein Patient aus den Diagnosen TBC und Neurolues und 5 Patienten aus der Diagnose Migraine accompagneé erfüllten die Aufnahmekriterien. Bei der letzteren Diagnose wurden die Fälle mit einmaligen oder wenige Male sich wiederholendem Ereignis und eindeutiger Infarktsymptomatik hinzugezogen, während diejenigen mit häufig rezidivierender , vorwiegend oder ausschließlich subjektiver Symptomatik zum Ausschluß kamen. Das auf diese Weise zusammengestellte endgültige Patientenkollektiv setzt sich aus 86 Patienten zusammen.

Zur Beurteilung des Verlaufes und der Prognose strebten wir an, Nachuntersuchungen, resp. Nachfolgeinformationen von möglichst allen Patienten zu erhalten. Abbildung 1 zeigt die Vorgehensweise und die damit verbundene Problematik.

Nach eingehender Durchsicht der Krankengeschichten, einschließlich der nach der Entlassung erfolgten poliklinischen Nachuntersuchungen, wurde allen Patienten ein Fragebogen zugesandt. Sie wurden zu einer Nachuntersuchung einbestellt. Über die von dem Patienten angegebenen Krankenhausaufenthalte wurden Kopien der Entlassungsberichte angefordert. Nach Beendigung dieser Datenerhebung gelang es noch von allen denjenigen Patienten, die weder den Fragebogen beantwortet hatten noch zur Nachuntersuchung erschienen waren, telefonisch einen kurzen Bericht über den weiteren bisherigen Verlauf ihrer Erkrankung und ihren derzeitigen Gesundheitszustand zu bekommen. Bei den 44 Patienten, die zur Nachunter-

Abb. 1 Flußdiagramm der Nachbeobachtung zur Erfassung aller Patienten

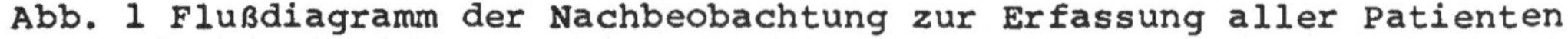

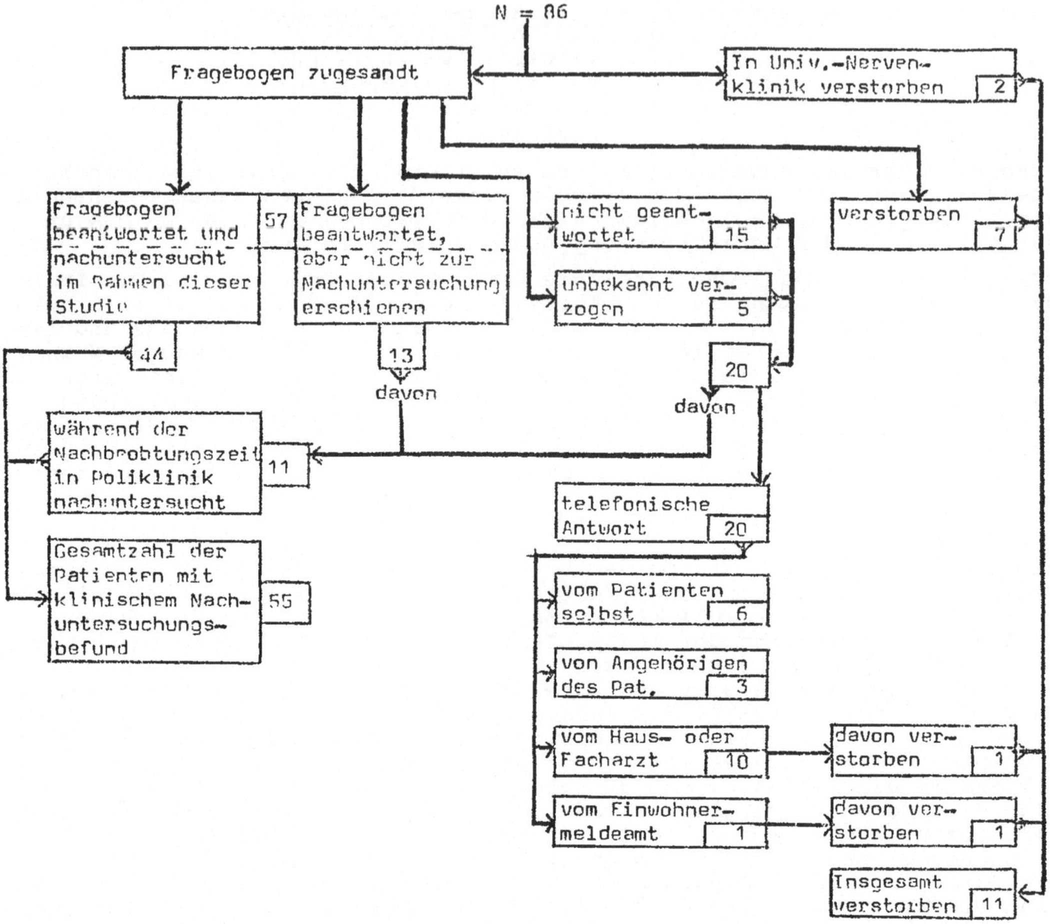

suchung erschienen, wurde eine eingehende neurologische Untersuchung durchgeführt, sowie eine Reihe Untersuchungen, einschließlich cardialer Computertomographie.

Der neurologische Befund der Patienten zu Beginn der Erkrankung, der Entlassungsbefund aus der Klinik, sowie der Befund bei der Nachuntersuchung wurde anhand einer dafür entwickelten neurologischen Bewertungsskala verschlüsselt.

Ergebnisse

Das Kollektiv setzt sich zusammen aus 46 Männern und 40 Frauen. Über die Ätiologie, Risikofaktoren, Epidemiologie und Lokalisation der Hirninfarkte wird an anderer Stelle berichtet (4).

Die Gesamtnachbeobachtungsdauer beträgt im Mittel 57,3 Monate (s = 33,4 Mon. min. 44 Tage, max. 132 Mon.) Insgesamt 11 (= 13 %) der 86 Patienten starben innerhalb des Nachbeobachtungszeitraumes, davon noch 2 während des ersten Aufenthaltes in der Univ.-Nervenklinik. Nur zwei dieser Todesfälle (= 10 %) stellten wir unter den 20 telefonisch nachnachbeobachteten Patienten fest. Bei 9 der 11 verstorbenen Patienten konnte die Todesursache ermittelt werden. Nur einer verstarb an einem Reinfarkt, jedoch 5 an den Grundkrankheiten, die auch den FCI herbeigeführt hatten. Diese Grundkrankheiten waren bei 3 Patienten cardialer Natur (kombiniertes Aortenvitium, Pulmonalstenose, hämodynamisch wirksame Myocardfibrose) und bei je einem Patienten TBC-Meningitis oder Schädelhirntrauma. 2 Patienten verstarben an Unfällen, (1 Verkehrs- und 1 Sportunfall) und einer an einem Bronchialkarzinom.

Die oben genannte Skala zur Bewertung der neurologischen Befunde der Patienten zeigt eine gute Korrelation zum computertomographischen Befund, worüber an anderer Stelle berichtet wird. Wir nennen sie deshalb Erlanger-Hirninfarkt-Bewertungsskala (Erl.-HIBS) (5).

22 Patienten (26 % von n = 86) erholten sich neurologisch vollständig von ihrem FCI, davon 6 innerhalb 24 Stunden (was definitionsgemäß einer transitorisch-ischämischen Attacke entspricht), die restlichen 16 innerhalb eines größeren Zeitraumes von Tagen bis Monaten ("prolongierte ischämische Attacke"). 5 weitere Patienten wiesen noch minimalste, nur bei besonders sorgfältiger klinischer Untersuchung nachweisbare Restsymptome auf bei eindeutiger computertomographisch nachweisbarer Läsion. Weil diese Symptomatik so diskret war, die Patienten in ihrem Befinden nicht beeinträchtigte und auch sonst verhaltensneurologisch nicht bedeutsam war, wurden diese Patienten auch als vollständig gesund bewertet.

Die Abbildung 2a zeigt die Verlaufskurvenschar für alle überlebenden Patienten. Stützpunkte eines Verlaufs sind jeweils der Anfangsbefund bei Beginn des FCIs (Zeitpunkt: 0 Monate), der Entlassungsbefund und, soweit erhoben, der Nachuntersuchungsbefund. Der Anstieg der Verläufe ist bei den meisten Patienten im 1. und 2. Monat nach Beginn der Erkrankung extrem steil. In der meist verhältnismäßig langen Zeitspanne bis zur Nachuntersuchung kommt es in der Mehrzahl der Fälle zu einem

Abb. 2a

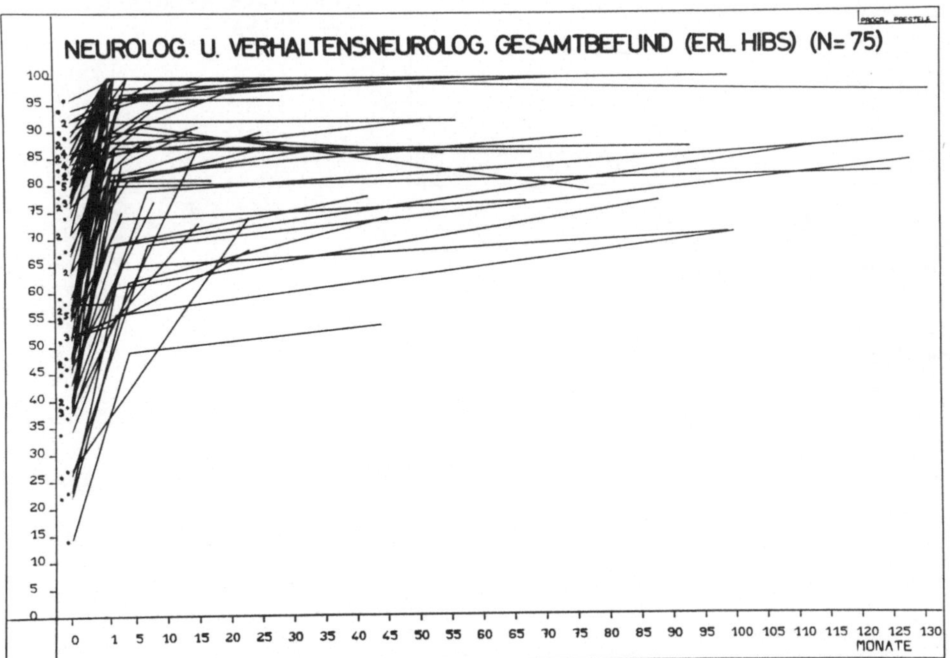

Abb. 2b

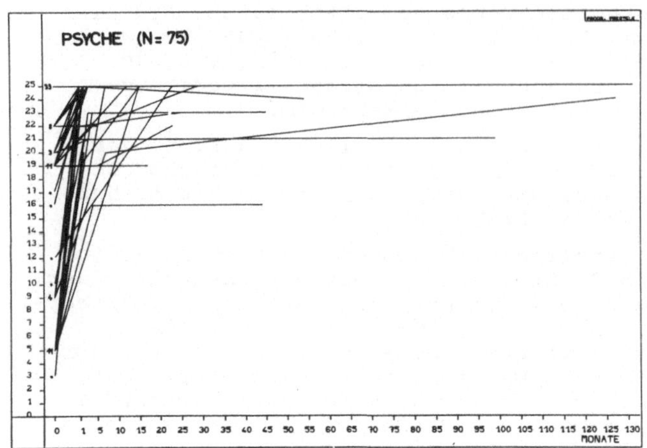

Abb. 2c

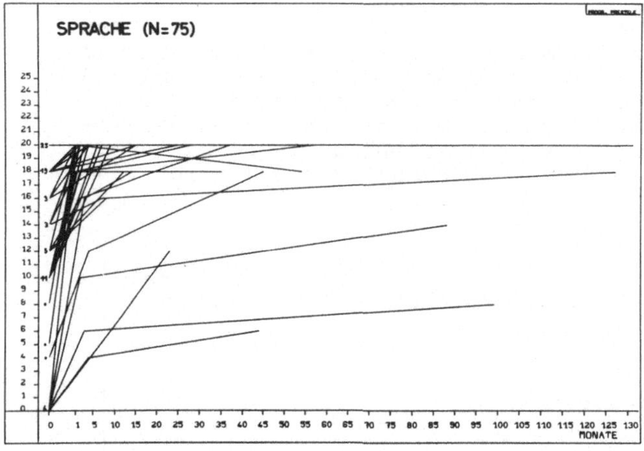

Abb. 2d

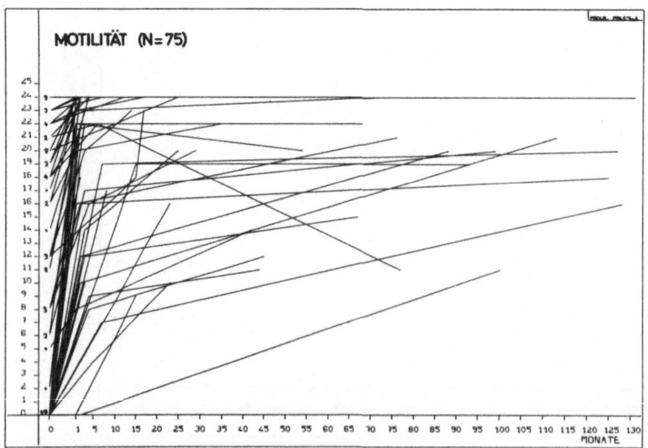

Abb. 2a - 2d

Verlaufskurvenscharen aller überlebenden Patienten

Abszisse: Zeit der Nachbeobachtung in Monaten

Ordinate: Punktwerte auf der Erl.-HIBS (100 ≙ völlig o.B.; 0 ≙ gestorben)

Der Nullpunkt der Zeitachse mußte um 5 Werte nach links verlegt werden, damit die Verläufe noch voneinander zu unterscheiden sind. Das Computerprogramm (6), mit dem diese Kurven geplottet wurden, ließ bei dieser Anzahl keine Kennzeichnung der Einzelverläufe mehr zu; deshalb wurde die Anzahl der in einem Anfangspunkt beginnenden Verläufe nachträglich eingefügt.

relativ flachen Anstieg der Kurven, was nur einer geringen Verbesserung des Befundes pro Zeiteinheit entspricht. Bei einigen wenigen Patienten senken sich die Verläufe. Dies ist in sämtlichen Fällen durch Reinfarkte bzw. rezidivierende Embolien zu erklären.

Die Verläufe der wertmäßig größten Teilkomponenten auf der Erl.-HIBS, Psyche, Motilität und Sprache, sind den Abbildungen 2ff zu entnehmen. Der psychische Befund weist eine besonders rapide und vollständige Erholungstendenz auf. Die meisten Kurven steigen sehr steil an und münden in den Normalbefund (25 Punkte) ein. In ähnlichem, aber geringerem Maße gilt dies auch für den sprachlichen Befund. Hier ist außerdem festzustellen, daß schwere Restaphasien nur nach ursprünglich kompletten Verlust der Sprache verblieben, wogegen aber andere, ursprünglich totale Aphasien sich fast vollständig erholten. Bei der Motilität ist ein großer Anteil an ursprünglich kompletten Halbseitenlähmungen zu verzeichnen. Bei dieser Komponente kann man aber nicht bei allen Patienten eine so starke frühzeitige Verbesserung ihres Befundes feststellen wie bei den Befunden Sprache und Psyche. Dafür steigen die Kurven in der Zeit bis zur Nachuntersuchung noch relativ steil an.

Bei der Beantwortung des Fragebogens sollten die Patienten die Entwicklung ihrer neurologischen oder verhaltensneurologischen Ausfälle auf einer Selbstbewertungsskala evaluieren. Diese Angaben wurden korreliert mit dem klinisch meßbaren Befund anhand der Erl.-HIBS. Die Ergebnisse zeigt die Tabelle 1. Es treten hier keine so hohen Korrelationskoeffizienten wie bei dem oben erwähnten Vergleich mit den CCT-Befunden auf. Ein Zusammenhang läßt sich nur zwischen der Selbstbewertung und dem aktuellen neurologischen Befund feststellen, dagegen nicht zu der Differenz der Befunde zwischen Beginn des FCI bzw. Entlassung aus der Klinik und der Nachuntersuchung. Bei diesen beiden treten sogar negative (nicht signifikante) Korrelationen auf. Die Abbildung 3 zeigt als Beispiel die Auftragung der Selbstbewertung zum Differenzbefund zwischen Entlassung und Nachuntersuchung. Man sieht, daß im linken Teil des Bildes, also bei den schlechteren Selbstbewertungen, eine Korrelation besteht, die sich aber nicht in die rechte Hälfte fortsetzt. In dieser Hälfte liegen aber vor allem jene Patienten, die sich aufgrund geringerer Anfangsläsionen fast vollständig oder komplett erholt haben.

Abb. 3

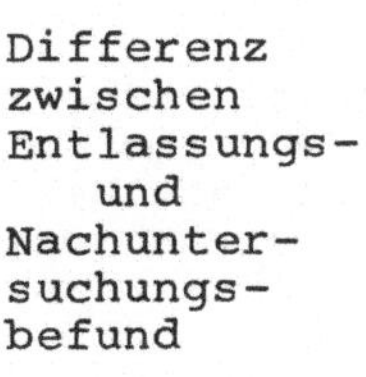

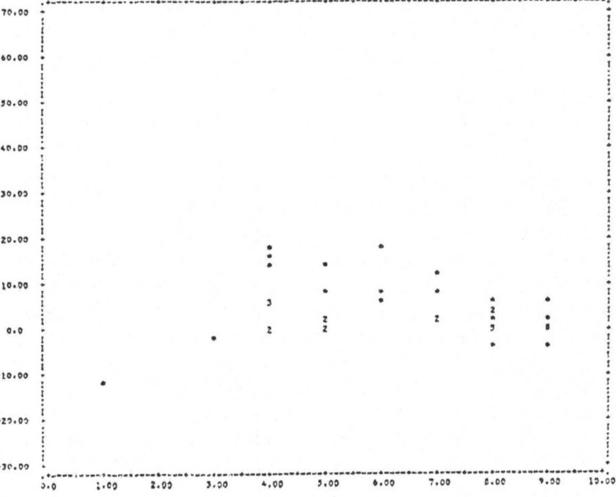

Selbstbewertung durch die Patienten

Tabelle 1 Korrelationen zwischen dem klinischen Befund anhand der Erl.-HIBS und der Selbstbewertung der Patienten.

	Selbstbewertung	
	Korrelations-koeffizient	Irrtumswahrschein-lichkeit %
Befund bei Nach-untersuchung	0,49	0,037
Differenz zwischen Anfang und Nach-untersuchung	-0,07	n.s.
Differenz zwischen Entlassung und Nachuntersuchung	-0,23	n.s.

Diskussion und Zusammenfassung

Die hier mitgeteilten Ergebnisse stellen nur einen Teil unserer Gesamtstudie dar, der sich besonders auf die Verlaufanalyse von FCIs bei jungen Erwachsenen bezieht. Verglichen mit anderen bisher zu diesem Thema erschienen ausführlicheren Arbeiten (7, 8, 9, 10) beinhaltet diese Arbeit die bisher größte Anzahl von Patienten, welche außerdem erstmalig zu 100 % nachbeobachtet wurde.

Der überwältigende Eindruck ist, daß FCIs bei jungen Erwachsenen eine sehr günstige Prognose haben. Sowohl die Sofort-, wie auch die Langzeit-Mortalität ist niedrig. Nur 2 von unserer Patienten starben noch in der Klinik, und insgesamt waren nur 11 (13 %) Todesfälle zu registrieren. Ähnliche Beobachtungen konnten Hindfeld und Nilsson bei ihren 64 Patienten machen. Aus unserem Kollektiv verstarb nur einer an einem Reinfarkt.

Diese insgesamt günstige Prognose kontrastiert zu der älterer Patienten mit dieser Erkrankung (11). Es wurde vermutet, daß dies auf die hohe Komplikationsrate in den höheren Altersgruppen zurückzuführen ist (8).

Ein weiterer Aspekt der hier dargestellten Befunde ist die rapide Verbesserung innerhalb der ersten 8 Wochen und die nur geringe Spätverbesserung.

Die Verläufe der einzelnen Teilkomponenten des klinischen Befundes wurden bei keiner der bisherigen Studien untersucht. In unserem Kollektiv fällt bei isolierter Betrachtung der Komponente Motilität ein bedeutsamer Anteil der Spätverbesserung an der Gesamtrehabilitation auf, was auf den Effekt der krankengymnastischen Nachbetreuung zurückgeführt werden kann. Weiterhin ist bemerkenswert, daß sich der psychische Befund bei den meisten Patienten rapide und weitgehend vollständig zurückbildet. Dies führen wir darauf zurück, daß die vom Infarkt nicht betroffenen Gebiete und vor allem die andere Hemisphäre bei den meisten Patienten vollkommen intakt, bzw. bei weitem nicht in dem Maße durch Hirnarteriosklerose geschädigt sind, wie das bei älteren Personen anzunehmen wäre.

An Ergebnissen, die für die Methodik bei weiteren Studien wichtig sind, haben wir zweierlei zu bemerken: Erstens ändert sich die Gesamtmortalität nach vollständiger Erfassung aller Patienten per Telefon nicht wesentlich im Verhältnis zur Mortalität der Gruppe von Patienten, die über Fragebogen und Nachuntersuchung nachbeobachtet wurden. Es braucht also nicht angenommen werden, daß man bei einer solchen "Fragebogenaktion" vor allem von verstorbenen Patienten keine Antwort erhält. Zweitens gaben die Patienten bei der Beantwortung der Selbstbewertungsskala im Fragebogen ihren aktuellen Befund wieder und nicht den Differenzbefund zwischen Entlassung und Nachuntersuchung, auf den die Fragestellung eigentlich gezielt hatte. Auf diese Tatsache ist bei der Erstellung von Selbstbewertungsskalen und Fragebögen zu achten.

Insgesamt unterstreichen die hier angeführten Ergebnisse die Tatsache, daß FCI bei jungen Erwachsenen als eine eigenständige klinische Krankheitseinheit angesehen werden muß (4).

Literaturangaben

1. Sjöström, A.: Hospitalized casses of stroke in a Swedish hospital region. In: Stroke, Thule International Symposia. Eds. A. Engel & T. Larson, Nordiska bokhandelns Förlag, pp. 41-56, 1967

2. Jolly S.S, et al: Cerebrovascular accidents in young adults. (15-40). Indian J Med Sci 25, 518- 523, 1971

3. Abraham J., Shetty G., Jose C.J.: Strokes in the young. Stroke 2, 258-267, 1971

4. Taghavy A., Vogler D.: Focal cerebral ischemia/infarction in young adults (A preliminary report). Angenommen in: Satellite Symposium of the XXVIII International Congress of Physiological Sciences, (im Druck)

5. Taghavy A., Vogler D.: Korrelationen zwischen der'Erlanger Hirninfarkt-Bewertungsskala' und der Größe von Hirninfarkten. (In Vorbereitung)

6. Prestele H.: Polyp - Ein Programm zum Plotten von Verlaufsdaten. Statistical Software, Newsletter 4, 51-58, 1978

7. Hindfelt B., Nilsson O.: The prognosis of ischemic stroke in young adults. Acta neurol. scand. 55, 123-130, 1977

8. Grindal A.B. et al: Cerebral Infarction in Young Adults. Stroke 9, 39-42, 1978

9. Turnheim M. et al: Eigenarten ischämischer Insulte bei jungen Erwachsenen. Wien. klin. Wochenschrift 89, 106-110, 1977

10. Snyder B.D., Ramirez-Lassepas M.: Cerebral Infarction in Young Adults. Stroke 11, 149-153, 1980

11. Baker R.N. et al: Prognosis among survivors of ischaemic stroke. Neurology 18, 933-941, 1968

LANGZEITVERLAUF NACH KAROTIS-OPERATION: BEDEUTUNG DER NEUROPSYCHIATRISCHEN SYMPTOMATIK

Th. Grobe, D. Raithel, A. Betz

Nervenklinik (Dir.: Prof. Dr. H. H. Wieck †) und
Chirurgische Klinik (Dir.: Prof. Dr. F. P. Gall)
der Universität Erlangen-Nürnberg
Schwabachanlage 6, D-8520 Erlangen

Da operative Eingriffe an den extrakraniellen Karotisabschnitten vorwiegend der Prophylaxe eines Schlaganfalls dienen, kann der Behandlungserfolg letztlich nur anhand von Langzeit-Beobachtungen belegt werden.

In Zusammenarbeit der Chirurgischen Klinik und der Nervenklinik der Universität Erlangen wurden in den Jahren 1977 und 1979 Nacherhebungen aller Patienten durchgeführt, die seit dem Jahr 1962 in der Chirurgischen Klinik an den Halsschlagadern operiert wurden. Dabei wurde im Jahre 1977 der Verlauf von 265 der 268 Patienten erfaßt, die zwischen 1962 und 1976 operiert wurden (2). Nach der von Cutler und Ederer (1958) angegebenen Methode wurden Überlebenstafeln erstellt und Überlebensraten errechnet[+] (1). Die Vier-Jahres-Überlebensrate der Gesamtgruppe der Patienten betrug 76± 6%. Eine Gruppenunterteilung erfolgte nach der üblichen Vier-Stadien-Einteilung (3) (Tab. 1).

Tabelle 1: Vier-Stadien-Einteilung extrakranieller Karotisstenosen.

Stadium I:	Asymptomatisches Karotisgeräusch
Stadium II:	Transitorische ischämische Attacken
Stadium III:	Akuter Schlaganfall
Stadium IV:	Abgeschlossener Schlaganfall

Die Patientengruppe des asymptomatischen Stadiums wies 1977 eine Drei-Jahres-Überlebensrate von 84 ± 10 % auf, die Gruppe des Stadiums II von 70 ± 9 % (95%-Konfidenz-Intervall).

+) Die Berechnungen wurden am Institut für Medizinische Statistik und Dokumentation der Universität Erlangen (Dir.: Prof. Dr. L. Horbach) unter dankenswerter Mithilfe von Herrn Priv.-Doz. Dr. W. Gunselmann durchgeführt.

Im Jahre 1979 erfolgte eine weitere Verlaufserhebung, in die die Patienten der Jahre 1977 und 1978 mit einbezogen wurden. Gegenüber der früheren Untersuchung wurden jedoch Patienten mit lediglich Probefreilegung der A. carotis nicht mit aufgenommen, sodaß zwei Patienten der Untersuchung 1977 ausgeschlossen wurden. 1979 konnten von 422 der insgesamt 423 operierten Patienten Informationen über den Verlauf eingeholt werden. Die fortgeschriebene Berechnung der Patientengruppen des Jahres 1977 zeigte trotz des um zwei Jahre längeren Beobachtungszeitraums mit einer Vier-Jahres-Überlebensrate von 84 ± 8 % für asymptomatische Patienten und von 71 ± 8 % für Patienten des Stadiums II keine Änderung (Abb. 1 und 2).

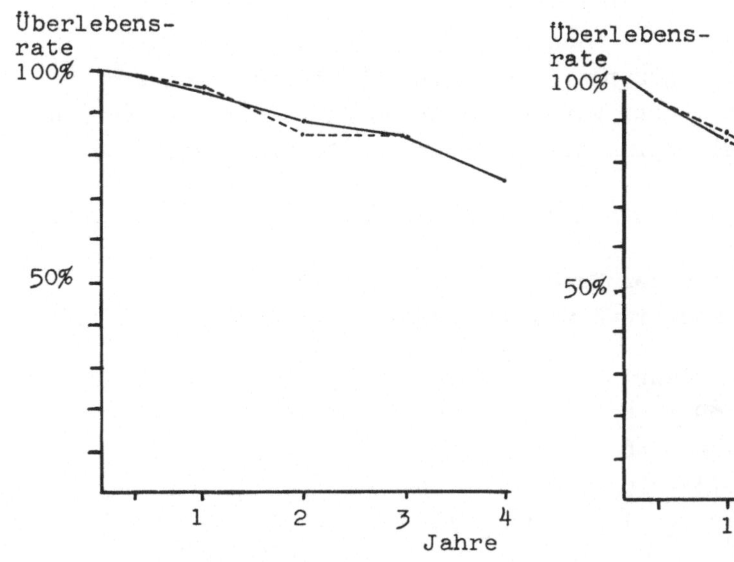

Abb. 1: Überlebensrate für Patienten des Stadium I (Berechnung 1977 ---- und 1979 ——).

Abb. 2: Überlebensrate für Patienten des Stadium II (Berechnung 1977 ---- und 1979 ——).

Bei der 1979 durchgeführten Nachuntersuchung wurde zusätzlich eine eingehende Differenzierung der neuropsychiatrischen Symptomatik vorgenommen; dabei ist festzuhalten, daß die Datenerhebung retrospektiv aus den Krankenblattunterlagen der Chirurgischen Klinik und der Nervenklinik vorgenommen wurde und daß die Festlegung der einzelnen Kriterien vor Beginn der Nachuntersuchung der Patienten erfolgte. Die gewählte Einteilung ist in Tabelle 2 wiedergegeben.

Tabelle 2: Stadieneinteilung der Nachuntersuchung 1979
(Zahl der jeweiligen Patienten in Klammern).

I : Asymptomatisches Stadium (108)
II a: Symptomarme zerebrovaskuläre Insuffizienz (120)
II b: Attackenähnliche zerebrovaskuläre Insuffizienz (23)
II c: Transitorische ischämische Attacken des Karotis-Gebietes (53)
II d: Transitorische ischämische Attacken des Vertebralis-Basilaris-Gebietes (7)
II e: Atypische Attacken (34)
III : Akuter Schlaganfall (6)
IV : Anhaltende neurologische Ausfallserscheinungen (72)

Die für die einzelnen Untergruppen errechneten Überlebensraten sind in Tabelle 3 dargestellt. Dabei wurden Überlebensraten nur für Gruppen mit über 20 Patienten bei Beginn des untersuchten Zeitintervalls berechnet.

Tabelle 3: Überlebensraten der Nachuntersuchung 1979
(Überlebensraten in % und 95%-Konfidenzintervall)

Stadium	Patienten	1 Jahr	3 Jahre	5 Jahre
I	108	89 ± 6	75 ± 9	58 ± 16
II a	120	89 ± 6	76 ± 9	67 ± 12
II b	23	73 ± 19		
II c	53	93 ± 7	90 ± 10	
II d	7			
II e	34	35 ± 9		
III	6			
IV	72	87 ± 9	74 ± 14	
Gesamt	423	89 ± 3	76 ± 5	68 ± 7

Während bei Verwendung der üblichen Vier-Stadien-Einteilung die Patienten des Stadium II in der Untersuchung 1977 und 1979 eine Drei-Jahres-Überlebensrate von 70 ± 9 % aufwiesen, konnten durch die weitere Unterteilung unterschiedliche Überlebensraten für abgrenzbare Patientengruppen aufgedeckt werden. So war ein Viertel der Patienten mit attakkenähnlicher zerebrovaskulärer Insuffizienz, d. h. mit uncharakteristischen Schwindel- oder Schwächeanfällen, innerhalb eines Jahres nach dem operativen Eingriff verstorben. Patienten mit typischen transitorischen ischämischen Attacken des Karotis-Gebietes zeigten demgegenüber eine Drei-Jahres-Überlebensrate von 90 ± 10 % (Abb. 3).

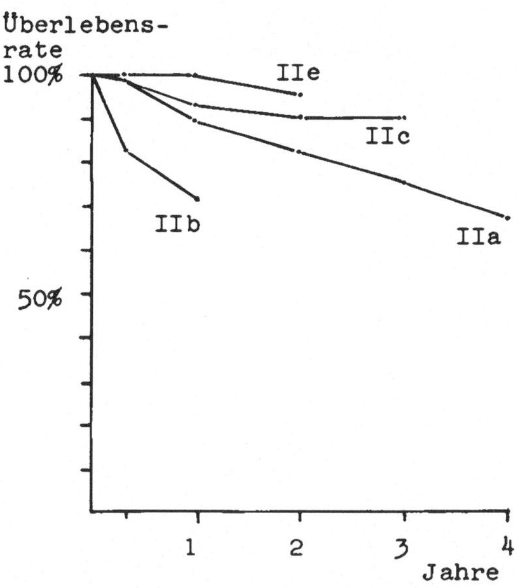

Abb. 3: Überlebensraten der Stadien IIa, IIb, IIc und IIe.

Wir vermuten, daß die attackenähnliche zerebrovaskuläre Insuffizienz durch diffuse zerebrale Durchblutungsstörungen hervorgerufen wird und somit wesentlich durch Herzerkrankungen mitbedingt ist. Diese kardialen Erkrankungen dürften jedoch den größten Teil der frühen Todesfälle verursachen.

Auch wenn die Patientengruppen nicht sehr umfangreich sind, folgern wir doch aus den Ergebnissen, daß die bisher übliche Vier-Stadien-Einteilung mit lediglich der Unterscheidung von asymptomatischen Kranken und Kranken mit transitorischen ischämischen Attacken ungenügend ist und zu widersprüchlichen Ergebnissen führen kann, da unterschiedliche Anteile von Patienten mit attackenähnlicher zerebrovaskulärer Insuffizienz auch zu verschiedenen Überlebensraten führen dürften. Weitere Untersuchungen werden jedoch diese Hypothesen belegen müssen.

Literatur:

1. Cutler, S. J., F. Ederer: Maximum utilization of the Life Table Method in analyzing survival. J. chron. Dis. 8: 699-712 (1958)
2. Grobe, Th., D. Raithel, N. Köhler: Verlaufsuntersuchung nach operativer Korrektur von Karotisstenosen. Med. Klin. 74: 1097-1100 (1979)
3. Vollmar, J.: Rekonstruktive Chirurgie der Arterien. 2. überarb. u. erweit. Aufl., Thieme Stuttgart 1975

WORKSHOP 1

MIKROELEKTRONIK IN DER MEDIZIN

NEUERE ENTWICKLUNGEN UND TECHNOLOGISCHE MÖGLICHKEITEN DER MIKROELEKTRONIK

Professor Dr.-Ing. D. Seitzer
Lehrstuhl für Technische Elektronik
der Universität Erlangen-Nürnberg
Cauerstraße 9, D-8520 Erlangen

1. Einleitung: Die Mikroelektronik hat in den letzten zwei Jahrzehnten in beispielloser Weise Eingang in völlig verschiedene Gebiete gefunden. Ausgehend von der Datentechnik erfaßt sie heute Bereiche wie die Mechanik, die Bürotechnik, die Medizin, ja selbst die häusliche Umgebung wird durch elektronische Spiele, Quartzuhr, Taschenrechner und Heimcomputer einbezogen.
Eine wesentliche Ursache hierfür ist die enorme Verbilligung elektronischer Bauelemente in Form integrierter Schaltungen. Man fragt sich zu Recht, ob diese Entwicklung weiter in ähnlichem Tempo verlaufen wird.

Der folgende Beitrag versucht, diese Frage auf der Basis heutiger Kenntnisse zu beleuchten, wobei sich zeigen wird, daß die technologischen Möglichkeiten weitgehend gegeben sind, daß aber wirtschaftliche und menschliche Faktoren gleichrangig die Entwicklung bestimmen werden.

2. Technologische Möglichkeiten: Ausgangspunkt der Entwicklung miniaturisierter Schaltungen waren die Raumfahrt und die Großrechner:1kg Nutzlast in den Weltraum zu befördern kostet 100.000 DM. Daher kommt es auf Gewicht und geringes Volumen an. Ein Großrechner mit 1 Million Elementen fällt stündlich aus, wenn die mittlere Lebensdauer eines Elementes gerade 1 Million Stunden, das sind ca. 100 Jahre, beträgt. Es ist also die Zuverlässigkeit, die erhöht werden muß.
Die technologische Antwort auf diese Herausforderung war das Planarverfahren zur Herstellung integrierter Schaltungen, das Anfang der 60er Jahre von Fairchild und den Bell-Laboratorien entwickelt wurde. Dabei werden alle für eine elektronische Schaltung notwendigen Bauelemente in einem einheitlichen Grundmaterial, d.h. Silizium, ausgehend von dessen Oberfläche weitgehend parallel und automatisch hergestellt (Monolith). Während damals ein Transistor 2 DM kostete, erhält man ihn heute für etwa 0,1 ... 0,2 Pfennig. Typisch für die Entwicklung ist auch der Preis und die Kapazität integrierter Speicherbausteine. Wie in Bild 1 [1] zum Ausdruck kommt, hat sich ihre Kapazität etwa alle 2,5 Jahre vervierfacht und der Preis pro Speicherzelle in der gleichen Zeit halbiert. In rascher Folge lösten sich die Schaltungsgeneration SSI = Small Scale Integration (< 100 Speicherzellen pro Baustein), MSI = Medium Scale Integration (< 1000 Zellen), LSI = Large Scale Integration (< 64000 Zellen) und VLSI = Very Large Scale Integration (> 64 k Speicherzellen pro Chip) ab.
Es stellt sich die Frage, wodurch diese Fortschritte möglich waren und ob sie sich weiter fortsetzen werden. Maßgeblich für die Entwicklung waren drei Faktoren:

1. Vereinfachung der Speicherzellen
2. Strukturverkleinerung
3. Vergrößerung der Chipfläche.

Der Anteil der beiden erstgenannten Faktoren ist in Tabelle 1 zu sehen, in der die Entwicklung der Speicherzellen dargestellt ist. Bezugswert ist die statische Transistorzelle, bestehend aus 6 MOS-Transistoren (Flip-Flop). Die Information ist im Ein/Aus-Zustand bestimmter Transistoren gespeichert. Der Flächenbedarf war 25.000 μm^2, die Speicherdichte also 40 Zellen (Bit) pro Quadratmillimeter. Drückt man ihre Fläche in Vielfachen eines Quadrates aus, dessen Seitenlänge gleich der Breite einer Verbindungsleitung auf dem Chip ist, so erhält man die relative Fläche 250. Die Breite einer Verbindungsleitung ist ein Maß für die Kleinheit der Struktur, welche durch die fotolithografische Strukturherstellung erreicht werden

kann. Sie beträgt hierbei 10 µm (der Durchmesser eines Haares ist etwa 50 ... 80 µm).
Bei der dynamischen MOS-Zelle (2X-2Y) [2] kommt man mit drei Transistoren aus, da die Information in Form der Ladung eines Kondensators für gewisse Zeit gespeichert bleibt. Ihre Fläche beträgt 1.250 μm^2, also eine Verbesserung der Dichte um den Faktor 20. Davon entfällt der Faktor 4 auf die Verkleinerung der Leiterbreite (5 µm statt 10 µm) und der Faktor 5 auf die Vereinfachung im Entwurf der Zelle. Es wurden nicht nur weniger Transistoren verwendet, sondern auch deren Auslegung optimiert sowie die Zahl der Verbindungen zur Zelle reduziert.
Bei der dynamischen (1X-1Y) Zelle [2] erfolgt die Speicherung wieder auf einem Kondensator, das Schreiben und Lesen ist weiter vereinfacht. Die heute erreichte Fläche beträgt 100 μm^2 [3]. Durch Vereinfachung wurde der Faktor 3, durch Verkleinerung wieder der Faktor 4 bewirkt.
Die Grenze der Vereinfachung dürfte erreicht sein, wenn 1 Zelle gerade die Fläche eines Quadrats aus der kleinsten Leiterbreite annimmt (bei Einbeziehung vertikal übereinander liegender Elemente ist dies nicht unrealistisch). Geht man als kleinste Breite von einem Wert von 0,3 µm aus, der heute im Labor erreicht ist, so ergibt sich eine "geometrische" Grenze der Zellenfläche von 0,1 μm^2, also gegenüber heute noch eine Steigerung um den Faktor 1.000. In Wirklichkeit wird man um bis zu einer Größenordnung von diesem Wert entfernt bleiben, da es, wie heutige Beispiele zeigen, auszuschließen ist, daß in einem Speicherentwurf gleichzeitig die kleinste Leiterbreite und die einfachste Zelle realisierbar ist.

Zu den Verbesserungen durch Vereinfachung und Verkleinerung kommt die als 3. Faktor genannte Vergrößerung der Chipfläche, welche durch die im Lauf des Lernvorgangs verbesserte Beherrschung der Herstellungsschritte möglich wird. Man schätzt [4], daß sich etwa ab 1980 der Fortschritt auf eine Vervierfachung der Kapazität in 4 Jahren "verlangsamt", da eine weitere Zellenvereinfachung ausscheidet. Damit würde in etwa 40 Jahren ein Speicher von 256 Gigabit (1 Gigabit $\hat{=}$ 10^9 Bit) auf einer Siliziumscheibe von 15 cm Durchmesser zu einem Preis von 10^{-4} Pfennig pro Bit möglich erscheinen.

Diese Werte eröffnen phantastische Perspektiven. Man muß sich fragen, ob nicht andere als die angeführten Überlegungen als Grenzen auftreten werden. Andere Autoren [5, 6] haben diese Fragen untersucht. Technologische Grenzen liegen in der durch die Verlustleistung begrenzten Dichte und der dadurch begrenzten Verarbeitungsgeschwindigkeit. Danach sind Schaltungen mit 10^5 Gattern (Gatter brauchen mehr Leistung als Speicher) mit Taktfrequenzen von mehreren Gigahertz zu betreiben. Physikalische Grenzen durch Temperaturrauschen, begrenzte Raumladungszonen u.a. liegen noch ein gutes Stück unterhalb dieser technischen Grenzen.
Rein technisch erscheint der Fortschritt also für weitere Jahrzehnte als gesichert. Durch Erfindungen wird er eher noch beschleunigt.

3. Wirtschaftliche Voraussetzungen: Die Anfänge der Mikroelektronik waren gekennzeichnet durch erhebliche Investitionen. Sie wurden durch das Raumfahrtprogramm der NASA und durch die Abnehmer von Großrechnern aufgebracht. Die dadurch verfügbar gewordenen Bauelemente kamen in der Folge auch kommerziellen Anwendungen zugute, welche wiederum das Kapital einbrachten für weitere Investitionen. Dieser Zyklus wiederholt sich seither immer wieder. Wie Bild 2 qualitativ zeigt, werden die wachsenden Investitionen für die Fertigungseinrichtungen durch steigende Stückzahlen amortisiert. Bei hinreichend großer Stückzahl werden die Stückkosten genügend klein, um eine weitere Verbilligung gegenüber der vorhergehenden Technik zu erreichen.

Heute liegen die für eine wirtschaftliche Fertigung notwendigen Stückzahlen bei etwa 1 Million Einheiten pro Jahr. Die Investitionen für den nächsten Schritt der Strukturverkleinerung, nämlich die Elektronenstrahlbelichtung, liegen bei mehreren Millionen DM pro Gerät. Der Aufwand für den Schaltungsentwurf steigt ebenfalls.

Für einen 16 Bit Mikroprozessor schätzt man den Entwicklungsaufwand auf 50 bis 100 Mannjahre. Diese enormen Vorleistungen können, wenn überhaupt, nur noch von Großunternehmen aufgebracht werden. (Sie waren für die japanische Regierung Veranlassung zu einem Förderprogramm von 250 Millionen Dollar.) Die Investitionen sind wirtschaftlich gerechtfertigt, wenn der Markt groß genug ist, um die Stückzahlen aufzunehmen. Angesichts der in Aussicht stehenden Größenordnungen wird es erforderlich, die Einsatzmöglichkeiten elektronischer Bauelemente unter diesem Blickwinkel zu untersuchen.

4. Einsatzmöglichkeiten der Mikroelektronik: Tabelle 2 gibt eine nach Einsatzgebieten unterteilte grobe Übersicht der Gebiete, in denen Bausteine der Mikroelektronik eingesetzt werden. Die linke Hälfte enthält die professionellen Gebiete, rechts ist der Individualbereich aufgeführt.
Die Datenverarbeitung wird das Preis/Leistungsverhältnis weiter steigern können. Die Verbilligung wird den Kleincomputer am Arbeitsplatz wirtschaftlich machen, auch die Bürotechnik wird weitere Geräte aufnehmen, z.B. die elektronische Briefübermittlung.
Die Nachrichtentechnik wird außer der Modernisierung ihrer bestehenden Technik neue Dienste anbieten. Der Bildschirmtext, ein Auskunftssystem über das Telefon, bei dem der Heimfernseher zur Bildausgabe dient, ist ebenso im Großversuch wie der Videotext, bei dem die Lücken im Fernsehbild für die Verteilung von Information ausgenutzt werden. Auch die Wählscheibe beim Telefon wird der vielseitigeren Tastatur weichen.
Die Meß-, Steuerungs- und Regelungstechnik wird weitere Automatisierung erfahren. Die Substitution mechanischer durch elektronischer Steuerung ist in vollem Gang. Verkehrsinformations- und Sicherungssysteme sind in Entwicklung. Auch die Medizintechnik läßt sich hier einordnen. Die Signalverarbeitung wird die bessere Überwachung und Auswertung von Messungen am Patienten ermöglichen, die Bedienung vereinfachen und die Analysentechnik schneller und sicherer machen.

Der Individualbereich ist in besonderem Maß für die Anwendung der Mikroelektronik prädestiniert, da potentiell jeder Einzelne als Abnehmer in Frage kommt, wie bereits eindrücklich durch den Erfolg des Taschenrechners und der elektronischen Uhr demonstriert wird. Weitere Anwendungen sind in [7] aufgeführt.
Dazu werden Innovationen durch neue Erfindungen bzw. technischen Fortschritt kommen. Ein Beispiel ist die synthetische Spracherzeugung. Wörterbücher und Sprachführer werden durch taschenrechnerähnliche Kleingeräte ersetzt. Automatische Auskunftsdienste (Fahrplan) werden möglich, auch die Steuerung von Rechnern mittels Sprache sowie die akustische Mitteilung von Wartungs- und Steuerungsinformation im KFZ anstelle der Anzeige bieten sich an.

5. Der Zwang zur Standardisierung: Die Vielzahl der im letzten Abschnitt nur angedeuteten Einsatzmöglichkeiten scheinen die im Abschnitt 3 genannten wirtschaftlichen Voraussetzungen zu befriedigen. Bei genauerem Hinsehen zeigt sich, daß nur ganz wenige Anwendungen von der Stückzahl her den Entwurf einer sog. kundenspezifischen Schaltung, d.h. einen auf die jeweilige Anwendung in der Funktion zugeschnittenen Entwurf rechtfertigen. Die übrigen Anwendungen haben nur dann den gewünschten Multiplikationseffekt, wenn folgende Bedingungen ganz oder teilweise erfüllt werden:

1. Vereinheitlichung der Bausteine
2. Vereinheitlichung der Informationsdarstellung
3. Vereinheitlichung der Handhabung.

Die Dreiteilung basiert auf der Hypothese, daß die im Rahmen jeder Anwendung vorkommenden Vorgänge sich lt. Bild 3 a darstellen lassen als Gerät (= Ansammlung von Bausteinen), das auf ein Signal an seinem Eingang aufgrund einer durch Entwurf und Aufbau vorgegebenen Funktion ein gewünschtes Ergebnis produziert. Das Musterbeispiel für eine solche mögliche Aufteilung liefert im engeren Sinn ein Rechner, im

weiteren Sinn die gesamte Datenverarbeitung (Bild 3 b): Die weitgehend einheitliche "Hardware" (Speicher, Zentraleinheit, Ein/Ausgabe) verarbeitet Eingabedaten (alphanumerische Information) nach Maßgabe eines Programms (Betriebs- und Anwender-Software) zu den gewünschten Ausgabedaten.
Aus dieser Sicht ist eine Röntgenfernsehkette nichts anderes als ein Gerät, dessen Signal die bei der Durchstrahlung entstehende örtliche Helligkeitsverteilung ist, welche nach der Bildwandlung zu einem Fernsehbild als Ergebnis aufbereitet wird. Unterschiede zum Rechner bestehen in der auf den spezifischen Zweck der Röntgenaufnahme zugeschnittenen, also nicht universellen Geräte und die spezifische Form des Signals. Ein erster Schritt zur Vereinheitlichung ist in der Verwendung von Geräten der Fernsehtechnik zu sehen.
Die Ursache für den Erfolg der Datenverarbeitung ist also, im Sinne unserer Betrachtung, darin zu sehen, daß es ihr gelungen ist, ihre Geräte in Form des Rechners unabhängig vom beabsichtigten Verwendungszweck universell und modular zu gestalten, ebenso die Information in Form der aus Zahlen und Buchstaben aufgebauten Daten; dazu kommt das Programm, dessen Grundaufbau gleich ist wie derjenige der Daten, nämlich Zahlen und Buchstaben, ergänzt durch den Überbau der Programmiersprache.
Auch der Erfolg der Mikroprozessoren bestätigt obige Hypothese: Aufgrund ihrer Universalität kann der Hersteller viele gleichartige Bausteine produzieren, ohne deren Anwendung zu kennen. Größere Einheiten lassen sich modular aus Grundbausteinen aufbauen (Beispiel: Speicher). In ihrem Gefolge werden auch mehr Speicherbausteine, sowohl Schreib/Lesetypen für die Daten wie auch reine Lesespeicher für die Programme benötigt, dazu kommen Ein/Ausgabebausteine. Mit steigendem Einsatz ist auch wieder eine gewisse Personalisierung wirtschaftlich (Einchipcomputer, Bitscheibenprozessoren, spezielle Steuerrechner etc.).
Es kommt also für die nicht datenverarbeitenden Anwendungsgebiete darauf an, sich dieser Entwicklung anzuschließen. Die Nachrichtentechnik wie auch die Meßtechnik verwendet hierzu das Verfahren der Pulscodemodulation (PCM). Wie in Bild 4 anhand der Digitalisierung eines Schallsignals dargestellt, läßt sich der kontinuierliche Spannungsverlauf ersetzen durch Stichproben (Abtastwerte) in einem bestimmten zeitlichen Abstand. Die Größe der Stichproben läßt sich durch Zahlenwerte angeben. Die Übertragung, Speicherung und Verarbeitung von Sprache, Musik, Bildern aber auch Meßwerten wie Temperatur, Druck, Konzentration etc. kann wie im Rechner durch eine Folge von Nullen und Einsen erfolgen. Damit ist dem im Abschnitt 5 unter 2 erwähnten Gesichtspunkt der Vereinheitlichung der Informationsdarstellung Rechnung getragen.

Es verbleibt die Notwendigkeit zur einheitlichen Handhabung. Dazu gehört, was bei der Datenverarbeitung als Programm bezeichnet wird, die Anweisung an das Gerät, in welcher Art die Daten zu verknüpfen sind. Dazu gehört aber auch die Gestaltung der Schnittstelle zwischen Mensch und Gerät, also zunächst wiederum die Geräte zur Ein/Ausgabe und die Regeln ihrer Bedienung. Der Universalität ist auch hier der Vorzug zu geben, d.h. anstelle vieler Knöpfe, Schalter, Tasten und Lampen wird sich die schreibmaschinenartige Tastatur mit Zahlen und Buchstaben und wenigen Funktionstasten durchsetzen. Die Rückmeldung des Geräts erfolgt über eine alphanumerische Anzeige begrenzten oder nahezu unbegrenzten Umfangs durch Bildschirm und/oder Drucker, im Einzelfall ergänzt durch Sprache.

In dem Maß, in dem sich die Standardisierung der Bausteine und der Information vollzieht, tritt deren Kosten- und Entwicklungsanteil zurück zu Lasten der Programmierung, über welche die Anpassung an die Anwendung erfolgt. Wie in der Datenverarbeitung wird damit die "Software" zum verbleibenden Hauptproblem. Die Fortschritte der Informatik auf dem Gebiet der Software werden damit auch zum Schrittmacher vieler Anwendungen außerhalb der Informatik.

6. Gesellschaftliche Auswirkungen: Es leuchtet ein, daß die zu erwartenden tiefgreifenden Veränderungen ganzer Industriezweige eine Anzahl von sekundären Auswirkungen haben werden, die sich nur abschätzen lassen. Rückwirkungen auf die techno-

logische Entwicklung sind nicht auszuschließen.
Die Umstellung auf die Mikroelektronik wird die Arbeitsplätze und den Arbeitsablauf in den betroffenen Industrien verändern, und dies nicht nur in der Produktion sondern auch in Vertrieb, Wartung und Reparatur. Mit ihr geht auch eine Rationalisierung einher, welche Arbeitsplätze einspart. Andere Kenntnisse werden zur Ausübung der Aufgaben benötigt. Durch die Innovation werden andererseits neue Arbeitsplätze, ja ganze Industriezweige entstehen. Die Rationalisierungseffekte werden unmittelbar eintreten. Die Innovationen benötigen eine gewisse Anlaufzeit, nicht zuletzt auch wegen des Engpasses im Ausbildungssystem, das sich selbst umstellen muß und nicht genügend Personal mit den erforderlichen Kenntnissen produzieren kann. Es besteht die Gefahr, daß wegen der zunächst nur sichtbaren Nachteile die Akzeptanz der neuen Techniken leidet und dadurch die Innovationen weiter verzögert werden.
Versteht man die Mikroelektronik jedoch als eine Basisinnovation wie die Kraftmaschine, die Eisenbahn, die Elektrizität, die drahtlose Übertragung, so ist klar, daß von ihr weit mehr neuer Arbeitsbedarf ausgehen als durch sie überflüssig wird [7].

7. Schlußwort: Integration durch Integration: Die Technik der Großintegration hat das Potential zu weiterem Fortschritt bis über die Jahrtausendwende hinaus. Selbst ohne weitere Erfindungen sind die zu beschreitenden Wege aus der Grundlagenforschung bekannt. Sie können durch Lösung der zweifellos vorhandenen Einzelprobleme in den industriellen Produktionsmaßstab überführt werden.

Als Voraussetzung sind jedoch Investitionen in Geräte und an Arbeitsaufwand bisher nicht gekannten Ausmaßes erforderlich. Sie sind wirtschaftlich nur zu rechtfertigen, wenn die mikroelektronischen Bausteine jährlich in Millionenstückzahlen abzusetzen sind. Der Integration der Bauelemente muß deswegen eine Integration der Industriezweige sowie der Arbeits- und Denkweise der Beschäftigten folgen [8].
Die Vorgehensweise ist durch die Datentechnik vorgezeichnet: Die Geräte (Hardware) sind aus universell einsetzbaren Grundbausteinen modular aufzubauen. Die Information ist diesen Geräten einheitlich in digitaler Form zuzuleiten. Die Personalisierung auf den Anwendungszweck erfolgt durch Programm, auch die Kommunikation mit dem Gerät vollzieht sich in alphanumerischer Form über die Tastatur als Eingabe und ein Display oder Drucker als Ausgabe.
In der Nachrichtenübertragungstechnik sowie in der Meß-, Steuer- und Regelungstechnik ist die Umstellung naheliegend und in vollem Gang. Im Gefolge von Taschenrechner und elektronischer Uhr wird auch der persönliche Bereich mit Kraftfahrzeug, Haushalt- und Unterhaltungselektronik von großem wirtschaftlichen Interesse verfolgt sein.
Die technischen Umwälzungen werden nicht ohne strukturelle Veränderungen der Arbeitswelt ablaufen. Mit der Humanisierung der Arbeit durch Automatisierung monotoner Tätigkeit geht eine Rationalisierung einher, welche Arbeitskräfte freisetzt. Durch Förderung der Innovationen kann der Verlust mehr als kompensiert werden. Deshalb sollten die Kenntnisse über die neuen Techniken mit Nachdruck verbreitet werden.
Technischer Fortschritt, seine wirtschaftliche Verwirklichung und gesellschaftliche Harmonisierung stehen als "großintegrierte" Aufgabe der Verantwortlichen gleichrangig nebeneinander.

Schrifttum:

[1] Rüchardt, H.: Integrierte Halbleiterschaltungen auf dem Weg zur Großintegration. Elektrotechnik u. Maschinenbau, Jahrg. 95 (1977), Heft 6/7, S. 292 - 301
[2] Seitzer, D.: Arbeitsspeicher für Digitalrechner. Springer-Verlag, (1975)
[3] White, L.S., et al.: A 5V-Only 64k dynamic RAM. Digest IEEE ISSCC (1980), San Franzisco, S. 230 - 231
[4] Mitterer, R.: Großintegrierte Halbleiterspeicher. NTG Fachberichte, Bd. 58, VDE Verlag (1977), S. 99 - 105

[5] Folberth, O.G. u. Bleher, J.H.: Grenzen der digitalen Halbleitertechnik. Nachrichtentechn. Zeitschrift, Bd. 30 (1977), Heft 4, S. 307 - 314

[6] Keyes, R.W.: Physical limits in digital electronics. Proc. IEEE 63 (1975), Heft 5, S. 740 - 767

[7] Hofmeister, E.: Mit der Mikroelektronik in das letzte Viertel dieses Jahrhunderts. Sonderdruck aus der Siemens-Zeitschrift (1978)

[8] de Troye, N.C.: Integration durch Integration. Elektronik u. Maschinenbau, Jahrg. 95 (1977), Heft 6/7, S. 287 - 292

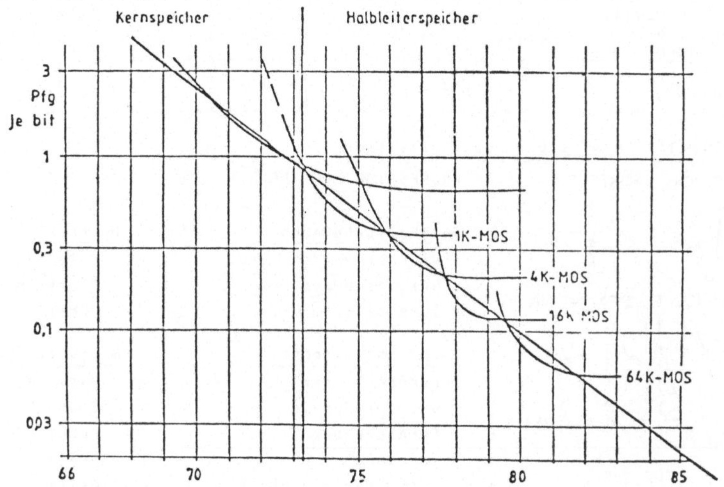

Bild 1: Entwicklung von Preis und Kapazität von Speicherbausteinen

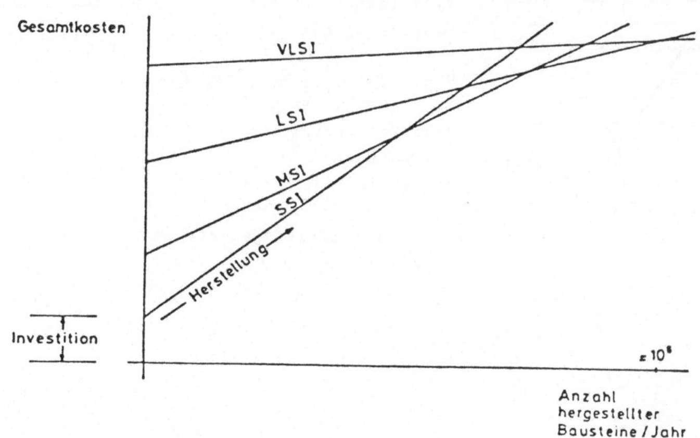

Bild 2: Kostenverteilung bei der Herstellung integrierter Schaltungen (qualitativ)

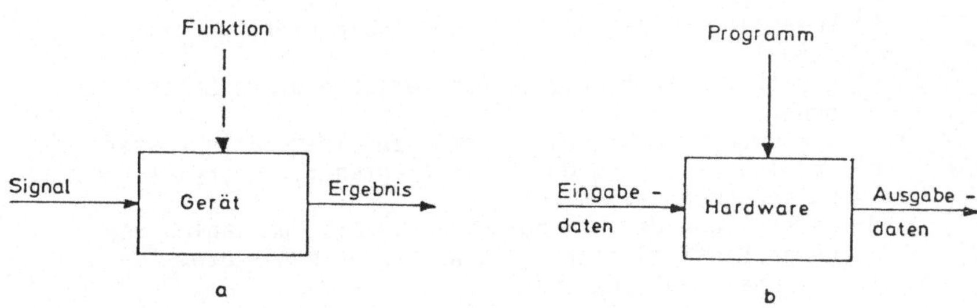

Bild 3: Zur Hypothese: Technischer Ablauf = Gerät+Information+Funktion

Speicherzelle	Fläche µm²	Speicherdichte Bit/mm²	Leiterbreite µm	Relative Fläche = Quadrate m. Leiterbreite	Relative Dichte
Statisches Flip-Flop 6 MOS-Transistoren	25 000	40	10	250	1
Dynamische Zelle 3 MOS-Transistoren 4 Leitungen	1 250	800	5	50	20
Dynamische Zelle 1 Transistor 2 Leitungen	100 (Stand 1980)	10 000	2,5	16	250
Geometrische Grenze (Schätzung)	0,1	10^7	0,3	1	250 000

Tabelle 1: Entwicklung Speicherzellen

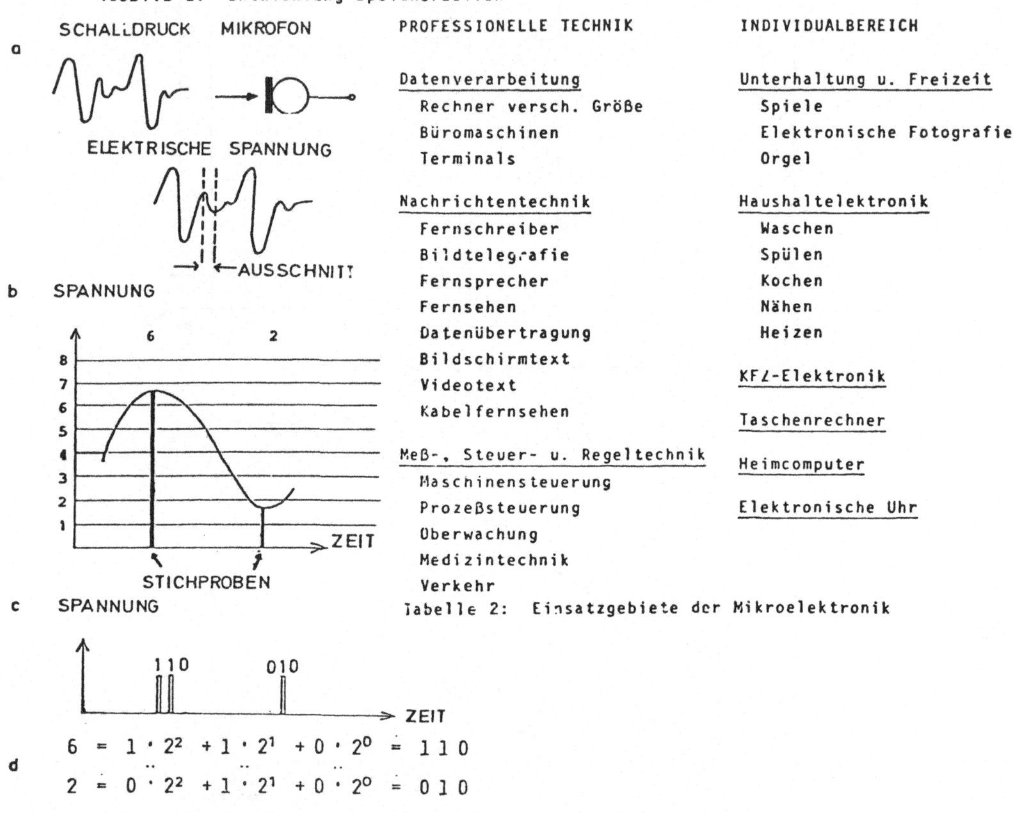

$$6 = 1 \cdot 2^2 + 1 \cdot 2^1 + 0 \cdot 2^0 = 110$$

$$2 = 0 \cdot 2^2 + 1 \cdot 2^1 + 0 \cdot 2^0 = 010$$

PROFESSIONELLE TECHNIK	INDIVIDUALBEREICH
Datenverarbeitung	Unterhaltung u. Freizeit
Rechner versch. Größe	Spiele
Büromaschinen	Elektronische Fotografie
Terminals	Orgel
Nachrichtentechnik	Haushaltelektronik
Fernschreiber	Waschen
Bildtelegrafie	Spülen
Fernsprecher	Kochen
Fernsehen	Nähen
Datenübertragung	Heizen
Bildschirmtext	
Videotext	KFZ-Elektronik
Kabelfernsehen	Taschenrechner
Meß-, Steuer- u. Regeltechnik	Heimcomputer
Maschinensteuerung	
Prozeßsteuerung	Elektronische Uhr
Überwachung	
Medizintechnik	
Verkehr	

Tabelle 2: Einsatzgebiete der Mikroelektronik

Bild 4: Digitalisierung eines Signals

a) Umwandlung eines akustischen in ein elektrisches Signal

b) Ersatz des kontinuierlichen Verlaufs durch Stichproben
Zuordnung der Stichprobenhöhe zu einem Zahlenraster

c) Impulsübertragung der Koeffizienten lt. d ergibt die Pulscodemodulation (PCM)

d) Darstellung der Stichprobenwerte als Dualzahlen und deren Koeffizienten "1" bzw. "0" durch An- bzw. Abwesenheit von Impulsen

EIN MIKRORECHNER FÜR DIE EINGLIEDERUNG EINES ANALYSENAUTOMATEN IN DEZENTRAL ORGANISIERTE LABORAUTOMATISIERUNGSSYSTEME

H. Dietsch, W. Schütz, G. Unger
Lehrstuhl für Technische Elektronik
(Informatik-Forschungsgruppe 7)
Universität Erlangen-Nürnberg

Cauerstr. 9, D-8520 Erlangen

0. Zusammenfassung

Im Sinne einer Top-Down-Entwurfsmethodik werden die Anforderungen herausgearbeitet, die aktuelle und zukünftige Laborautomatisierungssysteme an ihre Meßperipherie richten. Die Adaption an die Strukturen und Leitungsprotokolle unterschiedlicher Verbindungsnetzwerke ist dabei ebenso wichtig wie die Identifikation derjenigen Prozeduren und Daten, die in sinnvoller Weise dezentral ausgeführt bzw. gehalten werden können.

Der in diesem Beitrag beschriebene Steuermikrorechner für einen Technicon-Autoanalyser stellt einen Lösungsversuch für beide Problemklassen dar. Ausgehend vom derzeit realisierten Funktionsumfang werden Hardwarekern und Spezialbaugruppen skizziert, gefolgt von einer Darstellung der Softwareschichten und der geräteinternen Datenorganisation.

Zwei typische Einsatzfälle werden gezeigt: Der "stand-alone"-Betrieb zusammen mit einem Protokolldrucker und einem Koppelmikrorechner für den Übergang auf eine SILAB-Strecke, und die Integration in eine autonome arbeitsplatzorientierte Unterstruktur, die Teil eines hierarchisch aufgebauten Laborautomatisierungssystems ist.

1. Einleitung

Labordatenverarbeitungssysteme lassen sich als Vereinigung zweier Funktionenmengen beschreiben: die eine dient zur Erfassung und systemgerechten Aufbereitung von Meß- und Steuerdaten, die Elemente der anderen ermöglichen erst den Umgang mit den angesammelten Datenbeständen. Im Spezialfall des klinisch-chemischen Großlabors sind bei feinerer Zerlegung gerätetechnische, verfahrensspezifische und patientenorientierte Daten und Prozeduren zu unterscheiden [1] .

Charakteristisch für zentralistische Strukturen ist die Zuordnung aller genannten Funktionen zu einer DV-Anlage entsprechender Leistung, die die Fähigkeiten eines Prozeßrechners mit denen einer Datenbankmaschine vereinen muß. Ansätze für dezentrale Organisationsformen [2,3] zielen auf Durchsatzsteigerung durch frühzeitige Datenreduktion und Parallelverarbeitung sowie auf erhöhte Fehlertoleranz und mehr Flexibilität gegenüber Änderungen. Vorauszugehen hat in jedem Falle eine Analyse der abzubildenden Funktionen. Dabei ist zu fragen, wo diese Funktionen im Laborbetrieb angesiedelt sind, und wer sich ihrer bedient. So wird der größte Teil der patientenbezogenen Information (auch aus Gründen des Datenschutzes) an zentraler Stelle im System behandelt werden, wohingegen verfahrensbezogene Prozeduren wie z.B. die Abfrage auf kritische Meßwerte und Maßnahmen zur Qualitätskontrolle zur Meßperipherie hin verschoben werden können. Der Transport gerätetechnischer Information (Synchronisationssignale, Geräteparameter, Störungsmeldungen) über das Verbindungsnetzwerk läßt sich einschränken, wenn die peripheren Komponenten selbständig komplexe Aufgaben bearbeiten, und wenn Störungen "vor Ort" erkannt und gemeldet werden.

Die Bedeutung der physikalischen Eigenschaften des Verbindungsnetzwerks für das Systemverhalten sollte angesichts der immer deutlicher zutage tretenden Softwareprobleme nicht überschätzt werden, doch zeichnen sich aktuelle Busstrukturen durch niedrigere Kabelkosten, größere Flexibilität und das Vorhandensein von zumindest primitiven Steuerprotokollen gegenüber anderen Netzformen aus.

2. Die geräte- und verfahrensspezifischen Funktionen eines Steuermikrorechners für einen Analysenautomaten

Bild 1 zeigt die Gerätekonfiguration. Eine Zuführ- und Leseeinheit entnimmt das Probengut aus den zu einer Kette zusammengefaßten Einzeluntersuchungsgefäßen und speist es in die Kanäle eines "Continuous-Flow"-Systems ein, in dem es dann, mit Reagenzien vermischt und durch Luft- und Wassersegmente separiert, von einer Pumpe weitertransportiert

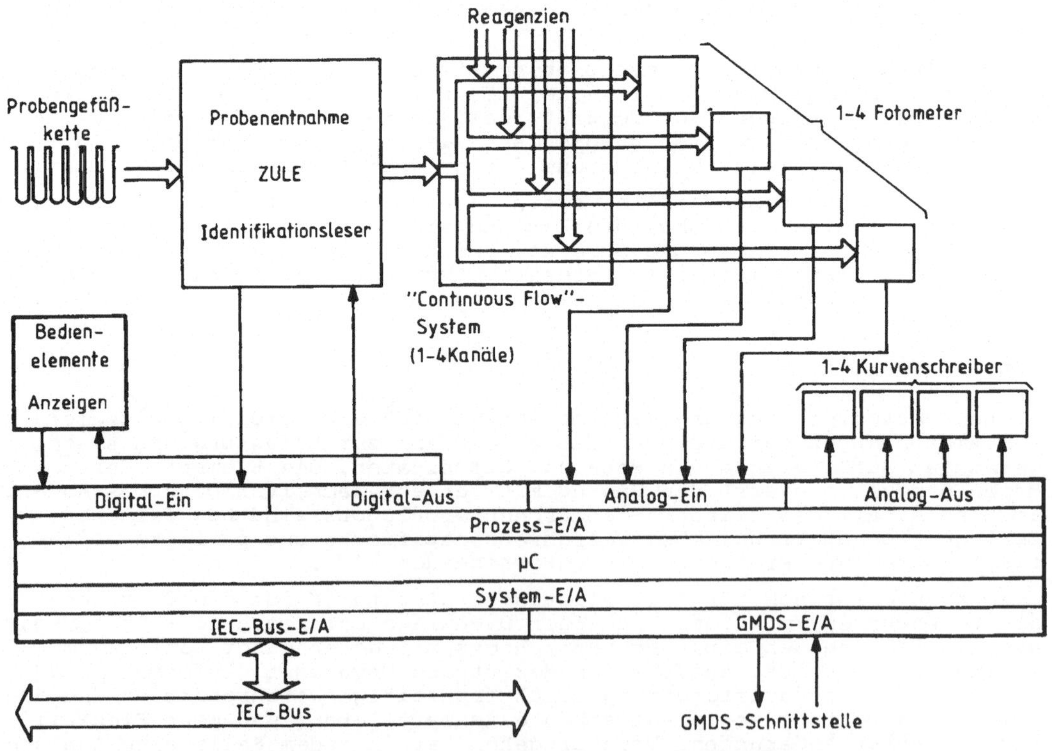

Bild 1 Blockbild Steuermikrorechner für Technicon-Autoanalyser

wird. Am Ausgang eines jeden Kanals erzeugt ein Fotometer ein der Trübung des Gemisches proportionales Ausgangssignal. Die Maxima der durch die Segmentierung hervorgerufenen Peaks stellen die Meßgrößen dar. In die Einzeluntersuchungsgefäße ist Begleitinformation eingestanzt ("positive Probenidentifikation": Patientennummer, Tagesnummer, Wochentag, Zusatzangaben für die Weiterbehandlung der Rohmeßwerte). Nach dem Absaugen des Probenguts werden die Stanzungen in der Zuführ- und Leseeinheit mit einem Lesekamm piezoelektrisch erfaßt. Zu Dokumentations- und Kontrollzwecken werden die Fotometerausgangssignale auf Kurvenschreibern protokolliert.

Aufgaben des Mikrorechners sind die zeitliche und logische Steuerung des Gerätesystems, die Verarbeitung und Zuordnung von Probenidentifikationen und Meßwerten und die Kommunikation mit Datenverarbeitungssystemen über die beiden Netzwerkschnittstellen. Ein Überblick über die Funktionen des Mikrorechners im Zusammenspiel mit Bedienungskraft, Analysenaufbau und Laborsystem wird in Form dreier Schnittstellenbeschreibungen gegeben:

Die Mensch-Maschine-Schnittstelle für die manuelle Bedienung bilden 4 Drucktasten mit Zustandsanzeigen, 4 Codierschalter und eine Hupe. Die Codierschalter erlauben für jeden der 4 Kanäle die Auswahl aus einer Menge von 14 Verfahren, deren Beschreibungen im Festwertspeicher des Mikrorechners abgelegt sind. Diese Einstellungen werden in der Initialisierungsphase nach dem Einschalten verarbeitet. Vor der Behandlung einer Probengefäßkette stellt der Rechner an der Prozeßschnittstelle Justierhilfen bereit, deren Abfolge über eine Drucktaste zu quittieren ist. Zwei weitere Drucktasten schalten die Probenzuführeinheit ein bzw. im Störungsfall aus. Geräteinterne Hard- und Softwarefehler lösen ein Hupsignal aus, das über eine weitere Taste abzuschalten ist.

Die Prozeßschnittstelle mit dem Analysenaufbau führt digitale Signale für die Steuerung der Zuführ- und Leseeinheit und für die Übernahme der in die Probengefäße gestanzten Information. Jeder Datensatz wird einer Paritätsprüfung unterworfen; Verklemmungen in der Transportmechanik werden erkannt. Die Ausgangssignale der Fotometer werden über Analogeingänge empfangen, analog-digital gewandelt und abgelegt und nach erneuter D/A-Wandlung zu den Kurvenschreibern ausgegeben. Der Mikrorechner findet selbständig die Peak-Maxima und führt die verfahrensspezifische Weiterverarbeitung der Rohmeßwerte durch. Hierzu unterstützt die geräteinterne Datenorganisation experimentelle Erweiterungen z.B. hinsichtlich der Überwachung von Eichkurven und der Korrektur von Verschleppungseffekten und Drift.

Die Systemschnittstelle gliedert sich auf in die bitserielle GMDS-Schnittstelle und die bitparallele IEC-Bus-Schnittstelle. Über beide Schnittstellen werden ASCII-codierte Zeichen transportiert. Die Ausstattung der IEC-Bus-Schnittstelle definiert den Mikrorechner als Hörer/Sprecher-Station mit der Fähigkeit, Bedienungsanforderungen(Alarme) zu erzeugen. Über die serielle Schnittstelle werden ausschließlich Standard-Meßdatenblöcke gemäß den GMDS-Formatkonventionen ausgegeben; die IEC-Bus-Schnittstelle stellt nach vorangegangener Bedienungsanforderung Meßdatenblöcke, Fehlerbeschreibungsblöcke im Störungsfall und Statistikdatenblöcke nach Abarbeitung einer jeden Probengefäßkette bereit. Kommandoeingaben über den Bus können die Wiederholung von Ausgaben und die Ausgabe von Gerätezustandsinformation bewirkung. Für den Einsatz in dezentral organisierten Systemstrukturen besitzen IEC-Bus-Einheiten noch den Vorteil, daß sowohl ihre Schnittstellen- als auch ihre Gerätefunktionen leicht in einen definierten Grundzustand überzuführen sind. Sie belegen auch nicht von sich aus das Übertragungssystem, sondern warten auf Zuteilung durch eine Steuereinheit. Das Handshake-Übertragungsverfahren gewährleistet ein hohes Maß an Datensicherheit.

3.Die Hard- und Softwarekomponenten des Steuermikrorechners

Bild 2 beschreibt den Mikrorechner als ein Gebilde aus übereinandergeschichteten virtuellen Maschinen [4,5] . Jede Maschinenebene stützt sich bei der Bewältigung ihrer Aufgaben ausschließlich auf den "Befehlsvorrat" darunterliegender Schichten. Diese Vorgehensweise beschränkt Abhängigkeiten zwischen Einzelkomponenten und vereinfacht sowohl die Entwurfs- als auch die Testphase. M_0 ist die "Hardware-Maschine". Sie wurde aufgebaut mit den universellen Prozessor-, Speicher-, Zeitgeber- und Analogbaugruppen der SMP85-Europakarten-Familie (auf Basis des µP 8085), ergänzt durch dedizierte Komponenten. Für die IEC-Bus-Hardware wurde eine Lösung gewählt, die den Prozessor weitgehend vom Busgeschehen entkoppelt. Ein hochintegrierter Zeitgeberbaustein als Kernstück der Steuerung für die Zuführ- und Leseeinheit sorgt ebenfalls für die Entlastung des Prozessors von Realzeitaufgaben.

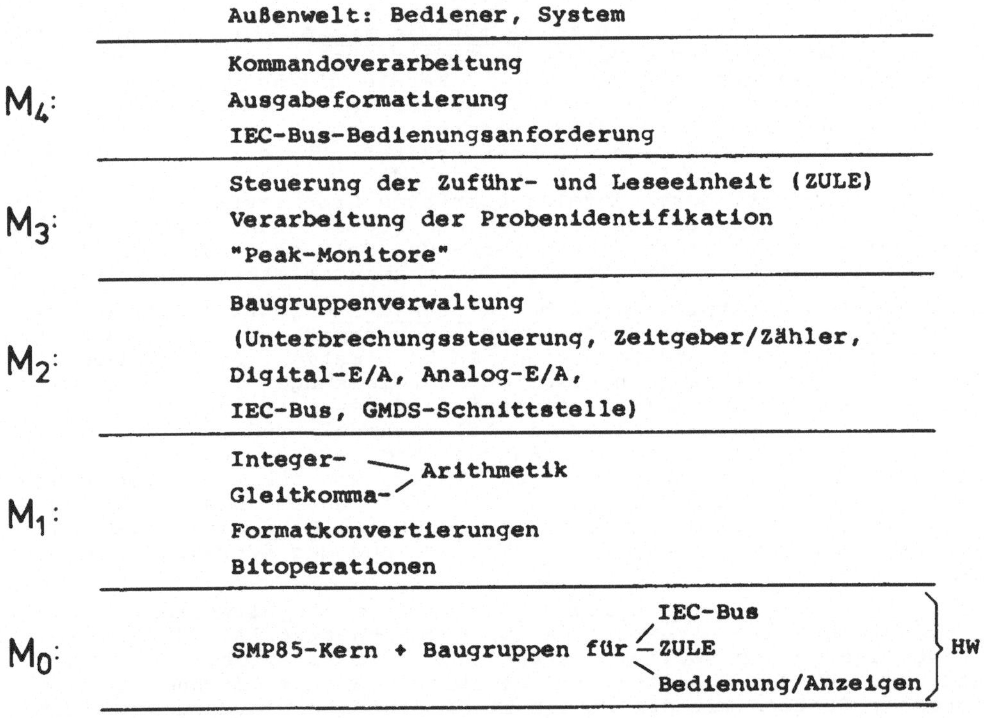

	Außenwelt: Bediener, System
M_4:	Kommandoverarbeitung Ausgabeformatierung IEC-Bus-Bedienungsanforderung
M_3:	Steuerung der Zuführ- und Leseeinheit (ZULE) Verarbeitung der Probenidentifikation "Peak-Monitore"
M_2:	Baugruppenverwaltung (Unterbrechungssteuerung, Zeitgeber/Zähler, Digital-E/A, Analog-E/A, IEC-Bus, GMDS-Schnittstelle)
M_1:	Integer- / Gleitkomma- Arithmetik Formatkonvertierungen Bitoperationen
M_0:	SMP85-Kern + Baugruppen für IEC-Bus / ZULE / Bedienung/Anzeigen } HW

Bild 2 Der Steuermikrorechner als hierarchische Struktur

Die Arithmetikbefehle des µP 8085 interpretieren Operanden als vorzeichenlose Ganzzahlen; bitorientierte Operationen sind nicht vorhanden. Die M_1-Maschine stellt deshalb eine Erweiterung der Hardware-Maschine dar; sie wurde größtenteils in FORTRAN80 geschrieben und umfaßt annähernd 15KByte. M_2 stellt Treiberroutinen für die LSI-Bausteine und E/A-Baugruppen zur Verfügung. Die Hauptaufgabe der Maschine M_3, deren

Funktionen unterbrechungsgesteuert ablaufen, sind Einträge in die zentrale Probenidentifikations- und Meßdatentabelle mit dem PL/M80-Namen PROBEN$INFO$MESSDATEN$TABELLE. Diese läßt sich in PL/M80-Notation als STRUCTURE beschreiben:

```
DECLARE PROBEN$INFO$MESSDATEN$TABELLE(256) STRUCTURE
        (PROBEN$INFORMATION(11) BYTE,
         ZULE$FEHLER BYTE,
         MESSDATEN$KANAL$1 ADDRESS,
         MESSDATEN$KANAL$2 ADDRESS,
         MESSDATEN$KANAL$3 ADDRESS,
         MESSDATEN$KANAL$4 ADDRESS) PUBLIC;
```

Von der Zuführ- und Leseeinheit werden bei der Verarbeitung eines Probengefässes 11 Zeichen in die 1.Spalte der Tabelle übernommen. Eventuell aufgetretene Lesefehler werden in Spalte 2 vermerkt. Nach Durchlauf der Probe durch die bis zu 4 Kanäle des "Continuous-Flow"-Systems füllen sogenannte "Peak-Monitore" die restlichen Spalten mit den Rohmeßwerten auf.

Die Funktionen der M_4-Maschine sind ständig bestrebt, aus den Spalten 1,3,4,5 und 6 Meßdatenblöcke zusammenzustellen und auszugeben. Vermerke in Spalte 2 führen zur Ausgabe von Fehlerdatenblöcken. Die Tabelleneinträge werden nach erfolgter Ausgabe nicht gelöscht, sondern bleiben bis zur Verarbeitung einer neuen Probengefäßkette erhalten.

Die Schichten M_2, M_3 und M_4 wurden in PL/M80 geschrieben. Ihr Codeumfang beträgt 20KByte. Die Variablenbereiche der einzelnen Ebenen nehmen zusätzlich 7KByte Schreib-Lese-Speicher in Anspruch. Der Mikrorechner ersetzt ungefähr 50 in konventioneller SSI/MSI-Technologie realisierte Standardbaugruppen; der Entwicklungsaufwand ist mit 1 Mannjahr für die Hardware(10 Baugruppen) und mit 1.5 Mannjahren für die Software zu veranschlagen.

4.Einsatzmöglichkeiten

Die IEC-Bus-Norm erlaubt die Zusammenschaltung von Einzelstationen zu einfachen "stand-alone"-Konfigurationen ohne Steuereinheit. Die Rollenverteilung der Geräte als Sender bzw. Empfänger ist dabei fest vorzugeben. Bild 3 zeigt ein solches Kleinsystem, das für Testzwecke im

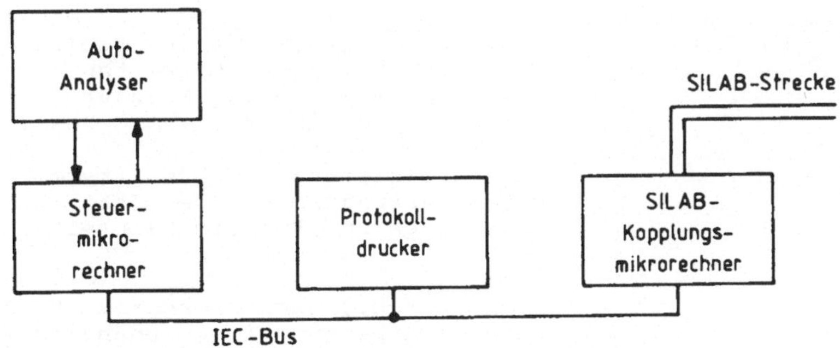

Bild 3 "Stand-alone"-System ohne Steuereinheit

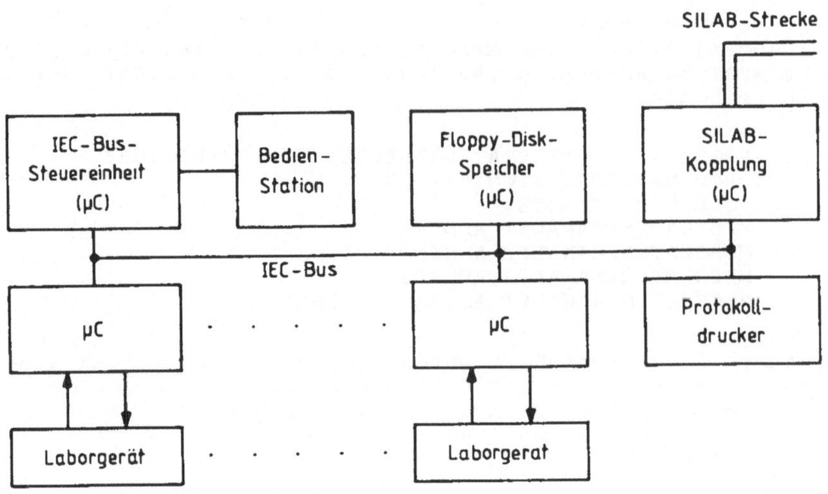

Bild 4 Autonomes Untersystem

Zentrallabor des Universitätskrankenhauses Erlangen-Nürnberg aufgebaut wurde. Es besteht aus dem beschriebenen Steuermikrorechner samt Mehrkanal-Analysensystem, einem Protokolldrucker und einem Kopplungsmikrorechner zum Übergang auf das SILAB-Laborsystem [6] . Letzterer übernimmt dabei die Zeitsteuerung und die Umformatierung der Meßdatenblöcke gemäß den SILAB-Konventionen.

Nächstes Ziel der Bestrebungen ist die Einrichtung eines arbeitsplatzorientierten Untersystems auf IEC-Bus-Basis, das neben einer Anzahl von Analysenautomaten eine Steuereinheit mit Bedienstation und einen Hintergrundspeicher umfaßt (Bild 4). Dabei ergeben sich dann neben den bereits aufgeführten Vorteilen der dezentralen Organisation weitere Möglichkeiten, von denen hier nur der autonome "Inselbetrieb" bei Ausfall der Zentralinstanz und die Aufbereitung großer Datenmengen zum Zwecke der einfacheren Weiterverarbeitung genannt seien.

5.Literatur

[1] Killian,K.,Knedel,M.: Ein Kommunikationssystem zur on-line Erfassung und real-time Verarbeitung von klinisch-chemischen Meßwerten. GFK-GI-GMR-Fachtagung Prozeßrechner 1974, Springer, Berlin-Heidelberg-New York, 1974.

[2] Beckert,D.: Standardisierung von Schnittstellen und Datenübertragung bei der Integration von Meßplätzen und Funktionseinheiten in der Medizin.
in:
Schneider,B.,Schönenberger,R.(Hrsg.): Datenverarbeitung im Gesundheitswesen - Erreichtes und Geplantes.
Springer, Berlin-Heidelberg-New York, 1976.

[3] Dietsch,H.: Design of a decentralized multi-microcomputer system for data acquisition in a clinical laboratory. Proceedings EUROCON 80, North-Holland, Amsterdam-New York-Oxford, 1980.

[4] Renger,M.: Ein Mikrorechner für die Ankopplung eines Auto-Analysers an den IEC-Bus. Diplomarbeit, Lehrstuhl für Technische Elektronik, Universität Erlangen-Nürnberg, 1979.

[5] Strößenreuther,R.: Firmware für die Erfassung und Vorverarbeitung medizinischer Meßdaten aus Mehrkanal-Analyseautomaten in einem IEC-Bus-kompatiblen Mikrorechner. Diplomarbeit, Lehrstuhl für Technische Elektronik, Universität Erlangen-Nürnberg, 1979.

[6] Weiß,A.: Koppeleinrichtung für Laborschnittstelle. Studienarbeit, Lehrstuhl für Technische Elektronik, Universität Erlangen-Nürnberg, 1979.

MIKROPROZESSOREINSATZ IM PHYSIOLOGISCHEN LABOR

P. Finkenzeller
Institut für Physiologie und Biokybernetik
Universität Erlangen, Universitätsstr. 17, D-8520 Erlangen

U. Smidt
Krankenhaus Bethanien für die Grafschaft Moers
Postfach 1180, D-4130 Moers

Computer in der Physiologie

Vor ca. 20 Jahren hielten Mittelwertsrechner (Averager), Korrelatoren, Pulshöhendiskriminatoren und ähnliche festverdrahtete, digital arbeitende Geräte Einzug in physiologischen Labors. Ihnen folgten bald freiprogrammierbare Minicomputer mit typischer Prozeßperipherie wie AD-, DA-Wandlern, digitalen Ein-/Ausgabeleitungen, Magnetband bzw. kleinen Plattensystemen als Hintergrundspeicher. Die Programmierung wird gewöhnlich in Maschinensprache (Assembler) bzw. in FORTRAN mit Maschinenbefehlen für die zeitkritischen Routinen vorgenommen. Durch die Ausstattung der Geräte mit komfortablen Display- und Dialogmöglichkeiten können die im elektrophysiologischen Labor anfallenden großen Datenmengen on-line sehr effizient im Vergleich zum off-line Betrieb des entfernten Rechenzentrums reduziert werden, zumal die Verarbeitung meist wenig rechenintensiv ist. Dies gilt natürlich in besonderem Maße bei Aufgabenstellungen mit einer umfangreichen Prozeßsteuerung oder wenn eine fortlaufende Artefaktkontrolle der Meßsignale erforderlich ist.

Diese Gesichtspunkte haben dazu geführt, daß Computer in der Physiologie durchweg fest in die Meßapparatur integriert sind. Da sich zudem mit den Jahren bei den Benutzern ein großes Potential an Programmiererfahrung und oft auch an Hardwarekenntnissen aufgebaut hat, ist dieser Bereich der Medizin für einen Mikroprozessoreinsatz sicher schon heute sehr interessant.

Bevor die Probleme bei der Entwicklung von Geräten auf Mikroprozessorbasis für die Physiologie im einzelnen erörtert werden, soll diese Datenverarbeitungsklasse zunächst mit einem typischen Programmbeispiel zur Diagnostik des Lungenemphysems charakterisiert werden.

On-line Auswertung von Atemstromstärke und CO_2-Partialdruck zur Lungenemphysemdiagnostik

Beim Lungenemphysem sind definitionsgemäß die Lufträume jenseits der respiratorischen Bronchiolen pathologisch erweitert. In diesem Bereich werden die Atemgase nicht mehr allein durch Konvektion, sondern zu einem wesentlichen Teil auch durch Diffusion transportiert, sodaß aus dem Mischluftanteil exspiratorischer pO_2 bzw. pCO_2-Kurven auf die Größe dieser Lufträume geschlossen werden kann. Insbesondere kann gezeigt werden, daß das Verhältnis zwischen Inspirationsvolumen und dem Mischluftvolumen der folgenden Exspiration beim Vorliegen eines Emphysems verändert ist (Smidt und Worth, 1978).

Der Proband atmet Raumluft durch einen Pneumotachographen. Die Atemluft wird kontinuierlich auf ihren CO_2-Partialdruck analysiert (Abb. 1). Wenn dies mit einem CO_2-Analysator direkt im Atemstrom er-

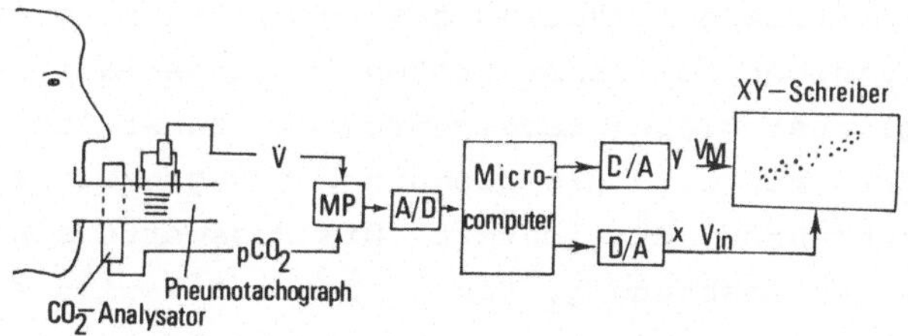

Abb. 1 Schematischer Aufbau der Messung.

folgt, so erhält man die CO_2- und Atemstromsignale synchron. Werden ein URAS-Gerät oder ein Massenspektrometer verwendet, so trifft das CO_2-Signal infolge der Länge der Absaugleitung des Analysators verzögert ein und muß mit dem Atemstromsignal resynchronisiert werden. Beide Signale werden einem Mikrocomputer zugeleitet, der gegebenenfalls zunächst die Resynchronisierung durchführt. Er integriert die Atemstromsignale zum Volumen und speichert jeweils das Inspirationsvolumen bis die folgende Exspiration abgeschlossen ist.

Er ermittelt dann den endexspiratorischen CO_2-Druck und sucht aus den zwischengespeicherten Signalen der Exspiration die Punkte, bei denen 25% bzw. 50% dieses CO_2-Druckes erreicht wurden (Abb. 2). Das

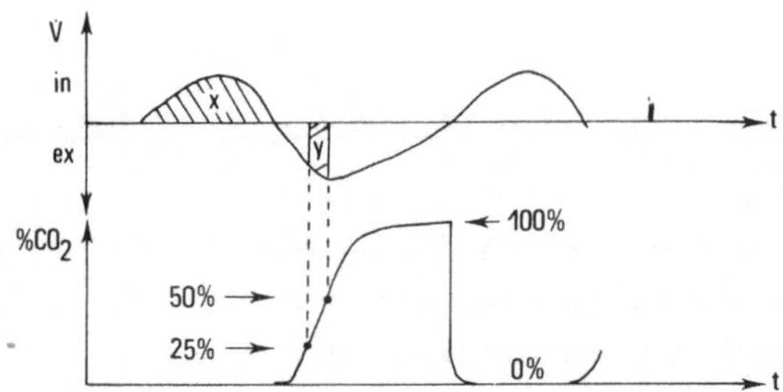

Abb. 2 Zeitlicher Verlauf der Meßsignale $\dot{V}$ (Atemstromstärke) und CO_2-Partialdruck. Integration von $\dot{V}$ liefert das Inspirationsvolumen x bzw. das Mischluftvolumen y, für das der CO_2-Anteil zwischen 25% und 50% des endexspratorischen Wertes (100%) liegt.

zwischen diesen Punkten exspirierte Mischluftvolumen V_M und das vorausgegangene Inspirationsvolumen V_{in} werden als Y- bzw. X-Koordinaten zu einem XY-Schreiber geleitet und dort als Meßpunkt registriert. So erhält man aus einer Folge von Atemzügen eine Folge von Meßpunkten. Man fordert den Probanden während des Versuches zu einigen möglichst kleinen und einigen möglichst großen Atemzügen auf, damit die Meßpunkte einen möglichst großen Bereich verschiedener Inspirationsvolumina umfassen. Dadurch wird die Ziehung der Regressionsgeraden, die wir manuell durchführen, erleichtert. Die Messwerte sind von der Mitarbeit des Probanden unabhängig. Eine Hyperventilation stört nicht, da der jeweilige endexspiratorische CO_2-Druck als Bezugspunkt dient. Bereitet die willkürliche Vertiefung der Atmung Schwierigkeiten, so kann sie durch eine leichte Körperbelastung erreicht werden. Eine Eichung ist nicht notwendig. Für CO_2 nicht, da nur Relativwerte benötigt werden; für das Volumen nicht, da auf beiden Achsen des Ergebnisprotokolls ein Volumen aufgetragen wird, so daß die Neigung der Beziehung von V_M zu V_{in} von den Absolutwerten unabhängig ist.

Bei 6 Gesunden betrug die Zunahme des Mischluftanteils V_M 43 ± 10 ml pro Liter Atemzugvolumen; bei 6 Patienten mit einem ausgeprägten Lungenemphysem 105 ± 25 ml pro Liter Atemzugvolumen. Je ein typisches Beispiel aus beiden Gruppen ist in Abb. 3 wiedergegeben.

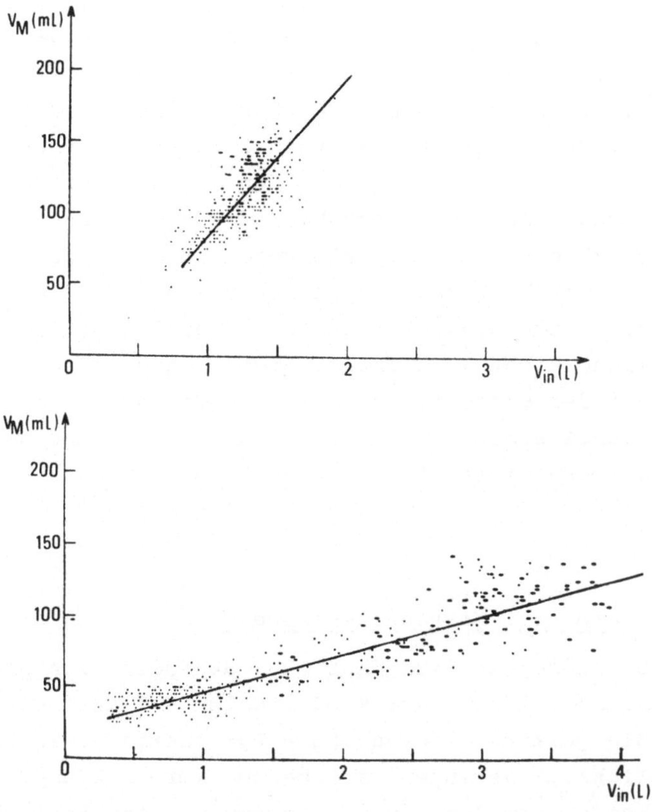

Abb. 3 Beziehung zwischen Mischluftvolumen V_M und Inspirationsvolumen V_{in} bei einem Gesunden (unten) und einem Patienten mit einem ausgeprägten Lungenemphysem (oben). Atemzüge in Ruhe sind durch Punkte, unter Belastung durch Striche dargestellt.

Programmentwicklung

Bei der Spezifikation der AD- und DA-Wandler erwies sich eine Auflösung von 8 Bit als ausreichend. Als Abtastfrequenz wurde 50 Hz gewählt. Das Programm benötigt weniger als 1 K Worte, der Datenspeicher 2 Kbyte. Besondere Sorgfalt sind für eine präzise und fehlerfreie Erkennung von In- bzw. Exspirationsbeginn aufzuwenden. Da die benötigten Atemvolumina erst durch Integration der Atemstromstärke erhalten werden, mußte eine Scalierung so vorgesehen werden, daß einerseits ein Überlauf bei der Summation vermieden wird, andererseits aber die Genauigkeit des Ergebnisses nicht durch Rundungsfehler leidet. Weiterhin müssen geringfügige Fehlerspannungen des Stromstärkesignals in Betracht gezogen werden.

Im Versuchsstadium erwies sich die Kontrolle der Primärsignale auf einem Datensichtgerät bzw. Plotter als sehr wertvoll. So ist unter anderem durch Auftragung des CO_2-Partialdruckes über dem Atemvolumen eine sehr genaue zeitliche Synchronisation der Wertepaare möglich, da mit dem Beginn der Inspiration der CO_2-Wert steil abfällt. Von der Genauigkeit der Korrektur der durch den CO_2-Analysator bedingten Verzögerung des Signals gegenüber der Stromstärke hängt das Ergebnis in besonderem Maße ab. Aus diesem Grunde wurde auch in der Mikroprozessorversion auf einen einfachen Plotter zur Ergebnisdarstellung nicht verzichtet, obwohl es durchaus denkbar erscheint, den Wert der Steigung der Ausgleichsgeraden mit Fehlerangabe auf einem Streifendrucker fortlaufend auszudrucken und die Messung beim Unterschreiten einer vorgegebenen Fehlerschranke abzubrechen.

Aufbau eines Gerätes auf Mikroprozessorbasis

Aus dem oben Gesagten wird deutlich, daß derartige Programme für Mikroprozessorgeräte nur auf komfortablen Entwicklungssystemen, die auch über die gesamte erforderliche Peripherie sowie eine EPROM-Programmiermöglichkeit verfügen, erarbeitet werden können. Es muß sichergestellt sein, daß Gerät und Programm bei der Entwicklung jederzeit mit den Primärsignalen unter realen Bedingungen getestet werden können. Zusätzlich ist eine Magnetbandkonserve mit typischen Werten und möglichst auch Artefakten sehr hilfreich. Das Austesten der Programme, die meist eine komplexe Interruptstruktur haben, wird sehr vereinfacht, wenn diese Bandkonserve über einen zweiten Computer, einem Signalgenerator entsprechend, beliebig verfügbar gemacht werden kann. In unserem Beispiel kann die Ursache von falschen Ergebnissen bei einzelnen Atemzügen durch entsprechenden Ausdruck von Registerinhalten leicht erkannt und durch die Wiederholmöglichkeit auch sicher korrigiert werden.

Im vorliegenden Falle konnte auf einen Crossassembler verzichtet werden, da zu dem im Labor vorhandenen PDP-8 Computer ein befehlscompatibler Mikroprozessor (IM 6100) existiert. So waren lediglich Schwierigkeiten bei der Buspufferung zu überwinden, wie sie gewöhnlich beim Übergang von Einplattenübungssystemen zu echten Anwendungen auftreten.

Nach einer groben Abschätzung des Aufwandes für die Herstellung eines solchen Gerätes mit Institutsmitteln verhalten sich Bauteilkosten zu Montagekosten zu Softwarekosten etwa wie 1 : 3 : 10. Die schon angesprochene Programmiererfahrung in vielen physiologischen Labors kann hier also sehr gut eingebracht werden.

Bei einer weiter anhaltenden Standardisierung von Mikroprozessormodulen hinsichtlich mechanischem Format und Buskompatibilität ist in naher Zukunft mit einem stark anwachsenden Einsatz von Mikroprozessoren in der Physiologie zu rechnen.

Literatur

Finkenzeller, P.: Datenverarbeitung im Physiologischen Labor. Medizinal-Markt/Acta Medicotechnica 18: 50-54 (1970).

Finkenzeller, P.: Physiologie. In: Angewandte Informatik; Hrsg.: Mertens, P., Walter de Gruyter, Berlin-New York (1972).

Smidt, U., Worth, H.: Diagnostik des Lungenemphysems aus exspiratorischen CO_2-Partialdruckkurven mit Hilfe eines Mikroprozessors. Biomed. Techn. 22: 357 (1977).

Smidt, U., Worth, H.: Zur Diagnostik des Lungenemphysems mit Hilfe des Mischluftanteils exspiratorischer pCO_2-Kurven. Atemwegs- und Lungenkrankheiten, Jahrgang 4, Nr. 2, 156-159 (1978).

Zur Bestimmung der Pulswellengeschwindigkeit

M. Pfotenhauer, E. David, Inst.f.Physiol.u.Biokyb.d.Universität und
S. Kohlschütter, E. Lang, Carl-Korth-Institut, Erlangen

In unserer heutigen Wohlstandsgesellschaft nehmen die Herz- und Kreislauferkrankungen einen immer größeren Umfang an. Verantwortlich gemacht werden dafür verschiedene Risikofaktoren, von denen der Bluthochdruck als besonders wichtig angesehen wird. Im Rahmen einer wirkungsvollen Diagnostik und Verlaufskontrolle ist die fortlaufende Registrierung von Kreislaufparametern eine wichtige Informationsquelle. Ebenfalls und gerade in der Intensivmedizin wäre eine fortlaufende Registrierung der Blutdruckwerte, sei es auch über andere Meßgrößen, wichtig. Ohne Zweifel stellt die blutige Messung des Blutdrucks die exakteste Methode dar, die allerdings auf der anderen Seite nicht ohne Risiko für die Patienten durchgeführt werden kann. (LASZT et al 1949).
Unter den unblutigen Methoden ist die am häufigsten verwendete die nach Riva-Rocci. In der klinischen Praxis erweist sich diese Methode jedoch nicht immer als ausreichend, da sie auf der einen Seite recht ungenau ist und auf der anderen Seite keine fortlaufende Registrierung ermöglicht. Betrachten wir zum Beispiel die Kreislaufdiagnostik am Kipptisch, so läßt sich leicht erkennen, daß die stichprobenartige Messung nach Riva-Rocci unbrauchbar ist. Auch die Bestimmung des arteriellen Mitteldruckes mit der Methode nach de Marees ("Beobachtung des Verhaltens der relativen Dikrotiehöhe im Temporalispuls") (SCHODEWALD 1970) hat sich auf Grund der schwierigen Handhabbarkeit in der klinischen Praxis nicht bewährt. Gerade bei dieser Methode ist die Auswertung für den Arzt sehr schwierig, da er die Dikrotiehöhen aus der Registrierung per Hand graphisch ermitteln muß.
Der oszillographischen Blutdruckmessung mit Druckmanschetten haften im Prinzip die gleichen Nachteile an, wie der Blutdruckmessung nach Riva-Rocci. Eine fortlaufende oszillographische Blutdruckmessung ist wegen der nicht Eichbarkeit des Differentialmanometers bisher nicht gelungen.

Seit längerem (KENNER 1967 und KENNER 1974) versucht man, die Veränderungen der Pulswellengeschwindigkeit als Möglichkeit zu benützen, Veränderungen des arteriellen Blutdrucks zu bestimmen. Gehen wir davon aus, daß der periphere Widerstand im Meßzeitraum konstant bleibt, so wird der mittlere Blutdruck durch das Schlagvolumen und durch die Wandelastizität der Aorta bestimmt (WETZLER 1939). Verschiedene Methoden ermöglichen die Messung des Schlagvolumens (z.B. Impedanzcardiographie oder Venenverschlußplethysmographie, LANG 1979). Es bleibt also die Messung der Wandelastizität. Nach BRÖMSER und RANKE (1930) ergibt sich die Wandelastizität aus dem Quadrat der Pulswellengeschwindigkeit v und der Dichte . Eine mittlere bzw. integrale Pulswellengeschwindigkeit kann durch Abnahme der Sphygmogramme eines proximalen und distalen aortennahen Arterienabschnitts bestimmt werden (DAVID 1965).

Die Wegdifferenz und die Zeitverspätung des 2. Sphygmogrammes erlaubt die Berechnung der Pulswellengeschwindigkeit in einfacher Weise. Zur Bestimmung der Laufzeit gibt es verschiedene Methoden (DAVID et al 1975).

1. Zeitlicher Abstand der Fußpunkte der Sphygmogramme
2. Zeitabstand des Beginns der Steilanstiege
3. Zeitabstand der Wendepunkte
4. Zeitabstand des Zweifünftelpunktes der Maximalhöhe
5. Zeitabstand der Gipfelpunkte
6. Zeitabstand, der sich aus der Flächendifferenz der Anstiege der Pulskurven ergibt
7. a) Zeitabstand der Schwerpunkte
   b) Zeitabstand der Partialflächenschwerpunkte
8. Cross-Korrelation der beiden Pulskurven

Die manuelle graphische Auswertung dieser Methoden (MATTHES 1951) ist nicht nur zeitraubend und umständlich, sondern verhindert die sofortige Erkennung pathologischer Veränderungen in der Kreislaufdynamik des Patienten. Mit Hilfe eines Digitalcomputers lassen sich die genannten Größen "on line" berechnen. Die durch Mikroelektronik außerordentlich verkleinerten und verbilligten Digitalrechner machen eine rationelle Durchführung dieser Aufgaben möglich. In unserem Falle sollen diese Berechnungen durch den Einsatz eines maßgeschneiderten Mikrocomputers gelöst werden. In der folgenden Abbildung sind die einzelnen dazu notwendigen Funktionseinheiten dargestellt. Abb. 1

Abb. 1

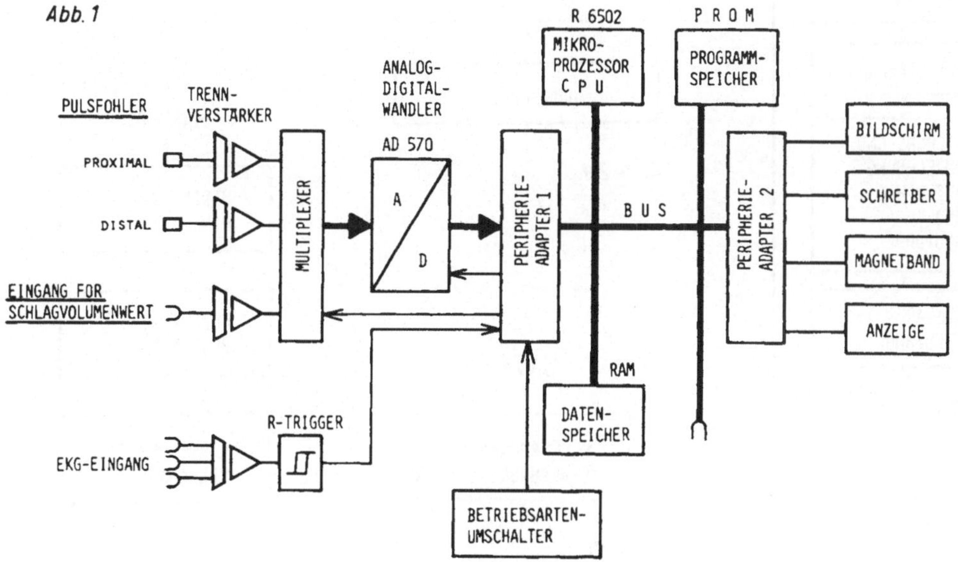

Durch hochintegrierte Schaltkreise werden die verschiedenen Funktionseinheiten verwirklicht: Als Entwicklungssystem findet ein Mikrocomputer AIM 65 mit mittelschnellem AD-Wandler und Multiplexer Anwendung. Das Programm ist in Maschinensprache (Assembler) geschrieben. Folgende Möglichkeiten sind in diesem Programm verwirklicht worden:

1. Wendepunkt-Methode
2. Zweifünftelpunkt-Methode
3. Schwerpunkt-Methode
4. Schwerpunkt-Methode mit Teilkurvenauswertung

Beschreibung des Programms in Blockdiagrammen:

Abb. 2

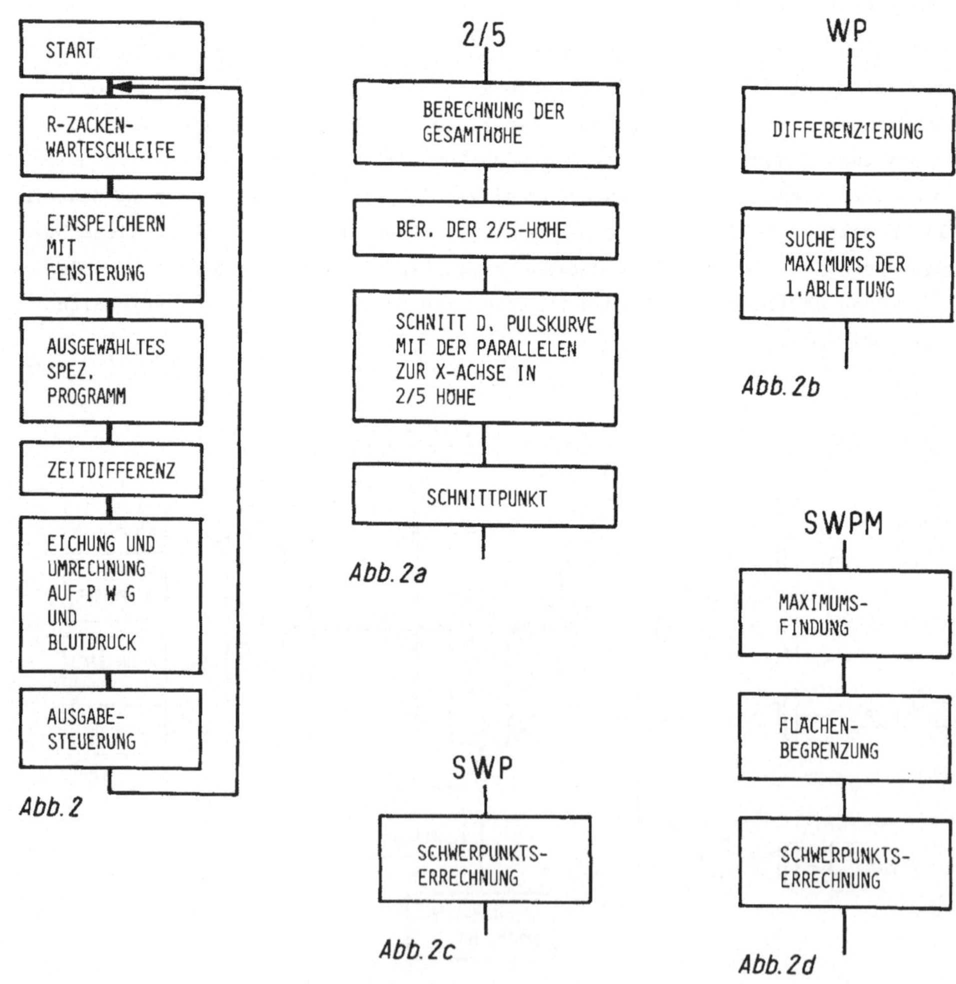

Abb. 2

Abb. 2a

Abb. 2b

Abb. 2c

Abb. 2d

Im einzelnen sind dabei folgende Programmschritte angewendet worden:

A Eingangsprogrammteil

1. Abwarten der R-Zacke im EKG
2. Je nach gewählter Betriebsart wird für eine definierte Zeit (Fenster) das Datenmaterial (= analog-digital-gewandelte proximale und distale Pulskurvenamplituden) abgespeichert.
3. Anschließend erfolgt der Einstieg in die durch einen Codierschalter angewählte Betriebsart.
   a) Triggerpunkt in der ansteigenden Pulskurvenflanke in Zweifünftel-Amplitudenhöhe (2/5)
   b) Triggerung mit Hilfe der Wendepunkte (WP)
   c) Triggerung mit Hilfe der Schwerpunkte der Gesamtkurven (SWP)
   d) Triggerung mit Hilfe der Schwerpunkte der Teilkurvenfläche bis zum Kurvenmaximum

B I. " 2/5 "

1. Feststellung der Gesamthöhe
2. Berechnung der Zweifünftel-Höhe
3. Schneiden der Pulskurven mit einer zur X-Achse parallelen Geraden in Zweifünftel-Höhe und Errechnung der Schnittpunkte
4. Berechnung der Punktdifferenz (X-Werte)

II. " WP "

1. Differenzierung der Pulskurven
2. Suche nach dem Maximum der 1. Ableitung (Wendepunkt)
3. Berechnung der Maximumdifferenz (X-Werte)

III. " SWP "

\+ 1. Errechnung der Gesamtkurvenschwerpunkte
2. Berechnung der Punktdifferenz (X-Werte)

IV. " SWPM "

1. Auffinden der Kurvenmaxima und Begrenzung der weiterzuverarbeitenden Flächenstücke
2. Errechnung der Teilkurvenschwerpunkte
3. Sprung zu + im Programmteil "SWP"

C 1. Verrechnung der Punktedifferenz (Maß für die Pulswellenlaufzeit) aus dem angewählten Programmteil unter B mit
   a) dem Pulsabnehmerabstand. Ergebnis: Pulswellengeschwindigkeit
   b) dem Schlagvolumenwert

D Ausgabe der berechneten Werte an verschiedene Registriergeräte, z.B.

1. Kurvenschreiber
2. zusammen mit EKG und Sphygmogrammes: Oszilloskop
3. Numerische Anzeige
4. Magnetbandaufzeichnungsgerät

E Rückkehr zum Programmanfang:

Warten auf etc. eine nächste R-Zacke.

Ergebnisse

Die hier vorliegenden Ergebnisse stammen aus Simulationen mit einem Tischcomputersystem Wang 2200 mit angeschlossenem Digitizer.

1. Als einfachste Methode hat sich die Bestimmung des Zeitabstandes der Wendepunkte herausgestellt.
2. a) Die Bestimmung der PWG aus der Differenz der Schwerpunkte hat sich bei sphygmographischen Druckkurven als nicht reproduzierbar erwiesen. Diese Methode sollte der blutigen Messung der PWG vorbehalten bleiben. Abb. 3

   b) Berechnet man jedoch den Schwerpunkt der Fläche, die durch Fußpunkt, Kurvenlinie, Gipfelpunkt und Lotrechte bestimmt wird, so ergibt sich ein besserer Meßwert.
3. Bei nicht optimal registrierten Sphygmogrammen erwiesen sich die Bestimmung der Wendepunkte bzw. der Zweifünftelhöhe meist als gut reproduzierbare Parameter.

Auf Grund der gemachten Erfahrungen mit den beschriebenen Simulationsprogrammen implementieren wir die vier beschriebenen Meßverfahren. Diese können je nach Qualität des Sphygmogrammes ausgewählt werden.

Zusammenfassung: Mit dem beschriebenen Mikrocomputersystem wird die Bestimmung der PWG aus Sphygmogrammen fortlaufend ermöglicht. Welche der vier implementierten Bestimmungsarten sich als die geeignetste erweisen wird, wird die klinische Anwendung des Gerätes zeigen.

Literatur:

Broemser, P.H. und Ranke, O., Z. Biol. 90, 467 (1930)

David, E., Eine Methode zur fortlaufenden differentiellen Registrierung der Pulswellengeschwindigkeit am Menschen, Z. Biol. Band 115, Heft 2 (1965)

David, E., Th. Kenner, H. Peßenhofer und G. Schwaberger, Vergleich zweier Methoden zur kontinuierlichen Messung der Pulswellengeschwindigkeit, Pflüg.Arch. 1968, 45. Tagung der Deutschen Physiologischen Gesellschaft

Kenner, Th., E. Wetterer, Experimentelle Untersuchungen an einem Schlauchmodell, dessen Wellenwiderstand peripherwärts kontinuierlich zunimmt. Pflüg.Arch. 295, 99 - 118

Kenner, Th., Beziehung zwischen Dynamik und Regulation des Arteriensystems. Verhandl Deut Ges Kreislaufforsch 40, 41 - 60, 1974

Lang, E., Impedanzkardiographie, Verlag Christian M. Silinsky, Nürnberg Paris London 1978

Laszt, L., Müller A., Pircher, L., Vergleiche zwischen direkter und indirekter Blutdruckmessung beim Menschen, Verh.Dtsch.Ges.Kreisl.-Forsch. 15, 92, 1949

Marees, H. de, Diagnose othostatischer Regulationsstörungen, Nürnberg Sandoz 1977

Matthes, K., Kreislaufuntersuchungen am Menschen mit fortlaufenden registrierenden Methoden, Stuttgart 1951

Schodewald, H., Blutdruckmeßapparate, Dtsch.med.Wschr. 95, 2626, 1970

Wetterer,E., Dynamik des Arterienpulses, Springer Verlag, Heidelberg 1968

Wezler, K., A. Böger, Die Dynamik des arteriellen Systems, Ergebnis, Physiol. 41, 292, 1939

Abb. 3

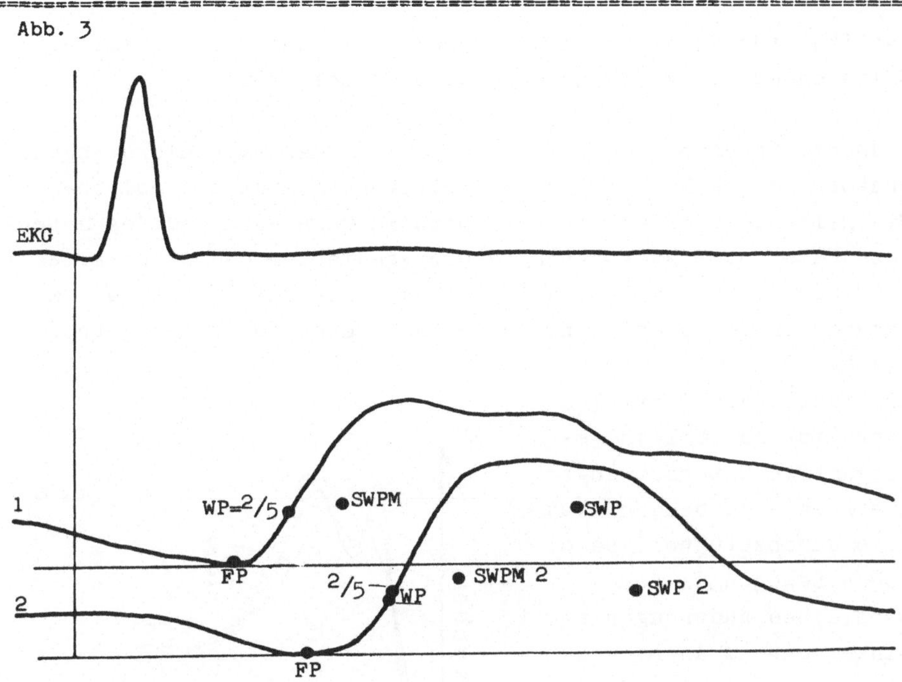

1: Carotispulskurve
2: Femoralispulskurve (unblutige Registration)

ERGEBNISSE

bei der Registration aus Abb. 3

Fühlerabstand: 50 cm Papiergeschwindigkeit: 250 mm/sec

Methode SWP	Pulswellenlaufzeit 27 msec	PWG 18.29 m/sec
Methode SWPM	Pulswellenlaufzeit 76 msec	PWG 6.52 m/sec
Methode WP	Pulswellenlaufzeit 63 msec	PWG 7.82 m/sec
Methode 2/5	Pulswellenlaufzeit 68 msec	PWG 7.30 m/sec
Methode FP	Pulswellenlaufzeit 49 msec	PWG 10.08 m/sec

(FP: Auswertung der Fußpunktdistanz)

ON-LINE VERARBEITUNG VON HÄMOGLOBIN-REFLEXIONSSPEKTREN HOHER REPETITIONSRATEN

M.Brunner, N.Kastner, A.Schabert, J.Höper, M.Kessler

Institut für Physiologie und Kardiologie der Universität Erlangen-Nürnberg, Waldstraße 6, 8520 Erlangen

Für die Sauerstoffversorgung in Geweben spielt der Oxygenierungsgrad des Sauerstoffträgers Hämoglobin im Kapillarnetz eine maßgebliche Rolle. Mit Hilfe der Reflexionsspektroskopie kann aufgrund des unterschiedlichen Absorptionsverhaltens von oxygeniertem und reduziertem Hämoglobin (Abb.1) prinzipiell eine Aussage über den momentanen Oxygenierungsgrad in den oberflächlich verlaufenden Kapillaren getroffen werden. (1,2)

Durch den Einsatz von flexiblen Lichtleitern ist es möglich geworden, derartige Untersuchungen auf kleine Areale zu beschränken und in vivo durchzuführen. Dabei können durch Bewegungen der Gewebeoberflächen Änderungen im Aufsetzwinkel und im Anpreßdruck des Lichtleiters auftreten. Hierdurch kann sich das Reflexionsverhalten und somit die Intensität des reflektierten Lichtes ändern. Derartige Artefakte können durch kurze Aufnahmezeiten für die Spektren vermieden werden. Aus diesem Grund ist das Spektrometer für die Messung von 100 Spektren pro Sekunde ausgelegt. Durch die on-line Verarbeitung der Meßwerte in einer Rechenanlage ist derzeit die Aufnahmekapazität auf 22 Spektren pro Sekunde eingeschränkt. Bei Messungen am schlagenden Herzen erwies sich jedoch bereits eine Repetitionsrate von 15 Spektren pro Sekunde als genügend schnell, um Bewegungsartefakte auszuschließen.

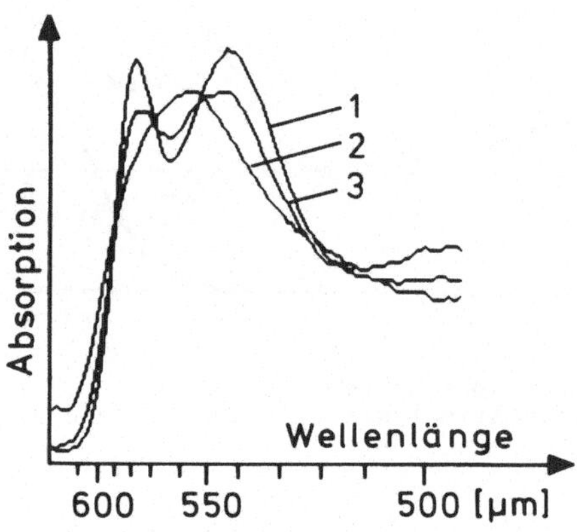

Abb.1: Absorptionsspektren von Hämoglobin
1 vollständig oxygeniert
2 vollständig reduziert
3 teilweise oxygeniert

Das Lichtleiterphotometer besteht aus einem Beleuchtungsteil und

einer Einheit zur Messung des reflektierten Lichts in Abnhängigkeit von der Wellenlänge. Licht einer Xenon-Höchstdrucklampe wird auf eine einzelne Lichtleitfaser von 70 μm Durchmesser fokusiert und damit auf die Gewebeoberfläche geleitet. Das reflektierte Licht wird über 6 Fasern, die ringförmig um die erste angeordnet sind zum Wellenlängenselektor geführt. Dieser besteht aus einer rotierenden Verlaufsinterferenz-Filterscheibe. In Abhängigkeit vom Drehwinkel läßt sie Licht verschiedener Wellenlänge zwischen 495 nm und 615 nm passieren. Bei Erreichen der 615 nm-Marke wird bei jeder Umdrehung ein Triggerimpuls ausgelöst. Von dieser Marke ausgehend erniedrigt sich mit zunehmendem Drehwinkel die Wellenlänge des transmittierten Lichtes. Nach einer Drehung um 180° ist die Wellenlänge des transmittierten Lichtes 495 nm. Während des zweiten Teils der Umdrehung wird derselbe Wellenlängenbereich in umgekehrter Richtung durchlaufen. Die Intensität des transmittierten Lichtes wird von einem Photomultiplier gemessen und in Form eines analogen Spannungssignals zur weiteren Verarbeitung einer Rechenanlage übermittelt. Hierbei handelt es sich um einen Micro-Computer (MICRO 1, Plessey) mit einem graphischen Terminal (2648 A, Hewlett Packard) und zwei Floppy-Disketten Laufwerken (DSD 440, Data Systems).
Der Computer ist mit einem Kernspeicher von 64 KByte und einem LSI 11/2 Prozessor ausgestattet. Zusätzlich wurde er um einen A/D-Wandler zur Digitalisierung der analogen Spannungssignale erweitert. Der Wandlungstakt wird von einer Echtzeit-Uhr gesteuert, die ihrerseits über den Triggerimpuls vom Spektrometer gestartet wird. Als Langzeitspeicher werden Floppy-Disketten mit einer Kapazität von 512 KByte verwendet. Das graphische Terminal dient einerseits als Bedienungskonsole, andererseits als Sichtgerät zur Darstellung der aufgenommenen Spektren.
Während der ersten Hälfte einer Umdrehung der Filterscheibe übernimmt der Rechner die Daten für ein vollständiges Spektrum. Die Zeit für die zweite Hälfte der Scheibenumdrehung steht für Bearbeitungsaufgaben zur Verfügung. Hierunter fällt die Datenreduktion durch Mittelung einer Folge von Spektren, wodurch gleichzeitig eine Verbesserung des Signal-Rauschverhältnisses erreicht wird, die Abspeicherung der gemittelten Spektren und die graphische Darstellung auf dem Bildschirm des Terminals.
Zunächst ist es erforderlich, die Länge des Zeitintervalls für eine Umdrehung der Filterscheibe zu messen. Diese Zeit wird zu Beginn des Programmablaufs aus einer Folge von Triggerimpulsen ermittelt. Aus

der vom Benutzer gewählten Anzahl der Punkte für ein vollständiges Spektrum und der Umdrehungszeit der Scheibe wird dann der Einlesetakt für den A/D-Wandler berechnet. Die maximale Auflösung für ein Spektrum beträgt 126 Punkte.
Bei der Aufnahme des Reflexionsspektrums einer weißen Fläche (Eigenspektrum der Apparatur) ergeben sich wellenlängenabhängige Intensitätswerte. Aus diesem Grund müssen die Reflexionsspektren von Geweben mit dem Eigenspektrum der Apparatur korrigiert werden. Dieses sollte möglichst störungsfrei sein, was durch Mittelung einer größeren Anzahl aufeinanderfolgender Spektren erreicht wird. Zur Kontrolle wird das Eigenspektrum auf dem Bildschirm dargestellt.
Nach Ablauf dieses Programmteils wird die Anzahl der zu mittelnden Gewebespektren eingegeben. Damit ist gleichzeitig die Zeit, die dem Rechner für Bearbeitungsaufgaben zur Verfügung steht, festgelegt. Die geringste Mittelungsrate von drei, die einen zyklischen Programmablauf gewährleistet, ist durch die Transferzeit vom Rechner zur Floppy-Diskette bedingt. Während dieser Verarbeitungsintervalle werden die drei zuvor aufgenommenen Spektren gemittelt, mit einer laufenden Nummer versehen und abgespeichert. Sollen weitere Bearbeitungen durchgeführt werden, wie die Korrektur und die Darstellung auf dem Bildschirm, so müssen größere Mittelungsraten gewählt werden, um entsprechend mehr Bearbeitungszeit zur Verfügung zu stellen. Bedingt durch die Übertragungsrate zwischen Rechner und Terminal von 9600 Baud nimmt die Darstellung der Spektren auf dem Bildschirm die meiste Zeit in Anspruch. Die hierzu erforderliche Mittelungsrate wird vom Programm aus der Scheibenumdrehungszeit berechnet und dem Benutzer angezeigt. Beispielsweise ergibt sich bei einer Umdrehungsfrequenz von 16 Hz eine Mindestmittelungsrate von 30. Falls diese Rate kleiner gewählt wird, z.B. 18, so kann immer noch jedes zweite Spektrum dargestellt werden.
Eine maßgebliche Forderung bei der Erstellung des Programms war es, die Rechenzeiten so gering wie möglich zu halten. Aus diesem Grund wurde eine Assembler-Sprache verwendet und ein Stand-Alone-Programm aufgebaut, das aus einer speziell für diese Ansprüche zusammengestellten System-Software und verschiedenen Arbeitsmoduln besteht, die über die "Monitor-Routine" miteinander verknüpft sind (3). Der grundsätzliche Aufbau des Programms ist in Abb.2 dargestellt.

Eine zweite Forderung war es, die Bedienung benutzerfreundlich zu gestalten. Durch Eingabe von Komandoworten wird der Programmablauf bestimmt. Nach der jeweiligen Eingabe werden die zum Ablauf

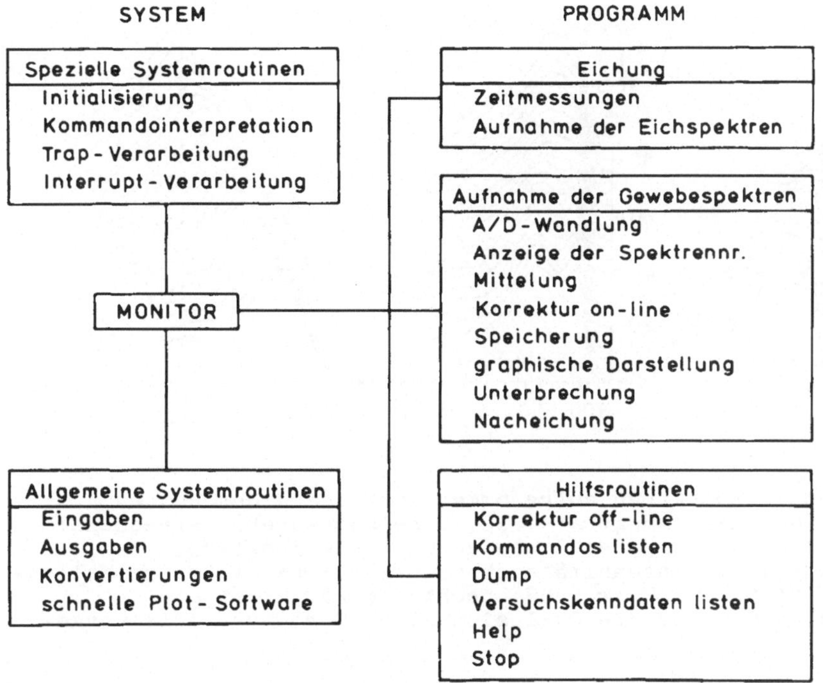

Abb.2: Programmstruktur

dieses Programmteils notwendigen Parameter im Dialog eingelesen. Zur zusätzlichen Information des Benutzers steht eine Reihe von Hilfsprogrammen zur Verfügung.

Für die Auswertung der Messungen wurden zwei prinzipiell verschiedene Programme erstellt,die zur Darstellung der Spektren auf dem Bildschirm dienen (4). Im ersten Fall werden die Spektren als Projektion des orthogonalen dreidimensionalen Raums mit den Achsen Wellenlänge, Intensität und Zeit auf die Bildschirmebene dargestellt. Durch Drehung um die Intensitäts- und die Wellenlängenachse kann vom Benutzer die Perspektive variiert werden. In der Darstellung gewimmt man dadurch den Aufblick auf ein "Spektrengebirge" (Abb.3), wobei die Schattenseiten nicht einsehbar sind.

Im zweiten Fall wird die Projektionsebene von der Wellenlängen- und der Zeitachse aufgespannt. In dieser Ebene werden Punkte gleicher

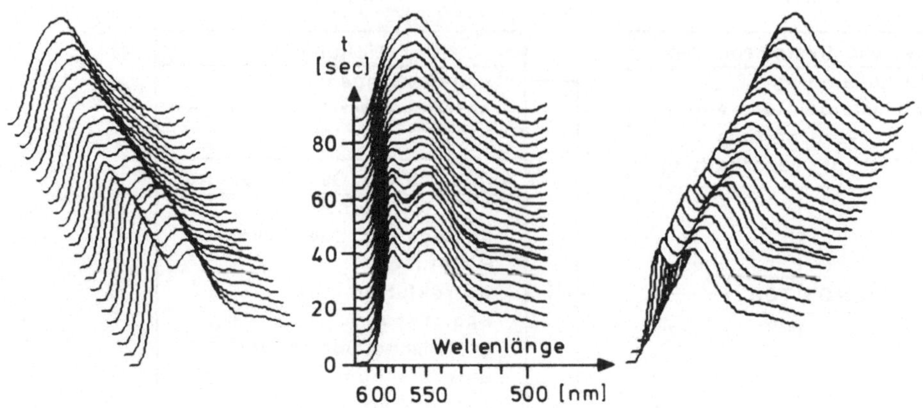

Abb.3: Absorptionsspektren aufgenommen am Myocard des Hundes
Abtastrate: 100, Mittelungsrate: 30, Scheibenumdrehungsfrequenz: 15 Hz; dargestellt ist jedes 2. aufgezeichnete Spektrum.
Links: Drehwinkel um Intensitätsachse $\alpha = -25°$, Drehwinkel um Wellenachse $\beta = 65°$, Mitte: $\alpha = 0°$, $\beta = 65°$, rechts: $\alpha = 25°$, $\beta = 65°$.
Zum Zeitpunkt t=0 wurde die Okklusion einer Coronararterie vorgenommen.

Intensität miteinander verbunden, wodurch eine Darstellung der Spektren in Form von Höhenlinien erfolgt. Diese Art der Darstellung eignet sich besonders für eine schnelle Beurteilung von Änderungen der Spektrenform aufgrund des Zusammen- oder Auseinanderlaufens von Höhenlinien.

Anwendungen des Gerätes bei Untersuchungen an intakten biologischen Geweben in vivo und in vitro zeigten, daß mit der Ankopplung der Rechenanlage an das Spektrometer ein System erstellt wurde, das genügend schnell und ausreichend genau ist und zudem die Möglichkeit bietet, über längere Zeiträume Meßergebnisse aufzuzeichnen. Als Beispiel ist in Abb.3 eine Folge von Spektren zu sehen, die am schlagenden Herzen gemessen wurde. Mit Beginn der Aufzeichnung wurde eine Coronarokklusion angelegt. Deutlich ist eine Änderung der Spektren zu erkennen, die durch die Abnahme der Sauerstoffsättigung des Hämoglobins bedingt ist. Trotz der schnellen Bewegungen des Herzens sind keine Störungen in der Messung zu erkennen.

Eine quantitative Angabe der Sauerstoffsättigung ist derzeit noch nicht möglich. Erste Ansätze für diese Analyse wurden von Wodick und Lübbers (2,5) angegeben. Die Bestimmung der Sauerstoffsättigung von Hämoglobin ist grundsätzlich auch mit der "2-Wellenlängen-Photometrie" möglich (1,6,7,8). Gegenüber dieser Methode liefert die Vermessung eines größeren Wellenlängenbereichs einen höheren Informationsgehalt.

Die beschriebene Apparatur ist nicht nur für die Messung von Hämoglobinspektren geeignet. Bei hämoglobinfrei perfundierten Präparaten lassen sich in dem angegebenen Wellenlängenbereich die Spektren der Cytochrome aa_3, b und c gewinnen, mit deren Hilfe eine Aussage über den Versorgungszustand von Zellkompartimenten getroffen werden kann. Durch den einfachen Austausch der Filterscheibe lassen sich beliebige Wellenlängenintervalle untersuchen.

Literatur:

1. Nilsson NJ (1960) Oximetry. Physiol.Rev. 40: 1-26
2. Lübbers DW (1973) Spectrophotometric examination of tissue oxygenation. In: Bicher HI, Burley DF (ed) Oxygen transport to tissue (New York) pp 45-54
3. Brunner M (1980) On-line Verarbeitung von Hämoglobin-Reflexionsspektren gemessen mit einem Mikro-Lichtleiterspektrometer hoher Repetitionsrate. Diplomarbeit (Erlangen)
4. Kastner N (1980) On-line Signalverarbeitung von NADH-Fluoreszenzspektren gemessen mit einem schnell abtastenden Gewebespektrometer. Diplomarbeit (Erlangen)
5. Lübbers DW, Wodick R (1973) Spectrophotometric methods as applied to living tissue. In: Gross JF, Kaufmann R, Wetterer E (ed) Modern techniques in physiological sciences (London) 163-180
6. Harrison DC, Kapany NS, Miller HA, Silbertrust N, Henry WL, Drake RP (1966) Fiber optics for continuous in vivo monitoring of oxygen saturation. Am. Heart J. 71: 766-774
7. Polanyi ML (1975) Recent development in fibre optics oximetry In: Payne JP, Hill DW (ed) Oxygen measurements in biology and medicine (London-Boston) 369-381
8. Landsmann MLJ, Knop N, Kwant G, Mook GA, Zijlstra WG (1978) A fiberoptic reflection oximeter. Pflügers Arch. 373, 273-282

ANFORDERUNGEN AN EIN MIKROPROZESSORSYSTEM ZUR BIOSIGNALVERARBEITUNG

J. Werner und R. Graener

Institut für Physiologie, Ruhr-Universität
4630 Bochum

Einleitung

Seit mehreren Jahren werden Mikroprozessorsysteme angeboten, die im Spektrum der Datenverarbeitungsanlagen zwischen der Hardware-Schaltlogik und den dezentralen Klein- und Prozeßrechnern stehen. Wie aus Tab. 1 hervorgeht, überlappt sich ihr Anwendungsbereich sowohl nach unten mit dem der festverdrahteten Schaltungen als auch nach oben mit dem des klassischen Prozeßrechners. Mikrorechner eröffnen die Möglichkeit, auch in der Medizin im Rahmen der integrierten Datenverarbeitung in stärkerem Maß als bisher Prozeßdatenverarbeitung bei primärer paralleler Datenerfassung und -verarbeitung und schrittweiser Integration zu betreiben. Zum anderen werden Bereiche, in denen integrierte Datenverarbeitung aus den verschiedensten Gründen nicht möglich ist, überhaupt erst in die Lage versetzt, in ökonomischer Weise dezentrale und spezialisierte Laborautomatisierung und Prozeßanalyse durchzuführen.

	I Einfache u. „langsame" Meßwerterfassung	II Komplexere Verarbeitung, mittlere Geschwindigkeit	III Schnelle u/o komplexe Verarbeitung
Mikroprogramme Interrupt Direkter Speicherzugriff Bus-orientiert Erweiterbar Mehrere Tasks Hintergrundspeicher	nein	nein ja nein	ja
Bisherige Losung	festverdrahtete Schaltungen	unteres Ende der Prozeßrechner-anwendungen	Prozeßrechner und spezielle Logik
Mikroprozessor	langsame 4 bis 8 Bit MOS-Prozessoren	schnelle 8 bis 16 Bit MOS (I^2L)-Prozessoren	schnelle 2 bis 4 Bit Slice TTL (I^2L)-Prozessoren

Tab. 1: Einsatzbereich von Mikroprozessorsystemen

Leistungskriterien Minirechner/Mikrorechner

Zur Laborautomatisierung werden bis heute noch vorwiegend konventionelle Kleinrechner mit Prozeßinterface herangezogen, an das die vorhandenen Laborgeräte im Sternverbund angeschlossen werden, so daß die gesamte Labordatenverarbeitung zentral von der Rechenanlage durchgeführt werden kann (vgl. Abb. 1). Die Möglichkeiten vielseitigen und flexiblen Rechnereinsatzes wird dabei allerdings auf einem relativ hochliegenden finanziellen Investitionsniveau geboten. Die Einführung der EDV-gesteuerten Laborautomatisierung führt daher in der Regel zu beträchtlichen Investitionen, zur überdimensionierten Auslegung des Rechners in Teilbereichen und, im ganzen gesehen, zu einer schlechten und unwirtschaftlichen Ausnutzung des Gesamtsystems. Ein solches System ist im allgemeinen überhaupt nur in größeren Kliniken oder Instituten mit sehr verschiedenartigen Automatisierungsprozessen wirtschaftlich einsetzbar. Das Konzept hat darüberhinaus den Nachteil, daß bei Störungen unter Umständen der gesamte Laborbereich erheblich beeinträchtigt wird, so daß ein dezentrales Konzept mit Parallelverarbeitung aus Gründen der Verfügbarkeit zu überdenken wäre. Eine redundante, d.h. sichere Auslegung des Systems scheidet aber in der Regel aus Kostengründen aus, da nur die Parallelinstallation eines gesamten Zweitsystems möglich ist.

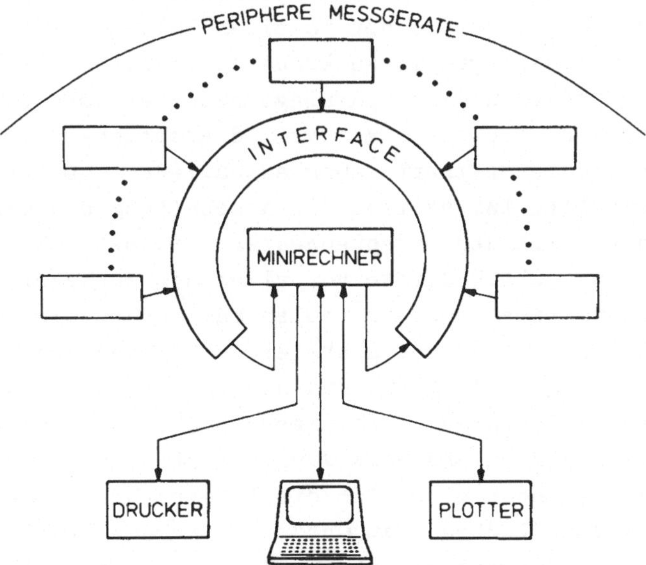

Abb. 1: Der "klassische" Sternverbund mit zentralem Prozeß(Mini)rechner

Auf der Basis des Mikroprozessors bietet sich die Möglichkeit, eine außerordentlich kostengünstige und optimal an die zu automatisierenden Prozesse anzupassende, modular erweiterbare, dezentrale Labordatenverarbeitung zu betreiben. Der wirtschaftliche Einsatz der Laborautomatisierung bleibt nicht auf das Großlabor beschränkt. Anpassungsfähigkeit und Flexibilität beginnen bereits auf minimalem Investitionsniveau. Dies geht soweit herab, daß bereits einzelne Laborgeräte, z.B. Photometer und Chromatographen, mit einem eigenen zugeordneten Mikroprozessor ausgestattet werden können ("Basissysteme", vgl. Abb. 2 oben links), der nur die Steuerung des einzelnen Geräts übernimmt und "benutzerfreundliche" Bedienung und Datenausgabe gestattet. Als weiterer Vorteil kommt hinzu, daß aufgrund des hohen Integrationsgrades der Halbleiter und des einfachen, nahezu geometrischen Aufbaus (Busstruktur) Mikroprozessorsysteme sehr wartungsfreundlich und extrem zuverlässig sind. Letzteres ist gerade im medizinischen Bereich ein bedeutungsvoller Gesichtspunkt. Auch Raumfragen und Klimatisierungsprobleme treten beim Mikroprozessor praktisch nicht auf. Dies ist z.B. beim Einsatz eines Rechners auf der Intensivstation ein wichtiger Aspekt.

Die Grenzen zwischen Mikroprozessorsystemen und klassischen Kleinrechnern hinsichtlich der Rechnerstruktur, der Leistungsfähigkeit und des Anwendungsbereichs sind zum Teil fließend. Deutlich markiert werden sie durch den Kostenfaktor, der in allen Fällen gravierend zugunsten des Mikroprozessorsystems zu Buche schlägt. Bei Fehlen des Zugriffs zu einer zentralen Großrechenanlage hängt es aber davon ab, in welchem Umfang sich rechenzeitintensive und anspruchsvolle arithmetische Prozeduren an die Datenerfassung anschließen, ob trotz der relativ hohen finanziellen Investition die Anschaffung des konventionellen Kleinrechners mit der entsprechenden arithmetischen Power vorzuziehen ist. Im Augenblick dürfte vor allem der zur Verfügung stehende Softwareumfang immer noch in vielen Fällen den klassischen Kleinrechner favorisieren, da der Einsatz eines Mikroprozessorsystems z.Z. wegen der Lückenhaftigkeit und der fehlenden Standardisierung der Software in der Regel auch eigene problemangepaßte und nicht immer einfache Programmierarbeit voraussetzt. Dieser Umstand spricht in vielen Fällen noch nicht für die Inbetriebnahme des Mikroprozessors ohne den "Fachmann am Ort", der in der Regel ein intimeres Verhältnis zu der Anlage haben muß als der "normale" Prozeßdatenverarbeiter. Die Einsparungen bei den Anschaffungskosten der Geräte und bei der Hardwarewartung werden dadurch möglicherweise etwas relativiert. Im Zuge der zunehmenden, besseren Softwareangebote ist jedoch auf der Grundlage der Tab. 2 eine weitgehende Verdrängung des konventionellen Kleinrechners durch Mikroprozessorsysteme zu erwarten.

Minirechner		Mikrorechner	Mikrorechner = systeme
+	Sicherheit	+	+++
-	Kosten	++	o
o	Servicefreundlichkeit	+	+
-	Flexibilität	+	++
-	Technologie	+	+
+	Rechengeschwindigkeit	o Tendenz +	+
+	Standardisierung	-	-
+	Programmierbarkeit	- Tendenz: o	-

Tab. 2: Übersicht Leistungskriterien Minirechner/Mikrorechner

Neue Aspekte für die Biosignalverarbeitung und die Laborautomatisierung

Die Anforderungen, die die Medizin speziell an Mikroprozessorsysteme für die Biosignalverarbeitung und die Laborautomatisierung stellt, sind im einzelnen also:

1. hohe Zuverlässigkeit und Ausfallsicherheit
2. niedrige Anschaffungskosten im Vergleich zu den klassischen Minirechnern
3. minimale Serviceprobleme
4. Normung der Komponenten und Schnittstellen
5. Integration in die klinische Standard-EDV
6. hohe Hardware-Flexibilität

7. Verfügbarkeit preiswerter Massenspeicher für die Dokumentation
8. leichte Programmierbarkeit
9. leichte Bedienbarkeit.

Grundsätzlich sind diese Forderungen bis zu einem gewissen Grade durch einen geschickten Entwurf des Gesamtsystems und durch eine sorgfältige Auswahl der Systemkomponenten erfüllbar. Dies wird z.B. im Beitrag von R. Graener an einem konkreten Realisierungsbeispiel gezeigt. Jedoch bleiben hinsichtlich der Normung und Kompatibilität sowie auch im Hinblick auf die leichte Programmierbarkeit noch viele Wünsche an die Hersteller offen.

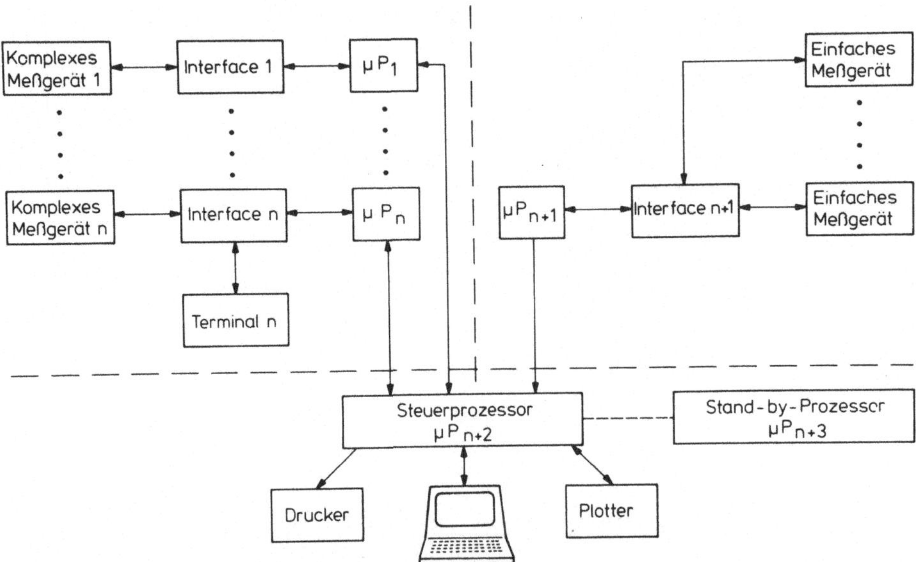

Abb. 2: Verteiltes Mikroprozessorsystem mit hierarchischer Gliederung. Ebene 1: Links oben: Basissysteme. Rechts oben: ein weiteres System im Sternverbund. Ebene 2: Unten: Steuerprozessor mit Stand-by-Prozessor.

Hingegen können die Zuverlässigkeit und die Ausfallsicherheit, Gesichtspunkte, die im medizinischen Bereich, beispielsweise auf Intensivstationen, die dominierende Rolle spielen, fast beliebig hoch getrieben werden. Abgesehen von der - bedingt durch den technologischen Fortschritt - geringen Ausfallrate verfügbarer Systemkomponenten, ermöglicht der niedrige Anschaffungspreis den Entwurf hierarchisch gegliederter und beliebig redundanter " verteilter Mikroprozessorsysteme" (Abb. 2). Diese beinhalten die Aufteilung vieler Aufgaben, die bisher von einem einzigen zentralen Prozeßrechner bewältigt werden mußten, auf mehrere parallele Mikrocomputer, deren Funktion an allen kritischen Stellen durch Redundanzschaltungen fehler- und ausfallsfrei gehalten werden kann.

Im klinischen Labor beispielsweise lassen sich die bestehenden Aufgaben im allgemeinen folgendermaßen charakterisieren: Eine Probe (z.B. Blut, Urin) wird einem Analysegerät zugeführt und das Ergebnis der Analyse dem betreffenden Patienten zugeordnet (Probenidentifizierung). In der Regel werden verschiedene Untersuchungen an derselben Probe hinzukommen, die ebenfalls dem Patienten zugeordnet werden müssen. Die Aufgabe des Rechners besteht dann im wesentlichen darin, die Messung einzuleiten, das Ergebnis zu registrieren und zu identifizieren und ggf. an den Zentralrechner weiterzuleiten. Hinzu kommt, daß bei vielen Analysegeräten, z.B. Chromatographen, Photometern, Enzymstraßen usw., relativ komplizierte Steuerungen, Auswertungsverfahren und Eichungen durchgeführt werden müssen, bevor ein interpretierbares Ergebnis vorliegt. Auch diese Aufgaben sollten vom Rechner, soweit wie möglich, durchgeführt werden. Beide Aufgabenbereiche, obwohl von unterschiedlicher Struktur, wurden bisher von einem einzigen Rechner durchgeführt. Der Einsatz des Mikrorechners macht jedoch eine Aufteilung der Aufgabenbereiche auf verschiedene Rechner möglich und sinnvoll ("verteilte Mikroprozessorsysteme",vgl. Abb. 2 oben): Jedem Gerät, dessen Komplexität es erfordert, wird ein eigener Mikrorechner zugeordnet, der als Ausgangssignal den fertigen Analysewert liefert, während die Datensammlung, -zuordnung und -weitergabe von einem weiteren Steuerprozessor (2. Ebene) durchgeführt werden kann (Abb. 2, unten). Die Vorteile dieses Verfahrens sind offensichtlich: erhöhte Sicherheit und große Flexibilität. Dabei ist es möglich, für alle Aufgaben denselben Rechnertypus zu verwenden, wenn der jeweilige Prozessor den entsprechenden Aufgaben angepaßt wird. Somit existieren dann mehrere sich in ihrer Architektur gleichende Mikroprozessoren, die wesentliche Kosten- und Servicevorteile haben.

Literaturangaben:

Werner, J., Graener, R.: Data acquisition and processing in medicine: Contribution of the microprocessor. Meth. Inform. Med. 19 (1980) 69-74.

Werner, J., Graener, R.: Higher reliability of medical data processing by use of distributed and redundant microprocessor systems. MEDINFO 80, Tokio, im Druck.

ENTWURF UND AUFBAU EINES MIKROPROZESSORSYSTEMS ZUR BIOSIGNALVERARBEITUNG

R. Graener und J. Werner
Institut für Physiologie, Ruhr-Universität
4630 Bochum

Einleitung

Obwohl in den letzten Jahren der Einsatz von Mikroprozessoren in den verschiedensten Bereichen der Datenverarbeitung stark zugenommen hat, ist auf dem Gebiet der biomedizinischen Prozeßdatenverarbeitung der Einsatz des Mikrorechners bisher noch wenig verbreitet. Dabei bietet er auch hier eine Reihe von Vorteilen. Die Anforderungen, die an einen solchen Prozeßmikrorechner gestellt werden müssen, wurden bereits in dem Beitrag von J. Werner diskutiert. Im folgenden soll daher der Frage der konkreten Realisierung eines solchen Systems nachgegangen werden.

Grundstruktur des Rechners

Das von uns entwickelte Prozeßmikrorechnersystem DASY (Data Aquisition System) wird diesen Anforderungen weitgehend gerecht. Es wurde auf der Basis der CPU 6502 aufgebaut, einer der leistungsfähigsten 8-Bit Mikroprozessoren, der vor allem durch seine weite Verbreitung in Home-Computern (z.B. PET) auch vielen interessierten Laien bekannt ist. Hinzu kommt, daß die einfache Busstruktur des 6502 einen einfachen und übersichtlichen Aufbau des Speichers und vor allem des Interfaces gestattet.

Der Rechner wurde konsequent modular aufgebaut. Dies führt zu einer hohen Übersichtlichkeit des Systems und minimiert den Service, da defekte Karten nur noch ausgewechselt werden müssen. Er gestattet, innerhalb kurzer Zeit einen dem jeweiligen Bedarf angepaßten Rechner aufzubauen, da die einzelnen Karten beliebig kombiniert werden können.

Die Abb. 1 zeigt, daß der Rechner aus drei Subsystemen aufgebaut ist, die in einem Basis-Modul enthalten sind: der Zentraleinheit mit Daten- und Adressbustreiber und der Steuerung, dem Speicher und dem Interface. Direkt hinter der Zentraleinheit wird der Rechnerbus in zwei Subbusse geteilt: Memory-Bus und Interface-Bus. Der Interface-Bus wird von der CPU über die obersten 1024 Adressworte angesprochen.

Über ihn findet der Zugriff auf alle Interface-Module statt.

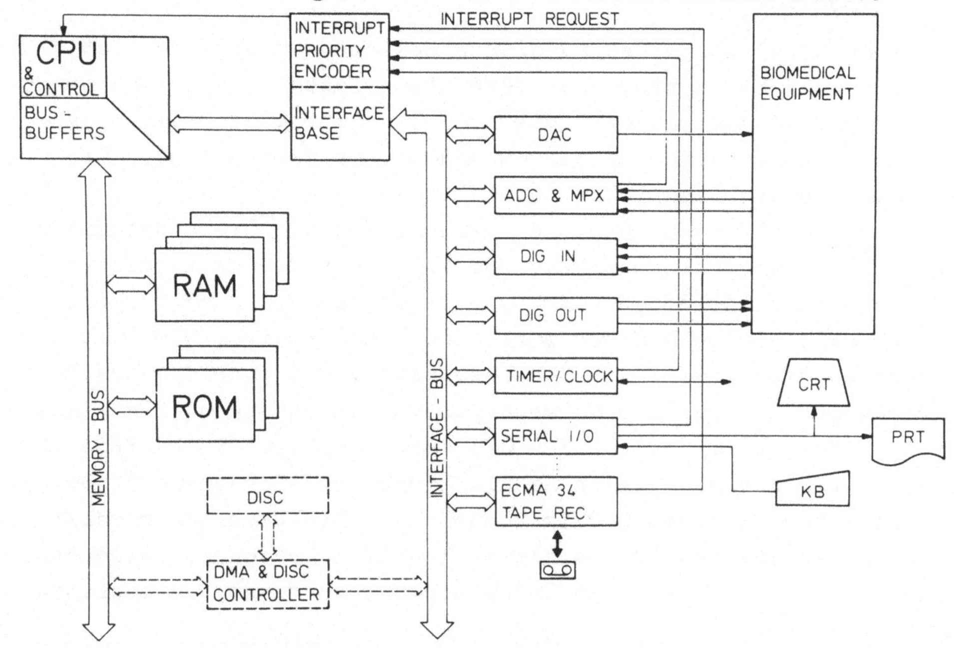

Abb. 1: Blockschaltbild des Prozeßmikrorechners DASY

Aufbau des Speichers

Über den Memory-Bus können max. 63k-Worte Speicher adressiert werden. Um die Systemkosten niedrig zu halten und wegen der geforderten Übersichtlichkeit stehen nur zwei verschiedene Speicherkarten zur Verfügung:

1. Eine 8k-RAM Karte mit statischen 1k x 4 RAM's. Den statischen RAM's ist aus Gründen der Datensicherheit deutlich der Vorzug zu geben, da dynamische RAM's erheblich höhere Fehlerraten aufweisen, die nur durch zusätzlichen Aufwand, wie durch die Einführung fehlerkorrigierender Bits vermieden werden können. Dieser zusätzliche Kostenaufwand wird jedoch erst bei großen Speicherarrays lohnend. Wird eine Speicherbestückung in kleineren Schritten als 8k-Byte gewünscht, so können nur die benötigten RAM's auf die Karte gesteckt werden.
2. Eine 8k ROM/EPROM Karte. Diese Karte kann wahlweise mit 2708-EPROM's oder dazu pinkompatiblen ROM's bestückt werden, und zwar genau wie die RAM-Karte in 1k-Schritten. Beide Karten können beliebig kombiniert auf den Memory-Bus gesteckt werden.

Aufbau des Interfaces

Während die Konstruktion eines modularen Speichers problemlos ist, bereitet die Konstruktion eines modularen Interfaces jedoch größere Probleme. Zum einem muß mit dem Interface eine optimale Prozeßanpassung möglich sein, zum anderen müssen jedoch aus Kostengründen Redundanzen im Interface möglichst vermieden werden.

Dieses Problem konnte dadurch gelöst werden, daß die Prozeßanpassung durch Kombination verschiedener kleiner Interface-Module vorgenommen wird. Voraussetzung ist jedoch, daß der Decodier- und Anpassungsaufwand jedes Moduls an den Rechner möglichst einfach wird. Dies ist zum einen durch die Auswahl der CPU begünstigt, zum anderen schafft der Interface-Bus hierfür die notwendigen Voraussetzungen. Die einzelnen Interface-Module werden von der CPU über Load- und Store-Befehle angesprochen. Die Adressen aller Module liegen im Adressraum $FF00_{Hex}$. $FFFF_{Hex}$. Die Adressen jedes Moduls können über Bit-Schalter gewählt werden, so daß es möglich ist, einzelne Module mehrfach zu verwenden. Jedes Modul wird einfach auf den Interface-Bus gesteckt, um einsatzfähig zu sein.

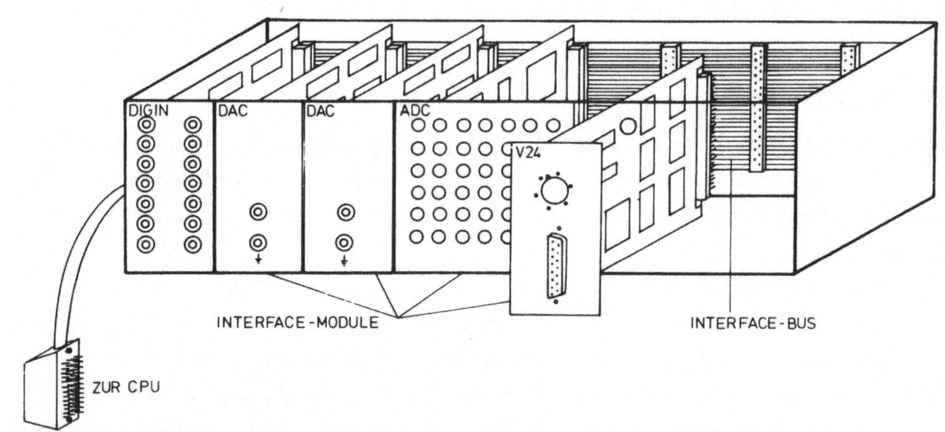

Abb. 2: Prinzipaufbau des Interface

Zur Zeit stehen folgende Interface-Module zur Verfügung:

- 8 Bit Dig. Eingang
- 8 Bit Dig. Ausgang
- 10 Bit D/A Wandler
- 13 Bit A/D mit Multiplexer und programmierbarem Vorverstärker
- V24/RS232 asynchrone Schnittstelle
- Timer/Echtzeituhr

- Ereigniszähler mit Trigger
- ECMA 34 Kassettenrecorder

Mit diesen Interface-Modulen dürfte es in der Regel problemlos sein, eine Prozeßanpassung vorzunehmen. Peripheriegeräte, wie Drucker und Terminal, können über die asynchrone serielle Schnittstelle angeschlossen werden. Dieses bereitet aufgrund der V24-Norm keine Probleme. Die Kopplung mit anderen Rechnern ist gleichfalls über die Schnittstellen möglich, ohne daß hierfür spezielle Bedingungen gestellt werden müssen. Durch den einfachen Aufbau und die genormte Schnittstelle zum Interface-Bus ist es außerdem leicht möglich, spezielle Interface- Komponenten für spezielle Anwendungen ohne großen Hardwareaufwand zu konstruieren.

Massenhintergrundspeicher

Als Massenhintergrundspeicher wurde ein ECMA 34-Kassettenrecorder verwendet. Ausgehend von der Annahme, daß Labordaten seriell anfallen und ein Random-Access online nicht notwendig ist, bietet sich ein Kassettenrecorder mit einer Kapazität von 1M Byte/Kassette als Massenspeicher geradezu an, zumal er auch eine hohe Schreibgeschwindigkeit von ca. 82kBit/s zuläßt. Hinzu kommt, daß die Kassetten aufgrund der ECMA 34/49 Norm auch von anderen Rechnern gelesen werden können. Die Alternative, dualsided/double density 8"-Floppy-disks zu verwenden, die eine ähnliche Kapazität von 0,5 MByte/disk haben, scheidet wegen der geringen Zuverlässigkeit der Systeme noch aus. Andere Massenspeicher, wie z.B. die Festplatte, kommen aus Kostengründen nicht in Betracht, da beispielsweise die Kosten eines Festplattenlaufwerks schon höher sind als die des gesamten Rechners.

Software

Das System wird z.Z. in BASIC programmiert, der wohl am weitesten verbreiteten und einfachsten Programmiersprache. Das BASIC wurde um die notwendigen E/A-Routinen zur Prozeßsteuerung erweitert. Weiterhin existieren Steuerroutinen zur Steuerung des Kassettenrecorders und zur Abspeicherung der Daten als ECMA 49-Standard-Files. Abb. 3 zeigt die Belegung des Speichers mit der Software.
Auf ein Betriebssystem im klassischen Sinne wurde aus Gründen der einfachen Programmierbarkeit und Bedienbarkeit verzichtet. Alle Peripheriegeräte können aus dem BASIC über INPUT- und PRINT-Befehle bedient werden. Zwar ist die Programmierung über einen Interpreter relativ ineffektiv, da jedoch die Programmierung in Maschinensprache

enorm aufwendig und damit kostenintensiv ist, dürfte sie, von Ausnahmen abgesehen, für die Praxis kaum infrage kommen.

Hex.Addr.	Used for.	Length
0000	Page 0	0.25 k
0100	Stack	0.25 k
0200	I/O-Buffer, MTU-Buffer	0.5 k
0400	Assembler, Text-Editor	2.5 k
0E00	MTU-Control, ECMA-Formatter	0.75 k
1100	Interrupt Control, Interface Utilities	0.75 k
1800	Monitor, I/O-Routines	2 k
2000	BASIC-Interpreter	8 k
4000	Application RAM . . .	max 47k
FC00	Interface	1 k

Abb. 3: Speicherbelegung von DASY

Anwendung des Systems

Das System wird z.Z. an einem temperaturphysiologischen Meßplatz eingesetzt. Ca. 30 verschiedene Größen (Temperaturen, O_2-Verbrauch, respiratorische Wasserdampfabgabe, Herzfrequenz, Muskelaktivität usw.) werden mit einer Zykluszeit von 1 Minute erfaßt. Das BASIC-Programm zur Versuchssteuerung ist ungefähr 12k-Worte lang und führt folgende Aufgaben aus:

1. Eichung der Verstärker und Gasanalysatoren
2. Datenauswahl und -normierung
3. Eichung und automatische Driftkompensation der Thermoverstärker
4. Kontrolle der Durchblutungsmessung und Berechnung der Wärmeleitzahl des Gewebes
5. Berechnung der mittleren Hauttemperatur, der effektiven Wärmedurchgangszahl, absolutenWärmeproduktion und -abgabe usw.
6. Grenzwerterkennung der Meßgrößen und Alarmauslösung bei Überschreiten der Grenzwerte
7. Ausgabe der Daten auf Drucker und Konsole
8. Formatierung und Abspeicherung der Daten als ECMA 49 Standard-Files
9. Ausgabe beliebiger Daten auf einem X-Y-Plotter.

Abbildung 4 zeigt die Anordnung des Rechners im Versuchsaufbau. In diesem Anwendungsfall wird die Leistungsfähigkeit des Rechners aufgrund des hohen Datenanfalls nicht durch die Rechenkapazität der CPU begrenzt, sondern durch die hohen Ein- und Ausgabezeiten.

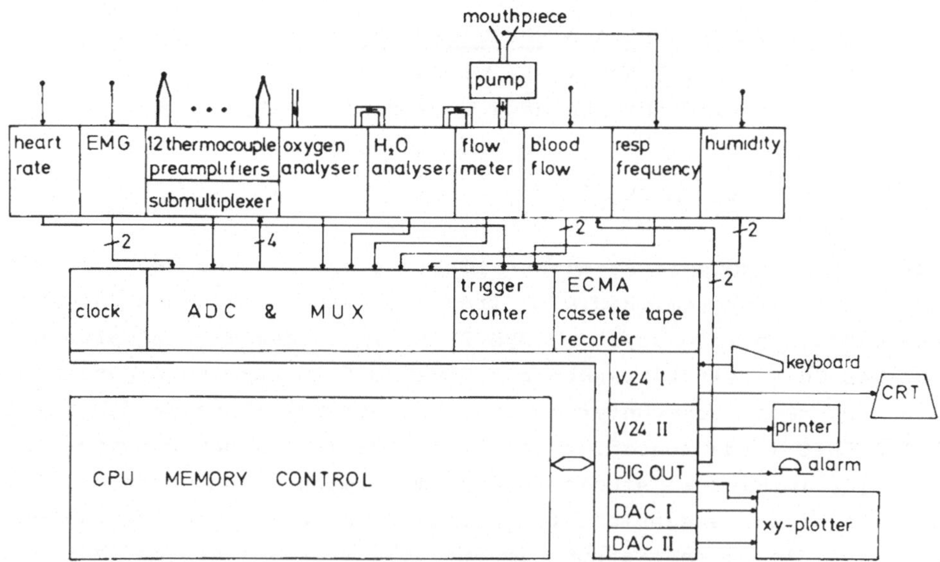

Abb. 4: Einsatz des Rechners an einem physiologischen Meßplatz

Zuverlässigkeit und Kosten

Durch die Verwendung von hochintegrierten Bausteinen traten Zuverlässigkeitsprobleme nicht auf. Die Ausfallhäufigkeit wird nicht von der zentralen Rechnerelektronik bestimmt. Probleme liegen eher im mechanischen Bereich (Kassettenrecorder, Drucker) und im Netzteil, hier vor allem bei den Ladekondensatoren.

Die Gesamtbauteilkosten des Rechners ohne Peripheriegeräte, wie Drucker und Terminal, liegen bei ca. DM 5.000,--, so daß der Gesamtsystempreis deutlich unter dem des Minirechners liegen dürfte. Die Gesamtkosten des eigentlichen Rechners sind so niedrig, daß die Kosten eines kompletten Rechnersystems im wesentlichen durch die Peripheriegeräte (Plotter, Drucker, Terminal) bestimmt werden. Im übrigen darf nicht vergessen werden, daß auch die Entwicklung der Software einen wesentlichen Kostenfaktor darstellt.

Der Rechner scheint gut geeignet, die Lücke zwischen Minirechner und Hardwareelektronik bezüglich Leistung und Kosten zu füllen und dürfte in vielen Fällen die Anschaffung eines relativ teuren Minirechnersystems erübrigen.

EIN MIKROCOMPUTER ALS SUBSYSTEM IM 24-STUNDEN BETRIEB

H. Schubel *), W. Müller
Universitätskrankenhaus Eppendorf (UKE), Hamburg

Rechnergestützte Blutbank

Der Bluttransfusionsdienst eines Klinikums muß Tag und Nacht arbeitsfähig sein. Das System TRAMIDIS (Transfusionsmedizinisches Informations- und Dispositionssystem, DVM 203) bietet dem Bluttransfusionsdienst des Universitätskrankenhaus Eppendorf in Hamburg organisatorische und DV-technische Unterstützung bei der Erfüllung seiner Aufgaben. TRAMIDIS wurde konzipiert als ein System, das den gesamten Informationsfluß im Bluttransfusionsdienst mit Rechnern unterstützt. Das System ist darauf ausgerichtet, jederzeit aktuelle Daten zu halten. Deshalb ist die Datenerfassung in den Arbeitsablauf des medizinischen Personals eingebettet; vom Rechner werden die nötigen Arbeitsunterlagen erzeugt.

Wegen der wichtigen Versorgungsaufgabe des Bluttransfusionsdienstes dürfen Hardwareausfälle den Routinebetrieb nicht beeinträchtigen. Sie müssen durch effiziente Ersatzlösungen aufgefangen und überbrückt werden.

Datenbankrechner mit Subsystemen

TRAMIDIS wurde so konzipiert, daß bei einem teilweisen Ausfall oder Ausschalten der Rechner bzw. ihrer Peripheriegeräte der Bluttransfusionsdienst weiter DV-technisch unterstützt wird und arbeitsfähig bleibt. Das Gesamtsystem TRAMIDIS ist hard- und softwaremäßig in Subsysteme aufgegliedert. Im Normalfall arbeiten die Subsysteme

- im Spenderbüro ein Nixdorf Magnetcomputer
- in der Konservenausgabe ein intelligentes Terminal von Tandberg TDV 2114 (heute als Siemens 6610 angeboten)
- in den Labors ein SIEMENS Laborrechner

um einen zentralen Rechner und liefern ihre Daten on-line in die Datenbank. Bei Ausfall des Zentralrechners arbeiten alle Subsysteme selb-

*) jetzt MEDIS-Institut der GSF, München

ständig weiter. Es werden die Arbeitsabläufe mit nur geringen Einschränkungen weiter unterstützt und die Daten in den Subsystemen gesammelt, um später bei einem Wiederanlauf des Datenbankrechners in die Datenbank übernommen zu werden. Bei Ausfall der Subsyteme werden diese durch die Peripherie des Zentralrechners ersetzt (Abb. 1).

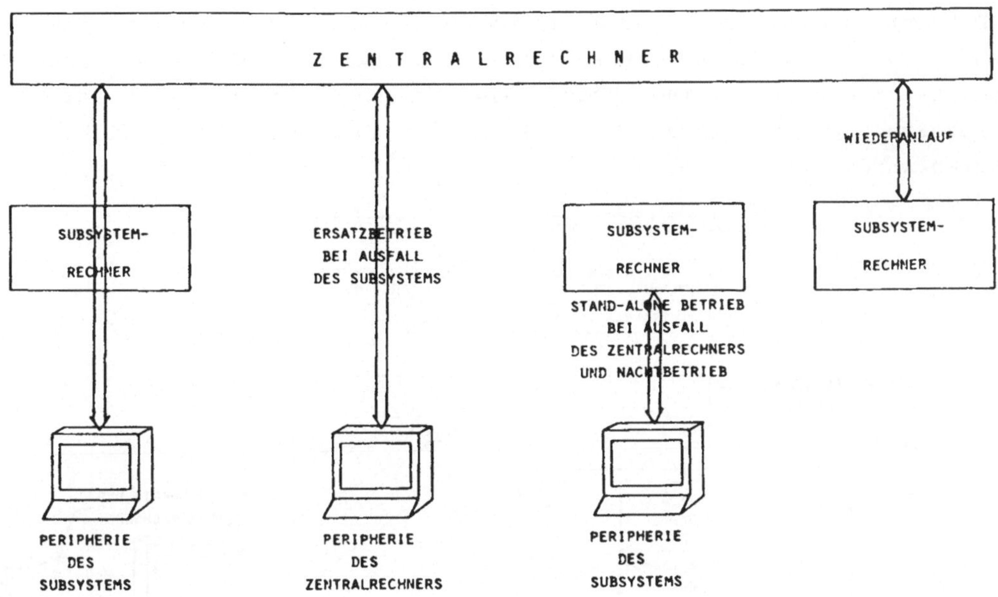

Abb. 1 Ersatzlösungen bei Hardwareausfall

Eine solche mehrfache Ausfallsicherung bedingt nicht nur unterschiedliche Hardwarekomponenten mit den damit verbundenen Kompatibilitätsproblemen sondern auch einen erheblichen Aufwand an Software. Jedes organisationsunterstützende Programm muß für mehrere Betriebsarten vorhanden sein:

- als on-line Lösung mit einer Kopplung von Subsystem und Hauptrechner
- als on-line Lösung mit der Standardperipherie des Hauptrechners
- als stand-alone Lösung nur im Subsystem

Darüber hinaus sind

- Zusatzprogramme für das Wiederanlaufverfahren nötig, die die Daten aus dem Subsystem in die Datenbank übergeben.

On-line Betrieb mit unterschiedlicher Hardware

Die beiden on-line Lösungen (Standardperipherie des Hauptrechners und Kopplung des Subsystems an den Hauptrechner) wurden so zusammengefaßt, daß für beide dasselbe Anwendungsprogramm abläuft. Spezielle Kopplungssoftware wurde zusammen mit dem Transaktionsmonitor TRAMON im Rahmen von TRAMIDIS entwickelt, die es erlaubt, mit einem Anwendungsprogramm die Peripherie des Subsystems genauso anzusprechen wie die Standardperipherie des Hauptrechners - eine Lösung, die in Rechnernetzen üblich ist, für Prozeßrechner oder intelligente Terminals aber noch längst nicht angeboten wurde -.

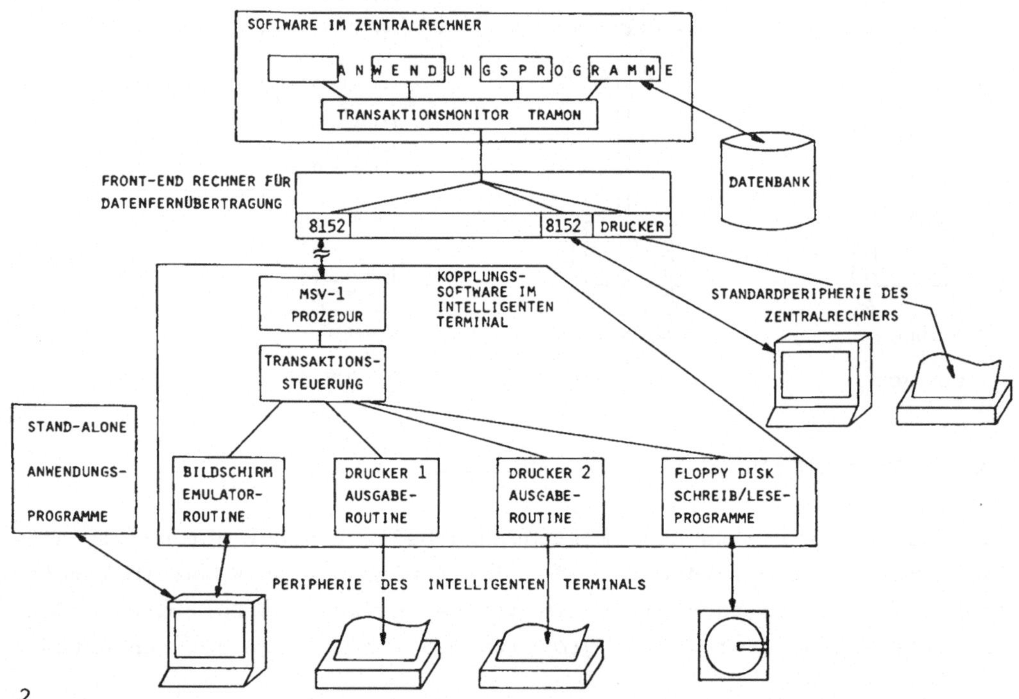

Abb. 2

TRAMON versieht die Nachricht mit einem Transaktionskopf zur Adressierung des Empfängers in dem Subsystem (Abb. 2) und überträgt sie wie zu einem Siemens Terminal 8152. Im intelligenten Terminal wird die Nachricht gemäß der Prozedur MSV-1 empfangen. Entsprechend dem Transaktionskopf wird die Nachricht an die adressierte Ausgaberoutine (Sichtgerät, Drucker oder Floppy Disk) weitergegeben. Die Bildschirmroutine setzt die Steuerzeichen in die für die Hardware des Subsystems geltenden um und entfernt jeweils das 81. Zeichen jeder Zeile aus der Nachricht (das Sichtgerät 8152 hat 16 Zeilen mit je 81 Zeichen). Analog wird bei der Nachrichteneingabe verfahren, so daß ein Sichtgerät 8152 vollständig emuliert wird.

Damit ist es möglich, jedes Transaktionsprogramm von jedem Sichtgerät zu benutzen, sei es direkt am Datenbankrechner, am Laborrechner oder am intelligenten Terminal angeschlossen. Die Vorteile zeigen sich insbesondere bei allen Auskunftsprogrammen. Da in jedem Arbeitsbereich des Bluttransfusionsdienstes mindestens ein Sichtgerät vorhanden ist, ist es dem Personal jederzeit möglich, bei notwendigen Nachfragen, sich die Informationen selbst am Terminal zu beschaffen.

Mit dem hier vorgetragenen Konzept konnten für die Betriebsart mit vollständiger Hardware und für die Ersatzlösung bei Ausfall der Subsysteme

- einheitliche Benutzerführung
- gleiche Datenprüfung und Verarbeitung
- Kompatibilität trotz unterschiedlicher Hardware
- eine Reduzierung des Programmaufwandes

erreicht werden. Die Anwendungsprogramme sind vollkommen unabhängig von Hardwareunterschieden der angeschlossenen Sichtgeräte.

Stand-alone Betrieb des Subsystems

Die stand-alone Lösung der Subsysteme ohne Zugriff auf die Daten der Datenbank bedingt eine vollständige Doppelprogrammierung der jeweiligen Anwendung da

- unterschiedliche Datenspeicherung und
- unterschiedliche Programmsprachen

einer gemeinsamen Nutzung von Programmteilen in den Subsystemen und im Zentralrechner entgegen stehen. Eine doppelte Datenhaltung wurde nicht realisiert, sondern die Subsysteme sammeln nur während des stand-alone Betrieb die entstehenden Daten. Damit sind die Auskünfte im stand-alone Betrieb nur in dem Umfang möglich, wie die Daten bereits im Subsystem gesammelt sind. In der Konservenausgabe wird der stand-alone Betrieb des intelligenten Terminals für den normalen Nachtbetrieb genutzt. Dort wäre zur besseren Ablaufunterstützung ein Übertragen der Daten des aktuellen Konservenlagers aus der Datenbank auf die Floppy Disk des intelligenten Terminals vor Abschluß des Tagesbetriebes wünschenswert. Wegen der beschränkten Speicherkapazität am intelligenten

Terminal konnte das jedoch nicht realisiert werden. Heute wäre durch die inzwischen zu Mikroprozessoren angebotenen Winchesterplatten eine Lösung mit doppelter Datenhaltung in der Konservenausgabe vorzuziehen.

Wiederanlauf des Datenbankrechners

Eine Vereinheitlichung der Software wurde für die Dialog- und Wiederanlaufprogramme erreicht. Durch Herauslösung der Dialogführung kann das verbleibende Unterprogramm sowohl für die Dialoganwendung als auch für das im Batch ablaufende Datenübergabeprogramm benutzt werden, Abb. 3. Die Daten werden von dem Dialog- bzw. Wiederanlaufprogramm angenommen und an das Unterprogramm weitergegeben, das sie

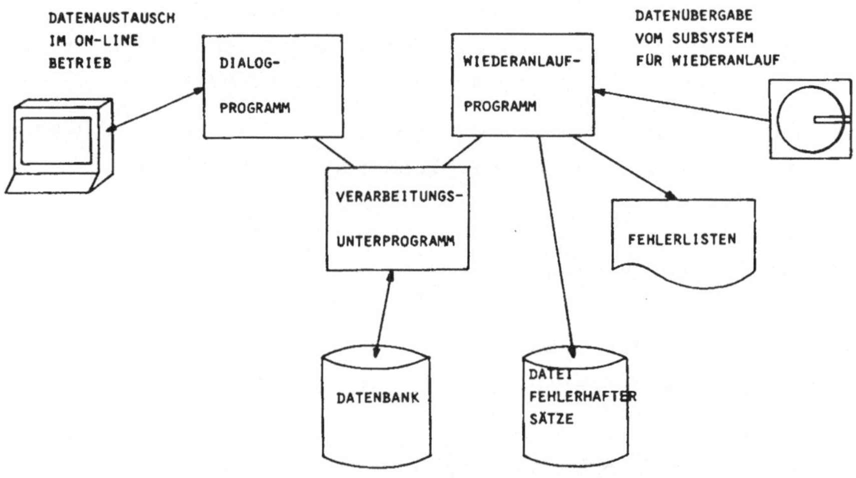

Abb. 3

zunächst prüft. Bei Fehlern oder Unplausibilitäten meldet es diese als Fehlercode an das steuernde Dialog bzw. Batchprogramm.
Das Dialogprgramm gibt die fehlerhaften Daten mit einer Fehlermeldung an den Benutzer zurück, während das Batchprogramm den Fehler in einer Fehlerliste protokolliert und die Daten auf einer Fehlerdatei ablegt. Dort müssen sie korrigiert werden und erneut von dort in die Datenbank eingespeist werden. Sind die Daten korrekt, bringt das Unterprogramm die Information in die Datenbank ein. Die Verwendung desselben Unterprogramms im Batch und in den Dialogbetriebsarten für das Ver-

arbeiten und Einspeichern der Daten in die Datenbank bedeutet nicht nur verminderten Programmieraufwand und einfachere Programmpflege, sondern gewährleistet, daß, unabhängig auf welchen Weg die Daten in die Datenbank gelangen, der gleiche Zustand in der Datenbank hergestellt wird.

Das System TRAMIDIS ist in der Form als Zentralrechner mit Subsystemen seit 1978 im Einsatz. Bei der Realisierung traten Schwierigkeiten auf, die z.T. die Grenzen der Leistungsfähigkeit von Mikroprozessoren verdeutlichen.
Kapazitätsprobleme der Floppy Disk würde man heute durch Verwendung von Platten an den Mikroprozessoren auffangen können.
Bei den Tests der Leitungsprozedur MSV-1 zeigte sich, daß bei einer Übertragungsgeschwindigkeit von 9600 baud und notwendiger Parallelverarbeitung im intelligenten Terminal Fehler auftraten. Die große Zykluszeit des Bausteins 8080 im intelligenten Terminal und eine fehlende Interruptmöglichkeit führten zu Timingproblemen bei der Abarbeitung der Leitungsprozedur. Auch hier bringt neuere Technologie mit schnelleren Mikroprozessoren eine Verbesserung.
Störungen an mechanischen Teilen, wie sie zunächst im 24 Stunden Betrieb des intelligenten Terminals erwartet wurden, sind selten aufgetreten.
Insgesamt hat die Routineunterstützung mit TRAMIDIS gezeigt, daß ein Betrieb mit derselben Hardware bei unterschiedlich starker Ablaufunterstützung im Tag- und Nachtbetrieb von dem medizinischen Personal sehr gut akzeptiert wird. Die kontinuierliche Datenerfassung und die damit aktuelle Information über Patienten, Blutkonserven und Spender, die TRAMIDIS dem Transfusionsdienst bietet, haben zu einer "Schonung" der Blutspender und zu einer wesentlichen Verbesserung der medizinischen Versorgung der Transfusionspatienten geführt.

Der Mikroprozessor als integrierender Bestandteil eines autonomen Meßplatzes im klinischen Laboratorium

H. Erne, H.P. Brickl, I. Mieth, A.J. Porth
Labordatenverarbeitung der Medizinischen Hochschule
Hannover

Einleitung: Anforderungen an einen autonomen Meßplatz

Ein autonomer Meßplatz im klinisch chemischen Laboratorium soll aus Proben, die von Patienten stammen, Analysenergebnisse erstellen, diese Ergebnisse der Probe zuordnen und die identifizierten Meßdaten sowohl dem Bedienungspersonal als auch einem übergeordneten Verwaltungssystem zur Verfügung stellen.
Für die angestrebte Zielsetzung müssen folgende Randbedingungen gelten:

- Es sind direkte und indirekte Probenidentifizierungsverfahren zuzulassen (evtl. überlappend oder alternativ).
- Die Meßgeräte können eine oder mehrere klinisch chemische Methoden verarbeiten.
- Das Personal für die Bedienung des Meßplatzes muß nicht in EDV-Fragen versiert sein, um mit der Handhabung zurechtzukommen.
- Die Analysenergebnisse sind am Arbeitsplatz selbst zu beurteilen.
- Ein Ereignisprotokoll sollte für Sofortreaktionen, sowie Wartungs- und Instandhaltungsmaßnahmen möglich sein.
- Die Datensicherung sollte soweit ausgebaut sein, daß Ausfälle des übergeordneten Systems keine nachhaltigen Auswirkungen haben.

Die auf dem Markt befindlichen Analysengeräte haben diese Funktionen in unterschiedlichem Umfang integriert. Es liegt zum einen an der mangelnden technischen Reife vieler Geräte selbst, zum anderen an den hohen Entwicklungskosten, daß die vielfältigen Möglichkeiten des Mikroprozessors nur ungenügend in der Laborgerätetechnik eingeführt sind. Auf der anderen Seite fehlen Standardisierungen hinsichtlich technischer Realisierung und inhaltlicher Strukturierung der Information, so daß eine nachträgliche Ergänzung nicht vorhandener Funktionen schwierig ist.
Die Nutzung des Mikroprozessors als zentrales Steuerungsteil zur Integration aller Funktionen, die das Meßgerät, den Dialog zum Meßplatz und zu übergeordneten Systemen betreffen, führt zu einem autonomen

Meßplatz. Dadurch wird das Labor-Informations-System selbst nicht mehr mit den technischen Details der Messungen belastet, sondern kann sich zeitgerecht der Verwaltung der Daten und den diffizilen Kommunikationsaufgaben widmen.

Folgende Funktionsmodule charakterisieren einen autonomen Meßplatz

Eingangsspezifische Anpassung	Plausibilitätsprüfungen	Kommunikation mit
Gerätespezifische Aktivitäten	Datensatzaufbau	- Bedienungspersonal - übergeordnetem System
Proben-Identifikation	Datenspeicherung	

Eingangsspezifische Anpassung

Die Hardware-Schnittstellen der verschiedenen Analysengeräte werden für die Weiterverarbeitung vereinheitlicht.
Die Analysensignale können formal recht unterschiedlich vorliegen:
- analog : Spannungen oder Ströme, die verschieden sind in Größe, Impedanz und Rauschverhalten
- digital: galvanisch nicht getrennt, nicht entprellt, parallel zu Spulenansteuerungen.

Die Aufgabe dieses Funktionsmoduls ist eine technische Normierung in Level und Code z.B. TTL, ASCII und eine möglichst galvanisch getrennte Verbindung zum Analysengerät.

Gerätespezifische Aktivitäten

Die noch fehlenden Analysengerätefunktionen sollen komplettiert werden; das Ergebnis der Meßwertermittlung wird in eine einheitliche Aussageform gebracht.

1. Es geht hier bei den "analytischen" Funktionen um die Einhaltung physikalischer und chemischer Meßparameter und evtl. um die Mechanisierung der Probenführung als nachträgliche Zusatzforderung. Dafür müssen größere Eingriffe vorgenommen werden, um Meßsonden und Zeitvorgaben, Kontrollen, Steuerungen, Regelungen bzw. Warnmeldungen vornehmen zu können. Was für die Meßstabilität an zu-

sätzlicher Überwachung von bestimmten Meßparametern notwendig ist, sollte möglichst mit diesem Funktionsmodul nachgeholt werden: z.B. Temperatur-, Zeit-, Spannungs- (Versorgung, Nullpunkt), Reaktantenkonstanz.
Inhaltliche Überprüfungen mit Hilfe von Kontrollproben können nur sporadisch gemacht werden und weisen im allgemeinen nicht direkt auf die Fehlerquelle hin.

2. Die Bedeutung der Meßdaten ist durch unterschiedliche Kriterien charakterisiert:
   - Endpunkt-, Reaktionsmessung
   - End-, Roh-, Kurven-, Bezugswert (Leer-, Blindwert, Nullpunkt)
   - Sonderzeichen (Meßbereich, Kontroll- und Grenzangaben).

   Die Meßwerte können als fertige Endwerte bereits vorliegen oder sie müssen noch zu Endwerten verarbeitet werden. Diese Verarbeitung kann darin bestehen, daß der Rohwert nur umgerechnet wird (über Formel oder Tabelle). Es kann sein, daß noch Leerwert- und Eichgrößen (Eichkurven) berücksichtigt werden müssen, die einerseits als Konstante andererseits als eigene Meßwerte auftreten können. Es ist möglich, daß ein Endwert aus mehreren Meßwerten errechnet werden muß, wie daß z.B. bei kinetischen Messungen der Fall ist. Es sind bei manchen Geräten Plateaus zu prüfen, bei anderen liegen Peaks vor, bei denen Höhen, Flächen oder Aufsetzer ermittelt werden müssen. Die Einzelwerte sind dabei zu beurteilen, zu relativieren und entsprechend zu verarbeiten.
   Die Aufgabe dieses Funktionsmoduls ist eine inhaltliche Normierung des Meßwertes durch Erstellung eines Endwertes.

Probenidentifikation

Es ist zweckmäßig Proben- und Patientenidentifizierung zu trennen. In der Regel ist es nicht erforderlich, am Meßplatz selbst mit der Patientenidentifizierung zu arbeiten, da sie wegen ihrer Länge umständlich zu handhaben ist. Da mehrere Proben zu einem Patienten pro Tag anfallen können, sind zur Patientennummer noch weitere Unterscheidungsmerkmale (z.B. Entnahmedatum, -uhrzeit) notwendig. Eine Probennummer bestehend aus laufender Nummer und Eingangsdatum im Labor ist leicht zu handhaben und erlaubt ohne zusätzliche Merkmale die Unterscheidung mehrerer Proben eines Patienten pro Tag.
Bei der direkten Probenidentifizierung wird die Identifikation unmittelbar am Meßplatz zugeordnet: z.B. mit Hilfe von kodierten Probenröhrchen, Kurzlochkarten, OCR- oder Magnetlabels.

Wenn die Zuordnung von Laborresultat und Probenidentifikation erst im Computer erfolgt, sprechen wir von indirekter Probenidentifizierung. Das Mittel für die indirekten Zuordnungsverfahren ist in der Regel die Arbeitsliste. Aus diesem indirekten Verfahren kann mit einer "elektronischen Arbeitsliste" wieder ein direktes Identifikationsverfahren werden: der Rechner schreibt die gemäß seinem Verteilungsmodus zugewiesenen Probennummern (Labornummern) ggf. mit Methodenkennung in ein EPROM oder Bubble Memory parallel zur gewöhnlichen Arbeitsliste. Dieser Speichermodul wird zur Identifizierung der ebenso angeordneten Proben am Meßplatz eingesteckt.

Da die richtige Zuordnung von Probe und Identifizierung bzw. Resultat und Identifizierung äußerst wichtig ist, spielt die Sicherung der Information eine bedeutende Rolle. Die Generierung einer laufenden Resultatnummer ist als zusätzliche Kontrolle für die Zuordnung im täglichen Routineablauf sehr empfehlenswert.

Plausibilitätsprüfungen

Wenn die Daten des Meßgerätes in technisch und inhaltlich normierter, sowie identifizierter Form vorliegen, können sie den entsprechenden Prüfungen unterzogen werden.
Die Ergebnisse des Analysengerätes müssen auf ihre inhaltliche Plausibilität untersucht werden:
Bei der technischen Plausibilität sind folgende Prüfungen besonders zu berücksichtigen:

- obere und untere Grenzen des Meßbereichs
- Leerwertbereich
- technische Standardüberprüfungen
- chemische Standardüberprüfungen

Neben den technischen Überprüfungen der Dateninhalte müssen Kontrollen für medizinische Zwecke durchgeführt werden betreffend:

- Normwerte
- diagnostische Warnbereiche
- Referenzbereiche
- Extremwerte

Das Ergebnis der Kontrollen wird zu einem Kennzeichen verarbeitet, das dem Resultat mitgegeben wird, so daß seine Beurteilung durch das Bedienungspersonal bzw. durch weitere Kontrollen im übergeordneten System möglich ist.

Datensatzaufbau

Mit den vorhergehenden Normierungen, Überprüfungen ist der Aufbau eines einheitlichen, identifizierten Datensatzes mit folgendem Inhalt möglich:

- Gerätekennzeichen
- Testcode
  - Methodenkennung
  - Untersuchungsgutkennung
- Probenidentifikation
- laufende Nummer innerhalb der Serie
- Meßzeitpunkt
- Resultat
- Kontrollkennzeichen (physikalischer/chemischer Art)
- Kennzeichen, die Dateninhalte betreffend
  - zur Qualitätskontrolle
  - zur medizinischen Kontrolle

Die Zuordnung dieser Daten sollte durch eine Standardisierung festgelegt werden, wobei zu bedenken ist, daß es Geräte gibt, die mehrere Resultate aus einer Probe gewinnen.

Datenspeicherung

Die Speicherung eines oder mehrerer Resultatdatensätze macht die Übertragung der Resultate zum übergeordneten System unabhängig vom Generierungszeitpunkt, da die Analysengeräte meist nicht puffern.
Für die Zwischenspeicherung bis zur Freigabe an das übergeordnete System, für die Datensicherung bei Rechnerausfall, für Nacht- und Wochenendbetrieb ist heute ein angemessener Speicherraum am Meßplatz erschwinglich. Darüberhinaus sollte die Möglichkeit bestehen, Daten für die Qualitätskontrolle, Fehler- und Ereignisprotokolle für Wartungs- und Instandhaltungsmaßnahmen zu speichern und einerseits über das Dialogterminal für das Bedienungspersonal als auch für das übergeordnete System zur Verfügung zu stellen.
Darüberhinaus können Speicher auch für statistische Zwecke, Langzeitüberwachungen und interne Verwaltungsaufgaben sinnvoll sein.

Kommunikation mit dem Bedienungspersonal

Die einfachste Kommunikationsmöglichkeit bietet ein Protokolldrucker für die laufend generierten Datensätze.
Die heutigen Technologien erlauben einen größeren Komfort mit einem

zusätzlichen Dialog-Terminal, so daß die Vorgabedaten und Sollwerte für die Plausibilitätsprüfung eingegeben, die Reihenfolge und Inhalte der "elektronischen Arbeitsliste" geändert und Resultate gelöscht bzw. für die Weitergabe zum übergeordneten System freigegeben werden können.

Darüberhinaus können auch Qualitätskontrollauskünfte, Zustandsberichte des Gerätes und Ereignisprotokolle für die Wartung mittels eines Dialog-Terminals abgerufen werden.

Dialog mit dem übergeordneten System

Das übergeordnete System kann das Labor-Computer-System selbst oder eine Zwischenspeicherstelle sein, die die Daten von mehreren Meßplätzen erfaßt.
Zu achten ist auf eine höchstmögliche Übertragungssicherheit. Dies ist erreichbar mit Zeichen-, Blockprüfungen und shake-hand Prozeduren (ggf. Wiederholungen).
Sieht man die Übertragung in beide Richtungen vor, so wird zwar die Autarkie des Meßplatzes reduziert; es können jedoch Informationen wie Betriebsbereitschaft, Anforderungen, "elektronische"Arbeitslisten, Vorgabedaten direkt (on-line) zum Meßplatz gebracht werden.
Hinsichtlich der technischen Schnittstelle ist auf die Norm DIN 66258 T1 (GMDS-Schnittstelle) zu verweisen.

Schlußbemerkungen

Bisher sind auf dem Markt nur wenige komplett eingerichtete Meßplätze zu erhalten. Einige, die autonom sind, lassen sich nur schwer und dialogunfreundlich in ein übergeordnetes System integrieren.
Im Labor gibt es aber viele Geräte, die an ein übergeordnetes System angeschlossen werden müssen. Es gibt zwei Möglichkeiten für die Realisierung der Interfaces:

1. Interfacing durch Verwendung von diskreten Bauelementen
   Diese Lösung ist in der Hardware teuerer, meist nur vom Entwickler selbst wartbar. Dafür ist sie für eine Aufgabenstellung maßgeschneidert und optimiert.
2. Interfacing durch Mikroprozessor-Systeme
   Die Hardware ist hierfür kostengünstiger, weil größtenteils ein Serienprodukt eingesetzt wird; die Entwicklungszeit für ein Einzelstück verläuft jedoch nicht wesentlich kürzer, dafür sind Modifikationen schneller durchzuführen auf Grund ihrer größeren Flexibi-

lität. Für Seriengeräte und Lösungen, die ein Weiterverarbeiten von Daten als überwiegende Aufgabe haben, ist der Einsatz von Mikroprozessoren unstrittig.

Wunschziel für den autonomen Meßplatz ist, daß alle beschriebenen Funktionen bereits in käuflichen Laborgeräten enthalten sind, so daß die Integration in ein übergeordnetes System sich auf das Zusammenfügen zweier Steckverbindungen reduziert.

IMPLEMENTIERUNG DES PROGRAMMES HES EKG IN VOR ORT AUSWERTENDE MIKROPROZESSOREN*

Chr. Zywietz, W. Grabbe, G. Joseph, H.P. Mock

Medizinische Hochschule Hannover
Department für Biometrie und Medizinische Informatik
Biosignalverarbeitung

1.0 Medizintechnische Hilfsmittel

Wir können heute drei Kategorien medizintechnischer Hilfsmittel unterscheiden:

1. WERKZEUGE, die die handwerklichen Möglichkeiten des Arztes erweitern.
2. GERÄTE, die den Wahrnehmungsraum des Arztes erweitern.
Es kann sich hierbei um ein Mikroskop oder um einen Elektrokardiographen handeln, d.h. um Geräte, die entweder die Wahrnehmungsfähigkeit verstärken oder die Phänomene sichtbar machen, für die der Mensch keine natürlichen Wahrnehmungssinne hat.
3. SYSTEME, in den meisten Fällen Geräte, die mit einem Computer zusammengeschaltet sind, und die den Entscheidungsraum des Menschen berühren oder erweitern, indem sie Meßwerte und ärztliche Erfahrung zu interpretativen (diagnostischen) Hinweisen verknüpfen.

Die technologische Entwicklung der vergangenen Jahre hat es möglich gemacht, daß die Leistung großvolumiger Computer heute in Mikroprozessoren realisiert werden kann. EKG-Verstärker, Schreiber und EKG-auswertende Computersysteme können jetzt in einem einzigen Gerät vereinigt werden. Der "intelligente" Elektrokardiograph und ein Elektrokardiogramme auswertender "Doctors Office Computer" sind entstanden.

2.0 Computergestützte EKG-Auswertung und das Programm HES EKG

Mitte der 6o-iger Jahre begannen Caceres, Pipberger, Bonner, Pordy u.a. (1,2) in den USA, Computerprogramme für die Vermessung und die diagnostische Interpretation von Elektrokardiogrammen zu entwickeln.

In der Bundesrepublik wurden im Rahmen des ersten und zweiten DV-Programmes Fördermittel für die Entwicklung der computergestützten Funktionsdiagnostik, insbesondere auch der EKG-Auswertung bereitgestellt. Hierdurch konnte der Rückstand gegenüber den ameri-

* Teilweise gefördert mit Mitteln des BMFT. Vorhaben DVM 153

kanischen Gruppen nicht nur aufgeholt sondern, z.B. bei Mikroprozessor-Implementationen (3,4), ein Vorsprung erarbeitet werden.

Das Hannover-EKG-Programm HES EKG wurde entwickelt für die automatische Analyse, Vermessung und Interpretation der konventionellen EKG-Ableitungen.

Es werden sechskanalig simultan aufgezeichnete Elektrokardiogramme (nach Wilson, Einthoven, Goldberger) verarbeitet. Von mindestens 10 sek. langen Aufnahmen, die mit 500 Abtastungen/Sekunde Analog/Digital gewandelt wurden, werden Repräsentative (Mittelwerts-)Zyklen berechnet und vermessen. Das Programm arbeitet bei Herzfrequenzen von 35-170/min, die Störspannungstoleranz - gemessen an synthetischen Daten- beträgt 75 μV RMS.

Für eine ausführliche Darstellung zu HES EKG siehe z.B. (5).

Von dem Programm werden alle konventionellen und viele momentane und räumliche -insgesamt ca 1350- Meßwerte für die klinisch-diagnostische oder wissenschaftliche EKG-Analyse bestimmt.

Die EKG-Diagnostik umfaßt Aussagen zu den drei Kategorien:

A: Eine QRS-T-Klassifikation nach NORMAL, INFARKTEN, HYPERTROPHIE, PATHOLOGISCH.

B: Eine Schenkelblockdiagnostik und die Rhythmusanalyse.

C: Descriptive Angaben zur Morphologie z.B. Lagetyp, ST-Senkungen usw.

Als Ausgabe liefert HES EKG Meßwerttabellen, eine graphische Darstellung der REPRÄSENTATIVEN ZYKLEN mit einem RHYTHMUSDIAGRAMM sowie die Klassifikationsergebnisse. Die kombinierte graphische und numerische Ausgabe bietet die Möglichkeit, Ergebnisse zu verifizieren und ihre Qualität zu überwachen (6).

3.0 Implementation auf die Mikroprozessorsysteme DS 2000 und ICS 3000

Das Programm HES EKG wurde auf einem 16 Bit Rechner mit 32 KW Hauptspeicher entwickelt. Mit den verschiedenen Optionen für eine Ergebnisausgabe wählbarer Ausführlichkeit, Langzeitdokumentation etc. besteht das Programm aus über 80 Routinen mit insgesamt mehr als 300 KBytes.

Für die Mikroprozessorimplementationen galten insbesondere folgende Randbedingungen:

1. EKG-Aufnahme im Dialog mit online A/D-Konversion und Zwischenspeicherung der 60000 Abtastwerte auf Floppy-Disk,
2. Unterbringung der System- und EKG-Programme auf <u>einer</u> Floppy,
3. Wahrung der entscheidenden methodischen Arbeitsweise und Auswertungsergebnisse von HES EKG, insbesondere auch die sechskanalig simultane Aufnahme und zwölfkanalige Vermessung,
4. Beibehaltung der Programmiersprache FORTRAN. Die in beiden

Systemen vorgegebenen Mikroprozessoren haben 16 bit Wortlänge, 32 KW Hauptspeicher sowie FORTRAN Compiler. Von daher waren die Voraussetzungen gut. Schwierigkeiten bereitete bei beiden die Strukturierung der Overlays: bei dem im DS 2000 verwendeten Texas Instruments-Rechner TM990/4 erfordern die Tabellen des Bindeprogrammes unverhältnismäßig viel Platz. Bei dem im System ICS 3000 verwendeten Rechner PDP 11/03 ist keine Baumstruktur möglich. Dies führte dazu, daß HES EKG zunächst in zwei Teilprogramme aufgebrochen werden mußte mit einem zusätzlichen dialogfähigen Erfassungsprogramm.

Abb. 1 zeigt die prizipielle Struktur der Mikroprozessor-Version von HES EKG.

H E S E K G µP - P R O G R A M M - S T R U K T U R

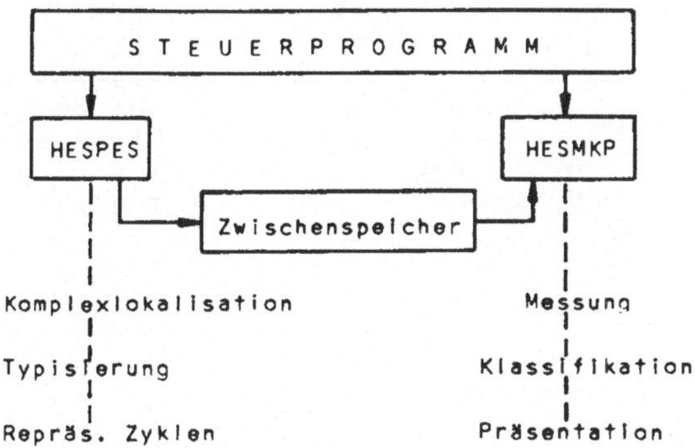

Teil HESPES enthält die Vorverarbeitung bis zur Bildung der REPRÄSENTATIVEN ZYKLEN, Teil HESMKP enthält die Vermessung-, Klassifikations- und Präsentationsprogramme.

3.1 Das System DS 2000

Das System DS 2000 ist als DOCTORS-OFFICE-COMPUTER (DOC) für einen stationären Betrieb konzipiert. Es verfügt über einen EKG-Verstärker, aber keinen Schreiber und soll auch für die administrative und andere medizinische Datenverarbeitung herangezogen werden können. Die Kommunikation mit dem System, wie auch innerhalb der Anwenderprogramme, erfolgt über ein Datensichtgerät mit α-numerischer Tastatur, die Ergebnisausgabe über einen Graphik-fähigen Drucker.

Der fehlende EKG-Schreiber macht eine der EKG-Aufzeichnung vorangehende Datenkontrolle erforderlich. Hierfür wurde ein besonderes interaktives Störspannungsmeßprogramm entwickelt, das vor der Aufnahme die Störwerte [µV RMS] in den einzelnen Ableitungen berechnet und anzeigt, so daß die Elektrodenlage so lange verbessert werden kann bis eine ausreichende Datenqualität (< 50µV RMS) erzielt wird. Die Auswertung der Aufnahme selbst dauert 5-7 Minuten.

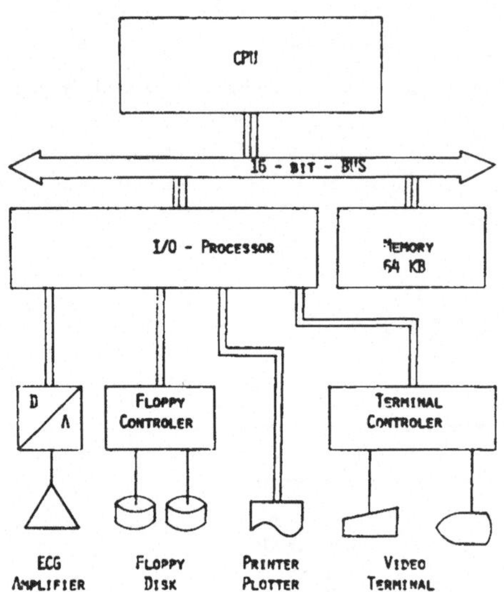

Abb. 2 zeigt ein Strukturbild der Hardware des DS 2000.
Als Besonderheit ist auf den intelligenten Ein/Ausgabeprozessor mit direktem Speicherzugriff hinzuweisen.

Der Umfang der Ergebnisausgabe kann vom Nutzer wieder im Dialog bestimmt werden: Meßwerttabellen unterschiedlichen Umfanges mit und ohne diagnostische Hinweise sowie die REPRÄSENTATIVEN ZYKLEN und die EKG-Originaldaten können über den Drucker ausgegeben werden.

3.2 Das System ICS 3000

Das System ICS 3000 ist ein ausschließlich für die EKG-Aufnahme und Auswertung konzipiertes mobiles Gerät- man kann es als "intelligenten" Elektrokardiographen bezeichnen. Es besteht aus einem sechskanaligen EKG-Verstärker mit dreikanaligem Schreiber, der PDP 11/03 als Rechnerkern, sowie einem kleinen Drucker.
Die Kommunikation mit dem System erfolgt über eine numerische Tastatur mit 5 speziellen Funktionen und ein 20- stelliges Leuchtzeichen-Display.
Der Rechner übernimmt die Verstärker- und Aufnahmesteuerung (Ableitungen wählen, Calibrieren, Schreiber steuern, Analog/Digital-Wandlung, Speichern) und die eigentliche EKG-Auswertung.

Die Auswertung der aufgenommenen Elektrokardiogramme dauert dreieinhalb bis fünf Minuten. Auch bei diesem System kann der Nutzer im Dialog Art und Umfang der Ergebnisausgabe selbst bestimmen.

Abb. 3 zeigt die Struktur dieses Systems

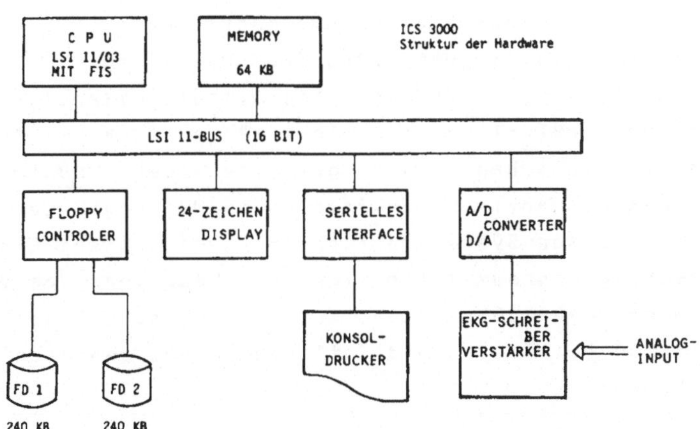

Die Ausgabe der REPRÄSENTATIVEN ZYKLEN und des RHYTHMUSDIAGRAMs erfolgt direkt auf den Schreiber, so daß der Arzt unmittelbar neben dem Original-EKG das vom Rechner aufbereitete Ergebnis einschließlich der Meßreferenzpunkte zur Verfügung hat.

(Das System ICS erlaubt übrigens, ebenso wie das System DS 2000, eine interaktive Optimierung der Meßwerte.)
Die Meßwerttabellen, Diagnosehinweise und Rhythmusbefunde werden über den beistehenden Drucker ausgegeben.

4.0 Zusammenfassung

Am Beispiel der Übertragung von EKG-Auswertungsprogrammen auf Mikroprozessoren wird deutlich, in welchem Maße heute Computerleistung an den funktionsdiagnostischen Arbeitsplatz des Arztes herangebracht werden kann. Der Entwicklungsschritt von den einfachen registrierenden Elektrokardiographen zu dem vor Ort Elektrokardiogramme vermessenden, auswertenden Gerät ist ähnlich groß, wie der vom Kapillarelektrometer zum ersten Elektrokardiographen mit Saitengalvanometer.
Konnte mit dem Kapillarelektrometer nur überhaupt das Vorhandensein der elektrischen Herzaktivität nachgewiesen werden, so brachte der Elektrokardiograph mit Saitengalvanometer Einzelhei-

ten des Elektrokardiogramms zutage, deren Bedeutung erst in langjähriger theoretischer und klinischer Forschung erkannt wurde.
Der vor Ort auswertende Elektrokardiograph erbringt nun eine Fülle quantitativer Daten von bisher nicht gekannter Genauigkeit, deren Nutzung vermutlich ebenfalls erst langsam klinische Routine werden wird.
Die vor Ort auswertenden EKG-Systeme markieren auch einen Meilenstein in der computergestützten EKG-Auswertung.
Die wegen der Datenmenge und der Komplexität notwendigen großen Analyseprogramme existieren nun nicht länger fern vom Arzt in speziellen medizinischen Forschungszentren oder Großcomputern, sondern werden dem Arzt zur unmittelbaren Nutzung angeboten.
Die Anwendung dieser Systeme erfordert - wegen ihres Eingreifens in den Entscheidungsraum - freilich auch **besonders** das Qualitäts- und Verantwortungsbewußtsein des Arztes heraus. Blinde Computergläubigkeit muß bei Ärzten und Patienten unübersehbaren Schaden zur Folge haben!

Literatur

1) Cesar A. Caceres und L.S. Dreifus, Herausg.
Clinical Electrocardiography and Computers, Academic Press, New York und London 1970

2) Zywietz Chr. und Schneider B., Herausg.
Computer Application on ECG and VCG Analysis
North Holland Publish. Comp. Amsterdam, London 1973

3) Grabbe W., Joseph G., Mock H.P., Zywietz Chr.,
Implementation des HES EKG Systems in einen "vor Ort" auswertenden Mikrocomputer,
Biomed. Technik, Bd 24, p 26-27, Juni 1979

4) Kutschera J., Dudeck J. et.al.
ECG Analysis by Microcomputer in Optimization of Computer ECG-Processing
H.K. Wolf, P.W. Macfarlane, editors, North-Holland Publish Comp. 1980, p 31-40.

5) Klusmeier S., Zywietz Chr., Abel H.
Ein Programm für die Computerauswertung von konventionellen Elektrokardiogrammen
Verh. Dtsch. Ges. Kreislaufforschung 42, p397-400 (1976)

6) Schiemann W., Zywietz Chr., Alraun W.
Darstellung und Dokumentation von Ergebnissen im computergestützten EKG-Auswertungssystem Hannover
Medizin. Informatik 1975, Band 1, p 265-272
Herausg. P.L. Reichertz, Springer 1976

ERFAHRUNGEN IM 3-JÄHRIGEN EINSATZ EINES DEZENTRALEN DOKUMENTATIONS- UND AUSKUNFTSSYSTEMS FÜR CHRONISCH KRANKE MIT EINEM MINICOMPUTER

Wolfgang Bünger, Gabriele Kutschker
Dialyse-Kuratorium Hamburg e.V.

EINFÜHRUNG

Die Aktenführung für chronisch Kranke in datenintensiven Bereichen (wie z.B. in der Dialyse) wird bei steigender Patientenzahl und Fluktuation des Personals zunehmend schwieriger, sofern eine kontinuierliche Therapie mit hoher Lebenserwartung als medizinisches Ziel angestrebt wird.
Im folgenden wird eine Computerlösung vorgestellt, die 1976 entworfen wurde und seit 1977 in der Routine laufend Erkenntnisse über Machbares und Unmögliches produziert. Sicherlich hängen die Erfahrungen von der gewählten Lösung und dem Benutzerprofil ab, doch sind sie u.E. durchaus auf andere Bereiche im medizinisch-informatischen Umfeld übertragbar.

AUFGABENBEREICH

Es sollen alle anfallenden Befunde elektronisch dokumentiert werden und zur Auskunft am Bildschirm bereit stehen. Nicht standardisierbare Befunde sollen im Originaltext dokumentiert werden. Der zeitliche Verlauf der Krankheit soll sich am Bildschirm darstellen lassen, so daß auch mittel- bis langfristige Therapieentscheidungen sofort getroffen werden können. Der tägliche Bürobetrieb in der Einheit soll erleichtert werden durch Druck von Etiketten, Arztbriefen, usw. und durch die Einbestellung von Patienten. Die Daten sollen transparenter, personalunabhängiger, schneller zugänglich und leichter auswertbar als bei der herkömmlichen Aktendokumentation sein. Das System soll so benutzerfreundlich sein, daß es im Regelfall ohne speziell ausgebildeten Operator von den Pflegekräften und Ärzten bedient werden kann.

HARDWARE

Die Lösung sollte auf folgender Hardware realisiert werden:

- Zentraleinheit	Nixdorf 8870/2 mit 40 K Byte	(1980: 8870/8, 72 K)
- Platten	Wechsel 2 x 6 Mio-Byte	
- Bildschirme	zwei	(1980: drei)

- Drucker Nadel mit 150 Zeichen/sec, Groß- und Kleinschrift
- Magnetbandkassette ca. 280 K Byte Speicherfähigkeit .

Bei der Anlagenauswahl Anfang 1976 war die Palette der Minicomputer in der oben dargestellten Größenordnung noch klein. Den Ausschlag für die Wahl der Nixdorf-Maschine gaben der Wartungsdienst, das deutsche Herstellerwerk sowie das damals günstige Preis-Leistungsverhältnis. Eine Lösung mit Rechenzentrum und Datenfernverarbeitung schied wegen Datenschutzgesichtspunkten, ungeeigneter Software-Unterstützung, zu hohen Kosten und letztlich auch wegen zu großer "Abstraktheit" aus.

SOFTWARE

Von der Herstellerseite lagen ein erprobtes, wenn auch damals noch nicht fehlerfreies, Betriebssystem (OS/D), zahlreiche Dienstprogramme sowie eine unkomplizierte Jobsteuerung vor, die einen operatorlosen Betrieb ermöglichte. Weniger erfreulich war die 1976 noch sehr batchorientierte Sprachunterstützung, die es leider nicht zuließ, die geforderte Bildschirmunterstützung in einer der bekannten Hochsprachen zu schreiben. Auch fehlte ein universeller Transaktionsprozessor, der die Steuerung der angeschlossenen Bildschirme übernehmen konnte. So wurde das gesamte Software-System in DEGOL geschrieben, einer Datenerfassungssprache, die zu dem Nixdorf-Programmsystem DEGAS gehört, das neben Aufbau komfortabler Bildschirmmasken auch das TP-Monitoring für mehrere Bildschirme übernimmt. Ein weiteres Standardsoftware-System (SORBAS) gestattet die externe programmunabhängige Datenbereichsbeschreibung für alle Dateien und Pufferbereiche.

Die Modulstruktur des "Medizinischen Dokumentations- und Auskunftssystems", abgekürzt MEDA, ist in der folgenden Abbildung zu sehen.

Dazu einige Zahlen: Verwaltet werden zur Zeit (1980) etwa 500 verschiedene Daten pro Patient für 250 Patienten. Die Patienten sind aus zwei verschiedenen homogenen Patientengruppen (Dialyse, Tranplantation) und aus drei räumlich getrennten Untersuchungszentren. Der Dialogverkehr wird über etwa 90 Bildschirmmasken abgewickelt, wofür etwa 800 K Byte segmentierter Zwischencode für das interpretative DEGAS-System erzeugt wurde; das entspricht etwa 50 000 Quelltextzeilen.

Auf einige Spezialitäten des Software-Systems soll im folgenden eingegangen werden.

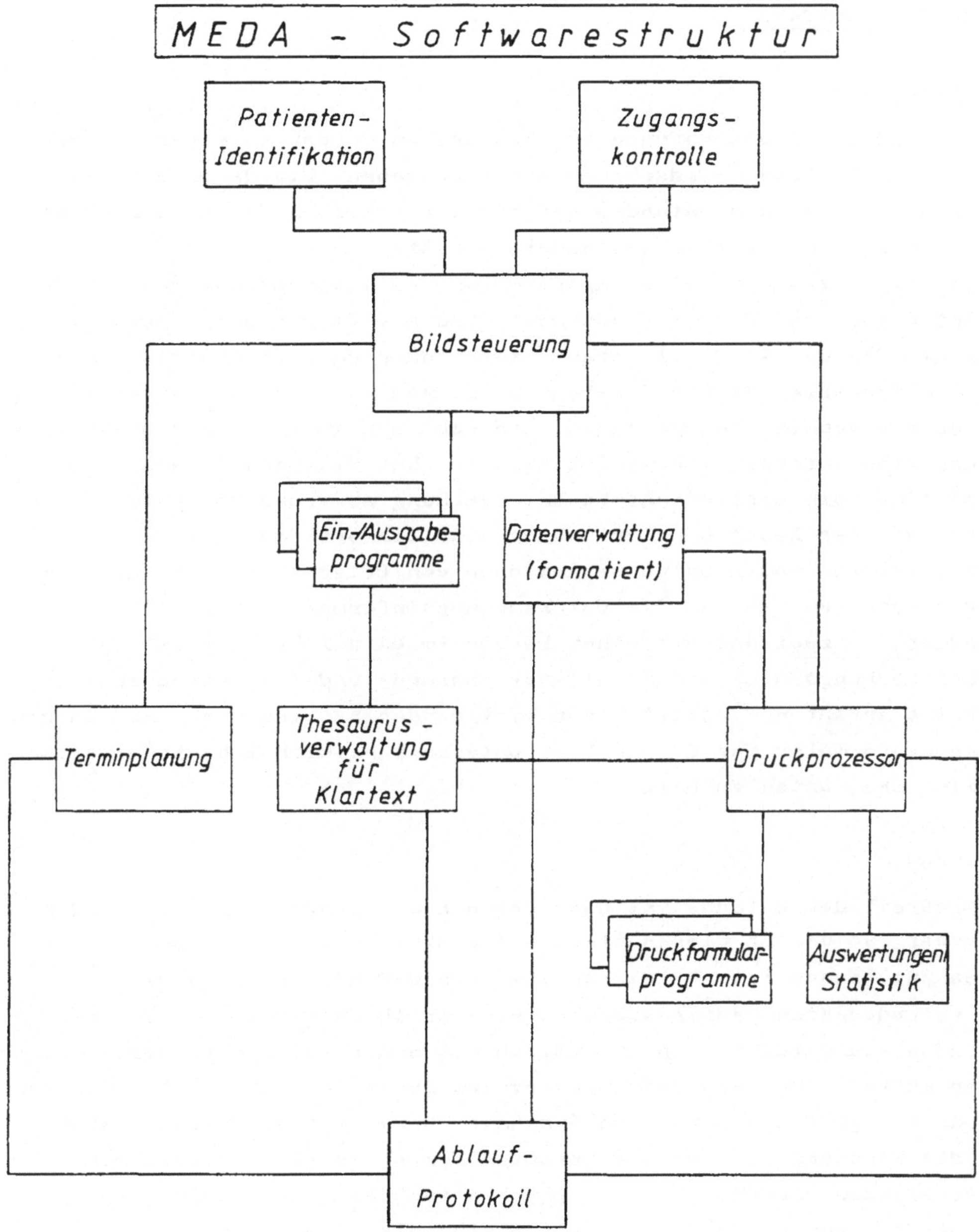
MEDA - Softwarestruktur
Patienten-Identifikation
Zugangs-kontrolle
Bildsteuerung
Ein-/Ausgabe-programme
Datenverwaltung (formatiert)
Terminplanung
Thesaurus-verwaltung für Klartext
Druckprozessor
Druckformular-programme
Auswertungen/Statistik
Ablauf-Protokoll

EINIGE SPEZIALITÄTEN

Datenerfassung

Laborbefundzettel und Befunde von Fachärzten werden in einer dem Befund nachgestalteten Bildschirmmaske eingegeben. Die Daten der Zwischenanamnese und des Befundes bei der körperlichen Nachuntersuchung durch den Zentrumsarzt werden anders erfaßt:
Vom Computer wird ein Erfassungsformular für jeden zu untersuchenden Patienten kurz vor der Untersuchung gedruckt. Dieser Bogen enthält links die Ergebnisse der letzten Untersuchung und der neuesten verordneten Therapie. Rechts daneben werden vom Arzt bei der Untersuchung die neuen Ergebnisse eingetragen. Dadurch kann gezielt untersucht werden, und eine sofortige Verlaufskontrolle ohne Blättern in den Akten ist möglich. Die zielgerichtete Untersuchung aufgrund der Patientenangaben von der letzten Untersuchung stabilisiert das Arzt-Patient-Verhältnis. Die neuen Daten werden dann von Pflegekräften in den Computer übertragen, so daß die Untersuchungsinformation zwangsläufig zumindest zwei anstatt einer Person im Detail bekannt ist. Alle im Untersuchungsintervall anfallenden Befund- und Therapiedaten werden ebenfalls erfaßt und zeitlich den bestehenden nachgeordnet, so daß das Erfassungsformular für die nächste Untersuchung wirklich die neuesten medizinischen Daten enthält.

Thesaurus

Ein Großteil der Befunde ist nach Angaben der Benutzer nicht standardisierbar, so daß an diesen Stellen die Eingabe beliebig langen Klartextes zugelassen ist. Da die Analyse der Befunde jedoch ergab, daß sich Befundangaben häufig wiederholen - in Abhängigkeit vom Untersuchenden - und zudem noch ökonomisch mit dem Plattenplatz umgegangen werden mußte, wurde ein Thesaurus-System für alle Klartexte geschaffen. Eine sofortige Textanalyse und Synthese übersteigt die Leistungsfähigkeit des Rechners, so daß die gesamten Texte lediglich vereinfacht und verglichen werden, und dann physikalisch einmalig in indexsequentieller Form gespeichert sind. Als Schlüsselkriterium ergibt eine EXOR-Bildung über alle Zeichen des Textes eine gleichmäßige Verteilung.

Stichworte und Verläufe

Zugang zu den Daten wird nach Identifikation des Benutzers durch Eintippen des Patientennamens oder eines Identifikationsmerkmales, und eines aussagefähigen Stichwortes erreicht. Stichworte sind z.B. "EKG",

"THORAX", "OSTEOPATHIE", "BLUTGRUPPE". Die Daten, die daraufhin im zeitlichen Verlauf am Bildschirm angezeigt werden, sind vorher mit den Ärzten und Pflegekräften abgesprochen worden, so daß die Wortbedeutung bei allen Ärzten die gleichen Daten erwarten läßt. Die Zuordnung der Daten zu Stichworten ist parametergesteuert und leicht änderbar. Insbesondere können Daten unter mehreren Stichworten, je nach Erfordernis kombinierbar, ausgegeben werden.

Arztbriefe

Neben dem Etikettendruck fürs Labor und Versandzwecke erleichtert besonders der Druck von 4-seitigen Arztbriefen die Arbeit. Für die Ärzte entfällt jedes Diktat, eine Schreibkraft wird eingespart, und der Patient kann auf den Arztbrief warten. Der Arztbrief enthält alle relevanten Daten in übersichtlicher Form. Dabei wurde auf übliche Anrede- und Abschlußformalitäten verzichtet, wodurch der Brief "ehrlicher" wird.

PROBLEME UND KRITIK

- Die Idee zu dem System kam von ärztlicher Seite, d.h., das System wurde im Auftrag der späteren Benutzer entwickelt, was eine sehr aufgeschlossene Zusammenarbeit von Medizinern, Pflegekräften und Informatikern zur Folge hatte. Gleichzeitig folgte daraus der moralische Zwang für die Programmierer zu extrem benutzerfreundlicher Gestaltung, was einen nur für Idealisten aufzubringenden Aufwand erforderte.
- Obwohl die Hersteller-Software anfangs viel zu wünschen übrig ließ, war die Hardware jedoch sehr zuverlässig und bei Fehlern schnell repariert. Da der Betrieb ohne Operator und Elektroniker laufen muß, war die Wahl eines "kommerziellen" Computers für diese Anwendung sicherlich richtig, auch wenn "nicht mal eben ganz schnell" hier und dort noch eine Leitung angelötet werden kann.
- Die Wahl einer dezentralen Anlage macht den Datenschutz so handhabbar wie bei einem Aktenschrank (,nämlich durch Sichtkontrolle). Deshalb ist der Einbau softwareseitiger Datenschutzmaßnahmen über das "Password" hinaus den Benutzern nur durch gesetzliche Auflagen plausibel zu machen. Sofern Datenschutz den Betrieb behindert, Investitionen erfordert oder die Ablauforganisation durcheinander bringt, wird er als lästig abgelehnt. Die Aufklärung der Patienten über die im Computer gespeicherten Daten und deren Notwendigkeit geschieht jedoch mustergültig.

- Das Ziel der papierlosen Dokumentation wurde nicht erreicht und wird auch nicht mehr angestrebt. Die Gewohnheit und die größeren Möglichkeiten des Kugelschreibers besiegten die direkte Tastatur-Datenerfassung am Bildschirm. Das Vertrauen zu Gedrucktem und Geschriebenem ist eindeutig größer als zur Elektronik und magnetischen Speicherung. Das ist umso verwunderlicher, als das Personal laufend mit komplizierten elektronischen Maschinen hantieren muß. Wir haben auch festgestellt, daß (dauerhafte) Ausdrucke die Pflegekräfte eher zur Arbeit am Computer motivieren als die Anzeige ihrer eingetippten Daten am (schnell zu löschenden) Bildschirm. Zu jedem langweiligen Input soll ein motivierender Output erfolgen.
- Obwohl die Bedienung des Programmsystems in einigen Stunden erlernt wird, setzt die Vertrautheit mit dem System erst nach etwa 2 Monaten Arbeit mit dem System ein. Besonders die durch die Modularisierung auch für den Benutzer nach außen dringende Hierarchie des Systems ist schwer zu durchschauen. Eine Schulung für das Personal wäre angebracht, die EDV-Grundwissen vermittelt, so daß der durch den Computer vorgegebene Ablauf auch als "logisch" empfunden wird.
- Bedingt durch die Betriebssoftware und die Konstruktion des zwar "sauberen", aber dafür performance-intensiven Programmsystems MEDA liegen die Response-Zeiten zum Teil in nicht mehr tolerierbaren Größenordnungen. Das medizinische Personal hat sich allerdings daran gewöhnt und den Arbeitsablauf darauf eingerichtet. Neuere Betriebssoftware liegt vor, erfordert jedoch arbeitsintensive Anpassung.
- Gemäß den in der Systemanalyse festgelegten Entwurfsidealen wurde MEDA so aufgebaut, daß während der Datenerfassung die Daten nach der Plausibilitätsprüfung in die "Datenbank" einsortiert werden und damit sofort anderen Benutzern am Bildschirm zur Verfügung stehen. Diese Aktualität wird mit Wartezeiten erkauft und sollte zugunsten einer batch-orientierten Daten-Vorerfassung aufgegeben werden. Es hat sich nämlich gezeigt, daß Befundzettel manchmal tagelang gestapelt werden, bevor sie zur Eingabe gelangen, so daß es völlig belanglos ist, ob die Daten sofort oder erst in zehn Minuten zur Verfügung stehen.
- Da das System in einer "Exoten"-Sprache geschrieben ist, setzt die Portabilität erst bei der mit Nassi-Shneiderman-Diagrammen beschriebenen Programmdokumentation ein. Das macht das System jedoch u.U. portabler als wenn es in einem der vielen Dialekte einer schlecht dokumentierbaren Hochsprache geschrieben ist.

AUSBLICK

Das System hat sich als handhabbar erwiesen und wird von den Benutzern akzeptiert. Es läuft operatorlos und wartungsarm. Software-Entwicklungen sind wegen der angestrebten Benutzerfreundlichkeit mühsam. Eine Umstellung auf bessere Betriebssoftware würde die Response-Zeiten verbessern.

Momentan wird neben der Erweiterung von MEDA an der Anpassung des Konzeptes an die Mikroprozessortechnologie gearbeitet. Dann soll MEDA auf einer Mehrprozessoranlage eingesetzt werden. Als höhere Programmiersprache wird vermutlich PASCAL zur Anwendung kommen. Von dem neuen Konzept wird eine Kostensenkung und mehr Flexibilität auf dem Hardware- und Softwaresektor erwartet.

Ergebnisbericht der Moderatoren

Workshop 1

Mikroelektronik in der Medizin

F. Hofmann, Erlangen
J. Dudeck, Gießen

Das Arbeitsgespräch wurde durch zwei Übersichtsvorträge eingeleitet. Im ersten Vortrag gab Herr Prof. Dr. Seitzer einen Überblick über die zu erwartenden technologischen Entwicklungen der Mikroelektronik. Anschließend zeigte Prof. Dr. Werner die Besonderheiten der Biosignalverarbeitung auf. Besondere Aufmerksamkeit verdient in diesem Zusammenhang, daß bei digitalen Bauelementen noch eine Verkleinerung um den Faktor 100 bis zum Jahre 2020 erwartet wird. Diese Entwicklung scheint selbst ohne neue Erfindungen erreichbar. Für die Anwendungen in der Biosignalverarbeitung tritt damit die Frage der Leistungsfähigkeit der Hardware immer mehr in den Hintergrund, um so gravierender wird allerdings die Frage der Softwareerstellung.

Anhand von Kurzvorstellungen ausgeführter Systeme wurden anschließend verschiedene Aspekte diskutiert. Die Kurzreferate zeigten, daß die Mikroelektronik in nahezu alle medizinischen Bereiche vordringt. Dabei zeichneten sich drei Trends ab:

- die einzelnen Geräte werden ständig leistungsfähiger und einfacher zu handhaben

- es findet eine Verlagerung zentraler Rechenleistung in die Geräte und Bedienstationen hinein statt

- es werden in zunehmendem Maße Multifunktionsgeräte entstehen, wie z.B. der doctor's office computer, der auch EKG-Auswertungen übernehmen kann.

Die Diskussion zeigte auch auf, daß die Geschwindigkeit, mit der die Mikroelektronik vordringt, wesentlich bestimmt sein wird von:

1) dem Vorhandensein ausgereifter Programmiersysteme

(Betriebssystem, Programmiersprachen, Testmöglichkeiten) für die Erstellung von Software für Mikrocomputer,

2) der Standardisierung von Hard- und Softwareschnittstelle, als Voraussetzung für den einfachen Aufbau von Systemen und zur Vereinfachung der Wartungsprobleme.

Insgesamt wird eine weitere, stürmische Entwicklung von Anwendungen der Mikroelektronik in der Medizin erwartet, die unbedingt von Überlegungen zu Standardisierungsmöglichkeiten begleitet sein sollte.

WORKSHOP 2

DOKUMENTATION, DATENVERARBEITUNG UND STATISTIK IN MEDIZINISCHEN KREBSZENTREN

Die Basisdokumentation für Tumorkranke der Arbeitsgemeinschaft Deutscher Tumorzentren (ADT)

von

G. Wagner und H. Wiebelt

Heidelberg

Bei der außerordentlichen Vielschichtigkeit des Krebsproblems sind echte Fortschritte unseres Erkenntnisstandes nur durch eine interdisziplinäre Zusammenarbeit von auf gleichen Gebieten arbeitenden Wissenschaftlern im nationalen und internationalen Rahmen zu erwarten. Das trifft für die Grundlagenforschung in gleicher Weise zu wie für die experimentelle und klinische Krebsforschung und auch die Krebsbekämpfung in weitestem Sinne. Diese Erkenntnis hat in den letzten Jahren nach dem Vorbild der USA und anderer Staaten auch bei uns zur Zusammenführung von einschlägigem Fachwissen in sog. Tumorzentren oder onkologischen Arbeitsgemeinschaften geführt. Gefördert wurde diese Entwicklung an einigen bundesdeutschen Universitäten (z.B. Hamburg, Köln, Essen, München) auch durch die Deutsche Krebshilfe e.V.

Im Rahmen der derzeit in der Entwicklung befindlichen Tumorzentren und onkologischen Schwerpunktkrankenhäuser muß sich die zu fordernde Zusammenarbeit auf alle Bereiche der Krebsproblematik erstrecken, also Krebsvorsorge und -früherkennung, Krebsdiagnostik und -therapie, Krebsnachsorge und -rehabilitation umfassen. Dabei ist es unverzichtbar, daß trotz aller unvermeidbarer, regional gegebener Unterschiede in den Voraussetzungen und Strukturen die zu errichtenden Behandlungszentren in wichtigen Funktionen und Aktivitäten eine größtmögliche Einheitlichkeit und Übereinstimmung untereinander anstreben. Das Schicksal eines Krebspatienten - egal, wo in der Bundesrepublik Deutschland er wohnhaft ist - darf in Zukunft nicht davon abhängen, in welche Behandlungsstelle er primär mehr oder weniger zufällig gerät. In diesem Zusammenhang sei beispielsweise auf die "Guidelines for Developing a Comprehensive Cancer Centre" der International Union Against Cancer (1978) hingewiesen (5). Bereits 1972 hat der National Cancer Advisory Board der USA einen Katalog von Kriterien entwickelt, die ein Tumorzentrum erfüllen muß, wenn es die Anerkennung als sog. Comprehensive Cancer Center anstrebt (2).

In beiden Richtlinien wird den Problemen der Dokumentation und Datenverarbeitung ein hoher Stellenwert eingeräumt. Die Experten in aller Welt sind sich heute weitgehend darüber einig, daß eine einheitliche klinische Dokumentation mit Erfassung, Speicherung, Verarbeitung und Auswertung wirklich vergleichbarer Daten unter Einsatz der Hilfsmittel der modernen Datenverarbeitungstechnologie eine unverzichtbare Voraussetzung für die Gewinnung neuer Erkenntnisse und die Basis jeglichen Fortschritts in Diagnostik, Therapie und Nachsorge des Krebspatienten ist. Dabei ist es zunächst einmal erforderlich, die Vergleichbarkeit der erfaßten Daten sicherzustellen, d.h. für eine einheitliche und allgemein verwendete Nomenklatur und histopathologische Klassifikation sowie für gleiche Kriterien für die Stadienerfassung der Tumoren und die Beurteilung des Therapie-Erfolges Sorge zu tragen.

In Erkenntnis der Notwendigkeit einer einheitlichen und vergleichbaren klinischen Dokumentation für jede Kooperation auf dem Krebssektor kamen die auf Initiative des Deutschen Krebsforschungszentrums im November 1977 in Heidelberg versammelten Vertreter von 16 Tumorzentren und onkologischen Arbeitskreisen überein, als ersten Schritt auf dem Wege einer zukünftigen Zusammenarbeit im Rahmen einer zu gründenden Arbeitsgemeinschaft Deutscher Tumorzentren (ADT) ein allgemeinverbindliches Grundprogramm für die Ersterfassung und die Nachsorge tumorkranker Patienten zu erstellen. In mehreren Arbeitssitzungen hat ein Arbeits-Ausschuß aus insgesamt 42 Klinikern, Statistikern und Datenverarbeitungsexperten aus den beteiligten Institutionen unter Federführung von G. Wagner (Heidelberg) die sog. "Basisdokumentation für Tumorkranke" (8) erarbeitet. Dabei wurden neben bereits vorliegenden örtlichen Erfahrungen auch die Vorarbeiten des Deutschsprachigen TNM-Komitees sowie die in drei vergleichbaren nationalen und internationalen Projekten (WHO (9), UICC (4), Comprehensive Cancer Centers, USA (1)) gesammelten praktischen Erfahrungen eingebracht.

Die sog. Version 0 der Basisdokumentation wurde im Laufe des Jahres 1978 in einer Pilotstudie an rund 12.000 Patienten getestet. Aufgrund der dabei gemachten Erfahrungen wurde die Version 1 entwickelt, die seit 1979 an zahlreichen Stellen in Gebrauch ist. Auf der Sitzung der Arbeitsgemeinschaft Deutscher Tumorzentren (ADT) am

3. September 1979 wurde beschlossen, diese Version in die praktische Routine zu übernehmen und nach etwa einem Jahr Laufzeit Anfang 1981 eine Revisions-Konferenz einzuberufen, die dann eine eventuell verbesserte Version 2 erarbeiten soll. Für die Erprobungsphase der Version 1 werden die Bogen in Heidelberg gedruckt und Interessenten auf Wunsch kostenlos zur Verfügung gestellt. Das gleiche gilt für die Broschüre "Basisdokumentation für Tumorkranke", die die genauen Verschlüsselungsanweisungen enthält.

Als allgemeinverbindliches multizentrisches Programm kann die "Basis-Dokumentation für Tumorpatienten" nur ein Minimalprogramm darstellen; die Initiatoren des Programms haben sich daher ganz bewußt auf die Erfassung und Bearbeitung solcher Daten beschränkt, die absolut erforderlich erscheinen. Auf diesem Minimalprogramm soll zusätzlich eine nach Tumorarten differenzierte onkologische Spezialdokumentation aufbauen.

Das Programm für die "Tumorpatienten-Basisdokumentation" benutzt drei verschiedene Typen von Erhebungsbögen - 1.) den Bogen für die Erstuntersuchung des Patienten (weiß), 2.) den Nachsorgebogen, der bei jeder Nachuntersuchung des Patienten ausgefüllt werden soll, (gelb) und schließlich 3.) den Abschluß-Erhebungsbogen beim Ausscheiden eines Patienten aus der Überwachung (rot). Die ersten fünf Merkmale dienen der Patienten-Identifikation; sie sind auf allen drei Erhebungsbögen identisch.

Die drei Bogensätze sind geblockt, vorgelocht und auf NCR-Papier gedruckt, welches Durchschläge ohne Verwendung von Kohlepapier gestattet. Die Erhebungsbogen werden von den teilnehmenden Krankenhäusern bzw. Nachsorge-Institutionen ausgefüllt. Das Original ist für die zentrale Datenerfassung vorgesehen; der 1. Durchschlag geht in die Krankengeschichte des Patienten, der 2. Durchschlag dient der Informierung des in die Nachsorge einbezogenen Hausarztes.

Der Erhebungsbogen für die Erst-Untersuchung (Abb. 1) jedes neuen Krebspatienten umfaßt 20 Sachverhalte. Nach den Identifikations-Merkmalen folgen alle die Angaben über den Patienten, die von den Experten, die den Bogen entwickelten, für unverzichtbar gehalten wurden. Dazu gehören beispielsweise das Datum der ersten Diagnosestellung, die Tumor-Lokalisation, die histologische Diagnose, der prätherapeutische und der definitive (postoperative) TNM-Befund, der Aktivitäts-Index (nach Karnofsky), das Datum des Beginns einer spezifischen Behandlung sowie allgemeine Angaben zur Art der Therapie. Schließlich ist hier auch das Datum der ersten Nachuntersuchung zu vermerken, welches für die ggfs automatische Patienten-Wiedereinbestellung wichtig ist.

Basisdokumentation für Tumorkranke — Ersterhebung

1. Kartenkennzeichen ☐☐ 7
2. Klinik-Nr. ☐☐☐☐ 8
3. Patientenidentifikation ☐☐☐☐☐☐☐ 13
4. Geburtsdatum (Tag, Mon, Jahr) ☐☐☐☐☐☐ 19
5. Geschlecht (1 = ♂, 2 = ♀) ☐ 20

6. Staatsangehörigkeit (Schlüssel siehe Rückseite) ☐☐ 22
7. Anlaß der Erfassung ☐ 23
   1 = Patient kommt von selbst, 2 = Krebsdiagnose bei Vorsorge, 3 = Krebsdiagnose durch Hausarzt,
   4 = Röntgenreihenuntersuchung, 5 = Zufallsbefund bei anderweitiger Untersuchung, 9 = f.A.
8. Datum der ersten Diagnosestellung (Tag, Mon, Jahr) ☐☐☐☐☐☐ 29
9. Ersttumor? (0 = nein, 1 = ja) ☐ 30

10. Tumorlokalisation (nach Lokalisationsschlüssel DTNMA) ☐☐☐☐☐ 35
11. Seitenlokalisation ☐ 36
    0 = kein paariges Organ, bzw. nicht zutreffend, 1 = nur rechtes Organ,
    2 = nur linkes Organ, 3 = beide Organe befallen, 9 = f.A.

12. Tumordiagnose (nach ICD-O-DA) ☐☐☐☐☐ 41

13. Histopathologische Ausdehnung (P) (nach TNM) ☐☐ 43
14. Malignitätsgrad (G) (nach TNM) ☐ 44
    1 = gering, 2 = mittel, 3 = hoch

15a. Befund prätherapeutisch ☐☐☐☐☐☐☐☐☐ 53
15b. verwendeter Code (Schlüssel siehe Rückseite) ☐ 54

16a. Befund definitiv ☐☐☐☐☐☐☐☐☐ 63
16b. verwendeter Code (Schlüssel siehe Rückseite) ☐ 64

17. Allgemeiner Leistungszustand (Schlüssel siehe Rückseite) ☐ 65

18. Anderweitig vorbehandelt? (0 = nein, 1 = ja) ☐ 66

19. Beginn der spezifischen Behandlung (Mon, Jahr) ☐☐☐☐ 70

20. Art der Behandlung

	(0) nein	(1) ja	(9) f.A.	
Operation	○	○	○	☐ 71
Strahlentherapie	○	○	○	☐ 72
Chemotherapie	○	○	○	☐ 73
Hormontherapie	○	○	○	☐ 74
Immuntherapie	○	○	○	☐ 75
sonstige	○	○	○	☐ 76

21. Termin der ersten Nachuntersuchung (Tag, Mon) ☐☐☐☐ 80

Unterschrift des Arztes

Version 0

Abb. 1: Basisdokumentation für Tumorkranke - Ersterhebungsbogen

Der Follow-up-Bogen (Abb. 2) dient dazu, die Befunde bei den Nachuntersuchungen zu fixieren. Der Folge-Erhebungsbogen umfaßt 22 Items, die bei jeder Nachuntersuchung des Patienten zu erfassen sind. Jede Befund-Veränderung ist in den Formblättern möglichst genau zu vermerken. Da das Nachuntersuchungs-Datum gleichzeitig miterfaßt wird, ist es möglich, für jeden Patienten und zu jeder Zeit eine Dokumentation des Krankheitsverlaufs zu erstellen.

Der Abschluß-Erhebungsbogen (Abb. 3) wird beim Ausscheiden des Patienten aus der Überwachung ausgefüllt. Er enthält 11 Merkmale und erfaßt den Grund des Ausscheidens aus der Überwachung und - im Falle des Todes - Sterbedatum und Todesursache und die Frage, ob eine Autopsie durchgeführt wurde oder nicht.

Basisdokumentation für Tumorkranke — **Folgeerhebung**

1. Kartenkennzeichen	2
2. Klinik-Nr.	6
3. Patientenidentifikation	13
4. Geburtsdatum (Tag, Mon, Jahr)	19
5. Geschlecht (1 = ♂, 2 = ♀)	20
6. Datum der Nachuntersuchung (Tag, Mon, Jahr)	26
7. Wievielte Nachuntersuchung?	29
8. Tumordiagnose (nach ICD-O-DA)	34
9. Allgemeiner Leistungszustand (Schlüssel siehe Rückseite)	35
10. Remissionsgrad 1 = komplette Remission, 2 = partielle Remission, 3 = keine Änderung, 4 = Progression	36
11. Resttumor 0 = keiner, 1 = · 2cm ∅, 2 · 2cm ∅	37
12. Rezidivtumor 0 = keiner, 1 = · 2cm ∅, 2 · 2cm ∅	38
13. Rest-Lymphknoten 0 = keine, 1 = einer, 2 = mehrere	39
14. Rezidiv-Lymphknoten 0 = keine, 1 = einer, 2 = mehrere	40
15. Rest-Fernmetastasen 0 = keine, 1 = ein Organ, 2 = mehrere Organe	41
16. Rezidiv-Fernmetastasen 0 = keine, 1 = ein Organ, 2 = mehrere Organe	42
17. RNM-Befund	51
18. Tumorbehandlung seit letzter Nachuntersuchung (bzw. Erstuntersuchung)	
19. Nächster Nachsorgetermin (Tag, Mon, Jahr)	63

	(0) nein	(1) ja	(9) f.A.	
Operation	○	○	○	52
Strahlentherapie	○	○	○	53
Chemotherapie	○	○	○	54
Hormontherapie	○	○	○	55
Immuntherapie	○	○	○	56
sonstige:	○	○	○	57

Unterschrift des Arztes — Version 0

Abb. 2: Basisdokumentation für Tumorkranke - Folge-Erhebungsbogen

Basisdokumentation für Tumorkranke — **Abschlußerhebung**

1. Kartenkennzeichen	2
2. Klinik-Nr.	6
3. Patientenidentifikation	13
4. Geburtsdatum (Tag, Mon, Jahr)	19
5. Geschlecht (1 = ♂, 2 = ♀)	20
6. Datum des Abschlusses (Tag, Mon, Jahr)	26
7. Grund des Abschlusses 1 = Patient ist verstorben, 2 = Patient ist nicht auffindbar, 3 = Patient ist aus der Nachsorge ausgeschieden, 4 = Patient ist anderweitig in Nachsorge, 9 = f.A.	27
Bei Verstorbenen:	
8. Sterbedatum (Tag, Mon, Jahr)	33
9. Todesursache 1 = tumorabhängig, 2 = tumorunabhängig, 3 = Tumorabhängigkeit ist nicht auszuschließen, 9 = f.A.	34
10. Autopsie (0 = nein, 1 = ja, 9 = f.A.)	35

Unterschrift des Arztes — Version 0

Abb. 3: Basisdokumentation für Tumorkranke - Abschluß-Erhebungsbogen

Das freie Feld in der linken oberen Ecke jedes Formblattes soll die persönlichen Daten jedes Patienten mit Hilfe einer Adressette aufnehmen. Für die klinischen Nachuntersuchungen ist es erforderlich, den Patienten namentlich zu erfassen.

Für die Speicherung und Weiterverarbeitung der Daten in einer zentralen Datenbank genügt dagegen eine anonymisierte Patienten-Identifizierung in Form einer Nummer, die ein exaktes Record Linkage der Nachuntersuchungs-Befunde zu der Krankengeschichte des Patienten sowie die Erkennung und Elimination von Doppel- und Mehrfachmeldungen des gleichen Patienten gestattet. Aus Gründen des Datenschutzes wurden die Formblätter so gestaltet, daß der perforierte rechte Randstreifen mit den vercodeten Informationen leicht abgetrennt werden kann, so daß der Bogen selbst im Krankenhaus verbleibt und nur die anonymisierte Signierleiste in die Datenverarbeitung gelangt (Abb. 4).

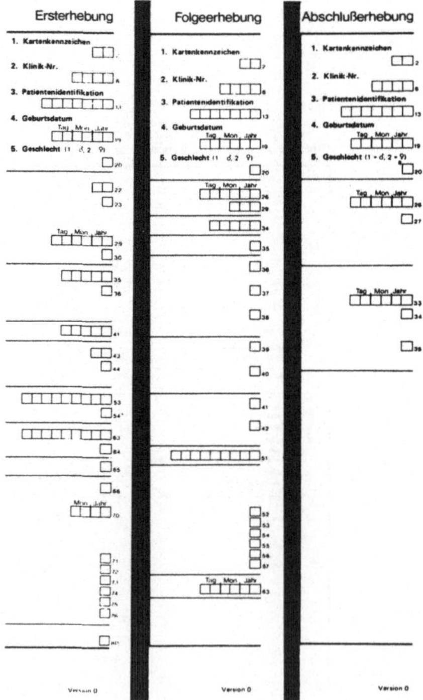
Ersterhebung
1. Kartenkennzeichen
2. Klinik-Nr.
3. Patientenidentifikation
4. Geburtsdatum
5. Geschlecht
Version 0

Folgeerhebung
1. Kartenkennzeichen
2. Klinik-Nr.
3. Patientenidentifikation
4. Geburtsdatum
5. Geschlecht
Version 0

Abschlußerhebung
1. Kartenkennzeichen
2. Klinik-Nr.
3. Patientenidentifikation
4. Geburtsdatum
5. Geschlecht
Version 0

Abb. 4: Signierleisten der drei Erhebungsbögen

Die für die Verschlüsselung der Sachverhalte erforderlichen Codes sind - soweit wie möglich - auf den Erhebungsbögen bereits vorgedruckt, die umfangreicheren Schlüssel sind teilweise auf der Rückseite der Bögen abgedruckt (Abb. 5).

17. Allgemeiner Leistungszustand (nach Karnofsky)

0 = normale Aktivität, keine Beeinträchtigung
1 = normale Aktivität, nur geringfügige Beeinträchtigung
2 = arbeitsunfähig, kann sich aber selbst versorgen
3 = arbeitsunfähig, gelegentliche Hilfe erforderlich
4 = arbeitsunfähig, Unterstützung erforderlich, nicht bettlägerig
5 = pflegebedürftig, bettlägerig
6 = stark geschwächt, Krankenhausaufenthalt notwendig
7 = aktive Behandlung nötig, um das Leben zu erhalten
8 = moribund
9 = f.A.

15b./16b. Befund-Code

1 = TNM
2 = Ann-Arbor (Lymphogranulomatose)
3 = Duke Schlüssel der Kolonkarzinome
4 = Evans Stadieneinteilung der Neuroblastome
5 = FIGO Stadien (Gynäkologie)
6 = IRS (Intergroup Rhabdomyosarkom Studie)
7 = NWST (National Wilmstumor Study)
8 = sonstige
9 = f.A.

6. Staatsangehörigkeit

Europa
01 Bundesrepublik Deutschland
02 Belgien
03 Bulgarien
04 Dänemark
05 Deutsche Demokratische Republik
06 Finnland
07 Frankreich
08 Griechenland
09 Großbritannien
10 Irland
11 Italien
12 Jugoslawien
13 Luxemburg
14 Niederlande
15 Norwegen
16 Österreich
17 Polen
18 Portugal
19 Rumänien
20 Schweden
21 Schweiz
22 Sowjetunion
23 Spanien
24 Tschechoslowakei
25 Ungarn
29 sonstige europäische Staaten

Naher Osten
31 Irak
32 Iran
33 Israel
34 Jordanien
35 Libanon
36 Saudi-Arabien
37 Syrien
38 Türkei
39 sonstige Staaten des Nahen Osten

Afrika
41 Ägypten
42 Algerien
43 Äthiopien
44 Angola
45 Ghana
46 Kamerun
47 Kenia
48 Libyen
49 Marokko
50 Nigeria
51 Südafrika (mit Rhodesien)
52 Sudan
53 Tansania
54 Tunesien
55 Zaire
59 sonstige afrikanische Staaten

Asien, Australien
61 Afghanistan
62 Bangla Desh
63 Ceylon
64 China
65 Hongkong
66 Indien
67 Indonesien
68 Japan
69 Korea
70 Nepal
71 Pakistan
72 Philippinen
73 Singapur
74 Taiwan
75 Thailand
76 Australien
77 Neuseeland
79 andere Staaten Asiens

Amerika
81 USA
82 Kanada
83 Haiti
84 Jamaika
85 Kuba
86 Mexiko
87 Dominikanische Republik
89 andere nord- und mittelam. Staaten
91 Argentinien
92 Bolivien
93 Brasilien
94 Chile
95 Ekuador
96 Kolumbien
97 Peru
98 Venezuela
99 andere südam. Staaten

00 Staatsangehörigkeit unbekannt oder staatenlos

Abb. 5: Erhebungsbogen Rückseite mit vorgedruckten Schlüsseln

Die wesentlichste Vorbedingung zur Erzielung einer Vergleichbarkeit der Daten ist die Verwendung gleicher Codes und gleicher Beurteilungskriterien. Um eine möglichst breite Vergleichbarkeit der erhobenen Daten zu gewährleisten, wurden - so weit wie möglich - internationale Schlüsselsysteme verwendet. So ist beispielsweise der Tumor-Lokalisations-Schlüssel (7) eine deutsche Übersetzung des Topographie-Teils der ICD-O und dient zur standardisierten Erfassung der Tumorlokalisation. Die histologische Tumordiagnose wird nach ICD-O (10) oder nach ICD-O-DA (3), der deutschen Übersetzung des Morphologie-Teils der ICD-O, verschlüsselt. Für das Grading, die histo-pathologische Ausdehnung und den Malignitätsgrad werden - wo dies möglich ist - die TNM-Regeln (6) verwendet. Da noch nicht für alle Organ-Tumoren TNM-Regeln vorliegen, sind bei gewissen Tumoren andere Schlüssel-Systeme zu verwenden, beispielsweise die Evans-Klassifikation für die Neuroblastome, die Ann-Arbor-Klassifikation für die Lymphome etc. In jedem Fall muß vermerkt werden, welcher Schlüssel angewendet wurde.

Im Rahmen der zusätzlich vorgesehenen tumorspezifischen Spezialdokumentation wurden inzwischen Erfassungsbögen für Mamma- (Abb. 6)

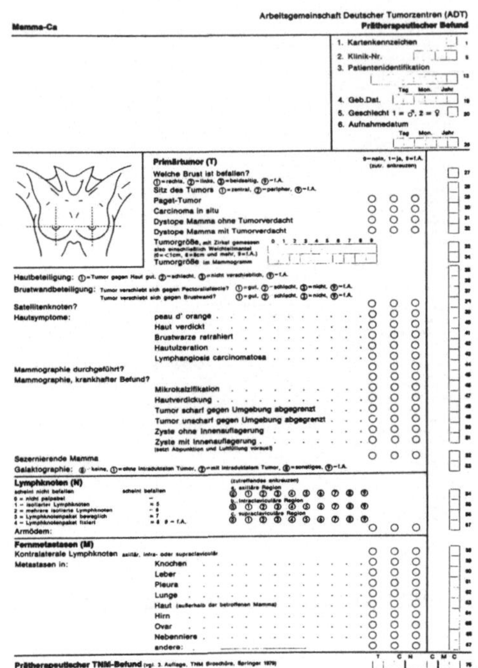

Arbeitsgemeinschaft Deutscher Tumorzentren (ADT)

Mamma-Ca — Prätherapeutischer Befund

1. Kartenkennzeichen
2. Klinik-Nr.
3. Patientenidentifikation
4. Geb.Dat. (Tag Mon. Jahr)
5. Geschlecht 1 = ♂, 2 = ♀
6. Aufnahmedatum (Tag Mon. Jahr)

Primärtumor (T) — 0 = nein, 1 = ja, 9 = f.A. (zutr. ankreuzen)

Welche Brust ist befallen? ①=rechts, ②=links, ③=beidseitig, ⑨=f.A.
Sitz des Tumors ①=zentral, ②=peripher, ⑨=f.A.
Paget-Tumor
Carcinoma in situ
Dystope Mamma ohne Tumorverdacht
Dystope Mamma mit Tumorverdacht
Tumorgröße, mit Zirkel gemessen also einschließlich Weichteilmantel (0=<1cm, 8=8cm und mehr, 9=f.A.)
Tumorgröße im Mammogramm

Hautbeteiligung: ①=Tumor gegen Haut gut, ②=schlecht, ③=nicht verschieblich, ⑨=f.A.
Brustwandbeteiligung: Tumor verschiebt sich gegen Pectoralisfascie? ①=gut, ②=schlecht, ③=nicht, ⑨=f.A.
Tumor verschiebt sich gegen Brustwand? ①=gut, ②=schlecht, ③=nicht, ⑨=f.A.
Satellitenknoten?
Hautsymptome: peau d' orange; Haut verdickt; Brustwarze retrahiert; Hautulzeration; Lymphangiosis carcinomatosa
Mammographie durchgeführt?
Mammographie, krankhafter Befund? Mikrokalzifikation; Hautverdickung; Tumor scharf gegen Umgebung abgegrenzt; Tumor unscharf gegen Umgebung abgegrenzt; Zyste ohne Innenauflagerung; Zyste mit Innenauflagerung (setzt Abpunktion und Luftfüllung voraus!)
Sezernierende Mamma
Galaktographie: ⓪=keine, ①=ohne intraduktalen Tumor, ②=mit intraduktalem Tumor, ③=sonstiges, ⑨=f.A.

Lymphknoten (N) (zutreffendes ankreuzen)

scheint nicht befallen / scheint befallen
0 = nicht palpabel / –
1 = isolierter Lymphknoten / = 5
2 = mehrere isolierte Lymphknoten / = 6
3 = Lymphknotenpaket beweglich / = 7
4 = Lymphknotenpaket fixiert / = 8 9 = f.A.

a. axilläre Region ⓪ ① ② ③ ④ ⑤ ⑥ ⑦ ⑧ ⑨
b. infraclaviculäre Region ⓪ ① ② ③ ④ ⑤ ⑥ ⑦ ⑧ ⑨
c. supraclaviculäre Region ⓪ ① ② ③ ④ ⑤ ⑥ ⑦ ⑧ ⑨
Armödem:

Fernmetastasen (M)

Kontralaterale Lymphknoten axillär, infra- oder supraclaviculär
Metastasen in: Knochen; Leber; Pleura; Lunge; Haut (außerhalb der betroffenen Mamma); Hirn; Ovar; Nebenniere; andere:

Prätherapeutischer TNM-Befund (vgl. 3. Auflage, TNM Broschüre, Springer 1979) — T C N C M C

Abb. 6: Dokumentationsbogen Mamma-Ca. - Vorderseite

und Kolon/Rektum-Tumoren (Abb. 7) fertiggestellt; Bögen für Lungen- und Magenkrebs und M. Hodgkin sind derzeit in Bearbeitung.

Die "Basisdokumentation für Tumorkranke" ist als ein Katalog von Merkmalen aufzufassen, die von Behandlungszentren von Krebspatienten unbedingt erfaßt werden sollten. Selbstverständlich steht es jedem Zentrum frei, darüberhinaus weitere Informationen fakultativ - je nach spezieller Interessenslage - zu erfassen.

Arbeitsgemeinschaft Deutscher Tumorzentren (ADT)

Dokumentation Colon-Rectum-Karzinom

1. Kartenkennzeichen
2. Klinik-Nr.
3. Patientenidentifikation
4. Geburtsdatum
5. Geschlecht (1 = ♂, 2 = ♀)

I. Prä- und interoperativer Befund

(bei multiplen Tumoren Orientierung nach Hauptbefund)

multifokal: nein ○ ja ○

Tumorgröße in cm | gemessen ○ geschätzt ○

1. Tumorlokalisation:

	Röntgen.	Endosk.	Intraop.
nicht durchgeführt	○	○	○
kein Tumornachweis	○	○	○
Rectum perianal	○	○	○
bis 4 cm	○	○	○
bis 7 cm	○	○	○
bis 12 cm	○	○	○
Sigma	○	○	○
Colon descendens	○	○	○
Flexura lienalis	○	○	○
Colon transversum	○	○	○
Flexura hepatica	○	○	○
Colon ascendens	○	○	○
Coecum	○	○	○
fehlende Angabe	○	○	○

Röntgen.
Endosk.
Intraop.

2. Tumorausbreitung

keine Evidenz eines Primärtumors ○
Tumor auf Darmwand begrenzt (TIS/T_1-T_2) ○
Tumorinfiltration der Serosa ○
Tumorinfiltration in Nachbargewebe ○
Tumor greift auf andere Organe über ○

3. Perforation nein ○ ja ○

4. Fistelbildung nein ○ ja ○

5. Regionärer Lymphknotenbefall (intraoperativer Befund)

keine regionären Lymphknotenmetastasen ○
pararectal ○
Mesosigma ○
Mesocolon descendens ○
Mesocolon asc. und trans. ○
Mesenterium ○
paraaortal ○
fehlende Angabe ○

6. Fernmetastasen:

	nein	Verdacht	ja
Leber	○	○	○
Lunge	○	○	○
Peritoneum	○	○	○
Knochen	○	○	○
Sonstiges	○	○	○

T C N C M C

Abb. 7: Dokumentationsbogen Colon/Rektum-Ca. - Erste Seite

Es sollte lediglich die Gewähr gegeben sein, daß in einem umfangreicheren Programm die Sachverhalte der Basisdokumentation mit enthalten sind und nach den vereinbarten Kodierungsregeln erfaßt werden. Ein standardisiertes Grundprogramm im geschilderten Sinne wäre ein Ansatz für einen Austausch vergleichbarer Daten in regionalem, nationalem und internationalem Rahmen.

Literatur:

1. Centralized Cancer Patient Data System: Data Acquisition Manual. Statistical Analysis and Quality Control Center, Seattle/WA. 1977.

2. Conference on Planning for Cancer Centers. Cancer 29 (1972) 819-923.

3. Jacob, W., Scheida, Dorothea, Wingert, F. (Hrsg.): Tumor-Histologie-Schlüssel (ICD-O-DA). Springer Verlag, Berlin-Heidelberg-New York 1978.

4. UICC - CICA:
International Cancer Patient Data Exchange Projekt - Data Manual. UICC, Geneva 1977; 2. Edit. Geneva 1978.

5. UICC - CICA:
Guidelines for Developing a Comprehensive Cancer Centre. UICC, Geneva 1978.

6. UICC:
TNM-Klassifikation der malignen Tumoren.
Dritte, überarbeitete und erweiterte Auflage.
Springer Verlag, Berlin-Heidelberg-New York 1979.

7. Wagner, G. (Hrsg.):
Tumor-Lokalisations-Schlüssel.
2. Auflage. Springer, Berlin-Heidelberg-New York 1979.

8. Wagner, G. (Hrsg.:)
Basisdokumentation für Tumorkranke, 2. Ausgabe.Deutsches Krebsforschungszentrum, Heidelberg 1980.

9. WHO:
Handbook for Standardized Cancer Registries.
World Health Organization, Geneva 1976.

10. WHO:
ICD-O-International Classification of Diseases for Oncology.
1. Edition. World Health Organization, Geneva 1976.

DAS KLINISCHE KREBSREGISTER DES TUMORZENTRUMS KÖLN

P.Suhr, H.Stützer, V.Weidtman

Institut für Medizinische Dokumentation
und Statistik der Universität zu Köln
Direktor: Prof. Dr. V. Weidtman

Dem Tumorzentrum Köln (TZK) gehören neben den Einrichtungen der Universität noch ca. 15 weitere Kliniken und niedergelassene Ärzte an, die sich mit Diagnostik, Therapie und Nachsorge von Tumorpatienten befassen (Abb. 1). Die Aufgabe, ein Klinisches Krebsregister für das TZK aufzubauen und zu organisieren, wurde dem Institut für Medizinische Dokumentation und Statistik übertragen.

Die von der Arbeitsgemeinschaft Deutscher Tumorzentren (ADT) in Heidelberg entwickelte "Basisdokumentation für Tumorkranke" [1] wurde auch am TZK in einer Pilotstudie mitgetestet und für das Dokumentationskonzept in Köln übernommen. Die vorgeschlagenen Dokumentationsbögen wurden um einige zusätzliche Sachverhalte erweitert, die von ärztlicher Seite gewünscht oder aus organisatorischen Gründen notwendig wurden. Jedoch wurde streng darauf geachtet, daß die Kölner Erhebungsbögen sowohl inhaltlich als auch in der äußeren Form mit denen der ADT übereinstimmen. Weiterhin stehen allen Kliniken für fachspezifische Fragestellungen bis zu 80 Zusatzfelder zur Verfügung; fünf Kliniken machten bisher von dieser Möglichkeit Gebrauch.

Im Mittelpunkt der Planungsarbeiten für das Register standen intensive Informationsgespräche mit den zuständigen Ärzten der einzelnen Kliniken. Einmal mußten die Dokumentationssachverhalte erläutert werden und die international verbindlichen Schlüssel [1] für Lokalisation, histologische Diagnose und TNM-Befund eingeführt werden. Zum anderen war es wichtig, Konzepte zum systematischen und vollständigen Ausfüllen der Erhebungsbögen zu diskutieren und individuell die Fragen zu klären, wer wann und mit wessen Hilfe dokumentiert, welche Sonderwünsche bestehen und wie die Nachsorge organisiert ist. Für die Gewinnung zuverlässiger Daten wird es auch in Zukunft unerläßlich sein, diese Probleme der klinikinternen Organisation und der guten Kooperation von Register und Klinikärzten im Auge zu behalten.

Die erste Ausbaustufe des Registers - ab 1.5.1979 - ermöglicht die Tumordokumentation zunächst in allen Universitätskliniken des TZK (Abb. 2). Die von den Klinikärzten - zum Teil unter Mithilfe von Dokumentationskräften - ausgefüllten Erhebungsbögen werden einmal monatlich von Mitarbeitern des Klinischen Krebsregisters abgeholt.

Die Erfassung, Speicherung und - falls notwendig - Korrektur der Daten geschieht mit Hilfe eines on-line Programmes auf dem Rechner des Instituts. Das Programm ist so konzipiert, daß es von mehreren Benutzern gleichzeitig im Dialog benutzt werden kann. Bei der Eingabe der Daten werden diese - mit gleichzeitiger Korrekturaufforderung - auf Plausibilität geprüft. Nach Abschluß der täglichen Eingabe werden die neu hinzugekommenen Daten mit einem ausführlichen Plausibilitätsprogramm im Kontext der schon früher gespeicherten Daten verglichen.

Beim gegenwärtigen Stand - d.h. nach etwa einem Jahr - sind im Register ca. 3200 Patienten erfaßt, von 2000 Patienten liegen ein und mehr Nachsorgebögen vor,und etwa 400 Tumorfälle sind mittlerweile abgeschlossen.

Einmal monatlich werden an die beteiligten Kliniken alphabetische Listen ihrer Tumorpatienten und Einbestellisten ausgegeben; daneben werden auf Wunsch klinikspezifische Auswertungen durchgeführt. Für diese Sortierläufe wird der Großrechner der Universität benutzt, mit dem das Institut über ein Terminal verbunden ist. Erst im Laufe der nächsten Jahre wird es sinnvoll, anspruchsvolle Statistiken wie z.B. Überlebenszeitberechnungen anzustellen. Aus Datenschutzgründen sind für die statistischen und organisatorischen Rechenarbeiten auf dem Großrechner die medizinischen Daten anonymisiert und von den Personalangaben getrennt gespeichert.

In guter Zusammenarbeit mit den beteiligten Klinikärzten konnten die meisten Probleme (Abb. 3) nach einer kurzen Anlaufphase gelöst werden. Die ständige Motivierung aller Beteiligten erweist sich jedoch als schwieriger als die eigentliche Datenverarbeitung; und es zeigt sich heute noch ein weites Spektrum der Teilnahme an der Dokumentation.

Die bisherigen Erfahrungen zeigen, daß unter den angeführten günstigen Konstellationen (Abb. 4) allein durch einen konsequenten Ausbau der Kapazitäten des Registers (Personal, Hardware) eine Beteiligung weiterer Kliniken der Region Köln möglich ist. Dabei muß eine enge Zusammenarbeit mit den niedergelassenen Ärzten bei der Verlaufsdokumentation der Tumorerkrankung angestrebt werden.

[1] "Basisdokumentation für Tumorkranke", 1.Ausgabe, Arbeitsgemeinschaft Deutscher Tumorzentren, DKFZ, Heidelberg 1979

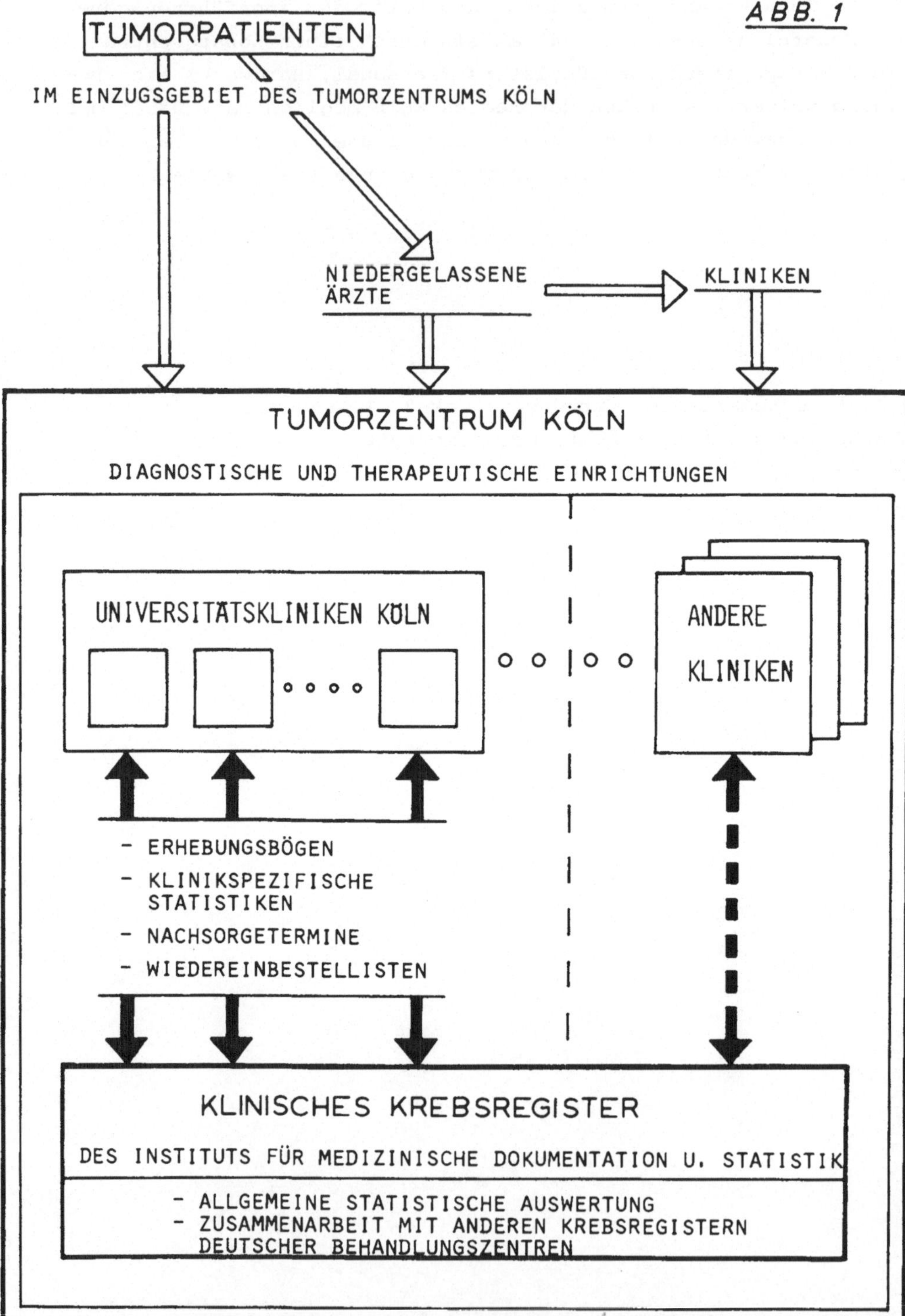
ABB. 1
TUMORPATIENTEN
IM EINZUGSGEBIET DES TUMORZENTRUMS KÖLN
NIEDERGELASSENE ÄRZTE
KLINIKEN
TUMORZENTRUM KÖLN
DIAGNOSTISCHE UND THERAPEUTISCHE EINRICHTUNGEN
UNIVERSITÄTSKLINIKEN KÖLN
ANDERE KLINIKEN
- ERHEBUNGSBÖGEN
- KLINIKSPEZIFISCHE STATISTIKEN
- NACHSORGETERMINE
- WIEDEREINBESTELLISTEN
KLINISCHES KREBSREGISTER
DES INSTITUTS FÜR MEDIZINISCHE DOKUMENTATION U. STATISTIK
- ALLGEMEINE STATISTISCHE AUSWERTUNG
- ZUSAMMENARBEIT MIT ANDEREN KREBSREGISTERN DEUTSCHER BEHANDLUNGSZENTREN

ABB.2

KLINISCHES KREBSREGISTER/ TUMORZENTRUM KÖLN

Institut für Medizinische Dokumentation
und Statistik der Universität zu Köln
Direktor: Prof. Dr. V. Weidtman

- *ständige Mitarbeiter:*

2 wissenschaftliche Mitarbeiter
1 Medizinische Dokumentations-Assistentin
2 Medizin-Studenten als Hilfskräfte
3 - 4 Stellen für Dokumentationshilfen in Kliniken mit großer Tumorpatientenzahl/ Nachsorge

- *zeitlicher Ablauf:*

seit Jan. 78	Vorarbeiten, Programmentwicklung, ADT-Sitzungen, Informationsgespräche mit Klinikärzten
Nov.78 - Febr.79	Pilotstudie, klinikspezif. Dokumentationen
März 79	offizielle Eröffnung des Registers
seit Mai 79	Tumordokumentation für die Universitätskliniken
Juli 80	endgültige Form der Erhebungsbögen

- *angeschlossene Universitätskliniken mit Tumordokumentation:*

Augenklinik	*	
Chir.Klinik		+
Frauenklinik		+
Hautklinik	*	
Kinderklinik		
Med.Klinik 1		+
Nervenklinik } Neurochirurgie }	*	+
Orthop. Klinik		
Strahlentherapie	*	
Urolog. Klinik		
Zahn- u. Kieferklinik		

* Kliniken mit zusätzlicher Spezialdokumentation

+ Kliniken mit Dokumentationskraft

- *Registerstand:*

Patientenzahl:	3200
Gesamtzahl der Erhebungen:	8400

Stand: Juni 80

ABB. 3

PROBLEME BEIM AUFBAU DES KLINISCHEN KREBSREGISTERS

- *mit den einzelnen Kliniken/ Ärzten:*

  Zuständigkeiten
  Organisationsformen für Dokumentation und Nachsorge
  Vollständigkeit bei der Erfassung aller Tumorerkrankungen
  Motivierung
  Sonderwünsche
  existierende Dokumentationen
  Mitarbeiterwechsel

- *mit den Dokumentationssachverhalten:*

  Gebrauch von Schlüsselverzeichnissen
  Lokalisation
  Histologie
  TNM-Klassifikation
  Definition/ Nomenklatur von Sachverhalten

- *mit der Dateneingabe und Datenverarbeitung:*

  unvollständig ausgefüllter Erhebungsbogen
  Rückfrage-Schwelle bei widersprüchlichen Angaben
  retrospektive Erhebungen
  Doppel-Ersterhebungen
  Mehrfachtumoren
  in Zukunft:
  Plattenspeicherkapazität des Instituts-Rechners

- *allgemein:*

  Datenschutz
  Austausch von Erhebungsdaten an beteiligte Ärzte
  Basisdokumentation nach ADT, Heidelberg

ABB.4

GÜNSTIGE KONSTELLATIONEN FÜR EIN KLINISCHES KREBSREGISTER

- o Nur wenige, onkologisch erfahrene Ärzte sollten die "harten" Tumordaten festlegen.
- o Die Tumordokumentation liegt in der Hand motivierter Ärzte und wird von der Klinikleitung unterstützt.
- o Die Tumorpatienten-Nachsorge einer Klinik sollte nach Möglichkeit von einem veratwortlichen Arzt koordiniert werden.
- o In Kliniken mit einer grösseren Zahl von Tumorpatienten und regelmäßiger Nachsorge sollte mindestens eine Dokumentationskraft zur Entlastung der Ärzte vorhanden sein.
- o Kooperation und regelmäßiger persönlicher Kontakt zwischen Klinikärzten und Mitarbeitern des Registers.
- o Medizinische Fachkompetenz hinsichtlich klinischer Onkologie bei den Registermitarbeitern.
- o Flexibilität seitens des Registers im Hinblick auf klinikspezifische Wünsche.
- o Regelmäßige "Schulung" von neuen ärztlichen Mitarbeitern in der Anwendung onkologischer Klassifizierungen.
- o Ein einmal von den Ärzten akzeptiertes Dokumentationskonzept (einschl. der Verschlüsselung) sollte nach Möglichkeit nicht verändert werden.

- o Ausreichende Ausstattung mit Personal- und Sachmitteln
- o Register-eigener Rechner

Das Register für Onkologische Nachsorge der GBK in Münster

V. Krieg
Pathologisches Institut der Universität Münster
(Direktor: Prof. Dr. E. Grundmann)

1. Allgemeines

Das Register für Onkologische Nachsorge in Münster ging aus einem klinikorientierten Krebsregister hervor, das 1974 am Pathologischen Institut der Universität Münster in Zusammenarbeit mit dem Institut für Medizinische Informatik und Biomathematik eingerichtet wurde. Getragen wurde es von Anfang an von der Gesellschaft zur Bekämpfung der Krebskrankheiten in Nordrhein-Westfalen e.V.. Seit Mitte des Jahres 1974 meldeten 5 Universitätskliniken ihre Tumorfälle auf Erhebungsbögen, die in mehreren Diskussionen entwickelt worden waren, an dieses Register. Dort wurden dann die für die Wiedereinbestellung und die Patientenlisten notwendigen Parameter abgelocht und über ein entsprechendes Programmpaket auf Magnetband übertragen. Dieses System arbeitete nach einigen Anfangsschwierigkeiten von Ende 1974 bis Ende 1978 einwandfrei und umfaßte 1978 ca. 4.500 tumorkranke Patienten.

Aus verschiedenen Gründen wurde Mitte des Jahres 1978 eine eigene Rechenanlage in Betrieb genommen, die es den angeschlossenen Universitätskliniken ermöglicht, ihren Datenpool im Dialogbetrieb zu bearbeiten. Gleichzeitig wurde das gesamte Universitätsklinikum Münster in dieses Informationssystem einbezogen.

2. Hardware

Das Krebsregister verfügt über eine EDV-Anlage der mittleren Datentechnik der Firma GIER Electronics GmbH. Die Zentraleinheit Gier-Datapoint 6600 hat eine Kernspeicherkapazität von 128 kb 8-bit-bytes.

Abb.1: Hardwarekonfiguration

Daran angeschlossen sind drei Magnetplattenlaufwerke mit jeweils 2 x 10 MB, 16 Datensichtgeräte, ein Typenraddrucker, ein Matrixdrucker und eine Magnetbandstation. Zur Datenübertragung an das

Universitätsrechenzentrum Münster sowie zu einer Außenstelle im Tumorzentrum Hamm wurde eine Datenfernübertragungseinheit installiert.

3. Erhebungsbögen

Von inzwischen 26 Krankenhäusern und 20 niedergelassenen Ärzten im Regierungsbezirk Münster werden die Erhebungsbögen des Registers für Onkologische Nachsorge zur Meldung der persönlichen und tumorbezogenen klinischen Angaben der Patienten benutzt. Da diese Erhebungsbögen so aufgebaut sind, daß sie als Arztbrief verwendet werden können, lassen sie sich problemlos in die Organisation eines Krankenhauses integrieren, ohne hierbei größere Änderungen vornehmen zu müssen.

Abb.2: Die nachklinische Betreuung tumorkranker Patienten

In Abb. 2 ist der geschlossene Kreislauf in vereinfachender Weise dargestellt, der sich bei der Nachbehandlung tumorkranker Patienten unter Einschluß des niedergelassenen Arztes, der onkologischen Abteilung einer Universitätsklinik und des Registers für Onkologische Nachsorge ergibt.

Der erste Ansprechpartner für den Patienten ist immer der niedergelassene Arzt. Dieser führt einerseits die Vorsorgeuntersuchungen durch; andererseits geht der Patient zu ihm, wenn er Beschwerden hat. Der niedergelassene Arzt wird den Patienten im Bedarfsfalle an ein Krankenhaus überweisen. Falls vom behandelnden Arzt in der Klinik ein bösartiger Tumor diagnostiziert wird, hält er die Umstände der Diagnosestellung auf dem "Erkrankungsbogen" (Abb.3) fest. Nach Abschluß der stationären Behandlung wird die Therapie im Erhebungsbogen "Behandlung" (Abb.4) dokumentiert. Bei jeder Nachsorgeuntersuchung wird vom Arzt der onkologischen Abteilung der Erhebungsbogen "Nachsorge" (Abb.5) ausgefüllt.

Abb.3: Erkrankungsbogen des Registers für Onkologische Nachsorge

Abb.4: Behandlungsbogen des Registers für Onkologische Nachsorge

Abb.5: Nachsorgebogen des Registers für Onkologische Nachsorge

Die bisherigen Erfahrungen mit diesen Erhebungsbögen, die nach Art und Umfang sicherlich nur eine Basisinformation des Krankheitsverlaufes darstellen können, zeigen, daß mit den Krankenhäusern, in denen sämtliche Formulare gleichzeitig als Arztbrief verwendet werden, die Zusammenarbeit reibungslos vonstatten geht. Überall dort, wo der Erhebungsbogen ein zusätzlich auszufüllendes Formular darstellt, gibt es, selbst wenn der behandelnde Arzt den Sinn eines Krebsregisters versteht, personelle Probleme, deren Lösung nicht immer ganz einfach ist.

Selbstverständlich werden, falls dies vom behandelnden Arzt gewünscht wird, spezielle ihn betreffende Probleme der Dokumentation mit entsprechenden Zusatzbögen abgedeckt. So wurde z. B. für die Hautklinik der Universität Münster und die Fachklinik Haus Hornheide ein zusätzlicher Spezialerhebungsbogen für Patienten mit "Malignen Melanomen" entwickelt.

4. Datenfluß

In Abb. 6 ist der Datenfluß innerhalb des Registers für Onkologische Nachsorge wiedergegeben.

Abb.6: Datenflußdiagramm

Da sich das Register als konsiliarisch tätigen Hilfsdienst für den behandelnden Arzt sieht, können ausschließlich der behandelnde Arzt oder von ihm autorisierte Personen Daten an das Register melden oder von ihm erhalten.

Die Eingabe der Patientendaten erfolgt über Datensichtgeräte, von denen zehn innerhalb des Universitätsklinikums Münster und sechs am Pathologischen Institut installiert sind. Die mit einem Bildschirm ausgerüsteten Universitätskliniken können ihre Meldungen selbst über das Datensichtgerät eingeben, während die niedergelassenen Ärzte und die regionalen Krankenhäuser ihre Erhebungsbögen an das Krebsregister schicken und die Eingabe dort vorgenommen wird.

Das Register erstellt für den behandelnden Arzt in regelmäßigen Abständen routinemäßig verschiedene Patientenlisten. Für spezielle Anfragen werden je nach Umfang der Auswertung verschiedene Wege eingeschlagen. Falls es sich um eine Auswertung handelt, die innerhalb der normalen Betriebszeiten mit der eigenen Anlage durchgeführt werden können, wird eine hierfür erstellte Statistikprozedur aufgerufen. Sollte es sich um größere Auswertungen handeln, werden die relevanten Daten anonymisiert auf ein Magnetband geschrieben, das am Universitätsrechenzentrum Münster als Eingabedatei für einen entsprechenden Batchjob dient.

Zu Zwecken der Reorganisation, der Datensicherung, der Datenreduzierung und für Plausibilitätsprüfungen wurden verschiedene Moduln erstellt, die in regelmäßigen Abständen ausgeführt werden.

5. Dateienstruktur

Obwohl es einigermaßen vermessen ist, das, was hier beschrieben werden soll, als "Datenbank" zu bezeichnen, wird diese Bezeichnung in dem Bewußtsein verwendet, daß es sich hierbei im eigentlichen Sinne nicht um eine Datenbank sondern um eine "Dateiensammlung" handelt.

Alle Dateien dieser Datenbank sind indexsequentiell organisiert, um einen schnellen Zugriff bei möglichst geringem Speicheraufwand zu ermöglichen. Als primärer Indexkey wird die Personenkennziffer verwendet, die im wesentlichen aus dem Geburtsdatum und dem Geschlecht besteht. Alle Dateien wurden mit mnemotechnischen Begriffen bezeichnet, so daß rein äußerlich zu erkennen ist, in welcher Datei welche Parameter gespeichert sind.

Abb.7: Dateienstruktur

6. Dialogprogrammsystem

Das Dialogprogrammsystem des Registers für Onkologische Nachsorge in Münster ist modular aufgebaut und an den Datensichtgeräten, die in den Universitätskliniken Münster installiert sind, ablauffähig.

Der Hauptmodul besteht aus 2 Programmsegmenten RONSYS und RONSYS1. RONSYS bietet dem Benutzer auf dem Datensichtgerät eine Palette von Arbeitsmöglichkeiten an, von denen dieser eine auswählen kann.

Je nach Auswahl verzweigt das Programm zum nächsten Modul. Der Eingabemodul dient zur Eingabe aller Patientendaten über ein Datensichtgerät. Der Ausgabemodul erlaubt es, unter Angabe des Namens und Vornamens oder unter Angabe des Geburtsdatums und Geschlechts die persönlichen und klinischen Daten eines einzelnen Patienten am Datensichtgerät abzurufen. Wurde der gewünschte Patient nicht nur von dem anfragenden Benutzer gemeldet, so erfolgt ein Eintrag mit Datum, Uhrzeit, meldendem und fragendem Benutzer und Personenkennziffer des Patienten ins Logbuch des Dialogsystems. Dieses Vorgehen des "retrospektiven Datenschutzes" wurde von den behandelnden Ärzten innerhalb des Tumorzentrums Münster vereinbart und genehmigt. Der Updatemodul erlaubt unter den selben Bedingungen, wie sie auch für den Ausgabemodul zutreffen, eine Korrektur all der Items vorzunehmen, die auf einer Magnetplatte gespeichert sind.

7. Dienstprogramme

Um Arbeiten vorzunehmen, die den Anwendern in der Klinik aus Sicherheitsgründen nicht angeboten werden können, stehen den Mitarbeitern des Krebsregisters einige Dienstprogramme zur Verfügung. Zu diesen Aufgaben gehören:

- Änderung von identifizierenden Merkmalen,
- Diagnosecodierung,
- Erstellung von Patientenlisten,
- Bearbeitung spezieller Fragestellungen,
- Plausibilitätsprüfungen,
- Reorganisation,
- Datensicherung,
- Datenreduzierung.

Für alle an das Register assoziierten Krankenhäuser und niedergelassenen Ärzte werden jeden Monat verschiedene Patientenlisten routinemäßig erstellt. Der in Abb. 8 dargestellten Tabelle kann die Art der Listen, ihr Erstellungsintervall und ihr Verwendungszweck entnommen werden.

Abb.8: Routinemäßige Patientenlisten für den behandelnden Arzt

Anfragen eines Benutzers an die von ihm gemeldeten Patientendaten, die nicht mit Routinelisten beantwortet werden können, müssen mit Sonderprogrammläufen bearbeitet werden. Normalerweise handelt es sich dabei um für diese eine Anfrage erstellte Retrievalprozeduren. Im Laufe der Zeit jedoch haben sich Standardprogramme herausgebildet, die zwar speziell auf die Dateienstruktur des Registers zugeschnitten, in ihrer Abfragestruktur aber allgemein gehalten worden sind.

Die täglich und wöchentlich auszuführenden Arbeiten zu Zwecken der Datensicherung und der Reorganisation sind in einem Modul "REORGANI" zusammengefaßt. Aus Sicherheitsgründen kann es nur aufgerufen werden, wenn keine Benutzer am Dialogsystem arbeiten.

8. Zusammenfassung

Das Register für Onkologische Nachsorge versteht sich als konsiliarisch tätigen Hilfsdienst für den behandelnden Arzt zur organisatorischen Unterstützung bei der nachklinischen Betreuung tumorkranker Patienten. Als Meldeformulare dienen Erhebungsbögen, die in die drei Bereiche des ärztlichen Handelns bei tumorkranken Patienten - Diagnosestellung, Therapie, Kontrolluntersuchungen - unterteilt sind, und die vom behandelnden Arzt gleichzeitig als Arztbrief verwendet werden können. Eine eigens für diesen Zweck angeschaffte EDV-Anlage der mittleren Datentechnik garantiert die Durchführung der organisatorischen Bestimmungen des BDSG und erlaubt den behandelnden Ärzten innerhalb des Universitätsklinikums Münster einen on-line Zugriff auf alle ihre Patientendaten. Sämtliche Patientendaten werden in einer indexsequentiell organisierten "Dateiensammlung" mit Hilfe des Programmsystems "RONSYS" dokumentiert und stehen dem behandelnden Arzt - und nur ihm - bei Bedarf sofort zur Verfügung.

Die personelle sowie maschinelle Kapazität des Registers ist auf den gesamten Regierungsbezirk Münster (2,4 Mill. Einwohner) ausgelegt. Bis Ende des Jahres 1980 sollen alle Krankenhäuser und sämtliche niedergelassene Ärzte, soweit diese zur Zusammenarbeit bereit sind, assoziiert werden.

Schrifttum

(1) Bokelmann, D.: Das klinische Krebsregister
Habilitationsschrift, Heidelberg 1975

(2) Grundmann, E.; Hobik, E.: Das Krebsregister Münster - ein klinikbezogenes Register
Deutsches Ärzteblatt, Vol. 47, 1976, 3019 - 3024

(3) Grundmann, E.: Ziele des Registers für Onkologische Nachsorge der GBK in Münster
BGK-Mitteilungsdienst Nr. 24, 1978, 1 - 2

(4) Höpker, W.-W.: Aufgaben und Organisationsstruktur des Registers für Onkologische Nachsorge in Münster
GBK-Mitteilungsdienst Nr. 24, 1978, 3 - 9

(5) Krieg, V.: Datenfluß innerhalb des Registers für Onkologische Nachsorge
GBK-Mitteilungsdienst, Nr. 24, 1978, 10 - 12

(6) Ott, G.: Nachsorge operierter Krebspatienten -eine interdisziplinäre Aufgabe.
Langenbecks Arch.Chir. 342, 201 (1976)

(7) Sasse, W.; Altenpohl, U.; Szuwart, V.: Computerunterstütztes Nachsorgesystem für Tumorpatienten durch ein Krebsregister
Der Chirurg, 1976, 66 - 73

(8) Szuwart, V.: Vorbereitung zum Aufbau eines Krebsregisters
Med.Diss. 1977

(9) Wagner, G.; Ott, G.: Krebsregister
Handbuch der Med. Dokumentation und Datenverarbeitung
Hrsg.: Koller, S., Wagner, G.S. 1141. Stuttgart, New York: Schattauer 1975

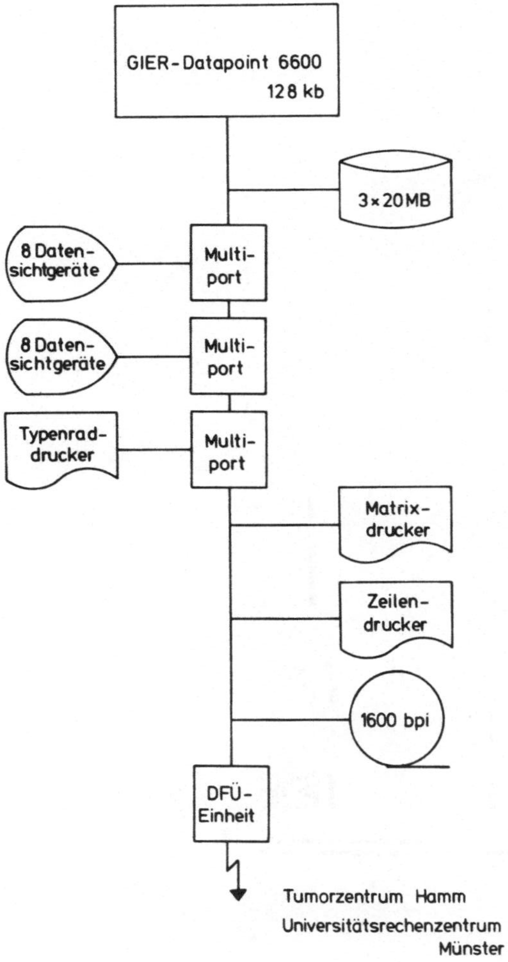

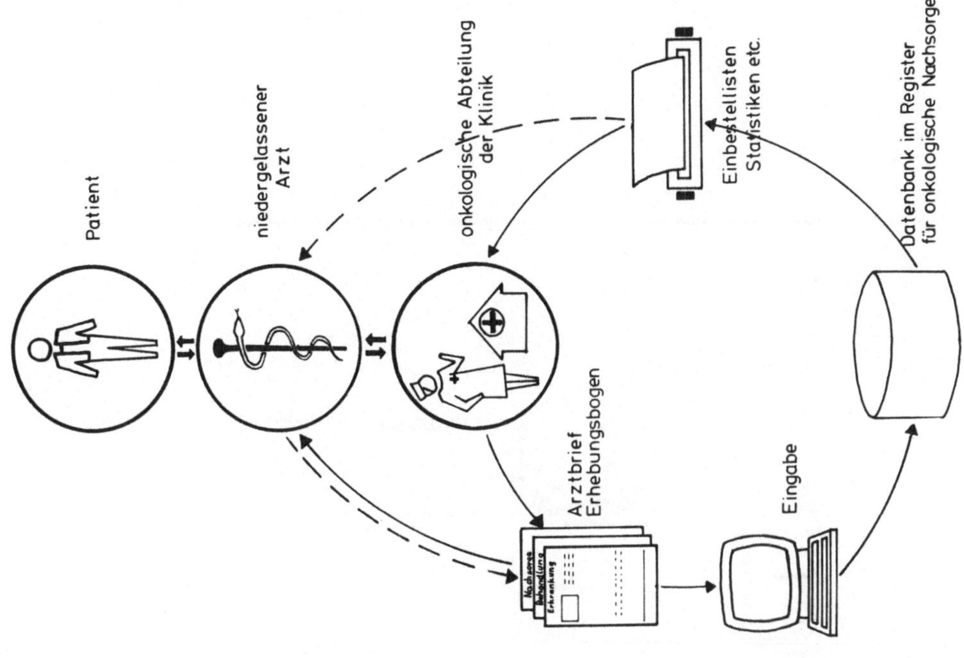

GIER-Datapoint 6600
128 kb
3×20MB
8 Daten-
sichtgeräte
Multi-
port
8 Daten-
sichtgeräte
Multi-
port
Typenrad-
drucker
Multi-
port
Matrix-
drucker
Zeilen-
drucker
1600 bpi
DFÜ-
Einheit
Tumorzentrum Hamm
Universitätsrechenzentrum
Münster

Abb.: 1

Patient
niedergelassener
Arzt
onkologische Abteilung
der Klinik
Nachsorge
Behandlung
Erkrankung
Arztbrief
Erhebungsbogen
Eingabe
Einbestellisten
Statistiken etc.
Datenbank im Register
für onkologische Nachsorge

Abb.: 2

A 020516

Stempel - bitte auch auf den Durchschriften!

Krankenhaus/Klinik

Abteilung

Straße

Ort

wenn vorhanden Adressa/Adressette - bitte auch auf den Durchschriften!

Name | Vorname | Geschlecht

Geburtsname | Geburtsdatum | Nationalität

Anschrift, Straße

PLZ | Ort

Aufnahme-/Untersuchungsdatum

An

Krankenblatt-/Identifikat.-Nr.

Einweisender Arzt/Hausarzt

Name

Straße

PLZ | Ort

Mitbehandelnde Ärzte/Krankenhaus

Name

Straße

PLZ | Ort

Name

Straße

PLZ | Ort

ERKRANKUNG

Vorbehandlung 1 = ja, 2 = nein

Ersttumor 1 = ja, 2 = nein, 3 = nicht ent.

Seitenangabe 1 = rechts, 2 = links, 3 = beidseits, 8 = nicht entscheidbar

Grund der Diagnosestellung
1 = Röntgen-Reihenuntersuchung
2 = Vorsorgeuntersuchung
3 = Beschwerden, Symptome
4 = Zufallsbefund
5 = Sonstiges

Tumordiagnose/-Lokalisation
klinisch

histologisch (mit Tiefenausdehnung)

Pathologisches Institut – Ort

Name des Pathologen

Befund-Nr./Datum

Tumorausbreitung (wenn möglich nach TNM, immer Allgemeine Klassifikation ausfüllen)

TNM-Klassifikation, prätherapeutisch	T	C	N	C	M	C	
TNM-Klassifikation, posttherapeutisch	T	C	N	C	M	C	C = Certainty
Sonstige Klassifikation, Name und Stadium						C	

Allgemeine Klassifikation		▼	C
Tumor	0 Carcinoma in situ, präinvasiv		
	I Tumor auf Ursprungsorgan begrenzt		
	II Tumor hat Organgrenzen überschritten		
	? Primärtumor nicht auffindbar		
Lymphknoten	I Befall regionärer Lymphknoten		
	II Befall Kontra-/bilateraler Lymphknoten		
Metastasen	I Fernmetastasen		

Leukämie/Lymphom maligne Systemerkrankung	▼	C
I Lymphknotenbefall oberhalb Zwerchfell		
II Lymphknotenbefall unterhalb Zwerchfell		
III Befall der Lunge		
IV Befall der Milz/Leber		
V Befall von Knochen/Knochenmark		
VI Ausschwemmung ins Blut		
VII Befall von Gehirn/Rückenmark (Meningen)		

Sicherheitsgrad (certainty)
C 1 = ohne spezielle diagnostische Mittel
C 2 = mit speziellen diagnostischen Mitteln
C 3 = chirurgischer Eingriff mit/ohne Biopsie
C 4 = vollständige pathologische Untersuchung des OP-Präparates
C 5 = Obduktion

Zusatzdiagnosen (Nebenerkrankungen, Komplikationen)

1.
2.
3.
4.
5.
6.

Text (evtl. Zusatzbogen verwenden)

Aufnahme-/Untersuchungsdatum:

Todesfall 1 = ja, 2 = nein

verstorben am Tumor?
1 = sicher ja
2 = wahrscheinlich ja
3 = wahrscheinlich nein
4 = sicher nein
5 = Tumorkomplikation
6 = unbekannt

Obduktion 1 = ja, 2 = nein

wo verstorben?
1 = Krankenhaus
2 = zu Hause
3 = Sonstiges

verstorben am | PLZ | Ort

Mit kollegialen Empfehlungen

(Stempel) | (Datum) | (Unterschrift)

C 036039

Stempel - bitte auch auf den Durchschriften!

Krankenhaus/Klinik

Abteilung **Chirurg. Klinik und Poliklinik der Westf. Wilhelms-Universität**

Straße Abt.: Chirurgische Onkologie
Jungeblodtplatz 1

Ort **4400 Münster**

wenn vorhanden Adrema/Adressette - bitte auch auf den Durchschriften!

Name | Vorname | Geschlecht

Geburtsname | Geburtsdatum | Nationalität

Anschrift, Straße

PLZ | Ort

Untersuchungsdatum

An

Krankenblatt-/Identifikat.-Nr.

Einweisender Arzt/Hausarzt
Name
Straße
PLZ Ort

Mitbehandelnde Ärzte/Krankenhaus
Name
Straße
PLZ Ort
Name
Straße
PLZ Ort

NACHSORGE

Klinische Diagnose/Tumorausbreitung

Zusatzdiagnosen (Nebenerkrankungen, Komplikationen)

1.	4.
2.	5.
3.	6.

Text (evtl. Zusatzbogen verwenden) Untersuchungsdatum:

Allgemeinzustand (bei Abschluß der Behandlung)
1 = keine Beeinträchtigung
2 = geringe Beeinträchtigung
3 = arbeitsunfähig
4 = über 50% bettlägrig
5 = Klinikaufenthalt nötig
6 = Therapie [illegible]
7 = moribund

Befund
1 = keine Symptome
2 = Weiterwachstum/Rezidiv des Primärtumors
3 = zusätzliche Metastasen
4 = unklar, kontrollbedürftig

Vorgehen
1 = weiterhin Nachsorge: Fortsetzung der bisherigen Therapie
2 = weiterhin Nachsorge: Neueinstellung
3 = weiterhin Nachsorge: keine Therapie
4 = Entlassung aus der Nachsorge: geheilt
5 = Entlassung aus der Nachsorge: sonstiges
z. B. stationäre Aufnahme (Umzug)

Wiedereinbestellung/stationäre Aufnahme
1 = Wiedereinbestellung
2 = stationäre Aufnahme
3 = Nachfrage

Datum
Arzt/Krankenhaus
Straße
PLZ Ort

Mit kollegialen Empfehlungen

(Stempel) (Datum) (Unterschrift)

SERVICE
Dialogverarbeitung (real-time)
REORGANISATION
(hierbei werden immer alle Terminals "abgehangt")
TUMORPATIENT
Arzt
Erhebungs-bögen
on-line Eingabe
Änderungs-daten
on-line Update
Frage nach einem einzelnen Patienten
on-line Retrieval
PATIENTEN-DATENBANK
Batchverarbeitung (Wartezeiten bis zu 1 Woche)
monatl. und vierteljährl. Listen
Batch-Proc. LISTEN
angeforderte Sonderliste
Batch-Proc. SONDER-LISTE
Ergebnis in Listenform
Batch-Proc. STATISTIK
Batch-Job am URZ SPSS-PL/1 FORTRAN
URZ band
Register-band
Batch-Proc. AUSWER-TUNG
Batch-Proc. URZTAPE
jeden Tag REORGANI
Sortieren
Reformati-sieren
Erstellen neuer 'inverted files' für ISAM-Zugriff
jeden Tag TAPEOUT
Tages-kopie
jede Woche WEEKCOPY
Wochen-kopie (WK)
WK auf Safe-platte
jeden Monat REDUCE
neue Daten-bank
Archiv-platte
Toten-platte
RONPLAUS
neue korrigiert. Datenb.
REORGANI
Fehler-protokoll
Archiv
1: Hier werden Patientendaten anonymisiert, indem jeder Patient eine laufende Nummer erhält.
2: Patientendaten auf die mindestens ein Jahr lang nicht zugegriffen wurde (im Dialog).

Abb.: 6

AUFNAHME
NACHSORG
WEBEST
ARZT
PATARZ
VERENT
ICD-O
TUMOR
CHEMO
ROLI
DIACOD
PATIENT
TUMLOK
HISTOL
OPBEST
TNMPRAE
TOD
TNMPOST
ANDKLASS
DIAGNOSE
ICD

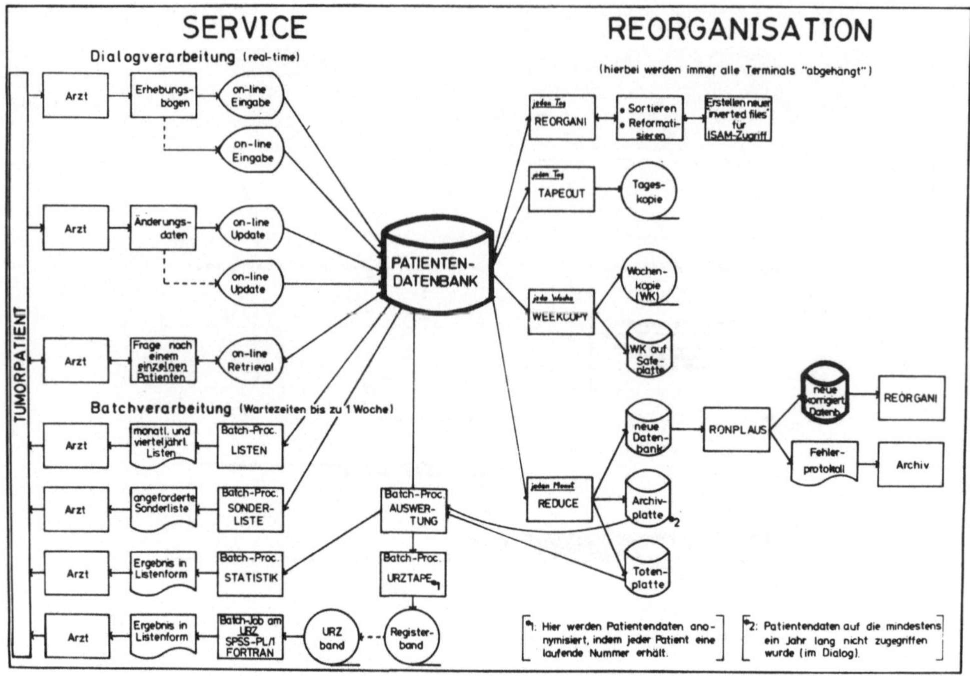

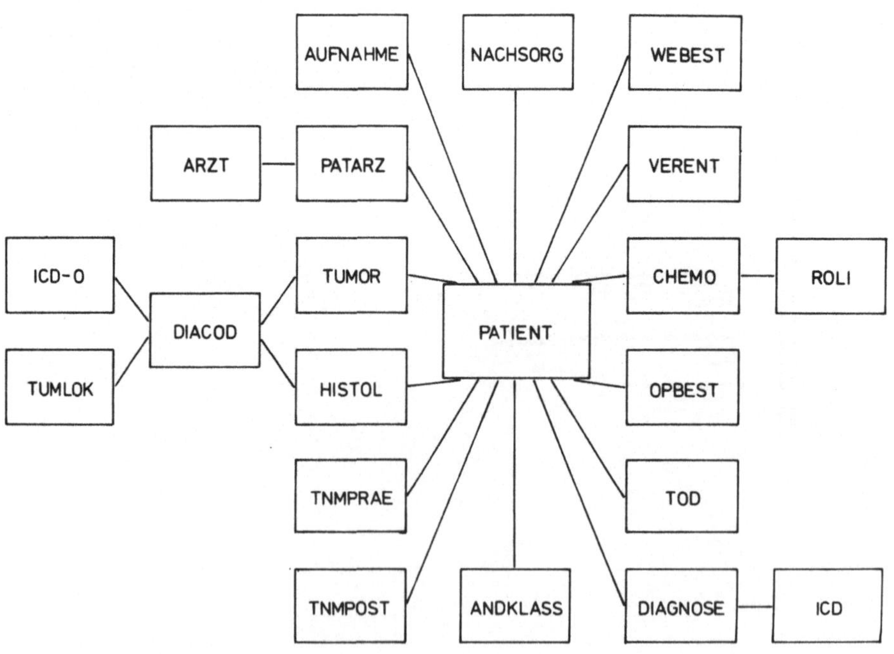

Abb.: 7

Abb. 8: Routinemäßiges Erstellen von Patientenlisten für <u>alle</u> angeschlossenen Kliniken

Intervall (bezogen auf 1 Jahr)	Art der Liste	Verwendungszweck
monatlich	Liste aller lebenden Patienten	Übersicht über die lebenden Patienten einer Klinik (auch Kontrolle)
monatlich	Liste aller tot-gemeldeten Patienten	Übersicht über die toten Patienten einer Klinik (auch Kontrolle)
monatlich	Liste aller im aktuellen Monat einzubestellender Patienten	alphabetisch sortiert zu Kontrollzwecken
monatlich	Liste aller im aktuellen Monat einzubestellender Patienten	nach Einbestelldatum sortiert; zur Organisation des Ambulanzbetriebes
monatlich	Liste aller "zu überprüfender" Patienten im aktuellen Monat	die Klinik schreibt bei diesen Patienten die Hausärzte an, und erkundigt sich auf diesem Wege über den Zustand des Patienten.
vierteljährlich	Mahnliste	Liste all der Patienten, deren letztes Wiedereinbestelldatum mehr als drei Monate zurückliegt, ohne daß eine Meldung an das Register erfolgte.

Aus der Chirurgischen Universitätsklinik Erlangen (Direktor Prof. Dr. med. F. P. Gall), Abteilung für Klinische Pathologie (Vorstand Prof. Dr. med. P. Hermanek) und dem Institut für Medizinische Statistik und Dokumentation (Direktor Prof. Dr. L. Horbach) der Universität Erlangen

Bericht über ein computergestütztes klinisch-pathologisches Krebsregister der ersten Ausbaustufe

A. Altendorf, H.P. Sinn, H. Seibold

In der Chirurgischen Universitätsklinik Erlangen existiert seit 1961 eine allgemeine Tumordokumentation - ein klinisches Krebsregister der Stufe 0. Für jeden stationär behandelten Patienten mit einem malignen Tumor wird eine Karteikarte angelegt, die wesentliche Basisdaten über die Erstbehandlung des Tumors und Aufzeichnungen über den weiteren Verlauf der Krankheit bis zum Tode des Patienten enthält.

Für einige ausgewählte maligne Tumoren - kolorektale Karzinome, Magenfrühkarzinome, maligne Weichteiltumoren, maligne Melanome, maligne Tumoren der Niere und der Harnblase - bestanden handgeführte Organregister, die zusammen etwa 4000 Patienten umfassen und bis in die Jahre 1967 bzw. 1969 zurückreichen. Die hier gesammelten Daten wurden Ende 1978 aktualisiert und nach Beratung mit den beteiligten Klinikern und Pathologen der Klinik auf gemeinsam entworfene Erhebungsbögen übertragen und verschlüsselt.

Gleichzeitig mit der Datenaufbereitung wurde ein Programm (EKIP = Erlanger Krebsregister interaktives Programmsystem) entwickelt [1], das eine Prüfung der Daten und eine Auswertung entsprechend in der Krebschirurgie relevanter Fragestellungen erlaubt; vor allem Häufigkeitsauszählungen, Kontingenztafeln und Berechnung von Überlebensraten nach der actuarial method. Unser Hauptziel war, Fehlerlisten und Ergebnisausdrucke so zu gestalten, daß sie auch von einem EDV-ungeübten Kliniker unmittelbar verstanden werden können.

Es stand uns bisher die Rechenanlage TR 440 des regionalen Rechenzentrums Erlangen zur Verfügung. Die Datenerfassung war nur offline, die Datenspeicherung und -verarbeitung nur in sequentieller Form möglich.

Mit den bei der Aufbereitung und Auswertung der speziellen Datensammlungen gemachten Erfahrungen, entwarfen wir das Konzept eines computergestützten klinisch-pathologischen Krebsregisters.

Realisiert ist bisher die erste Ausbaustufe. Für jeden in das Register aufgenommenen Patienten wird ein problemorientierter Datensatz erstellt und routinemäßig auf einem EDV-Träger abgespeichert. Dieser Datensatz umfaßt drei in sich geschlossene Untereinheiten:

1. Stammdaten, d.h. Daten zur Person des Patienten
2. allgemeine klinisch-onkologische Daten über Anamnese, Diagnose und Ersttherapie
3. spezielle (organspezifische) pathohistologische und klinische Daten über die Ersttherapie
4. allgemeine und spezielle klinisch-onkologische Daten über den weiteren Krankheitsverlauf

Die Datenerfassung erfolgt off-line, anfallende Nachuntersuchungsbefunde werden in regelmäßigen Zeitabständen verschlüsselt und eingefügt. Einmal jährlich wird die Dokumentation der Nachuntersuchungen mit Hilfe des EKIP-Programmes auf Vollständigkeit geprüft und, soweit erforderlich, ergänzt.

Bei einem Register der zweiten Ausbaustufe, dessen Realisation für uns mit der Inbetriebnahme des Fakultätsrechners in greifbare Nähe gerückt ist, soll die EDV auch organisatorische Aufgaben übernehmen, wie

- regelmäßige Information über den aktuellen Stand der Nachsorge
- Ausdruck der zur Sicherstellung eines lückenlosen follow-up notwendigen Formbriefe
- Druck von Etiketten zur Identifizierung der bei der Nachuntersuchung erhobenen Befunde
- Schreiben von Arztbriefen

Dies läßt sich nur bei einer weitgehenden on-line-Datenerfassung und in engem Kontakt zum Rechnersystem realisieren, da die bisherige Verarbeitung der Daten für viele obengenannte Zwecke zu langsam und unflexibel ist.

Die Zielsetzungen des klinisch-pathologischen Krebsregisters sind:

1. die vollzählige Erfassung aller Karzinompatienten der Chirurgischen und Urologischen Universitätsklinik
2. Sicherstellung einer lückenlosen Nachsorge für diese Patienten

3. Fundierte Aussagen über den Verlauf der Tumorerkrankung und die Prognose der Patienten in Abhängigkeit von wichtigen klinisch-pathologischen Einflußfaktoren.

Ziel 1 : vollzählige Erfassung der Patienten mit malignen Tumoren

Bereits bei der Planung des Registers zeigte sich, daß es in der Klinik keine Stelle gibt, die schnell, zuverlässig und vollständig die Diagnosen aller Patienten liefern kann. Die Forderung nach einer schnellen Information des Registers ergab sich aus der Erfahrung, daß Genauigkeit und Vollständigkeit der Daten am ehesten zu erreichen sind, wenn bereits während des Klinikaufenthaltes des Patienten mit der Dokumentation begonnen wird. Auch die Nachbeobachtung sollte sinnvollerweise unmittelbar nach der Diagnosestellung bzw. der Krankenhausentlassung einsetzen. Die Zuverlässigkeit der Diagnose - zumindest im Hinblick auf die Dignität der Erkrankung - verhindert eine unnötige Aufnahme von Patienten mit nichtmalignen Erkrankungen in das Register. Die in Frage kommenden Quellen zeigt Abb. 1.

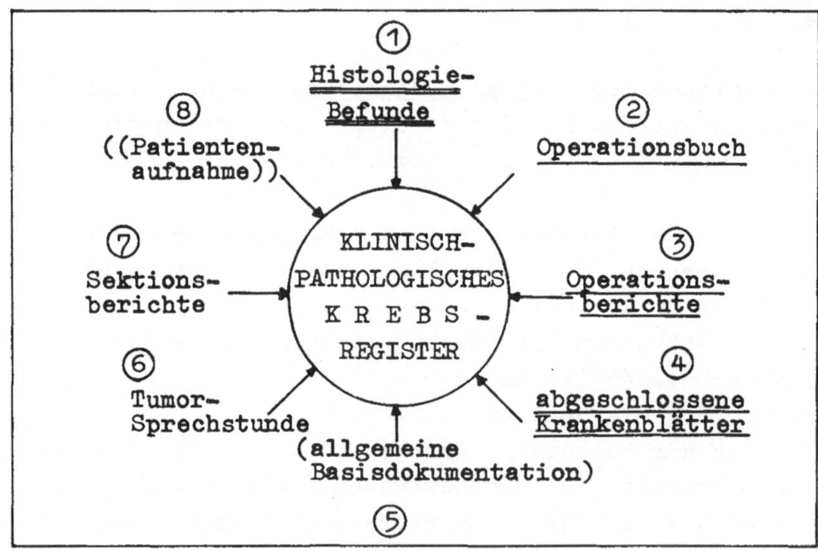

Abb. 1: Quellen zur Erfassung der Tumorpatienten

Ein zentrales Problem der Datenerfassung ist die Zusammenführung und Synchronisation der an verschiedenen Orten entstandenen Daten.

Eine schnelle und vollzählige Erfassung der Patienten geschieht zum Beispiel durch die ambulante und stationäre Patientenaufnahme. Hier werden aber keine Diagnosen festgehalten. Eine relativ zuverlässige und vollständige Verschlüsselung der Diagnosen nimmt die zentrale Basisdokumentationsabteilung der Klinik vor; die Dokumentationsergebnisse werden allerdings nur einmal jährlich aufgelistet und zudem nur stationär behandelte Patienten berücksichtigt.

Eine schnell verfügbare Quelle ist das Operationsbuch, in das jeder in der zentralen Operationsabteilung durchgeführte Eingriff noch am selben Tag eingetragen wird. Es fehlen in diesen Aufzeichnungen allerdings kleinere (meist) diagnostische Eingriffe, die in der Poliklinik, der urologischen, endoskopischen und proktologischen Ambulanz vorgenommen werden. Die im Operationsbuch eingetragenen Diagnosen sind nur bedingt zuverlässig und häufig ungenau ("Blutung", "Oberbauchtumor", "Ileus"). Genauere Informationen bieten die Operationsberichte und die abgeschlossenen Krankenblätter, doch liegen die Operationsberichte bei personellen Engpässen unter Umständen erst einige Wochen nach dem Eingriff, die Krankenblätter erst nach der Entlassung des Patienten und dem Abschluß des Abrechnungsverfahrens vor.

Exakte Diagnosen in kurzer Zeit liefern die Befunde der Abteilung für Klinische Pathologie in der Chirurgischen Universitätsklinik. Allerdings werden hier diejenigen Tumorpatienten meist nicht erfaßt, bei denen die histologische Sicherung des Leidens bereits auswärts erfolgte oder bei denen auf eine histologische Verifikation verzichtet werden muß. Eine weitere zuverlässige, aber naturgemäß sehr unvollständige Quelle sind die Sektionsberichte der in der Klinik verstorbenen Patienten.

Das Zusammentragen der an verschiedenen Stellen entstandenen Daten ist sehr zeit- und arbeitsintensiv. Dieser Aufwand ist aber notwendig, um dem Anspruch des Registers auf Vollzähligkeit gerecht zu werden. Bei Berücksichtigung aller obengenannten Quellen lassen sich praktisch alle in das Register aufzunehmenden Patienten erfassen. Dies zeigt ein Vergleich der Patientenliste des Krebsregisters mit der jährlichen Auflistung der allgemeinen Dokumentationsabteilung und die Überprüfung sämtlicher Krankengeschichten von

Patienten, die mit der Diagnose "Zustand nach malignem Tumor" unsere Tumornachsorgesprechstunde aufsuchen.

Ziel 2 : Sicherstellung der Patientennachsorge

Dieses Ziel läßt sich bei enger Zusammenarbeit aller an der Tumornachsorge Beteiligten erreichen. Von der Tumorsprechstunde, der proktologischen, urologischen und privaten Ambulanz erhält das Register über jeden nachuntersuchten Tumorpatienten eine formlose Meldung, die neben den persönlichen Daten des Patienten die Art der durchgeführten Diagnostik, seinen jetzigen Tumorstatus, seinen Allgemeinzustand und die bei der Nachuntersuchung erhobenen Befunde enthält.

Wegen des großen Einzugsgebietes unserer Klinik kann nur etwa die Hälfte der behandelten Patienten auch zur Nachsorge nach Erlangen kommen. Wir versuchen zunächst über die Einwohnermeldeämter herauszufinden, welche Patienten noch leben. Dies gelingt in den meisten Fällen. Durch Anschreiben der nachbehandelnden Ärzte und telefonische Kontakte bemühen wir uns über den Tumorstatus der Patienten Auskunft zu erhalten. Die niedergelassenen Kollegen sind äußerst kooperativ und hilfsbereit. Trotzdem ist ein beträchtlicher personeller Aufwand und persönliches Engagement notwendig, um zuverlässige und vollständige Informationen zu erhalten. Unsere Erfahrungen mit dem Erlanger Register kolorektaler Polypen [3] zeigen, daß beim Ausbau des Registers zur Stufe 2, die dort teilweise realisiert wurde, der für das follow-up notwendige Arbeitsaufwand sinkt. Schwierigkeiten, die sich dadurch ergeben, daß Patienten den nachbetreuenden Arzt wechseln, werden auch in Zukunft bleiben. Welche Ergebnisse wir bisher erzielen konnten, zeigt Abb. 2.

Ziel 3 : Fundierte Aussagen über Krankheitsverlauf und Prognose

Das dritte Ziel kann erst dann realisiert werden, wenn die kontinuierliche Erfassung der Tumorpatienten und ihre laufende Nachbeobachtung sichergestellt sind. Es gibt noch eine ganze Reihe weiterer Kriterien, an denen nach unserer Meinung die Qualität der im Rahmen des Registers gespeicherten Daten und damit die Aussagekraft der mit diesen Daten erhaltenen Ergebnisse gemessen werden sollte:

- Wir haben Kriterien für die Aufnahme der Patienten in das Re-

ERLANGER KLINISCH-PATHOLOGISCHES KREBSREGISTER
REGISTER KOLOREKTALER MALIGNOME
Patienten mit Rektumkarzinom
Jahrgänge 1969 - 1978
Abschlußdatum 31.12.79

Gesamt:			
1003	davon bekannt, ob Pat. lebt/tot	98,3 %
	davon unbestimmt, ob Patient lebt/tot	1,7 %

Gesamt:		
1003	davon Tumorstatus bekannt	89,7 %
	davon Tumorstatus unbestimmt	10,3 %

Abb. 2: Stand der Nachbeobachtung bei Patienten mit Rektumkarzinom

gister schriftlich festgelegt. Anhand dieser Festlegung kann - bei besonders schwierigen Fällen unter Zuziehung eines onkologischen Fachmannes - über die Aufnahme des Patienten entschieden werden. Eine Grauzone, in der die Entscheidung "nach Gefühl" erfolgt, darf nicht geduldet werden.

- Die Verschlüsselung der Befunde einzelner Organtumoren legen wir vor Beginn der Dokumentation in einem Arbeitsbuch fest. So wird verhindert, daß interpretierbare Begriffe wie "wesentliche Begleiterkrankungen", "schwere Komplikationen", "begründeter Verdacht" von Fall zu Fall verschieden ausgelegt werden.
- Die standardisierte pathohistologische Begutachtung aller Tumoren (Typing, Grading, Staging) spielt eine besondere Rolle [2]. Der Pathologe entscheidet mit der - durchaus nichttrivialen - Feststellung "maligne" in der Regel über die Aufnahme des Patienten in das Register. Er muß aber, besonders bei operativ entfernten Tumoren darüberhinaus noch eine ganze Reihe von wichtigen Aussagen machen. Diese sind am klarsten, wenn er für das Gutachten vorgedruckte Formulare verwendet, die in Form und Umfang den Erhebungsbögen weitgehend entsprechen oder mit diesen identisch sind (Abb. 3). Dieses Verfahren hat sich in unserer Klinik bei den wichtigsten Organtumoren seit einigen Jahren bewährt.
- Die formale Richtigkeit der eingetragenen Schlüssel kann bei einer on-line-Datenerfassung direkt bei der Eingabe geprüft werden.
- Für die Prüfung der inhaltlichen Richtigkeit der Daten ist eine sehr genaue Kenntnis der klinischen, therapiebezogenen

A b t e i l u n g f ü r K l i n i s c h e P a t h o l o g i e E r l a n g e n

L U N G E N K A R Z I N O M - KLINISCH-PATHOLOGISCHE BEURTEILUNG

pathologisches Stadium UICC 1978

0 Stadium I a
1 Stadium I b
2 Stadium II
3 Stadium III
4 Stadium IV
7 okkultes Karzinom
9 unbestimmt
32 ☐

Fernmetastasen

1 nein (M 0)
2 ja (M 1)
WHO 2/73 ☐

Histologische Klassifikation (nach WHO) (ICD-O)

8070 Plattenepithelkarzinom
8042 kleinzellig-anaplastisches Karzinom, lymphozytenähnlicher Typ
8041 kleinzellig-anaplastisches Karzinom, NOS, andere Typen
8250 Adenokarzinom
8031 Riesenzellkarzinom
8310 großzelliges Karzinom, hellzellig
8012 großzelliges Karzinom, NOS, andere Typen
8560 kombiniert : Plattenepithel - Adenokarzinom
8240 Carcinoid-Tumor
.... andere (Code : ICD-O)
WHO 1/44 ☐☐☐☐/3

zusätzliche Angaben bei Adenokarzinom

1 bronchogen
2 bronchioloalveolär
8 nicht anwendbar
9 unbestimmt
33 ☐

Differenzierungsgrad (bei Plattenepithel- oder Adenokarzinom)

1 hoch differenziert
2 mäßig differenziert
3 schlecht differenziert
8 nicht anwendbar
9 unbestimmt
34 ☐

Narbenkarzinom ?

1 nein
2 ja
35 ☐

Abb. 3 : Histopathologisches Gutachten "Maligner Lungentumor" (Ausschnitt)

und pathohistologischen Variablen notwendig. Nur mit dieser Kenntnis ist es möglich alle Zusammenhänge und Unverträglichkeiten der Schlüssel zu erkennen und entsprechende Vorschriften für ein logisches Prüfprogramm aufzustellen. Nicht überprüfbar sind nichtssagende Schlüssel wie "keine Angaben erhältlich", "sonstige", "nicht klassifiziert", da sie mit allen anderen Schlüsseln verträglich sind. Wir legen deshalb besonderen Wert darauf, ihr Vorkommen auf das erreichbare Minimum zu drücken.

- Entsprechend der von Klinikern und Pathologen gestellten Fragen liefert unser Auswertungsprogramm im wesentlichen eine Beschreibung der Daten. Die Programmausdrucke sind so gestaltet, daß sie von den Ärzten interpretiert werden können. Dies hat sicher dazu beigetragen, das anfängliche Mißtrauen gegenüber der Datenverarbeitung in unserer Klinik weitgehend abzubauen.

Wir wissen, daß die noch anstehenden Aufgaben zum großen Teil Pionierarbeiten sind und daher ein hohes Maß an persönlichem Engagement und Kooperationsbereitschaft von allen Mitarbeitern erfordern. Die in den ersten 18 Monaten seit Aufbau des Registers gemachten Erfahrungen haben gezeigt, daß die vorgegebenen Ziele zu erreichen sind, wenn wir den eingeschlagenen Weg weiter verfolgen.

Literatur:

[1] Altendorf,A., Sinn H. P., Hermanek P., Gall F. P.
EKIP - Ein System zur Verarbeitung registerbezogener medizinischer Daten, insbesondere klinischer Krebsregister
Münchner med. Wschr. (in Vorbereitung)

[2] Hermanek P., Gall F. P.
Grundlagen der klinischen Onkologie
G. Witzstrock, Baden-Baden-Köln-New York (1979)

[3] Lederer P., Frühmorgen P., Hermanek P., Altendorf A., Gnoyke H., Demling L.
Computergestützte Erfassung und Nachsorge von Patienten mit kolorektalen Polypen
Abstracts of IVth European Congress of Gastrointestinal Endoscopy, 17, Thieme, Stuttgart (1980)

EIN KLINISCHES KREBSREGISTER ALS BASIS FÜR NACHSORGE UND STATISTISCHE AUSWERTUNG - EIN ERFAHRUNGSBERICHT

Elisabeth Wehrle, Hans-Jürgen Staab, F. Alfred Anderer
Friedrich-Miescher-Laboratorium der Max-Planck-Gesellschaft
Spemannstrasse 37-39, 7400 Tübingen

Das im folgenden beschriebene EDV-System entstand aus einem gemeinsamen Forschungsprojekt der Chirurgischen Klinik Stuttgart-Bad Cannstatt, der medizinischen Strahlenklinik in Tübingen und dem Friedrich-Miescher-Laboratorium der Max-Planck-Gesellschaft in Tübingen. Ziel des Projekts war es, den postoperativen Verlauf der Werte von Krebsmarkern wie des carcinoembryonalen Antigens oder des β_2-Mikroglobulins im Serum der Patienten routinemässig zu verfolgen und damit eine Therapiekontrolle zu erreichen. Daneben sollten neue Methoden der Krebsdiagnose und -Therapie erprobt werden.

In diesem Rahmen diente die EDV als Informationsvermittler zwischen den Ärzten und dem Forschungsteam auf der Basis der Patientendaten. Die wesentlichen Aufgaben waren die Patientenüberwachung durch die postoperative Kontrolle der klinischen und chemischen Daten, das Schreiben individueller Einbestellbriefe mit variablem Text, Dokumentation für Forschungslabor und Arzt (Krankenblatt), die Erstellung von Namenslisten für Therapiestudien nach geeigneten Spezifikationen und die Analyse der Daten nach den üblichen statistischen Methoden.

Da weder die beteiligten Kliniken noch das MPI über geeignete Anlagen verfügen, wurde für die Verarbeitung der Daten die Installation des Zentrums für Datenverarbeitung der Universität Tübingen benutzt. Dies erforderte zwar besondere Vorkehrungen aus Gründen des Datenschutzes. So musste beispielsweise auf eine permanente Zugriffsmöglichkeit auf die Dateien im Sinne einer Datenbank verzichtet werden.

Verarbeitungsverfahren

Das typische Problem der Verarbeitung von Verlaufsdaten unterschiedlicher Formate und unterschiedlicher Länge wurde durch ein Programmkonzept gelöst, bei dem die fallbezogene, zeitlich geordnete Stammdatei die Datenbasis für alle Programme bildete. Dementsprechend erfolgte der Zugriff zu den Datenelementen über sequentielles Lesen und algorithmisches Suchen. Dieser Aufbau bot den Vorteil besonders einfacher Updateprozeduren und einer übersichtlichen Filehaltung.

Da die meisten Funktionen des Programms schon in einer früheren Arbeit vorgestellt wurden, möchte ich mich im folgenden auf die Darstellung der Interaktionen der verschiedenen Beteiligten mit dem System beschränken und anschliessend einige Forschungsergebnisse vorstellen,die durch die Kopplung des Überwachungs- und Nachsorgesystems an geeignete Programme zur statistischen Datenanalyse erzielt wurden.

Zu den Personen, die von der Einführung des Systems betroffen waren gehörten die Ärzte, die Patienten, das Forschungsteam sowie die mit der Datenerfassung und Dateneingabe betrauten Personen.

In der Klinik ergaben sich in den ersten Monaten organisatorische Probleme durch die zusätzliche Arbeit für die Entnahme der Blutproben bei den Patienten und die Datenerfassung. Dieser Bereich konnte jedoch relativ rasch in den Routinebetrieb der Klinik eingegliedert werden.

Die Kooperation der Ärzte und des klinischen Labors hat sich insgesamt als gut erwiesen. Anfängliche Schwierigkeiten konnten durch Absprachen über Inhalt und Druckbild der Patientendokumentation bzw. der Krankenblätter rasch beseitigt werden.

Die meisten Patienten gaben ihre Zustimmung zur Verwendung ihrer persönlichen Daten in dem Nachsorgesystem und reagierten auch im wesentlichen positiv auf die regelmässig erscheinenden Einbestellbriefe, da sie sich intensiver betreut fühlten.

Anfängliche Missverständnisse mit den Hausärzten konnten geregelt werden,sodass die überwiegende Zahl der Patienten zu den Nachsorgeuntersuchungen erschien (ca. 70%). Eine Analyse der Neuzugangsrate von Patienten ergab über einen Beobachtungszeitraum von 5 Jahren eine relativ konstante Zahl von 20 Patienten pro Monat. Verschiebungen in der Art der Krebserkrankungen ergaben sich nicht.

Eine Überprüfung der in der Klinik Stuttgart gestellten Diagnosen zeigte, dass die Verteilung über die letzten fünf Jahre hinweg ziemlich konstant blieb: Magenkarzinome 29 ± 4 und kolorektale Karzinome $38 \pm 4\%$ der Gesamtzahl der registrierten Patienten. Ebenso blieben die Alters- und Geschlechtsverteilung im erwähnten Zeitraum konstant: etwa die Hälfte der Patienten war über 70 Jahre alt, 2/3 Patienten waren Männer. Im Durchschnitt erschien jeder Patient 4mal pro Jahr zur Kontrolluntersuchung.

Die Datenerfassung und -Eingabe konnte zufriedenstellend bewältigt werden, nachdem diese Aufgabe in den persönlichen Verantwortungsbereich weniger Personen gegeben wurde. Die Dateneingabe erfolgt unformatiert über ein Sichtgerät, sodaß Fehler bei der Eingabe auf Plausibilitätsfehler beschränkt werden konnten. Die Fehlerhäufigkeit beträgt etwa 3-5% der neu eingegebenen Daten.

Die Interaktionen mit dem Forschungsteam finden auf zwei Ebenen statt.Zum einen müssen bei der Aufnahme neuer Datentypen in die Datei Diskussionen darüber stattfinden, welchen Fragestellungen sie dienen sollen um die Art des Zugriffs optimal zu gestalten und um die Wertebereiche sowie die Konventionen für die Plausibilität und die Behandlung fehlender Angaben festzulegen.

Zum anderen müssen für Forschungszwecke Programme zur Erstellung von Namenslisten nach den unterschiedlichsten Spezifikationen rasch realisierbar sein. Im Bereich der statistischen Analyse werden Programmläufe zur Bildung von Häufigkeiten, Tests von Hypothesen bzw. Korrelationsanalysen besonders oft benötigt. Eine besondere Rolle spielen Überlebensstatistiken, da mit ihrer Hilfe die Bewertung vergangener Massnahmen wie Therapieversuche möglich ist.

Der Beitrag der EDV hat sich im letztgenannten Bereich als besonders wertvoll erwiesen, daher sollen aus diesem Gebiet einige Ergebnisse der letzten Monate vorgestellt werden.

Forschungsergebnisse

Bei der Darstellung der Überlebenswahrscheinlichkeiten nach Kaplan-Meier bei Patienten nach der Operation von malignen Gastro-Intestinalcarcinomen zeigte es sich, daß prinzipiell gleiche Verlaufscharakteristika auftraten, unabhängig davon ob die Diagnose Magencarcinom oder kolorektales Carzinom vorlag. Diese Charakteristika zeigen, daß bei den curativ operierten Patienten deutlich zweiphasische Kurvenverläufe auftreten können und daß die in der zweiten Phase sichtbare hohe Sterblichkeit mit der Höhe des CEA-Werts zunimmt. (Abb. a und b, Kurven 1,2,3,4). Bei sehr hohen CEA-Werten gehen beide Phasen ineinander über wie es am Beispiel der palliativ operierten und der inoperablen Patienten sichtbar wird. (Abb. a und b, Kurven 5,6). Bei diesen Patienten ist allerdings die Höhe des CEA-Werts von geringer Bedeutung für die Sterblichkeit. Diese Beobachtungen legen es nahe, verschiedene Mechanismen für die zwei Phasen erhöhter Sterblichkeit anzunehmen wie operationsinduzierte Effekte in der 1. Phase und Tumorprogression oder Metastasietung in der zweiten Phase. Es wurde versucht durch geeignete Transformationen die Kurvenparameter zu bestimmen, jedoch liegen bisher zu wenig Erfahrungswerte vor, um die Aussagekraft der Werte zu beurteilen.

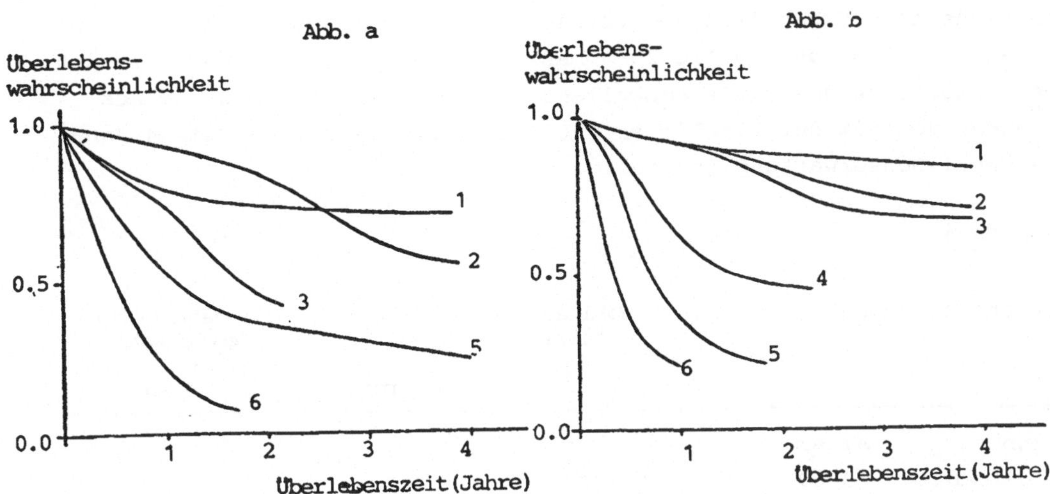

Postoperative Überlebenskurven von Patienten mit Carcinomen des Gastrointestinaltrakts, die nach den Merkmalen der vorliegenden Diagnosen, des präoperativen CEA-Wertes (ng/ml) und der Art der Operation (curativ, palliativ, inoperabel), klassifiziert wurden. Die Kurvenverläufe beginnen mit dem Datum der Operation und wurden abgebrochen, sobald die Zahl der noch lebenden Patienten unter 10 fiel.

Abb. a: Patienten mit Magencarcinom,
1: curativ op., 0 < CEA < 2, 49 Fälle;
2: " , 2 < CEA < 4, 31 " ;
3: " , 4 < CEA < 10, 23 " ;
5: palliativ op., 4 < CEA < 90, 53 " ;
6: inoperabel , 4 < CEA < 90, 35 " ;

Abb. b: Patienten mit kolorektalem Ca.,
1: curativ op., 0 < CEA < 2, 106 Fälle;
2: " , 2 < CEA < 4, 91 " ;
3: " , 4 < CEA < 10, 58 " ;
4: " , 10 < CEA < 90, 19 " ;
5: palliativ op, 10 < CEA < 90, 47 " ;
6: inoperabel , 10 < CEA < 90, 25 " .

Die Untersuchung des Einflusses des Alters auf die Überlebenszeit nach der Operation zeigte, daß die über 70-jährigen Patienten generall deutlich höhere Sterblichkeiten aufwiesen als die jüngeren Patienten. Diese Beobachtung entspricht der geringeren Widerstandskraft älterer Menschen und der rasch ansteigenden Erwartung von anderen Todesursachen als Krebs.

Die bisherigen Ergebnisse der Überlebensstatistik lassen sich in einer vorläufigen Prognosetabelle zusammenfassen. In Tabelle 1 wurde zu den Spezifikationen des Patientenkollektivs die Zeitspanne bis zum Ausscheiden von 50% der Mitglieder ("50% Überlebenszeit") und die 4-Jahres-Überlebenserwartung angegeben.

Tabelle 1

Patientengruppen			Zahl der Fälle n	50%-Überlebenszeit (Jahre)	4-Jahres-Überlebens-wahrscheinlichkeit (%)
Diagnose	Alter				
Magenkarzinom	0-69		153	2.0	35
"	≥ 70		176	1.0	23
kolorektales Karzinom	0-69		251	> 4.0	60
"	≥ 70		216	3.5	45
Diagnose	Operabilität	ng CEA/ml			
Magen-karzinom	kurativ	0- 2	49	> 4.0	70
"	"	2- 4	31	> 4.0	55
"	"	4-90	23	1.5	< 40
"	palliativ	---	155	1.0	< 15
"	inoperabel	---	71	0.5	< 15
kolorektales Karzinom	kurativ	0- 2	106	> 4.0	83
"	"	2-10	147	> 4.0	65
"	"	10-90	19	1.5	< 45
"	palliativ	---	144	1.5	< 35
"	inoperabel	---	51	0.5	< 15

Zusammenfassung

Das besprochene EDV-System wurde zur Haltung und Verarbeitung der klinischen und forschungsbezogenen Daten für ein spezielles Forschungsprojekt eingesetzt. Die Aufgaben der Patientenüberwachung,

Einbestellung, Dokumentation und statistischen Datenanalyse wurden über den direkten Zugriff durch die Verarbeitungsprogramme auf die Stammdatei realisiert.
Dieses Konzept der Datenhaltung hat sich trotz des komplizierten Zugriffswegs bis zum heutigen Umfang der Dateien von 20.000 Sätzen bewährt. Die Rechenzeiten für das Bearbeiten der Datei liegen je nach Komplexität der Aufgabe zwischen 20 und 30 sec. (CDC 3300).
Als besonderer Vorteil erwies sich dabei die große Flexibilität bei der Aufnahme neuer Programme und Datentypen da keinerlei Vorabdefinitionen über externe oder interne Datenformate und -inhalte bestehen.

Literatur

Kaplan, E. L., Meier P. (1958) Nonparametric estimation from incomplete observations. J. Am. Statist. Assoc. 53, 457-481

Wehrle, E. (1977) Postoperative Verlaufskontrollen des carcinoembryonalen Antigens - Elektronische Datenverarbeitung bei der Überwachung von Patienten mit Adenokarzinomen des Gastrointestinaltrakts. Methods of Information in Medicine 16, 182-186

Das Dokumentations-, Kommunikations- und Organisations-System des Tumorzentrums Heidelberg/Mannheim mit KRAZTUR

K.H. Ellsaesser, Ellen Hoenicke, C.O. Koehler, K.H. Offenhaeuser

unter Mitarbeit von

H. Amberger, P. Drings, W. Huebner, G. Pfaff,
W. Queisser, D.O. Schaefer, K. Schlaefer,
I. Vogt-Moykopf, G. Wagner

Aus dem Tumorzentrum Heidelberg/Mannheim

I. Einleitung

In der Bundesrepublik Deutschland sind in den letzten Jahren mehrere Tumorzentren gegründet worden, die sich zu einer Arbeitsgemeinschaft (ADT) zusammengeschlossen haben. In diesen Tumorzentren sollen neben der maximalen Patientenversorgung regionale Krebsregister geführt werden. Die Erreichung der beiden Ziele der optimalen Patientenversorgung und der Gewinnung neuer Erkenntnisse aus der strukturierten und standardisierten Dokumentation scheint bei den großen Patientenzahlen ohne den Einsatz moderner informationsverarbeitender Maschinen kaum noch denkbar.

Für das Tumorzentrum Heidelberg/Mannheim ist ein rechnergestütztes Dokumentations-, Kommunikations- und Organisationssystem entwickelt worden, das sowohl flexibel in der einzusetzenden Hardware (je nach Behandlungsstellen und Patientenzahlen) als auch flexibel in der jeweiligen Software-Anpassung ist.

Dem Tumorzentrum Heidelberg/Mannheim gehören die Kliniken der Universität Heidelberg, die thorax-chirurgische Spezialklinik Heidelberg/Rohrbach, das Deutsche Krebsforschungszentrum und die städtischen Krankenanstalten Mannheim (zugleich 5. medizinische Fakultät der Universität Heidelberg) an.

Das Verbundsystem (Abb. 1) wird in einer Stern-Struktur aus 6 Knotenrechnern (PDP 11-34) und einem Kommunikationsrechner (PDP 11-60) gebildet. Der Kommunikationsrechner und 4 Knotenrechner laufen unter MUMPS und haben direkte Dialogdurchgriffsmöglichkeiten auf alle Patienten im Gesamtsystem. Diese 4 Knotenrechner sind im Altklinikum, im Neuklinikum, in Rohrbach und in Mannheim installiert. Die beiden übrigen Rechner (Pathologie Heidelberg und Institut für Nuklearmedizin im DKFZ) laufen unter anderen Betriebssystemen mit eigener Software, sie werden erst in einer 2. Phase an den Kommunikationsrechner angeschlossen. In einer 3. Phase wird der Kommunikationsrechner mit dem zentralen Rechner des DKFZ für statistische Auswertungen mit anonymisierten Daten verbunden. Einfache Auswertungen (Fall-Statistiken u.ae.m.) können auf den Knotenrechnern durchgeführt werden.

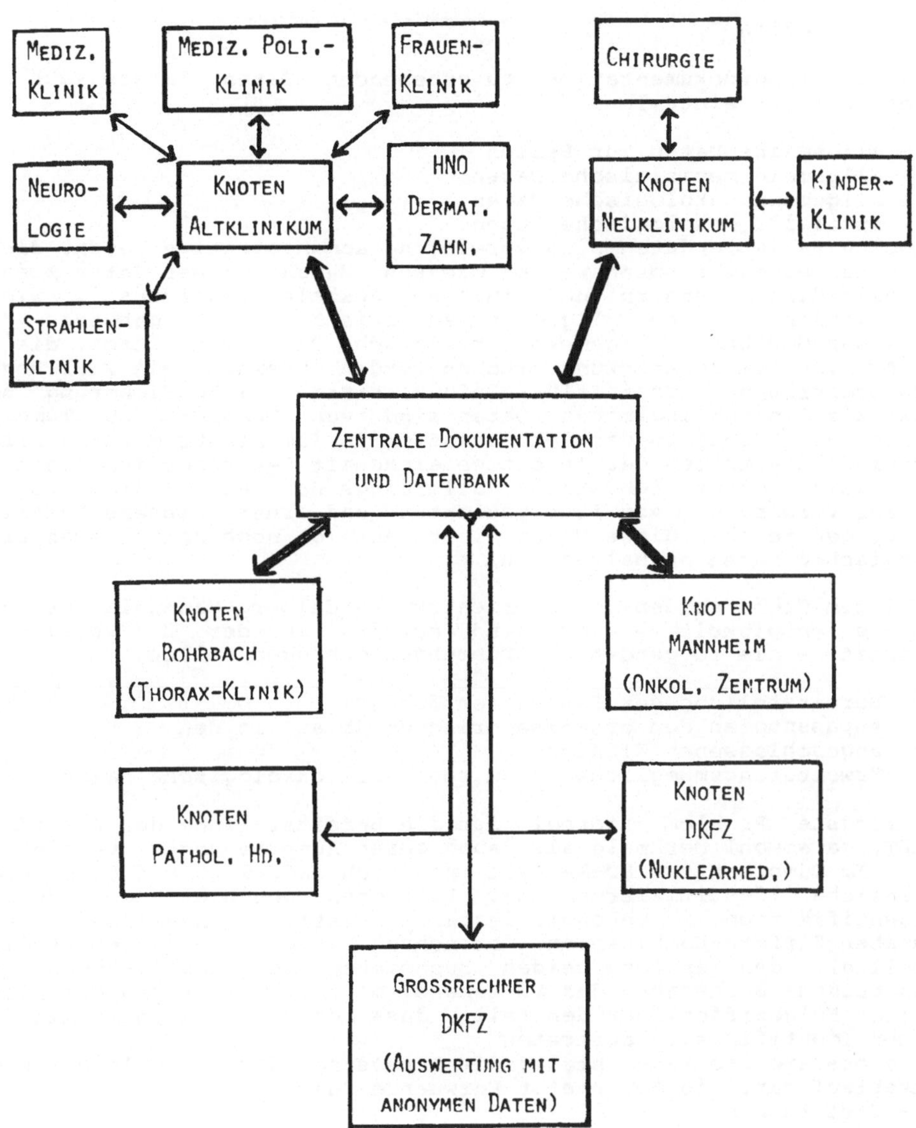

Abb. 1 Rechnerverbundsystem

II. Dokumentation

Die in der Tumordokumentation zu erhebenden Daten lassen sich in 4 logische Bloecke einteilen:

- allgemeine Daten zur Person
- allgemein medizinische Daten
- allgemein onkologische Daten
- spezielle onkologische Daten.

Allgemeine Patientendaten sind vorwiegend administrative Daten, die im Prinzip nur einmal erhoben werden muessen. Manche dieser Daten koennen sich allerdings aendern und muessen deshalb regelmaessig wieder erfragt werden. Zu den allgemein medizinischen Daten gehoeren z.B. Groesse und Gewicht. Allgemein onkologische Daten sind Daten, die bei jeder Art von Tumorerkrankung erhoben werden muessen, wie z.B. Beginn der Tumorerkrankung, definitiver Befund, histologische Sicherung usw. Die speziellen onkologischen Daten sind von Tumorart zu Tumorart verschieden. Grundlage der Dokumentation im Tumorzentrum HD-MA bildet die Basisdokumentation der Arbeitsgemeinschaft Deutscher Tumorzentren. Diese Basisdokumentation stellt allerdings nur ein Minimalprogramm dar. Zur Versorgung von Tumorpatienten und fuer wissenschaftliche Auswertungen reichen diese Daten nicht aus, da noch keine speziellen onkologischen Daten enthalten sind.

Aus diesem Grund werden im Tumorzentrum Heidelberg-Mannheim spezielle Formulare entwickelt - und sind bereits in der 2. Version im Testeinsatz - die folgenden Anforderungen genuegen sollen:

- Bereitstellung der Basisdaten der ADT
- Anpassung an den organisatorischen Ablauf in den angeschlossenen Kliniken
- Erweiterungsmoeglichkeit um spezielle onkologische Daten.

Das geringste Problem hierbei ist die Bereitstellung der Basisdaten der ADT, da sowohl Merkmale als auch deren Auspraegungen verbindlich sind. Im Tumorzentrum HD-MA hat man sich lediglich auf eine andere einheitliche Identifizierung der Patienten geeinigt (aus der die ADT-Identifikation rekonstruierbar ist), naemlich eine Buchstaben-Ziffern-Kombination bestehend aus dem Geburtsdatum (8-stellig), den ersten beiden Buchstaben des Geburtsnamens, der ersten beiden Buchstaben des Vornamens, m oder w fuer das Geschlecht und einer Folgeziffer fuer den Fall, dass mehrere Patienten mit der gleichen Identifikation auftreten.
Weit groessere Probleme stellt die Anpassung der Formulare an den Klinikablauf dar. Die ADT bietet Entwuerfe fuer

- Ersterhebung
- Folgeerhebung
- Abschlusserhebung.

Um den Aerzten wenigstens die Arbeit teilweise zu erleichtern, wurde im Tumorzentrum die Ersterhebung aufgesplittet in

- Administrative Patientenaufnahme mit Angaben zur Person, und behandelnden Aerzten
- Medizinische Ersterhebung, (die alle Daten enthaelt, die nur der Arzt ausfuellen kann).

Ausgehend von der Ueberlegung, dass ein Tumorpatient sich zum Zeitpunkt der Ersterhebung in einem der sogenannten Massnahmenstadien - primaere Diagnostik, primaere Therapie, nachsorgende Diagnostik oder sekundaere Therapie - befindet, in dem man jeweils unterschiedliche Kenntnisse ueber das Tumorgeschehen hat, wurde versuchsweise fuer jedes dieser Stadien ein spezieller Ersterhebungsbogen entwickelt. In der Praxis hat sich aber ergeben, dass diese Unterteilung zu kompliziert ist, weswegen man wieder auf ein einziges Ersterhebungsformular zurueckgekommen ist.

Urspruenglich ging man davon aus, dass fuer alle Kliniken einheitliche Formulare entwickelt werden koennten, an die lediglich der individuelle Teil "spezielle onkologische Daten" anzuhaengen waere. Dieses Ziel scheint aber nicht realisierbar zu sein, da in den angeschlossenen Kliniken die Vorstellungen ueber Form und Funktion dieser Formulare auseinandergehen. Einige Kliniken wollen die Formulare zusaetzlich zum Krankenblatt einsetzen, was eventuell Doppelarbeit fuer den Arzt bedeutet. Die Form der Boegen wuerde aber dadurch vereinfacht, da man Merkmale mit standardisierten Auspraegungen zum Ankreuzen verwenden und damit auf eine Codierungsleiste verzichten kann. Andere Kliniken sehen die Formulare als Ersatz des bisherigen Krankenblattes, wobei Wert auf zusaetzlichen Platz fuer Freitextangaben gelegt wird, um keinen Informationsverlust zu erleiden. Diese Formulare muessen andererseits eine Codierungsleiste enthalten und von einem medizinischen Dokumentar gruendlich bearbeitet werden. Zusaetzlich soll die Nachsorge auf einem Verlaufsbogen dokumentiert werden, der durch die Menge der zu erhebenden Daten sehr gross und unuebersichtlich wird.

Das groesste Problem stellt die Sammlung und Definition der Merkmale und die Standardisierung der Merkmalsauspraegungen der speziellen onkologischen Daten dar.

III. Kommunikation

Einer der fuer die Akzeptanz eines solchen Systems wohl wichtigsten Moduln ist die Kommunikation sowohl intern als auch extern. Das System KRAZTUR bietet verschiedene Moeglichkeiten der Verarbeitung und Ausgabe von Daten, die z.B. im Krankenhaus Rohrbach bereits in die Routine eingefuehrt wurden.

Interne Kommunikation

Die einfachste Form der Daten-Praesentation stellt die Auflistung von Daten dar. Sie entspricht in Inhalt und Form dem jeweiligen Erfassungsformular und dient der kurzen Information des Klinikarztes z.B. ueber die Ergebnisse einer Nachsorgeuntersuchung.
Zu diesem Zweck informativer ist die Verlaufsdarstellung, die auch zur externen Kommunikation innerhalb von Briefen eingesetzt werden kann. Sie ergibt einen Ueberblick ueber die Entwicklung von Merkmalsauspraegungen ueber einen laengeren Zeitraum und kann - abhaengig von der Art der Daten - als Liste oder Graphik ausgegeben werden. In dieser Art der Ausgabe erfolgt zusaetzlich die Angabe der Normbereiche und Tendenzbeurteilung sowie die Kennzeichnung der pathologischen Werte.

Externe Kommunikation

Fuer die externe Kommunikation, das bedeutet in den meisten Faellen die Kommunikation mit den behandelnden Aerzten, stehen verschiedene Briefformen zur Verfuegung.
Der einfachste Brief, der Standardbrief, besteht aus fest vorgegebenem Brieftext, in den nur variable Daten, wie Adresse, Patientenname und eventuelle Termine eingefuegt werden. Der Standardbrief wird vorwiegend zum Schreiben von Einbestellbriefen an behandelnde Aerzte und an Patienten eingesetzt.

Im Unterschied dazu wird der Nachsorgearztbrief, den der einweisende Arzt im Anschluss an jede Nachsorgeuntersuchung erhaelt, datengesteuert aus einzelnen Textbausteinen zusammengesetzt. Nach automatischer Pruefung der Daten auf Vollstaendigkeit wird bei der Generierung des Brieftextes in einer Spooldatei eine Entscheidungshierarchie durchlaufen, d.h. Textfragmente werden in Abhaengigkeit von den Merkmalsauspraegungen zu ganzen Saetzen zusammengefuegt.

Auf Wunsch koennen Kopien dieses Briefes an alle im Patientendatensatz angegebenen mitbehandelnden Aerzte erstellt werden. Nach Abschluss der Brieferstellung erfolgt automatisch ein Formatierungslauf mit Einfuegen von Zeilenvorschueben, Absaetzen, Randausgleich usw. Diese automatische, standardisierte Brieferstellung hat den Vorteil, dass jeder behandelnde Arzt einen vollstaendigen Ueberblick ueber die Nachsorgeergebnisse erhaelt. Bei der Planung wurde Wert darauf gelegt, den Brief nicht unnoetig mit Normalbefunden aufzublaehen, bei diesen erscheint nur ein kurzer Hinweis "die uebrigen Werte befinden sich im Normalbereich". Individuelle Ergebnisse, die nicht standardisiert erfasst werden, koennen als Freitext eingegeben werden. Ausserdem besteht die Moeglichkeit, fertige Briefe in einem Brief-Editor vor dem Ausdrucken am Bildschirm anzusehen und gegebenenfalls noch zu veraendern.

Auch bei der Erstellung und Aenderung von Drucktexten bietet KRAZTUR grosse Vorteile, da durch die Flexibilitaet des Systems sehr einfach und schnell auf alle Benutzerwuensche eingegangen werden kann.

Zugriffsorganisation

Ein weiterer Aspekt der Kommunikation ist die Frage der Zugriffsberechtigung. Im Verbundsystem des Tumorzentrums hat jeder Benutzer die Zugriffsberechtigung auf allgemeine administrative Daten, da er die Moeglichkeit haben muss, zu pruefen, ob die Daten eines Patienten bereits im Verbund gespeichert sind. Sind die Daten schon vorhanden, erhaelt der Benutzer eine Liste aller Versorgungseinheiten, in denen der Patient untersucht oder behandelt wurde.
Jeder Benutzer ist einer Versorgungseinheit zugeordnet und hat Zugriff auf alle in dieser Versorgungseinheit erhobenen Daten. Moechte er auf die allgemeinen onkologischen Daten einer anderen Versorgungseinheit zugreifen, muss er den genauen Fallcode kennen. Erst dieser Fallcode berechtigt ihn zum Zugriff auf diese Daten. Bei Leistungsanforderungen innerhalb des Tumorzentrums (Ueberweisung) wird der Fallcode mitgeteilt. Kommt ein Patient ohne interne Ueberweisung (z.B. Leistungsanforderung vom Hausarzt) in eine Versorgungseinheit, muss sich diese Einheit den Fallcode erst durch Rueckfrage bei der speichernden Einheit erfragen und sich damit gleichzeitig die Zugriffserlaubnis erteilen lassen.

Ein Benutzer kann in der eigenen Versorgungseinheit auf alle Daten, in einer anderen Versorgungseinheit nur auf die allgemeinen onkologischen Daten zugreifen. Zusaetzlich kann eine speichernde Versorgungseinheit die Menge der Daten einschraenken, auf die eine anfordernde Einheit zugreifen darf.

IV. Organisation

Zur Erfuellung des Auftrages der Aerzte in Klinik und Praxis, dem Krebspatienten ein moeglichst langes und beschwerdefreies Leben zu ermoeglichen, muessen ihm durch die modernen Mittel der medizinischen Informatik organisatorische Hilfsmittel zur Verfuegung gestellt werden. Zu diesen Hilfsmitteln gehoeren ein Einbestellsystem, das eine lueckenlose Ueberwachung der Patienten in der Nachsorge ermoeglicht, ein Scheduling-System zur effizienteren Arbeit und ein System fuer die interne und externe Kommunikation (Arbeitslisten und Arztbriefe).

Nur durch eine lueckenlose Ueberwachung kann das Ziel der Nachsorge erreicht werden, durch Frueherkennung und Behandlung der direkten oder indirekten Tumorfolgen die Heilchance des Krebspatienten zu verbessern.

Um im Tumorzentrum HD/MA, in dem die Patienten auf verschiedene Versorgungseinheiten (z.B. Ambulanzen) verteilt sind, fuer alle Krebspatienten eine lueckenlose Ueberwachung zu garantieren, wird ein automatisches Einbestellsystem eingesetzt. Dieses System arbeitet so, dass in einem Suchlauf alle Patienten bestimmt werden, fuer die in einem vorgebbaren Zeitraum ein neuer Nachsorgetermin festgelegt wurde. Diese Festlegung erfolgt in Absprache zwischen dem untersuchenden Arzt und dem Patienten. In einem weiteren Arbeitsschritt ist es moeglich, fuer jeden Patienten unter Beruecksichtigung individueller Wuensche und z.B. der personellen Kapazitaet der jeweiligen Leistungsstellen einen genauen Termin festzulegen.

Daraufhin erhaelt der Patient und sein Hausarzt ein Schreiben, in dem auf die naechste Nachsorge verwiesen wird. Nach einer gewissen, vom Betreiber des Systems festzulegenden Zeit, kann dann geprueft werden, welcher Patient den fuer ihn vorgesehenen Termin nicht wahrgenommen hat. Das System ist daraufhin in der Lage, fuer die jeweiligen Patienten einen Erinnerungsbrief zu generieren. Erfolgt auch auf diesen Hinweis keine Reaktion, ist eine telefonische Rueckfrage beim Hausarzt unumgaenglich, um feststellen zu koennen, ob der Patient aus der Nachsorge ausgeschieden ist und wenn ja, aus welchem Grund (Abschlusserhebung).
Um auch die Arbeit in den einzelnen Versorgungseinheiten organisatorisch zu unterstuetzen, werden fuer jede Versorgungseinheit entsprechende Arbeitslisten erstellt, aus denen ersichtlich ist, welcher Patient, auf welchen Termin und fuer welche Leistung einbestellt wurde. Eine solche organisatorische Hilfe ermoeglicht die Vorherplanung der Belastung einer Versorgungseinheit. Die Planung ist notwendig, um einerseits extreme Arbeitsbelastungen oder aber Leerlauf fuer das Personal zu verhindern, andererseits aber dem Krebspatienten unnoetig lange Wartezeiten zu ersparen.

V. Das System KRAZTUR

Die oben beschriebenen Moduln im Informationssystem des Tumorzentrums wurden mit dem System KRAZTUR (Kleinrechner gestuetztes allgemeines Dokumentationssystem mit zusaetzlichen Text- und Retrieval-Funktionen) realisiert. Das System KRAZTUR hat sich in den letzten zwei Jahren von einem System fuer ein Tumornachsorgeregister in ein allgemeines Dokumentationssystem entwickelt. Mit KRAZTUR koennen beliebige Daten in beliebiger Struktur erfasst, abgespeichert, verarbeitet und ausgegeben werden.
Das urspruengliche System wurde in der Sprache MUMPS-800 auf einem Philips-Computer P856 der Firma CHF Mueller entwickelt. Die weiterentwickelte Version laeuft unter DSM-11 auf PDP-11 Rechnern von DEC.

Das gesamte KRAZTUR-System beruht auf dem Anweisungskonzept, das so ausgelegt ist, dass bestimmte, immer wiederkehrende Verarbeitungsschritte standardisiert und zusammengefasst werden. Diese einzelnen Schritte werden als Anweisungen definiert. Das System umfasst wenige Anweisungen, die in entsprechender Reihenfolge die Realisierung einer bestimmten Anwendung darstellen (z.B. Erfassungsdialog).

Dieses Anweisungskonzept versetzt den Anwender in die Lage, ohne umfangreiche EDV-Kenntnisse, seine Probleme mit dem System KRAZTUR zu loesen.

Die Anforderungen, die ein Benutzer an ein Kommunikationssystem dieser Art hat, lassen sich grob zusammenfassen:

- Daten erfassen und speichern
- Daten suchen, auswaehlen und bearbeiten
- Daten ausgeben

Fuer die Realisierung dieser Aufgaben bietet das System KRAZTUR Werkzeuge, die es dem Benutzer erlauben im Dialog mit dem System unter Beruecksichtigung seiner Beduerfnisse, die Realisierung seiner Anforderung zu 'generieren'. Der erste Schritt umfasst die Definition der Datenmerkmale, die erfasst werden sollen. Dazu existiert im System KRAZTUR der Dialog "Datenbankbeschreibung" (s.Abb.2). Zunaechst wird angegeben, unter welchem Namen die Daten abgespeichert werden sollen (MUMPS-Global).

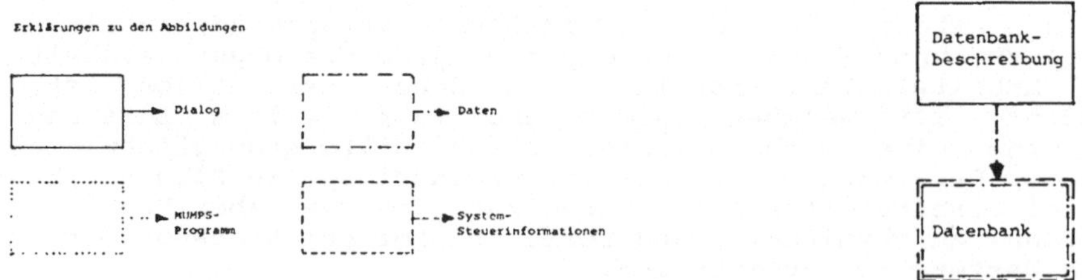

Abb. 2 Datenbankbeschreibung

Die zu speichernden Merkmale werden zu Datengruppen zusammengefasst. Z.B. umfasst die Datengruppe 'Laborwerte' die einzelnen Merkmale wie Blutsenkung, Leukozyten, Thrombozyten, Haemoglobin etc. Fuer jedes Datenmerkmal muessen verschiedene Angaben gemacht werden. Dies sind im einzelnen:

- Name des Merkmals
  Mit diesem Namen kann im gesammten System auf die Auspraegungen dieses Merkmals zugegriffen werden.

- Modus
  Durch verschiedene Angaben wird das Datenelement naeher beschrieben (z.B. codiert, invertiert, Wiederholgruppe, Pointer auf anderen Merkmalstraeger, ...).

- Variablenname
  Unter diesem Namen wird die Auspraegung des Datenmerkmals abgespeichert.

- Feldnummer
  Unter einem Variablennamen koennen die Auspraegungen mehrerer Merkmale abgespeichert werden.
  Die einzelnen Auspraegungen werden durch ein Trennzeichen getrennt und die Feldnummer gibt an, an welcher Stelle die aktuelle Auspraegung steht.

- Codierung
  Angabe des Namens, unter dem Codes und ihre Bedeutungen abgespeichert werden.

- Invertierung
  Diese Eingabe beschreibt den Global, der die Daten fuer die Invertierung enthaelt.

- Korrekturnummer
  Dieses Merkmal wird bei der Dialogausfuehrung bei jedem Dialogschritt vor dem Fragentext ausgegeben. Ueber diese Korrekturnummer kann der Benutzer schon eingegebene fehlerbehaftete Daten auswaehlen und korrigieren.

- Hilfetext
  Der an dieser Stelle angegebene Text wird bei der Dialogausfuehrung nach Eintippen eines Fragezeichens zur naeheren Erlaeuterung der erlaubten Eingabe (Benutzerfuehrung) ausgegeben.

Sind fuer alle zu erfassenden Datenmerkmale obige Angaben gemacht, kann aus dieser Beschreibung mit der KRAZTUR-Funktion 'Dialoggenerator' eine lauffaehige Dialogversion generiert werden (s. Abb. 3). Dabei uebernimmt der Dialoggenerator die Generierung der Anweisungen für die Identifizierung des Merkmaltraegers, das Lesen der Daten aus der Datenbank, das Schreiben in die Datenbank, die Invertierung etc.. Der Benutzer muss nur angeben, welche Merkmale fuer die Identifizierung des Merkmaltraegers benutzt werden sollen und welche Merkmale erfasst werden sollen.

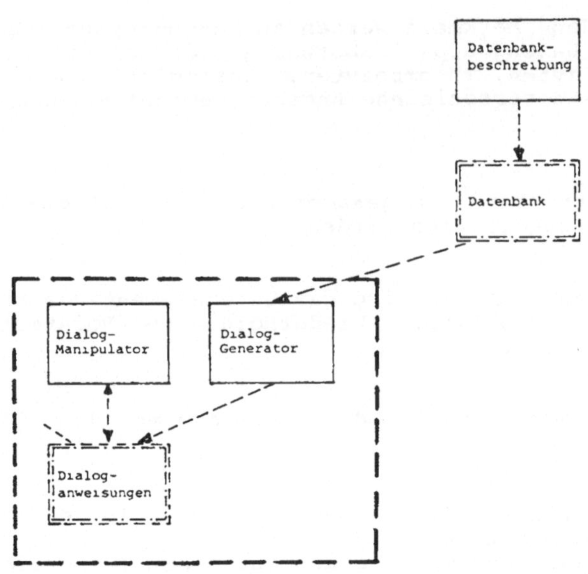

Abb. 3 Dialoggenerator und Dialogmanipulator

Bei dem durch den Dialoggenerator erstellten Dialog handelt es sich um eine Basisversion, die es erlaubt Daten einzugeben, abzuspeichern und auch wiederzufinden.

Sollen bei den einzelnen Dialogschritten die eingegebenen Daten z.B. sofort mittels einer Plausibilitaetspruefung geprueft werden, so ist diese nachtraeglich mit der Funktion 'Dialogmanipulator' einzufuegen (s.Abb.3). Mit dieser Funktion kann auch die Ablauflogik in Abhaengigkeit der eingegebenen Daten veraendert werden.
Z.B. werden in einem Dialog bei Eingabe einer bestimmten Auspraegung die naechsten Fragen uebersprungen. Die Funktion 'Dialogmanipulator' erlaubt, einen Eingabe-Dialog an die speziellen Wuensche des jeweiligen Anwenders anzupassen.

Bevor ein Benutzer den neu generierten Dialog aufrufen kann, muss mit der Funktion 'Benutzergenerator' zuerst die Erlaubnis eingetragen werden, dass dieser Benutzer diesen Dialog anwenden darf (s.Abb.4).

Nach diesem Schritt kann der Anwender 'seinen' Dialog aufrufen.

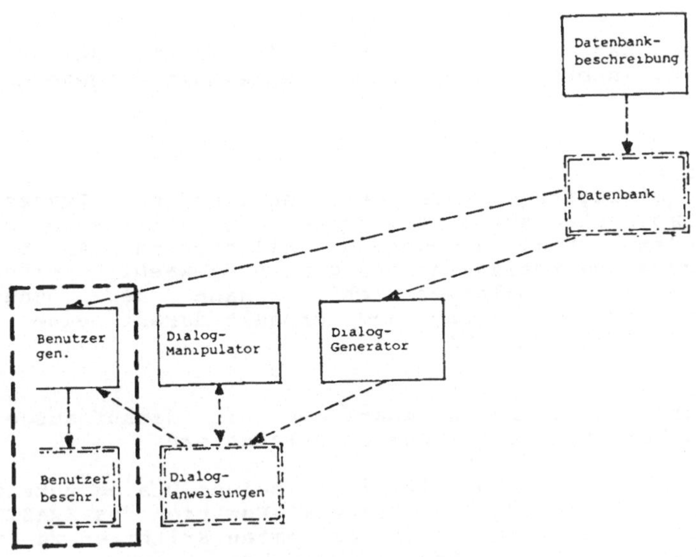

Abb. 4 Benutzergenerator

Das System stellt jedem Benutzer folgende Funktionen zur Verfuegung:

- Invertierung
  Z.B. kann der Benutzer auf abgespeicherte Patientendaten ueber den Namen, Geburtsnamen, Vornamen oder ueber das Geburtsdatum zugreifen.
  Gibt es mehrere Merkmaltraeger, die dasselbe Identifikationsmerkmal aufweisen, gibt das System eine Auswahlliste der gefundenen Merkmalstraeger aus und der Benutzer waehlt durch Angabe einer Nummer den von ihm gesuchten Merkmalstraeger aus.

- Codierung
  Um die Dateneingabe zu vereinfachen und zu standardisieren bietet KRAZTUR die Moeglichkeit Codes zu verarbeiten. Diese vorgegebenen Codes werden vom System automatisch in den entsprechenden Langtext umgesetzt. KRAZTUR erlaubt offene Codes zu definieren, d.h. der Benutzer kann das entsprechende Codeverzeichnis nach seinen Beduerfnissen erweitern.

- Defaultwerte
  Ist bei Dialogschritten haeufig dieselbe Eingabe zu machen, kann diese als Defaultwert vom System vorgegeben werden. Der Benutzer kann dann diese Antwortvorgabe durch einen Tastendruck bestaetigen oder aber durch eine andere Antwort ersetzen.

- Korrektur
  Der Benutzer hat an jeder Stelle in einem KRAZTUR-Dialog die Moeglichkeit, innerhalb des Dialogs fehlerhaft eingegebene Daten zu korrigieren.

- Hilfefunktion
  Bei jeder Dialogfrage kann der Benutzer ein Fragezeichen "?" eingeben. Das System antwortet darauf mit der Ausgabe des bei dem entsprechenden Merkmal angegebenen Hilfetextes. An Stellen, an denen mehrere Merkmalsauspraegungen ausgewaehlt werden koennen (z.B. Codes, Merkmalnamen etc.), kann der Benutzer zwei Fragezeichen "??" eingeben und erhaelt darauf eine Liste der gesamten moeglichen Eingaben.

Alle diese kurz bechriebenen Funktionen sind darauf ausgelegt, dem Benutzer die Arbeit mit dem System zu erleichtern.

Hat der Benutzer seine Daten mit Hilfe seiner Dialogfunktion erfasst und abgespeichert, bietet die 'Retrieval'-Funktion des KRAZTUR-Systems die Moeglichkeit, diese Daten nach bestimmten Kriterien zu durchsuchen (s.Abb.5). Der Benutzer muss zunaechst angeben, auf welche Datengruppe er zugreifen will.

Die Funktion bietet die Moeglichkeit, in vorhergegangenen Retrieval-Laeufen angelegte Ergebnismengen weiter zu verarbeiten. Dies bedeutet, der Benutzer kann eine fruehere Suche durch weitere Bedingungen einschraenken.

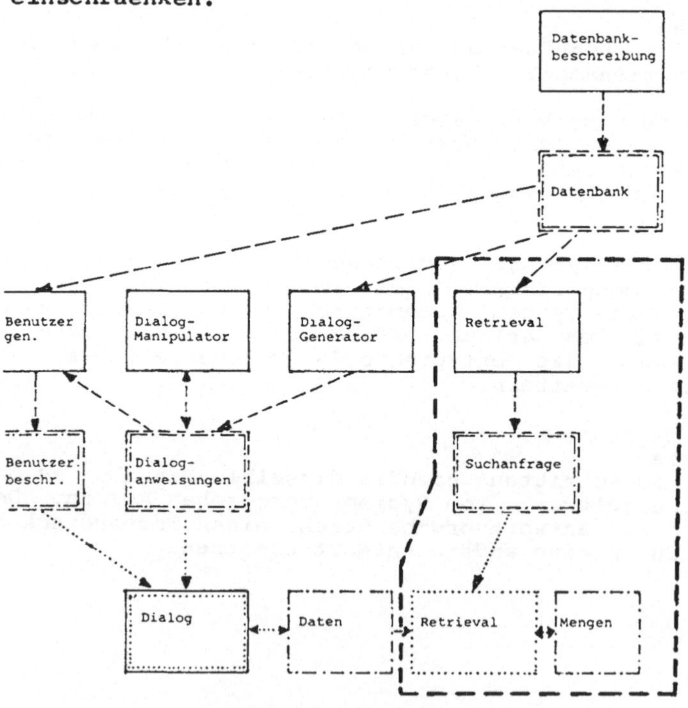

Abb. 5 Retrieval

Wird kein Name einer Menge fuer die Durchsuchung angegeben, erfolgt die Suche in der gesamten Menge der entsprechenden Merkmalstraeger. Fuer die Suche benoetigt das System nur noch die Namen des Merkmals und die Bedingungen, der die Merkmalsauspraegungen genuegen sollen. Bei der Suche koennen Bedingungen fuer mehrere Merkmale angegeben werden (jede Boole'sche Verknuepfung ist moeglich).

Das Ergebnis solch eines Retrievallaufs ist die Menge der Identifikationsdaten der Merkmalstraeger, die den angegebenen Bedingungen genuegen.

Fuer die weitere Verarbeitung dieser Ergebnismengen steht die KRAZTUR-Funktion 'Sortierung' zur Verfuegung (s.Abb.6). Mit Hilfe dieser Funktion werden die Merkmalstraeger in eine vom Benutzer vorgebbare Reihenfolge gebracht.

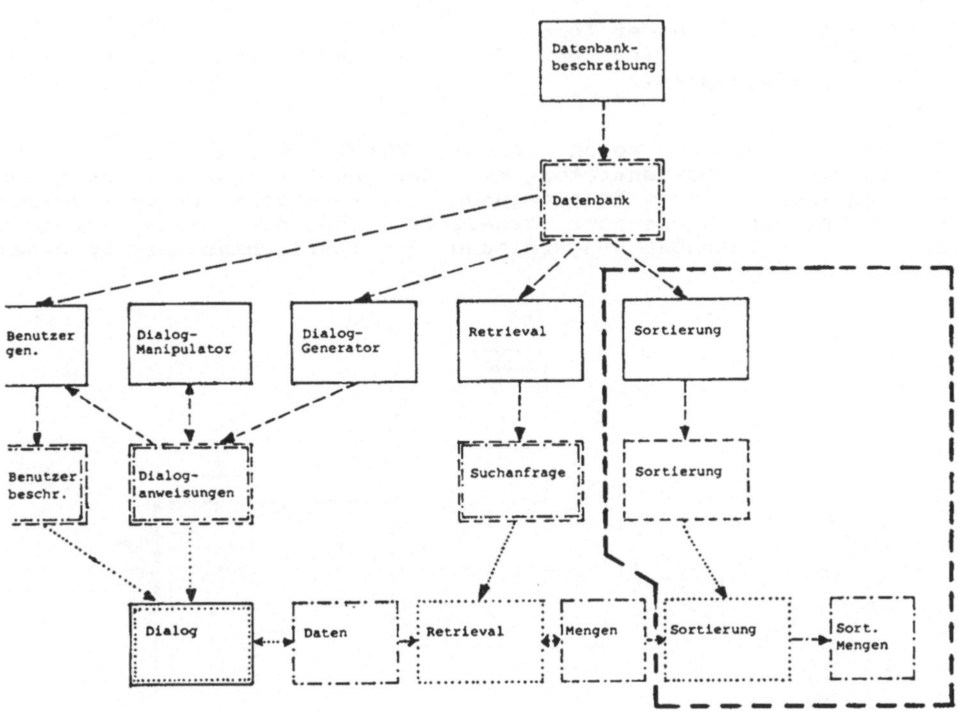

Abb. 6 Sortierung

Der Benutzer waehlt im Dialog die Namen der Merkmale aus, nach denen sortiert werden soll. Das Ergebnis dieser Funktion ist die sortierte Menge der Identifikationsdaten der entsprechenden Merkmalstraeger. Der Benutzer kann sich im Dialog definieren, wie er die Ausgabe seiner Daten gestalten will. Es gibt die Moeglickeiten:

- Ausgabe als Liste
  Es werden alle angegebenen Merkmale und ihre Auspraegungen fuer jeden Merkmalstraeger der entsprechenden sortierten Menge aufgelistet.

- Ausgabe als Tabelle
  Das System gibt die Auspraegungen der angegebenen Merkmale als Tabelle aus. Jede Spalte entspricht einem Merkmal.

- Ausgabe als fortlaufender Text
  Diese Moeglichkeit wird bei der Generierung von Texten (z.B. Arztbriefe) eingesetzt.

Fuer die Generierung solch einer Druckfunktion mittels der KRAZTUR-Funktion 'Druckgenerator' muss der Benutzer nur die Namen der Merkmale angeben, deren Auspraegungen ausgedruckt werden sollen (s.Abb.7). Der Druckgenerator generiert aus den entsprechenden Eintraegen in der Datenbankbeschreibung eine lauffaehige Version einer Druckfunktion.

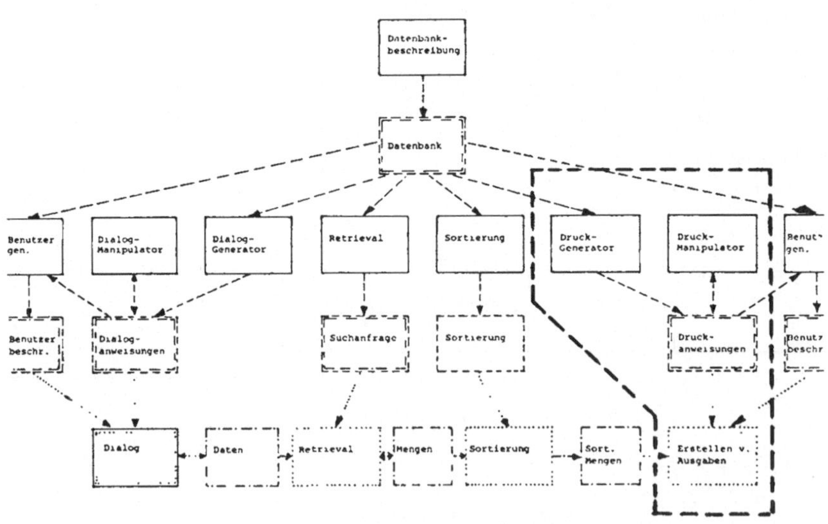

Abb. 7 Druckgenerator und Druckmanipulator

Weitergehende logische Bedingungen fuer die datengesteuerte Textgenerierung (z.B. datengesteuerte Arztbriefschreibung) muss der Benutzer mit Hilfe der Funktion 'Druckmanipulator' in die durch den Druckgenerator erzeugte Druckfunktion einfuegen (s.Abb.7). Die Funktion 'Druckmanipulator' erlaubt es, eine Druckfunktion an die jeweiligen Beduerfnisse eines Benutzers anzupassen.

Nachdem die Druckfunktion fuer den entsprechenden Benutzer zugelassen ist, kann er diese Funktion aufrufen und erhaelt, je nach Wunsch, seine Ausgabe ueber Bildschirm oder Drucker.

Da im Verbundsystem des Tumorzentrums mit dem System KRAZTUR personenbezogene Daten verarbeitet werden, sind verschiedene Moduln fuer Datenschutz und Datensicherheit enthalten.

Die Zugangskontrolle erlaubt nur berechtigten Benutzern den Zugang zum Rechner. Ein berechtigter Benutzer gelangt zunaechst in den Monitorbereich, von dem er die fuer ihn zugelassenen Funktionen aufrufen kann. In KRAZTUR ist es moeglich, fuer jeden Benutzer ein spezielles Benutzerprofil zu definieren. Weiter ist es moeglich, die Zugriffsberechtigung fuer jeden einzelnen Benutzer auf jedes Datenmerkmal festzulegen. Vom System wird automatisch protokolliert, wer, wann, an welchem Terminal, mit welcher Funktion arbeitet. Weiter werden alle Aenderungen in den Datenbestaenden protokolliert. Ueber dieses Protokoll kann geprueft werden, wer auf welches Datenelement zugreift. Weiter kann ein zerstoerter Datenbestand mit einer frueheren Sicherung des Bestandes und den Aenderungen leicht wieder auf den aktuellen Stand gebracht werden.

VI. Ausblick

Das gesamte System ist als ein Werkzeug der Integration und Infrastruktur der weit verstreuten Behandlungs- und Nachsorgestaetten zur optimalen Versorgung und Betreuung der Krebspatienten zu verstehen.

Das System wird als Prototyp fuer die ADT angesehen. Die zukuenftige Planung sieht eine Uebernahme des Systems von Minicomputer auf Microcomputer vor. Das Problem der Effizienz eines solchen Systems stand beim Design und bei der Entwicklung immer im Vordergrund. Neue Werkzeuge koennen bestehende nur abloesen wenn auch die Maxime der Wirtschaftlichkeit gewahrt ist.
Wir haben uns bemueht, KRAZTUR auch als Instrument der Nutzen/Kosten-Analyse fuer Ablaeufe im Krankenhaus zu schaffen. Mit den Funktionen von KRAZTUR wird es moeglich sein, aussagekraeftige Management-Daten fuer eine Nutzen/Kosten-Analyse zu erhalten.

Die Universitaetskliniken planen fuer 1981 ebenfalls den Einsatz eines Rechnerverbundsystems vorerst fuer die Patientenaufnahme, Leistungserfassung und alle weiteren administrativen Vorgaenge wie Abrechnung, Buchfuehrung u.a.m. Zwischen KRAZTUR und dem allgemeinen Kliniksystem ist ein Datentransfer vorgesehen, sodass natuerlich die Daten zur Person, die in jeder Patientenaufnahme anfallen, nur einmal erfasst werden.

Das bekannte Problem der Akzeptanz aller neuen Systeme haben wir durch rechtzeitige Informierung, Ausbildung, Motivierung und durch maximal erreichbare Komfortabilitaet des Systems zu loesen versucht. Erfahrungen wurden waerend der Pilotphase und in der bisher ueber einjaehrigen Routine im Krankenhaus Rohrbach gesammelt. Hierbei hat sich insbesondere die Flexibilitaet des Systems hinsichtlich der Anpassung an Benutzerwuensche sowohl bei der Datenerfassung z.B. (Dialoggenerierung) als auch bei der Ausgabe (z.B. Arztbriefgenerierung), als sehr wertvoll erwiesen.

COMPUTERUNTERSTÜTZTE NACHSORGE UND BASISDOKUMENTATION IN DER RADIOONKOLOGIE

Günther Gell
Universitätsklinik für Radiologie
A-8036 Graz, Auenbruggerplatz 9

Einleitung:

Das Department für Strahlentherapie (Leiter: Prof. Dr. E. Kahr) an der Universitätsklinik für Radiologie (Leiter: Prof. Dr. E. Vogler) der Universität Graz soll die ganze Steiermark und das südliche Burgenland, insgesamt einen Bereich mit etwa 1.2 Millionen Einwohnern, strahlentherapeutisch versorgen. Sowohl die apparative (1 Kobaltgerät und konventionelle Röntgentherapiegeräte) als auch die personelle Ausstattung (1 Leiter, 2 ständige Oberärzte, 2 halbjährlich wechselnde, in Ausbildung stehende Allgemeinradiologen) sind völlig unzureichend.

Das System für Nachsorge und Basisdokumentation muß vor diesem personellen Hintergrund gesehen werden, der aus Gründen der zeitlichen Auslastung dazu zwingt, Dokumentationsaufgaben auf ein Minimum zu beschränken. Ein vor längerer Zeit entwickeltes System für eine umfassende Dokumentation der Strahlenpatienten mußte aus diesem Grund wieder verlassen werden /2/.

Alle Patienten werden nach Abschluß der Behandlung in regelmäßigen Intervallen zu Nachkontrollen in die Ambulanz der Klinik einberufen. Diese Nachsorge wird von uns im allgemeinen zehn Jahre fortgeführt. Derzeit werden knapp viertausend Patienten durch die Ambulanz betreut.

Organisation der Nachsorge

Die Basisdaten der Strahlentherapiepatienten werden zusammen mit dem Termin für den nächsten Besuch am Rechner der Klinik gespeichert. Zu diesem Zweck steht ein Bildschirmterminal in der Ambulanz, über das auch beim Besuch des Patienten die Daten über den erhobenen Befund und den nächsten Besuchstermin eingespeichert werden.

Wenn der Patient im vereinbarten Monat die Ambulanz nicht aufsucht, druckt der Computer einen Brief, in dem er höflich an den Termin erinntert und den Patienten auffordert, in seinem eigenen Interesse in die Ambulanz zu kommen. Bleibt auch diese Aufforderung erfolglos, so wird der Hausarzt des Patienten angeschrieben und um Information über den Zustand seines Patienten gebeten. Wenn auch dieser Versuch keine Antwort erhält, druckt der Rechner einen Brief an die zuständige Behörde (Bezirkshauptmannschaft) mit der Bitte um Nachricht über den Verbleib des Patienten, beziehungsweise, im Falle seines Todes, um Bekanntgabe der Todesursache und des Sterbedatums.

Dieses System erlaubt eine fast lückenlose Information über das Schicksal des Patienten, insbesondere bezüglich der Überlebenszeiten. Derzeit werden pro Jahr etwa 1000 Patienten aufgenommen und etwa gleich viele aus der aktiven Mahnkartei ausgeschieden und in den Archivfile übertragen. Die aktive Mahnkartei, die auf einer Magnetplatte im Direktzugriff gespeichert ist, umfaßt, wie schon erwähnt, nicht ganz 4000 Patienten. Pro Jahr werden etwa 5000 Patientenbesuche in der Ambulanz durchgeführt, in ca. 2000 Fällen müssen die Patienten vom Computer an ihren Termin erinnert werden, ca. 1000 Briefe pro Jahr gehen an die behandelnden Ärzte und in etwa vierhundert Fällen müssen wir die Bezirkshauptmannschaft um Auskunft bitten. Aus diesen Zahlen können wir schließen, daß ohne unser aktives Mahn- und Nachforschungsverfahren für einen erheblichen Prozentsatz der Patienten (vielleicht etwa ein Drittel) keine Informationen über den langfristigen Therapieerfolg und den weiteren Krankheitsverlauf erhoben werden könnten. Interessant ist auch die Beobachtung, daß über elf Prozent der Patienten im Verlauf eines Jahres ihren Hausarzt wechseln.

Mit Beginn dieses Jahres ist in Österreich ein Datenschutzgesetz in Kraft getreten, das eine Verständigung des Arztes und der Behörde nur erlaubt, falls der Patient explizit seine Einwilligung gegeben hat. Für das laufende Jahr können wir noch unter einer Übergangsbestimmung wie bisher weiterarbeiten. Seit Jänner werden die Patienten gebeten, ihre schriftliche Zustimmung zu dem beschriebenen Mahnverfahren zu geben, die mit einer Ausnahme auch von allen anstandslos erteilt wurde. Dieses etwas überraschende Ergebnis - wir hatten mit einer höheren Ablehnungsquote gerechnet - dürfte den Weiterbestand unseres Mahn- und Dokumentationssystems sichern.

Verlaufsdokumentation:

Die beim Abschluß der Behandlung erhobenen Basisdaten umfassen:

Krankengeschichtsnummer
Name, Geschlecht, Geburtsjahr und Anschrift des Patienten
Jahr des Therapiebeginns
Art des Tumors
Histologie (so vorhanden)
Lokalisation und Seite
Bezirkshauptmannschaft
Name und Anschrift des Hausarztes

Die medizinischen Daten (Tumor, Histologie, Lokalisation-Seite) werden nach einem im Hause beziehungsweise in Zusammenarbeit mit dem pathologischen Institut erstellten Schlüssel codiert /2/.

Bei jedem Besuch in der Ambulanz wird das Datum sowie der Zustand des Patienten gespeichert. Die dafür verwendete Einteilung hat folgendes Aussehen:

Verlaufsdaten:

0 = symptomfrei, komplette Remission (CR)
1 = gebessert (part. Remission mehr als 50 %, PR)
2 = gering verbessert (part. Remission weniger als 50 %, Impr.)
3 = gleichbleibend (no change, NC)
4 = verschlechtert

5 = Patient verstorben (am Tumor)
6 = interkurrent verstorben
7 = Kontrollen abgebrochen
8 = Kontrollen abgeschlossen, finis

-1 = Befund löschen

WEITERE DATEN:

R = REZIDIV
U = zusätzlicher TUMOR
N = Nebenwirkungen (Radiodermatitis, Diarrhoe, Laryngitis etc.)
K = Strahlenfolgen und -komplikationen (Pneumonitis, chron. Proctitis, chron. Cystitis, Induration, Mundtrockenheit, Kehlkopfnekrose)

METASTASEN:

M1 = Lymphknotenmetastasen
M2 = Hautmetastasen
M3 = Knochenmetastasen
M4 = Organmetastasen
M5 = generalisierte Metastasen

Diese Einteilung wurde von Dr. Fink und Doz. Hackl an unserer Klinik entwickelt. Eine Einbeziehung der Chemotherapie ist geplant, aber noch nicht verwirklicht. Schlüssel aus dem Bereich weitere Daten und Metastasen können miteinander beliebig kombiniert werden. Code 7 (Kontrollen abgebrochen) bezieht sich auf Patienten, über die weitere Informationen nicht erhältlich sind, wie zum Beispiel Gastarbeiter, die Österreich wieder verlassen haben. Code 8 wird für den Abschluß der Kontrollen nach zehn Jahren verwendet.

Obwohl die obige Einteilung ohnehin einen Kompromiß zwischen dem Wunsch nach möglichst umfassender Dokumentation einerseits und der Notwendigkeit den Aufwand für die Dokumentation so klein wie möglich zu halten andererseits, darstellt, hat sich eine Vorgangsweise eingebürgert, bei der nicht der Arzt, der die Ambulanz führt, sondern ein Medizinstudent, der ursprünglich zur nachträglichen Dokumentation alter Befunde vorgesehen war, nochmals den Arztbrief und die Befunde zur Hand nimmt und danach den Verlauf klassifiziert.

Auswertungen:

Grundsätzlich können alle gespeicherten Daten für Auswertungen verwendet werden. Tatsächlich überwiegen aber Fragen vom Typ: "suche alle Patienten mit einem Seminom", bei weitem. Das heißt, das System wird zu einer Vorselektion der Fälle benutzt - die eigentliche wissenschaftliche Arbeit basiert aber dann doch wieder auf der Krankengeschichte. Das ist eine Erfahrung, die auch durch Daten aus dem diagnostischen Bereich unterstützt wird /1/. Das anscheinend geringe Interesse an den gespeicherten Verlaufsdaten ist natürlich auch eine Folge der Tatsache, daß das System in seiner jetzigen Form erst seit etwa zweieinhalb Jahren im Einsatz steht, wodurch natürliche Aussagen über langfristige Entwicklungen (Überlebensraten) noch nicht möglich sind.

Literatur:

/1/ Gell G.: Free Text Analysis: an Attempt to Solve the Documentation Problem. In: J. Anderson (Hrsgb.): Medical Informatics Europe 78. Lecture Notes in Medical Informatics, Bd. 1 Springer, Berlin - Heidelberg - New York (1978) 83

/2/ Schwarz G., A. Hackl, E. Kahr: Ein elektronisches Dokumentationssystem für die Strahlentherapie. Strahlentherapie 144 (1972) 307

EIN PATIENTENINFORMATIONSSYSTEM FÜR DIE STRAHLENTHERAPIE
- NACHSORGEORGANISATION UND LANGZEITANALYSE -

E. Klotz, J. Richter

Klinik und Poliklinik für Strahlentherapie der Universität Würzburg
(Direktor: Prof. Dr. med. W. Bohndorf)

Einleitung

Mitte 1977 wurde an der Klinik und Poliklinik für Strahlentherapie der Universität Würzburg mit der Entwicklung eines rechnergestützten Nachsorge- und Auswertesystems begonnen. Dieses System sollte vor allem

- Organisatorische Hilfen zur Verbesserung der Nachsorge geben und
- Wissenschaftliche Langzeituntersuchungen zu prognostischen und therapeutischen Fragestellungen bei Tumorpatienten ermöglichen.

Bei der Konzeption mußte ein Kompromiß zwischen dem Wünschenswerten und dem unter den gegebenen Bedingungen Realisierbarem eingegangen werden:

- Es standen nur geringe finanzielle Mittel für die Hardware-Anschaffung zur Verfügung. Deshalb schied ein konsequentes on-line System mit klinikeigenem Rechner und Terminals an allen Bedarfsstellen von vornherein aus. Da eine fachbereichsspezifische Institution in Würzburg nicht zur Verfügung steht, waren wir auf die Benutzung des Rechners TR 440 des Universitätsrechenzentrums angewiesen.
- In absehbarer Zeit war nicht mit zusätzlichen Mitarbeitern für die Entwicklung, Wartung und Bedienung des Systems zu rechnen. Für die Entwicklung war genügend Eigeninitiative und in der Anfangsphase auch Unterstützung durch das Rechenzentrum vorhanden. Vor allem die Dateneingabe mußte jedoch so realisiert werden, daß sie möglichst ohne zusätzliches Personal erfolgen konnte. Dies verhinderte die Verwendung von Erhebungsformularen mit manueller Verschlüsselung und anschließender Rechnereingabe.

Daraus resultierte das folgende

Systemkonzept

Für die Klinik wurde ein off-line betreibbares intelligentes Terminal T 52 mit TR 440-Anschluß angeschafft, das mit Diskettendoppellaufwerk und Matrixdrucker einschließlich Formulareinzug ausgestattet ist. Die Datenerfassung erfolgt für alle verschlüsselbaren Daten über Markierungsbögen und für Klartextdaten über das Terminal mit Hilfe von Bildschirmmasken und Diskettenzwischenspeicherung (Abb. 1). Die Information wird unter Benutzung des Datenbanksystems DBS440 der TR 440 in einer Datenbank abgelegt, wobei uns eine eigene Wechselplatte als

Speichermedium zur Verfügung steht.

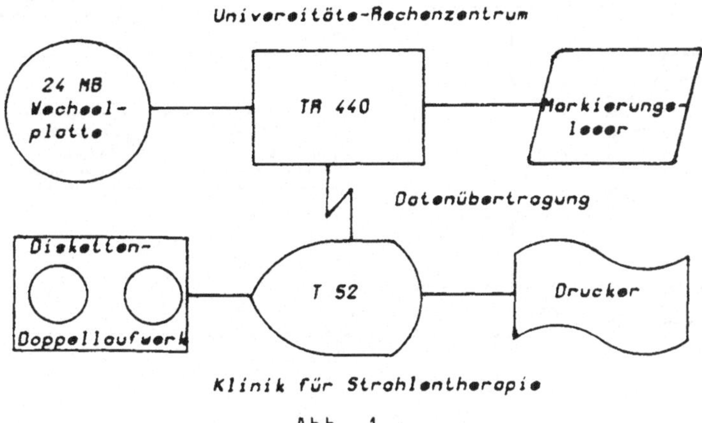

Abb. 1

Wie entschieden uns am Anfang bewußt dafür, nur einen einzigen, in Bereiche eingeteilten Bogen zu verwenden und uns auf ganz wesentliche Daten zu beschränken, da der medizinische Teil des Bogens vom Arzt selbst ausgefüllt wird, und allzu hohe Anforderungen eine EDV-Einführung verhindert hätten. Der Aufbau des Bogens ist in (3) beschrieben. Es wurde sehr viel Sorgfalt darauf verwendet, das Plausibilitätsprüfungsprogramm, das die Information eines Bogens auf fehlende Markierung, Wertebereichseinhaltung, Konsistenz in sich und Konsistenz mit bereits in der DB enthaltener Information prüft und verschlüsselt, möglichst engmaschig zu gestalten. Hier ergaben sich bei der Auswertung am Anfang große Probleme mit fehlerhaften Daten (4). Trotz dieser Maßnahmen eingespielte falsche Daten können mit Hilfe von Korrekturbögen oder einem Dialogkorrekturprogramm beseitigt werden.

Da mit der Zeit die Wünsche und Anforderungen an das System gestiegen sind, wurde bei der letzten Revision der Datenbankaufbau bereits auf eine erweiterte Datenmenge umgestellt, die später unter der Verwendung mehrerer Bögen eingegeben werden soll. Hier wurde besonders die Basisdokumentation für Tumorkranke (1) berücksichtigt. Wir konnten allerdings erfreulicherweise feststellen, daß die wesentlichen Teile bereits in unserem bisherigen Bogen enthalten sind. Unterschiede ergaben sich nur in wenigen Punkten, die hauptsächlich auf der speziellen Situation unserer Klinik als strahlentherapeutischer Dienstleistungsstelle beruhen. Schon jetzt können bestimmte, noch nicht vom Bogen erfaßte Daten über Terminal oder Lochkarten eingegeben werden (realisiert z.B. für die Lokalisation der Fernmetastasen bei Mamma-Ca).

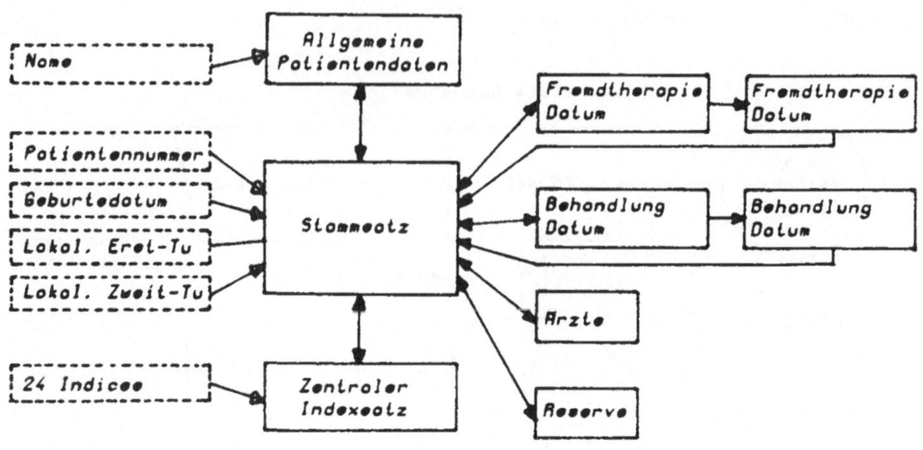

Abb. 2

Die logische Struktur der Datenbank ist in Abb. 2 dargestellt. Die Verknüpfung zwischen den einzelnen Sätzen ist entweder über hierarchisch gegliederte Ketten oder über die Indexlisten realisiert.

Folgende Satzklassen sind definiert:

- Der "Stammsatz" enthält im wesentlichen die Hauptklassifizierungsmerkmale für die statistischen Auswertungen wie Patientennummer (6-stellig, davon 2 Stellen Jahr des Erstbesuches und 4 Stellen laufende Nummer), die Lokalisationsschlüssel von Erst- und Zweittumor, Geschlecht und Geburtsdatum.
- "Allgemeine Patientendaten" beinhaltet Name und Anschrift des Patienten.
- In "Fremdtherapie" sind alle Daten zu tumorspezifischen Behandlungen, die nicht in unserer Klinik stattfanden, erfaßt. Die Sätze eines Patienten werden nach dem Therapiedatum sortiert abgelegt.
- "Behandlung" enthält alle Daten zum Status eines Patienten und zu von uns durchgeführten Therapien, die Ergebnisse der Nachsorgeuntersuchungen und eventuelle Abschlußvermerke. Ein neuer Behandlungssatz wird für jede Bestrahlungsserie, jede Nachsorgeuntersuchung und den Abschluß sortiert nach dem Datum angelegt.
- "Ärzte" enthält die überweisenden Kliniken bzw. Ärzte.
- "Reserve" ist als Reserve vor allem für Klartextdaten vorgesehen.
- Der "zentrale Indexsatz" enthält eine Art Substrat der gesamten Information eines Patienten, wobei alle Items über Indices direkt angesprochen werden können. Da für DBS leider keine Query-Sprache existiert, wurde diese Satzklasse vor allem für die geplante Entwicklung einer einfachen interaktiven Abfragemöglichkeit definiert.

Die Ablage erfolgt unter Datenverdichtung und Ablageoptimierung, und zwar so, daß in den meisten Fällen die für statistische Auswertungen relevante Information eines Patienten auch physikalisch "nahe" beieinander liegt und mit einem Plattenzugriff gelesen werden kann. Der Datenschutz wurde durch die Verwendung der Paßwortschutzmöglichkeiten des Betriebssystems und des DBS-Prozessors gewährleistet. Zusätzliche Sicherheit wird durch die eigene Wechselplatte, den getrennten Schutz von Programmen und Daten sowie die getrennte Ablage von verschlüsselten Daten und Klartextdaten erreicht (Tab. 1). Dadurch ist auch im Großrechnerbetrieb mit vielen nicht-medizinischen Benutzern ein Mißbrauch so gut wie ausgeschlossen. Jeder schreibende Zugriff über die Benutzersoftware erzwingt eine Journalschreibung sowie eine Speicherung des Benutzers mit Namen, Eingabegerät, Zeitpunkt und Art der Änderung.

Datei 1	Datenbereich 1	Allgemeine Patientendaten
Datei 2	Systembereich Indexbereich 1 Datenbereich 2 Datenbereich 3 Datenbereich 4	Verwaltungsinformation Indexlisten von Patientennummer, Name, Geburtsdatum und Lokalisationsschlüsseln Stammsatz, Vortherapie und Behandlung Ärzte Reserve
Datei 3	Indexbereich 2 Datenbereich 5	Listen von Insgesamt 24 Indices Zentraler Indexsatz

Tab. 1

Bei der Konzeption der Software war es aufgrund unserer Situation besonders wichtig, den späteren Obergang auf eine andere Hardware-Konfiguration so leicht wie möglich zu gestalten. Deshalb entschieden wir uns nach Vorversuchen mit PL/1 für COBOL für den Datenbankmanipulationsteil und den Darstellungsteil und für FORTRAN für den numerischen Teil. Vor allem achteten wir auf eine möglichst saubere Abtrennung der eigentlichen Datenbankmanipulationen. Die Strukturschwächen besonders von COBOL wurden durch detaillierte Programmiervorschriften gemindert, wobei sich der hohe innere Dokumentationswert bei den im Zuge der Revisionen nötigen Programmanpassungen als vorteilhaft erwies. Da ein Großteil der Probleme weitgehend oder sogar völlig von der verwendeten Ablageform und dem Eingabemedium unabhängig ist, wie z.B. die Plausibilitätsprüfung und die gesamte Darstellung, ist hiermit die Verwendbarkeit eines großen Teiles der vorhandenen Software auch beim Obergang auf einen anderen Rechner gewährleistet. Die Verwendung von relativ einfachen, weit verbreiteten Sprachen schließt auch einen kleinen Rechner nicht aus.

Nachsorgeorganisation

Der praktische Einsatz des Systems in der Nachsorge sieht so aus:

- Der Patient erhält nach Abschluß seiner Behandlung und bei jeder Nachsorgeuntersuchung einen Termin für die nächste Behandlung bzw. Untersuchung (Terminvergabe manuell). Dieser Termin wird auf seinem Bogen eingetragen und führt beim Einlesen in die DB zu einem Vermerk in einer von zwei Wiederbestelldateien (tageweise, monatsweise).
- In regelmäßigen Abständen werden Terminlisten der anstehenden Nachsorgeuntersuchungen gedruckt. Diese dienen als Grundlage für die Terminvergabe.
- Gleichzeitig mit dem Erstellen der Terminlisten werden die allgemeinen Patientendaten von Patienten mit anstehender Nachsorgeuntersuchung aus der Datenbank auf Diskette überspielt, so daß sie zum Bedrucken der Markierungsbögen und für eine eventuelle Änderung der Anschrift zur Verfügung stehen, wenn der Patient zur Untersuchung kommt.
- In regelmäßigen Abständen werden Versäumnislisten nicht eingehaltener Nachsorgetermine erstellt und gleichzeitig Erinnerungsbriefe an nicht erschienene Patienten gedruckt. Meldet sich ein Patient nach mehrfacher Mahnung nicht, wird nach seinem Verbleib geforscht (z.B. durch Anschreiben der Hausärzte oder Einwohnermeldeämter).

Dies gewährleistet, daß kein Patient unkontrolliert aus der Nachsorge ausscheidet und sichert die konsequente Aktualisierung des Datenbestandes.

Darstellung und Analyse

Es ist möglich, die gesamte in der Datenbank gespeicherte Information eines oder mehrerer Patienten im Klartext auf Konsole oder Drucker aufzulisten. Eine Auswahl kann über Patientennummer, Name, Geburtsdatum oder Tumorlokalisation erfolgen.

Für die statistischen Auswertungen wurde ein zweiteiliges, modulartig aufgebautes Programmsystem entwickelt. Der erste Teil ist für alle "tabellenartigen" Auswertungen zuständig. Ein Quellgeneratorprogramm setzt je nach Dialogeingabe die als Text gespeicherten Module zusammen und fügt einen Rahmen für die Ein-/Ausgabesteuerung und die Datenbankmanipulationen dazu. Bewährte Modulkombinationen können in lauffähiger Form gespeichert werden, wobei beim Lauf noch interaktiv eine Einschränkung auf Ausschnitte aus den Indexlisten vorgenommen werden kann. Beispiele sind:

- Leistungsstatistiken pro Zeitraum wie Anzahl Patienten und Nachsorgeuntersuchungen pro Jahr, Bestrahlungsserien pro Gerät, Art der Einweisung und Abrechnung.
- Alters-, Histologie- und Stadienverteilung.
- Art der vor der ersten Strahlentherapie stattgefundenen Vortherapie.

- Analyse des Metastasen- oder Rezidivauftretens abhängig von der durchgeführten Vortherapie.
- Zeitraum zwischen Operation und Strahlentherapie.
- Überlebenszeit in Abhängigkeit von Parametern wie Stadium, Histologie, Metastasen- oder Rezidivauftreten.

Der zweite Teil besteht aus einem FORTRAN-Programmsystem, das die grafische Darstellung und detaillierte statistische Analyse von mit dem ersten Teil gewonnener Information vornimmt. So können z.B. alle Häufigkeitsverteilungen gezeichnet werden. Alle "Ereignisverteilungen" in der Zeit werden unter Benutzung der Life-table-Methode ermittelt und geplottet (Abb. 3), wobei Überlebenszeiten eventuell alterskorrigiert werden können. Eine genauere Untersuchung von Unterschieden einzelner "Ereignisverteilungen" ist mit Hilfe diverser statistischer Tests möglich. Als Beispiel sei hier der Logrank-Test und der Mantel-Haenszel-Test erwähnt (Literatur zu den verschiedenen Testverfahren ist in (2,5) zu finden). So kann die Analyse von Unterschieden im zeitlichen Metastasenauftreten oder die Analyse von Unterschieden in der Überlebensprognose in Abhängigkeit vom Stadium durchgeführt werden.

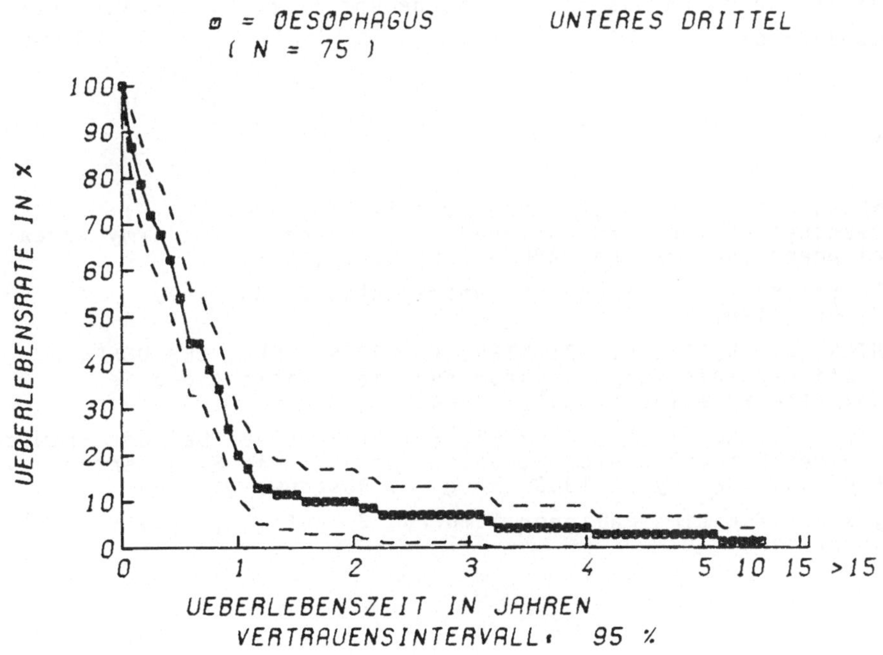

Abb. 3

Diskussion

Alle seit Anfang 1977 erstmals in unserer Klinik behandelten Patienten sind in das Informationssystem aufgenommen. Zusätzlich wurden einige Tumorlokalisationen retrospektiv bis teilweise 1959 erfaßt, so daß die Datenbank zur Zeit etwa 3500 Patienten enthält.
Die organisatorischen Hilfen bei der Nachsorge brachten Erleichterungen im Klinikablauf mit sich und gewährleisten eine kontinuierlichere Patientenversorgung mit ständiger Aktualisierung der Krankheitsverlaufsdaten. Als Nebeneffekt hat das System auch die Führung der Patientenakten verbessert, die aufgrund der Erfordernisse des Bogens einheitlicher und vollständiger geworden ist.
Trotz des beschränkten Datenumfanges ist eine Vielzahl von interessanten statistischen Auswertungen möglich. Durch die automatische Aktualisierung des Datenmaterials sind in gewissem Umfang auch Trendanalysen möglich, und außerdem ist das System für spezielle Untersuchungen, die nicht in der DB enthaltene Informationen benötigen, eine wesentliche Hilfe bei der Auswahl von in Frage kommenden Patienten.
Abschließend soll noch erwähnt werden, daß die Einführung des Informationssystems nur durch das starke Engagement aller Mitarbeiter der Klinik möglich war.

Literatur

(1) BRESLOW, N.: Analysis of censored survival data. Proceedings of the 23rd conference on the design in army research, development and testing. ARO Report 78-2 (1978)

(2) DKFZ: Basisdokumentation für Tumorkranke, 2. Ausgabe. Heidelberg 1980.

(3) RICHTER, J., KLOTZ, E., RICHTER, E., ROSSA, CH., BOHNDORF, W.: Ein Patienteninformationssystem für die Strahlentherapie. Strahlentherapie 156 (1980), 423-429

(4) RICHTER, J., KLOTZ, E., RICHTER, E.: Erfahrungen bei der Entwicklung eines Patienteninformationssystems für die Strahlentherapie. In Medizinische Physik 1980 (Hrsg. U. Rosenow) , 78-83

(5) TNM, Klassifikation maligner Tumoren, 3. Auflage, S. 179 Springer 1979

KOOPERATIVE DOKUMENTATION VON MALIGNOMEN IM KINDESALTER[+]

J. MICHAELIS, P. KAATSCH, K.-H. SCHICKETANZ

Mainz

1. ZIELSETZUNG

Am Institut für Medizinische Statistik und Dokumentation der Universität Mainz (IMSD) wird seit dem 1.1.1980 - mit der finanziellen Unterstützung durch die Stiftung Volkswagenwerk - ein Projekt zur kooperativen Dokumentation von Malignomen im Kindesalter durchgeführt. Anlaß für die Realisierung eines derartigen Dokumentationssystems war die von der Gesellschaft für Pädiatrische Onkologie (GPO) und der Deutschen Arbeitsgemeinschaft für Leukämieforschung und -Behandlung (DAL) erkannte Notwendigkeit, eine zentrale Einrichtung für die Gewinnung von Datenmaterial über kindliche Tumoren zu schaffen (2).
Die Intention dabei ist, alle in der Bundesrepublik neu auftretenden kindlichen Malignome zu dokumentieren und somit eine überregionale, nahezu selektionsfreie Auswertung zu ermöglichen. Dabei ist es nicht so sehr die Zielsetzung, Morbiditäts- und Mortalitätsziffern zu erstellen, sondern - in einer über eine Basisdokumentation hinausgehenden Datensammlung - anamnestische und diagnostische Angaben sowie Verlaufsdaten zu dokumentieren und analysieren.
In diesem Erhebungsumfang und in der Tatsache, daß die Datenerfassung bundesweit erfolgt, unterscheidet sich das pädiatrisch-onkologische Dokumentationsprojekt von bestehenden klinischen und überregionalen Krebsregistern in der Bundesrepublik.
Die Realisierung der genannten Zielsetzungen wird unter anderem durch folgende Faktoren unterstützt:
Das Eigeninteresse der GPO und der DAL läßt erwarten, daß die ca. 100 Kliniken und Krankenhäuser, die diesen beiden Gesellschaften angeschlossen sind und die nahezu alle kindlichen Malignome in der Bundesrepublik behandeln, genügend motiviert werden können, um kooperativ das Dokumentationssystem zu unterstützen. Weiterhin ist es infolge der relativ geringen Anzahl von ca. 1300 Neuerkrankungen jährlich (bezogen auf Literaturangaben (2,4) unter Berücksichtigung des Geburtenrückganges) auch bei zentraler Datensammlung möglich, jeden einzelnen Fall so zu

[+] Mit Unterstützung der Stiftung Volkswagenwerk.

verfolgen, daß eine vollständige Verlaufsdokumentation gewährleistet wird. So wurde bereits in den ersten Monaten begonnen, den direkten Kontakt zu den behandelnden Ärzten herzustellen, wodurch mittlerweile eine gute Basis für die effektive Zusammenarbeit zwischen den Beteiligten und der Projektgruppe entstanden ist.

2. INHALTLICHE UND FORMALE KONZEPTION

Bei der Festlegung des Dokumentationsinhaltes wurden folgende Aspekte berücksichtigt:

- Anlehnung an die Empfehlung der Arbeitsgemeinschaft Deutscher Tumorzentren für die Basisdokumentation bei Tumorkranken (6). Dazu ist zu bemerken, daß eine vollständige Übernahme aller von der Arbeitsgemeinschaft vorgeschlagenen Merkmale bei kindlichen Tumorerkrankungen nicht möglich ist und daß einige übernommene Items gegenüber den dokumentierenden Ärzten nur schwer zu vertreten waren, da sie nicht relevant für die spezifisch pädiatrischen Interessen erschienen und lediglich als Aufblähung der Dokumentation empfunden wurden.
- Berücksichtigung tumorspezifischer Fragestellungen. Um eine Beantwortung spezifischer Fragestellungen bei den einzelnen Tumoren zu erleichtern, bot es sich an, für die häufigsten Tumoren unterschiedliche Erhebungsbögen zu entwickeln. Zunächst wurde dies durchgeführt für
    - Akute Leukämien einschließlich Non-Hodgkin-Lymphom,
    - Tumoren der hinteren Schädelgrube,
    - Neuroblastom,
    - Wilmstumor,
    - Morbus Hodgkin und
    - Osteosarkom.

  Für die übrigen Malignome wurde ein allgemeiner Dokumentationsbogen entwickelt.
- Integration von Therapiestudien. Die GPO und DAL haben bereits seit vielen Jahren die Durchführung von kontrollierten klinischen Therapiestudien initiiert und gefördert. Einige der Studienleiter zeigten Interesse daran, die in Mainz entwickelten Erhebungsbögen auch für die Studiendokumentation zu verwenden. In diesen Fällen erfolgte unter dem Aspekt der

Vermeidung von Mehrfachdokumentationen die inhaltliche Konzipierung in direkter Zusammenarbeit mit den Studienleitern.
Die Erhebungsbögen wurden nach dem Baukastenprinzip in übersichtliche Strukturblöcke aufgegliedert, so daß eine Einheitlichkeit im Aufbau aller Erhebungsbögen gewährleistet ist. Der Vorteil dieses Dokumentationskonzeptes ist darin zu sehen, daß im formalen Aufbau kaum Unterschiede zwischen den einzelnen Bögen bestehen und der Mediziner sich somit nicht von einer Vielzahl von Dokumentationsbelegen belastet fühlt. Die Bögen sind weitestgehend so gestaltet, daß keinerlei Verschlüsselungen von seiten der Kliniker erforderlich sind.

3. ZEITLICHER ABLAUF DER DOKUMENTATION

Im Rahmen der Verlaufsdokumentation, deren zeitlicher Ablauf in Abb. 1 dargestellt ist, werden 6 unterschiedliche Arten von Erhebungsbögen verwendet:

1. Jedes neu aufgenommene Malignom wird mit dem <u>Meldebogen</u> dem IMSD mitgeteilt. Er enthält lediglich die Verdachtsdiagnose und organisatorische Daten.
2. Unmittelbar nach dieser Meldung erfolgt durch den <u>Teil I der Ersterhebung</u> die Erfassung anamnestischer und diagnostischer Daten.
3. Die <u>Ersterhebung Teil II</u> wird aus Gründen der Vergleichbarkeit 8 Wochen nach Therapiebeginn durchgeführt und beinhaltet hauptsächlich therapeutische Angaben.
4. In halbjährlichem Abstand wird erhoben, ob Veränderungen im Krankheitsverlauf oder in der Therapie aufgetreten sind ("<u>Kurzmeldung</u>").
5. Falls Veränderungen vorliegen, wird eine <u>Folgeerhebung</u> bzw.
6. beim Abschluß der Behandlung oder im Todesfall eine <u>Abschlußerhebung</u> durchgeführt.

Nur die Meldebögen sind in den Kliniken vorrätig. Die übrigen Erhebungsbögen werden zu den entsprechenden Zeitpunkten vom IMSD direkt an die Kliniken versandt, wobei aus dem Meldebogen bekannte Identifikationsdaten bereits im IMSD in die Bögen eingetragen werden. Dieses Verfahren wurde gewählt, um durch die zeitbezogene Versendung eine möglichst genaue Einhaltung des Dokumentationsablaufs zu gewährleisten, die Kliniken nicht mit einem Kontingent von Leerexemplaren zu belasten und das record-linkage abzusichern.

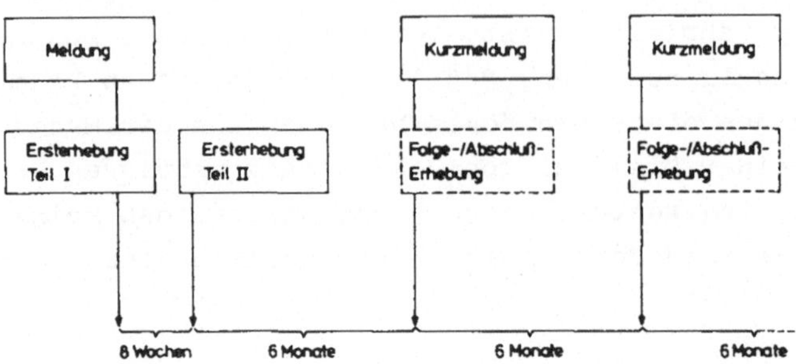

Abb. 1: Zeitlicher Ablauf der kooperativen Dokumentation

Im Rahmen der pädiatrischen Onkologie ist die Durchführung von Folgeerhebungen nicht bei jeder stationären Aufnahme sinnvoll, da dies nicht mit einer Veränderung im Krankheitsverlauf gleichzusetzen ist und die Wiederaufnahmen oft Bestandteil fester Therapieschemata sind, die global dokumentiert werden. Weiterhin ist es nicht angebracht, zu festgelegten Zeitpunkten grundsätzlich umfangreichere Erhebungsbögen ausfüllen zu lassen, da der Zustand der Patienten oft innerhalb eines längeren Zeitraumes unverändert bleibt. Aus diesem Grund wird die Durchführung einer Folgeerhebung von dem Inhalt der Kurzmeldung abhängig gemacht.

4. ERSTE ERFAHRUNGEN MIT DEM DOKUMENTATIONSSYSTEM

In dem ersten halben Jahr seit Beginn der Dokumentation wurden von 36 Kliniken und Krankenhäusern 299 Malignome gemeldet. Dabei entspricht die Verteilung auf die einzelnen Tumorarten den in der Literatur vorzufindenden Angaben. Aus der Abb. 2 ist ersichtlich, daß die Beteiligung an dem Dokumentationssystem insbesondere in den letzten Monaten des genannten Zeitraumes erheblich größer war als zuvor. Wenn man davon ausgeht, daß einige große Kliniken erst ihre Bereitschaft erklärt haben, die dort behandelten Malignome zu melden, kann bis zum Jahresende mit einer sehr befriedigenden Meldequote gerechnet werden. Es ist zu erwarten, daß erste Zwischenauswertungen und entsprechende Publikationen die Kooperationsbereitschaft verstärken und damit das Ziel der flächendeckenden Erfassung für die Bundesrepublik bald erreicht werden kann.

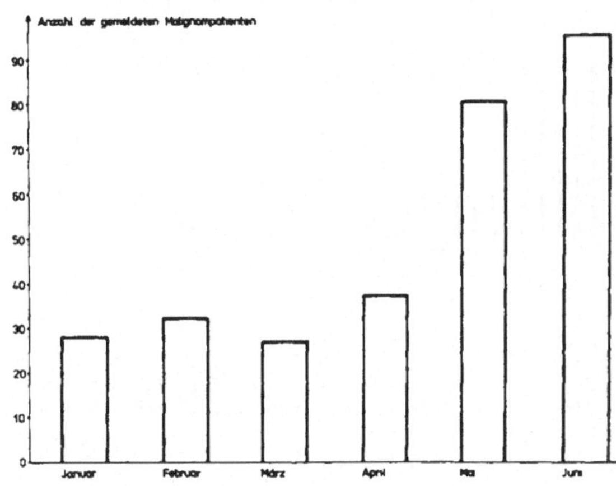

Abb. 2: Verteilung der gemeldeten Malignompatienten nach Meldedatum (1. Halbjahr 1980)

Wie sich die Anzahl der Meldungen auf die einzelnen Kliniken und Krankenhäuser verteilt, kann der Abb. 3 entnommen werden. Dabei ist anzumerken, daß sich neben den großen Behandlungszentren auch kleinere Krankenhäuser an der Dokumentation beteiligen, die nur wenige Malignome melden können.

Soweit bereits nach einem halben Jahr Aussagen möglich sind, kann gesagt werden, daß die Akzeptanz der Erhebungsbögen durchaus zufriedenstellend ist. Es zeigte sich, daß die Bögen größtenteils vollständig und fehlerfrei ausgefüllt wurden. Durch Rückfragen sowohl von seiten der Projektgruppe als auch von den Kliniken konnten Unklarheiten in den meisten Fällen geklärt werden, und es ist damit zu rechnen, daß nach Beendigung der Anlaufphase in den einzelnen Kliniken die Datenerfassung problemlos erfolgen wird.

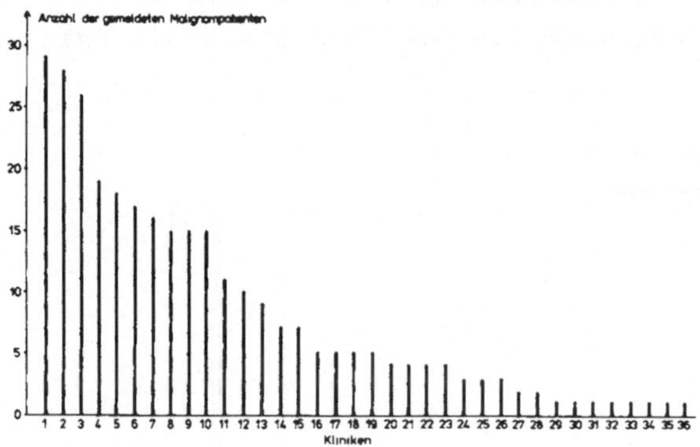

Abb. 3: Verteilung der gemeldeten Malignompatienten nach einzelnen Kliniken (Stand: 30. 6. 1980)

5. PROBLEME UND AUSBLICK

Eine wesentliche Voraussetzung für den Erfolg des Dokumentationssystems besteht darin, Mehrfachdokumentationen zu vermeiden. Auch bei der Teilnahme von Kliniken an einer Therapiestudie soll dieser Forderung entsprochen werden.

Es wurde daher mit den Studienleitern vereinbart, daß die für die Therapiestudien relevanten Daten in die Erhebungsbögen integriert werden, sofern deren Erhebung auch bei den nicht an einer Studie teilnehmenden Kliniken vertretbar ist. Sehr spezielle Angaben, die lediglich für Therapiestudien von Bedeutung sind, sollen - um den Dokumentationsaufwand möglichst niedrig zu halten - einer Zusatzdokumentation vorbehalten bleiben.

Sofern eine derartig abgestimmte Vorgehensweise noch nicht erzielt werden konnte, ist die Übermittlung der im Rahmen der Studie erhobenen Daten an das IMSD eine weitere Möglichkeit der Zusammenarbeit. Diese Datenübermittlung kann z.B. in halbjährlichem Abstand erfolgen. Eine schrittweise Integration der Studien in das Dokumentationssystem ist bei künftigen Änderungen der Therapieprotokolle vorgesehen.

Prinzipiell erhalten alle kooperierenden Kliniken nur Auswertungen und Auskünfte über die eigenen Patienten; Angaben über das Patientengut anderer Kliniken sind ihnen nicht zugänglich. Es erfolgen jedoch zusammenfassende Auswertungen des Gesamtmaterials, die allen Kliniken zur Verfügung gestellt werden und somit Vergleiche des eigenen Patientengutes mit der Gesamtheit ermöglichen. Über diese grundsätzliche Regelung hinaus werden den Studienleitern personenbezogene Informationen dann zugeleitet, wenn der Patient an der entsprechenden Studie teilnimmt.

Folgende künftige Aufgabenschwerpunkte des pädiatrisch-onkologischen Dokumentationsprojektes sind zu nennen:

- Erstellung allgemeiner Übersichten (z.B. Krankheits- und Stadienhäufigkeiten, benötigter diagnostischer Aufwand, Häufigkeitsverteilungen von Symptomkonstellationen, gegliederte Überlebenskurven usw.)
- Kliniksinterne Auswertungen im Rahmen von case reports und aufgrund spezieller Anforderungen
- Vergleich des Krankheitsverlaufs zwischen Studienteilnehmern und anderen Patienten
- Gewinnung von Grundlagen für neue kontrollierte klinische Therapiestudien
- Gewinnung deskriptiv-epidemiologischer Aussagen.

Die Förderung des beschriebenen Vorhabens durch die Stiftung Volkswagenwerk bezieht sich lediglich auf die Anfangsphase des Projektes. Innerhalb dieses Zeitraumes kann die Basis dafür gelegt werden, Effektivität und Aussagefähigkeit des gewählten Ansatzes nachzuweisen und mit der zentralen Dokumentation eine feste Einrichtung im Rahmen der pädiatrischen Onkologie zu schaffen.

LITERATURVERZEICHNIS

1.) FRENTZEL-BEYME, R., LEUTNER, R., WAGNER, G., WIEBELT, H.:
Krebsatlas der Bundesrepublik Deutschland
Springer, Heidelberg (1979)

2.) KORNHUBER, B.:
Editorial. Zur Situation der pädiatrischen Onkologie in der Bundesrepublik
S. 1-3 in: Hertl, M., Kornhuber, B., Landbeck, G. (Hrsg.):
Ergebnisse der Pädiatrischen Onkologie 2
F. Enke, Stuttgart (1978)

3.) LANDBECK, G.:
Tumoren im Kindesalter, Einführungsreferat
S. 265 in: Georgii, A.: 13. Deutscher Krebskongreß 1976,
Verhandlungen der Deutschen Krebsgesellschaft 1
Fischer, Stuttgart (1978)

4.) LANDBECK, G.:
Zur Organisation einer optimalen Versorgung krebskranker Kinder in der Bundesrepublik Deutschland
S. 1-7 in: Hertl, M., Kornhuber, B., Landbeck, G. (Hrsg.):
Ergebnisse der Pädiatrischen Onkologie 3
F. Enke, Stuttgart (1979)

5.) SCHMID, F.:
Klinische Dokumentation in der Pädiatrie
S. 479-499 in: Koller, S., Wagner, G. (Hrsg.):
Handbuch der medizinischen Dokumentation und Datenverarbeitung
Schattauer, Stuttgart (1975)

6.) WAGNER, G. (Hrsg.):
Basisdokumentation für Tumorkranke, 1. Ausgabe
Deutsches Krebsforschungszentrum, Heidelberg (1979)

Computerunterstützes Magenbiopsieregister

E.Ziak, M.Wagner, H.Becker, J.Zangger und Margarete Taufer
(Pathologisches Institut der Universität Graz/Österreich)

A. Einleitung

Die seit 1978 am Pathologischen Institut aufgebaute Magenbiopsiekartei sollte vor allem longitudinale Untersuchungen mit folgenden Anwendungen ermöglichen:

a) Verlaufskontrolle präkanzeröser Veränderungen (Vorsorgekartei);
b) Kontrolle unserer Biopsiebefunde an Hand der Operationspräparate (Qualitätssicherung)
c) Nachsorgeuntersuchungen nach Krebsoperationen
d) Erhebung des Gewichts verschiedener Risikodaten.

B. Eigenes Untersuchungsmaterial

Die Kartei umfaßt zur Zeit etwa 8000 Befunde von Magenbiopsien der Jahre 1974, 1977 und die erste Hälfte von 1980. Die Magenbiopsien machen zur Zeit 11 % des an unserem Institut untersuchten Biopsiematerials aus.

C. Methodik der Befunddokumentation

Als EDV-Anlage steht uns eine UNIVAC 1100/81 mit 2x262 K Worten Kernspeicher zur Verfügung (Timesharing am Rechenzentrum Graz). Die Rechnerperipherie umfaßt 3 Disc-Stationen mit insgesamt 570 Mill.Zeichen und 3 Bandstationen.

Das Format der verarbeiteten Befunde entspricht größtenteils dem Aufbau eines normalen pathologischen Biopsiebefundberichtes:

Hist.Befundnummer/Name/Geburtsdatum/Einsender/Vorbefunde/Nummer und Befund/Untersuchungsmaterial/Pathologischer Befund/Anmerkung (Risiko)/Befunddatum.

Wegen der longitudinalen Untersuchungen kommt den Datenfeldern "Vorbefunde" und "Anmerkungen " ein besonderes Gewicht zu: In letzterem wird das geschätzte Risiko einer malignen Entartung angegeben, das in der klinischen Mahnkartei die Länge des Intervalls bis zur nächsten Kontrolluntersuchung des Patienten bestimmt.

Die Biopsiebefunde werden (als gekürzter Klartext) über Tastatur und Bildschirm off-line auf eine Magnetbandkassette, von dieser on-line über eine Wählleitung mit 1200 baud in den (etwa 5 km entfernten) Rechner eingegeben.

Datenverarbeitung (Abb.1):

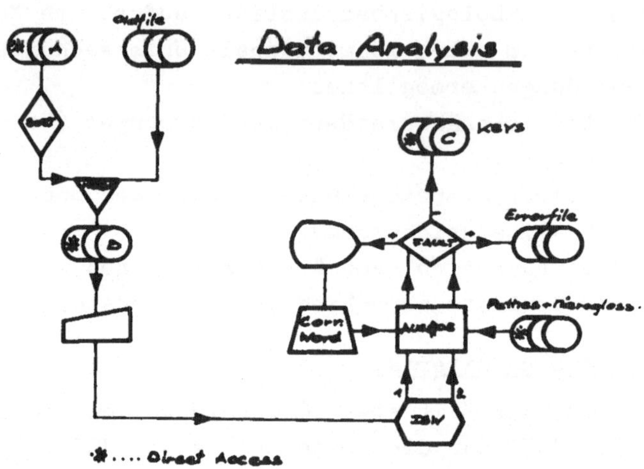

Abb.1: Analyse der Biopsiebefunddaten

Der on-line übertragene Klartext (A) wird sortiert und mit dem Datenaltbestand gemischt und auf (B) im Direktzugriff abgelegt. Der Modus der Auswertung (on-line oder batch) wird über die Verzweigung (ISW) bestimmt. Bei der on-line-Verarbeitung wird der Befunddatenkomplex einer Woche in einer Sitzung von 10 min. am Bildschirm korrigiert.
Grundlage der automatischen Codierung ist unser SNOP-Wortthesaurus (BECKER, 1972), der nach der Systematized Nomenclature of Pathology codiert wurde.
Im Mikroglossar "G" (Abb.2) sind die am häufigsten verwendeten gastroenterologischen Begriffe zusammengefaßt (gleichgültig,ob sie im SNOP-Thesaurus enthalten sind oder nicht). Die Notwendigkeit, im Mikroglossar besondere Codes zu verankern, ergibt sich bei fehlerhaften oder inkonsequenten Codes in der SNOP

(Chronische Gastritis ohne Entzündungscode!), praxisfremden Differenzierungen von Begriffen (Dysplasie III und Carcinoma in situ) oder in der SNOP fehlenden Begriffen (TNM-Stadien, Magenstumpfkarzinom, Corpus-Antrum-Grenze etc.)

	SNOP	MIKROGLOSSAR	SNOMED
Chronische atrophisierende Gastritis	T-6300 M-7163	T-63000 M-4000 M-7163	T-63000 M-43000 (Chron.) M-58010 (Atroph.)
Polyp entzündlich-hyperplastisch	M-7380	-	M-72040
Polyp adenomatös = Adenom	M-8210	-	M-8210/0
Dysplasie I	M-7600	M-7600	M-7400 mild /6
Dysplasie II			mod. /7
Dysplasie III	M-7601	M-8012	severe /8 precanc. /9
Carcinoma in situ = Tis-Carcinom	M-8012	M-8012	M-8010/2
Schleimhautkarzinom = T-1-Karzinom	-	M-8013 M-8014	-
T-2-Karzinom	-	M-8013 M-8015	-
Siegelringzellkarzinom	M-8493	-	M-8490/3
Magenstumpfkarzinom	-	M-1520 T-6300 M-8013 V-3213	-

Abb.2: Spezielle Begriffe des Mikroglossars "Magen"

Die <u>Auswertung</u> wird über den Bildschirm im Klartext initiiert (Abb.3)

Die Klartextbegriffe der Frage werden unter Verwendung des Mikroglossars sowie des Thesaurus vom Rechner codiert und die zutreffenden Befunde über den Key-File aufgefunden, die Ergebnisse auf die Platte (D) gelegt. Das Ergebnis kann über den Bildschirm modifiziert werden: es liegt dann in dem gewünschten Umfang auf dem Bildschirm und/oder als Ausdruck vor.

Die Programme wurden in ASCII-FORTRAN und Assembler geschrieben.

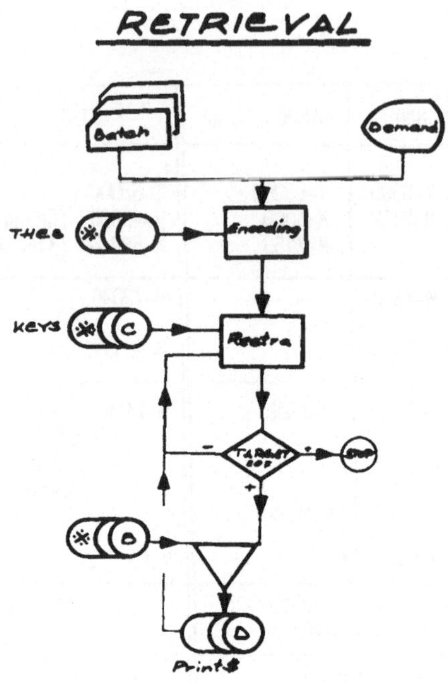

Abb.3: Abfrage

D. <u>Ergebnisse</u>:

Die Auswertungsergebnisse für einige gastrobioptische Standardfragen sind in Abb.4 wiedergegeben. Sie sollen hier nur vom Standpunkt der Dokumentation betrachtet werden:

a) Die Zahl der Fälle mit Umbaugastritis hat stark abgenommen, da diese Diagnose keine Indikation für Rebiopsien mehr darstellt.
b) Schlecht definierte Begriffe (wie "Risikopatient") unterliegen der Variation bei mehreren Befundern (inter observer variation)
c) Gut definierte Begriffe (wie "Erosion", "Ulcus", "Siegelringkarzinom") hingegen werden von allen Befundern gleich verwendet.

		1974	1977	-31.3.1980
GESAMTBIOPSIEMATERIAL		38 190	45 090	12 323
MAGENBIOPSIEN	7357	1680 (4,39%)	4317 (9,57%)	1360 (11,0%)
UMBAUGASTRITIS	1086	424 (25,2%)	576 (13,3%)	86 (6,3%)
INTESTINALE METAPLASIE	354	76 (4,5%)	225 (5,2%)	53 (3,8%)
RISIKOPATIENT	106	37 (2,2%)	62 (1,4%)	7 (0,5%)
ULCUS	586	103 (6,1%)	366 (8,4%)	117 (8,6%)
ADENOKARZINOM	84	17 (1,0%)	52 (1,2%)	15 (1,1 %)
SIEGELRINGKARZINOM	50	8 (0,4%)	32 (0,7%)	10 (0,7 %)

Abb.4: Ergebnisse einiger Standardabfragen aus 7357 Magenbiopsiebefunden

E. Diskussion

1. Die dargestellte Magenbiopsiekartei stellt das Beispiel einer Sonderkartei mit relativ kleinen Datenmengen und wenigen spezifischen Deskriptoren dar. Die üblichen und großen Probleme bei einem großen Klartextanalysesystem (große Analyseprobleme bei freier Sprache, großer Rechenaufwand durch großen Thesaurus, hohe Rate an Error-Worten) fallen demnach hier weg.
2. Der zeitliche Aufwand für jeweils 1000 Magenbiopsiebefunde beträgt: für die Befundextraktion 20 Stunden, für die Dateneingabe 30 Stunden, für die Verarbeitung im Rechner 1 Stunde, für die Fehlerkorrektur (je nach der Zahl der neu zu codierenden Error-Worte) mindestens 1 Stunde, für die Abfrage (bis zu 5 Abfragen auf einmal) 1 min.
3. Wie bei jeder automatischen Verarbeitung medizinischer Klartexte stellt die Qualitätssicherung und Fehlerkontrolle auch bei uns ein sehr großes Problem dar.
4. Auf Codierungsprobleme bei Klartextanalysen sind u.a. WINGERT (1975) und RÖTTGER (1979) eingegangen. Spezielle

neuere Lösungsvorschläge stellt die Systematized Nomenclature of Medicine (SNOMED) (COTE und ROBBOY, 1980) bzw. - für die Tumorhistologie - die ICD-D-DA (JACOB et al., 1978) dar.

5. Die Einführung des Datenschutzgesetzes (in Österreich am 1.1.1980) bringt auch uns zusätzliche Probleme der Legalisierung solcher Befundkarteien und Pflichten, auf die BOEHM (1978) eingegangen ist.
6. Andere publizierte gastroenterologische Karteien: KAYSER und Mitarb. haben 1978 den Aufbau eines Registers für gastrointestinale Tumoren in der Bevölkerung von Nord-Baden beschrieben. JEANTY publizierte 1978 eine gastroenterologische Kartei mit SNOMED-Codes und einem zusätzlichen gastroenterologischen Mikroglossar, dessen Stellen mit CIOMS-Begriffen besetzt wurden.
7. Die beschriebene Magenkartei stellt ein weiteres Beispiel einer interinstitutionellen Befunddatei aus unserem Institut dar (HÄRRINGER et al. 1977).

F. Summary

Computerized processing of gastrobiopsy data in surgical pathology

At the Institute of Pathology, University Graz, gastric biopsy findings are computerized by free text analysis, automatic indexing and encoding according to the Systematized Nomenclature of Pathology and a special microglossary. Up to now 7357 findings have been analyzed and processed in a UNIVAC 1100/81. The aim of various longitudinal investigations is to ascertain the incidence and significance of precancerous lesions in the stomach and the follow-up of confirmed and treated gastric cancer patients.

Key-words: Surgical Pathology/Gastrobiopsy/Free text Analysis/ Systematized Nomenclature of Pathology/Follow-Up/Automatic Indexing/.

G. Literatur

Becker,H.: Computerization of patho-histological findings in natural language,Path.Europ.7, 193-200 (1972).- Boehm,K.: The Influence of Privacy Acts on Medical Informatics.Lecture Notes in Medical Informatics,Eds.D.A.B.Lindbergh and P.L.Reichertz, Springer 1978.-Coté,R.A. and Robboy,S.: Progress in Medical Information Management.J.Am.Med.A s. 243,756-762 (1980).- Härringer,M.,H.Becker,G.Schober,G.Gell and G.Schneider:Computerized interclinical cross-check of radiological and pathological data.Med.Inform.2, 141-149 (1977).-Jacob,W.,D.Scheida, F.Wingert:Tumor-Histologie Schlüssel ICD-O-DA. International Classification of Diseases for Oncology, Deutsche Ausgabe, Springer, 1978.-Jeanty,C.: The computerized medical record in gastroenterology.Med.Inform.3, 283-289 (1978).-Kayser,K.,H.-U. Burkhardt and W.Jacob: The Regional Registry of Gastro-Intestinal Cancer,North-Baden (2,2 Million Inhabitants).Virch.Arch.A. Path.Anat. and Histol. 380, 155-162 (1978).-Röttger,P.:Theoretische Grundlagen, empirische Generierung und Anwendungsstruktur eines Textverarbeitungssystems für die Pathologie.Habil.-Schrift, Frankfurt/M. 1979.-Wingert,F.: Bericht über den Workshop "Klartextverarbeitung" auf der 20.Jahrestagung der Dtsch.Ges.f.Med.Dok.und Stat.1975 in Heidelberg (persönliche Mitteilung).

H. Dank

Die Autoren danken Herrn cand.med.W.Friedl für die Mitarbeit beim Aufbau der Magenbefundkartei, Frau H.Müller für die Dateneingabe. Mit finanzieller Unterstützung durch den Österr.Fonds zur Förderung der Forschung (Projektnummer 2677).

Korrespondenzadresse:

D.E.Ziak,Patholog.Institut der Universität,Auenbruggerplatz 25
A-8036 Graz, Österreich.

Aus der Medizinischen Universitätsklinik (Direktor Prof.Dr.med. L. Demling) und der Abteilung für Klinische Pathologie (Vorstand Prof.Dr.med. P. Hermanek) und dem Institut für Medizinische Statistik und Dokumentation (Direktor Prof.Dr. L. Horbach) der Universität Erlangen-Nürnberg

Computergestützte Erfassung und Nachsorge von Patienten mit kolorektalen Polypen

Lederer P., Altendorf A., Gnoyke H., Frühmorgen P., Matek W., Irler W., Hermanek P., Demling L.

Mit Unterstützung durch die DFG (SFB 118)

In den letzten 10 Jahren wurden in der Medizinischen und Chirurgischen Universitätsklinik Erlangen bei etwa 2500 Patienten Polypen im kolorektalen Bereich abgetragen. Aufgrund der Koinzidenz von kolorektalen Adenomen und Karzinomen ist eine Langzeitüberwachung dieser Patienten indiziert. Von den beteiligten Endoskopikern und Pathologen wurden daher in Abhängigkeit vom histologischen Befund - zunächst rein empirisch - Nachbeobachtungsintervalle festgelegt.

Es zeigte sich, daß das Ziel einer termingerechten und lückenlosen Überwachung aller 2500 Patienten und eine Integration der Nachsorge in den Klinikalltag mit handgeführten Registern nicht zu erreichen war.

So wurde Anfang 1978 von beiden Kliniken gemeinsam ein Register der Patienten mit kolorektalen Polypen eingerichtet mit dem Ziel einer

- EDV-gerechten Aufarbeitung des Materials der vorausgegangenen 10 Jahre
- vollständigen, prospektiven Erfassung der neuhinzukommenden Patienten
- Sicherstellung der kontinuierlichen Nachbeobachtung aller Patienten
- Beantwortung wissenschaftlicher Fragestellungen aus den gesammelten Daten.

Die Organisation der Datenerfassung war das schwierigste Anfangsproblem. Mit vielen verschiedenen Unterabteilungen der beiden Universitätskliniken mußten Kontakte geknüpft und Formen der Kooperation entwickelt werden. (Abb. 1)

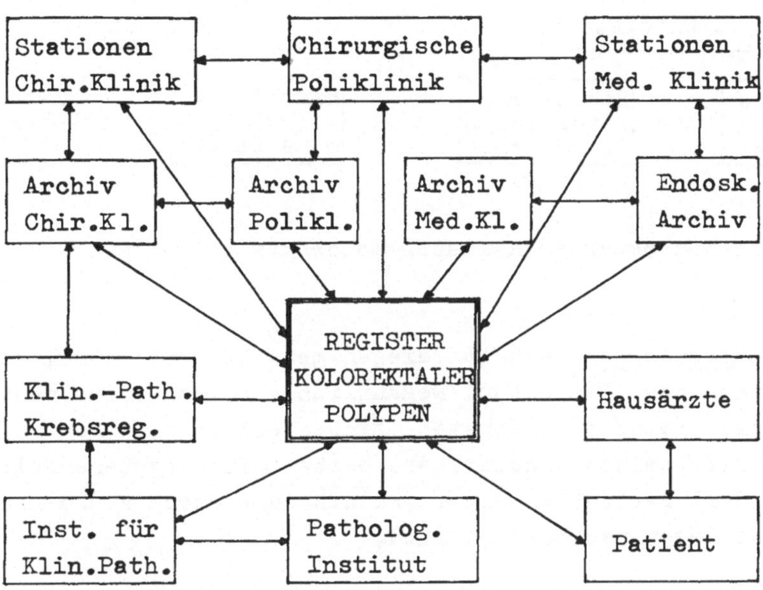

Abb. 1 Beziehungen des Registers kolorektaler Polypen zu den verschiedenen Abteilungen des Universitätsklinikums

Die Erfassung der Daten erwies sich als der arbeits-, zeit- und kostenintensivste Teil des Projektes. Aus Mangel an medizinischen Dokumentationsassistenten konnten für diese Arbeit bis Anfang dieses Jahres nur Studenten eingesetzt werden, die von einem Arzt angeleitet wurden. Erst seit März 1980 steht ganztägig eine Dokumentationskraft und seit Juni ein Programmierer zur Verfügung.

Aufgrund der regionalen Gegebenheiten war nur eine off-line Erfassung der Daten mittels Erhebungsbögen und eine Verarbeitung über sequentielle Dateien möglich. Nach einigen Fehlversuchen zeigte sich, daß hierarchisch gegliederte Datensätze mit variabler Länge zur Dokumentation der Patientendaten am besten geeignet waren. (Abb. 2)

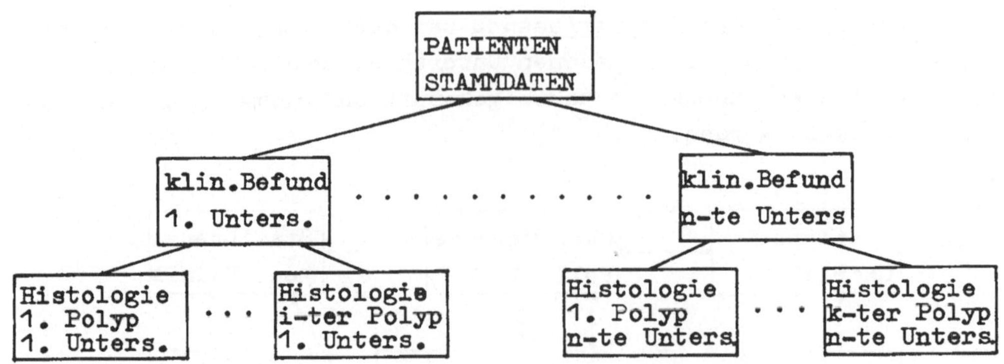

Abb. 2 Datenstruktur im Register kolorektaler Polypen

Der Stammdatenbogen enthält diejenigen Informationen, die zur Nachbetreuung des Patienten wesentlich sind, so seine genaue Anschrift, das Datum der nächsten Einbestellung zur Kontrolle und die Anschrift seines Hausarztes. Weiter wird gegebenenfalls vermerkt, ob der Patient an einer Klinik oder durch einen niedergelassenen Kollegen nachbetreut wird.

Der klinische Teil des Erhebungsbogens enthält eine Reihe von Fragen zur Anamnese des Patienten und zur Art der durchgeführten Diagnostik und Therapie, die durch das Studium des Krankenblattes beantwortet werden müssen.

Für die patho-histologischen Daten dient das Gutachten des Pathologen (Abb. 3) - es umfaßt die wesentlichen persönlichen Daten des Patienten, das Einsendedatum des Präparates, die Lokalisation der Läsion, ihre Größe, die histologische Klassifikation, Angaben über eine Entfernung im Gesunden und die Art der Materialgewinnung - unmittelbar als Ablochbeleg. Durch dieses Vorgehen vermeiden wir die durch mehrfaches Übertragen und Umcodieren von Daten zwangsläufig entstehenden Fehler. Dem Pathologen dient der Ablochbeleg gleichzeitig als Checkliste dafür, ob er im Befund alle wesentlichen Aussagen über das Präparat gemacht hat.

Da selbst fachlich hochqualifizierte Mitarbeiter Fehler bei der Datenerfassung machen, versuchen wir die Fehlerquote bereits

"KOLOREKTALER POLYP"-HISTOPATHOLOGISCHES GUTACHTEN ed 80/1

laufende Registernummer : [ ][ ][ ][ ]

Registernummer im Register kolorektaler Karzinome : [ ][ ][ ][ ]

Familienname, Vorname :

Histologienummer : [ ][ ][ ][ ][ ]

Geburtsdatum (Tag, Monat, Jahr): [ ][ ][ ][ ][ ][ ]

weitere PN.-Nummern :

Archivnummer : [ ][ ][ ][ ][ ][ ]

1-15 dupl

033/16 Art der Erhebung : 3- Ersterfassung, 4- Nachuntersuchung — 16 [ ][3]

033/18 Anzahl der jetzt dokumentierten Polypen : — 18 [ ]

033/20 Lokalisation (ICD-O, Topographie): 30- Flexura hepatica, 31- Transversum, 32- linkes Kolon, 33- Sigma, 34- Coecum, 36- Ascendens, 37- Flexura lienalis, 49- Rektum, 99- unbekannt — 20 [ ][ ]

033/22 Entfernung zur Linea dentata in cm : 998- entfällt, da kein Rektumpolyp oder kein Sigmapolyp, 999- unbekannt — 22 [ ][ ],[ ]

033/25 Histologische Klassifikation : 1- Adenom, 2- Adenom mit schweren Zellatypien, 3- Adenom mit invasivem Karzinom, 4- polypöses Karzinom, 5- hyperplastischer Polyp, 6- sonstiger nicht-neoplast. Polyp, 7- sonstiger neoplast. Polyp, 9- unklassifiziert, nicht geborgen — 25 [ ]

033/26 Adenomtyp : 1- tubulär, 2- tubulo-villös, 3- villös, 8- entfällt, da kein Adenom, 9- unbekannt — 26 [ ]

033/27 Risiko bei Adenom mit Karzinom: 1- low risk, 2- high risk, 8- entfällt, da kein Adenom mit Karzinom, 9- unbekannt — 27 [ ]

033/28 Pseudokarzinomatöse Invasion : 1- nein, 2- ja, — 28 [ ]

033/29 Entfernung im Gesunden : 1- sicher im Gesunden, 2- nicht sicher im Gesunden, 3- nicht im Gesunden, 9- Aussage nicht möglich — 29 [ ]

033/30 Materialgewinnung : 1- Ektomie durch Schlinge, 2- Ektomie durch Zange, 3- chir. Ektomie transanal, 4- Rektotomia posterior, 5- chir. Ektomie abdominal ohne Wandexcision, 6- chir. Ektomie abdominal mit Wandexcision, 7- Inzisionsbiopsien, 8- Polyp als Nebenbefund bei Darmresektion, 9- unbekannt — 30 [ ]

033/31 Größter Durchmesser des Polypenkopfes in mm : 97- 97 mm oder mehr, 99- unbekannt — 31 [ ][ ]

033/33 Polypentyp (Endoskopische Angabe): 1- gestielt, 2- tailliert, 3- sessil, 9- unbekannt — 33 [ ]

033/34 Einsender : 00- auswärts, 05- Kinderklinik, 07- Med. Klinik, 09- Chir. Klinik — 34 [ ][ ]

Datum — Unterschrift

Abb. 3 "Kolorektaler Polyp" - Histopathologisches Gutachten

durch vorsorgliche Maßnahmen möglichst gering zu halten, vor allem durch

1. klare und übersichtliche Gestaltung der Erhebungsbögen,
2. ausführliche schriftliche Arbeitsanleitung an die Dokumentationskräfte,
3. Überwachung der Dokumentation durch einen qualifizierten und engagierten Kliniker.

Zur Datenprüfung wird das Programmpaket des klinischen Krebsregisters der Chirurgischen Universitätsklinik Erlangen eingesetzt. Es prüft

1) die Vollzähligkeit der Patienten, d.h. ob alle Registernummern lückenlos vorkommen
2) die Vollständigkeit der Datensätze, d.h. ob von jedem Patienten alle Teile des Datensatzes vorhanden sind
3) die formale Richtigkeit der Daten
4) die Richtigkeit der logischen Zusammenhänge (z.B. darf bei der histologischen Klassifikation "hyperplastischer Polyp" nicht der Adenomtyp "tubulär" angegeben werden.

Wegen der oben geschilderten Anlaufschwierigkeiten konnten bis Ende 1979 nur von ca. 1000 Patienten der Jahrgänge 1978 und 1979 alle erforderlichen Daten in das Register aufgenommen, geprüft und korrigiert werden. Eine vorläufige Auswertung erfolgte mit dem Programmpaket EKIP des klinischen Krebsregisters der Chirurgischen Universitätsklinik (1, 2, 3).

Seit September 1979 wird die termingerechte Nachuntersuchung der Patienten durch den Computer überwacht. In regelmäßigen Abständen (ca. 4 Wochen) erfolgt der Ausdruck einer Liste von Patienten, die einen geplanten Nachsorgetermin nicht wahrgenommen haben. Gleichzeitig mit dieser Liste werden für jeden Patienten 4 Vordrucke ausgegeben, nämlich

1. ein an den Patienten gerichteter Brief, mit der Bitte, sich nach Rücksprache mit seinem Hausarzt zu dem genannten Termin in der Klinik vorzustellen.
2. ein Fragebogen, auf dem der Patient gebeten wird, gegebenenfalls anzugeben, warum er zu dem vorgeschlagenen Zeitpunkt nicht in die Klinik kommen möchte.
3. ein an den Hausarzt gerichteter Brief, in welchem dieser gebeten wird, den Patienten zu dem genannten Zeitpunkt in die Klinik einzuweisen.
4. ein Fragebogen, in welchem der niedergelassene Arzt gebeten wird, gegebenenfalls anzugeben, warum er den Patienten nicht einweisen kann oder möchte.

Die genannten Briefe und Vordrucke werden an den Patienten bzw. seinen Hausarzt versandt.

Von September 1979 bis März 1980 wurden 233 Patienten mit kolorektalen Polypen um eine Wiedervorstellung gebeten. 97% unserer Briefe wurden von den Patienten und/oder ihren Hausärzten beantwortet. 158 (68%) der angeschriebenen Patienten kamen zur Nachuntersuchung nach Erlangen; bei 55% von ihnen fand sich erneut ein kolorektaler Polyp. 42 (18%) Patienten ließen sich in auswärtigen Kliniken oder bei ihren Hausärzten kontrollieren; hier ergaben sich nach den uns übersandten Unterlagen in etwa einem Drittel positive Befunde. 4% der angeschriebenen Patienten waren zwischenzeitlich verstorben. Nur 7% lehnten jegliche Nachsorge ab.

Nach Abschluß der Nachuntersuchung bzw. Eingang des auswärtigen Befundes wird unverzüglich ein Nachuntersuchungsbogen für den Patienten ausgefüllt. Der Nachuntersuchungsbogen ist formal genauso aufgebaut wie der Ersterfassungsbogen. Auf ihm wird - in Abhängigkeit von dem bei der Nachuntersuchung erhobenen klinischen und histologischen Befund - der Termin der nächstfolgenden Nachuntersuchung festgelegt.

Bei Patienten, die eine weitere Nachuntersuchung ablehnen oder verstorben sind, wird dies im letzten Nachuntersuchungsbogen vermerkt, so daß ein weiteres Anschreiben unterbleibt.

Bei Patienten, die außerhalb des Klinikums Erlangen nachuntersucht wurden, wird der auswärts erhobene Befund - soweit erhältlich - in den letzten Nachuntersuchungsbogen eingetragen. Über eine Schlüsselzahl wird festgehalten, daß der Patient auswärts weiter kontrolliert wird.

Literatur:

(1) Hermanek P., Frühmorgen P., Altendorf A.
Klinisch-pathologisches Register kolorektaler Polypen
Verh. Dtsch. Ges. Path. 63, 280-284 (1979)

(2) Lederer P., Frühmorgen P., Hermanek P., Altendorf A., Gnoyke H., Demling L.
Computergestützte Erfassung und Nachsorge von Patienten mit

kolorektalen Polypen.
Abstracts of IVth European Congress of Gastrointestinal Endoskopy, Thieme, Stuttgart, 17 (1980)

(3) Frühmorgen P., Hermanek P., Lederer P., Altendorf A.,Demling L.
Neue Aspekte der Adenom-Karzinom-Sequenz und der Früherkennung kolorektaler Tumoren
Abstracts of XIth Int. Congress of Gastroenterology
Acta Hepato Gastroent., Supplement, 246 (1980)

Ergebnisbericht der Moderatoren

Workshop 2

Dokumentation, Datenverarbeitung und Statistik in Medizinischen Krebszentren

von G. Wagner+ und J.R. Möhr*

+Institut für Medizinische Dokumentation, Information und Datenverarbeitung
Deutsches Krebsforschungszentrum, Heidelberg

*Institut für Medizinische Dokumentation, Statistik und Datenverarbeitung
Universität Heidelberg

1. Einleitung

Das Werkstattgespräch zum Thema der "Dokumentation, Datenverarbeitung und Statistik in Medizinischen Krebszentren" war ein Versuch, unterschiedliche zum Thema eingereichte Vorträge zu koordinieren, um in knapper Form zu einer umfassenden, die gegenwärtige Erfahrung berücksichtigenden Aussage zu gelangen. Auf der Basis der eingereichten Arbeiten wurde daher die folgende Gliederung entworfen.

A) Allgemeine Formen der Organisation der Datenverarbeitung in Krebszentren
   - Einleitung
   - Organisation und Aufbau von Klinikregistern
   - Organisation und Aufbau von Registern in integrierten Tumorzentren

B) Inhalt und Umfang einer Basisdokumentation für Tumorkranke
   - ADT Vorschlag
   - andere standardisierte Ansätze
   - Vergleich mit ausländischen Programmen
   - Einbau der Basisdokumentation in operationale größere Systeme
   - organspezifische Erweiterungen
   - automatische Fehlerprüfungen

C) Spezielle organisatorische Aufgaben der Register
   - Ersterfassung stationärer und ambulanter Patienten
   - Nachsorgeprogramme
   - sonstige Aufgabenbereiche

D) DV Technologische Realisierung
   - operationale Modelle für Einzelkliniken
   - operationale Modelle für Tumorzentren
   - Allgemeine Probleme.

Alle Referenten wurden von obigem (detaillierter ausgeführtem) Programm unterrichtet und um Stellungnahmen zu spezifizierten Punkten gebeten. Die folgenden Ausführungen sollen Inhalt und Konsequenzen des Gesprächs zusammenfassen.

2. Allgemeine Formen der Organisation der Datenverarbeitung in Krebszentren

Zunächst wurden klinikorientierte Zentren behandelt. Diese sind vor unterschiedlichem Hintergrund entstanden. Während das Zentrum der Radiologischen Klinik Graz (Gell) sich aus einem Mahnsystem, also mit spezifischer Nachsorgeabsicht, entwickelte, wurde das Register für maligne Tumor-Erkrankungen an der chirurgischen Universitätsklinik Erlangen (Altendorf) auf der Basis eines seit 20 Jahren bestehenden pathologisch-anatomischen Tumorregisters in den letzten 2 Jahren zu einem Nachsorgeregister für an Tumoren Erkrankte ausgebaut. Hier steht neben der Patientenbehandlung die wissenschaftliche Analyse im Vordergrund des Interesses. Ähnlich führte auch das Bemühen um Analyse von Langzeitverläufen und Verbesserung prognostischer Aussagen zur Einrichtung des Würzburger Strahlentherapeutischen Registers (Klotz).

Diese klinikorientierten Register müssen, wenn es nicht gelingt, sie an größere Datenverarbeitungsinstitutionen anzuschließen (Erlangen, Graz) mit sehr wenig Personal auskommen (Würzburg), was Organisationsform und Inhalt prägt, und die Projekte meist stark von der Initiative, und der Begabung ihrer Organisatoren abhängig macht. Die Datenerhebung muß von den beteiligten Wissenschaftlern und Ärzten mit durchgeführt und dementsprechend aufwendig kontrolliert werden. Dennoch wird in allen genannten Zentren bereits Datenmaterial von mehreren tausend Fällen gesammelt. Die Überschaubarkeit der Projekte und der eingearbeitete, definierte Mitarbeiterstab machen u. U. die Reibungsverluste, die bei komplexer Organisationsform auftreten, wett.

Erfahrungen aus klinikübergreifenden Zentren wurden aus dem Tumorzentrum Köln (Suhr), dem Tumorzentrum Heidelberg - Mannheim (Köhler), dem Tumorzentrum München (Hölzel) und dem Tumorregister Münster (Krieg) beigetragen. Kennzeichnend sind vielfältige Aufgabenstellung (Ärztliche Betreuung von Tumorkranken, didaktische Aufgaben bei der Ausbildung von Ärzten, diagnostische und therapeutische Studien, epidemiologische Fragestellungen, regionale Versorgung), wie komplexe Zusammenarbeit unterschiedlichster

Institutionen (Einzelkliniken, Klinika, Institute der theoretischen Medizin, KVen, niedergelassene Ärzte). Unüberhörbar waren schon in dieser Phase des Gesprächs Hinweise, daß aus der Sicht der übergreifenden Zentren die DV-technologischen Probleme (s.u.) völlig hinter den organisatorischen zurücktreten.
Zentrales Thema war demnach die Frage

- der Einführung
- des Ausbaus und
- der Weiterführung

derartiger Projekte.

Auf die Probleme der Einführung gingen insbesondere Köhler und Hölzel ein. Während Köhler den Wert eines modularen, anwendungsunabhängigen DV-Systems betonte, das initial an den Bedürfnissen einer Klinik orientiert ist und dann auf andere übertragen und an diese adaptiert werden kann - wobei dann immer noch Probleme zu verzeichnen sind - ging Hölzel nur kursorisch auf den kooperativen Weg einer integrierten, an den Bedürfnissen der Kliniken orientierten Entwicklung von Organisationsform und Inhalt ein und nannte dann die herausragenden Probleme einzeln beim Namen:

- Eine Einigung über Dokumentationsinhalte und Verfahren ist schwierig und aufwendig.
- Das Fehlen eines Meldegesetzes für Tumorerkrankungen macht die Dokumentation leichenhaft. Während Personaldaten und Diagnosen noch erfasst werden können, bereitet die TNM-Klassifikation schon erhebliche Schwierigkeiten. Eine Datenerhebung in den Kliniken durch deren Personal ist unabdingbar.
- Die vollständige Dokumentation von Operationen, Bestrahlungen und sonstige Behandlungsmaßnahmen an unterschiedlichen Kliniken ist kaum zu erreichen.
- Das Urheberrecht im Zusammenhang mit wissenschaftlicher Auswertung ist ungeklärt.
- Die Einbeziehung der niedergelassenen Ärzte stößt auf vielfältige berufsständische und organisatorische Schwierigkeiten; eine Unterstützung durch die kassenärztlichen Vereinigungen scheint kaum erreichbar.
- Ein Nachsorgepaß könnte eine Lösung darstellen; prinzipielle Erwägungen verhindern aber seine Einführung.

- Eine Definition von Beginn und Ende der relevanten Erhebungszeiträume ist besonders bei den häufigen multiplen Malignomen nicht möglich.

Eine Lösung der vielfältigen Probleme liegt nach Meinung von Hölzel in der Einigung auf ein limitiertes Konzept mit Betonung ausgewählter Akzente entsprechend den Vorgaben der Arbeitsgemeinschaft deutscher Tumorzentren (ADT), im Bemühen um Gemeinsamkeit, auch mit den KVen und um Austausch zwischen den Zentren, einschließlich der Verständigung über vertragliche Lösungen. Die Möglichkeit, Vollständigkeit zu erreichen, wurde in der Diskussion wegen des dafür notwendigen unproportionalen Aufwandes skeptisch beurteilt.

Die Auswertung selbst kann dann auf 4 unterschiedlichen Ebenen erfolgen (Hölzel):

1. Basisdaten, Stand des Registers,
2. Angabe des Fallmaterials einer Klinik und dessen Analyse mit Angabe der in anderen Kliniken verfügbaren Fallzahlen,
3. Auswertung des Materials aller Kliniken für jeden Tumor,
4. Detaillierte tumorspezifische Analyse des gesamten Datenmaterials.

3. Inhalt und Umfang einer Basisdokumentation für Tumorkranke

Nach der Lebhaftigkeit des vorangehenden Teils herrschte bezüglich der Behandlung des Dokumentationsinhalts vergleichsweise Einmütigkeit, die wohl als Erfolg der Empfehlungen der ADT zur Basisdokumentation gewertet werden kann, die von Wiebelt vorgestellt wurde. Diese Entwicklung basiert auf den Arbeiten einer Expertengruppe aus den deutschen Tumorzentren, die zur Version 0 der Dokumentationsempfehlung der ADT führten. Diese wurden an ~12.000 Patienten erprobt und dann in die jetzt vorliegende korrigierte Version 1 überführt.

Die Empfehlungen sind als Minimalkonzept für

- Ersterhebung
- Folgeerhebung
- Abschlußdokumentation

gedacht und können ergänzt werden, wofür Beispiele von Stützer (Remissionsgrad für systemische und nicht systemische Tumoren)

Hölzel (18 Formulare!) und Richter dargestellt wurden. Abweichende Konzepte wurden für die Pädiatrische Onkologie in Mainz (Kaatsch), in der jährlich 1300 Neuerkrankungen pädiatrischer Hämoblastosen zentral für die Bundesrepublik Deutschland erfasst werden, und für das Grazer Register (Gell) dargestellt, wobei insbesondere die Dokumentation der Radiotherapie ein ungelöstes Problem darstellt.

4. Spezielle organisatorische Aufgaben der Register

Die zunächst aufgeworfene Frage der Priorität der Ersterfassung (Vollständigkeit) oder der Nachsorge (Kontinuität) wurde von den überwiegend vertretenen Repräsentanten von Nachsorgeregistern mit einem klaren Votum für letztere beantwortet.

Aus dieser Sicht der Prioritäten besteht ein Konflikt zwischen Freiheit der Arztwahl durch den Patienten und der Verpflichtung zur kompetenten Nachsorge bei Anwendung extrem differenter Therapien und dem Interesse an kontinuierlicher Verlaufskontrolle auf seiten der therapierenden Klinik. Bei klinikübergreifenden Projekten treten die Probleme der räumlichen, zeitlichen und organübergreifenden Koordinierung hinzu. Eine wesentliche Aufgabe der Register wird in übergreifender Terminplanung gesehen, dergestalt, daß verhindert wird, daß derselbe Patient zur gleichen Zeit oder an unterschiedlichen Tagen von organspezifisch spezialisierten Kliniken und Instituten einbestellt wird. Dabei muß unbedingt zwischen der nachsorgenden Klinik und mitbehandelnden Kliniken unterschieden werden, damit möglichst ein Arzt die Verantwortung für die Behandlung übernehmen und eine persönliche Beziehung zwischen Arzt und Patient aufgebaut werden kann.

Eine andere Aufgabenstellung wurde von Wehrle (Tübingen) vertreten, die ein am Friedrich-Miescher-Laboratorium des Max-Planck-Instituts, Tübingen, entwickeltes System vorstellte, das zur Überwachung von Therapieplänen, zur Therapiekontrolle und Verlaufsanalyse dient und über eine Reihe von statistischen Auswertungsroutinen und Schnittstellen zu Auswertungssystemen verfügt.

5. DV-Technologische Realisierung

Für die Realisierung eines Krebsregisters stellt die DV-Technologische Realisierung nicht das Hauptproblem dar. Entsprechend vielfältig waren die Lösungen, die in den Betrieben dargestellt wurden:

- In Graz (Ziak, Gell) wird im Stapelbetrieb auf Rechnern der PDP11-Serie mit in FORTRAN geschriebenen Programmen ein Volumen von fast 15.000 Neuaufnahmen, Kontrollen, Entlassungen, Mahnungen usw. im Jahr abgewickelt.
- In Würzburg (Klotz, Richter) wird mit Hilfe von intelligenten Terminals und über Markierungsleser Datenerfassung betrieben, die nach ausführlicher Plausibilitätsprüfung in mehreren Stamm- und Indexdateien verfügbar gehalten werden. Programmierung erfolgt in COBOL/FORTRAN unter Verwendung von TR440-Rechnern des URZ. Hier wurde Wert auf Übertragbarkeit der Software gelegt.
- In Erlangen (Altendorf) wird wegen des erst kürzlich erfolgten Anschlusses an die DV-Anlagen des Instituts für Medizinische Dokumentation und Statistik (IMDS) die bisherige Stapelverarbeitung fortgeführt, der Übergang auf online-Verarbeitung wird für erforderlich gehalten.
- In Köln (Suhr) wird die Hardware des dortigen IMDS und des Universitätsrechenzentrums mitbenutzt bei Abwicklung der Aufgaben im Stapel- und Online-Betrieb. Großer Wert wird auf Plausibilitäts- und Validitätskontrollen gelegt.
- Beim System in Münster (Krieg) sind an 3 Rechner der mittleren Datentechnik 16 Terminals angeschlossen, die interaktive Abwicklung gestatten, wobei die unterschiedlichen miteinander verbundenen Rechner für unterschiedliche Funktionen (Dialogverarbeitung, Datenbankverwaltung, Stapelbetrieb) eingesetzt werden.
- In München (Hölzel) wurde auf (Siemens) -Großrechen-Anlagen ein eigenes Datenbanksystem mit Moduln für online/offline-Datenerfassung, Abfrage, Auswertung und Ausgabegenerierung unter bevorzugter Verwendung von Assembler realisiert.
- In Heidelberg/Mannheim wurde ein eigenes dezentralisiertes Netz von Rechnern unterschiedlicher Hardware (PDP11-Serie/ Philipps P800) das über Kommunikationsrechner verbunden und an das Rechenzentrum des Deutschen Krebsforschungszentrums angegliedert ist, realisiert, für das für ähnlich vielseitige Funktionen wie bei den beiden vorgenannten

Systemen Software auf der Basis von MUMPS realisiert wurde (System KRAZTUR) (Ellsässer).

Die im Anschluß an die Darstellung der technischen Lösungen einsetzende Diskussion wandte sich unmittalbar wieder organisatorischen Problemen (Datenerfassungsunterstützung, zentral, dezentral, Urheberrechtsschutz usw.) zu. Quintessenz: Dominanz der inhaltlichen über die technischen Probleme. Hierin kommt nicht zuletzt die positive Entwicklung zum Ausdruck, die unser Fach in den letzten 10 Jahren durchgemacht hat, und die es gestattet und dazu verpflichtet, sich unter adäguater Handhabung der Technologie wieder verstärkt inhaltlichen Problemen zuzuwenden.

6. Schlußfolgerungen

Die grundsätzliche wesentliche Konseguenz wurde im vorangehenden Abschnitt gezogen. Wenn sie akzeptiert wird, folgen weitere:

- Verschiedentlich wurde auf Notwendigkeit der Unterstützung zur Erfüllung der Aufgaben hingewiesen. Dazu folgende Möglichkeiten:
  = Ausbildung von geeignetem Personal (Einführung in Dokumentation für Ärzte, Ausbildung von Dokumentationsassistenten)
  = Adäquate Berücksichtigung der inhaltlichen Aspekte in der Ausbildung von Informatikern
- Eine breite Kooperation sollte angestrebt werden. Der Versuch normativen Vorgehens wird nicht für optimal gehalten; der integrative und iterative Weg der Entwicklung erscheint erfolgversprechender.
- Änderungen relevanter Vorschriften sollten erwogen werden:
  = Einführung eines Nachsorgepasses
  = Klärung der Belange des Urheberrechts.
  = Entwicklung und Regelung der Kooperation zwischen Klinik und niedergelassenen Ärzten.

Hier werden Aufgaben für die GMDS wie für die ADT gesehen.

Die Stimmung bei dem an zwei Tagen durchgeführten Arbeitsgespräch legt den Schluß nahe, daß beide Institutionen auf Mitarbeit der an dem Gespräch Beteiligten rechnen dürfen.

7. Anhang: Übersicht über beteiligte Personen und Institutionen

A. Altendorf:	Chirurgische Universitätsklinik Erlangen
K.H. Ellsässer:	Tumorzentrum Heidelberg-Mannheim
G. Gell:	Universitätsklinik für Radiologie Graz
D. Hölzel:	Institut für Med. Informationsverarbeitung, Statistik und Biomathematik München
P. Kaatsch:	Institut für Med. Statistik und Dokumentation der Universität Mainz
E. Klotz:	Klinik u. Poliklinik für Strahlentherapie der Universität Würzburg
C.O. Köhler:	Deutsches Krebsforschungszentrum Heidelberg
V. Krieg:	Pathologisches Institut der Universität Münster
R.J. Möhr:	Institut für med. Dokumentaiton u. Statistik der Universität Heidelberg
J. Richter:	Klinik u. Poliklinik für Strahlentherapie der Universität Würzburg
H. Stützer:	Institut für med. Dokumentation und Statistik der Universität Köln
P. Suhr:	Institut für med. Dokumentation und Statistik der Universität Köln
G. Wagner:	Deutsches Krebsforschungszentrum Heidelberg
E. Wehrle:	Friedrich-Miescher-Laboratorium der Max-Planck-Gesellschaft Tübingen
H. Wiebelt:	Deutsches Krebsforschungszentrum Heidelberg
E. Ziak:	Pathologisches Institut der Universität Graz

WORKSHOP 3

KONTROLLIERTE KLINISCHE STUDIEN

Dr. Sibylle Biefang
Internationales Institut für wissenschaftliche Zusammenarbeit e.V.
Schloß Reisensburg
8870 Günzburg-Reisensburg

Therapiestudien im Kontext der Evaluationsforschung

1. Vorbemerkung

Einen Schwerpunkt im "Programm der Bundesregierung zur Förderung von Forschung und Entwicklung im Dienste der Gesundheit 1978 - 1981" (BMFT 1978) bildet die Entwicklung und Validierung von therapeutischen Konzepten in den Krankheitsbereichen bösartige Neubildungen, Krankheiten des Herz-Kreislaufsystems, rheumatische und psychische Krankheiten. In den einführenden Bemerkungen zum Programm wird herausgestellt, daß die Forschungsförderung nicht nur den Zweck verfolgt, neue Erkenntnisse zu gewinnen, sondern auch das jeweils vorhandene Wissen umzusetzen. Dies bedeutet, bezogen auf die Entwicklung und Validierung von therapeutischen Konzepten, auch die Klärung ihrer Anwendung und Nutzung in der Praxis.

Durch klinische Therapiestudien allein ist die oben aufgestellte Forderung nicht einzulösen. Neben der Beantwortung der Frage nach der Effektivität der Therapie, die Therapiestudien versuchen zu beantworten, gilt es, eine Reihe weiterer Probleme zu analysieren, z.B. die mit bestimmten therapeutischen Maßnahmen verbundenen Kosten und qualitativen Anforderungen an das Versorgungssystem.

Ein erweitertes Spektrum an Fragestellungen unter Berücksichtigung der Anwendung und Nutzung von therapeutischen Maßnahmen in der Praxis ergibt sich, wenn man vom Konzept der Programmevaluation in Medizin und Gesundheitswesen ausgeht. Fragestellungen und methodische Vorgehensweisen sollen im folgenden umrissen und Therapiestudien in diesem Kontext geortet werden.

2. Programm-Evaluation in Medizin und Gesundheitswesen

Zur Definition von Programm-Evaluation heißt es in einer Veröffentlichung im Auftrag des National Institute of Mental Health, USA (HAGEDORN et.al., 1976, S. 3): "Program evaluation is a systematic set of data collection and analysis activities undertaken to determine the value of a program to aid management, program planning, staff training, public accountability and promotion. Evaluation activity makes reasonable judgements possible about the efforts, effectiveness, adequacy, efficiency and comparative value of program options. In its most basic form evaluation is comparison of actual program operations and results against a standard. The standard of comparison is usually data from similar programs or a judgement by an accepted authority or group on what should be expected."

Verschiedene konzeptionelle Ansätze zur Programm-Evaluation in Medizin und Gesundheitswesen (NEIGHER, 1976; PERKINS, 1977; ATTKISSON und HARGREAVES, 1979) stellen vor allem folgende Fragestellungen und Methoden heraus:

- o Analyse der Wirkungen von Programminterventionen. Experimentelle Ansätze sind hier das methodische Vorgehen der Wahl.
- o Bewertung der Kosten und der Effizienz von Programmen, wobei die Methoden der Kosten-Nutzen- und der Kosten-Effektivitäts-Analyse Anwendung finden.
- o Beurteilung der Qualität der erbrachten Leistungen. Im Rahmen solcher Untersuchungen werden vor allem Methoden des "peer review" eingesetzt.
- o Ermittlung und Bewertung von Bedarf und Behandlungsbedürftigkeit und Analyse der Inanspruchnahme von medizinischen Leistungen und Einrichtungen. In diesen Fällen gelangen epidemiologische und demographische Vorgehensweisen sowie Umfragemethoden zum Einsatz.

2.1. Analyse der Wirkungen von Programmen

Die Bewertung der Wirksamkeit eines Programmes bzw. einzelner Programminterventionen setzt die Beantwortung von zwei Fragen voraus: erstens, ob der natürliche Krankheitsverlauf überhaupt beeinflußt wird, und zweitens, ob die Intervention anderen alternativen Interventionen - z.B. der Standardbehandlung - überlegen ist. Die Beantwortung beider Fragen verlangt einen methodischen Vergleich von mindestens zwei Patienten/Probandengruppen. Eine Gruppe wird der zu bewertenden Intervention (der neuen Behandlung), die andere weiterhin der Standardbehandlung (dies kann auch keine Behandlung bedeuten) zugeführt. Der Vergleich ist allerdings nur dann beweiskräftig, wenn es gelingt, die Vielzahl weiterer Einflußfaktoren (z.B. Zeiteinflüsse, Auswahlverzerrungen) auf das Behandlungsergebnis zu kontrollieren. Das wichtigste Verfahren zur Kontrolle von Einfluß- oder Störgrößen ist die Randomisation. Sie gilt als wesentliche Voraussetzung für Experimente im strengen Sinne mit den Möglichkeiten, Kausalitätsnachweise zu führen. In Fällen, in denen die Randomisation nicht durchgeführt werden kann, bieten sich quasi-experimentelle Ansätze an, wie sie insbesondere von CAMPBELL und STANLEY (1966) entwickelt wurden. Untersuchungen, denen weder eine experimentelle noch eine quasi-experimentelle Versuchsanordnung zugrundeliegt, werden als nicht-experimentelle bezeichnet. Ihr Erkenntnisgewinn beschränkt sich auf die Feststellung von Korrelationen bzw. auf die Gewinnung erster Hypothesen.

Gegen das Experiment werden eine Reihe von Vorbehalten geäußert. Insbesondere wird darauf hingewiesen, daß die wesentlichen Kriterien experimenteller Bedingungen: Faktorenkontrolle und Manipulation der unabhängigen Variablen häufig nicht einlösbar sind. Darüber hinaus wird vorgebracht, daß die Generalisierbarkeit der Ergebnisse von Experimenten wegen der ceteris-paribus-Klausel begrenzt ist, und daß die "Künstlichkeit" der experimentellen Situation Reaktionen bei den Probanden erzeugt, die von denen in realen Situationen erheblich abweichen können (MAYNTZ et.al., 1969, S. 168 - 188).

Beispiele für diese Vorbehalte lassen sich in der Therapie- und Wirkungsforschung leicht finden, die aber kaum dazu herangezogen werden können, der experimentellen Versuchsanordnung und damit dem Versuch, Wirkungsnachweise zu führen,eine prinzipielle Absage zu erteilen. Sind Experimente im strengen Sinne nicht durchführbar, dann sollte nach Möglichkeit der Versuch unternommen werden, quasi-experimentell vorzugehen. Die Beschreibung von Strukturen und Prozessen der Behandlung und Versorgung, der angesichts der Schwierigkeiten der Wirkungsforschung häufig der Vorzug gegeben wird, bietet keinen Ersatz für eine Wirkungsforschung. Deskriptive Analysen, z.B. über die Inanspruchnahme von Versorgungsleistungen oder über die Qualität der erbrachten Leistungen tragen zwar dazu bei, die dem Stand des Wissens angemessene Behandlung und Versorgung umzusetzen bzw. Lücken der Umsetzung zu erkennen. Sie führen jedoch nicht dazu, die Behandlungsverfahren selbst in Frage zu stellen bzw. zu Wissensgrundlagen, die Veränderungen und Verbesserungen von Behandlungsprogrammen einleiten können (McINNIS und KITSON, 1977).

2.2. Beurteilung der Effizienz von Programmen

Die Entscheidung für oder gegen ein Programm bzw. bestimmte Programminterventionen setzt neben der Analyse der Wirkungen Kenntnisse über die Kosten voraus. Stehen mehrere gleich gute Möglichkeiten zur Lösung eines Problems zur Verfügung, dann sollte die kostengünstigste Alternative gewählt werden. Für die Beurteilung der Effizienz von Programmen können im Prinzip zwei Verfahren, nämlich die Kosten-Nutzen- und die Kosten-Effektivitäts-Analyse herangezogen werden.

In der Kosten-Nutzen-Analyse wird den Kosten des Programms der monetär quantifizierte Nutzen gegenübergestellt. Die Entscheidungsregel lautet, daß das Programm durchzuführen ist, wenn der Nutzen die Kosten übersteigt (ROMANS, 1979). Die Anwendung der Kosten-Nutzen-Analyse auf Nicht-Marktsituationen, wie auf das System der Gesundheitsversorgung, stößt bekanntlich wegen der Forderung nach einer monetären Quantifizierung des Nutzens auf erhebliche Schwierigkeiten. Auch wenn die Wirkungen von Programminterventionen in Form von standardisierten Vorher-Nachher-Messungen quantifiziert werden können, bleibt ihr monetärer Wert unbestimmt (ROTHENBERG, 1975).

Für die Ermittlung der kostengünstigsten Alternative zur Lösung eines bestimmten Problems scheint die Methode der Kosten-Effektivitäts-Analyse angemessener, da sie auf die monetäre Quantifizierung des Nutzens verzichtet. Die wichtigsten Schritte der Kosten-Effektivitäts-Analyse sind (HAGEDORN et.al., 1976, S. 252 - 264):

- o Klärung der Fragestellung der Studie und Festlegung der Behandlungsziele
- o Festlegung der Behandlungsprogramme und der Behandlungsmodalitäten, die miteinander verglichen werden sollen
- o Ermittlung der Kosten jedes Behandlungsprogrammes. Dabei müssen die Behandlungskosten pro Patient über die gesamte Laufzeit der Studie, einschließlich der Kosten, die durch das Auftreten behandlungsbedürftiger Nebenwirkungen oder sonstiger Komplikationen entstehen, im einzelnen erfaßt werden.
- o Ermittlung der Wirkungen der Intervention in den Behandlungsgruppen

durch Vorher-Nachher-Messungen. Die Patienten sollten mindestens drei Kategorien: verbessert, verschlechtert, unverändert zugeordnet werden können.

- Darstellung der Kosten und der Wirkungen pro Patient. In diesem Schritt wird die Zahl der Patienten in jeder Behandlungsgruppe, deren Zustand sich verbessert, verschlechtert bzw. nicht verändert hat, den jeweils angefallenen Behandlungskosten zugeordnet und werden durch Summierung die Kosten pro Behandlungsgruppe gebildet. Der Nettoeffekt des jeweiligen Behandlungsprogramms ergibt sich aus der Zahl der verbesserten abzüglich der verschlechterten Fälle (bei Annahme, daß ein verschlechterter Fall einen verbesserten Fall aufwiegt). Der Betrag, der aufgewendet werden muß, um diesen Nettoeffekt zu erreichen, ergibt sich, wenn man den Nettoeffekt auf die Gesamtkosten pro Behandlungsgruppe bezieht.
- Durchführung der Kosten-Effektivitäts-Analyse durch Vergleich der Kosten und der Wirkungen der alternativen Behandlungsprogramme. Bei diesem letzten Schritt gelangen die in der nachstehenden Kosten-Effektivitäts-Matrix skizzierten Entscheidungsregeln zur Anwendung.

		Cost of A relative to B		
		A is less costly	A is as costly	A is more costly
Effectiveness of A relative to B	A is less effective	11 ?	12 choose B	13 choose B
	A is as effective	21 choose A	22 no difference	23 choose B
	A is more effective	31 choose A	32 choose A	33 ?

Kosten-Effektivitäts-Matrix
(aus: FISHMAN, 1975)

In den Fällen 11 und 33 ist keine eindeutige Entscheidung möglich bzw. müssen weitere Informationen hinzugezogen werden; so hängt z. B. die Wahl von B im Fall 11 davon ab, ob genügend Ressourcen vorhanden bzw. ob die Mehrkosten vertretbar sind.

2.3. Bewertung der Qualität der Behandlung und Versorgung

Ziel dieser Untersuchungen ist, Mängel der Versorgung aufzudecken und zu beseitigen, die sich daraus ergeben, daß vorhandenes Wissen unzureichend umgesetzt und angewandt wird. Gegenstand der Qualitätsbeurteilung sind Strukturen (z.B. Ausbildung des medizinischen und paramedizinischen Personals, Art und Umfang der Sachmittelausstattung), Prozesse (Art und Ablauf der Behandlung) und Ergebnisse der Behandlung und Versorgung. Die Qualitätsbeurteilung prüft jeweils, ob die einzelnen Struktur-, Prozeß- und Ergebnisvariablen bestimmten zuvor festgelegten Standards genügen (DONABEDIAN, 1966).

Die Schwierigkeiten der Qualitätsbeurteilung liegen insbesondere darin, daß zufriedenstellende Strukturen und Prozesse nicht zwangsläufig auch ein zufriedenstellendes Behandlungsergebnis bedingen, und daß umgekehrt das Vorliegen von guten Behandlungsergebnissen keinen eindeutigen Rückschluß auf die Qualität der erbrachten Maßnahmen erlaubt. Um Fehlschlüsse zu vermeiden, wird deshalb gefordert, qualitative Standards der Leistungserbringung möglichst auf der Basis von abgesichertem Wissen über die Wirkungen von Behandlungsmaßnahmen zu entwickeln und eine integrierte Betrachtung von Struktur-, Prozeß- und Outcomevariablen bei der Qualitätsbeurteilung vorzunehmen (WOY et.al., 1978).

Im Unterschied zum experimentellen Ansatz der Effektivitätsbeurteilung sieht der Ansatz der Qualitätsbeurteilung methodisch einen IST-SOLL-Vergleich vor. Der IST-Zustand der Behandlung und Versorgung wird einem von Experten definierten SOLL-Zustand gegenübergestellt. Die Beurteilung erfolgt mittels Peer Review - ein Verfahren, bei dem wiederum Experten darüber befinden, ob der IST-Zustand der Behandlung und Versorgung vom SOLL-Zustand abweicht. Für die Beschreibung des IST-Zustands ist keine gesonderte Datenerhebung erforderlich, sofern die vorhandenen Patientendokumente in systematischer Form angelegt und vollständig ausgefüllt wurden.

Regelmäßige Qualitätsbeurteilungen werden im Rahmen der "Professional Standard Review Organizations (PSRO's)" durchgeführt, die in den USA seit 1972 die Qualitätssicherstellung bei Krankenhäusern wahrnehmen, die Gelder von Medicare und Medicaid erhalten (BAKER und McPHEE, 1979; HAGEDORN et.al., 1976, S. 298 - 355). Gegenstand des Review sind:

- Krankenhausaufnahme und geplante Verweildauer
- Verlängerung des Krankenhausaufenthaltes und Art und Angemessenheit der Behandlung
- Untersuchungen über die Qualität der Versorgung im Krankenhaus in

ausgewählten Bereichen
- o Summe aller Leistungen, die bestimmte Patienten in einer definierten Zeitperiode erhalten (Profilanalysen).

2.4. Bewertung von Bedarf und Behandlungsbedürftigkeit und Analyse der Inanspruchnahme von Leistungen

Es handelt sich um zwei verschiedene Fragestellungen im Rahmen der Programmevaluation, die aber thematisch eng miteinander verzahnt sind und methodisch ein ähnliches Vorgehen erfordern. Untersuchungen zur Ermittlung und Bewertung von Bedarf und Behandlungsbedürftigkeit liefern die Informationsbasis für eine Abstimmung zwischen Behandlungsbedarf und Behandlungsangebot (FISHMAN und NEIGHER, 1979). Von den Methoden, die zur Ermittlung des Behandlungsbedarfs eingesetzt werden, seien beispielhaft folgende genannt (HAGEDORN et.al., 1976, S. 99 - 122):
- o Expertenbefragung (Ärzte, sonstige Helfer, Versorgungsträger etc.)
- o Umfragen bei repräsentativen Gruppen der Bevölkerung in einer Versorgungsregion
- o Schätzung auf der Grundlage behandelter Fälle
- o Analyse von Mortalitäts- und Morbiditätsstatistiken
- o Epidemiologische Untersuchungen, in denen eine repräsentative Stichprobe der Bevölkerung in der Versorgungsregion hinsichtlich ihrer Gesundheitsprobleme sowohl befragt als auch ärztlich untersucht wird.

Durch Untersuchungen über die Inanspruchnahme von Leistungen der gesundheitlichen Versorgung sollen insbesondere Barrieren der Inanspruchnahme seitens der Patienten aufgedeckt werden. Vier Typen von Barrieren sind in diesem Zusammenhang zu beachten (SORENSEN et.al.,1979,S.69):
- o Akzeptanz von Maßnahmen und Einrichtungen bei den Klienten/Patienten
- o Vorhandensein von Maßnahmen und Einrichtungen in der Versorgungsregion
- o Zugang zu Einrichtungen (geographische, psychologische, kulturelle, zeitliche und finanzielle Barrieren)
- o Wahrnehmung von Maßnahmen und Einrichtungen (Kenntnisstand der Ärzte, sonstigen Helfer und der Klienten/Patienten über das Versorgungsangebot).

3. Folgerungen

Im Kontext der Programmevaluation haben Therapiestudien die Aufgabe, das Wissen über therapeutische Möglichkeiten abzusichern. Ohne Kenntnis der Effekte bestimmter therapeutischer Maßnahmen auf den Gesundheitszustand der Patienten bleiben deren Kosten, die Qualität ihrer Durchführung, der Umstand, daß diese therapeutischen Maßnahmen angeboten und in Anspruch genommen werden, fragwürdig. Wenn hier das Augenmerk auf diese Fragestellungen gerichtet wurde, dann deshalb, weil auch bei abgesichertem therapeutischem Wissen häufig vergessen wird, daß dieses Wissen auch transferiert werden muß, und dessen Anwendung und Nutzung sich in der Regel nicht von selber einstellen. Ob vorhandenes Wissen tatsächlich angewandt und genutzt wird, ist wiederum Gegenstand von Fragestellungen, die mit wissenschaftlichen Methoden angegangen werden müssen und die auch im Förderungsprogramm der Bundesregierung berücksichtigt werden sollten.

4. Literaturhinweise

ATTKISSON, C.C., W.A. HARGREAVES: A Conceptual Model for Program Evaluation in Health Organizations. In : H.C. SCHULBERG, F. BAKER (Eds.): Program Evaluation in the Health Fields, Vol. II. New York: Human Sciences Press 1979, 53 - 72

BAKER, F., C.B. McPHEE : Approaches to Evaluating Quality of Health Care. In: H.C. SCHULBERG, F. BAKER (Eds.): Program Evaluation in the Health Fields, Vol. II. New York: Human Sciences Press 1979, 187 - 204

BMFT (Hrsg.): Programm der Bundesregierung zur Förderung von Forschung und Entwicklung im Dienste der Gesundheit 1978 - 1981. Bonn : Referat Presse und Öffentlichkeitsarbeit 1978

CAMPBELL, D.T., J.G. STANLEY: Experimental and Quasi-Experimental Designs for Research. Chicago: Rand McNally 1966

DONABEDIAN, A.: Evaluating the Quality of Medical Care, Milbank Memorial Fund Quarterly 44 (1966) 166 - 206

FISHMAN, D.B.: Suggested Guidelines for Utilizing the 2 % Evaluation Funds in the Emergent CMHC Legislation: A Cost-Effectiveness Approach. Paper Presented to the National Council of Community Mental Health Centers. Washington, D.C., February 23 - 26, 1975

FISHMAN, D.B., W.D. NEIGHER: Needs Assessment. In: G. LANDSBERG, W.D. NEIGHER, R.J. HAMMER, Ch. Windle, J.R. WOY (Eds.): Evaluation in Practice. DHEW Publication No. (ADM) 78-763. Washington, D.C.: U.S. Government Printing Office 1979, 15 - 25

HAGEDORN, H.J., K.J. BECK, St.F. NEUBERT, St.H. WERLYN: A Working Manual of Simple Program Evaluation Techniques for Community Mental

Health Centers. DHEW Publication (ADM) 76-404. Washington, D.C.: U.S. Government Printing Office 1976

MAYNTZ, R., K. HOLM, P. HÜBNER: Einführung in die Methoden der empirischen Soziologie. Köln: Westdeutscher Verlag 1969

McINNIS, T., L. KITSON: Process Evaluation in Mental Health Systems. International Journal of Mental Health 5 (1977) 58 - 72

NEIGHER, W.: Evaluation Perspective Matrix. In: R. HAMMER, G. LANDSBERG, W. NEIGHER (Eds.): Program Evaluation in Community Mental Health Centers, New York: D and O Press 1976

PERKINS, D.N.T.: Evaluating Social Interventions: A Conceptual Schema. Evaluation Quarterly 1 (1977) 639 - 656

ROMANS, J.T.: The Economic Evaluation of Mental Health Programs. In: H.C. SCHULBERG, F. BAKER (Eds.): Program Evaluation in the Health Fields, Vol. II. New York: Human Sciences Press 1979, 238 - 250

ROTHENBERG, J.: Cost-Benefit Analysis: A Methodological Exposition. In: M. GUTTENTAG, E.L. STRUENING (Eds.): Handbook of Evaluation Research, Vol. II. London: Sage Publications 1975, 55 - 88

SORENSEN, J.L., R. HAMMER, Ch. WINDLE: The four A's - Acceptability, Availability, Accessibility, Awareness. In: G. LANDSBERG, W.N. NEIGHER, R.J. HAMMER, Ch. WINDLE, J.R. WOY (Eds.): Evaluation in Practice. DHEW Publication No. (ADM) 78 - 763, Washington, D.C.: U.S. Printing Office 1979, 69 - 75

WOY, J.R., D.A. LUND, C.C. ATTKISSON: Quality Assurance in Human Service Program Evaluation. In : C.C. ATTKISSON, W.A. HARGREAVES, M.J. HOROWITZ (Eds.): Evaluation of Human Service Programs. New York: Academic Press 1978, 411 - 443

Organisatorische und methodische Probleme bei der Durchführung kontrollierter Psychopharmakastudien in der Praxis niedergelassener Ärzte.

S.Schewe, G.Laakmann, D.Blaschke

Institut für medizinische Informationsverarbeitung, Statistik und Biomathematik (Leitung: Prof. Dr. K.Überla), Psychiatrische Klinik (Direktor: Prof. Dr. H. Hippius) der Universität München

Einleitung:

In Anlehnung an ähnliche Gruppierungen in Amerika und England (4,5,8) wurde von der Psychiatrischen Klinik in Zusammenarbeit mit dem Institut für medizinische Informationsverarbeitung, Statistik und Biomathematik der Universität München eine Studiengruppe zur Durchführung von kontrollierten Psychopharmakastudien bei niedergelassenen Ärzten gegründet(3).Die Notwendigkeit dieser Studien ergibt sich aus der Tatsache, daß die häufigsten Psychopharmaka: Tranquilizer und Antidepressiva zu etwa 75% in der Praxis des niedergelassenen Arztes verschrieben werden (4,5). Patienten dieser Praxen unterscheiden sich wesentlich von Klinikpatienten hinsichtlich der Art und Schwere der Erkrankung, der Lebensumstände, der Zuordnung zu unterschiedlichen Sozialklassen, der Arzt-Patienverhältnisse und vor allem auch hinsichtlich der Reaktionsweisen auf Wirkungen und Nebenwirkungen von Medikamenten (2,5). Die Übertragbarkeit von Wirksamkeitsuntersuchungen von Psychopharmaka, die im deutschen Sprachraum überwiegend an Klinikpatienten durchgeführt werden, ist unter diesen Aspekten nur per Analogieschluß eingeschränkt möglich. Im folgenden soll über die organisatorische Realisierung methodischer Forderungen bei bisher 4 abgeschlossenen bzw. in der Auswertung befindlichen sowie 4 weiteren Studien berichtet werden, die sich noch in der Phase der Datensammlung befinden.
Die wichtigste methodische Voraussetzung für einen Vergleich mehrerer Psychopharmaka oder gegen Placebo ist die Vergleichbarkeit der einzelnen Medikamentengruppen. Die notwendige Voraussetzung dabei ist deren Beobachtungs- und Strukturgleichheit (6,7).

Beobachtungsgleichheit:

Die untersuchten Krankheitsbilder, die beobachteten Befunde und Befundänderungen müssen von den beteiligten praktischen Ärzten in gleicher Weise diagnostiziert, wahrgenommen und dokumentiert werden. Auf Grund der unterschiedlichen Ausbildungs- und Erfahrungsstandes niedergelassener Allgemeinpraktiker ist primär eher von einer Beobachtungsungleichheit als von der geforderten Beobachtungsgleichheit auszugehen. Beträchtliche Anstrengungen sind deshalb zu fordern, zu einer möglichst standardisierten Beurteilung der Studienpatienten zu gelangen. Unsere Arbeitsgruppe organisiert deshalb Einweisungstreffen der beteiligten Ärzte mit der klinischen Studienleitung, Vertretern der Herstellerfirmen und Pharmakologen. Auf diesem Treffen werden die Einzelheiten der Studie ausführlich besprochen und Probebefundungen durchgeführt. In diesen wird mit Hilfe eines Videofilms ein Interview mit einem Patienten vorgeführt, der den Aufnahmekriterien der Studie entspricht. An Hand dieses Gespräches füllen die Ärzte die im Rahmen der Arzneimittelprüfung vorgesehenen Skalen aus. Im Anschluß daran werden im Detail die zu erfassenden Einzelitems und deren Ausfüllung diskutiert, so daß jeder Arzt die Möglichkeit hat, sein Urteil an dem vorliegenden Standardurteil der Spezialisten zu messen und zu überprüfen. Die standardisierte Diagnostik eines Krankheitsbildes wie Angstneurose bzw. neurotische oder endogene Depression ist bei niedergelassenen Allgemeinärzten von besonderer Problematik. Unsere Arbeitsgruppe versucht durch möglichst genaue Definition und praxisnahe Beschreibung der Eingangskriterien in den Einführungsgesprächen zu einer gemeinsamen Diagnostik zu gelangen. Es wird in diesem Zusammenhang bewußt darauf verzichtet, Grenzwerte von Summenscores als Eingangskriterium zu definieren, z.B. die Überschreitung eines bestimmten Scorewertes in der Hamilton-Angst-Skala. Dieses Vorgehen kann dazu führen, höhere Skalenwerte einzutragen, um den jeweiligen Patienten in die Studie mit aufnehmen zu können. Wir geben hingegen jedem Arzt die Möglichkeit, auf den Dokumentationsbögen die Symptomatik eines Patienten bei Aufnahme in die Studie durch Freitexte zu beschreiben, womit die Auswertungsgruppe später die Möglichkeit hat, an Hand dieser Beschreibung sinnvolle Beurteilungen über den Verbleib des Patienten in der Studie abzugeben.

Der zeitliche Ablauf der Studie, die jeweiligen Maßnahmen zu den festgelegten Untersuchungszeitpunkten und ihre Dokumentation sind in Prüfungsheften eindeutig definiert. Als Zielkriterien werden international anerkannte Meßskalen verwandt, die einerseits eine Beurteilung der Medikamentenwirkungen bzw. Krankheitsentwicklung des Patienten durch den Arzt (Hamiltion-Angst-Skala, Hamiltion-Depressions-Skala, Clinical-global-Impression, AMP), andererseits immer auch gleichzeitige Selbstbeurteilungen des Patienten beinhalten (Befindlichkeitsskala BfS, Erlanger Angstskala, Eigenschaftswörterliste EWL-K) (9).

Die organisatorische Abwicklung der Behandlung jedes Studienfalles wird in den Einführungsabenden mit den Ärzten diskutiert. Besonders wird dabei auf die Einhaltung der Untersuchungstermine, standardisierte Bedingungen bei der Ausfüllung der Selbstbeurteilungsbögen durch die Patienten geachtet. Von besonderer Problematik ist die Erfassung von Laborwerten. Eine Standardisierung ist hier im allgemeinen nur durch gemeinsame Bestimmungen in einem Zentrallabor zu erreichen, welches allerdings erhebliche Zusatzanstrengungen organisatorischer Art bedarf. Trotz der beträchtlichen Laborunterschiede bei den niedergelassenen Ärzten ist oftmals eine Erfassung auch dieser Werte notwendig. Bei der später beschriebenen Randomisationsart werden diese Unterschiede jedoch auf die Medikamentengruppen gleichmäßig verteilt. Die Auswertung der Laborwerte ist damit zwar möglich, sie dient jedoch mehr der Hypothesenfindung gröberer Medikamenteneffekte.

Strukturgleichheit:

Die Behandlungsgruppen dürfen sich hinsichtlich ihrer Strukturen z.B. Alter, Geschlecht und Sozialstruktur der Patienten, Art und Schwere der Erkrankung, Ausbildungs- und Erfahrungsstand der Ärzte sowie sonstige Praxismerkmale nicht unterscheiden. Die Auswahl der Patienten war in allen unseren Studien hinsichtlich Alter der Patienten und Art der Erkrankung definiert. Diese Definitionen wurden mit den Ärzten ausführlich besprochen.

Ein strukturelles Problem ist die Dosierungsfestlegung innerhalb der Medikamentengruppen. Die Einhaltung konstanter Dosen im Verlauf einer drei - vierwöchigen Behandlung ambulanter Patienten hat sich als schwierig erwiesen. Abhängig von der Art und Zahl der Nebenwirkungen, abhängig von der jeweils beobachteten Wirkung besteht auch unter Doppelblindbedingungen mit Placebo die deutliche Tendenz von der vorgeschlagenen Dosierung nach oben oder unten abzuweichen. In dieser Situation schlagen wir den Ärzten Therapierichtlinien vor, innerhalb von denen sie sich bis zu definierten Maxima und Minima in ihrer Dosierungsweise dem Patientenverhalten anpassen können. Zu jedem Zeitpunkt der Prüfung besteht für den Arzt die Möglichkeit, die Prüfung wegen zu hoher Nebenwirkungen, Nichtwirksamkeit oder anderer Gründe abzubrechen. Alle Dosierungsänderungen werden in die statistische Analyse mit aufgenommen. Es werden dabei jedoch keine definierten Ausgangsdosen von Medikamenten mehr miteinander verglichen, sondern Interaktionen zwischen Arzt und Patienten bei der Medikation.

Ein weiteres Problem, welches Strukturungleichheiten innerhalb der Medikamentengruppen zur Folge haben kann, sind die drop outs der Patienten. Hier sind einmal die organisatorischen Ausfälle zu nennen: Ärzte, die neu in Arzneimittelprüfungen sind, haben trotz intensiver Besprechungen und Standardisierungsbemühungen Anfangsschwierigkeiten innerhalb ihrer Praxen. Dieses führt zu erhöhten Patientenabbrüchen, weil Eingangs- oder Ausgangsbedingungen, Therapierichtlinien, Zeitbedingungen und sonstige organisatorische Notwendigkeiten nicht beachtet werden. Patienten brechen die Studie unabhängig von der Medikation ab, erscheinen nicht mehr zu Untersuchungsterminen, nehmen Medikamente in Dosierungen, die die Minimal- bzw. Maximalgrenzen überschreiten, erleben im Studienverlauf Ereignisse, die zum Abbruch der Studie zwingen etc. Im allgemeinen verteilen sich diese organisatorischen drop outs bei der später angegebenen Randomisierungsart in gleicher Weise auf alle Medikamentengruppen, stellen somit mehr Selektions- als Interpretationsprobleme dar. Anders ist die Situation bei medikamentösbedingten Patientenabbrüchen, die zu einer Strukturungleichheit zwischen den Medikamentengruppen führen können. Hier erweist sich die Analyse dieser drop outs als wesentlich. Der Vergleich der Restgruppen kann dann nur unter einer möglichen Selektionsprämisse durchgeführt werden, sofern dies nicht durch geeignete statistische Techniken korrigiert wird.

Verallgemeinerbarkeit:
Wie auch bei mono- und multizentrischen Studien der Klinik besteht in der Praxis des niedergelassenen Arztes die Notwendigkeit, die informierte Zustimmung des Patienten zum kontrollierten Versuch einzuholen. Abhängig von den jeweiligen Ärzten sind uns sehr unterschiedliche Verweigerungsraten der Patienten bekannt. Allein auf Grund dieser Tatsache ist mit einer größeren Patientenselektion zu rechnen, die eine Verallgemeinerbarkeit manchmal in Frage stellt.
Ein zusätzliches Selektionskriterium ist die Auswahl der sich beteiligenden Allgemeinärzte. In unserer Arbeitsgruppe wurden bisher vorwiegend Arztpraxen ausgewählt, die aus organisatorischen Gründen im großstädtischen Raum angesiedelt waren. Primär beteiligen sich niedergelassene Ärzte an kontrollierten Studien, wenn sie eine gute Beziehung zur klinischen Leitung haben, sich wissenschaftlich durch die jeweilige Problematik angesprochen fühlen und ihr zeitlicher Aufwand und ihr notwendiger persönlicher Einsatz angenähert finanziell abgedeckt werden kann. Diese Praxisauswahl, die wir immer mehr auch auf den ländlichen Bereich auszudehnen versuchen, bedeutet eine beträchtliche Selektion der zu erwartenden Patienten, die bei der Ergebnisinterpretation zu berücksichti-

gen ist. Durch Begrenzung der Patientenzahl pro Arztpraxis versuchen wir die Anzahl der Praxen groß genug zu halten, um nicht zu große subjektive Beeinflussungen einzelner Praxisinhaber in Kauf nehmen zu müsse Es hat sich gezeigt, daß eine restriktionsfreie Verteilung der Patienten auf die interessierten Ärzte zu Verzerrungen der Patientenverteilungen pro Arzt führen kann. Einige wenige Ärzte behandeln unverhältnismäßig viele Patienten, während das Gros der Ärzte einen bis zwei Patienten pro Behandlungsgruppe therapiert. Als Maximalgrenzen von Patien ten pro Arzt haben sich bisher 4 bis 5 Patienten pro Behandlungsgruppe bewährt. Methodisch wird der beträchtliche Arzteinfluß - die subjektive Beurteilung durch den Arzt ist bei Psychopharmakaprüfungen von erheblicher Bedeutung - durch die später beschriebene Zufallszuteilung auf die Medikamentengruppen gleich verteilt. Zusätzlich werden alle bisheri Studien im Doppelblindansatz durchgeführt, so daß hier die Subjektivität der Arzturteils unabhängig von der Kenntnis des Präparates wirkt.

Zufallszuteilung:

Um den Effekt der bei Studien in der Praxis niedergelassener Ärzte nich zu vermeidenden Beobachtungs- und Strukturungleichheit in ihrem Einfluß auf die Wirksamkeit des Medikamentes allen Medikamentengruppen in gleicher Weise zukommen zu lassen, ist eine Randomisation notwendig. Da der niedergelassene Allgemeinpraktiker mit seiner ausbildungsbegründeten Beobachtungsgabe und seiner Praxistruktur sicherlich einer der größten Einflußfaktoren ist, wird dieser als Block betrachtet, innerhalb dem die Medikamentengruppen randomisiert werden. Jeder Arzt wird so unter Doppelblindbedingungen mindestens jedes Medikament einmal therapieren, sein subjektives Urteil somit auf alle Medikamentengruppen in der gleichen Weise zufällig verteilen.

Organisation:

Die Schwierigkeiten, bei Psychopharmakastudien in der Praxis des niedergelassenen Arztes möglichst weitgehende Beobachtungs- und Strukturgleichheit herzustellen, erfordern erheblichen organisatorischen Aufwand. Der wesentlichste Aufwand ist hier im Bereich der Motivation, der Rekrutierung und Schulung der Ärzte anzusetzen. Wir haben in unseren Studien bisher 3 Organisationsmodelle durchgeführt. 1. Nach dem Einführungstreffen hielten Mitarbeiter der Klinik vorwiegend zu niedergelassenen Psychiatern Kontakt. 2. Der Kontakt zu den Ärzten wurde über Vertreter der Herstellerfirma aufrechterhalten. 3. Mitarbeiter eines Marktforschungsinstitutes wurden zur Verbindung mit niedergelassenen

Allgemeinpraktikern eingesetzt. In allen Fällen lag die medizinische Studienleitung in den Händen der Klinik. Unter organisatorischen Gesichtspunkten und unter Berücksichtigung der Zeitbedingungen hat sich bei uns das 3. Organisationsmodell am besten bewährt. Bei den Besuchen in den Arztpraxen im Verlauf der Studie werden dabei die dokumentierten, abgeschlossenen Fälle hinsichtlich Vollständigkeit und Fehler der Dokumentation mit den Ärzten besprochen, anschließend werden die ausgefüllten Patientenhefte mitgenommen und abgelocht.

Die im Mittel notwendigen Patientenzahlen liegen bei Vergleichen Medikament gegen Placebo - ein Vergleich der im Bereich der Psychopharmaka die größten Unterschiede zwischen den Medikamenten erwarten läßt - bei etwa 30 Patienten pro Behandlungsgruppe. Bei Vergleichen neuer Medikamente gegen ähnlich wirkende Medikamente der gleichen Stoffgruppe müssen die Zahlen deutlich höher liegen. Für diese Studien, die im Mittel eine drop out Rate von ca.10-20% der Patienten beinhalten, sind etwa 2o bis 30 Ärzte notwendig, um eine Studie mit 2 Präparaten bei einer Therapiedauer von 4 Wochen in etwa einem dreiviertel Jahr beenden zu können. Auf ein weiteres organisatorisches Problem sei hingewiesen: Kompliziertere Studiendesigns wie cross-over Studien mit wash out Phasen und intensiver Betreuung der Patienten über mehrere Monate haben sich als bei niedergelassenen Ärzten kaum durchführbar erwiesen. Das Studiendesign sollte möglichst einfach und übersichtlich ausgelegt sein. Bei der Dokumentation der einzelnen Befunde ist eine einfache und kurze, dem normalen Ablauf der Behandlung der einzelnen Patienten in der Ambulanz angepaßte Belegform zu wählen. Zu ausführliche Dokumentationsbögen unterbrechen den normalen Praxisablauf der beteiligten Ärzte erheblich, führen zu Motivationsverlust und erhöhten Fehlerraten.

Auswertung:

Vor der statistischen Analyse müssen Datenfehler korrigiert werden, die Einhaltung der Eingangs- und Ausgangsbedingungen geprüft werden, die Korrektheit der Dokumentationen beurteilt werden etc. Um Einflußnahmen der Auswerter auszuschalten muß die Beurteilung der Einhaltung von Eingangs- und Ausgangsbedingungen und die daraus folgende drop out Entscheidung auch auf Seiten der Auswertungsgruppe unter strengen Blindbedingungen erfolgen.

Ein besonderes Problem der statistischen Analyse liegt in der Langzeitbehandlung von Patienten mit Daten zu mehreren Meßzeitpunkten der gleichen Personen, wobei pro Medikamentengruppe unterschiedliche Patienten behandelt werden. Abhängig von der Verteilungsform der

Zielgrößen sind hierarchische Varianzanalysen, nichtlineare Diskriminanzanalysen, multivariate Varianzanalysen sowie Friedmann-Rangvarianzanalysen geeignete Modelle zur Globalbeurteilung eines Medikamentenunterschiedes. Probleme sind jedoch zu beobachten in der Nachfolgeanalyse bei der Beantwortung der Frage: Zu welchem Zeitpunkt sind frühestens zwischen welchen Medikamenten Unterschiede feststellbar. Scheffé Tests, die zwar den Gesamtfehler berücksichtigen, haben den Nachteil, daß sie sehr konservativ sind, da alle bei der Festsetzung der Signifikanzschranke möglichen Kontraste berücksichtigt werden. Orthogonale Kontrastbildungen klären vielfach nicht hinreichend die klinisch interessante Fragestellung. Vor der Auswertung definierte Mittelwertsvergleiche bei normal verteilten Differenzen der relevanten Zeitpunke zwischen den einzelnen Medikamenten geben Hinweise auf vorhandene Unterschiede. Die Irrtumswahrscheinlichkeit dieser Nachfolgetests sollte jedoch auf Grund ihrer Abhängigkeit voneinander von vornherein auf 1% festgesetzt werden.

Literatur:

1. Blaschke, Heimann, Helmchen, Hippius, Laakmann, Leeds, Schewe, Stille, Wheatley: Arzneimittelprüfung in der ärzlichen Praxis (workshop) Arzneim Forsch in press

2. Kranz, H.: Psychopharmaka in der allgemeinen Praxis. Med Wschr 107 (1965) 719-724

3. Laakmann, G.: Studienmodell zur Prüfung von Psychopharmaka in der ärztlichen Praxis ZFA in press

4. Rickels, K.: Non-Specific Factors in Drug-Treatment. In: Psychiatry. Areas of Promise and Advancement. (Brady, Mendels, Orne, Rieger: Editors)pp 159-170 New York: Sectrum Press (1976)

5. Rickels, K.; Itesbacher, P.T.: A working model of clinical research in private practice. Psychopharm Bull 7 (1971) 1-13

6. Selbmann, H.K.: Grenzen und methodische Schwierigkeiten bei multizentrischen Studien. Arzneim Forsch 28, 11a (1978) 2023-2026

7. Überla, K.: Versuchsplanung und Statistik in Phase II und III. Arzneim Forsch 23, 8a (1973) 1192-1196

8. Wheatley, I.: Psychopharmacology in Family Practice Organization and Methodology. In: William Heinemann Medical Books, London 1973

9. CIPS: Internationale Skalen für Psychiatrie, Berlin 1977

Methodology and results of a long-term, controlled study of the effectiveness of immunosuppressive treatment of multiple sclerosis

Peter R. Pocklington (+), Udo Patzold (++)

(+) Department of Medical Informatics
(Director. Prof. Dr.med. P.L.Reichertz)

(++) Department of Neurology
(Director: Prof. Dr. med. H.Schliack)

Hannover Medical School

1.0 INTRODUCTION

Several authors have, in recent years, reported that favourable effects could be observed upon treatment of multiple sclerosis by means of immuno-suppressive therapy with cytostatic drugs, azathioprine or cyclophosphamide (1,7,8,9,10,11,13,14,15,22,25). Experimental treatment with antilymphocyte- or antithymocyte-globulin and/or ductus thoracius drainage also gave rise to optimism (3,21,24,26).

However, immuno-suppressive therapy has not recieved general acceptance on account of its possible side-effects and it has even been criticised (27).

It is our opinion that a general application of cytostatic substances can only then be justified when carefully-controlled studies have given conclusive evidence pointing to a subsequent reduction in the amount of suffering to be endured or at least a retardation of the further worsening of the ailments.

We therefore commenced in Spring 1976 a therapy-study intended to check whether the worsening of multiple sclerosis is less rapid for patients undergoing long-term treatment with azathioprine, as compared to a group of patients undergoing no such treatment.

2.0 METHODOLOGY

2.1 EXPERIMENTAL DESIGN

2.1.1 Type of Study

The study was planned as an open, prospective, controlled follow-up study. It was initially intended to compare two forms of therapy (namely immuno-stimulative with levamisole, and immuno-suppressive with azathioprine) with a non-treated control population.

After 18 months however it became apparent that levamisole had neither a positive nor negative influence on the course of the disease. There was however, though not to a statistically significant degree, an indication that azathioprine could be having a beneficial effect on the progression of the disease (17) so the study was continued for azathioprine alone.

2.1.2 Selection of Patients, Allocation of Therapy

The study covered potentially all patients who, in the period between March 1976 and December 1978 were treated within the Department of Neurology of the Hannover Medical School, having a clinically proven multiple sclerosis.

Actually included were those who, after having been informed of the possible side-effects, agreed to treatment with azathioprine and also lived in the Hannover district so the precise course of the disease could be observed.

The patients were incorporated in the study in the order of arriving for ambulatory follow-up treatment upon termination of an in-patient treatment period.

The allocation into groups was carried out not according to disease-specific characteristics, such as: age at point of manifestation, period of duration, severity of illness, course taken by the disease etc. but was instead random. As randomising mechanism was chosen the patient's date of birth.

Persons born between the 5th and 20th day of the month inclusive were treated with azathioprine, while

Persons who were born between the 21st and 4th day of the month inclusive did not undergo treatment with azathioprine, though, for psychological reasons they were told to keep to a diet of low-fatty acids with sun-flower oil and sun-flower margarine.

2.2 MEDICAL ASPECTS

2.2.1 Dosage, Period of Treatment and Surveillance during Therapy.

Azathioprine was given in a daily dosage of 2 mg/kg. body weight. The treatment was, according to the recommendations of Frick et al. (7), continued over two years and then discontinued for those patients displaying no definite worsening and in whose cerebrospinal fluid no pleocytosis or IgG increase could be ascertained. The latter was estimated according to the formula described by Delpech and Lichtblau (5).

For a pleocytosis above 20/3 and a 'Delpech-Lichtblau Quotient' of over 0.9 the therapy was however continued even for patients not displaying a marked deterioration over the two-year observation period.

The patients undergoing treatment with azathioprine underwent monthly check-ups covering blood cell count, inclusive thrombocytes, SGOT, SGPT and Gamma-GT, and alkaline phosphatasis; while for both groups, those undergoing treatment with corticoids were also checked for electrolytes and glucosis.

2.2.1 Accompanying Therapy

Upon severe relapses requiring a period of in-patient treatment all patients underwent prednisone therapy in the same manner, namely: 5 days 100mg., 3 days 75 mg., 3 days 50 mg., 3 days 25mg. followed by a progressive reduction. For milder relapses, not requiring in-patient treatment, these were also treated with prednisone: 8 days 50mg., 8 days 25mg., then 14 days with 25mg. every two days, followed again by a progressive reduction. For a number of patients in both therapy groups long-term low-dosage cortison treatment was necessary on account of the frequency of occurrence or severity of the relapses. This treatment lasted in some cases over several months and in others it has become chronic.

The further accompanying therapeutic measures were restricted to physio-therapeutic care, doses of baclofen for severe spasticity, carbamazepine for the treatment of paroxsysmal phenomena and pain, propanolol for the treatment of tremor, with the prescription of parasympathicomimetics for functional disturbances of the bladder, and chemotherapeutics or antibiotics for urological infections.

2.3 DATA PROCESSING ASPECTS

2.3.1 The Data

The data required for this study fall into three basic categories

a) identification data
b) data required for selection purposes at the analysis stage, and
c) data required for tracing the course of the disease.

As each patient had undergone a period of in-patient treatment he/she was registered within the patient data-base of the Medical System Hannover (MSH) (20) under a unique 10-digit identification number (made up of 6 digit date-of-birth, a 2 digit code number determined from the surname or maiden name of the patient resp., a 1 digit sex code and a final digit for separating cases where the first nine digits are identical for differing patients), this being allocated by means of a dialogue system upon admission to the hospital. By means of this identification number access could then be obtained to appropriate data, insofar as they were contained within the above database, such as the name and address of the patient and the results of laboratory tests.

The data used for selection purposes were as follows:

1. age upon manifestation of the disease
2. duration prior to commencement of therapy
3. course prior to therapy
4. annual relapse rate prior to therapy
5. annual relapse rate under therapy
6. severity of disease at commencement of therapy.

7. main initial syptom
8. cerebrospinal fluid analysis results

As a relapse was defined: A definite worsening in condition lasting for 24 hours or more, or the occurrence or re-occurrence of symptoms after a period of 4 weeks in which these symptoms had either disappeared or improved.

Fog and Linnemann (6) have demonstrated that the course of multiple sclerosis can be measured by use of the neurological examinations performed continuously throughout the period of treatment and that it can also be calculated mathematically. In a similar manner to their experiments we traced the course of the disease using the following techniques:

At the commencement of treatment and every 4 to 8 weeks, in many cases more often, in some less often, the current neurological status was ascertained by one of us only (U.P.). Registered were only signs that could be verified by the examiner himself, not subjective or medical history data. The examinations were all carried out before lunch.

The individual severity of the illness at the time of examination was calculated by means of an objective weighting scale corresponding to selected clinical signs. This scale, which covers about 200 points, is applied to clinical manifestations of the disease and considers, apart from disturbances in the cranial nerve function, also disturbances in motility, coordination, sensibility and reflexes, together with psychological disturbances (17).

2.3.2 Data Acquisition

Corresponding to the categories of data mentioned above, various means of acquisition were designed and implemented.

With regard to the identification data and data contained within the patient database, these are acquired routinely independently of this study by means of the various sub-systems within the MSH.

As for the data used for selection purposes these have the characteristic that they remain for the most part constant and need only infrequent updating, only the annual relapse rate needing recalculation at regular intervals. The registration of this data is carried out by means of a dialogue within the CTIS (Clinical Text Inquiry System) sub-system (18) of the general data acquisition and interpretation system DIES (19). The use of this dialogue system has the advantages that

- data can be entered by computer non-specialists after a single training session,
- the data can be formally checked immediately upon acquisition,
- new patients can be registered within the system as they become incorporated into the study, and
- updating of the data can be carried out immediately without the assistance of computer specialists.

For the recording of the neurological status a set of six optical mark reader (OMR) forms (16) covering the complete neurological status, not merely those signs required for this study, was used. This means of data acquisition allowed for the data to be recorded by the physician immediately at the site of the examination, and to be submitted for processing without the need for transcription.

2.3.3 Data Control

The data recorded on the OMR forms undergo a thorough checking for completeness and formal consistency of the data recorded as an integral part of the processing within the batch version of the DIES system. Those not fulfilling the check criteria are rejected - together with a check listing noting the errors located - and returned to the examining physician for correction and re-submission. The importance of this check procedure is reflected by the error-rate which lies between 5 - 15%.

For those forms with no formal errors, the information synthesis phase of the primary processing cycle produces an examination protocol in textual form (see Fig.1) as output which is then inserted into the patient record. This examination protocol serves as a further control for the examining physician with regard to the findings he recorded, and allows for the identification of formally

```
MEDIZINISCHE HOCHSCHULE
HANNOVER

NEUROLOGISCHE UNTERSUCHUNG:



PATIENTEN NR (SONDERUNTERSUCHUNG):
KLINIK: NEU P03
UNTERSUCHER: PD U.PATZOLD
UNTERSUCHUNGSDATUM:     9.6.80

BEARBEITUNG AM:   25.06.80
REIHENFOLGENUMMERN:  13  14  15  16  17  18


KRANKENVORGESCHICHTE:
**********************


ZUSAMMENFASSUNG DES BEFUNDES:
******************************


ARBEITSDIAGNOSE:
*****************


INTERNER BEFUND:      REGELRECHT
*****************
BLUTDRUCK:   RECHTS:   140 / 80

PATHOLOGISCHER NEUROLOGISCHER BEFUND :
****************************************

HIRNNERVEN :
=============

VISUS VERMINDERT:  LINKS UND RECHTS
PAPILLE:   TEMPORAL ABGEBLASST LINKS UND RECHTS

MOTILITAET RECHTS EINGESCHRAENKT NACH NASAL,
```

Fig. 1. Example Examination Protocol for Neurological Examinations

```
MOTILITAET LINKS  EINGESCHRAENKT NACH NASAL,
DISSOZIIERTER NYSTAGMUS
GROBSCHLAEGIGER BLICKRICHTUNGSNYSTAGMUS NACH RECHTS UND LINKS,OBEN
MIT ROTATORISCHER KOMPONENTE

SPRACHE  VERWASCHEN / SCANDIEREND

MOTORIK :
===========

TONUS:
SPASTIK    : LEICHT  LINKES UND RECHTES BEIN / RECHTS BETONT


PARESE DER/DES:
OBERSCHENKELBEUGERS              VOM SCHWEREGRAD 4 RECHTS /
OBERSCHENKELSTRECKERS            VOM SCHWEREGRAD 4 RECHTS /
UNTERSCHENKELBEUGERS             VOM SCHWEREGRAD 4 RECHTS /
UNTERSCHENKELSTRECKERS           VOM SCHWEREGRAD 3 RECHTS /
FUSSES/ZEHES                     VOM SCHWEREGRAD 4 RECHTS /
BECKENMUSKULATUR                 VOM SCHWEREGRAD 4 RECHTS /

BEWEGUNGSKONTROLLE :
======================

HALTEVERSUCHE:
     PRONATION   LINKS UND RECHTS
     REBOUNDPHAENOMEN   LINKS UND RECHTS
     ABSINKEN POSITIONSVERSUCH BEIN   RECHTS

SCHWERE DYSDIADOCHOKINESE LINKS UND RECHTS

ZEIGEVERSUCHE;
  IM FINGERNASEVERSUCH   RECHTS              LEICHTE ATAXIE
                         LINKS               SCHWERE ATAXIE
                         LINKS UND RECHTS    SCHWERER INTENTIONSTREMOR
                         LINKS               DYSMETRIE

  IM KNIEHACKENVERSUCH   LINKS UND RECHTS    SCHWERE ATAXIE
                         LINKS               SCHWERER INTENTIONSTREMOR


REFLEXE :
===========

PHYSIOLOGISCHE MUSKELEIGENREFLEXE:
TRICEPSREFLEX:          BEIDERSEITS LEBHAFT
                        RECHTS BETONT
BICEPSREFLEX:           BEIDERSEITS LEBHAFT
                        RECHTS BETONT
BRACHIORADIALISREFLEX:  BEIDERSEITS LEBHAFT
                        RECHTS BETONT
FINGERBEUGEREFLEX:      BEIDERSEITS LEBHAFT
                        RECHTS BETONT
BAUCHDECKENREFLEX:      BEIDERSEITS LEBHAFT
ADDUKTORENREFLEX        BEIDERSEITS LEBHAFT
```

Fig. 1. (ctd)

```
                          RECHTS BETONT
QUADRICEPSREFLEX:         BEIDERSEITS LEBHAFT
                          RECHTS BETONT
TRICEPSSURAEREFLEX:       BEIDERSEITS LEBHAFT
                          RECHTS BETONT
TIBIALIS POST. REFLEX:    BEIDERSEITS LEBHAFT
                          RECHTS BETONT
ZEHENBEUGERREFLEX:        FEHLT LINKS UND RECHTS

PHYSIOLOGISCHE FREMDREFLEXE:
BAUCHHAUTREFLEXE:
  OBERE ETAGE     :  LINKS UND RECHTS FEHLEN
  MITTLERE ETAGE:    LINKS UND RECHTS FEHLEN
  UNTERE ETAGE   :   LINKS UND RECHTS FEHLEN
FUSSOHLENREFLEX :    LINKS UND RECHTS FEHLEN
FLUCHTREFLEX     :   LINKS UND RECHTS MITTELLEBHAFT

PATHOLOGISCHE FREMDREFLEXE :
EINSCHLAGPHAENOMEN:    LINKS UND RECHTS POSITIV
BABINSKI/CHADDOK:      LINKS UND RECHTS POSITIV
GORDON:                LINKS UND RECHTS NEGATIV
OPPENHEIM:             LINKS UND RECHTS NEGATIV

SENSIBILITAET :
================


TIEFENSENSIBILITAETSSTOERUNGEN :
--------------------------------
STAMM: VIBRATIONSEMPFINDEN VERMINDERT LINKS UND RECHTS

BEIN : VIBRATIONSEMPFINDEN VERMINDERT LINKS UND RECHTS

FUSS : VIBRATIONSEMPFINDEN VERMINDERT LINKS UND RECHTS


GEHEN/STEHEN :
================

LEICHTER  SPASTISCHER GANG LINKS UND RECHTS
LEICHTE  GANGATAXIE LINKS UND RECHTS  / MIT / STAERKER OHNE OPTISCHER
KONTROLLE
GANGABWEICHUNG NACH LINKS UND RECHTS  / MIT / STAERKER OHNE OPTISCHER
KONTROLLE
IM SEILTAENZERGANG FALLNEIGUNG NACH LINKS UND RECHTS  / MIT /
STAERKER OHNE OPTISCHER KONTROLLE
IM UNTERBERGERTRETVERSUCH ABWEICHEN NACH LINKS UND RECHTS  / MIT /
STAERKER OHNE OPTISCHER KONTROLLE
IM ROMBERG FALLNEIGUNG NACH RECHTS UND LINKS, / MIT / STAERKER OHNE
OPTISCHER KONTROLLE

PSYCHISCHER BEFUND :
====================

LEICHT UMSTAENDLICH
LEICHT AFFEKTLABIL
```

Fig. 1. (ctd.)

correct, yet erroneous, data. Upon completion of primary processing the data from each examination is archived on magnetic tape together with its own unique processing-run and sequence number, these serving to identify erroneous data located upon visual check of the examination protocol, which are, in turn, excluded from further processing.

At quarter-yearly intervals the 'clean' OMR data held on the archive tape are re-processed within the above system in order to calculate the scores denoting the severity of disease manifestation at the time of the examination according to the above weighting scale. The examination date, date of primary processing, score, run and sequence number are then merged with the data used for selection purposes contained within the system's clinical text file, and output as fixed structure records for further processing.

As a further control of the data this file is firstly processsed by a program that produces a control printout of the course of the disease for each patient - as determined by the scores at each examination. A visual check of this listing (see Fig. 2) serves to identify erroneous data which are again uniquely identified.

```
PATIENT
2           25.08.76  48                  *                      20.08.77
2   40   40 04.10.76  41           *                             31.08.77
2   75   35 08.11.76  44              *                          22.08.77
2  101   26 04.12.76  32  *                                      22.08.77
2  166   65 07.02.77  43             *                           25.11.77
2  260   94 12.05.77  47                 *                       17.07.78
2  303   43 24.06.77  48                  *                      14.04.78
2  343   40 03.08.77  51                     *                   11.07.78
2  371   28 31.08.77  47                 *                       15.07.78
2  400   29 29.09.77  55                         *               27.07.78
2  428   28 27.10.77  49                   *                     12.07.78
2  456   28 24.11.77  59                             *           27.07.78
2  505   49 12.01.78  55                         *               17.07.78
2  533   28 09.02.78  57                           *             10.07.78
2  553   20 01.03.78  52                      *                  10.07.78
2  589   36 06.04.78  57                           *             17.07.78
2  624   35 11.05.78  56                            *            12.07.78
2  652   28 08.06.78  53                       *                 15.07.78
2  680   28 06.07.78  53                       *                 24.07.78
2  708   28 03.08.78  56                          *              05.01.78
```

Fig. 2. Control Printout of Course of the Disease

The examination data held within the archive tapes are then denoted as being unsuitable for this application-oriented analysis and the data control cycle is then repeated until the examination data remaining are 'clean' and suitable for further statistical analysis.

2.3.4 Data presentation

By use of the scores from each examination it is possible to determine for each patient by means of regression analysis the improvement or worsening of his clinical condition throughout the observation period. The course of the disease throughout the observation period could be well-approximated by use of a linear regression y=a+bx, whereby b gives an estimate as to the amount of improvement or worsening to be expected throughout the further course of the disease. Thus, in addition to the output formats for data control, to assist in the analysis of the results a plotter routine was designed having as input the structured records used for the statistical analysis, and producing (under parameter control) plots of the individual course of the disease together with the linear regression line (see Fig.3), and/or for each treatment collective a presentation of all the resp. regression lines (see Fig.4), as requested.

2.4 STATISTICAL ANALYSIS

For purposes of analysis the structured data file containing the data required for selection of sub-populations and calculation of the course of the disease could be used itself as input to standard statistical packages, and also the results documented at the conclusion of the information presentation routines were input to conversational statistics programs available within the Hannover Medical School.

In order to evaluate the therapy the course of the disease from start to finish of the treatment period was considered. We worked under the hypothesis that if azathioprine treatment was to be considered effective the disease should display no, or at least less rapid, deterioration when compared with the control group.

Using the rank sum test (U-test) of Mann and Whitney it was checked whether the composition of the two populations displayed any

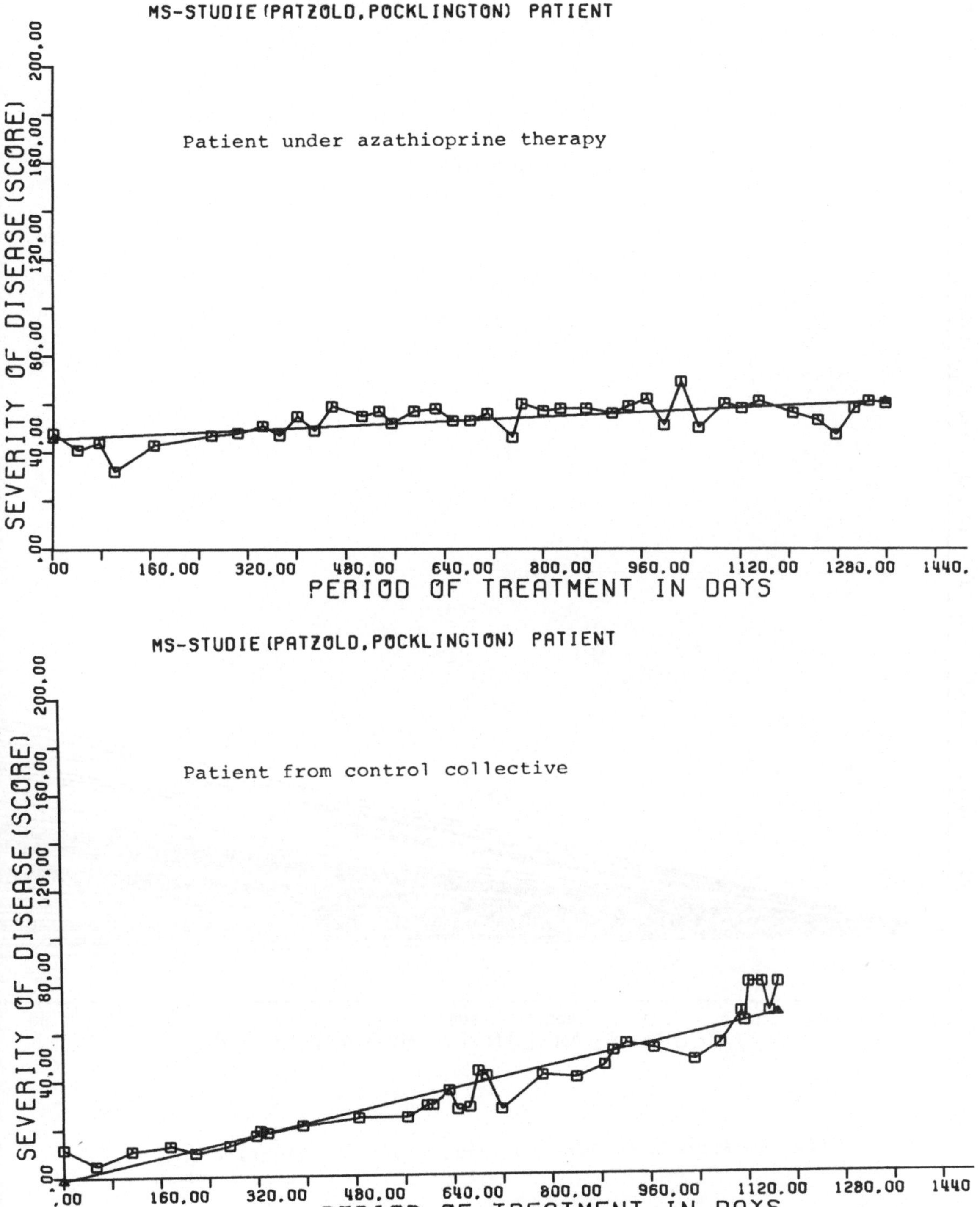
MS-STUDIE (PATZOLD, POCKLINGTON) PATIENT
SEVERITY OF DISEASE (SCORE)
Patient under azathioprine therapy
.00
40.00
80.00
120.00
160.00
200.00
.00
160.00
320.00
480.00
640.00
800.00
960.00
1120.00
1280.00
1440.
PERIOD OF TREATMENT IN DAYS
MS-STUDIE (PATZOLD, POCKLINGTON) PATIENT
SEVERITY OF DISEASE (SCORE)
Patient from control collective
.00
40.00
80.00
120.00
160.00
200.00
.00
160.00
320.00
480.00
640.00
800.00
960.00
1120.00
1280.00
1440
PERIOD OF TREATMENT IN DAYS

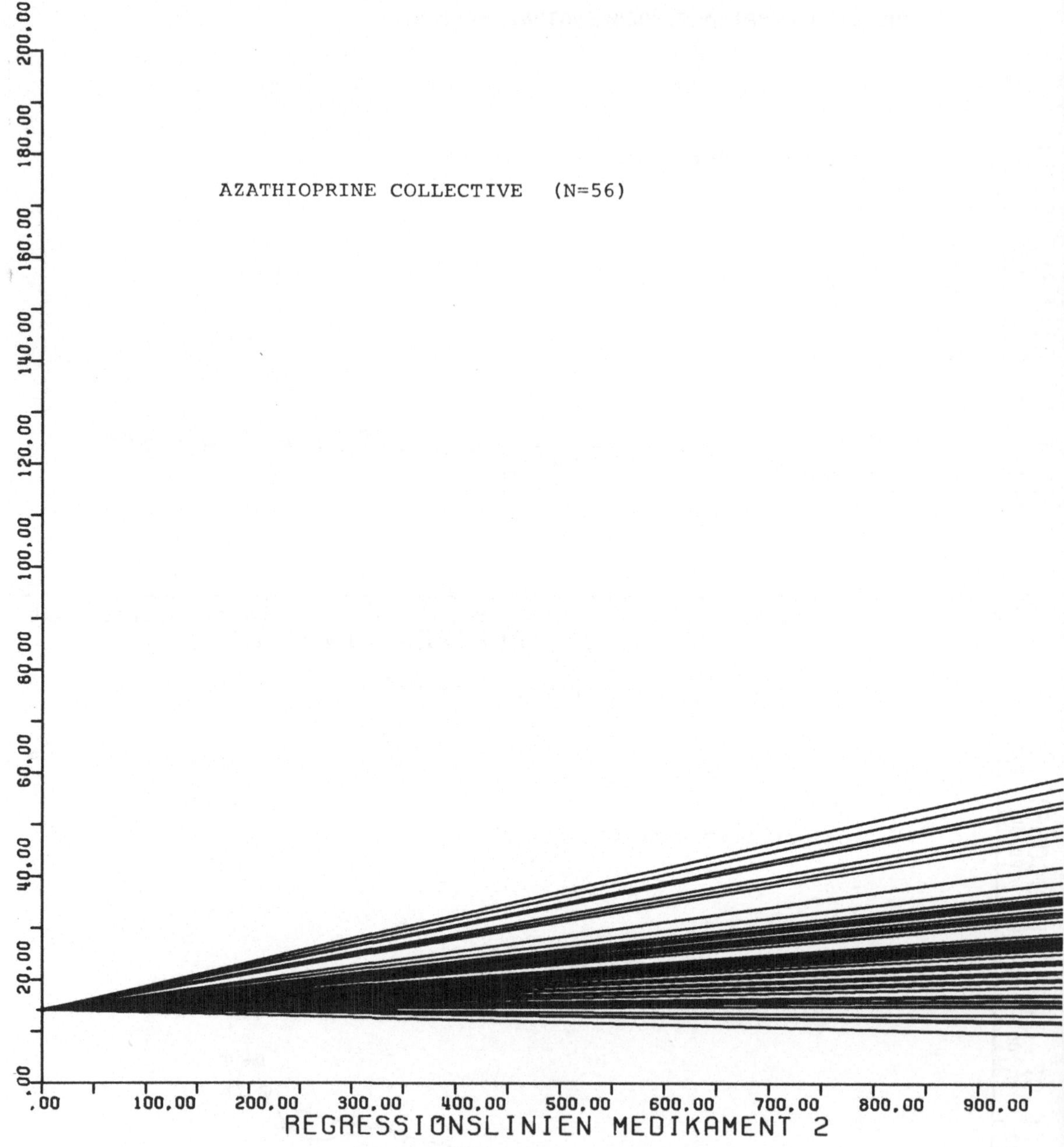

Fig. 4. Regression lines of azathioprine collective

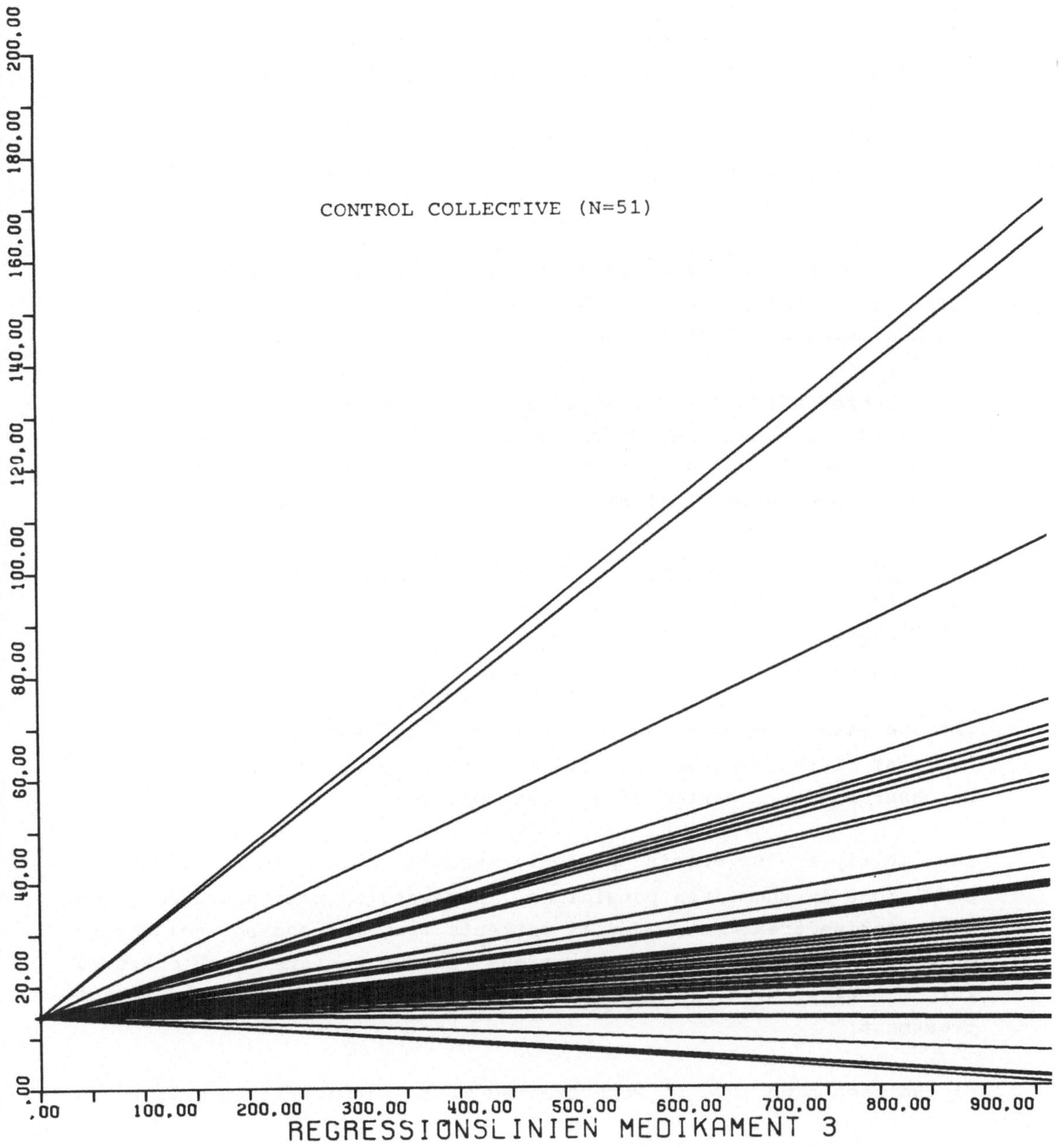

Fig. 4 (ctd.) Regression lines of control collective

significant differences with regard to: age upon disease manifestation, interval prior to commencement of treatment, severity of disease at commencement of therapy, and the progression of the ailments prior to commencement of therapy. The latter was estimated using the quotient
(severity upon commencement) / (duration of illness) = (S/D),
whereby for patients displaying symptoms for less than a year before commencement the dividend was set to 1.

The periods of prednisone treatment in each group were also checked using the U-test, while the relative frequencies thereof were checked using a Chi-square test.

Also checked using the U-test were the regression co-efficients that were used as a measure of the course of the disease to determine whether significant differences could be ascertained between the azathioprine-treated collective and the non-treated collective.

3.0 RESULTS

The analysis commented upon here covers 107 patients for whom the progress of the disease from start of therapy up until 15.9.79 could be observed for a period of at least one year.

130 multiple sclerosis patients should have fulfilled these conditions in the given population. However, 12 patients undergoing azathioprine treatment, and 11 patients from the control collective dropped out of the study for various reasons before being observed for a period of more than one year or did not wish to undergo treatment.

Of the remaining 107, 56 were treated with azathioprine and 51 not.

On account of the method used each group contained disease forms of varying severity and duration, as well as having both remitting and chronic progressive courses. The composition of the collectives displayed no significant differences with regard to the age upon disease manifestation and the progression of the ailments prior to therapy expressed as the quotient S/D. The control group contained however more less severe cases and less patients that had been ill for a long time than the azathioprine group.

22 of the patients treated with azathioprine received intermediate treatment with prednisone as opposed to 28 in the control collective, this difference not being statistically significant. The average period of treatment with prednisone had also no statistically significant difference in both collectives.

The treatment with azathioprine was carried out over various lengths of time. The average period of treatment was 923 days for the azathioprine collective, while for the control collective it was 994 days. The regression analysis covers a total of 2174 examinations (1293 for the azathioprine treated and 881 for the control collective).

By mere consideration of the individual progressions it is apparent that those for the azathioprine treatment deteriorated less rapidly. The average regression coefficient was lower for the azathioprine-treated collective than the non-treated collective, this difference being statistically significant. The difference is even greater when one compares fresh cases of initial duration of up to two years. On average, progress of the disease is just over twice as rapid for those patients not undergoing azathioprine treatment. On the other hand, for the patients having displayed symptoms for more than two years prior to therapy no statistically significant difference in the average course of the disease could be ascertained.

There was almost no difference at all between the average annual relapse-rates of the two collectives: The control group having an average rate of 1.04, while for the azathioprine-treated group the average rate was 1.03.

Severe side-effects observed in the treated group were: a severe cholestatic hepatosis with eosinophile lung-infiltrate and a severe macrocytic anaemia that caused us to temporarily interrupt the azathioprine therapy. Almost all patients treated with cytostatic drugs developed, after a few months, mild macrocytic anaemia. A reduction in leukocytes to less than 2500/cc. was rare, while no thrombocytopenia were observed at all. The medication was discontinued in one case due to a sigma-carcinoma that was discovered after 4 months treatment and, on account of a fresh relapse, an associated chronic aggressive hepatitis. A further patient developed pulmonary tuberculosis after 3 years of treatment. Mild side effects that were observed were: loss of hair, gastro-intestinal problems, acne, rez. herpes simplex, mild increases of transaminases. Similar signs did not become manifest in the control group.

4.0 DISCUSSION

Multiple sclerosis is a chronic inflammatory disease of the central nervous system displaying a course that can vary greatly from person to person. Its signs can change daily, usually progressing with relapses and remissions and/or chronic deterioration. Therefore, the results of all therapy studies dealing with this disease are open to question due to the major methodological difficulties faced (23,12,6). The use of the relapse-rate as a measure of successful therapy causes many problems, just as does using patients as their own control, especially when the individual course of the disease prior to commencement of therapy has not been prospectively documented according to the same criteria as during therapy. Another cause of difficulty is the subsequent selection of un-treated patients as a control group, as is the comparison of the results of treatment with the 'natural' course of the disease as documented in the literature, while the usage of 'disability scores' presents further problems.

At present one must still rely for the evaluation of the results of therapy upon the painstaking and irksome, continuous acquisition of the complete neurological status. This must, on account of individual differences in assessment of the status, always be carried out by the same examiner according to fixed uniform criteria, with the results always being documented in the same manner and evaluated according to an objective weighting scale that covers comprehensively the whole range of the clinical status. Only in this manner can the course of the disease be mathematically described as exactly as possible and be compared to a non-treated collective.

The selection of a control group is also not without its problems when it is not, as in our study, random, unless one compares freshly afflicted patients, which for multiple sclerosis is practically impossible on account of the associated problems of definition and diagnosis. Another possibility would be the comparison of patients who were identical with regard to the initial course of the disease, length of time afflicted, age upon manifestation, severity of illness, results of cerebrospinal fluid investigations, HLA-type etc. as Fog et al. realised in their study in 1978.

Our study has also its methodological shortcomings: It was not, for ethical reasons, on account of the possible side-effects of the therapy, carried out along the lines of a double-blind study. The drop-out rate was almost 20%. The composition of the two collectives was not altogether identical with regard to the severity of disease and period afflicted. The control group contained more who had been afflicted for a shorter period and also it contained less severe cases.

In spite of the drawbacks the following conclusions may be drawn: A long-term therapy with azathioprine with a 2mg./kg. body-weight dosage does not prevent a further deterioration of the disease, nor does it lower the yearly relapse-rate, in comparison to an untreated control collective over an average period of observation of two years.

However, on average, a long-term azathioprine therapy alleviates the further course of the disease in comparison to a non-treated control group. This favourable influence on the disease is statistically most apparent under the methods used here for those patients who had been afflicted for up to two years. For those afflicted longer such an influence can no longer be proven.

With regard to the methodology of data acquisition and analysis the following observations may be made:

The overhead for data acquisition in terms of addition to the physician's workload is minimal, indeed, through the inherent data control and the production of an examination protocol both the accuracy and legibility of the findings recorded is increased.

As this study makes use of tools developed for assisstance in the routine daily work of the neurologist, incorporation of new patients into the study can be carried out without the need for a complete re-design. Such an approach eases the way for sequential clinical trials, as recommended by Armitage (2) or Canner (4).

The inclusion into the basic data set of selection data along with the data required to plot the course of the disease, allows the statistical analysis to be carried out over a whole variety of aspects deemed in the literature to be of interest with regard to consideration of the effectiveness of immuno-suppressive therapy.

5.0 REFERENCES

(1) Aimard,G., Girard,P.F., Raveau,J.: Sclérose en plaques et processus d'auto-immunisation Traitment par les antimitotiques. Lyon Medical 215, 345-352 (1966)

(2) Armitage,P.: Sequential Medical Trials. Oxford, Blackwell Scientific Publications, 1960

(3) Brendel,W.,Ring,J., Seifert,J.: Immunosuppressive treatment of multiple sclerosis with ALG and/or thoracic duct drainage. Neurology (Minneap) 25, (1975) 490

(4) Canner, P.L.: Monitoring treatment differences in long-term clinical trials. Biometrics 33 (1977) 603-616

(5) Delpech,B., Lichtblau,E.: Etude quantitativ des immunoglobulines G et de l'albumine du liquide céphalorachidien. Clin. chem. Acta 37 (1972) 15-23

(6) Fog,T., Linnemann,E.: The course of multiple sclerosis in 73 cases with computer designed curves. Acta Neurol. Scand.(Suppl.) (1970) 47

(7) Frick,E., Angstwurm,H., Strauss,G.: Immunsuppressive Therapie der Multiplen Sklerose. 4. Mitteilung: Behandlungsergebnisse mit Azathioprin und Antilymphocytenglobulin. Munch. med. Wochhenschr. 119 (1977) 1111-1114

(8) Gonsette,R.E., Demonty,L., Delmotte,P.: Intensive immunosuppression with cyclophosphamide in multiple sclerosis. J. Neurol. 214 (1977) 173-181

(9) Gopel,W., Benkenstein,H., Benzhaf,M.: Die immunsuppressive Behandlung der Multiplen Sklerose mit Cyclophosphamid und Imuran. Dtsch. Ges.-Wesen 27 (1972) 1955-1961

(10) Hommes, O.R., Prick, J.J., Lamers, K.J.B.: Treatment of the chronic progressive form of multiple sclerosis with a combination of cyclophosphamide and prednisone. Clin. Neurol. Neurosurg. 1 (1975) 59-72

(11) Lance,E.M. et al.: Intensive immunosuppression in patients with dissimated sclerosis. I. Clinical Response. Clin. Exp. Immunol. 21 (1975) 1-12

(12) Lhermitte,F. et al.: The frequency of relapse in multiple sclerosis. A study based on 245 cases. Z. Neurol. 205 (1973) 47-59

(13) Mertens,H.G.: Therapie der Multiplen Sklerose. In: H.H.Wieck (Ed.), Langzeittherapie neuropsychiatrischer Erkrankungen, Erlangen, Straube (1978)

(14) Muller,J., Kreiner,R., Sauermann,W.: Vorlaeufige Erfahrungen mit der Imurek-Behandlung bei Multiple Sklerose. Psychiat. Neurol. med. Psychol., Leipzig 28 (1976) 755-761

(15) Oger,J. et al.: Considerations sur une expérience de traitment a visée immuno-suppressive dans la sclérose en plaques. In: Schuller,F. (Ed.): Immunopathologie du système nerveuse, Paris, Iserm (1975)

(16) Patzold,U., Weinrich,W.: Vorschlag einer neurologischen Befunddokumentation mittels Markierungsbeleg. Nervenarzt 46 (1975) 550-556

(17) Patzold,U. et al.: Therapie der Multiplen Sklerose mit Bevamisol und Azathioprin. Vergleich der Wirksamkeit einer 'immunstimulierenden' und 'immunsuppressiven' Behandlung. Nervenarzt 49 (1978) 285-294

(18) Pocklington,P.r.: CTIS - Clinical Text Inquiry System. In: Reichertz, P.L. (Ed.): Medizinische Informatik 1975, Berlin, Springer Verlag (1976) 118-123

(19) Pocklington, P.R.: The necessity for, requirements of, and basic design of a General Data Interpretation and Evaluation System. In: Anderson,J., Forsythe,J.M.: Medinfo 74, Amsterdam, North-Holland Publishing Co., (1975) 411-418

(20) Reichertz,P.l.: Medical School of Hannover Hospital Computer System (Hannover). In: Collen,M.F.(Ed.): Hospital Computer Systems, New York, Wiley (1974) 598-661

(21) Ring,J. et al.: Pilot study with antilymphocite globuline in the treatment of multiple sclerosis. Postgrad. Med. J. 52 (Suppl. 5) (1976) 123-128

(22) Rosen,J.A.: Prolonged azathioprine treatment of non-remitting multiple sclerosis. J. Neurol. Neurosurg. Psychiat. 42 (1979) 338-344

(23) Schumacher,G.A.: Critique of experimantal trials of therapy in multiple sclerosis. Neurology (Minneap.) 24 (1974) 1010-1014

(24) Seland,T.P., McPherson,T.A.: Evaluation of antithymocyte globulin in acute relapses of multiple sclerosis. Neurology (Minneap.) 24 (1974) 34-40

(25) Siegwald,J. et al.: Etude critiqe du traitment de la sclérose en plaques par le chlorambucil et la corticothérapie intra-rachidienne. Rev. Neurol. 129 (1973) 72-77

(26) Walker,J.E.: A trial of antilymphocyte globuline in the treatment of chronic progressive multiple sclerosis. J.Neurol. Sci. 29 (1976) 303-309

(27) Weiner,L.P.: Complications of immunosuppressive therapy. In: H.J.Bauer (Ed.): Progress in MS-research. Berlin, Springer, 1980 (in press)

DER WIRKSAMKEITSNACHWEIS IN DER THERAPIE DES OVARIALKARZINOMS.

K. Schreiber, R. Burkhardt, C. Stumpf, Herdecke

Vorliegender Beitrag ist eine methodologische Ergänzung zu einer Aufarbeitung der Erkenntnislage in der Therapie des Ovarialkarzinoms, die von unserem Institut im Auftrage der Arzneimittelzulassungskommission C des Bundesgesundheitsamtes durchgeführt wurde (1).

1.) Allgemeines zum Wirksamkeitsnachweis in der Therapie des Ovarialkarzinoms

Unter allen gynäkologischen Karzinomen steht das Ovarialkarzinom in der Häufigkeit an 3. Stelle, jedoch hat es unter ihnen die höchste Sterblichkeitsrate, die sich in den letzten 40 Jahren trotz einer Weiterentwicklung verschiedener therapeutischer Maßnahmen kaum verändert hat (1). Damit kann keine Therapie des Ovarialkarzinoms bisher als erfolgreich bezeichnet werden. Vor diesem Hintergrund ist die Entwicklung neuer Therapien und der Nachweis ihrer Wirksamkeit von höchster Bedeutung.

Versteht man unter einer wirksamen Krebsbehandlung eine Therapie, die geeignet ist, den Krebs wenn nicht zu heilen, so doch so zu beeinflussen, daß die Patienten mit ihrer Krankheit möglichst lange und möglichst gut überleben können, dann müssen als Zielgrößen einer Studie neben der Tumorresponse sowohl die Überlebenszeit als auch die Überlebensqualität berücksichtigt werden. Eine isolierte Betrachtung nur einer der genannten Zielgrößen kann bestenfalls zu einem Wirkungs-, nicht aber zu einem Wirksamkeitsnachweis führen; dies gilt auch für die Überlebenszeit: die Verlängerung der Überlebenszeit an sich, ohne Berücksichtigung der Lebensqualität, kann völlig an dem Interesse des Patienten vorbeigehen.

Während die Überlebenszeiten und die Tumorresponse eindeutig definiert werden können, bereitet die objektive Erfassung der Überlebensqualität außerordentliche Schwierigkeiten. Die Autoren vertreten die Ansicht, daß sie sich einer allgemeinen, an äußeren Kriterien orientierten Bestimmung entzieht, da sie nur im Zusammenhang mit der konkreten Lebenslage und den persönlichen Intentionen des jeweiligen Patienten gesehen werden kann. Die Überlebensqualität muß notwendigerweise vom Patienten mitbeurteilt werden. Damit tritt ein subjektives Element auf, das sich einer Beurteilung mittels einer kontrollierten Studie herkömmlicher Art entzieht.

Unter der Bezeichnung Ovarialkarzinom werden verschiedene bösartige Tumoren zusammengefaßt, die sich durch ihr biologisches Verhalten unterscheiden, was sich auf den klinischen Verlauf auswirkt und sich entsprechend in der Prognose widerspiegelt.
In der Literatur werden mit mehr oder weniger großer Übereinstimmung folgende Kriterien als mögliche Prognosefaktoren genannt (1): Stadium, histologischer Tumortyp, histologisches Grading, Alter, Aszites, Operation, Resttumor. Weitere Faktoren sind z.B. psychosoziale Einflußgrößen (2). Alle können sich bezüglich der o.g. Zielgrößen unterschiedlich auswirken.

In Verbindung mit vergleichsweise kleinen Patientenzahlen entstehen bei mehreren Prognosefaktoren bereits für nur eine Zielgröße erhebliche Probleme. Peto et al. (3), die nur die Auswertung von Überlebenszeiten diskutieren, halten die Berücksichtigung von mehr als drei Prognosefaktoren in kontrollierten Studien für "unnötig und unklug", es sei denn, man hätte "Tausende von Patienten" in der Studie, ein offensichtlich mehr von der konkreten Machbarkeit als von den therapeutischen Erkenntnisbedürfnissen bestimmter Standpunkt. Wie Lee et al. (4) mit Recht schreiben, benötigt der behandelnde Arzt Informationen über die Prognose der Untergruppe von Patienten, die in ihrer Struktur seinem konkreten Fall entspricht. Wenn dies bei komplexen Erkrankungen, wie es das Ovarialkarzinom darstellt, in kontrollierten Studien wegen der unerreichbar hohen Fallzahlen nicht möglich ist, so muß das auch unmißverständlich ausgesprochen werden. Man kann nicht davon ausgehen, daß etwas, was technisch nicht machbar ist, auch wissenschaftlich "unnötig" oder "unklug" wäre.

Als drittes, praktisch unüberwindliches Hindernis für einen (allgemeingültigen) formalen Wirksamkeitsnachweis ist die mangelnde statistische Generalisierbarkeit anzusehen, die mittels Zufallsauswahl einer Stichprobe aus der interessierenden Grundgesamtheit theoretisch zu erreichen, praktisch jedoch bei klinischen Studien nicht durchführbar ist. Die Formulierung in dem Memorandum der GMDS(5):

"Die Übertragung der zu beobachtenden Unterschiede der Wirksamkeit der Therapieverfahren auf die Population der später zu behandelnden Patienten geschieht in der Annahme, die wie immer geartete Selektion in der Gruppe der an der Studie teilnehmenden Patienten führe nicht zu einer Veränderung dieser Wirsamkeitsunterschiede"

impliziert einen nicht-statistischen Induktionsschluß, der nach Stegmüller (6) als "wahrheitskonservierender Erweiterungsschluß" wissenschaftstheoretisch nicht haltbar ist. Wenn man auf der Bezeichnung "Wirksamkeitsnachweis" bestehen will, so können damit infolgedessen nur die (lokalen) Versuchsergebnisse selbst gemeint sein.

2.) Charakterisierung der durchgesehenen Studien

Mittels einer Literaturrecherche konnten 16 Veröffentlichungen über kontrollierte Therapiestudien aufgefunden werden (7-22). Zehn Studien wurden mit weniger als 100 Patientinnen durchgeführt, drei Studien mit weniger als 150 Patientinnen. Nur drei Studien (16,17,20) können mit 403, 300 und 275 Patientinnen als groß bezeichnet werden.

Die Aufnahmekriterien sind unterschiedlich, man kann aber durchgängig von einem äußerst heterogenen Patientengut sprechen, da keine Selektion bezüglich Tumortyp bzw. histologischem Grading vorgenommen wurde. Keine Studie enthält eine unbehandelte bzw. Placebo-behandelte Kontrollgruppe. Es kann sich somit schon vom Ansatz her nicht um Wirksamkeitsnachweise, sondern nur um Überlegenheitsnachweise handeln.

Es wurden sowohl Tumorresponse als auch Überlebenszeit untersucht; 3 Studien (11,14,22) prüfen nur die Tumorresponse, 3 Studien (7,13, 17) nur die Überlebenszeit. Der Überlegenheitsnachweis, der teils wegen fehlender statistischer Tests oder nicht signifikanter Ergebnisse nicht gelungen ist, bezieht sich in keinem Fall auf die gesamte therapeutische Situation. Die Überlebensqualität wird jedoch gelegentlich insofern berücksichtigt, als über Nebenwirkungen berichtet wird. Stratifikationen wurden z.T. versucht, die Vergleichbarkeit wird überwiegend diskutiert, in beiden Fällen aber nur hinsichtlich einiger Prognosefaktoren.

Die Auswertung der Ergebnisse erfolgte in 5 Fällen allein durch prozentuale Angaben und/oder Überlebenszeitkurven. In weiteren 7

Arbeiten wurden Response-Raten oder Überlebensraten mit statistischen Tests (χ^2-Test u.ä.) verglichen, wobei Prognosefaktoren nicht in die Testgröße eingehen. In 3 Arbeiten (9,19,21) wurden die für Überlebenszeitkurven entwickelten Verfahren verwandt (z.B. generalized Wilcoxon-Test) oder auf das Cox-Modell (23) Bezug genommen. Jedoch wurden auch hier keine Prognosefaktoren als Kovariablen einbezogen, also die Möglichkeiten des Modells nicht ausgeschöpft.
Als Resultat kann insgesamt festgehalten werden, daß Wirksamkeitsnachweise in Form kontrollierter klinischer Studien für irgendeine Therapie des Ovarialkarzinoms bislang nicht vorliegen (1).

3.) Probleme bei der kontrollierten Prüfung komplexer Erkrankungen

Für die Auswertung von Überlebenszeiten existieren seit einigen Jahren statistische Verfahren, die Prognosefaktoren berücksichtigen, (vergl. Kalbfleisch und Prentice (24)). Beim Ovarialkarzinom kommt davon z.B. das "proportional hazard model" nach Cox (23)und Peto (25) in Betracht. Die Möglichkeiten und Grenzen des Cox-Modells werden von Lee et al. (4) diskutiert, die einen kontrollierten Therapieversuc simulierten, in dem sie 1073 Patienten, die einheitlich behandelt worden waren, durch stratifizierte Zufallszuteilung auf zwei hypothetische Behandlungen "A" und "B" aufteilten.
Wie zu erwarten, fanden sich keine Unterschiede in den Überlebensraten der Therapiegruppen insgesamt. Mit dem Cox-Modell wurden mehrere bedeutsame Prognosefaktoren gefunden, die Behandlung hatte erwartungsgemäß keinen Einfluß auf die Überlebenszeiten. Nach zwei der Prognosefaktoren wurden Untergruppen gebildet, wobei in einer der 6 entstehenden Gruppen bei univariater Betrachtung ein signifikanter Behandlungseinfluß gefunden wurde, der bei Berücksichtigung der anderen Faktoren verschwand. Nach Hinzunahme eines weiteren Prognosefaktors erhielt man eine neue prognostische Untergruppe, in der wiederum ein signifikanter Unterschied der Überlebenszeiten zwischen den "Therapiegruppen" auftrat. In diesem Fall war es jedoch nicht möglich, den Unterschied auf eine unterschiedliche prognostische Struktur zurückzuführen.

Derart falsch-positive Ergebnisse können nach Lee et al. nur vermieden werden, wenn es möglich ist, die Anzahl der Untergruppen für statistische Vergleiche im voraus festzulegen. Allerdings "muß man bei komplexen Krankheiten, bei denen beträchtliche Unterschiede zwischen den Patienten bestehen, mit einer großen Anzahl von Vergleichen rechnen. Der daraus resultierende 'p-value' ist dann möglicherweise unmöglich zu erreichen" (4, eigene Übersetzung), nämlich bei gegebener, in der Regel vergleichsweise niedriger Patientenzahl und den geringen Behandlungserfolgen in der Krebstherapie.

Treten signifikante Unterschiede auf, so gibt es vier Erklärungsmöglichkeiten:

"1. Die Patienten waren inadäquat charakterisiert,
2. die Patienten waren adäquat charakterisiert, aber die statistischen Methoden waren unzureichend ...,
3. der Unterschied ist durch die Behandlungen verursacht worden,
4. der Unterschied war zufällig." (4).

Lee et al. schließen daraus, daß der Arzt <u>die Ergebnisse eines kontrollierten Versuchs vor dem Hintergrund dessen, was er aufgrund seiner Kenntnisse und Erfahrungen erwarten würde, bewerten muß</u>, auch wenn er Design und Auswertung der Studie für zufriedenstellend hält. Mit der Vorstellung von - wenigstens lokalen - objektiven Wirksamkeitsnachweisen läßt sich dieses Ergebnis schwerlich vereinbaren.

In der Veröffentlichung von Peto et al. (3) hat eine Gruppe von Statistikern Empfehlungen für die Auswertung von Überlebenszeiten gegeben. Die Autoren plädieren für eine retrospektive Analyse der Versuchsdaten, die nach ihrer Ansicht die prospektive Stratifikation weitgehend überflüssig macht. Indem das Vorgehen bei der retrospektiven Analyse von den in der Studie gewonnenen Ergebnissen abhängig gemacht wird, kann die Irrtumswahrscheinlichkeit nicht mehr prospektiv bestimmt werden. Konsequenterweise enthält die Arbeit keinen Hinweis auf α-Adjustierungen. Dagegen ist solange nichts einzuwenden, als man sich über den explorativen Charakter des Vorgehens klar ist. Obwohl theoretisch gesehen die Verfahren von Cox und Peto konfirmativ eingesetzt werden können, dürfte bei komplexen Erkrankungen, für die sie ja gerade entwickelt wurden, aus praktischen Gründen nur die explorative Verwendung infrage kommen. Infolgedessen ist für das Ovarialkarzinom mit objektiven lokalen Wirkungsnachweisen auch in absehbarer Zeit nicht zu rechnen, erst recht also nicht mit Wirksamkeitsnachweisen.

4.) Ethische Gesichtspunkte

Bis jetzt wurde vorausgesetzt, daß es ohne weiteres möglich ist, die durch Zufallszuteilung bestimmte Behandlung bis zum Versuchsende ode: bis zum Tode der Patientinnen beizubehalten. Erweist sich jedoch im Verlauf der Studie eine Behandlung als überlegen, so ist der Arzt zum Wohle der einzelnen Patientin verpflichtet, sie nicht mehr der unterlegenen Therapie auszusetzen. Damit müßte die Studie abgebroche werden und wäre formal nicht mehr auswertbar. Erhofft man sich jedoc nur aus der formalen Auswertung Erkenntnisgewinn für zukünftige Pati tinnen, so steht man vor dem 'ethischen Dilemma', das die Diskussion in Fachkreisen seit einigen Jahren durchzieht (26,27,28), und wo bis her keine befriedigende Lösung gefunden worden ist: nimmt man Therapiewechsel in den Studienplan mit auf, so prüft man nicht Medikament sondern Behandlungsstrategien; schließt man mit den Patienten nach voller Aufklärung einen 'Experimentiervertrag' (29) ab, so fragt sic ob sich überhaupt Patienten finden werden und ob nicht hier der Arzt trotzdem wider seinen Heilauftrag handelt. Die Einrichtung übergeordneter 'Advisory Boards' führt zu'ethischer Blindheit' (26)seitens des Arztes. Sie läßt ihn seinem persönlichen Behandlungsauftrag nicht gerecht werden.

Die Lektüre der Ovarialkarzinomstudien zeigt, daß das Problembewußtsein bezüglich der ethischen Grenzen nicht sehr hoch entwickelt ist. Die Patientinnen sind überwiegend nicht über ihre Versuchsteilnahme aufgeklärt worden. Vereinzelt wurde in den Versuchsprotokollen ein Therapiewechsel vorgesehen; häufig jedoch wurden Patientinnen ungerührt bis zum Tode mit der durch den Versuchsplan bestimmten Therapie behandelt. Dabei hat sich gerade in der Krebstherapie und auch in der Therapie des Ovarialkarzinoms der Begriff der "second" bzw. "third line therapy" herausgebildet, die dann zum Tragen kommt, wenn die zuerst angewandte Therapie ohne Erfolg bleibt oder wegen nicht tolerierbarer Toxizität abgesetzt werden muß. In einer Studie (14), die keine Angaben über Patientenaufklärung enthält, in der auch kein Therapiewechsel vorgesehen war, sind von insgesamt 35 aufgenommenen (29 auswertbaren) Patientinnen 5 aus einer Gruppe an Nebenwirkungen der Chemotherapie gestorben.

Man muß sich darüber klar sein, daß es die experimentelle Anordnung und speziell die statistische Auswertung sind, die solche Inhumanität begünstigen. Peto et al. (3) schreiben einerseits als Bekenntnis zur individuellen Behandlung:
"Individuals must never be denied clearly appropriate treatment, even if trial protocols are thereby disrupted", andererseits:
"If loss may have occured because therapy was not being successful (or because it has been completely successful), there is no satisfactory way of allowing for this fact, so don't let it happen!"
Der Konflikt zwischen Individual- und Kollektivethik ist demnach bei Peto et al. nicht eindeutig entschieden; die Aussagen sind widersprüchlich. Ohne das Bekenntnis zur Individualethik müßte der zuletzt zitierte Satz sogar als Aufforderung zu strafbaren Handlungen interpretiert werden, es sei denn, es würde vorausgesetzt, daß die Patienten im Sinne eines Experimentiervertrages (29) in die experimentelle Situation eingewilligt hätten. Von Patientenaufklärung ist aber bei Peto et al. nicht die Rede.
Ein formaler Wirksamkeitsnachweis in der Therapie des Ovarialkarzinoms impliziert nach Ansicht der Autoren einen Aufopferungsanspruch an einzelne Versuchspatientinnen. Er kann deshalb ohne voll aufgeklärte Zustimmung der Patientinnen nicht realisiert werden. Eine bewußt aufopfernde Haltung, die nicht unter Ausnutzung der Notlage und Unerfahrenheit der Patientinnen suggeriert wurde, dürfte aber eher die Ausnahme als die Regel sein. Ein Wirksamkeitsnachweis dürfte deshalb zumindest in der Bundesrepublik allein aus ethischen Gründen kaum zu führen sein.

Zusammenfassung

Die Diskussion um den Wirksamkeitsnachweis für Arzneimittel ist seit Jahren durch unvertretbare Behauptungen über die Leistungsfähigkeit randomisierter Studien belastet. Während es allgemeingültige Wirksamkeitsnachweise schon aus generellen methodologischen und wissenschaftstheoretischen Erwägungen nicht geben kann, zeigt eine Untersuchung der Therapie des Ovarialkarzinoms, daß weder lokale Wirksamkeits- noch Wirkungsnachweise im Sinne objektiver (konfirmativer) Ergebnisse vorliegen. In Verbindung mit den ethischen Problemen sollte von der Hoffnung auf statistische Wirksamkeitsnachweise in der

Therapie des Ovarialkarzinoms endgültig Abstand genommen werden.

Autorenadresse:

Karin Schreiber, Rainer Burkhardt, Dr. Cristina Stumpf
Gemeinnütziges Gemeinschaftskrankenhaus Herdecke
Beckweg 4
5804 Herdecke/Ruhr

Literatur

(1) C.Stumpf, G. Kienle, R. Burkhardt: Aufarbeitung der Therapie des Ovarialkarzinoms für die Zulassungs- und Aufbereitungskommission C. (unveröffentlichtes Manuskript)

(2) L. Cramer et al: Psychosoziale Faktoren und Krebs. Münch.Med.Wschr. 119 (1977) 1387-1392

(3) R. Peto et al.: Design and analysis of randomized clinical trials requiring prolonged observation of each patient.
I. Introduction and design, Br.J.Cancer 34 (1976) 585-612,
II. Analysis and examples, Br.J.Cancer 35 (1977) 1-39

(4) Kerry L. Lee et al.: Clinical Judgement and Statistics. Lesson from a simulated randomized trial in coronary artery disease. Circulation 61 (1980) 508-515

(5) H.-J. Jesdinsky (Hrsg.): Memorandum zur Planung und Durchführung kontrollierter klinischer Therapiestudien.
F.K. Schattauer Verlag, Stuttgart-New York 1978

(6) W. Stegmüller: Probleme und Resultate der Wissenschaftstheorie und analytischen Philosophie. Bd. 4, 1. Halbband, Springer Verlag, Berlin-Heidelberg-New York 1973

(7) Carl E. Johnson et al: Advanced ovarian cancer: therapy with radiation and cyclophosphamide in a random serie.
AM.J.Roentgen. 114 (1972) 136-141

(8) Julian P. Smith et al.: Chemotherapy of ovarian cancer.
Cancer 30 (1972) 1565-1571

(9) Robert C. Young et al.: Chemotherapy of advanced ovarian carcinoma; a prospective randomized comparison of phenylaline mustard and high dose cyclophosphamide. Gynecologic Oncology 2 (1974) 489ff.

(10) John T. Fazekas, John G. Maier: Irradiation of ovarian carcinomas. Am.J.Roentgen Radium Ther.Nucl.Med. 120 (1974) 118-123

(11) G.M. de Palo et al.: Melphalan versus adriamycin in the treatment of advanced carcinoma of the ovary. Surgery, Gynecology a. Obstetrics 141 (1975) 899-902

(12) Julian P. Smith, Felix N. Rutledge: Random study of hexamethylmelamine, 5-fluorouralic and melphalan in treatment of advanced carcinoma of the ovary. Natl.Cancer Inst.Monogr. 42 (1975) 169-172

(13) Julian P. Smith: A random study of irradiation and chemotherapy in the postoperative treatment of early cancer of the ovary, in: H. de Wateville: Diagnosis and treatment of ovarian neoplastic alterations. Amsterdam 1975, 192-196

(14) Joseph J. Barlow, M. Steven Piver: Methotrexate (NSC-740) with citrovorum factor (NSC-3590) rescue, alone and in combination with cyclophosphamide (NSC-26271) in ovarian cancer.
Cancer Treatment Reports 60 (1976) 627-533

(15) Joseph J. Barlow, M. Steven Piver: Single agent vs. combination chemotherapy in the treatment of ovarian cancer.
Obstetrics and Gynecology 49 (1977) 609-611

(16) Harvey S. Brodovsky et al.: Melphalan (L-PAM) versus cyclophosphamide, methotrexate and 5-fluorouracil (CMF) in women with ovarian cancer. Proc.Am.Ass. Cancer Res.Am.Soc.clin. Oncol. 18 (1977) 308

(17) R.S. Bush et al.: Treatment of epithelial carcinoma of the ovary: operation, irradiation and chemotherapy. Am.J.Obstet.Gynecol. 127 (1977) 692-704

(18) Shashikant B. Lele et al.: Chemotherapy in ovarian carcinoma recurrent after radiation therapy. Obstetrics and Gynecology 51 (1978) 101-104

(19) Robert C. Young et al.: Advanced ovarian adenocarcinoma: a prospektive clinical trial of melphalan (L-PAM) versus combination chemotherapy. N.Engl.J.Med. 299 (1978) 1261-1266

(20) H.W. Bruckner et al.: controlled prospective trial of combination chemotherapy with cyclophosphamide, adriamycin and 5-fluor ouracil for the treatment of advanced ovarian cancer: a preliminary report. Cancer Treatment Reports 63 (1979) 297-299

(21) John H. Edmonson et al.: Different chemotherapeutic sensitivities and host factors affecting prognosis in advanced ovarian carcinoma versus minimal residual disease. Cancer Treatment Reports 63 (1979) 241-247

(22) Clarence E. Ehrlich et al.: Chemotherapy for stage III - IV epithelial ovarian cancer with cis-dichlorodiam-mineplatinum (II), adriamycin and cyclophosphamide: a preliminary report. Cancer Treatment Reports 63 (1979) 281-288

(23) D.R. Cox: Regression models and life tables. J.R.Stat.Soc. B. 34 (1972) 187-208

(24) J.D. Kalbfleisch, R.L. Prentice: The statistical analysis of failure time data. (Unveröffentlichtes Manuskript Waterloo und Seattle).

(25) R. Peto, J. Peto: Asymptotically efficient rank invariant test procedures. J.R.Stat.Soc A 135 (1972) 185-206

(26) R. Burkhardt, G. Kienle: Controlled clinical trials and medical ethics. The Lancet II (1978) 1356-1359

(27) Melvin J. Krant et al.: Moral dilemmas in clinical cancer experimentation. Medical and Pediatric Oncology 2 (1977) 141-147

(28) R. Burkhardt, G. Kienle: Controlled clinical trials and drug regulations. (Controlled Clinical Trials Elsevier New York) (im Druck)

(29) Martin Fincke: Strafrechtswidrige Methoden der klinischen Prüfung. Deutsches Ärzteblatt (1978) 2519-2522

STRATEGIEN ZUM ABBRUCH VON KONTROLLIERTEN THERAPIESTUDIEN - PROBLEME UND GEGENWÄRTIG DISKUTIERTE ANSÄTZE

W. Köpcke, D. Messerer, H. K. Selbmann

ISB - Institut für Medizinische Informationsverarbeitung, Statistik und Biomathematik der Ludwig-Maximilians-Universität München
Vorstand: Prof. Dr. med. K. Überla
Marchioninistraße 15, 8000 München 70

Einleitung

Abbruchstrategien für kontrollierte Therapiestudien sind in einer Zeit mit verschärften ethischen und juristischen Randbedingungen von zunehmender Wichtigkeit. Es ist jedoch so, daß in vielen Studienprotokollen dieses Problem überhaupt nicht erwähnt wird. Selbst wenn man sich des Problems bewußt war, wird nur selten eine formalisierte Abbruchstrategie angegeben.
Ziel der Arbeit ist es, einen Überblick über derzeit bekannte statistische Abbruchstrategien zu geben und offene Probleme darzulegen.

POCOCK berichtete 1978 über eine Untersuchung der UICC über kontrollierte Krebstherapiestudien. Aus 334 im Zeitraum von 1972-75 bei der UICC registrierten Studien wurde eine Zufallsstichprobe von 50 Studien gezogen. Diese sollten zu verschiedenen methodischen Problemen mit Hilfe eines Erhebungsbogens Stellung nehmen.

Die Frage nach der Existenz von formellen Abbruchstrategien wurde von 38 Studien wie folgt beantwortet:

- 22 hatten keine Abbruchstrategie
- 6 benutzten wiederholtes Testen auf Signifikanz
- 4 hatten einen subjektiven Ansatz, beruhend auf der Größe des Behandlungsunterschiedes
- 3 hatten die Abbruchstrategie, gaben aber keine Einzelheiten an
- 2 benutzten einen Sequentialtest und
- 1 benutzte ein "eigentümliches" statistisches Argument.

Die Mehrheit der Studien verfügte demnach über keine Strategien für einen frühzeitigen Abbruch. Dies ist umso bedenklicher, je länger die

Rekrutierungs- und die Therapiephasen der Studien sind. Das Ziel einer kontrollierten Therapiestudie ist i. a., die Überlegenheit einer Behandlung oder das vermehrte Auftreten von Nebenwirkungen frühzeitig zu erkennen, um so die Zahl der Patienten, die schlechtere Behandlungen erhalten, möglichst klein zu halten. Aber auch das frühzeitige Erkennen der Nichterreichbarkeit eines medizinisch relevanten Unterschiedes kann der Grund für die Anwendung von Abbruchstrategien sein.

Problem mehrerer Abbruchkriterien und Therapiegruppen

Ein Versuchsplan mit zwei Therapiearten und einem Zielkriterium läßt sich bei therapeutischen Langzeitstudien nur selten realisieren. In de meisten Studien sind mehr als 2 Therapiearten miteinander zu vergleichen, wobei jedoch i. a. nur paarweise Unterschiede interessieren. Die Erweiterung vieler der nachfolgenden Strategien zu globalen Signifikan tests erscheint zwar theoretisch möglich, wird aber von den Autoren au dem genannten Grund kaum vorangetrieben.

Entsprechendes gilt auch für die Zahl der Zielkriterien. Die bekannten Abbruchstrategien sind alle univariat, obwohl häufig neben einem oder mehreren Wirksamkeitskriterien auch das Auftreten von therapiebedingte Nebenwirkungen kontrolliert werden muß. Da die Zielkriterien oftmals miteinander positiv oder negativ korreliert, bisweilen wie im Coronary Drug Project (1970) ineinander verschachtelt sind, und in unterschiedlichen Patientenschichten beobachtet werden, sind die simultan angewandten univariaten Abbruchstrategien selten statistisch voneinander unabhängig. Wollte man andererseits alle möglichen Therapievergleiche und Zielkriterien in einer globalen Überwachungsstrategie berücksichtigen, ergäben sich dadurch konservative Vergleiche, die im Einzelfall leicht zum Übersehen frühzeitig auftretender, medizinisch relevanter Unterschiede führen können.

Entscheidungstheoretische Ansätze

Nicht weiter betrachtet werden alle entscheidungstheoretischen Ansätze, da ihre Darstellung den hier vorgegebenen Rahmen sprengen würde. Der interessierte Leser sei auf die Arbeiten von COLTON (1963), CORNFIELD (1969), DAY (1969), DONNER (1977) und MENDOZA und IGLEWICZ (1977) hingewiesen. Die Fülle der theoretischen Arbeiten in diesem Gebiet steht jedoch im umgekehrten Verhältnis zu ihrer Anwendung.

Sequentielle Ansätze

Abbruchstrategien und Schlußauswertungen therapeutischer Studien haben primär unterschiedliche Ziele, die sogar, wenn man den frühen Abbruch und das Schätzen von Verteilungsparametern betrachtet, gegenläufig sind. Dennoch sollte zwischen beiden eine Harmonie bezüglich der Auswertungskriterien und des statistischen Signifikanzniveaus existieren. Bisweilen findet man Studien, in denen Abbruchstrategien nur diskutiert werden - abzulesen an der bewußten Überziehung der Konservativität der gewählten Abbruchstrategie - um den Schein zu wahren. Solches Vorgehen hält ethischen Anforderungen nicht stand, denn ganz selten besitzen die in die Fallzahlschätzungen eingehenden Größen (Prävalenz, erwarteter Unterschied etc.) die notwendige Sicherheit.

In idealer Weise erfüllen sicher die Sequential-Tests die erforderliche Harmonie der statistischen Signifikanzniveaus zwischen Abbruchstrategie und Schlußauswertung. Die offenen (z.B. WALD (1947)), geschlossenen (z.B. BROSS (1952)) und beschränkten (ARMITAGE (1975)) Sequentialpläne eignen sich jedoch nur dann als Abbruchstrategien, wenn die Zeit zwischen Ursache und Wirkung im Verhältnis zur Rekrutierungszeit der Studie klein ist. Das gleiche gilt auch für die wiederholten, sequentiellen Signifikanztests (Armitage et al. 1969), die sich von letzteren in der Zahl der maximal notwendigen Patienten und ihrer durchschnittlichen Fallzahl nur unwesentlich unterscheiden. Die Verwendung von Signifikanzgrenzen der sequentiellen Pläne beim Testen von akkumulierten Patientengruppen - wie in der WHO-Clofibrat-Studie (OLIVER et al. 1978) durchgeführt - ist konservativ.

Gruppensequentielles Testen

Zwischen den beiden Extremen - einmaliges Testen zum Abschluß der Studie und fortlaufende Sequentialtests - gibt es eine Fülle von Zwischenlösungen.

Ein interessanter und einfach zu realisierender Ansatz ist das gruppensequentielle Testen nach POCOCK (1977), bei dem jeweils nach n Patienten (pro Therapiegruppe) auf Signifikanz getestet wird.

Ausgehend von der Zahl der maximal vorgesehenen Zwischentests, dem β-Fehler, dem Gesamtsignifikanzniveau α^* und dem erwarteten Unterschied wird ein mittleres Signifikanzniveau für den Einzeltest berechnet bzw.

wurde durch Simulation bestimmt. Für normalverteilte Größen mit bekannter Varianz ist das mittlere Signifikanzniveau unabhängig von n. Näherungsweise gilt das auch für unbekannte Varianzen. Bei dichotomen Größen ist jedoch n zur Erreichung eines bestimmten Gesamtsignifikanzniveaus nicht mehr frei wählbar. Als Extremfälle umfaßt dieses Verfahren sowohl den Studienplan mit einmaligem Testen als auch den Sequentialtest. Die durchschnittliche benötigte Fallzahl beim gruppensequentiellen Testen liegt zwar über der der Sequentialtests, aber schon nach zwei oder drei Zwischentests wesentlich unter der Fallzahl beim einmaligen Testen.

Für dichotome Zielgrößen haben O'BRIEN und FLEMING (1979) einen weiteren Gruppensequentialtest entwickelt, der jedoch nicht mit einem mittleren sondern mit variierenden Signifikanzniveaus pro Einzeltest arbeitet. Für weniger als 6 Zwischenauswertungen lassen sich die Signifikanzgrenzen im wesentlichen aus der χ^2-Verteilung mit einem Freiheitsgrad berechnen. Wie die Tabelle 1 plausibel darstellen soll, verfügt die O'Brien-Strategie über die größere Macht, während die Pocock-Strategie bei großen Unterschieden frühzeitig ein Abbrechen der Studie empfiehlt.

Testen in festen Zeitintervallen

In der Praxis werden oft nicht nach fixen Fallzahlblöcken, sondern nach festen Zeitintervallen (z. B. halbhärlich, jährlich) Zwischenauswertungen durchgeführt. Es wäre zu untersuchen, wie robust die genannten gruppensequentiellen Verfahren sich gegenüber ungleichen Gruppengrößen verhalten. Keine Probleme mit unterschiedlichen Gruppengrößen und Rekrutierungsverhalten hat das Verfahren von CANNER (1977), das u. a. auch im Coronary Drug Project eingesetzt worden war.

Für exponentiell verteilte Überlebenszeiten ist bei jeder Zwischenauswertung eine Teststatistik zu berechnen, die aus der Differenz der beiden geschätzten Verteilungsparameter λ_i, dividiert durch die geschätzte Varianz der Differenz besteht. Die kritischen Grenzen (konstant oder linear mit der Fallzahl zunehmend) sind mit einer aufwendigen Monte-Carlo-Prozedur zu ermitteln. Diese sowie die mangelhafte Robustheit gegenüber Abweichungen von der Exponentialverteilung lassen das Verfahren nicht praktikabel erscheinen. Auch beim erwähnten Einsatz des Verfahrens im Coronary Drug Project erfolgte der Abbruch der Studienarme nicht aufgrund dieses Verfahrens.

An Praktikabilität nicht zu überbieten sind dagegen die sogenannten Faustregeln, wie sie bisweilen eingesetzt werden. So die Regel, die Zwischenauswertungen zum Zwecke des frühzeitigen Abbruchs auf dem 1%-Niveau, die Schlußauswertungen auf dem 5%-Niveau vorzunehmen. Oder die an Bonferroni angelehnte Regel, ein mittleres Signifikanzniveau für den Einzeltest durch die Division des Gesamtsignifikanzniveaus mit der Anzahl der geplanten Zwischenauswertungen zu berechnen. Beide Verfahren erscheinen in Tabelle 1 im Vergleich zur oben erwähnten Pocock-Strategie konservativer. Genaueres, insbesondere Erfahrungen aus Simulationen, liegt noch nicht vor.

Tab. 1: Vergleich von Abbruchstrategien für das Gesamtsignifikanzniveau $\alpha^* = 0.05$

Anzahl Tests N	Faustregel	Bonferroni $\frac{\alpha^*}{N}$	Pocock 1978	O'Brien 1979				
2	0.01	0.025	0.0294	0.0056	0.05			
3	0.01	0.017	0.0221	0.0007	0.0164	0.05		
4	0.01	0.0125	0.0182	0.0001	0.0056	0.0237	0.05	
5	0.01	0.01	0.0158	0.0000	0.0019	0.0114	0.0285	0.05
Endanalyse	0.05	0.01	0.0158	0.05				

Beispiel für normalverteilte Variable

Das fiktive Beispiel (Tab. 2) zeigt, zu welch unterschiedlichen Abbruchzeitpunkten verschiedene Abbruchstrategien führen können. Der Einfachheit halber wurde das Beispiel für normalverteilte Variable simuliert. Es wurde angenommen, daß es sich in den beiden Gruppen A und B jeweils um Paarlinge handelt. Getestet wird in diesem Beispiel die Nullhypothese H_o, daß die Differenzen normalverteilt sind mit dem Mittelwert O und der Varianz 3 gegen die Alternativhypothese H_1: d = N (1,3).

Ein fester Versuchsplan würde hier ($\alpha=\beta=0.05$) eine Gruppengröße von n = 26 ergeben. Die hier benutzten Abbruchstrategien erlauben eine vorzeitige Beendigung des Versuchs, die je nach Kriterium bzw. Voraussetzung zwischen n = 7 und n = 24 liegt.

Tab. 2: Abbruchstrategie bei normalverteilten Variablen am Beispiel

n	A	B	$\bar{d}$	s	t	p	Abbruch Zeitpunkt
1	19,1	19,3	-	-	-	-	
2	21,3	17,0	2,05	3,18	0,91	0,53	
3	21,0	17,3	2,6	2,44	1,84	0,21	
4	19,2	19,2	1,95	2,38	1,64	0,20	
5	21,0	21,3	1,5	2,30	1,46	0,22	
6	21,1	17,1	1,92	2,29	2,05	0,10	
7	21,3	18,8	2,0	2,10	2,52	0,04	RST (Armitage) σ bekannt
8	19,0	19,1	1,74	2,08	2,36	0,05	
9	20,2	19,3	1,65	1,97	2,51	0,04	
10	19,2	20,4	1,36	2,06	2,09	0,07	
11	21,5	18,6	1,5	2,01	2,48	0,03	
12	18,3	19,5	1,28	2,07	2,14	0,06	
13	20,0	19,6	1,21	2,0	2,18	0,05	
14	19,7	17,8	1,26	1,93	2,44	0,03	
15	20,7	17,8	1,37	1,91	2,78	0,015	OST/CST/Beschränkter ST GST (N = 2, n = 15)
16	19,7	21,1	1,19	1,97	2,42	0,03	
17	21,7	19,8	1,24	1,91	2,68	0,016	
18	20,4	17,5	1,33	1,90	2,97	0,009	
19	20,3	19,1	1,32	1,84	3,13	0,006	RST (Armitage) σ geschätzt durch s
20	20,1	18,5	1,33	1,80	3,30	0,004	GST (N = 3, n = 10)
21	19,7	19,1	1,30	1,76	3,38	0,003	GST (N = 5, n = 7)
22	20,2	20,5	1,23	1,75	3,30	0,003	
23	21,5	20,1	1,24	1,71	3,48	0,002	
24	21,1	18,4	1,30	1,70	3,75	0,001	GST (N = 4, n = 8)
25	20,6	17,2	1,38	1,71	4,04	0,0005	
26	18,9	19,3	1,31	1,72	3,88	0,0007	Endauswertung ohne Abbruchkriterien

H_0: $d = N(0,3)$ $1 - \beta = 0,95$

H_1: $d = N(1,3)$ $\alpha^* = 0,05$

GST = Gruppensequentieller Test (Pocock)

OST = Offener Sequentialtest CST = Geschlossener Sequentialtest

RST = Wiederholtes Signifikanztesten (Armitage et al.)

Abbruch bei Lebensdauerverteilungen

Für die beiden gängigsten Testverfahren für Lebensdauerverteilungen den Logrank-Test und den Gehan-Test sind Sequentialformen in der Literatur beschrieben (DAVIS (1978), HALPERIN und WARE (1974), JONES und WHITEHEAD (1979), KOZIOL und PETKAU (1978)). Die genannten Autoren gehen dabei von der Modellvorstellung aus, daß alle Patienten als Kohorte zu einem einzigen Zeitpunkt in eine Studie aufgenommen werden. Wie sich die Situationen in der Praxis mit ihren doch oft erheblichen Rekrutierungszeiten auf die genannten Sequentialformen des Logrank- und Gehan-Test auswirken, ist noch eine zu untersuchende Fragestellung. Nur für exponentiell verteilte Überlebenskurven ist ein von BRESLOW und HAUG (1972) entwickelter Sequentialtest bekannt, der eine Rekrutierungsphase berücksichtigt. Wie robust dieser Test auf Abweichungen von der Exponentialverteilung reagiert und damit allgemein anwendbar ist, bleibt noch zu untersuchen. Ein weiterer erfolgversprechender Ansatz könnte die Berücksichtigung der Rekrutierungsphase in einem gruppensequentiellen Testverfahren für Lebensdauerverteilungen sein.

Schlußbemerkung

Das Ergebnis der Zwischenauswertungen muß nicht immer eine Entscheidung zwischen Totalabbruch und Weiterführen der Studie sein. Sinnvoll sind bisweilen, wie die Praxis gezeigt hat, auch Teilabbrüche, die nur einen Therapiearm, eine prädefinierte Schicht (Klinik, Stadium etc.) oder eine ausgewählte Untergruppe (wie im Coronary Drug Project) betreffen können. Es gibt natürlich auch Situationen (z. B. wegen geringer Patientenbelastung oder kurzer Studiendauer), die keiner Abbruchstrategie bedürfen.

Eine einzige universelle statistische Abbruchstrategie existiert nicht. In Abhängigkeit von Zielkriterien, Studienanlage und Abbruchzielen existieren auch im Einzelfall, wie das Beispiel gezeigt hat, mehrere geeignete Abbruchstrategien.

Empfehlungen für eine bestimmte Abbruchstrategie können zur Zeit noch nicht gegeben werden, da für viele Studiensituationen nicht genügend Erfahrungen aus Praxis oder Simulation vorliegen. Ob es in bestimmten Situationen eine optimale Abbruchstrategie gibt, ist eine Frage, die methodisch zu untersuchen ist.

Es ist die Aufgabe der Methodiker, die theoretischen Grundlagen zu verbessern, sich auf Konventionen im Umgang mit den vielfältigen Abbruchstrategien zu einigen und Empfehlungen zur Anwendung auszuarbeiten.

Literatur

ARMITAGE, P.: Sequential Medical Trials
Oxford: Blackwell Scientific Publications (1975).

ARMITAGE, P., McPHERSON, C.L.; ROWE, B.C.: Repeated Significance Tests on Accumulating Data. J. Roy. Stat. Soc. Series A, 132 (1969) 235-244.

BRESLOW, N.; HAUG, C.: Sequential Comparison of Exponential Survival Curves. JASA 67 (1972) 691-697.

BROSS, F.: Sequential Medical Plans. Biometrics 8 (1952) 188-205.

CANNER, P.L.: Monitoring Treatment Differences in Long-Term Clinical Trials. Biometrics 33 (1977) 603-615.

COLTON, Th.: A Model for Selecting One of Two Medical Treatments. Am. Stat. Assoc. J. 58 (1963) 388-400.

CORNFIELD, J.: The Bayesian Outlook and His Application. Biometrics 25 (1969) 617-69 .

CORONARY DRUG PROJECT GROUP: Initial Findings Leading to Modifications of Its Research Protocol. JAMA 214 (1970) 1303-1313.

DAVIS, C.E.: A Two Sample Wilcoxon Test for Progessively Censored Data. Commun. Stat.-Theor. Meth., A7, 4 (1978) 389-398.

DAY, N.E.: Two-Stage Designs for Clinical Trials. Biometrics 25 (1969) 111-118.

DONNER, A.: The Use of Auxiliary Information in the Design of Clinical Trials. Biometrics 33 (1977) 305-314.

HALPERIN, M.; WARE, J.: Early Decision in a Censored Wilcoxon Two-Sample Test for Accumulating Survival Data. JASA 69 (1974) 414-422

JONES, D.; WHITEHEAD, J.: Sequential Forms of the Log Rank and Modified Wilcoxon Tests for Censored Data. Biometrika 66 (1979) 105-113.

KOZIOL, J.A.; PETKAU, A.J.: Sequential Testing of the Equality Two Survival Distributions Using the Modified Savage Statistic. Biometrika 65 (1978) 615-623.

MENDOZA, G.; IGLEWICZ, B.: A Three-Phase Sequential Model for Clinical Trials. Biometrika 64 (1977) 549-556.

O'BRIEN, P.C.; FLEMING, T.R.: A Multiple Testing Procedure for Clinical Trials. Biometrics 35 (1979) 549-556.

OLIVER, M.F. et al.: A Co-Operative Trial in the Primary Prevention of Ischaemic Heart Disease Using Clofibrate. British Heart Journal 40 (1978) 1069-1118.

POCOCK, S.J.: Group Sequential Methods in the Design and Analysis of Clinical Trials. Biometrika 64 (1977) 191-199.

POCOCK, S.J.: Size of Cancer Clinical Trials and Stopping Rules. Br. J. Cancer 38 (1978) 757-766.

WALD, A.: Sequential Analysis. New York: Wiley (1947).

Integrierung von Beobachtungen aus dem nichtärztlichen Bereich in die Krankheitsverlaufsanalysen

I. Reißner
Ministerium für Soziales, Gesundheit und Umwelt
Mainz

Bei Erkrankungen, die Langzeitbehandlung oder regelmäßige Kontrollen erfordern, werden nur selten auch Verlaufsdaten aus nichtärztlichen Bereichen gewonnen und ausgewertet. Oft werden für die Heilung und Rehabilitation wesentliche Hilfskräfte nicht oder ungenügend an der Therapieplanung und der Durchführung der Therapie beteiligt. Erfolgskontrollen für Hilfsmaßnahmen aller Art waren bisher allenfalls im stationären Bereich möglich.

Inzwischen nimmt die Anzahl der Beobachtungen und Veröffentlichungen zu, die auf Verbesserungsmöglichkeiten der Therapie und Rehabilitation durch intensivere Nutzung von nichtärztlichen Leistungen hinweisen. Die meist in bestimmten Aufgabengebieten gewonnenen Erkenntnisse, die z. B. Logopäden und Sprachbehindertenlehrer (1.), Bewegungstherapeuten (4., 6., 7.), Psychologen (2., 8., 9.) und Sozialarbeiter (2., 3.) betreffen, machen auf vermeidbare Verluste für Patienten auf physischem, psychischem und gesellschaftlichem Gebiet aufmerksam.

Als Ursachen werden häufig genannt:

1. Ungenügende Kommunikation, Kooperation und Koordination der an der Versorgung Beteiligten (2., 3., 6., 8.)

2. Kapazitätsengpässe bei den an der Behandlung Mitwirkenden
3. Mangelhafte Informierung der Patienten und schwieriger Zugang für sie zu den Hilfen
4. Ungenügende Motivation bei Ärzten und Patienten

Es werden wohl deshalb selten quantitative Angaben über die durch nichtärztliche Kräfte abwendbaren Schäden gemacht, weil der Anteil der Kranken, die solche Hilfen ausreichend zu nutzen vermögen, noch relativ klein ist. Daten aus einer noch laufenden Studie "Soziale Dokumentation" der Abteilung für Hämatologie der Universität Mainz (Prof. Dr. med. J. Fischer) können dies belegen (persönl. Mitteilung). Die Angaben von 111 Patienten mit malignen Lymphomen und Mamma-Ca zeigen, daß ihr Informationsstand über soziale Hilfen ungenügend ist. 10 % erhielten Hinweise vom Arzt, 8 % von Familienmitgliedern, 8 % von Sozialarbeitern, 7 % von anderen Patienten und 4 % durch Medien. Vom Rest darf man nicht annehmen, daß er über Hilfsmöglichkeiten gar nichts wußte. Dennoch weist auch die niedrige Inanspruchnahme sozialer Beratung (19 % im Krankenhaus, 5 % Rentenversicherung, 4 % Krankenkasse und 2 % Sozialamt) auf ein die objektiven und subjektiven Zugangsschwierigkeiten begleitendes Informationsdefizit hin.

Diesen Fakten steht die Tatsache gegenüber, daß der Therapieerfolg und das künftige Schicksal der Kranken keineswegs allein von der Geschicklichkeit des Chirurgen oder von der Gesamtheit der ärztlichen Leistungen abhängt. Die Wirksamkeit der Betreuung durch jene Kräfte, die somatisch und psychosozial fördernde Maßnahmen durchführen, entscheidet oft über das Ausmaß der wiedergewinnbaren Aktivität, Freiheit und Lebensfreude der Patienten. Das unterschiedliche Schicksal von Krebskranken in vergleichbaren Situationen stützt diese Auffassung. Analoges gilt für alle auf medizinische und technische Hilfsmittel oder Prothesen angewiesenen Patienten, für alle chronisch Kranken und die Mehrzahl der älteren Menschen (Geriatrie). Zwar gibt es in einigen Bereichen der Medizin Verfahren zur Quantifizierung physischer Behandlungs- und Rehabilitationsergebnisse, z. B. in der Kardiologie und Rheumatologie, doch reicht dies nicht aus. Schon zu diesen Fakten müßten die Qualitäten und Quantitäten der verschiedenen, zusammenwirkenden Dienstleistungen zusätzlich erfaßt werden, damit ihre Wirksamkeit einer Analyse zugänglich wird. Besonders schwierig dürfte die Feststellung derjenigen Erfolge sein, die nicht physikalisch meßbar oder materieller Art sind oder die außerhalb des Gesichtsfeldes der verschiedenen Therapeuten liegen. Der Mangel an Verfahren zur Beurteilung des Anteils der nichtärztlichen Kräfte am Therapie-Gesamterfolg ist deutlich.

Deshalb liegt es nahe, die Möglichkeiten der Datenverarbeitung für folgende Aufgaben intensiver zu nutzen:

1. Erarbeitung von Kooperations- und Erfolgsstandards für die Einzelmaßnahmen in allen nichtärztlichen Bereichen der Therapie, einschließlich der somatischen und gesellschaftlichen Rehabilitation auch in der häuslichen Umgebung und am Arbeitsplatz.

2. Einbeziehung dieser Maßnahmen und der zugehörigen Erfolgsmeßergebnisse in die Krankheitsverlaufsanalyse.
3. Frühzeitige und andauernde organisatorische und dokumentarische Einbeziehung der nichtärztlichen Kräfte in die Therapieplanung, - Durchführung und Nachsorge.
4. Kontrolle der Wirksamkeit der einzelnen Maßnahmen unter Einschluß vergleichender Auswertungen subjektiver Beurteilungen durch Patienten.
5. Erarbeitung von Routineverfahren, die eine laufende Kontrolle der Kommunikation und Koordination aller an der Versorgung Beteiligten patientbezogen gewährleisten.

Diese Vorschläge gehen davon aus, daß Krankheitsverlaufsanalysen, die sich auf die nach dem Stand der wissenschaftlichen Erkenntnis durchgeführten ärztlichen Behandlungen beschränken, zu Bewertungsfehlern führen. Das Endergebnis wird dann allein der Art der Erkrankung und den ärztlichen Leistungen zugeschrieben. Daß dies unrichtig ist und nur die planmäßige Kombination der Leistungen des ärztlichen und nichtärztlichen Bereichs zu sehr guten Resultaten und zur Reduktion der individuellen Krankheitsgesamtkosten führt, läßt sich in der Geriatrie besonders gut nachweisen.

Literatur:

1. Biesalski, P.: "Die Rehabilitation des Sprachgeschädigten". Therapiewoche 28 (1978), S. 281 - 284

2. Brusis, J.: "Überforderungsprobleme bei älteren Arbeitnehmern". Arbeitsmed. Sozialmed. Präv.-Med. 12 (1977), S. 129 - 132

3. Fichtner, H. J.: "Rechtsanspruch auf Wiedereingliederung". Z. Orthop. 115 (1977), S. 243 - 248

4. Gross, D.: "Die physikalische Therapie im modernen Kurort". Z. angew. Bäder- u. Klimaheilk. 24 (1977), S. 360 - 366

5. Haike, H. J.: "Rehabilitation bei alternden Menschen". Geriatrie 7 (1977), S. 383 - 388

6. Josenhans, G.: "Die medizinische Rehabilitation des Rheumakranken". Therapiewoche 27 (1977), S. 2716 - 2728

7. Rustemeyer, J.: "Langzeittherapie und Rehabilitation im höheren Lebensalter". Geriatrie 7 (1977), S. 477 - 485

8. Schipperges, H.: "Begriffe, Geschichte, Programme der medizinischen Rehabilitation". Therapiewoche 28 (1978), S. 241 - 254

9. Wenderlein, J. M.: "Mehr psychosoziale Hilfe für Frauen mit Brustamputation". Öff. Gesundh.Wes. 40 (1978), S. 23 - 28

Ergebnisbericht der Moderatoren

Workshop 3

Kontrollierte klinische Studien

H. Immich, Heidelberg
H.J. Jesdinsky, Düsseldorf

Der Workshop 3 "Kontrollierte klinische Studien" hatte eine recht weit gefaßte Thematik, die von der Evaluationsforschung bis zu detaillierten statistischen Techniken, von der sachgerechten Operationalisierung klinischer Fragestellungen bis zur Datentechnik reichte und dabei den ambulanten und den stationären Versorgungsbereich ebenso wie den nichtärztlichen Bereich einbezog.

Frau Biefang wies in ihrem Beitrag "Therapiestudien im Kontext der Evaluationsforschung" daraufhin, daß neben der Analyse der Therapiewirkungen auch eine Kosten-Nutzen Analyse notwendig sei - Kosten im weitesten Sinne bestanden, also auch Nebenwirkungen, unterschiedliche Akzeptanz etc. in die Betrachtung einbeziehend - und daß Maßstäbe zu finden seien, um die Qualität von Therapiestudien zu messen, z.B. durch Expertenbewertungen. Ein wichtiges Kriterium für die Bedarfsanalyse stelle schließlich die Umsetzbarkeit der gewonnenen Ergebnisse in die Praxis dar.
In der Diskussion zeigte sich neben Zustimmung zu dem allgemeinen Konzept auch die Sorge, wie dem einzelnen Kranken mit solchen Überlegungen gerecht werden könne.

Die Herren Schewe, Laakmann und Blaschke berichteten über "Organisatorische und methodische Probleme bei der Durchführung kontrollierter Psychopharmakastudien in der Praxis niedergelassener Ärzte". Hier wurden Studien besonders deshalb als wichtig angesehen, weil der Gebrauch dieser Arzneimittel sehr groß ist. Schwierigkeiten bestehen in der Standardisierung der Beobachtungsbedingungen und der Beurteilung, wobei die stärkere Neigung zu Dosismodifikationen und Abbruch der Therapie im ambulanten Bereich zu berücksichtigen ist. Ein Problem ist die Patientenauswahl, ein anderes die Schulung der Ärzte. Von den Formen des Kontaktes mit den Prüfärzten habe sich der Einsatz von Mitarbeitern eines Marktforschungsinstituts besser bewährt als die Mitwirkung von Klinikpersonal oder Firmenvertretern.

In der Diskussion spielten das drop-out Problem - mit der Unsicherheit, ob Heilung oder Unzufriedenheit die Ursache des drop-out ist - , die schwer übersehbare Zusatztherapie und die verwirrende Vielzahl der Bewertungskriterien die Hauptrolle.

Herr Pocklington und Herr Patzold sprachen über "Methodology and results of a long term controlled study of the effectiveness of immunosuppressive treatment of multiple sclerosis".
Im Vordergrund standen dabei moderne datentechnische Möglichkeiten, die unmittelbare Eingabe der Daten am Terminal durch den Arzt, die Haltung der Daten in einer Datenbank mit Schnittstelle zu Statistikprogrammsystemen und die Visualisierung von Einzelverläufen am Bildschirm.
Die Diskussion ging über gewisse Mängel der statistischen Planung hinweg und konzentrierte sich auf die Erörterung der Einbettung von Therapiestudien in ein Krankenhausinformationssystem, das in Zukunft die Auswertung zu einem Problem der Prozeßdatenverarbeitung machen könnte.

Der Beitrag von Frau Schreiber, Herrn Burkhardt und Frau Stumpf "Der Wirksamkeitsnachweis in der Therapie des Ovarialkarzinoms" legte die Problematik des Wirksamkeitsnachweises an dem gewählten Beispiel dar. Die vorliegenden Veröffentlichungen seien allenfalls auf die Überlegenheitsprüfung einer Therapie über eine andere angelegt. Schwierigkeiten bereiteten die Operationalisierung geeigneter Wirksamkeitskriterien, die Gewinnung von Aussagen für homogene Untergruppen, die in der Regel für statistische Aussagen zu klein seien, und überhaupt die Gewinnung von genügend vielen Patienten zu experimentellen Studien. Oft hätten Ethik-Kommitees nur eine Alibi-Funktion, und man dulde eine unzureichende Aufklärung der Studienpatienten. In der Diskussion wurden diese Schwierigkeiten einerseits bestätigt, andererseits fanden sich zu allen Einwänden akzeptable Lösungen, wenn man einmal von einem Wirksamkeitsnachweis, der bei einem prognostisch so ungünstigen Leiden ärztlich bedenklich wäre, zugunsten der durchführbaren Überlegenheitsprüfung absieht.

Die Übersicht über "Strategien zum Abbruch von kontrollierten Therapiestudien" von Herrn Köpke, Frau Messerer und Herrn Selmann führte von dem Wald'schen Sequentialtest über die geschlossenen Sequentialpläne zu den Auswertungsplänen mit wiederholten Tests bzw. Mehrstufentests. Auch Verfahren für Lebensdauerverteilungen mit zensierten Beobachtungen fanden Beachtung. Die Bedeutung solcher Verfahren im Rahmen einer Überwachung der Therapiestudien durch den Statistiker wurde eingehend diskutiert. Bei der gegenwärtigen sich dauernd vermehrenden Zahl von Verfahren zum Studienabbruch, die oft zu stark divergierenden Vorschlägen führen, wäre die Entwicklung methodischer Standards für typische Situationen wünschenswert. Darüberhinaus wurde die Frage des Abbruchs einer Studie als eine im Grunde ärztliche Entscheidung diskutiert, die der Statistiker allein nicht fällen kann. Auch die Frage der Bereichsschätzungen bei abgebrochenen Studien fand Erwähnung.

Die abschließenden Bemerkungen "Integrierung von Beobachtungen aus dem nichtärztlichen Bereich in die Krankheitsverlaufsanalyse" vonn Herrn Reissner führten auf Gedanken des Eingangsreferats zurück. Weite Abschnitte des Krankheitsverlaufs unterliegen der Kontrolle von Logopäden, Bewegungstherapeuten, Psychologen, Sozialarbeitern und anderen nichtärztlichen Betreuern, ganz abgesehen von der Bedeutung des Pflegepersonals. Daten aus diesem Bereich finden oft schon deshalb keinen Eingang in die Therapieforschung, weil ein erhebliches Informationsdefizit über diese Dienste bei Ärzten besteht. Im Rahmen einer Evaluation der langfristig erreichbaren Wirkungen könne der nichtärztliche Therapie- und Beobachtungsbereich nicht außer Acht bleiben.

Die Diskussion zeigte, daß im nichtärztlichen Bereich für die Entwicklung geeigneter Meßverfahren und deren Standardisierung eine großer Bedarf besteht und Anleihen aus der methodischen Forschung der Sozialwissenschaften möglich sind.

Die Diskussionen dieses Workshops zeigten deutlich, wie vielseitig die methodischen Überlegungen und die Anwendungsbereiche zu klinischen Therapiestudien sind und welche Anstrengungen noch zu unternehmen sind, um zu klaren und von allen Seiten - den Gesundheitspolitikern, den Wissenschaftlern, den Patienten und denen, die sie versorgen - annehmbaren Vorgehensweisen zu kommen.

WORKSHOP 4

DOKUMENTATION UND VERARBEITUNG
KLINISCHER DATEN

KLINISCHE DATENVERARBEITUNG IN DER FAKULTÄT FÜR MEDIZIN DER TECHNISCHEN UNIVERSITÄT MÜNCHEN

Schnabel, M., Schöffel, J., Thurmayr, G.R., Thurmayr, R., Busch R.

Institut für Medizinische Statistik und Epidemiologie der TU München (Vorstand: Prof.Dr.med.H.-J.Lange)

Institut für Medizinische Informatik und Systemforschung der Gesellschaft für Strahlen- und Umweltforschung mbH., München (Leiter: Prof.Dr.med.W. van Eimeren)

1. Einleitung

Die klinische Datenverarbeitung im Klinikum re.d.Isar der Technischen Universität München umfaßt routinemäßig das Erfassen, Speichern und Wiederauffinden von medizinischen Basisdaten sowie von Operationen, postoperativen Komplikationen, Histologie-, Bakteriologieergebnissen und Dauermedikamenten. Zur Zeit sind fünf Kliniken angeschlossen: Chirurgische, Dermatologische, Urologische und Orthopädische Klinik, sowie die Toxikologische Abteilung der II. Medizin.Klinik. Ihre Daten sind in der zentralen Datenbank (Archivdatenbank) gespeichert, die 64.905 Patienten mit 80.932 Aufenthalten enthält.
Es ist nicht das Ziel, im Rahmen dieses Workshops den Gesamtbereich der Klinischen Datenverarbeitung darzustellen. Wir verweisen dazu auf frühere Veröffentlichungen [1]. Vielmehr wollen wir einige Aspekte herausgreifen, die vor allem für die Benutzer der Archivdatenbank von besonderem Interesse sind:

- Integrität der Datenbank
- Anfragemöglichkeiten an die Datenbank.

Es wird zunächst dargelegt, wie diese beiden Aspekte realisiert sind; dann werden aufgrund bisheriger Erfahrungen einige Forderungen für ein zukünftiges System aufgestellt.

2. Integrität der Archivdatenbank

Mit einer inkorrekten oder unvollständigen Datenbank ist niemandem gedient. Integritätsprüfungen stehen also nicht zur Disposition. Es ist nur danach zu fragen, welche Kontrollen und wie sie durchzuführen sind.
Die Integrität ist beeinträchtigt, wenn

- die Daten nicht korrekt eingespeichert,
- die Daten aus einem früheren Aufenthalt des Patienten nicht gefunden werden (Patienten-Identifizierung) und
- die korrekte Zuordnung der medizinischen Daten eines Patienten zu

seinen Stammdaten - innerhalb eines Aufenthaltes - nicht gewährleistet ist.

2.1 Prüfung der Patientendaten bei der Datenerfassung

Die Stammdaten werden auf unzulässige Zeichen und auf Plausibilität geprüft. Für die medizinischen Daten werden weitergehende Kontrollen durchgeführt [3] (Abb. 1):

. Formale Prüfungen

- Haben Aufnahme-Nr., Geburts- und Entlassungsdatum richtiges Format?
- Ist mindestens eine Diagnose vorhanden?
- Gibt es einen Patienten mit Stammdaten für diejenige Aufnahme-Nr., die mit den medizinischen Daten geliefert wurde?
- Stimmen die erste Diagnose, die erste Operation (falls vorhanden) und das erste Histologieergebnis bzgl. der jeweils zugehörigen Lokalisation überein?
- Sind die Schlüsselnummern plausibel?

Diese Prüfungen dienen dazu, die Plausibilität der medizinischen Daten aufzuzeigen.

. Faktische Prüfungen

Die aufwendigsten Maßnahmen sind diejenigen, die der sachlichen Richtigkeit der medizinischen Daten, d.h. der Verschlüsselung dienen; sie sind gleichzeitig die bedeutendsten für die Integrität. Wir führen z.Zt. folgende Maßnahmen durch:
Die vorhandenen Schlüsselnummern der medizinischen Daten eines Patienten werden decodiert. Die entschlüsselten Texte werden mit den ebenfalls gespeicherten Originaltexten der Ärzte verglichen. Dies geschieht manuell und wird von einem Dokumentationsarzt geleistet. Die formale Prüfung, die sich auf Zusammengehörigkeit von Diagnose, Operation und Histologie aufgrund der Lokalisation bezieht, enthält zu einem gewissen Teil auch eine faktische Prüfung. Sie ist ein Anfangsschritt, um die kostenintensiven manuellen Prüfungen abzubauen.

2.2 Patienten-Identifizierung

Zur Patienten-Identifizierung sind zwei Schritte erforderlich [1]:

. Suche

Es muß festgestellt werden, ob der in die Datenbank aufzunehmende Patient bereits früher einmal im Klinikum gewesen ist. Als Suchkriterien dienen die I-Zahl, das Geburtsdatum oder der Name/Vorname.

. Vergleich

Liefert die Suche einen oder mehrere Patientensätze, so müssen die Patientenstammdaten dieser gefundenen Sätze mit denen des aufzunehmenden Patienten verglichen werden; je nachdem wie gut die Übereinstimmung ist, wird der Patient als Wiederholer, Neuzugang oder als zweifelhaft klassifiziert. Als Vergleichskriterien dienen Name, Geburtsname, Geburtsdatum, Geburtsort, Geschlecht.

Bemerkung:
Bei der Patienten-Identifizierung ist folgendes Prinzip deutlich geworden: Wenn von zwei Patientensätzen entschieden werden soll, ob sie zusammengehören oder nicht, so darf dies nicht aufgrund eines einzigen Merkmals geschehen.
Zur Erläuterung betrachten wir noch einmal die Situation:
Es sei ein Patientensatz A zu speichern. Wir nehmen an, daß mit der I-Zahl-A (aus dem Satz A) ein Patientensatz B mit I-Zahl-B gefunden wurde, d.h. es gilt I-Zahl-A = I-Zahl-B. Wenn eine der beiden I-Zahlen falsch ist, gehören die Sätze A und B zu verschiedenen Patienten, d.h. man darf die Sätze A und B nicht zusammenführen. Um diesen Fehler möglichst klein zu halten, müssen weitere Daten aus den Patientensätzen miteinander verglichen werden.

2.3 Zuordnung von medizinischen Daten eines Patienten zu seinen Stammdaten innerhalb eines Aufenthaltes

Die Zusammengehörigkeit wird mit Hilfe der Aufnahme-Nr. geprüft. Wegen des oben angesprochenen Prizips müssen beim Übereinstimmen der Aufnahme-Nummern weitere Merkmale verglichen werden (Geburts-, Aufnahme- und Entlassungsdatum).

3. Anfragemöglichkeiten an die Archivdatenbank

Für Anfragen steht die Query-Language eines index-sequentiellen Informationssystems zur Verfügung. Sie kann sowohl eigenständig als auch von einem Anwenderprogramm benutzt werden. Sie besitzt

- die wichtigsten Operationen (SUCHEN, SICHERN, GET, HALT, UPDATE, SORT),
- einen umfangreichen Qualifikationsteil (Vergleichsoperatoren, besondere Form der Attributwerte, Verknüpfungsoperatoren), sowie
- verschiedene Ausgabemöglichkeiten (ZEIGE/DRUCKE selektiv, Bild, Verteilungstafel und Balkendiagramm, WRITE).

Die Abfragesprache kann vor allem wegen des schwierigen Qualifikationsteils den Ärzten nicht zugemutet werden. Deshalb werden alle Anfragen an die Datenbank von Mitarbeitern einer Dokumentationsabteilung gestellt, die den Hintergrund und die Zielrichtung der Fragen vorher mit den Ärzten besprechen [2].
Die Datenpräsentation wurde durch Zusatzprogramme benutzerfreundlicher gestaltet (so z.B. für die Ausgabe von Patientendaten und für Übersichtsstatistiken).
Das auf diese Weise erweiterte System bietet im wesentlichen eine Unterstützung für die

. unmittelbare Patientenversorgung,
. klinische Forschung,
. Kliniksleitung und Verwaltung
und ist Ausgangspunkt für eine medizinische Selbstkontrolle [1].

4. Forderungen

4.1 Bezüglich der Integritätsprüfungen

Für die klinische Datenverarbeitung sollte ein Datenbanksystem zur Verfügung stehen, das Konsistenzprüfungen erlaubt (z.B. wenn ein Histologie-Ergebnis vorliegt, muß auch eine Operation vorhanden sein; wenn eine geschlechtsspezifische Diagnose vorliegt, darf sie dem Geschlecht nicht wiedersprechen), damit die sonst dafür notwendigen, separaten Programme im Benutzersystem entfallen können.
Bei der Patienten-Identifizierung sind zwei Aspekte wichtig:

. War der Patient bereits einmal im Klinikum, so muß bei der Suche dieser frühere Patientensatz mit angeboten werden (z.B. darf die I-Zahl nicht zu stark selektieren);
. beim Vergleich müssen die Gruppen der richtig-positiven und der richtig-negativen Fälle möglichst groß sein, die Gruppen der falsch-positiven und der falsch-negativen sollten keinen Fall enthalten.

Um diese Ziele zu erreichen, werden wir den phonetischen Code für verschiedene Merkmale verwenden (z.B. Name, Geburtsname, Geburtsort). Testläufe mit dem phonetischen Code auf die Gruppe der zweifelhaften Patienten haben eine Reduktion um ca. 75% ergeben.

4.2 Bezüglich der Anfragen

Es wird als notwendig angesehen, daß die der klinischen Datenverarbeitung zugrunde liegende zentrale Datenbank patientenorientiert aufgebaut ist.
Neben Anfragen, die sich auf den gesamten Satz eines Patienten beziehen (patientenbezogene Abfrage), müssen auch solche nach seinen einzelnen Aufenthalten möglich sein, und zwar sowohl nach Merkmalen innerhalb eines bestimmten Aufenthaltes (z.B. nach Diagnose und Operation im 1. Aufenthalt) als auch nach Merkmalen innerhalb eines zunächst unbestimmten Aufenthaltes (d.h. für Diagnose und Operation ist ein Aufenthalt zu ermitteln, in dem beide vorkommen).
In einer Anfrage über das Patientengut sollten auch

. verschiedene Dateien ansprechbar sein (nämlich dann, wenn Patientendaten über mehrere Dateien verteilt sind),
. abgeleitete Variablen formuliert werden können (z.B. Berechnung der Zeitdifferenz zwischen Knochennagelung und Entfernung des Knochennagels),

- eine Suche nach Ober- und verwandten Begriffen möglich sein (z.B. alle Karzinome).

Außerdem sollte die zentrale Datenbank so organisiert sein, daß Anfragen nach Krankheitsproblemen formulierbar sind, und daß Hinweise auf weitere Daten eines Patienten, die in anderen Dateien enthalten sind, hinzugefügt werden können.

Von diesen Forderungen konnten wir einen kleinen Teil bereits verwirklichen.

5. Schluß

Wir haben aus der klinischen Datenverarbeitung die beiden Aspekte Integrität und Anfragemöglichkeit herausgegriffen,

- weil sie für die Akzeptanz des gesamten Systems besonders wichtig sind und
- weil sie noch nicht optimal gelöst sind.

Beim Speichern und Wiederauffinden von Informationen werden in Zukunft vermutlich Klartexte noch an Bedeutung gewinnen, da dadurch

- die Verschlüsselung nicht mehr notwendig ist und
- dem Arzt bei der Ausgabe seine von ihm formulierten Krankheitsbezeichnungen angeboten werden können.

Literatur

[1] LANGE, H.-J., THURMAYR, R. (Hrsg.):
Klinische Datenverarbeitung in der Fakultät für Medizin der Technischen Universität München.
München - 1979 TU-Druck

[2] SCHNABEL, M., THURMAYR, R., THURMAYR, G.R., SCHÖFFEL, J.:
Weiterentwicklung eines Informationssystems in einem Universitätsklinikum.
2. Gemeinsame Fachtagung der Österreichischen Gesellschaft für Informatik und der Gesellschaft für Informatik, Universität Linz, 9. - 11. Sept. 1980 (im Druck)

[3] THURMAYR, R., STIEBER, J.:
Kontrollsystem und Datenpräsentation im Rahmen der Basisdokumentation.
Workshop "Basisdokumentation" im Rahmen des Kongresses MEDCOMP 1977, Berlin, 8.2.1977

[4] WEDEKIND, H.:
Datenbanksysteme I.
Mannheim. Bibliographisches Institut, B.I. Wissenschaftsverlag 1974

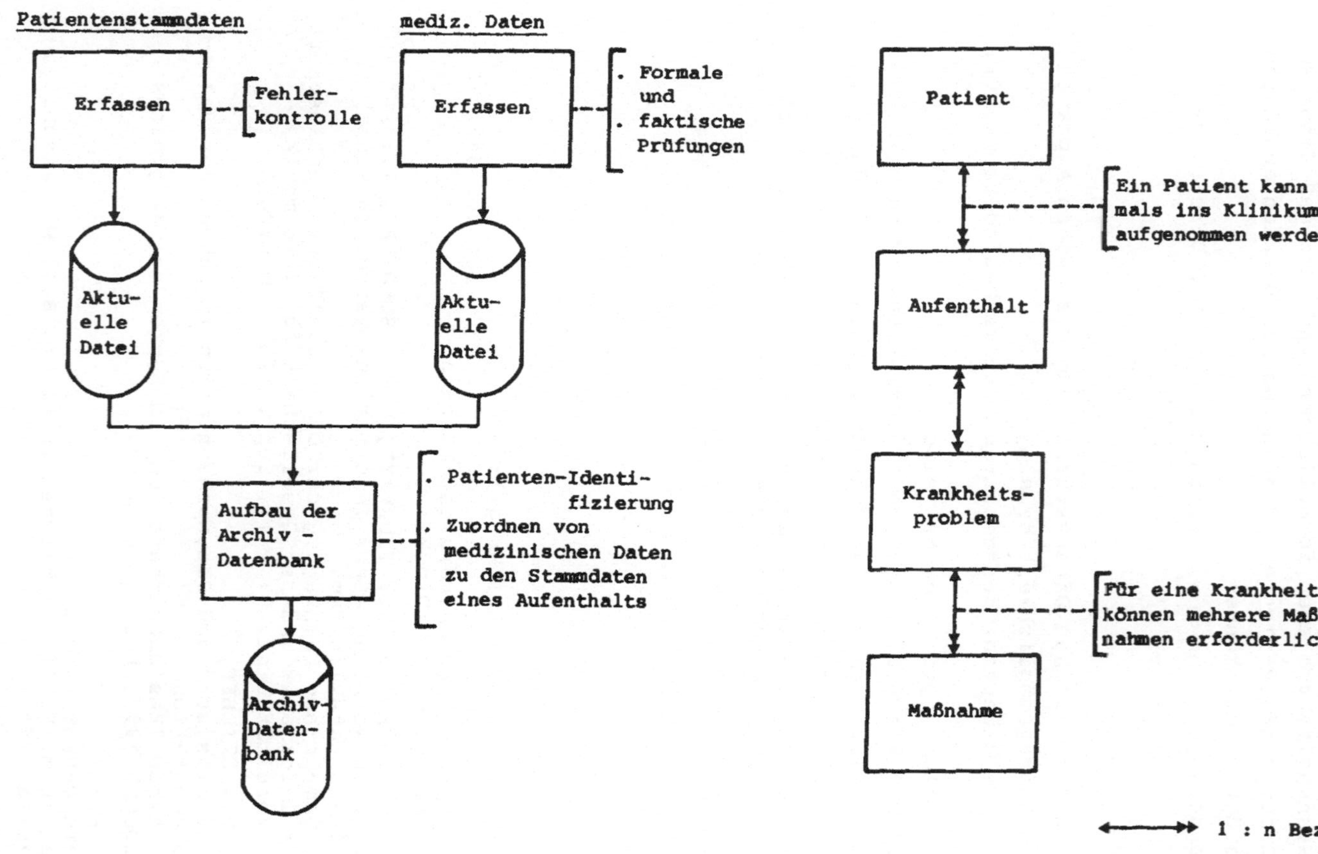

Abb. 1 Integritätsprüfungen beim Aufbau der Archiv - Datenbank

Abb. 2 Relationen zwischen Patientendaten (global)

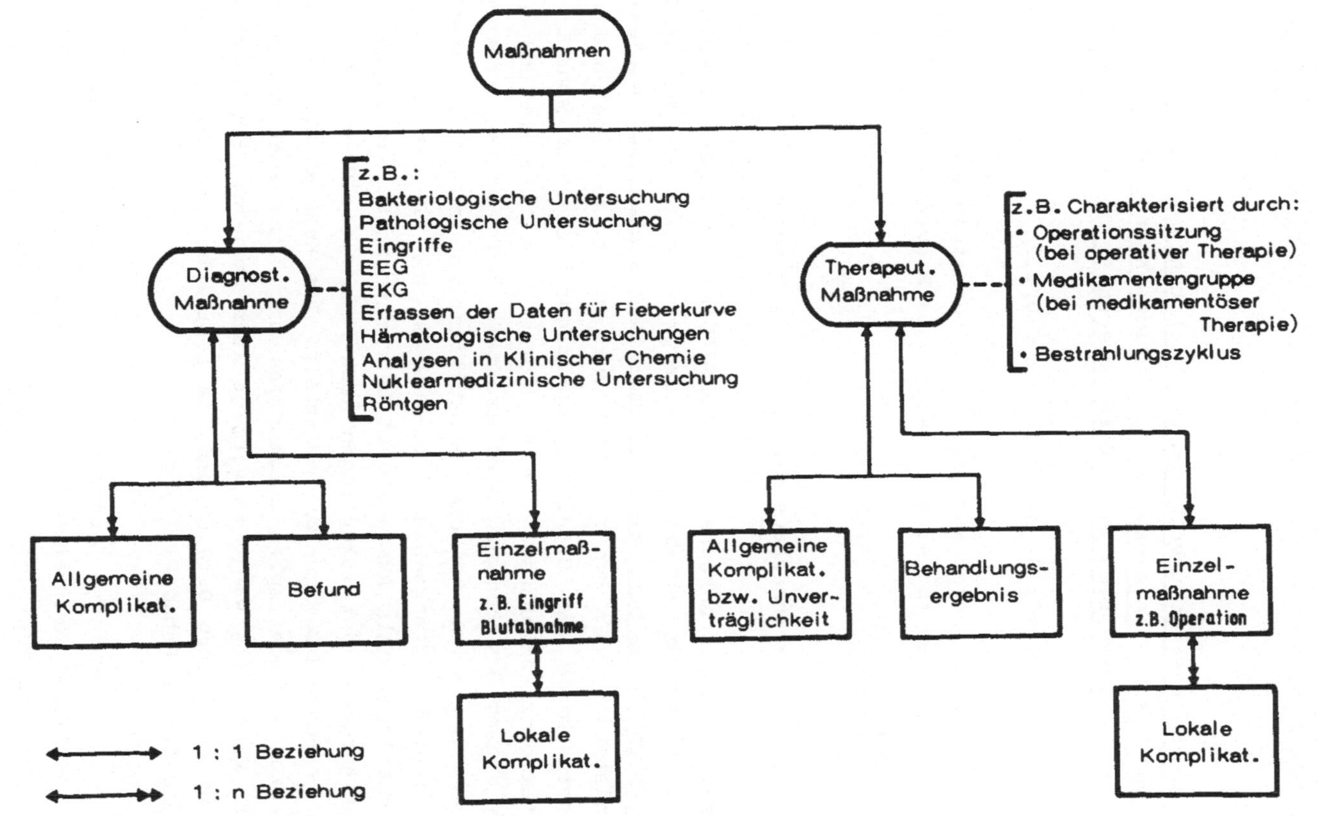

Abb. 3: LOGISCHE STRUKTUR DER MASSNAHMEN

Klinische Basisdokumentation als Teil eines Informations-Systems in einem Rehabilitations-Krankenhaus Konzeption und Implementierung

C. Britz*; G. Eckert**; G. Faupel*

* Rehabilitationskrankenhaus Karlsbad-Langensteinbach
** Forschungszentrum für Rehabilitation und Prävention, Heidelberg

1. Das Rehabilitationskrankenhaus Karlsbad-Langensteinbach

Das Rehabilitationskrankenhaus Karlsbad-Langensteinbach (RKL), eine Modelleinrichtung der Rehabilitationsmedizin, wurde von der STIFTUNG REHABILITATION Heidelberg zusammen mit den zuständigen Bundes- und Landesministerien, der Bundesanstalt für Arbeit, den Rentenversicherungsträgern sowie den Unfallversicherungsträgern zum Modell eines Rehabilitationskrankenhauses der Kategorie II entwickelt und ausgebaut. In diesem Krankenhaus wird erstmals der Versuch unternommen, die Forderungen einer modernen Rehabilitation in die Aufgabenstellung eines großen Krankenhauses einzufügen und sie ihr als neue Basis zu unterlegen. Als Akademisches Lehrkrankenhaus hat es unter anderem die Aufgabe, dem zukünftigen Arzt Kenntnisse über medizinische und soziale Rehabilitation zu vermitteln. Das Krankenhaus ist in den Landeskrankenhausbedarfsplan aufgenommen und nimmt auch Aufgaben der regionalen Versorgung wahr. Es verfügt über insgesamt 675 Betten, davon 542 im klinischen Bereich und die restlichen als Internatsplätze für die Berufliche Rehabilitation.

Außerdem sind vier Ausbildungsbereiche (Schulen für Krankenpflege, Krankenpflegehilfe, Krankengymnastik und Ergotherapie) angeschlossen. Das Krankenhaus verfügt über vier unabhängige diagnostische Fachbereiche sowie über die acht nicht-ärztlichen Therapiebereiche Physiotherapie, Physikalische Therapie, Ergotherapie, Logopädie, Berufliche Rehabilitation mit Berufstherapie, Rehabilitationspsychologie und Krankenpflege. Hinzu kommt die Sozialabteilung und die neu eingerichtete Abteilung für Medizin-Technik und Medizinische Dokumentation.

Angeschlossen an die Klinische Basisdokumentation ist der Fachbereicl Medizin mit den Abteilungen für:

I Orthopädie-Traumalogie einschließlich Querschnittslähmungen und Wirbelsäulentraumatologie

II Innere Medizin einschließlich Psychosomatik, Geriatrie, Rheumatologie, Nephrologie/Dialyse und Onkologie

III Neurologie allgemein, akut, Hirntraumatologie (postakut und Folgezustände)

IV Klinische Psychiatrie und Sozialpsychiatrie

2. Zielsetzung Informationssystem im Rehabilitationskrankenhaus

2.1 Ausgangssituation

In den verschieden Behandlungs- und Rehabilitationsphasen eines Patienten werden in den medizinischen Fachabteilungen und durch die paramedizinischen Fachdienste eine Vielzahl wertvoller Daten erhoben, die für die Unterstützung des Routinebetriebes und die Weiterentwicklung der Leistungen eines Rehabilitationskrankenhauses von Bedeutung sind. Die Registrierung dieser Daten erfolgte in der üblicher Form der Patientenakte mit fachabteilungsspezifischen Belegen und zentraler Archivierung.

Eine Auswertung des Datenmaterials oder auch der Rückgriff auf vergleichbare Problemfälle war bisher nur sehr schwierig durchführbar, obwohl verschiedenartigste Anforderungen der Fachabteilungen vorliegen.

2.2 Gesamt-Konzeption

Aufgrund der genannten Anforderungen sollen die für statistische Auswertung und Unterstützung des Routinebetriebes relevanten Daten aus Diagnostik, Therapie und Erfolgskontrolle aus den Fachbereichen Medizin, Berufliche Rehabilitation, Sozialdienst und später auch Psychologie sowie paramedizinischen Therapieabteilungen, in ein schrittweise aufzubauendes fachübergreifendes Informations-System übernommen werden. Ebenso sollen die für die Administration erforderlichen Daten später in dieses System integriert werden.

Als erstes eigenständiges aber integrationsfähiges Teilsystem innerhalb dieses Konzepts wurde für den Fachbereich Medizin die im folgenden beschriebene Klinische Basisdokumentation aufgebaut. In dieser Dokumentation werden die historischen Patientendaten aus dem klinisch-stationären Aufenthalt gespeichert.

2.3 Zweck

Der Sinn und die Vorzüge einer Klinischen Basisdokumentation werden als allgemein bekannt vorausgesetzt. Darüber hinaus ergeben sich für ein Rehabilitationskrankenhaus weitere Aspekte: Schon bei einer geringen Zahl von Variablen für jeden Patienten ist eine noch nicht übersehbare Anzahl von Ergebnissen zu erwarten, welche für die

- momentane Arbeit am Patienten aufschlußreich
- künftige Arbeit am Patienten hilfreich
- Verbesserung der Zusammenarbeit aller Fachbereiche des Hauses mitentscheidend und für eine
- ökonomische Planung von weitreichender Bedeutung im Hinblick auf
  - rationellen Personaleinsatz sowie
  - frühestmögliche Beendigung vergeblicher Rehabilitationsbemühungen sind.

Es wird möglich und außerordentlich aufschlußreich sein, durch fachübergreifende Auswertungen Merkmale aus dem rein medizinischen Fachbereich und deren Auswirkungen auf speziell rehabilitations-bezogene Merkmale zu analysieren.

Das gesamte DV-System und auch jetzt schon die Klinische Basisdokumentation soll eine Unterstützung im Routinebetrieb sein; so ist der Dokumentationsbeleg als standardisiertes Deckblatt konzipiert, welches verdichtete Daten der abgeschlossenen Krankengeschichte enthält. Dies ermöglicht - auch bei Nicht-Verfügbarkeit eines Terminals - z. B. bei Wiederaufnahme des Patienten dem Arzt einen raschen Gesamtüberblick über den Verlauf vorangegangener Krankenhausaufenthalte bzw. über die Entlassungssituation.
Da der Beleg abteilungsbezogen erstellt wird, hat er bei Verlegung in eine andere Abteilung des RKL die gleiche Funktion.

3. Die Klinische Basisdokumentation am Rehabilitationskrankenhaus Karlsbad-Langensteinbach

Ausgehend von verschiedenen Veröffentlichungen, von Fachliteratur-Aufsätzen und bereits existierenden Klinischen Dokumentationen wurden die allgemeingültigen und bewährten Spezifikationen abgeleitet und in angepaßter Form für unsere Basisdokumentation übernommen.

Eine zusätzliche Analyse des Informationsbedarfs zur Berücksichtigung der spezifischen Bedürfnisse des RKL erfolgte durch Fragebogenaktion und Einzelgespräche mit Ärzten.

Auf dieser Basis wurde ein Datenkatalog erstellt, der die Gesamtheit der in den aufgeführten Anfragen verwendeten Merkmale enthält. Bei der Analyse des Datenkataloges ergaben sich noch Redundanzen bzw. spezielle Klassifikationen, auf die nach weiteren Abstimmungen mit den Fachabteilungen verzichtet wurde. Zu jedem Merkmal wurden der DB-Feldname, Ordnungsbegriff (DB-Segmentart), Ursprung bzw. Verantwortlicher, Datentyp (z. B. Character, fix, Wiederholfeld), die Merkmalsausprägungen (Klassifikation der Merkmale) und Zuordnung der Codierungen zu den Merkmals-Klassen erarbeitet und in den Datenkatalog aufgenommen.

Die Klassifikationen für die Erhebung bzw. Erfassung von Merkmalsausprägungen wurden soweit als möglich an bereits bestehenden Dokumentationen verschiedener Institutionen orientiert und nach eigenen Bedürfnissen modifiziert oder auch neu festgelegt. Die Verschlüsselung der Diagnosen als auch z. T. der Therapien (Operationen), Komplikationen und Syndrome geschieht nach dem (5stellig.) ICD/E, der von uns auf 7 Stellen erweitert wurde zur Berücksichtigung spezieller Rehabilitations-Bedürfnisse.
Behinderungen werden nach der von Wood/WHO erstellten 'Classification of Disabilities' klassifiziert und codiert.

Nach Festliegen der zu erfasssenden Merkmale und deren Ausprägungen wurde der Erfassungsbeleg entwickelt.
Die Erhebung der Diagnosen und deren logisch zuordenbare Diagnose-Zusätze, Therapien, Behinderungen etc. in beliebiger Zahl, wird nach einem von der Medizinischen Hochschule Hannover übernommenen Struktur-Feld durchgeführt.

Für jeden Aufenthalt in einer Fachabteilung (z. B. nach Neurologie Verlegung in Orthopädie) wird ein Beleg ausgefüllt, um die Heilungsfortschritte speziell bei den rehabilitationsbezogenen Merkmalen dokumentieren zu können.

DV-technische Konzeption

Die logischen Beziehungen der Daten der Basisdokumentation wie die der anderen Fachbereiche des Krankenhauses werden in einer hierarchischen Struktur in der Datenbank abgebildet. Dabei wurden Erfahrungen der Universitäten Hannover und Göttingen und des Deutschen Krebsforschungszentrum Heidelberg berücksichtigt.

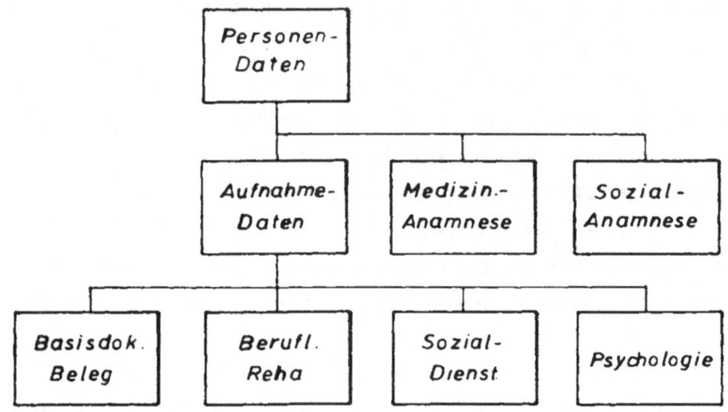

Abb. 1 Datenbank-Grundstruktur

Aus Datenschutzgründen werden die fachspezifischen Daten der verschiedenen Fachbereiche in separate Passwort-geschützte DB-Files gespeichert und allesamt kryptografisch verschlüsselt.

Datenfluß

Die von medizinischen Abteilungen eingehenden Belege werden von der Dokumentationsassistentin auf Vollständigkeit und Korrektheit überprüft, die Diagnosen u. ä. werden codiert und über Bildschirm-Dialog werden die Belege erfaßt und - aus Sicherheitsgründen zunächst in eine Erfassungs-Log-Datei - zwischengespeichert.
Über ein Batch-Ladeprogramm werden die Daten in die DB geladen. Auf diese Weise wird der Erfassungs-Dialog von DB-Zugriffen entlastet, und über die Log-Datei ist ein einfaches DB-Recovery nach Systemausfällen möglich.

Aus dem Ladelauf heraus werden die in die DB übernommenen oder aufgrund von Fehlern abgewiesenen Belege protokolliert und an die Fachabteilungen übersandt.

Dem Anwender stehen außer den üblichen DB-Zugriffsfunktionen ein komfortables Dialog-Abfrage-System (Query Language mit Unterstützungs-Funktionen für die Selektion und Analyse von Daten) zur Verfügung. Mit diesem System können Anwender selbständig ad hoc-Auswertungen durchführen. Routine-Auswertungen werden über Batch-Programme abgewickelt.

Technische Angaben

Das gesamte System wurde in APL auf SIEMENS im BS2000 entwickelt - mit Ausnahme der Daten-Erfassung, die über CICS-PL/1-Programme läuft. Die Datenhaltung erfolgt im APL unter Verwaltung eines im Hause entwickelten Datenbank-Systems. Längerfristig wird die gesamte Datenhaltung in IMS übernommen; der Dialog-Zugriff und ad hoc-Auswertungen werden weiterhin in APL über eine Schnittstelle zu IMS durchgeführt werden.

4. Stand/Praktische Erfahrungen

Seit Mitte 1979 ist die Klinische Basisdokumentation im RKL im Routineeinsatz. Nach einem Probelauf im Frühjahr 1979 mußten noch Erweiterungen und Streichungen vorgenommen werden.

So war es unter anderem erforderlich, abteilungsspezifische Therapie- und Komplikationsschlüssel und einen, auf die Bedürfnisse des Hauses zugeschnittenen, Lokalisationsschlüssel zu erstellen. Ein Hauptproblem war der Wunsch, fachbezogene Diagnoseschlüssel zu benutzen. Aus Standardisierungsgründen aber haben wir uns auf die einheitliche Verwendung des ICD/E geeinigt.

Durch Anhängen eines 2stelligen Index (01 bis 49) an den 5stelligen ICD/E-Code wurde eine eineindeutige Zuordnung und Verwendung möglich, wenn verschiedene Diagnose-Texte unter gleichem ICD/E-Code aufgeführt sind. Benötigte eigene ICD/E-Erweiterungen wurden den jeweils nächstliegenden Oberbegriffen zugeordnet und mit Index 50 bis 99 belegt.

Eigene Erweiterung des ICD/E:

K D S	DIAGNOSE	ICD/E	IX	
17783	MONOPLEGIE	34463	01	ICD/E Original
87781	DIPLEGIE	34464	01	
17784	HEMIPLEGIE	34465	01	
87783	PARAPLEGIE (gleich)	34466	01	
87783	QUERSCHNITTSLÄHMUNG (gleich)	34466	02	
87783	PARAPLEGIE D1-D10, MOTORISCH KOMPLETTE	34466	50	Eigene Erweiterung
87783	PARAPLEGIE D11-L1, MOTORISCH KOMPLETTE	34466	51	
87783	PARAPLEGIE L2-L5, MOTORISCH KOMPLETTE	34466	52	

Die zunächst beschlossene Diagnose-Codierung durch die Ärzte konnte nicht aufrechterhalten werden und wird jetzt von der MDA durchgeführt. Von den einzelnen Fachabteilungen des RKL bestehen natürlich verschiedene Interessen und Anforderungen an eine Klinische Basisdokumentation bezüglich Aussagewert und auch Variablenumfang.
Entsprechend werden die Belege nicht immer vollständig ausgefüllt. Es wird beispielsweise z.T. abgelehnt, Diagnose-Zusätze auf dem Beleg strukturiert anzugeben. Sie sind jedoch meist aus dem Text zu entnehmen und werden von der MDA in die erforderliche Erfassungsform gebracht; z.B. wird teilweise abgelehnt, Diagnose-ZUSÄTZE wie:

- "Lokalisation"
- "Verlauf"
- "Grad der Komplikation" etc.

auf dem Beleg strukturiert anzugeben; sie werden aber mit den Diagnosen eingetragen und können von der MDA strukturiert werden:

Formulierung durch Arzt:

DICO | Kennzeichen KZ | Schlüsselart
B Behinderung | WHO
D Diagnose | ICD/E
K Komplikation | ICD/E oder Abt.spezif.
S Syndrom | ICD/E falls zutreff.
T Therapie | ICD/E oder Abt.spezif. oder eigener (s. Schlüsselblatt)
Z Zusatz | eigener (s. Schlüsselblatt)

lfd Nr	KZ	Zugehörigkeit zu lfd Nr — Vom Arzt auszufüllen / Klartext bitte deutlich schreiben	Schlüssel linksbündig	Index
01	D	Chronischer, mittelschwerer Harnwegsinfekt		
02				

nach Bearbeitung durch MDA:

Nr	KZ	Zugehörigkeit zu lfd Nr — Vom Arzt auszufüllen / Klartext bitte deutlich schreiben	Schlüssel linksbündig	Index
01	D	Harnwegsinfekt	59300	50
02	Z01	chronisch	631	
03	Z01	mittelschwer	710	
04				

Die gewünschte Qualität der erhobenen Variablen ist nicht in allen

Fällen sicherzustellen. So stellt z.B. die Verwendung von nicht im ICD/E enthaltenen Diagnose-Formulierungen durch die Ärzte oder die Tatsache, daß die Belege von häufig wechselnden Assistenzärzten ausgefüllt werden, die keinen persönlichen Nutzen aus der Basisdokumentation ziehen und dadurch nur schwer zu motivieren sind, eine Gefahr für die Korrektheit der Daten dar.

Literatur

(1) S. Koller, G. Wagner (Hrsg.): Handbuch der medizinischen Dokumentation und Datenverarbeitung 1975, Schattauer Verlag

(2) F. Wingert: Medizinische Informatik 1979, Teubner Verlag Stuttgart

(3) P.L. Reichertz, K. Sauter: Computer File Structure and Data Presentation in the Hannover Medical System 1973, Proceedings of an Conference on Health Technology Systems, San Francisco 1973

(4) C.Th. Ehlers et al: Datenverarbeitung im Klinikum der Georg-August-Universität Göttingen, Beschreibung des Gesamtsystems, Göttingen 1979

(5) G. Griesser, M. Jainz, K. Sauter, W. Schneider et al: A Data Structure Model for a Health Information System 1976, aus Computer Programs in Biomedicine 6 (1976)

(6) K. Sauter, P.L. Reichertz, W. Zowe, W. Weingarten, D.Finke, J. Klonk: Datenbank-gestütztes Patienteninformationssystem für ein Universitätsklinikum 1977, GMDS-Jahrestagung 1977 Göttingen

(7) M. Augsburger, G. Eckert, W.E.Fendt. A. Flöser, R. Sievers: Dokumentations- und Informationssystem Rehabilitationszentrum Neckagemünd 1976, Projektbericht SLLLl, Stiftung Rehabilitation Heidelberg

(8) H. Wedekind: Datenbanksystem I, II 1974, BI Wissenschaftsverlag Mannheim Wien Zürich

(9) Th. Lutz: Datenbanken 1976, SRA Verlag Stuttgart

(10) J. Martin: Data Basa Organization 1977, Prentice-Hall, New Jersey

(11) H. Steinhauer: **EXIS** - ein Experimentier-Modell für ein neuartiges Informations- und Dokumentations-System, unveröffentlichte Beschreibung, Stiftung Rehabilitation, Heidelberg, Dez. 1973: sowie STRUCTURE OF AN INF-DOC-SYSTEM AND ITS REALIZATION, Referat zum APL-Kongreß 1975 in Pisa

(12) A. Flöser et al: HIDA Hierarchisches Datenbanksystem in APL 1979, unveröffentlichte Systembeschreibung, Stiftung Rehabilitation Heidelberg

(13) A. Flöser, G.R. Lampl: Datenbankzugriffs-Funktionen und Dialog-Abfrage-System 1980, unveröffentlichter Bericht, Stiftung Rehabilitation Heidelberg

(14) P. Berry: Sharp APL Reference Manual 1979, I.P. Sharp Associates Palo Alto

KLINISCHE DOKUMENTATION AN EINER NEUROCHIRURGISCHEN KLINIK

U. Dietrich und W.J. Bock
Neurochirurgische Universitätsklinik Düsseldorf
(Dir.: Prof. Dr. W.J. Bock)

Klinische Dokumentation beinhaltet die Auswahl, Klassifikation, Sammlung und Speicherung sowie die Nutzbarmachung und Verbreitung von klinischen Daten. Wenn dies auch im Einzelfall eine Vereinfachung der Krankenakte bedeuten kann, so birgt die Anwendung eines Erfassungsschemas auf das gesamte Patientengut entscheidende Vorteile (1):

1. Aufstellen einer differenzierten Statistik,
2. Überblick über die Zusammensetzung des Patientengutes,
3. schneller Zugriff zu den gespeicherten Informationen,
4. Unterstützung der Patientenversorgung aufgrund von Verlaufs- und Therapiekontrollen,
5. Unterstützung der Forschung durch Zusammenstellen von verschiedenen klinischen Daten,
6. Unterstützung von Lehre und Fortbildung durch Selektion von gewissen Krankheitsbildern,
7. Förderung der Zusammenarbeit innerhalb und außerhalb der Klinik bei den an der Dokumentation beschäftigten Mitarbeitern und
8. Erleichterung der Verbundforschung zwischen verschiedenen Fachkliniken.

Deshalb ist es wichtig, ein Dokumentationssystem zu wählen, das nicht verwaltungstechischen, sondern allein klinischen und wissenschaftlichen Fragestellungen den Vorrang gibt (2).

Da die Qualität einer klinischen Dokumentation primär mit ihrem Inhalt einhergeht, lautet die Hauptfrage: Was wird dokumentiert? Diese Frage kann nur in jeder Klinik einzeln beantwortet werden - je nach dem Schwerpunkt ihrer Aufgaben.
In der Neurochirurgie schwankt die "Dokumentationsbedürftigkeit" der einzelnen Krankengeschichten beträchtlich. Auf der einen Seite stehen Patienten, die für Spezialuntersuchungen kurzfristig aufgenommen werden. Auf der anderen Seite gibt es schwere Krank-

heitsverläufe mit einer ganzen Reihe von Diagnosen, Untersuchungsergebnissen und Operationen, die einer Verschlüsselung bedürfen. Während so einerseits die Skala von Dokumentationsdaten nicht groß genug sein kann, gibt es eine Anzahl von Daten, deren Bearbeitung für alle Einzelfälle zu unergiebig bleiben wird.
Wir haben deshalb unsere Kliniksdokumentation auf vier Hauptsäulen gestellt:

1. Diagnosen,
2. klinischer Untersuchungsbefund,
3. technische Untersuchungen und ihre Ergebnisse und
4. Therapie und Verlauf.

Auf die Einbeziehung von anamnestischen Daten haben wir zur Zeit noch verzichtet, weil sie eine große Anzahl von möglichen Elementen enthalten müsste, die letztlich alle in die Diagnose einfließen. Andererseits beinhaltet die Diagnose oft die Krankheitsvorgeschichte, z.B. posttraumatische Liquorfistel, fortgeleiteter otogener Hirnabszeß. Es ist jedoch durchaus möglich, daß bei entsprechendem Interesse wenige wichtige anamnestische Angaben mit dokumentiert werden könnten, wie z.B. Krampfanfall, Schmerzleiden, Unfall usw. Voraussetzung war also ein leistungsfähiges Diagnosenverzeichnis.

Unsere Diagnosen werden nach dem Neurologisch-neurochirurgischen Diagnosenverzeichnis der Deutschen Gesellschaft für Neurologie und der Deutschen Gesellschaft für Neurochirurgie verschlüsselt (3). Es enthält alle vorkommenden Diagnosen unseres Fachgebietes und der benachbarten Fächer, während die internationale Klassifikation der Krankheiten (ICD) den klinischen Erfordernissen nicht gerecht wird. Die Zuordnung der einzelnen Fälle zu klar definierten Krankheitsbildern ist aber der wichtigste Teil der klinischen Dokumentation. Im Gegensatz zum offiziellen Diagnosenschlüssel können bei uns die Angaben "Verdacht auf" und "Zustand nach" zusätzlich angekreuzt werden und erfordern keine eigene Code-Nummer. Um Fehler beim Ablesen der Nummern zu verhindern, sind die Diagnosen vom Rechenzentrum der Universität Düsseldorf noch mit Kontrollziffern versehen worden, die ebenfalls eingegeben werden müssen (Abb. 1).

Die Dokumentation des klinischen Befundes bei der Aufnahme des

Patienten hat einen relativ großen Raum eingenommen. Nach einjähriger Benutzung sind wir zum Ergebnis gekommen, diesen Bereich noch zu erweitern. Insbesondere fehlt die Möglichkeit, sowohl Bewußtseinslage wie verschiedene Stadien der Bewußtseinstrübung zu dokumentieren. Da das als große Lücke empfunden wurde, werden wir in Kürze eine Änderung des Dokumentationsbogen vornehmen (Abb. 2).

Naturgemäß nimmt die Verschlüsselung der technischen Untersuchungen viel Platz ein, allein schon durch ihre Anzahl und durch die Vielfalt der möglichen Ergebnisse. Dabei haben wir uns auf die Zusammenstellung von fachspezifischen Untersuchungsgängen beschränkt (Abb. 3).
Den einzelnen Untersuchungsergebnissen wurde die Aufzählung aller Untersuchungen vorangestellt, so daß die Untersuchung als solche und deren Ergebnisse angekreuzt werden müssen. Die Erfahrung zeigt nämlich, daß die häufigste Fehlerquelle im Vergessen von Untersuchungsergebnissen besteht, was durch die Plausibelitätskontrolle unterbunden werden soll. Eine differenzierte Befunddokumentation der einzelnen Untersuchungen würde allerdings den Rahmen einer allgemeinen Dokumentation sprengen. Sie muß von den Abteilungen selbst vorgenommen werden, so hat inzwischen unsere Neuroradiologische Abteilung begonnen, die dort erhobenen Befunde zusätzlich zu dokumentieren.

Die Art der operativen Eingriffe muß ebenso sorgfältig wie die Diagnose verschlüsselt werden. Dazu dient der Operationsschlüssel (Schlüssel für operativ-therapeutische und -diagnostische Verfahren), der kürzlich von der Kommission für Dokumentation der Deutschen Gesellschaft für Neurochirurgie erstellt wurde (Abb. 4). Er basiert auf dem Schlüssel der Vereinigung Schweizerischer Krankenhäuser (VESKA) und enthält im Wesentlichen alle in unserem Fachgebiet vorkommenden Eingriffe. Weitere Vorteile sind seine Abänderungsfähigkeit an kliniksinterne Bedürfnisse und die Möglichkeit, die Operationen der anderen Fächer mit aufzunehmen, bzw. anzuhängen. Bei uns wurden die Operationen ebenfalls mit Kontrollziffern des Rechenzentrums versehen, um den Zeilenablesefehler zu vermeiden (Abb. 4). Der abgeänderte VESKA-Schlüssel hat sich für das Fachgebiet der Neurochirurgie inzwischen hervorragend bewährt. Alle anderen therapeutischen

Schlüssel, einschließlich ICD-Code sind zu umständlich oder für die Spezialbedürfnisse unbrauchbar. Die Bemühungen im Arbeitskreis Chirurgie unserer Gesellschaft haben bisher noch keine anwendbaren Ergebnisse gebracht.

Problematisch ist bislang die Dokumentation des Krankheitsverlaufes. Zwar kann man eine Entwicklungstendenz bei Entlassung oder Verlegung des Patienten angeben; die wahre Entwicklungsrichtung einer Erkrankung wird man meist jedoch erst viel später absehen können. Eine zusätzliche Dokumentation, der Nachuntersuchungsdaten unserer Ambulanz, ist bisher aus Gründen der Zeit- und Personalknappheit und wegen des vielfältigeren Patientengutes nicht möglich. So ist zur Zeit eine langfristige Verlaufsbeobachtung an unserer Klinik nur dann gegeben, wenn ein Patient wieder stationär aufgenommen wird. Eine Lösung bietet sich für einzelne Krankheitsbilder an, bei denen Interesse an einer längerfristigen Therapiekontrolle besteht. So kann man Erkrankungen herausgreifen und auf Extrabögen einschließlich ambulanter Kontrollergebnisse dokumentieren, so daß auch längerfristig engmaschige Daten zur Verfügung stehen. Hier darf z. B. auf die Multiple Sklerose-Erhebung der Neurologischen Universitätsklinik Göttingen verwiesen werden.

Zusammenfassend läßt sich sagen, daß auch an einer Klinik, in der die unmittelbare Versorgung des Patienten ihren Vorrang hat, auf eine Dokumentation der klinischen Daten nicht verzichtet werden sollte. Gerade in der Deutschen Gesellschaft für Neurochirurgie hat die Arbeit der Komission für Dokumentation die Grundlagen für eine brauchbare Datensammlung gelegt. Die Ergebnisse der Arbeit dieser Komission fließen jedoch auch in den Arbeitskreis Neurologie/Neurochirurgie der GMDS ein, so daß ein sinnvoller Verbund entstanden ist. Somit ist klinische Dokumentation nicht die "Umwandlung einer Krankengeschichte in verschiedene Ziffern und angekreuzte und nicht angekreuzt Kästchen", sondern bedeutet eine Hilfe für den Kliniker bei der Auswertung einzelner Krankheitsbilder. Sie hilft darüberhinaus, die Ergebnisse der eigenen Klinik kritisch überprüfen zu können, ohne daß eine "Qualitätskontrolle" von anderer Stelle eingreift.

Literatur:

(1) H. Jesdinsky: Thesen zur EDV-unterstützten Dokumentation an den Universitäts-Kliniken Düsseldorf, Institut für Medizinische Statistik und Biomathematik der Univerität Düsseldorf, 1979

(2) M. Heydthausen: Die Beschreibung des klinischen Dokumentationssystems MEDDOK, Rechenzentrum der Universität Düsseldorf, 1979

(3) Neurologisch-neurochirurgisches Diagnosenverzeichnis, Deutsche Gesellschaft für Neurologie und Deutsche Gesellschaft für Neurochirurgie, 1976

(4) Operationsschlüssel (Schlüssel für operativ-therapeutische und -diagnostische Verfahren), Deutsche Gesellschaft für Neurochirurgie, 1980

Abb. 1:

MEDIZINISCHE EINRICHTUNGEN DER UNIVERSITÄT DÜSSELDORF

Neurochirurgische Klinik

Name des Arztes

(für Rückfragen):

Name:............................Vorname:...........................

Geburtsname:........................

Tag Mon. Jahr m. w.

Geburtsdatum: [ ] [ ] [ ] Geschlecht: [ ] [ ]

Aufnahmedatum: [ ] [ ] [ ] Entlassungsdatum: [ ] [ ] [ ]

Aufnahmenummer: [ ]

wievielte stat. Aufnahme i. d. Neurochir. Klinik: [ ]

--------------------Diagnosen--------------------

Verdacht auf: [ ] Zustand nach: [ ]

[ ]..

....

KNR: [ ]..

Verdacht auf: [ ] Zustand nach: [ ]

[ ]..

....

KNR: [ ]..

Verdacht auf: [ ] Zustand nach: [ ]

[ ]..

....

KNR: [ ]..

Abb. 2:

Verdacht auf: ☐ Zustand nach: ☐

☐ ....

....

KNR: ☐ ....

Verdacht auf: ☐ Zustand nach: ☐

☐ ....

....

KNR: ☐ ....

--------------------Untersuchungen--------------------

Einweisungsdiagnose: ....

....

überwiesen von: ....

RÖ	CT	ANG	MYG	VG	CG	PEG
☐	☐	☐	☐	☐	☐	☐
EEG	EMG	NLG	DOP	US	ISO	LIQ
☐	☐	☐	☐	☐	☐	☐

--------------------Klinischer Befund--------------------

Hirnnervenausfälle ☐ Gesichtsfeldausfälle ☐ STP ☐

Opticusatrophie ☐ Ataxie ☐ Tremor ☐ Nystagmus ☐

Lähmungen: zentral ☐ spinal ☐

peripher ☐ querschnitt ☐

komplett ☐ inkomplett ☐

sensible Ausfälle: zentral ☐ spinal ☐

peripher ☐ querschnitt ☐

Aphasie ☐ neuropsychische Ausfälle ☐

Abb. 3:

--------------------Röntgen--------------------

<u>Nativ-Rö</u>: Kopf ☐ Wirbelsäule ☐ anderes ☐
Anomalie ☐ Fraktur ☐ path.Verkalkung ☐
Osteolyse ☐ degenerat. ☐ Besonderheit ☐ o.B. ☐

<u>Computertomographie</u>: Kopf ☐ Wirbelsäule ☐ anderes ☐
Tumor ☐ Ödem ☐ Atrophie ☐
Mißbildung ☐ path.Verkalkung ☐ Infarkt ☐
Blutung ☐ Besonderheit ☐ o.B. ☐

<u>Angiographie</u>: Kopf ☐ Wirbelsäule ☐ anderes ☐
Verschluß ☐ Stenose ☐ Aneurysma ☐
Tumorhinweis ☐ Angiom ☐ Besonderheit ☐ o.B. ☐

<u>Myelographie</u>: Tumor ☐ Nucleus ☐
Angiom ☐ Besonderheit ☐ o.B. ☐

<u>Ventriculographie</u>: path. ☐ o.B. ☐

<u>Cisternographie</u>: path. ☐ o.B. ☐

<u>Pneumencephalographie</u>: path. ☐ o.B. ☐

--------------------Klinische Neurophysiologie--------------------

<u>EEG</u>: AV ☐ Herd ☐ Krampfpot. ☐ anderes ☐ o.B. ☐

<u>EMG</u>: neurogen ☐ myogen ☐ anderes ☐ o.B. ☐

<u>NLG</u>: Leitungsverzögerung ☐ o.B. ☐

<u>Doppler</u>: Stenose ☐ Verschluß ☐ o.B. ☐

<u>Ultraschall</u>: path. ☐ o.B. ☐

<u>Isotopen</u>: path.Anreicherung ☐ o.B. ☐

--------------------Liquor--------------------

Lumbalpunktion ☐ Suboccipitalpunktion ☐

Zellzahl erhöht ☐ Eiweiß erhöht ☐ Passagebehinderung ☐

Bakterien ☐ Viren ☐ path.Zellen ☐ o.B. ☐

Abb. 4:

--------------------Therapie--------------------------------------

operativ ☐ konservativ ☐ Bestrahlung ☐

keine Therapie ☐ ohne Angaben ☐

--------------------Operationen-----------------------------------

☐☐☐☐☐☐ ....

....

KNR: ☐☐ ....

☐☐☐☐☐☐ ....

....

KNR: ☐☐ ....

☐☐☐☐☐☐ ....

....

KNR: ☐☐ ....

☐☐☐☐☐☐ ....

....

KNR: ☐☐ ....

☐☐☐☐☐☐ ....

....

KNR: ☐☐ ....

--------------------Verlauf---------------------------------------

Behandlungsergebnis für die Hauptdiagnose (bei Entlassung):

geheilt ☐ gebessert ☐ unverändert ☐ verschlechtert ☐

verstorben, obduziert ☐ verstorben, nicht obduziert ☐

ohne Angaben ☐

DIALOGUNTERSTÜTZTE KLINISCHE DOKUMENTATION AM UNIVERSITÄTSKLINIKUM GÖTTINGEN

M. Wolf, R. Klar, H. Lange
Lehrstuhl für Medizinische Dokumentation und Datenverarbeitung der Universität Göttingen

Seit Dezember 1977 ist am Universitätsklinikum Göttingen ein terminalgestütztes Dokumentationssystem zur Erfassung und halbautomatischen Verschlüsselung medizinischer Basisdaten im Eisatz. Um kliniksübergreifend arbeiten zu können, wurde ein für alle Kliniken einheitlicher Diagnoseschlüssel, der "Klinische Diagnoseschlüssel" von Immich, ausgewählt. Die fünf KDS-Stellen wurden intern auf elf Stellen erweitert, davon vier Stellen als Suffix zur Unterteilung bestehender KDS-Schlüssel sowie eine zweistellige Synonymkennung.

Die Dokumentation erfolgt im Klartext vom Arzt. Erfassung und Verschlüsselung der Daten werden dezentral über Terminals vorgenommen. Organisatorisch sind jeweils vier Stationen einem Eingabeterminal zugeordnet. Die Eingabe wird von Organisationsassistentinnen vorgenommen, die neben anderen Tätigkeiten auch für die Dokumentation zuständig sind.

Bei stationärer Aufnahme eines Patienten werden durch Unterprogramme zu den Routinen der patientengebundenen Verwaltung die medizinischen Datenbanksegmente für den Patienten angelegt. Es erfolgt der Ausdruck eines Dokumentationsblatts für die laufende Behandlung. Bei einer Wiederbehandlung wird zusätzlich als Eingangsinformation für den behandelnden Arzt ein Beleg mit den bisher bekannten Gefährdungsfaktoren des Patienten sowie den bei früheren Behandlungen gestellten Diagnosen ausgedruckt. Sind alle Eintragungen der laufenden Behandlung erfolgt, schließt der Arzt nach Entlassung des Patienten den Dokumentationsbeleg ab, worauf die Daten am Terminal eingegeben werden. Als Beleg für die Krankenakte wird ein Kontrollausdruck erstellt, der vom Arzt quittiert wird. Danach werden die Daten des Patienten archiviert.

Für die Verschlüsselung am Terminal wurde ein Verfahren entwickelt, das es auch Personen ohne medizinische Vorkenntnisse ermöglicht, die vom Arzt vorgenommenen Eintragungen zu verschlüsseln. Die Zuordnung des eingegebenen Textes zum Standardtext des Schlüsselverzeichnisses erfolgt über den Vergleich der Eingabe mit einer am Terminal präsentierten Auswahlmenge des KDS.

Für diesen Suchvorgang existiert neben einer Datenbank, die die KDS-Schlüssel mit den zugehörigen Texten enthält, eine über die Wortanfänge der Wörter der einzelnen Diagnosen invertierte Datenbank. Diese enthält zu jedem Wortanfang alle KDS-Schlüssel, in deren Text dieser Wortanfang vorkommt. Bei der Suche werden vom eingegebenen Text die Wortanfänge isoliert und nach ihnen in der invertierten Datenbank gesucht. Mit den gefundenen Schlüsselmengen zu jedem Wortanfang wird eine Schnittmengenbildung durchgeführt und die Schlüssel mit den zugehörigen Texten, absteigend nach Schnittgrad geordnet, am Terminal präsentiert. Wird ein zum Eingabetext identischer KDS-Text gefunden, wird das Auswahlbild übersprungen. Für besonders häufige Diagnosen besteht die Möglichkeit, den Text über ein Kürzel einzugeben. Tritt ein nicht zuzuordnender Eingabetext auf, kann die Eingabekraft eine vorläufige Verschlüsselung vornehmen. Alle vorläufigen Schlüssel werden in bestimmten Zeitabständen mit den betreffenden Kliniken überarbeitet, wobei die endgültige Zuordnung zum KDS-Schlüssel oder dessen Erweiterung erfolgt.

Folgende Kliniken wurden bisher dem System angeschlossen (Stand 30.6.1980):

Klinik	Beginn	erfaßte Patienten	erfaßte Behandlungen	verschlüsselte Diagnosen
Neurologie	12/77	2780	3114	4547
Urologie	7/78	1489	1788	4276
Medizin	11/78	2754	3108	7012
Neur. Chir.	1/80	610	621	1517
Orthopädie	1/80	412	427	925
Kinder	4/80	759	809	821
Gesamt		8804	9867	19089

Im folgenden werden beispielhaft für zwei Kliniken verschiedene Systemparameter dargestellt.

MEDIZINISCHE KLINIK

1. Daten zur Vollständigkeit der Dokumentation (1804 Pat.)

Zeitraum	Zeitraum in Wochen: Entlassung - Belegabschluß			Entlassung - Archivierung			Anteil dokumentierter an insgesamt erfaßten Patienten
	30%*	50%	$\bar{x}$	30%	50%	$\bar{x}$	
7/79-12/79	1	3	6	2	7	8	97 %
1/80- 6/80	0,5	1	4	1	3,5	7,5	98 %
7/79- 6/80	0,8	2,2	5,5	1,5	5,5	7,8	97 %

* lies: bei 30 % der dokumentierten Patienten

2. Wirksamkeit des Verschlüsselungsprogramms (1804 Pat.)

Zeitraum	Zeit pro Verschl.	Ges.Zahl Verschl.	Text-Kürzel		Verschlüsselung über ident. KDS-Text		Auswahlmenge		vorl. Verschl.	
			%	Σ%	%	Σ%	%	Σ%	%	Σ%
7/79-12/79	2,7 Min	2251	14	14	29	43	21	64	36	100
1/80- 6/80	2,9 Min	1542	19	19	32	51	22	73	27	100
7/79- 6/80	2,7 Min	3793	15	15	30	45	22	67	33	100

3. Anwendbarkeit des KDS (11/78-6/80)

vorgenommene Ergänzungen:	144
davon neue KDS-Schlüssel:	55 (38 %)
Unterbegriffe zu bestehenden KDS:	39 (28 %)
Syn. zu bestehenden KDS:	50 (34 %)

	Gesamt	neue KDS-Schlüssel	%
Anzahl unterschiedlicher Diagnosen	1045	55	5,3
Summe aller Diagnosen	7012	570	5,4

UROLOGISCHE KLINIK

1. Daten zur Vollständigkeit der Dokumentation (944 Pat.)

Zeitraum	Zeitraum in Wochen: Entlassung - Belegabschluß		Entlassung - Archivierung		Anteil dokumentierter an insgesamt erfaßten Patienten
	95%*	$\bar{x}$	95%	$\bar{x}$	
7/79-12/79	0,6	0,5	1	0,7	99 %
1/80- 6/80	1	0,8	1,5	1	100 %
7/79- 6/80	0,7	0,7	1,3	0,9	99,5 %

* lies: bei 95 % der dokumentierten Patienten

2. Wirksamkeit des Verschlüsselungsprogramms (944 Pat.)

Zeitraum	Zeit pro Verschl.	Ges.Zahl Verschl.	Text-Kürzel		Verschlüsselung über ident. KDS-Text		Auswahlmenge		vorl. Verschl.	
			%	Σ%	%	Σ%	%	Σ%	%	Σ%
7/79-12/79	3,1 Min	1515	28	28	12	40	35	75	25	100
1/80- 6/80	2,7 Min	1508	28	28	16	44	49	93	7	100
7/79- 6/80	2,9 Min	3023	28	28	14	42	42	84	16	100

3. Anwendbarkeit des KDS (7/78-6/80)

Vor Beginn des Einsatzes der Dokumentation wurden Ergänzungen zum KDS nach dem "Urologischen Diagnoseschlüssel" von Sökeland, J. et al (Urologe B, 1974) vorgenommen.

vorgenommene Ergänzungen:	353
davon neue KDS-Schlüssel:	303 (85,8%), davon benutzt: 91 (30%)
Unterbegriffe zu bestehenden KDS:	10 (2,8%)
Syn. zu bestehenden KDS:	40 (11,4%)

	Gesamt	neue KDS-Schlüssel	%
Anzahl unterschiedlicher Diagnosen	702	91	12,7
Summe aller Diagnosen	4276	689	16,1

Ergebnisbericht der Moderatoren

Workshop 4

Dokumentation und Verarbeitung klinischer Daten

R. Thurmayr, München
L. Wallrapp, München

Dem Workshop lagen Papiere zugrunde, die im Tagungsband veröffentlicht werden. Aus diesen Berichten wurde eine Liste von Stichpunkten erstellt, die mit den Referenten und den etwa fünfzig Teilnehmern des Workshops diskutiert wurde.

Definition der Klinischen Datenverarbeitung

Die klinische Datenverarbeitung wurde als routinemäßige Verarbeitung medizinischer Daten in der Klinik definiert. Der Akzent liegt daher auf der Verbindung mit dem Klinikbetrieb. Sie grenzt sich einerseits von temporären Projekten ab, an denen nur einige speziell interessierte Ärzte teilnehmen, und unterscheidet sich andererseits vom Krankenhausinformationssystem, in dem nicht nur die Datenerfassung, sondern auch die Datenpräsentation in der aktuellen Phase des Klinikbetriebs liegt und die Einzelprojekte zu einem Gesamtsystem integriert sind.

Ziele der Klinischen Datenverarbeitung

Die Ziele der Klinischen Datenverarbeitung wurden bereits bei der ersten Festlegung der Basisdokumentation (1) definiert. Bei einer Umfrage der Europäischen Gemeinschaft (2) ergab sich aufgrund von 50 Antworten aus europäischen Kliniken und Krankenhäusern folgende Gewichtung der Ziele: Krankenhausleitung und -verwaltung 56% (bejahende Antworten in den rücklaufenden Fragebögen; Kombinationen mit den folgenden Anworten möglich), Klinische Forschung 49%, Epidemiologische Forschung 41%, Planung 39%, Abrechnung 39%, unmittelbare Patientenbetreuung 20% und Programm der medizinischen Selbstkontrolle 18%. Die Teilnehmer sind sich mit dieser Gewichtung der Ziele einig, insbesondere, daß die unmittelbare Patientenbetreuung zurückgetreten ist gegenüber der Organisations- und Planungsgrundlage für die Krankenhausleitung und gegenüber der Forschung.

Die einfachste Form der unmittelbaren Patientenbetreuung ist die Ausgabe der gespeicherten Daten bei Wiedereintritt eines Patienten in die Klinik. Hierbei treten bereits Probleme des Datenschutzes auf, wenn die Information aus früheren Aufenthalten anderen Kliniken automatisch zur Verfügung gestellt wird. Gegenüber der Auflistung der gespeicherten Basisdaten bietet die Krankengeschichte eine umfassendere Auskunft, da in ihr alle Daten über einen Patienten gesammelt sind. Voraussetzung ist allerdings, daß das Krankengeschichtenarchiv ordentlich geführt ist. Die patientenbezogene Auskunft ist daher zweite Informationsquelle (jedoch mit schnellem Zugriff), falls die Krankengeschichte fehlt. Der Vorteil ihrer klinikübergreifenden Auskunftmöglichkeit und ihrer konzentrierten Form scheint die Kliniker bisher noch nicht überzeugt zu haben. Mit dem Zurücktreten des Aspektes der unmittelbaren Patientenbetreuung läuft die Klinische Datenverarbeitung Gefahr, von dem Datenschutzbeauftragten nur mehr in anonymisierter Form geduldet zu werden, da die klinische Forschung nicht als ein ausreichender Grund für eine personenbezogene Speicherung angesehen wird. Außerdem wird gegenüber der Verwaltung und gegenüber den finanzierenden Institutionen häufig mit der Wichtigkeit der unmittelbaren Patientenbetreuung argumentiert.

Im Zusammenhang mit den Kostendämpfungsmaßnahmen im Gesundheitswesen werden von den Kliniken immer häufiger Statistiken aus der Klinischen Datenverarbeitung verwendet. Diese rasch erhältlichen Übersichten werden zum Vergleich über Bettenbelegung und Verweildauer bei Auseinandersetzungen mit dem Kostenträger herangezogen. Die Kliniker lehnen jedoch als Datenherrn eine automatische Weiterleitung solcher Statistiken an die Verwaltung ab, da man Fehlinterpretationen bei Fehlen von Detailkenntnissen über den innerbetrieblichen Ablauf vermeiden möchte.

Überregionale Zusammenarbeit

Ausgehend von der Tatsache, daß die überregionale Zusammenarbeit zwischen Institutionen mit Klinischer Datenverarbeitung sehr gering ist und andererseits an diese Institutionen gelegentlich von auswärts Anfragen nach Vergleichszahlen gerichtet werden, sollte diesen Interessenten das Auffinden solcher Quellen erleichtert werden. Der reguläre Weg solcher Anfragen ginge über die Fachgesellschaften, denen Auswertungsmöglichkeiten und auswertende Kliniken bekannt gemacht werden sollten. Man hofft, daß dies durch ein einheitliches Tabellenprogramm ermöglicht würde. Daran können sich die Kliniken anschließen und ihre Daten so zur Eigenverwendung oder zur freiwilligen Veröffentlichung auswerten. Solche Auswertungen wären dann mindestens von der Form her, z.B. gleiche Altersklassen, vergleichbar.

Um zu einem einheitlichen Tabellenprogramm zu kommen, einigte man sich darauf, eine Liste von Interessenten unter den Teilnehmern aufzustellen, die bereit sind, an solch einem Programm mitzuarbeiten. An sie wird der Vorsitzende des Workshops einen Fragebogen senden, in der Datenart, Datenumfang und bisherige Tabellenprogramme der auswertenden Stelle eingetragen werden. Die 14 Interessenten wollen bis 30.11.80 diesen Fragebogen ausgefüllt zurücksenden. Aufgrund dieser Sammlung soll ein Tabellenprogramm entwickelt werden, das auf der nächsten Jahrestagung verabschiedet werden soll.

Verschlüsselungsprobleme bei Basisdaten

Nach der Umfrage der Europäischen Gemeinschaft verwenden 75% der Antwortenden den ICD-Schlüssel zur Diagnosenverschlüsselung, wenn auch zum Teil in erweiterter Form. Von den Teilnehmern wird seine Eignung für die Psychiatrie und Psychotherapie hervorgehoben, während die Fachgesellschaft für Neurologie und

Neurochirurgie einen eigenen Diagnosen-Schlüssel verabschiedet hat.

Aus den 6 Veröffentlichungen ging hervor, daß keine Dokumentationsstelle mit den vorliegenden Schlüsselverzeichnissen allein zu recht kommt, sondern den Schlüssel den Klinikansprüchen anpassen mußte. Man arbeitet mit

1. Ergänzung durch Besetzung freier Schlüsselnummern
2. Erweiterung mit Anhängzahlen, wodurch der Diagnosenbegriff weiter spezifiziert werden kann
3. Synonymanzeiger, mit dem die Synonyme zu einer Schlüsselnummer durchnummeriert werden können
4. Schlüsselzusätze, die Modifikationen des Schlüsselbegriffs anzeigen, z.B. bei Diagnosen "Verdacht auf", "Zustand nach" und bei Operationen Seitenangaben
5. Prüfziffer zur Kontrolle einer fehlerfreien Übertragung
6. Ein Strukturfeld zeigt den Zusammenhang zwischen Diagnosen, Therapie und Komplikationen innerhalb den Daten eines Patienten auf.

Die meisten Dokumentationsstellen versuchen einen einheitlichen Schlüssel für alle Fachrichtungen zu verwenden; andere benützen einen groben Schlüssel einheitlich, den jede Klinik nach ihren Spezialbedürfnissen erweitert. Hat jede Klinik ihren eigenen Schlüssel, so bedingt dies einen erhöhten Aufwand bei Klinikübergreifenden Auswertungen.

Ein Problem bringen Schlüsseländerungen wie der Übergang von der 8. zur 9. Revision des ICD. Solche Schlüsseländerungen sollten vom Herausgeber nicht ohne Aufstellung einer Umsetztabelle vorgenommen werden. Wenn die Umsetztabelle auch an Stellen, wo die Schlüsselabbildung nicht 1:1 möglich ist, einen Informationsverlust bringt, so bleibt doch das alte mit dem neuen Datenmaterial vergleichbar. Dabei ist darauf zu achten, daß diese Schlüsseländerungen von den Benutzern auch zu einem späteren Zeitpunkt noch nachvollzogen wird.

Die Verschlüsselung wird erleichtert, wenn man fachspezifische Auszüge der Schlüssel anfertigt. Der Codierer kann dan in dem schmalen Auszug die fachspezifischen Schlüsselnummern finden, während er nur im fachüberschreitenden Fall das umfangreiche Gesamtschlüsselwerk heranziehen muß.

Die Mitwirkung der Ärzte bei Datenerhebung, Verschlüsselung und Kontrolle der gespeicherten Daten ist ein äußerst dringendes Anliegen der Dokumentation. Aus Zeitmangel und zum Teil aus Desinteresse bleibt diese Arbeit häufig Dokumentationsassistentinnen allein überlassen. Der Arzt kann den behandelten Fall besser beurteilen, während die Dokumentationsassistentin die Dokumentationstechnik besser beherrscht. Der Idealfall des Zusammenwirkens beider wird erst in jahrelanger Zusammenarbeit erreicht und setzt eine hohe Einsatzfreudigkeit auf beiden Seiten voraus. So haben sich in Abhängigkeit von den lokalen Gegebenheiten sehr unterschiedliche Modelle in der Lastenverteilung der Dokumentation entwickelt, wobei die Frage nach einem Gütevergleich nocht nicht gestellt werden kann, um die sich anbahnenden Bezeihungen nicht zu zerstören. Nach der Umfrage der Europäischen Gemeinschaft beteiligen sich Ärzte bei 78% aller Antwortenden an der Erfassung der Daten und bei 30% an der Verschlüsselung. Die entsprechenden Zahlen - wobei Kombinationsangaben möglich waren - für Dokumentationsassistentinnen sind 52% und 38% für Verwaltungsangestellte 60% und 52% und für Schwestern 36% und 20%. An Fehlerkontrollen, die bei 56% als Routine, 20% als Stichprobe und bei 24% der Antwortenden nie durchgeführt werden, beteiligten sich Ärzte in 42%.

Klartextspeicherung und -Verarbeitung in der Klinischen Datenverarbeitung.

Ein deutlicher Fortschritt hat sich in der Haltung gegenüber Klartext vollzogen. Während man früher Klartexte von jeglicher Speicherung aus Kapazitätsgründen ausschloß, muß jetzt, da die Kapazitäten vorhanden sind, erst mit kräftigen Argumenten nachgewiesen werden, daß Klartextspeicherung sehr sinnvoll sein kann. Es zeigt sich nämlich, daß bei patientenbezogener Ausgabe von Basisdaten der Decodiertext sehr holperig zu lesen ist und durch die Codierung ein Informationsverlust in Bezug auf die Modifikationen der Krankeit (Verlust von Angaben über Stadium, Verlaufsart, gelegentlich auch Lokalisation oder Art einer Erkrankung) eingetreten sind, so daß der behandelnde Arzt seine ursprüngliche Formulierung des Krankheitsfalles nur mehr mühsam erkennt. Da man andererseits aus statistischen Gründen nicht leicht auf die Verschlüsselung verzichten kann, sind Dokumentationsstellen dazu übergegangen neben den verschlüsselten Daten auch den Klartext zu einem Fall zu speichern, um für statistische Auswertungen die Schlüsselnummern und für die personenbezogene Auskunft den Klartext bereitzustellen. Wenn der Bezug des Klartextes zu den entsprechenden Schlüsselnummern erhalten bleibt, kann der Klartext zur Verschlüsselungskontrolle herangezogen werden z.B. kann durch Sortieren und Auflisten aller Klartexte, die zu einer bestimmten Schlüsselnummer vorhanden sind sehr rasch eine Fehlverschlüsselung erkannt werden. Der schlüsselnummerbezogen gespeicherte Klartext kann auch zur weiteren Selektion bei einer Auswertung herangezogen werden, indem durch Klartext innerhalb einer gesuchten Schlüsselnummer Untergruppen leicht gebildet werden können. So findet man durch die Schlüsselnummer alle Oberschenkelfrakturen und kann daraus aufgrund des Klartextes leicht alle Trümmerfrakturen des Oberschenkels selektieren.

Schließlich wird der Klartext noch zur halbautomatischen Verschlüsselung eingesetzt. Durch Klartextanalyse können die Bezeichnungen für Diagnosen, Operationen und Histologie verschlüsselt werden, wobei auch ungrammatikalische Vorgehensweisen erfolgreich sind. Da die Klartextanalyse nicht immer auf einen eindeutigen Schlüssel führt, müssen in diesen Fällen aus einem Schlüsselvorschlag die richtige Schlüsselnummer ausgewählt werden und gleichzeitig Verschlüsselungsfehler beseitigt werden. Das Nachschlagen in einem Schlüsselwerk wird durch die Klartextanalyse ganz erheblich reduziert.

Da sich so viele Einzelfragen und -erfahrungen zu den beschriebenen Themen in der Diskussion entluden, reichte die Zeit nicht aus, um die weiter vorgesehenen Themen zu behandeln. So blieben die Fragen der Fehlerkontrollen, Patientenidentifikation und Anforderungen an ein Auswertungssystem unbehandelt. Sie sollten auf einem weiteren Workshop auch im Hinblick auf die Erarbeitung eines einheitlichen Tabellenprogrammes auf der nächsten Jahrestagung abgearbeitet werden.

Literatur

(1) Arbeitsgemeinschaft Medizin in der DGD: Ein dokumentationsgerechter Krankenblattkopf für stationäre Patienten aller klinischer Fächer
(sog. Allgemeiner Krankenblattkopf).
Med. Doc. 5, 57-70 (1961)

(2) Francis, H.; Roger, H.D.: Current State of Comparability of a Minimum Basic Set among European Hospitals
(In patients), Result of an Inquiry.
Commission of the European Communities, Doc.
(M/072/79 (BM3)

WORKSHOP 5

MEDIZINÖKONOMIE

VERWALTUNG UND KRANKENHAUS-INFORMATIONSSYSTEM - EINE STRUKTURANALYSE

R. Engelbrecht

Institut für Med. Informatik und
Systemforschung der GSF München-Neuherberg,
Arabellastraße 4/III, 8000 München 81
(Prof. Dr. med. W. van Eimeren)

vorher:

Abt. f. Biometrie und Med. Informatik
der Medizinischen Hochschule Hannover
Karl-Wiechert-Allee 9, 3000 Hannover 61
(Prof. Dr. med. P.L. Reichertz)

Zusammenfassung:

Am Beispiel der Medizinischen Hochschule Hannover werden die grundsätzlichen Strukturen einer Verwaltung aufgezeigt, und in Beziehung zu den medizinischen Bereichen gesetzt. Die Interdependenzen mit einem Krankenhaushinformationssystem werden beschrieben und daraus Forderungen für die Funktionen Integration, Steuerung und Kontrolle für den administrativen Teil eines Krankenhausinformationssystems abgeleitet.

Die Medizinische Hochschule Hannover (MHH) wurde als Hochschule mit Klinikum (ambulanter und stationärer) Bereich gegründet. Von der Aufgabenstellung eines normalen Krankenhauses [1] weicht das Profil der MHH daher wesentlich ab; es ist um einige Dimensionen größer und vielfältiger. Zur Beschreibung sollen die folgenden Zahlen (ca.-Angaben) dienen:

1.500	Betten
40.000	Stationäre Patienten/Jahr
150.000	Amulante Patienten/Jahr
12.000	Räume
5.500	Beschäftigte.

AUFGABEN EINES UNIVERSITÄTSKRANKENHAUSES
SCHWERKRANKEN - BEHANDLUNG (STATIONÄR)
SPEZIAL - DIAGNOSTIK
SPEZIAL - BEHANDLUNG (AMB. U. STAT.)
NOTFALL - BEHANDLUNG
BEHANDLUNG NICHT ORTSANSÄSSIGER
LANGZEIT - BEHANDLUNG (AMBULANT)
AUSBILDUNG VON MITARBEITERN
ERZIEHUNG VON PATIENTEN
AKADEMISCHES LEHRKRANKENHAUS
ERFORSCHUNG NEUER BEHANDLUNGSMETHODEN

Abb. 1: Aufgaben eines Universitätsklinikums

Eine Übersicht über die Aufgaben einer Hochschulklinik gibt Abbildung 1. Die Komplexität des Gesamtsystems wird allerdings erst deutlich, wenn man die Vielfältigkeit der medizinischen Einrichtungen betrachtet. Über 100 klinische und theoretische Institute decken das gesamte Spektrum der Medizin ab. Etwa 100 Stationen und 40 Polikliniken stehen zu medizinischer Versorung zur Verfügung.

Bei der Organisation der Verwaltung wurde von dem Prinzip der funktionalen Zentralisation ausgegangen. Im ersten Schritt bedeutet dies, daß die Bearbeitung reine akademischer Vorgänge, wie z.B. Studentenim- und -exmatrikulation, in einem eigenen Bereich erledigt wurde.

Die Verwaltung der rein akademischen Belange wurde dem Rektor als wissenschaftlichen Leiter zugeordnet. Die eher "Klassischen" Verwaltungsbereiche unterstanden dem Kurator, heute Kanzler. Die Neuorganisation durch das Niedersächsiche Hochschulgesetz 1979 brachte in der Grundstruktur die Änderung, daß der Rektor nun für die Gesamtverwaltung zuständig ist und dem Kanzler die "Laufenden Verwaltungsgeschäfte" übertragen sind. Praktische Auswirkungen auf die hier zu beschreibende Struktur hat dies nicht gehabt.

Die Aufgaben des Kanzlers lassen sich wie folgt umschreiben:

- Verwaltung der Betriebsmittel, Personal, Sachen und Finanzen
- Verwaltung und Organisation des Klinikbetriebes
- Technische Überwachung und Instandhaltung der beweglichen und unbeweglichen Sachen

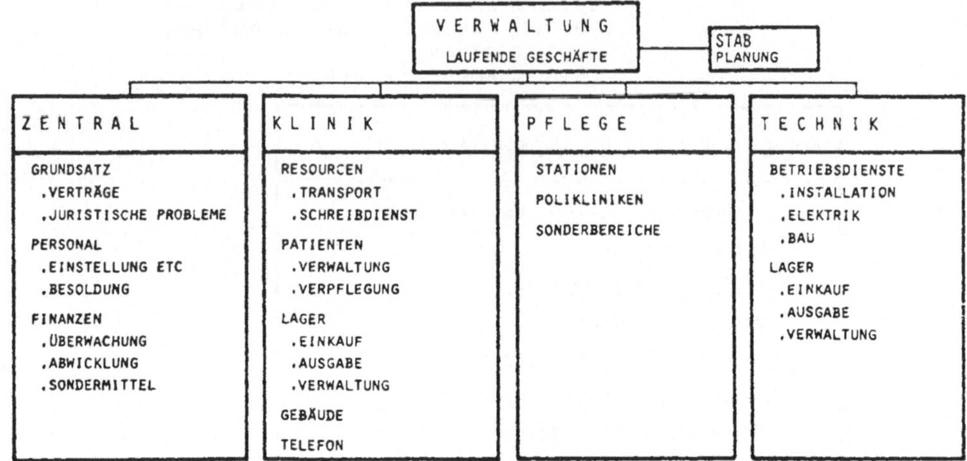

Abb. 2: Struktur der Hochschulverwaltung (außer akamdemische Verwaltung

Aus dieser Aufteilung ergab sich die in Abb. 2 dargestellte Verwaltungsstruktur. Insgesamt ist die Abbildung der oben beschriebenen Zuständigkeiten in Verwaltungsbereiche mit je einem Direktor an der Spitze eingehalten. Leichte Verschiebungen hat es vom Bereich Zentralverwaltung zur Kliniksverwaltung gegeben, so z.B. im Bereich Haus- und Grundstücksverwaltung.

Bei der Umsetzung von Funktionen in Verwaltungsabläufe gibt es zwei Prinzipien, die an Hand von Beispielen erläutert werden sollen. Einmal liegt der komplette Vorgang nur in einer Abteilung. Die Beschaffung von Büromaschinen geschieht in der zentralen Einkaufsabteilung. Hier werden die Maschinen inventarisiert und ihr Standort überwacht. Wartung und Reparaturen werden hier veranlaßt. Bis zur Ausmusterung des Gerätes bleibt alles in einer Abteilung. Dies schafft klare Kompetenzen und Zuständigkeiten.

Für das zweite Prinzip kann ein Beispiel aus der Patientenverwaltung angeführt werden. Die Aufnahme der Patienten und Erfassung von kostenrelevanten Daten erfolgt in der Patientengebundenen Abteilung; ebenfalls die Fakturierung und das Aussenden der Rechnungen sowie der eventuell notwendige vorherige Kontakt mit dem Kostenträger. Für die Kontrolle des Zahlungseingangs und der damit evtl. verbundenen Mahnung ist die Finzanabteilung zuständig. Im Normalfall ist dies ein klarer und funktioneller Weg. Bei Rückfragen zeigen sich Schwierigkeiten. Sachliche Auskunft kann nur die patientengebundene Abteilung geben. Unkorrekter Zahlungseingang in der Finanzabteilung macht Rückfragen in der anderen Abteilung oder/und bei dem Zahlenden notwendig. Verzögerungen und erhöhter Aufwand sind die Folge.

Diese Beipsiele zeigen, daß mit der Größe des Vorgangs und der Anzahl der involvierten Abteilungen der Bedarf an Kommunikation steigt. Damit wachsen auch die Anforderungen an ein Krankenhaus-Informations-System (KIS), da das Wissen um einen Vorgang weiter gestreut ist. Die wachsenden Ansprüche an ein KIS bedeuten in der Regel eine Automatisierung der Verfahren und beinhaltet den Einsatz eines Computers zur Datenspeicherung, -aufbereitung und Informationssteuerung. Die allgemeinen Ziele [6,3] eines KIS stellen sich dann wie folgt dar

- Strukturierung und Verbesserung der Kommunikation
- Unterstützung der Routine und Forschung
- Integration.

Der Weg im Bereich der Administrativsysteme des MSH führte über spezielle, dedizierte Systeme zur Unterstützung der Routine (z.B. Verwaltung der Patienten, des Personals der Finanzen) und Öffnung der Systeme für andere Fachabteilungen schließlich zur Integration der Daten für die Kosten- und Leistungsrechnung. Beispielhaft sollen hier nur einige Komponenten zur Erläuterung dargestellt werden.

Im Rahmen des Patienten-Administrations-Systems (PAS) [4] wird die Aufnahme des Patienten zentral durchgeführt. Die Station erhält dies auf ihrem Druckerterminal sofort gemeldet. Die Daten sind dann als Hardcopy oder am Bildschirm im Stationsbereich abrufbereit, bevor der Patient die Station betreten hat.Die Kommunikation ist organisiert und im zentralen System gespeicherte Daten können an vielen Orten verwendet werden.

Die mittelbewirtschaftenden Stellen (z.B. zentraler Einkauf) haben Zugang zum Haushalts-Buchungs-System der Finanzabteilung und können den aktuellen Stand ihrer Haushaltstitel im Dialog abfragen. Damit ist der zeitraubende und unter mangelnder Aktualität leidende Weg über Ausdrucke entscheidend verbessert.

In der Überwachung des an Mitarbeitern ausgegebenen Hochschuleigentums (z.B. Schutzbekleidung) erscheinen Klebeetiketten bzw. fertige Briefe bei Neueinstellung oder Beendigung des Arbeitsverhältnisses, also Daten, die von der Personalabteilung im Personal-Management-System (PMS) gepflegt werden.

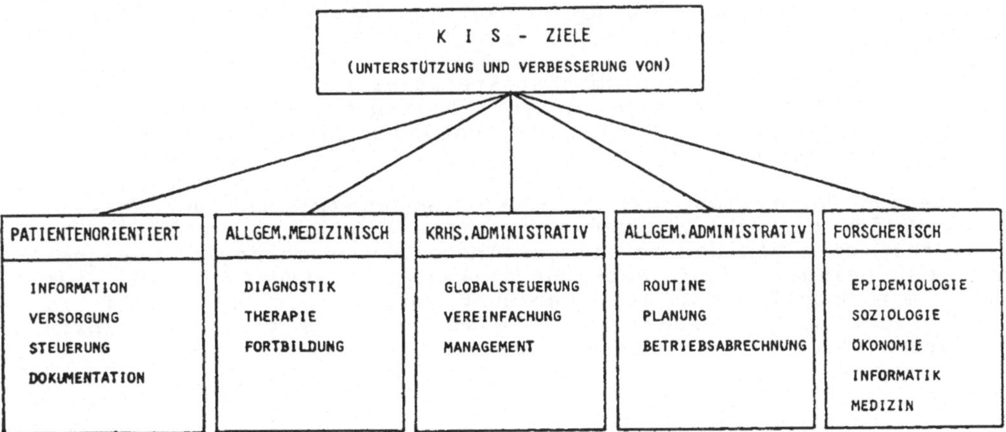

Abb. 3: Gliederung der Bereiche eines Krankenhaus-Informations-Systems

Unter der generellen Zielsetzung eines KIS lassen sich die in Abbildung 3 dargestellten Bereiche aufführen. Zu dieser Einteilung läßt sich folgendes sagen:

Im patientenorientierten Sektor sind die Komponenten zu finden, die direkt mit dem Patienten zu tun haben. Die Prozeduren beinhalten sowohl administrative als auch medizinische Funktionen, wie z.B. Patientenverpflegung, Laboruntersuchungen. Gerade in diesem Teil des KIS wird deutlich, daß die Management-Hierarchie bezogen auf die einzelnen Subsysteme, bzw. deren Komponenten zwischen medizinischem und administrativem Bereich nicht einheitlich ist. Im Verwaltungsbereich ist die reagierende Ebene involviert, während im medizinisch ärztlichem Bereich patientenorientierte Daten bis zur Managementspitze relevant sind. Daraus ergeben sich unterschiedliche Detailanforderungen an ein KIS, wobei der differenzierte Ausbildungsstand der Informationsempfänger berücksichtigt werden muß.

Unter Allgemein-medizinischem Sektor soll der gesamte Bereich der ärztlichen Ancillarsysteme verstanden werden, z.B. Modelle zur Entscheidungsunterstützung. Interdependenzen zur Administration bestehen hier nicht.

Im dritten Sektor, dem Krankenhaus-Administrativen, sind z.B. Systeme zur Lagerhaltung zu finden. Für die operierende Managementebene, sowohl medizinische als auch administrative, steht hier die Güte der Operationalität im Vordergrund. Die Führungsebene arbeitet mit abgeleiteten Größen, wobei die Bezugseinheit z.B. die Station oder Poliklinik ist. In diesem Bereich wird der Zielkonflikt zwischen Verwaltung und Medizin deutlich. Die Verwaltung muß versuchen, das Krankenhaus global so zu steuern, daß zum Beispiel die Forderungen aus dem KHG erfüllt werden. Ihre kleinste organisatorische Einheit ist z.B. die Station. Diesen Bedürfnissen genügt das System OLIVIA [5] vollends. Der Arzt dagegen arbeitet patientenorientiert, d.h. der Medikamentenverbrauch der Station ist für ihn zwar interessant, ihm interessiert aber letztlich die Medikation des Patienten; denn nur hier kann er steuern. Einzeldaten sind aber meist nicht im KIS verfügbar.

Der allgemein-administrative Bereich deckt die klassischen Funktionen, wie z.B. Personal- und Finanzverwaltung ab. Eine direkte Beziehung zur Medizin ist nicht vorhanden; wenn auch hier wichtige Beiträge zur Funktion des Gesamtsystems 'Krankenhaus' geleistet werden.

Das Spektrum der Forschung zu charakterisieren ist in wenigen Worten nicht möglich. Die angewandten Arbeitsgebiete der in der Abbildung 3 dargestellten Forschungsrichtungen liegen in allen vorher genannten Sektoren.

Eine genaue Darstellung der Interdependenzen zwischen der Verwaltung und den einzelnen Komponenten eines KIS ist sicherlich möglich, aber sehr von der jeweiligen Installation abhängig. Geeignet wäre zum Beispiel eine Matrixdarstellung. Stattdessen soll zum Schluß ein Modell (Abb. 4) eingeführt werden, das es ermöglicht, die Einrichtung Krankenhaus sowohl qualitativ als auch bei richtiger Parametrierung quantitativ zu beschreiben [4].

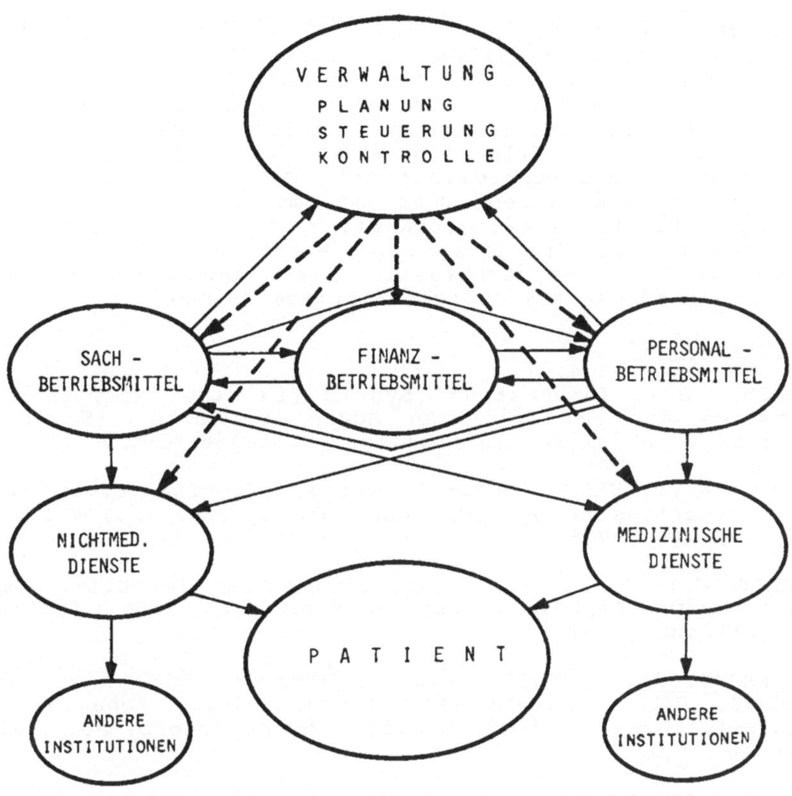

Abb. 4: Modell der Organisation eines Krankenhauses (s.a. [2])

Das Modell zeigt die Ebenen:

- Management
- Ressourcen
- Erzeugung von Dienstleistung
- Verbrauch von Dienstleistung

Durch Beschreibung der einzelnen Vektoren in Form von Input-Output-Relationen ergibt sich ein komplexes mathematisches Modell. Damit ist sowohl eine statische Betrachtung möglich als auch durch Einfügung einer zeit-invarianten Funktion die dynamische Betrachtung für Planung etc.

Die Versorgung mit Parametern muß das KIS übernehmen. Im ersten Ansatz muß untersucht werden, inwieweit vorhandene Systeme dazu in der Lage sind. Durch kontinuierlichen Einsatz des Modells besteht die Möglichkeit, mit Hilfe der Steuerung und Kontrolle einen Regelkreis aufzubauen. Dieser erlaubt es, Transparenz in das komplexe System 'Krankenhaus' zu bringen und damit z.B. eine wirtschaftliche Betriebsführung und Erkennung von Schwachstellen.

Zusammenfassend läßt sich sagen, daß die integrativen Momente im administrativen Teil eines KIS gute Erfolge bringen. Eine Ausweitung ist möglich und im Rahmen der kaufmännischen Buchführung zu erwarten. Die stärkere Einbeziehung der medizinischen Bereiche führt zu besserer Kommunikation und erhöhter Qualität der Daten durch Mehrfachbenutzung. Allerdings wird es schwierig sein, im Bereich der Steuerung und Kontrolle gemeinsame Ziele, Prozeduren und Bewertungskriterien zu finden. Dies ist umso schwerer, als die medizinische Effektivität schwer zugänglich und meßbar ist. Verweildauer und Kosten pro Pflegetag sind keine geeigneten Maßstäbe. Erst ein von allen Seiten diskutiertes und akzeptiertes Modell und dessen Parameter können wesentliche Schritte bringen.

Literaturverzeichnis

[1] ANDERSON, J.: Information System in the Hospital. In: Informatics and Medicine - An Advanced Course. (Eds.: P.L. Reichertz, G. Goos) Berlin: Springer, 115-156 (1977)

[2] GUDAITIS, W.V., BROWN, R.A.: Modeling a Hospital Organization. IEEE-Transactions on Systems, Man, and Cybernetics, Vol. SMc5, No. 4, 441-446 (1975)

[3] GRIESSER, G.: Das Klinik-Informationssystem des Klinikums der Christian-Albrecht-Universität in Kiel (KIEL-KIS), Institutsveröffentlichung 1975

[4] ENGELBRECHT, R., SCHMEETZ, H.D., LAUDE, G., GÄRTNER v., H.-O., REICHERTZ, P.L.: Dynamics and administrative behavior of a multidisciplinary medical center. Meth. Inform.Med. 199-205 (1976)

[5] LAUDE, G., ENGELBRECHT, R.: OLIVIA, "Online Inventory Information-, Control-, and Accounting" System für die Materialwirtschaft der Medizinischen Hochschule Hannover, Meth. Inform. Med. 16, 223-229 (1977)

[6] REICHERTZ, P.L.: Das Medizinische System Hannover - Analyse einer dreijährigen Erfahrung. In: Methoden der Informtik in der Medizin. (Eds.: P.L. Reichertz, G. Holthoff) Berlin: Springer 39-55 (1975)

Institut für medizinisch-biologische Statistik und Dokumentation der Philipps-Universität Marburg

UNTERSUCHUNG ZUR INANSPRUCHNAHME EINES UNIVERSITÄTSKLINIKUMS IM STATIONÄREN UND AMBULANTEN BEREICH - DURCHGEFÜHRT AN DEN UNIVERSITÄTSKLINIKEN MARBURG

H. Prinz
J. H. Peter
R. Holle

Untersuchungen zur Inanspruchnahme von medizinischen Einrichtungen sind aus mehreren Gründen relevant, auf zwei möchten wir hier hinweisen:

- Inanspruchnahmeanalysen unter medizin-ökonomischen Aspekten, d. h. in welchem Umfang und aus welchem Anlaß werden bestehende Einrichtungen von einzelnen Bevölkerungsgruppen aufgesucht?
- Inanspruchnahmeanalysen als Voraussetzung für epidemiologische Aussagen, die auf Informationen über Patienten medizinischer Institutionen basieren, d. h. eine Überprüfung der Repräsentativität des Patientenkollektivs für einzelne Bevölkerungsgruppen.

Für beide, vor allem aber für die erste Fragestellung ergibt sich für den stationären Bereich eine zusätzliche Problematik: Welches ist die Bezugsgröße für die erbrachten Pflegetage? Der überwiegende Teil der offiziellen Krankenhausstatistiken bezeichnet Patienten, deren stationärer Aufenthalt durch Urlaubstage unterbrochen war, nach jeder Beurlaubung als Neuzugang, ein Verfahren, das Verweildauerberechnungen zu u. U. völlig unsinnigen Angaben werden läßt. Die Frage, ob es sinnvoll sein kann, mehrere, nicht durch Urlaub unterbrochene stationäre Aufenthalte in einer Klinik bzw. auch in mehreren Kliniken eines Klinikums zu einem Vorgang zusammenzufassen, soll an dieser Stelle nur angesprochen, aber nicht weiter diskutiert werden. Um eine Vorstellung über den Umfang der Veränderungen bei unterschiedlichen Betrachtungsweisen zu geben, seien nur folgende Angaben zu stationär behandelten Patienten aus dem Marburger Universitätsklinikum angeführt: Die Zahl der in einem Jahr je Klinik behandelten Personen beträgt im Gesamtklinikum nur 77.3 % der als "Neuzugänge" Bezeichneten, für den Bereich der Psychiatrie und Neurologie sogar nur 51.7 %. Entsprechend verändert sich auch die durchschnittliche Verweildauer um 29.2 %, in der Psychiatrie und Neurologie um 93.2 %. Damit ist deutlich, welche Auswirkungen sich für den medizin-ökonomischen Bereich ergeben. Eine personenbezogene Analyse stationär behandelter Patienten ist allerdings auch für beabsichtigte epidemiologische Aussagen unabdingbar.

Inanspruchnahmeanalysen versuchen, Antwort auf die Frage zu geben, wer in welchem Umfang aus welchem Anlaß von bestehenden medizinischen Einrichtungen in einem bestimmten Zeitraum Gebrauch gemacht hat. Zur Charakterisierung, um wen es sich handelt, haben wir neben der Beschreibung der Patienten durch Alter und Geschlecht auch ihre räumliche Herkunft herangezogen, wobei mit der räumlichen Herkunft eine Beschreibung des sozio-kulturellen Umfelds der Patienten vorgenommen werden soll. Dies geschieht mit Hilfe einer von uns aufgebauten "Regionalen Datenbank", auf die in diesem Zusammenhang nicht weiter eingegangen werden kann.(1) Damit wird es möglich, die Bevölkerung des Landkreises Marburg-Biedenkopf u. a. in einen städtischen Anteil mit hohem Bildungsniveau und sehr guter (auch medizinischer) Infrastruktur und eine sehr ländlich geprägte Region zu gliedern. Die dadurch repräsentierte Bevölkerung beträgt rund 60.000 bzw. 80.000 Einwohner und umfaßt damit etwa 60 % der Kreisbevölkerung. Die Bewohner der ländlichen Region wohnen durchschnittlich nur 20 km von der Stadt Marburg entfernt.

Der Umfang, in dem auf die Institutionen zurückgegriffen wird, geht bei ambulanten Fällen von den in einem Jahr behandelten Patienten aus, bei den stationären von den Pflegetagen je Klinik im gleichen Zeitraum. Die jeweiligen Absolutzahlen sind wenig aussagekräftig, deshalb beziehen wir sie auf die entsprechende Bevölkerungsgruppe. Da sich je Geschlecht und Alter sehr unterschiedliche Inanspruchnahmehöhen ergeben, und da vor allem die Altersstruktur der Gebietseinheiten stark voneinander abweicht, ist hierfür die Relativierung der Patientenzahlen auf einzelne Altersgruppen je Geschlecht erforderlich. Darüberhinaus werden altersstandardisierte Werte berechnet, auf die wir uns in diesem, notwendigerweise kurzen Beitrag im wesentlichen beziehen wollen.

Aus dem gleichen Grund soll als Hinweis auf den Behandlungsanlaß lediglich die in Anspruch genommene Fachrichtung herangezogen werden, da Auswertungen, die z. B. von Diagnosen ausgehen, den Rahmen dieses Beitrags sprengen würden.

Den folgenden Auswertungen liegen folgende Daten aus dem Marburger Universitätsklinikum zugrunde:

- Für den stationären Bereich die Totalerhebung eines Jahrgangs (rund 26.000 Behandlungsfälle).
- Für den ambulanten Bereich die sogenannten "Erstuntersuchungen" eines Jahrgangs (rund 95.000 Behandlungsfälle).

Alter in Jahren	Männer Stadt	Männer Land	Frauen Stadt	Frauen Land	Gesamt Stadt	Gesamt Land
unter 10	10.224	6.636	7.967	5.512	9.149	6.092
10-19	5.584	4.485	6.996	5.316	6.287	4.885
20-29	6.007	5.831	11.970	13.331	8.626	9.453
30-39	7.993	5.230	13.721	8.451	10.757	6.748
40-49	8.704	7.217	11.997	9.446	10.579	8.381
50-59	14.238	12.288	14.708	11.930	14.528	12.078
60-69	19.328	16.956	18.755	11.883	18.974	14.126
70-79	32.285	18.176	19.560	10.150	23.870	13.476
80 und älter	18.330	12.918	13.592	6.495	15.156	9.316
Gesamt	10.520	7.985	12.513	9.173	11.520	8.653

Tab.1 Pflegetage im Jahr je 10.000 Einwohner im Gesamtklinikum in Abhängigkeit von Alter, Geschlecht und räumlicher Herkunft

Aus Tab. 1 geht hervor, zu welchen Unterschieden in der Zahl der Pflegetage Alter, Geschlecht und räumliche Herkunft führen, wobei das letztgenannte Kriterium einen sozialen Unterschied beinhaltet. In der altersstandardisierten Zahl der Pflegetage je Einwohner erreicht die ländliche Bevölkerung bei beiden Geschlechtern nur rund 75 % des städtischen Wertes, männliche Einwohner weisen rund 85 % des Wertes von weiblichen Einwohnern auf.

Fachrichtung	Männer Stadt	Männer Land	Frauen Stadt	Frauen Land	Gesamt Stadt	Gesamt Land
Innere Med.	2.869	1.728	2.200	1.645	2.489	1.646
Nerven	1.704	1.015	1.742	751	1.717	885
Chirurgie	1.903	1.875	1.510	1.253	1.689	1.564
Kinder	946	526	575	486	759	504
Frauen	-	-	3.539	3.188	1.860	1.659
HNO	800	685	670	350	733	513
Augen	416	398	520	393	488	401
Dermatologie	532	712	610	423	564	567
Urologie	609	479	288	182	431	335
Jugendpsych.	158	100	41	62	99	81
Orthopädie	371	258	526	303	455	280
Strahlen	91	139	111	113	98	126
Zahn	127	74	126	55	127	64
Gesamt	10.520	7.985	12.513	9.173	11.520	8.653

Tab. 2 Altersstandardisierte Zahl der Pflegetage pro 10.000 Einwohner je Fachrichtung in Abhängigkeit von Geschlecht und räumlicher Herkunft

Aus den Angaben von Tab. 2 sei auf folgende Stadt/Land-Unterschiede hingewiesen: Nur die Strahlenklinik und die Dermatologie weisen je Einwohner mehr Pflegetage für die ländliche Bevölkerung auf, demgegenüber erreicht die ländliche Bevölkerung in den Fachrichtungen Nervenheilkunde und Zahnklinik nur etwa 50 % des Wertes für die Bewohner der städtischen Region.

Fachrichtung	Männer amb.	Männer stat.	Frauen amb.	Frauen stat.	Gesamt amb.	Gesamt stat.
Innere Med.	82.8	60.2	95.2	74.8	89.4	68.1
Nerven	72.1	59.6	56.4	43.1	64.7	51.5
Chirurgie	71.1	98.5	58.6	83.0	66.2	92.6
Kinder	63.9	55.6	64.8	84.5	64.3	66.4
Frauen	-	-	122.1	89.2	120.2	89.2
HNO	73.8	85.6	67.1	52.2	71.5	70.0
Augen	79.7	95.7	51.4	75.6	65.8	82.2
Dermatologie	58.2	133.8	60.8	69.3	59.7	100.5
Urologie	79.7	78.7	63.4	63.2	77.9	77.7
Jugendpsych.	68.0	63.3	75.8	151.2	73.2	81.8
Orthopädie	85.3	69.5	86.1	57.6	85.9	61.5
Strahlen	58.6	152.7	59.9	101.8	59.5	128.6
Zahn	34.7	58.3	36.0	43.7	35.6	50.4
Gesamt	65.4	75.9	66.3	73.8	66.2	75.4

Tab. 3 Relativierung der altersstandardisierten Werte der ländlichen Bevölkerung auf die der städtischen Bevölkerung je Geschlecht und Fachrichtung. Die Angaben zur stationären Behandlung beziehen sich auf die Summe der Pflegetage. Alle Angaben in Prozent.

In Tab. 3 sind die Werte für den ambulanten und den stationären Bereich je Fachrichtung und Geschlecht für die Bewohner der beiden Regionen zusammengestellt. Die Zahl der ambulanten Behandlungsfälle je 10.000 Einwohner beträgt im ländlichen Kollektiv insgesamt nur 2/3 des städtischen Vergleichswertes. Die Relation der ambulanten und stationären Werte variiert in den meisten Fachrichtungen stark.

Zusammenfassend kann folgendes festgehalten werden:

- Gliedert man die Bevölkerung einer Versorgungsregion neben Alter und Geschlecht nach ihrer räumlich/sozialen Herkunft, so treten Unterschiede in der Inanspruchnahme auf, die sowohl für medizin-ökonomische Fragestellungen wie auch epidemiologische Fragestellungen beachtet werden müssen. Dies gilt auch für das engere

Einzugsgebiet eines Universitätsklinikums, das den Charakter einer Einrichtung mit stark überregionaler Funktion hat.

- Für den ambulanten und den stationären Bereich können je Fachrichtung sehr unterschiedliche Ergebnisse auftreten.
- Die Verhältnisse bei männlichen und weiblichen Patienten können stark voneinander abweichen.

LITERATUR

(1) PRINZ,H.;J.-H.PETER;G.ALBRECHT: Aufbau und Einsatz einer regionalen Datenbank für das Einzugsgebiet des Marburger Klinikums. In: Regionale Analyse der medizinischen Versorgung, Bd. 2, Hrsg.: Berliner Arbeitsgruppe Strukturforschung im Gesundheitswesen TU Berlin (1977)

Institut für medizinisch-biologische Statistik und Dokumentation der Philipps-Universität Marburg

SIND "KURZLIEGER" EINER MEDIZINISCHEN KLINIK FÜR DIE UNTERBRINGUNG IN HOSTELBETTEN GEEIGNET? DIE BEDEUTUNG DER DIAGNOSESTATISTIK BEI EINER PLANUNGSAUFGABE

H. Prinz
J. H. Peter

1 Einleitung

Auf den stationären Bereich der Krankenhäuser in der Bundesrepublik Deutschland entfallen nach inkrafttreten der neueren Krankenhausgesetzgebung mehr als 30 % der Ausgaben der gesetzlichen Krankenkassen. Im Zusammenhang mit der Diskussion um die Kostendämpfung im Gesundheitswesen wird deshalb diesem Bereich besondere Aufmerksamkeit gewidmet, und es wird häufig davon ausgegangen, daß es sich bei den Krankenhäusern um den Teil des Gesundheitswesens handele, der über besonders umfangreiche Rationalisierungsreserven verfüge. Die Überlegungen, zur Dämpfung der Kostenentwicklung im Gesundheitswesen durch Erschließen der Reserven beizutragen, betreffen alle stationären Einrichtungen bis zu den Großkrankenhäusern der Maximalversorgung hin.

Es steht außer Zweifel, daß die dem Krankenhauswesen zur Verfügung stehenden Mittel gezielt und nutzbringend eingesetzt werden sollten. Aufgrund von Versäumnissen aus der Vergangenheit fehlt es aber angesichts der komplizierten Verhältnisse im Gesundheitswesen an adäquat erhobenen und ausgewerteten Basisinformationen, die als Entscheidungsgrundlagen für etwaige strukturelle Verbesserungen unerläßlich sind. Ohne Kenntnis der jeweiligen regionalen Verhältnisse, ohne Rückgriff auf Bedarfsermittlung durch Daten zur Morbidität, ohne präzise Vorstellungen über die Kooperationsformen von z.B. ambulantem und stationärem Bereich und ohne Berücksichtigung langfristiger Entwicklungen wie sie z.B. von Art und Umfang der Ausbildung abhängen, läßt sich der Umfang der für das Krankenhauswesen erforderlichen Mittel nicht exakt bestimmen. Sachlich nicht gerechtfertigte Sparmaßnahmen werden nicht nur die Möglichkeiten von Aus- und Weiterbildung, Forschung und Lehre einschränken, sie beeinträchtigen auch die Arbeitsbedingungen, das Arbeitsklima und die Krankenversorgung.

Statt nun die Grundlagenforschung auf dem Gebiet der Datenanalyse im Gesundheitswesen zu forcieren und statt langfristige Konzepte zu erarbeiten, verhalten sich die verantwortlichen Stellen unter dem akuten Kostendruck häufig so, daß sie mit Hilfe privater Gutachterfirmen innerhalb kurzer Zeit die gewünschten Rationalisierungsreserven erschließen wollen. Dabei drängt sich gelegentlich der Verdacht auf, daß diese Gutachten dazu dienen sollen, mit mehr oder weniger voluminösem Zahlenmaterial fiskalisch vorbestimmte Entscheidungen nachträglich zu "begründen". Als Ausgangsmaterialien werden dabei meist unkritisch übernommene Kenngrößen aus dem administrativen Bereich wie durchschnittliche Verweildauer und Auslastungsgrad herangezogen. Falls die auf diese Weise vielerorts entwickelten Vorstellungen realisiert werden, drohen dem Gesundheitswesen kaum reparable Schäden. Wissenschaftlich fundierte Konzepte für langfristig angelegte strukturelle Verbesserungen sind hingegen kaum bekannt geworden.

2 Ziel der eigenen Untersuchung

Unsere Untersuchung befaßt sich mit einer Überprüfung der Methoden und Aussagen eines Gutachtens, das im Zusammenhang mit dem Teilneubau des Marburger Universitätsklinikums erstellt wurde und das versucht, eine Begründung für Einsparungen bei der Bettenzahl im stationären Pflegebereich zu erbringen. Von den bisher zur Verfügung stehenden mehr als 600 inneren, chirurgischen und radiologischen Betten sollen auf diese Weise 56 Betten eingespart werden. Der gutachterlichen Stellungnahme liegt die Annahme zugrunde, daß es sinnvoll und möglich sei, einen Teil der Betten aus dem stationären Pflegebereich als sogenannte Hostelbetten für Aufstehpatienten mit nur einer Personalstelle (Schwester-Hostess) auszugliedern und somit neben der Kostensenkung einen weiteren positiven, innovatorischen Effekt dadurch zu erzielen, daß mit dieser Maßnahme die derzeitige Kluft zwischen stationärer und ambulanter Diagnostik überbrückt wird.

Ziel einer von uns für den Bereich der Medizinischen Klinik durchgeführten Nachuntersuchung war es, Zahlenangaben und Argumente des Gutachtens zu überprüfen und typische Fehlschlüsse aufzuzeigen. Im Gutachten wird davon ausgegangen, daß unter den Patienten eines Universitätsklinikums ein großer Teil aus diagnostischen Gründen für kurze Zeit stationär aufgenommen wird, und daß diese Patienten in "Hostelbetten" angemessen untergebracht werden können. Der Anteil solcher Patienten wurde im wesentlichen mit Hilfe des Anteils Patienten abgeschätzt, die eine Liegedauer bis zu 5 Tagen aufwiesen und zur Gruppe "Kurzlieger" zusammengefaßt wurden.

Wir bezweifeln nicht, daß es grundsätzlich möglich und sinnvoll sein kann, beim Bau eines neuen Großklinikums Bereiche für Aufstehpatienten zu schaffen. Unsere Kritik an der Konzeption des Gutachtens, als dessen Folge ein beträchtlicher Abbau des bisherigen Pflegebettenbereichs droht, setzt bei der gewählten Form des Beurteilungsverfahrens an.

- Die vom Gutachter gewählte Form der Analyse der Liegedauer scheint uns fehlerhaft, deshalb haben wir uns näher mit der Bestimmung des Kollektivs der eigentlichen Kurzlieger befaßt.
- Informationen über die Art des Zu- bzw. Abgangs, z. B. "Notaufnahme", "Tot", wurden nicht berücksichtigt, obwohl auf der Hand liegt, daß "Notaufnahmen" ebensowenig ins Hostelbett gehören wie innerhalb von fünf Tagen nach Aufnahme verstorbene Nicht-Notaufnahmen.
- Ohne Berücksichtigung jeglicher medizinischer Daten erscheint es uns nicht zulässig, den überwiegenden Teil der Kurzlieger als Aufstehpatienten zu betrachten. Wir haben deshalb einfachste medizinische Kriterien in Form vorhandener Angaben zur jeweiligen Erstdiagnose der Kurzlieger als Beurteilungskriterium herangezogen.
- Für nahe wohnende Patienten aus Marburg und Umgebung ist eine Unterbringung in Hostelbetten der gewählten Konzeption nicht erforderlich.

3 Ergebnisse der Nachuntersuchung

Unsere Analyse bezieht sich auf leicht zugängliche Daten über stationäre Patienten der Medizinischen Klinik Marburg (Leiter: Prof. Dr. G. A. Martini) des gleichen Jahrgangs, auf den sich auch die Aussagen des Gutachtens beziehen. Erfaßt und ausgewertet wurden neben den Angaben zur Liegedauer die Daten zu Alter und Geschlecht, zur räumlichen Herkunft, zur Zu- und Abgangsart und zu den Diagnosen.

a. Ergebnisse aus den Verwaltungsdaten

Bei der Bestimmung des untersuchten Kollektivs wird im Gutachten von 4.942 Patienten im Jahre 1972 und damit im wesentlichen von der Zahl der von der Verwaltung vergebenen 5.053 lfd. Nummern ausgegangen. Von diesen Nummern entfallen jedoch 1.267 auf rund 30 Dialyse-Patienten. Das sind 56.2 % der 2.201 "Patienten", die aufgrund einer kurzen Liegedauer zu möglichen Aufstehpatienten erklärt werden. Unter Abzug der auf die Dialyse entfallenden verbleiben noch 987 lfd. Nummern mit einer Liegedauer bis zu 5 Tagen. Unter diesen sind 93 Nummern, die auf wenige Nicht-Dialyse-Patienten mit regelmäßigen Kliniksaufenthalten entfallen. Somit weisen 894 Patienten einen Kliniksaufenthalt von weniger als sechs Tagen auf. Bei 704 Patienten konnten wir alle für die Nachuntersuchung erforderlichen Angaben erheben. Es besteht kein Grund zur Annahme, daß durch Nichtberücksichtigen der 190 Kurzlieger mit unvollständigen Angaben sich der Anteil an Aufstehpatienten im untersuchten Kollektiv verringert. Während im Gutachten der für die Konzeption des Aufstehbereichs wichtige Anteil der Patienten aus weiter entfernten Gebieten, zu denen

Wohnorte außerhalb des Kreises Marburg-Biedenkopf gerechnet werden, mit 44.8 % angegeben wird, beträgt er im bereinigten Kollektiv der Kurzlieger nur noch 33.9 %. Unter Berücksichtigung dieser Korrekturen macht der Teil der aus entfernteren Gebieten stammenden, kurzliegenden Patienten nur noch 30.8 % der im Gutachten angegebenen Zahl aus. Daß eine kurze Liegedauer nicht gleichgesetzt werden darf mit der Feststellung, daß es sich hierbei um einen großen Anteil von sogenannten Problemfällen handele, die lediglich zur Absicherung ihrer Diagnose in die Innere Medizin der Universitätsklinik Marburg eingewiesen werden, zeigt der hohe Anteil von 13.8 % innerhalb der ersten fünf Tage verstorbenen Patienten im Kurzliegerkollektiv.

b. Ergebnisse aus den medizinischen Daten

Um das Ziel einer Abschätzung des sicheren Irrtums zu erreichen, der dem Gutachter unterlief, indem er den überwiegenden Teil der Kurzlieger zu Aufstehpatienten deklarierte, verschlüsselten wir nachträglich die vorhandenen Erstdiagnosen der Kurzlieger anhand des Schlüssels Internationale Klassifikation der Krankheiten (ICD).

Die bei den Patienten vorkommenden 214 unterschiedlichen Diagnosen der vierstelligen ICD-Systematik wurden daraufhin überprüft, ob es überhaupt vorstellbar erscheint, daß ein Patient mit der betreffenden Diagnose in einem Hostelbett, d. h. ohne Pflegemöglichkeit, untergebracht werden kann. Es zeigte sich, daß dies bei über der Hälfte, nämlich 53 % der Patienten, von der vorliegenden Diagnose her auszuschliessen war.

- Für die ICD-Gruppe I ("infektiöse und parasitäre Krankheiten") sowie
- die ICD-Gruppe XVII ("Unfälle, Vergiftungen und Gewalteinwirkungen") wird die Möglichkeit einer derartigen Unterbringung völlig ausgeschlossen.
- Lediglich bei 9 % nicht völlig auszuschließen ist diese Möglichkeit für die Patienten der Gruppe XVI ("Symptome und mangelhaft bezeichnete Krankheiten"). Allein 37 von 56 Patienten der Gruppe XVI fallen unter die ICD-Spezifikation "Tot vorgefahren" und "plötzlicher Tod unbekannter Ursache".
- Mit höchstens 13 % in ebenfalls nur geringem Maße für eine Unterbringung im Hostel geeignet erscheinen die Patienten der Gruppe V ("Seelische Störungen"), die sich hauptsächlich zusammensetzen aus Alkoholismus-Patienten und aus Patienten mit "körperlichen Störungen vermutlich psychogenen Ursprungs", hier überwiegend mit Hyperventilationssysndrom.
- Bei der am stärksten vertretenen ICD-Gruppe VII ("Krankheiten des Kreislaufsystems") ist in 57 % der Fälle aufgrund der Diagnose nicht grundsätzlich auszuschließen, daß die betreffenden Patienten für eine Unterbringung im Hostel geeignet sein könnten.
- Bei der Gruppe II ("Neubildungen") lassen wir diese Annahme gar für alle Patienten gelten.

Von den 331 Patienten, die nicht schon ausschließlich anhand des Kriteriums "Diagnose" als mit Sicherheit ungeeignet für eine Unterbringung in Hostelbetten gehalten werden müssen, kam knapp die Hälfte, nämlich 148, per Notaufnahme in die Medizinische Klinik. Hierdurch wird der Kreis der unter Umständen als hostelgeeignet anzusehenden Aufstehpatienten auf 26 % der Kurzlieger reduziert. Unter den restlichen Patienten gibt es noch acht, die nur deswegen als Kurzlieger gelten, weil sie innerhalb von fünf Tagen nach der Aufnahme verstarben, obwohl beim bisher gewählten Vorgehen von ihrer Diagnose her die Eignung für eine Unterbringung im Hostel nicht grundsätzlich auszuschließen war und sie auch nicht per Notaufnahme in die Medizinische Klinik gekommen waren. Damit verringert sich der Anteil der potentiell für eine Hostelunterbringung geeigneten auf weniger als 25 % der untersuchten Kurzlieger.

c. Ergebnisse aus den medizinischen Daten unter Berücksichtigung der räumlichen Herkunft der Patienten

Das Konzept, Patienten vorwiegend zu Diagnostikzwecken ohne Pflegemöglichkeit im Hostel eines Schwerpunktkrankenhauses unterzubringen, ist ökonomisch sinnvoll für Patienten, die über große Entfernungen häufig an mehreren aufeinanderfolgenden Tagen kommen müßten. Für Patienten aus der Stadt Marburg und aus dem Großkreis Marburg-Biedenkopf dürfte in aller Regel die tägliche An- und Abreise mit öffentlichen oder privaten Verkehrsmitteln bzw. mit den jetzt schon üblichen Sammeltransporten des DRK vorteilhafter sein. Nur 50.9 % der im bisherigen Verfahren noch nicht ausgeschiedenen Patienten kommen von außerhalb der Region Marburg-Biedenkopf. Somit halbiert sich die Zahl derjenigen Patienten, für die eine Unterbringung im Hostel nicht mit Sicherheit verworfen werden muß, zum dritten Mal: Lediglich für jeden Achten der in unserer Stichprobe aus dem Jahre 1972 Untersuchten ist eine derartige Unterbringungsmöglichkeit nicht mit Sicherheit abzulehnen.

Bei weniger als 100 Kurzliegern des Jahrgangs kann aufgrund sorgfältiger ausgewerteter Kriterien die Möglichkeit einer Unterbringung in Hostelbetten nicht mit Sicherheit verworfen werden, auf die vom Gutachten zugrunde gelegte "Patientenzahl" von mehr als 5.000 pro Jahr bezogen bedeutet dies einen Anteil von nur 2 % hostelgeeigneten Patienten. Der Anteil der Hostelbetten müßte aufgrund der kurzen Liegedauer dieser Patientengruppe noch niedriger, nämlich deutlich unter der Ein-Prozentmarke liegen.

Abschließend kann festgehalten werden:

Während die Liegedauer der Patienten als ausschließliches Beurteilungskriterium völlig unzulänglich erscheint, lassen sich mit Hilfe weiterer administrativer Daten wie Zu- und Abgangsart, mit Hilfe der Dokumentation von Diagnosen und unter

Berücksichtigung der räumlichen Herkunft der Patienten die tatsächlichen Funktionen von Bereichen der stationären Krankenversorgung schon deutlich umreißen.

Die Ergebnisse unserer Analyse illustrieren das Ausmaß, in dem gutachterliche Fehlschlüsse bei das Krankenhauswesen betreffenden Entscheidungen dann möglich werden, wenn durch Eingriffe von außen scheinbar wissenschaftlich Teilinformationen bruchstückartig erfaßt und ausgewertet werden. Derartige Vorgehensweisen sind über ihre unmittelbaren Konsequenzen hinaus bedauerlich, da sie die in der Medizin ohnehin vorhandenen Emotionen gegen den Einsatz von statistischen Methoden als Mittel zur Erkennung von Realitäten verstärken können und da sie ferner in der Kopplung mit innovatorischen Ansprüchen gleichzeitig zu einer Diskriminierung von Reformvorstellungen schlechthin führen, wenn beispielsweise vorgegeben wird, mit derartigen Methoden das wichtige Problem der Neuordnung des Übergangs von ambulanter und stationärer Krankenversorgung angehen zu wollen. Als positiver Aspekt unserer Analyse ergibt sich, daß es mit Hilfe von Daten, wie sie in jeder gut geführten medizinischen Dokumentation vorhanden sind, ohne weiteres möglich ist, sachlich wenig fundierte Aussagen zu widerlegen.

PERSONALBEDARFSPLANUNG FÜR DEN KRANKENHAUS-PFLEGEBEREICH MIT MODELLEN DER LINEAREN PROGRAMMIERUNG

Michael Grütz
Lehrstuhl für Operations Research
Betriebswirtschaftliches Institut, Lange Gasse 20, 8500 Nürnberg

1. Das Dilemma der Pflegepersonalplanung

Der Arbeitsanfall im Pflegebereich ist nicht gleichmäßig über den Tag verteilt, sondern unterliegt Schwankungen. Mit Hilfe von arbeitsanalytischen Studien läßt sich die tageszeitliche Verteilung des insgesamt notwendigen Pflegezeitaufwandes von durchschnittlich 101 Minuten pro Patient und Tag ermitteln. Für das Beispiel einer Station mit 32 belegten Betten wird die Verteilung in Tab. 1 angegeben (Eichhorn, DKG). In Abb. 1 ist dieser zeitliche Zusammenhang als Pflegebedarfsprofil gezeichnet. Das Dilemma der Personalplanung besteht in dem Zielkonflikt der drei am Pflegeprozeß beteiligten Interessengruppen: Will man den Interessen des Pflegepersonals entsprechen und zusammenhängende Schichten vorsehen, so führt zwangsläufig ein Dienstplanprofil, das die Kurve in Abb. 1 überdeckt, zu einer zeitweise geringen Auslastung der eingesetzten Pflegekräfte (Leerzeiten). Das Interesse der Krankenhausverwaltung ist auf eine gleichmäßige Auslastung der Pflegekräfte ausgerichtet. Soll das Pflegebedarfsprofil zur Verbesserung der Auslastung des Personals nicht voll überdeckt werden, muß eine Verschiebung von Tätigkeiten erfolgen, um den Kurvenverlauf zu glätten. Dies vereinfacht die Personalplanung, bringt jedoch eine Reduzierung der Pflegequalität mit sich und geht damit zu Lasten der Patienten. So muß diese Interessengruppe beispielsweise ein frühzeitiges Wecken (vor 5 Uhr) hinnehmen.

2. Dienstplanerstellung mit Hilfe der Linearen Programmierung

Das Problem einer quantitativen Personalplanung reduziert sich damit auf die Gestaltung eines Dienstplanes, der bei kürzestmöglichen arbeitsschwachen Zeiten das Pflegebedarfsprofil, von Abb. 1 überdeckt. Verschiebungen von Tätigkeiten werden ausgeschlossen. Es sind realistische Schichtlängen, Dienstbeginnzeiten (zeitliche Verteilung der Schichten) sowie Pausenregelungen einzuplanen. Anhand des Dienstplanes kann eine exakte Personalbedarfsrechnung durchgeführt werden. Dies soll für das Beispiel einer Station mit durchschnittlich 32 belegten Betten gezeigt werden. In der Praxis des Pflegedienstes sind eine Vielzahl von Variationen der Dienstform denkbar, die sich mit manuellen oder grafischen Verfahren kaum alle berücksichtigen lassen. Das Problem läßt sich als Ansatz der Linearen Programmierung formulieren und lösen.

2.1. Restriktionen

Das gewählte Vorgehen beruht im wesentlichen auf einem LP-Ansatz, der von Joksch zur Planung von Arbeitszeiten bei wechselndem Arbeitsanfall angegeben wurde. Die Nebenbedingungen haben die Form:

$$\sum_{j=1}^{J} x_j \, a_{ij} \geq b_i \text{ mit } i=1,\ldots;I; a_{ij}=0,1; x_j \geq 0 \qquad (3)$$

I gibt die Anzahl der betrachteten Zeitintervalle an. In (3) stellt jeder Spaltenvektor $A_j = (a_{1,j},\ldots, a_{i,j},\ldots, a_{I,j})^t$ eine der J möglichen Schichten dar. Ist $a_{i,j}$ mit 1 besetzt, so bedeutet dies, daß in der Schicht mit Nummer j während der i-ten Stunde gearbeitet wird. Beispielsweise drückt $a_{4,3} = 1$ aus, daß in der Schicht Nummer 3 die Stunde von 3 bis 4 Uhr (4. Tagesstunde) zur Arbeitszeit gehört. $a_{10,3} = 0$ gibt an, daß in dem Schichtplan mit Nummer 3 die 10. Stunde nicht als zur Arbeitszeit gehörig vorgesehen ist. Die Entscheidungsvariable x_j gibt die Anzahl der Pflegekräfte an, die für die Schicht Nummer j einzuteilen sind. Der Beschränkungsvektor $B = (b_1, b_2,\ldots, b_i,\ldots b_I)^t$ gibt die Zahl der Pflegekräfte an, die in der i-ten Stunde benötigt werden. Auf analoge Weise lassen sich für jeden Schichtplan mehrere Pausenpläne einbauen.

2.2. Zielfunktion

Die Zielfunktion lautet

$$\sum_{j=1}^{J} c_j \, x_j \longrightarrow \text{min!} \qquad (5)$$

Das in den einzelnen Schichten eingesetzte Personal kann unterschiedliche Kosten verursachen (z.B. Nachtschichtzuschlag). Über die Koeffizienten c_j ($j = 1,\ldots,J$) lassen sich die Kosten einer Arbeitskraft, die in Schicht j tätig ist, berücksichtigen.

2.3. Beispiel eines LP-Ansatzes

Es soll ein Dienstplan gestaltet werden, der für Montag bis Freitag folgende Eigenschaften aufweist:

1. Alle Pflegekräfte arbeiten tagsüber in 6,5-Stundenschicht.
2. Die kostengünstigste Dauer der Nachtschicht wird eingeplant, wobei deren Kosten bei 10 Stunden Dauer 25 % und bei 9 Stunden 12,5 % höher als bei der 8-Stundenschicht liegen (c_j=1,25, 1,125 bzw. 1,0).
3. Die Dienstbeginnzeiten sind halbstündlich möglich.

Wegen Punkt 3 beträgt die Anzahl der zu betrachtenden Zeitintervalle zunächst I = 48. Da der Pflegebedarf während der Nachtschicht als konstant angesehen wird, genügt eine Beschränkung auf die Zeit von 5 bis 22 Uhr (I = 34). Der vollständige LP-Ansatz mit vier Pausenbündelungen ist in Tab. 2 angegeben.

2.4. Lösung des LP-Problems

Das LP-Problem (45 Variable, 38 Nebenbedingungen) wurde mit dem Algol-Programm "Simplex" der Standardbibliothek der Rechenanlage TR 440 (Computer Gesellschaft Konstanz) der Universität Erlangen-Nürnberg mit einer CPU-Zeit von 31,9 sec gelöst. Ein Ergebnis wird im folgenden angeführt:

Es ist eine 8-Stunden-Nachtschicht von 22 bis 6 Uhr vorgesehen. Die Beginnzeiten der ersten Lösung ergeben sich zu:

Frühdienst	6^{00} Uhr	2 Pflegekräfte
	6^{30} Uhr	3 Pflegekräfte
	6^{30} Uhr	1 Pflegeschüler (in)
Spätdienst	12^{30} Uhr	2 Pflegekräfte
	15^{00} Uhr	2 Pflegekräfte

Unter Berücksichtigung von weiteren quantifizierbaren Einflußfaktoren, wie den Ausfallzeiten, läßt sich aus dem Ergebnis der tatsächliche Personalbedarf errechnen.

3. Problem der Datenbeschaffung

Das tageszeitabhängige Pflegebedarfsprofil muß für jede Station eines Krankenhauses ermittelt werden. Für die Datenbeschaffung wird folgendes modulare Verfahren vorgeschlagen:
Auf Bund-Länderebene muß von einer überregionalen Kommission ein Planungsrahmen samt Richtlinien erstellt werden. Insbesondere sind folgende Projekte einzuplanen:

1) Erstellung eines Tätigkeitskatalogs
2) Erstellung eines Merkmalkataloges zur Patientenkategorisierung
3) Erstellung eines Merkmalkataloges für die Kategorisierung der Personalqualifikation
4) Erstellen eines Leistungsstandards für jede Patientenkategorie

Um der gegenwärtigen chaotischen Datensituation zu begegnen, wird für eine rationelle Datenerhebung die Entwicklung eines einheitlichen Berichtssystems, das die zeitlichen Abläufe einer Station abbildet, unumgänglich.
Im Krankenhaus werden auf der Grundlage des überregionalen Rahmens für jede Station die folgenden Module bearbeitet:

1) Stationsspezifischer Tätigkeitskatalog
2) Stationsspezifischer Merkmalskatalog für Patienten
3) Stationsspezifischer Merkmalskatalog für Personalqualifikation
4) Erhebung realisierbarer Dienstbeginnzeiten und Schichtdauern
5) Führen einer Personalausfallstatistik

Im Dialog Krankenhausverwaltung - Station:

6) Zeitstudie zur Ermittlung der statistischen Verteilung der Tätigkeitsdauern. Nach Einführung eines Berichtssystems erfolgt stattdessen die wesentlich rationellere Auswertung der Patientenerfassungsbögen des Berichtssystems zur Ermittlung der stat. Verteilung der Tätigkeitsdauern
7) Ablaufplanung, Bestimmung der Abhängigkeiten von Tätigkeiten
8) Erstellen von Patientenkategorien

9) Erstellen von Personalqualifikationskategorien
10) Bestimmung des Patientenmixes

Auch der letzte Punkt läßt sich mit Hilfe eines Berichtssystems rationell bewerkstelligen.

Eine Krankenhauskommission mit Mitgliedern aus Verwaltungsleitung, Pflegedienstleitung, Medizinische Leitung, Personalrat, Kostenträger, Krankenversicherung sowie Patientenvertretung übernimmt die folgenden drei Aufgaben:

1) Erstellen eines Leistungsstandards für jede Patientenkategorie jeder Station
2) Angabe von Ausführungszeitintervallen für jede Tätigkeit und jede Patientenkategorie
3) Angabe eines K %-Fraktils, für die Wahrscheinlichkeit, mit der eine Tätigkeit im angegebenen Ausführungszeitintervall tatsächlich erledigt sein sollte

Aufgrund der Ergebnisse der angeführten Module lassen sich mit Hilfe der EDV die folgenden Schritte bearbeiten:

1) Erstellen eines Netzplans für alle Tätigkeiten
2) Aggregation der Tätigkeiten mittels PERT-Netzplantechnik oder Faltung zu einem tageszeitabhängigen Pflegebedarfsprofil für jede Personalqualifikationskategorie
3) Dienstplangestaltung (siehe Abschnitt 2.)
4) Personalbedarfsberechnung

Für die letzten beiden Schritte liegt das programmtechnische Instrumentarium vor. Die aufgezeigte Methodik zur Datenbeschaffung wird als Alternative zu dem aus KHG-Mitteln finanzierten kostenaufwendigen Projekt "Personalbedarfsberechnungsverfahren" (PBBV) zur Diskussion gestellt.

ZEIT	6–7	7–8	8–9	9–10	10–11	11–12	12–13	13–14	14–15	15–16	16–17	17–18	18–19	19–20	20–21	21–22
ARBEITSINTENSITÄT = ANTEILIGER PFLEGEAUFWAND / ZAHL DER ARBEITSSTD.	4	1 0			7,3			3,7			7,3			3,7		
PFLEGEZEITAUFWAND	4 %	30% 969,6			22% 711,0			11% 355,5			22% 711,0			11% 355,5		
	129,3	323	323,2	323	237	237,0	237	118	118,5	118	237	237,0	237	118	118,5	118
$b_i(I)$, ZAHL DER BENÖTIGTEN PFLEGER(INNEN) PRO STUNDE (LEICHT GERUNDET)	2	5,3	5,3	5,3	4	4	4	2	2	2	4	4	4	2	2	2

TAB. 1 ZEITLICHE VERTEILUNG DES ARBEITSANFALLS

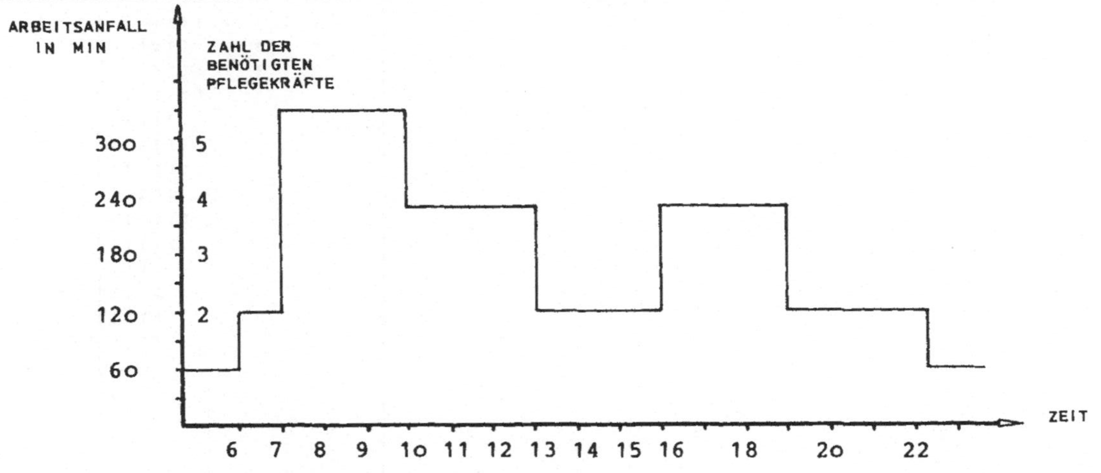

ARBEITSANFALL IN MIN
ZAHL DER BENÖTIGTEN PFLEGEKRÄFTE
300 5
240 4
180 3
120 2
60
ZEIT
6 7 8 9 10 11 12 13 14 15 16 18 20 22

ABB. 2 PFLEGEBEDARFSPROFIL

ZEIT	NB \ X_j	1	2	3	4	5	6	7	8	9	10	11	12	13	14	15	16	17	18	19	20	21	22	23	24	25	26	27	28	29	30	31	32	33	34	35	36	37	38	39	40	41	42	43	44	45	RS
ZF		125	125	1	1	1	1	1	1	1	1	1	1	1	1	1	0	0	0	0	0	0	0	0	0	0	0	0	0	0	0	0	0	0	0	0	0	0	0	0	0	0	0	0	0	0	
500-530	1	1	1	1																																											≥ 1
530-600	2		1	1																																											1
600-630	3				1																																										2
	4				1	1																																									2
700-730	5				1	1	1																																								5 3
	6				1	1	1										-1																														5 3
800	7				1	1	1	1										-1																													5 3
	8				1	1	1	1											-1																												5 3
900	9				1	1	1	1	1											-1																											5 3
	10				1	1	1	1	1												-1																										5 3
1000	11				1	1	1	1	1	1												-1																									4
	12				1	1	1	1	1	1													-1			-1																					4
1100	13				1	1	1	1	1	1	1													-1			-1																				4
	14				1	1	1	1	1	1	1														-1			-1																			4
1200	15				1	1	1	1	1	1	1	1																	-1																		4
	16				1	1	1	1	1	1	1	1	1																	-1																	4
1300	17					1	1	1	1	1	1	1	1	1																	-1																2
	18						1	1	1	1	1	1	1	1																		-1	-1														2
1400	19							1	1	1	1	1	1	1	1																			-1													2
	20							1	1	1	1	1	1	1	1																				-1												2
1500	21								1	1	1	1	1	1	1	1																				-1											2
	22								1	1	1	1	1	1	1	1																					-1										2
1600	23									1	1	1	1	1	1	1																						-1		-1							4
	24									1	1	1	1	1	1	1																							-1		-1						4
1700	25										1	1	1	1	1	1																										-1					4
	26										1	1	1	1	1	1																											-1				4
1800	27											1	1	1	1	1																												-1			4
	28											1	1	1	1	1																													-1		4
1900	29												1	1	1	1																														-1	2
	30													1	1	1																															2
2000	31	1													1	1																															2
	32	1													1	1																															2
2100-	33	1	1													1																															2
-2200	34	1	1													1																															2
	35				1	1	1										-1	-1	-1	-1	-1	-1	-1	-1	-1																						= 0
	36							1	1	1																-1	-1	-1	-1	-1	-1	-1															0
	37										1	1	1																				-1	-1	-1	-1	-1	-1	-1								0
	38													1	1	1																								....							0

TAB. 2 LP-ANSATZ FÜR 6.5 STUNDENSCHICHT

LAGERHALTUNG VERDERBLICHER MEDIZINISCHER GÜTER

K. Hansen, Universität Erlangen-Nürnberg

1. Einführung

Untersucht werden die entscheidungsvariablen Kosten für die Bereitstellung medizinischer Güter, die einem zeitabhängigen Zerfallsprozeß unterliegen. Entscheidungsalternativen ergeben sich aus unterschiedlichen, kostenabhängigen Bereitstellungsgraden. Sie werden hier definiert durch die Wahrscheinlichkeit p, die angibt, in wieviel Prozent aller Fälle ein benötigtes medizinisches Gut auch tatsächlich vorrätig ist. Die Gegenwahrscheinlichkeit (1-p) sagt aus, wie häufig ein notwendiger Bedarf nicht gedeckt werden kann; diese bezeichnen wir als organisatorisches Risiko. Als medizinisches Risiko sollen dagegen Komplikationen im Heilungsverlauf verstanden werden, die sich aus der Veränderung des gelagerten Gutes während der Lagerdauer ergeben. Solche zeitabhängigen Veränderungen treten u.a. auf bei Medikamenten, Radiotherapeutika, Blutderivaten und Blutkonserven. Mit wachsender Lagerdauer fällt bei diesen Gütern die Aktivitätskonzentration verschiedener Wirkstoffe; damit verbunden sind häufig unerwünschte Veränderungen, die zu Störungen des Heilungsprozesses führen können. So ist z.B. der Zerfall von Thrombozyten in konserviertem Blut verbunden mit der Freisetzung von Plättchenfaktoren, die zu einer pathologisch gesteigerten Gerinnung führen.

2. Problemstellung

Die Lösung des Entscheidungsproblems ist eine Gegenüberstellung der Kosten des Verfalls, des Mangelrisikos und des Risikos medizinischer Komplikationen. Lösungsfunktionen sind in Abbildung 1 wiedergegeben. Auf der Ordinate werden die prozentualen Kostenänderungen abgetragen und auf der Abszisse die durch sie verursachten prozentualen Risikoänderungen. Die Kurvenschar beschreibt Mangel-Verfallrelationen für verschiedene Verfalldauern (t) bzw. für verschiedene medizinische

Risiken. Je kleiner t_i gewählt wird, um so größer wird der Abstand zwischen Funktion und O-Punkt, d.h. je geringer das medizinische Risiko desto relativ höher sind Mangel-und Verfallkosten.

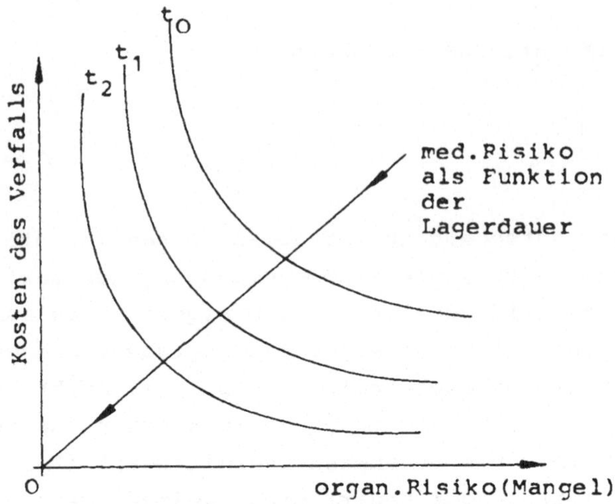

Abbildung 1: Kosten-Mangel-med. Risiko-Relationen in einer Blutbank

Im Folgenden soll am Beispiel der Lagerhaltung von Blutkonserven die Bereitstellung medizinischer Güter mit fallender Aktivitätskonzentration bei zunehmender Lagerdauer dargestellt werden. Die Transfusionstherapie durch Blutkonserven hat für die Medizin erhebliche Bedeutung. Dies ergibt sich schon aus der Tatsache, daß in der Bundesrepublik jährlich mehr als 1.000.000 Blutkonserven übertragen werden.

Aus betriebswirtschaftlicher Sicht handelt es sich um die Analyse eines stochastischen, mehrstufigen Lagerhaltungssystem; ein Problem, das in der Literatur in vielen Ansätzen behandelt worden ist, aber als ungelöst betrachtet werden muß. Grundsätzlich kann man zwei verschiedene Lösungswege einschlagen: Simulationen oder exakte Methoden der Systemforschung. Die Simulation erscheint als ein nicht operationales Lösungsinstrument, weil die Rechenzeiten für die Ableitung praktisch verwertbarer Ergebnisse zu lang sind. Hier wird eine Lösungsmethode entwickelt und eingesetzt, die es gestattet, beliebig genaue Ergebnisse in computerdialogfähigen Rechenzeiten zu generieren.

3. Blutkonservierung

Blut kann mit Hilfe von Stabilisatoren, das sind gerinnungshemmende Substanzen, konserviert werden. Wegen der physikalisch und chemisch fremden Umgebungsbedingungen verändern sich trotz der Zugabe von Konservierungsstoffen wichtige Eigenschaften des Blutes während der Lagerdauer jedoch erheblich. Es ist deshalb gesetzlich vorgeschrieben, daß Blutkonserven, die älter als 35 Tage sind, nicht mehr übertragen werden dürfen. Der tabellarische Vergleich bestimmter Kenngrößen von normalem Blut und Blut nach 21 Tagen Lagerdauer gibt einen groben Überblick über zeitabhängige Veränderungen konservierten Blutes (Tab. 1).

	normal	nach 21 Tagen	Veränderung in %
pH	7,40	6,65	-10,14
pCO_2 (Torr)	35-45	191	+377,5
O_2-Sättigung (%)	98	35,3	- 63,9
2,3-DPG M/M	0,8	0	-100
K^+ (mval/l)	4,5	7-21	+55,5 -366,6
Ca^{++} (mval/l)	5,0	0,5	-90
Na^+ (mval/l)	140,0	170,0	+21,4
HCO_3^- (mval/l)	22-26	5	-77,3 -80,8
Acid.citr.(mval/l)	0,15	11	+7233,3
Lactat (mval/l)	1,3	5,65	+334,6
Pyruvat (mval/l)	0,07	0,22	+214,3
NH_3 (ug %)	100	1000	+900

Tab. 1: Zeitabhängige Veränderungen von Bestandteilen in konserviertem Blut (Quelle [1])

Der zum Teil vollständige Aktivitätsverfall von Blutbestandteilen (vgl. dazu als Beispiel Abb. 2) tritt weit vor dem gesetzlich festgelegten Verfalldatum ein. Das erfordert eine Systemanalyse, in der neben Mangel und Verfall auch die Verfalldauer als Entscheidungsvariable berücksichtigt werden muß.

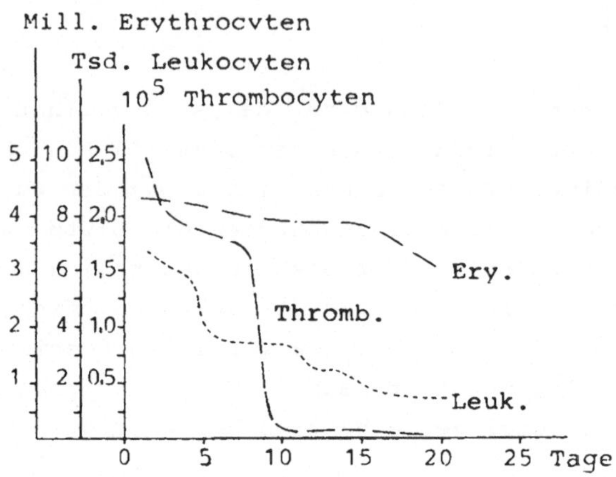

Abbildung 2: Verfall der korpuskulären Bestandteile in Blutkonserven (Quelle [1])

4. Struktur des Lagerhaltungssystems einer Blutbank[1]

Das Lager einer Blutbank besteht aus zwei Teillägern (Abb. 3). Lager I nimmt die Bestellmengen auf. Es ist der verfügbare Bestand, mit der die Nachfrage von Konserven aus den Abteilungen des Krankenhauses befriedigt werden soll. Eine Nachfrage enthält folgende Daten:

- Bezeichnung der anfordernden Station
- Daten des empfangenden Patienten
- Art und Menge der benötigten Konserven
- voraussichtlicher Zeitpunkt des Verbrauchs

Trifft eine Nachfrage in der Blutbank ein, dann wird geprüft, ob die angeforderte Menge der Blutgruppe in Lager I vorhanden ist. Wenn sich der Lagerbestand als zu gering erweist, muß mit der anfragenden

---

1) Vgl. dazu [2, 4, 5]

Abteilung geklärt werden, ob der Transfusionstermin bis zur neuen Bevorratung von Lager I verschoben werden kann. Falls das nicht möglich ist, wird durch eine Eilbestellung bei einer anderen Blutbank der Konservenbedarf beschafft. Kann die nachgefragte Menge in voller Höhe durch die Krankenhausblutbank gedeckt werden, dann wird konserviertes Blut mit dem des Empfängers auf Verträglichkeit geprüft (gekreuzt) und in Lager II zum Verbrauch bereitgestellt. Nicht benötigte, gekreuzte Konserven werden nach einer Verweildauer von 1-3 Tagen im Lager II in das Lager I zurückgestellt und sind damit für Nachfragen wieder verfügbar. In beiden Teillägern wird täglich geprüft, ob Konserven das Verfalldatum erreicht haben, die dann das Lagerhaltungssystem verlassen.

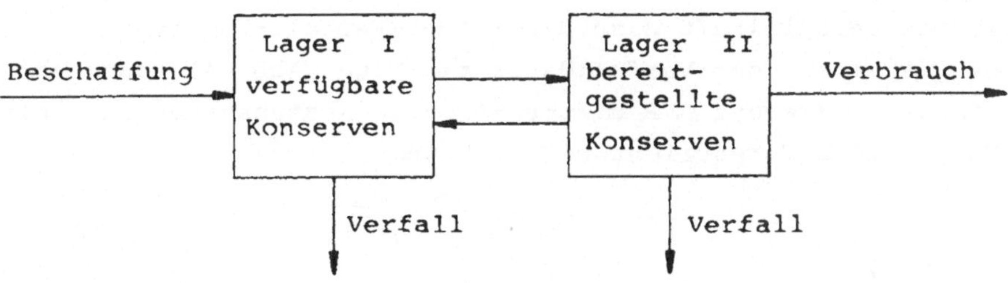

Abbildung 3: Konservenfluß in einer Blutbank

5. Algorithmische Lösung

Die numerische Behandlung der Zustandsübergänge erfolgt mit Hilfe diskreter Faltungsoperationen. Es sei X die stochastische Variable eines Lager- bzw. eines Teillagerzugangs, Y die eines Abgangs und S die Variable des Anfangszustandes. Die Lagerbewegungen lassen sich dann beschreiben durch

$$Pr\ (Z=z_i) = \sum_{z_i=s_i+x_i} p(s_i)\ p(x_i)$$

$$Pr\ (Z=z_{i+1}) = \sum_{\substack{z_{i+1}=z_i-y_i \\ z_{i+1}\geq 0}} p(z_i)\ p(y_i)$$

6. Ergebnisse

Für die acht relevanten Blutgruppen A(Rh+), A(rh-), B(Rh+), B(rh-), AB(Rh+), AB(rh-), O(Rh+) und O(rh-) wurde ein EDV-gestütztes Dialogprogramm entwickelt, mit dessen Hilfe die Funktionen der relativen Kosten in Abhängigkeit des organisatorischen und des medizinischen Risikos abgeleitet werden können. Die relativen Kosten werden angegeben durch die Verfallrate (VR), das organisatorische Risiko durch die Wahrscheinlichkeit des Auftretens eines Mangels (MR) und das medizinische Risiko durch die Verfalldauer t.

Kostensensibilität bei Veränderung des Mangelrisikos bei konstantem medizinischen Risiko:

Betrachtet man beispielhaft dazu die Mangel-Verfall-Funktion der Blutgruppe O(Rh+) mit der Verfalldauer t=5 Tage (Abb. 4), dann erhält man in der Differenz ΔVR die prozentuale Kostensteigerung, mit der der Mangel um ΔMR reduziert werden kann.

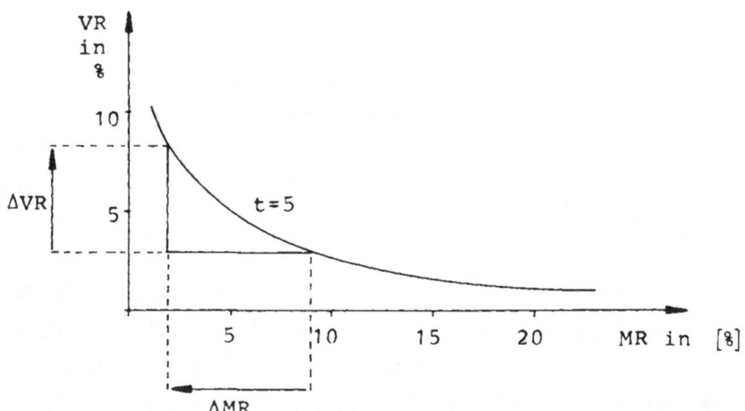

Abbildung 4: Verfall- und Mangelraten der Blutgruppe O+ bei einer Verfalldauer von t=5 Tagen

Kostensensibilität bei konstantem Mangel und verändertem medizinischen Risiko:

Der vertikale Abstand ΔVR zwischen zwei Mangel-Verfall-Funktionen mit den Verfalldauern t_1 und t_2 gibt an, um wieviel sich die relativen Kosten bei konstanter Mangelrate ändern, wenn man die Verfalldauer (=maximale Lagerdauer) um (t_2-t_1) Tage verlängert bzw. verkürzt (Abb. 5)

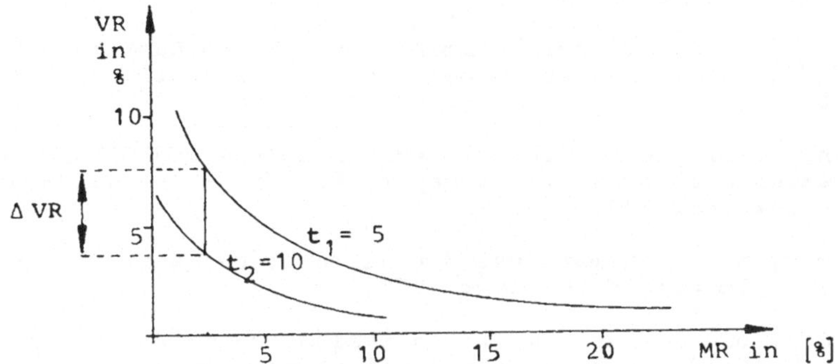

Abbildung 5: Verfall- und Mangelraten der Blutgruppe 0+ bei Verfalldauern von t_1=10 und t_2=5 Tagen

Kostensensibilität bei verändertem Mangelrisiko und verändertem medizinischen Risiko:

Soll die Mangelrate umΔMR gesenkt werden und gleichzeitig die Qualität der Blutkonserven durch Verkürzen der Verfalldauer um t=5 Tage verbessert werden, dann ergibt sich ein prozentualer Kostenanstieg von (Δ_1VR + Δ_2VR) (Abb. 6)

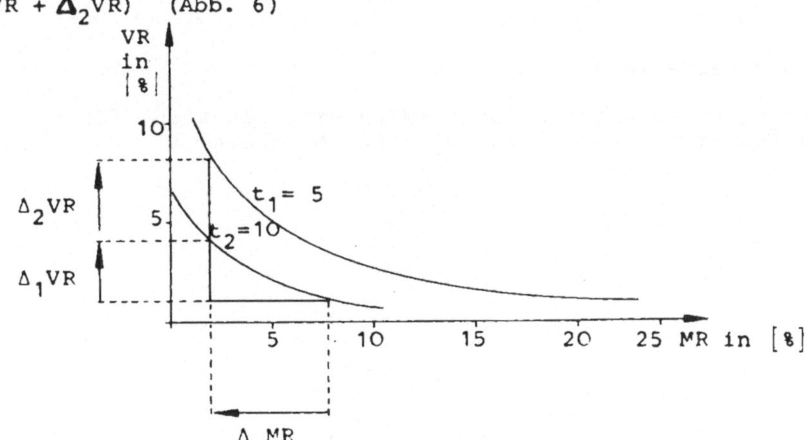

Abbildung 6: Verfall- und Mangelraten der Blutgruppe 0+ bei Verfalldauern von t_1=10 und t_2=5 Tagen

Literatur

[1] Abdulla, W., Frey, A. und Witzke, G., Bluttransfusion und Blutgerinnung, Stuttgart-New York 1979

[2] Jennings, J.B., Blood Bank Inventory Control, Management Science 19, S 637-645, 1973

[3] Jennings, J.B. und Kolesar, Comments on a Blood-Bank Inventory Model of Pegels and Jehnert, Operations Research 21, S 855-858, 1973

[4] Klausmann, H.-S. und Martin, H., Systemanalyse und Simulation einer Krankenhausblutbank, in: Meyer, M., Krankenhausplanung, Stuttgart-New York 1979

[5] Kretzschmar, M., Systemanalyse der Blutbank der Universität Erlangen, Diplomarbeit Nürnberg 1977

[6] Pegels, C.C. und Jehnert, A.E., An Evaluation of Blood-Bank Inventory Policies: A Markovian Application, Operations Research 18, S 1087-1098, 1970

[7] Rabinowitz, Blood Bank Inventory Policies: A Computer Simulation, Health Services Research 8, S 271-282, 1973

[8] Rockwell, T.H., Barnum, R.A. und Giffin, W.C., Inventory Analysis as Applied to Hospital Whole Blood Supply and Demand, Operational Research 13, S 109-114, 1962

Anschrift des Verfassers:

Dr. K. Hansen, Universität Erlangen-Nürnberg, Lehrstuhl für Operations Research, Lange Gasse 20, 8500 Nürnberg

BEDARFSGESTEUERTE BLUTSPENDEN MIT TRAMIDIS

H. Schubel*), H. Busch, S. Lensch, D. Roos
Universitätskrankenhaus Eppendorf (UKE), Hamburg

Aufgabe eines Transfusionsdienstes ist es, verträgliches, möglichst frisches Blut für Patienten zur Verfügung zu stellen. Der Bluttransfusionsdienst des Universitätskrankenhauses Eppendorf (UKE) in Hamburg hat 1979 vorwiegend für 25.000 Patienten des Universitätsklinikums insgesamt 37.000 Blutkonserven bereitgestellt. Ein hoher Anteil wurde bei Operationen benötigt, die meist im voraus geplant werden, ein anderer Teil jedoch auch für Situationen, bei denen Art und Menge unvorhersehbar ist. Um den Blutbedarf zu decken, hat der Transfusionsdienst des UKE 13.000 Spender gewinnen können, die bereit sind, regelmäßig und auf Aufforderung Blut zu spenden.

Gefördert vom Bundesministerium für Forschung und Technologie (DVM 203) wurde das System TRAMIDIS (Transfusionsmedizinisches Informations- und Dispositionssystem) entwickelt. Es hält Informationen über Blutspender, Blutkonserven und Patienten in einer zentralen Datenbank.

Die Ausgangssituation des Bluttransfusionsdienstes war eine Abteilung mit über 40 Mitarbeitern, in der Informationen im wesentlichen nur in schriftlicher Form weitergegeben wurden, wozu etwa

100 Formulare
30 Aufkleber
20 Stempel

benötigt wurden. Es existierten dabei etwa 30 Handkarteien.

TRAMIDIS wurde konzipiert als ein System, das den gesamten Informationsfluß im Bluttransfusionsdienst mit Rechnern unterstützt. Der Schwerpunkt liegt dabei in der Verbesserung der medizinischen Versorgung des Patienten. Die für diese Zielsetzung relevanten Daten werden gespeichert. Daher sind für Patienten und Blutkonserven überwiegend medizinische Daten gespeichert; bei Spendern reicht das Spektrum der gespeicherten Daten von Befunden ärztlicher Untersuchung über serolo-

*) jetzt MEDIS-Institut der GSF, München

gische und klinisch-chemische Laborbefunde bis hin zu typisch administrativen Daten, wie Adresse, Telefonnummer,Entfernung zum Blutspendedienst, Verdienstausfall, bevorzugte Spendetage und Urlaub.

Um jederzeit einen aktuellen Informationsstand im System zu gewährleisten, ist die Erfassung von Daten und ihrer Änderungen in den Ablauf aller Arbeitsbereiche des Transfusionsdienstes integriert. Dies führte zu einer wesentlichen Änderung von Arbeitsabläufen und zu einer Verlagerung von Aufgaben. Die Daten werden über Sichtgeräte und online vom Laborrechner in die Datenbank eingespeist bzw. aus der Datenbank zur Verfügung gestellt. Schriftliche Belege sind weitgehend reduziert. Sie sind dort beibehalten, wo sie aus rechtlichen Gründen (z.B. Blutgruppenbefund) zur kurzfristigen Dokumentation (klinisch-chemisches Labor) oder zur Sicherung des Arbeitsablaufes des Transfusionsdienstes im Katastrophenfall ohne Strom (Konservenbegleitschein, Spendergesamtlisten) nötig sind, aber auch als Zwischenträger von Informationen dort, wo ein Arbeitsvorgang erleichtert wird (Verträglichkeitsproben von Patienten- und Spenderblut). Diese schriftlichen Unterlagen werden vom Rechner erzeugt; sie sind also eine Kopie von Informationen, die in der Datenbank gespeichert sind und nicht Informationen, die neben dem System TRAMIDIS geführt werden.

Stark vereinfacht mag die Aufgabe des Bluttransfusionsdienstes der eines Groß- und Einzelhandels ähneln: Es wird ein Lager von Blutkonserven gehalten, das nach Bedarf aus einem größerem Lager (Blutspenderstamm) aufgefüllt wird. Diese Betrachtungsweise ist jedoch zu einfach und falsch.

Blut kann nur dann ohne Gefahr transfundiert werden, wenn Spender- und Patientenblut in bestimmten Blutgruppensystemen übereinstimmen oder verträglich sind. Man beachtet heute nicht nur Blut nach Blutgruppen des AB0-Systems und den Rhesusfaktor (D), sondern auch die anderen Faktoren des Rhesussystems (C,c,E,e), den Faktor Kell, sowie bei Vorliegen irregulärer Antikörper im Patientenblut u.U. 20 weitere Blutfaktoren. Bei so starker Differenzierung der Blutgruppen ist die vollständige Übereinstimmung in allen Blutgruppenmerkmalen von Spender und Patient nicht immer erreichbar.
Darüber hinaus wird Blut mit zunehmendem Lagerungsalter der Konserve therapeutisch unwirksamer; früher nach 21 Tagen, heute nach 28 Tagen sogar unbrauchbar.

Als Ziel muß angestrebt werden, Spenderblut für den Patienten zu finden, das in den wichtigsten Merkmalen übereinstimmt oder zumindest verträglich und weiter - insbesondere bei Intensivpflege-Patienten - möglichst frisch ist. Damit muß jede Anforderung von Blutkonserven - anders als bei einem Bestellvorgang in einem merkantilen Lager - zu einem speziellen Auswahlvorgang führen.

TRAMIDIS unterstützt die Selektion, indem ein Programm für jede Blutkonservenanforderung mehrere geeignete Blutkonserven aus dem Lager als Vorschlag am Sichtgeräte präsentiert. Der Algorithmus sucht in der Datenbank entsprechend der Blutgruppen des Patienten zunächst nach Konserven mit gleichen Blutfaktoren und danach nach verträglicher Die Konserven werden mit der ältesten Konserve zuerst vorgeschlagen. Das Personal kann entsprechend der Vorschlagsliste die Konserven für den Patienten reservieren oder eine völlig andere Auswahl treffen. Reservierte Konserven stehen für spätere Auswahlvorgänge nicht mehr bzw. nur in Notfällen zur Verfügung. Ist für einen Patienten eine geeignete Konserve nicht im Lager vorhanden, kann durch eine rechnergestützte Auswahl eines Spenders mit verträglicher Blutgruppenformel und dessen (evtl. telefonischer) Einbestellung die notwendige Transfusion sichergestellt werden.

Damit ermöglicht TRAMIDIS die Haltung eines kleinen Blutkonservenlagers. Dadurch wird die Ausfallquote wegen Überalterung reduziert. Dennoch wird man allen Anforderungen gerecht werden können, da das gesamte Spenderpotential als erweitertes Lager zur Auswahl von verträglichem Blut auch bei Einzelanforderungen zur Verfügung steht. Die Blut konservenanforderungen gliedern sich in 4 Hauptkategorien:

- Bedarf für geplante Operationen
- Bedarf für akut notwendige Operationen
- Bedarf von Blutkonserven mit häufiger Blutgruppenkonstellation
- Bedarf von Blutkonserven mit seltener Blutgruppenkonstellation

Für geplante Operationen können Spendereinbestellungen nach Blutgruppe und Anzahl gezielt vorgenommen werden. Der Blutkonserven-Bedarf mit seltener Blutgruppenkonstellation ist wie der für Notoperationen nicht einzuplanen.
Der Bedarf von Blutkonserven mit häufiger Blugruppenkonstellation kann nach Erfahrungswerten mit schematischen Einbestellungen gesichert werden. Dafür wird zweimal täglich eine aktuelle Übersicht des Lagerbe-

standes ausgedruckt. Diese gibt aufgeschlüsselt nach Blutgruppe und Lagerungsalter den Bestand mit Überhang- bzw. Defizitangaben zu dem ermittelten "Normalbedarf" wieder. Sie dient als Grundlage für die Zahl der einzubestellenden Spender. Da der Blutbedarf eines großen Klinikums mit Unfallpatienten durch viele Einflußgrößen (allgemeiner Straßenverkehr, Jahreszeit, Wochentag, Wetter, Urlaubsverkehr u.s.w.) bestimmt ist, wird der Bedarf nicht durch ein Programm reguliert, sondern durch einen erfahrenen Arzt. Diesem ist damit die Möglichkeit einer Steuerung der gesamten Lagerhaltung gegeben.
Der vom Arzt geschätzte und der durch Operationen entstehende Bedarf wird in ein Programm eingegeben, das geeignete Spender auswählt; der Auswahlalgorithmus berücksichtigt dabei die Blutgruppe im ABO-, Rhesus- und Kellsystem, die Eignung des Spenders, den Zeitpunkt seiner letzten Spende, seinen individuellen Spenderabstand, vom Spender bevorzugte Wochentage, die Zuverlässigkeit des Spenders, sowie eine besondere "Schonung" von Spendern mit selten negativen Blutgruppen-Antigenen.

Die für den überwiegenden Teil der Spenden automatisch ablaufende Einbestellung wird in dringenden Fällen bzw. für den Bedarf seltener Blutgruppen vom Personal auch im Dialog durchgeführt. Das Dialogprogramm stellt dem Personal weitere Daten, wie Privat- und Dienst-Telefonnummer, Entfernung bis zum Bluttransfusionsdienst und Antigenmuster des Spenders zur Verfügung, so daß die Spender gezielt ausgewählt und, wenn nötig, telefonisch einbestellt werden können. Dadurch ist es möglich, in dringenden Fällen innerhalb kürzester Zeit eine im Lager nicht vorhandene Konserve für einen Patienten zur Verfügung zu stellen.

Mit der Einführung des Systems TRAMIDIS (in Teilen seit Januar 1978 im Einsatz) konnte das Lager von durchschnittlich ca. 700 Blutkonserven auf etwa 400 reduziert werden. Das durchschnittliche Alter der ausgegebenen Konserven sank bis Ende 1979 von 15 auf 11 Tage und die Überalterungsrate der Blutkonserven von 12% auf 6%. Daß das System von dem Personal des Transfusionsdienstes überraschend positiv aufgenommen wurde, hat sicher wesentlich zu diesem Erfolg beigetragen. Mit TRAMIDIS wurde damit durch Kombination von administrativen und medizinischen Daten in einer Datenbank sowie durch Unterstützung von administrativen und medizinischen Aufgaben durch den Rechner sowohl eine "Schonung" der Blutspender wie auch eine Steigerung des transfusionsmedizinischen Erfolgs bei der Behandlung schwerstkranker Menschen erreicht.

Ergebnisbericht der Moderatoren

Workshop 5

Medizinökonomie

M. Meyer, Nürnberg

Die sechs, für diesen Workshop eingereichten Beiträge:

ENGELBRECHT,R. (München)	Verwaltung und Krankenhaus- Informationssystem - eine Strukturanalyse
PRINZ,H., PETER,J.H., HOLLE,R. (Marburg)	Untersuchung zur Inanspruchnahme eines Universitätsklinikums im stationären und ambulanten Bereich - durchgeführt an den Universitätskliniken Marburg
PRINZ,H., PETER,J.H. (Marburg)	Sind "Kurzlieger" einer Medizinischen Klinik für die Unterbringung in Hostelbetten geeignet? Die Bedeutung der Diagnosestatistik bei einer Planungsaufgabe
GRÜTZ,M. (Nürnberg)	Personalbedarfsplanung für den Krankenhaus-Pfegebereich mit Modellen der Linearen Programmierung
HANSEN,K. (Nürnberg)	Lagerhaltung verderblicher medizinischer Güter
SCHUBEL,H. (München) LENSCH,S., ROOS,D. (Hamburg)	Bedarfsgesteuerte Blutspenden mit TRAMIDIS

wurden gemeinsam unter <u>vier Gesichtspunkten</u> diskutiert, die die besondere Problematik einer Medizin-Ökonomie deutlich werden ließen. Als Medizin-Ökonomie sollte dabei

> die Wissenschaft von sparsamen (oder auch wirtschaftlichen Einsatz von Personal, technischen Apparaturen, Gütern, Gebäuden, Energie usw. zur Erbringung medizinischer Dienstleistungen unter Beachtung definierter (bzw. zu definierender) Versorgungsstandards

verstanden werden.

Erster Gesichtspunkt war die Problematik der Bildung cuantifizierbarer Ziele für Managemententscheidungen in Betrieben des Gesundheitswesens. Anhand der Beiträge von Grütz (Entscheidungen im Personalbereich), Hansen sowie Schubel et.al. (Entscheidungen im Material- und Güterbereich) und Engelbrecht (Allgemeines Informationssystem) zeigte sich sehr deutlich, daß den beiden miteinander konkurrierenden Hauptzielen Versorgungsqualität und Versorgungskosten gleichermaßen Schwierigkeiten entgegenstehen, wenn ihre in Praxi anwendbare Quantifizierung angestrebt wird. Bezüglich Versorgungsqualität kann hier auf den höchst unbefriedigenden Stand der Qualitätsdiskussion im Gesundheitswesen überhaupt verwiesen werden. Bei den Versorgungskosten konnte dagegen immerhin eine begriffliche Eindeutigkeit und auch prinzipielle Quantifizierbarkeit aufgezeigt werden. Die Akzeptierung von beidem durch die Praktiker in Betrieben des Gesundheitswesens muß z.Zt. jedoch an der diesbezüglichen Gesetz- und Verordnungsgebung scheitern: Bundespflegesatzverordnung und Duale Finanzierung wirken eher einer sparsamen Mittelverwendung entgegen, als daß sie sie fördern.

Der zweite Diskussionspunkt war der Problematik der Erhebung von Daten zur Vorbereitung und Begründung von Managemententscheidungen in Betrieben des Gesundheitswesens gewidmet. Dabei zeigten die beiden Arbeiten von Prinz et.al. an einem Beispiel aus der Realität die großen Gefahren auf, die von einer Fehlinterpretation erhobener Daten bzw. von unzureichend hinterfragten Daten überhaupt ausgehen. Hier können die Ursachen für kostspielige Fehlentscheidungen liegen. Im Zusammenhang mit der Untersuchung von Grütz wurde darüber hinaus die Frage angeschnitten, inwieweit Refamethoden geeignet sind, Daten über Arbeitsabläufe im Gesundheitswesen bereitzustellen. Auch eine Erweiterung des Refa-Instrumentariums hinsichtlich der speziellen Situation im Gesundheitswesen (große Bandbreite der Dauern von Einzeltätigkeiten innerhalb der Arbeitsabläufe; Einzeltätigkeiten haben immer eine enge Beziehung zu Menschen) wurde diskutiert und als notwendig erachtet.

Als dritter Problemkreis wurde das Problem der Abbildungsgenauigkeit computergestützter Modellrechnungen zur Vorbereitung und Begründung von Managemententscheidungen in Betrieben des Gesundheitswesens behandelt. Vor allem anhand der Arbeiten von Grütz, Hansen und Schubel et.al. wurde deutlich, daß mit Hilfe von Modellen immer nur engbegrenzte Ausschnitte aus der Wirklichkeit nachgebildet werden können. Interdependenzen zu Nachbarbereichen müssen jeweils vernachlässigt werden, da die verwendbaren Modellkonstruktionen zusammen mit den verfügbaren Rechnerkapazitäten entsprechende Beschränkungen auferlegen. In der Dialogisierung der Modelle (z.B. Grütz und Schubel et.al.) liegt hier ein erfolgversprechender Ausweg. Sofern nicht direkte Entscheidungsmodelle entwickelt werden, sondern computergestützte Informationssysteme (Engelbrecht), gelten die genannten Einschränkungen nicht.

Diskussionspunkt 4 war schließlich der Problematik der Implementation der durch computergestützte Modellrechnungen erhaltenen Ergebnisse gewidmet. Hier konnten die Beiträge von Schubel et.al. sowie Engelbrecht Hinweise auf eine positive Aufnahme der dort dargestellten computergestützten Systeme durch das betroffene Krankenhauspersonal geben. Generell gilt es hier jedoch, stärker als bisher, verhaltenswissenschaftliche Gesichtspunkte zu beachten, wie sie vor allem in einer inzwischen umfangreichen betriebswirtschaftlichen Literatur zum Thema "resistence to change" abgehandelt werden.

SACHVERZEICHNIS

Autorenverzeichnis

Alle, W. Dipl.-Inf.Med.	Psychiatrisches Landeskrankenhaus Forschungsprojekt Behindertenregister 7102 Weinsberg
Altendorf, Annelore Dr.	Chirurgische Klinik mit Poliklinik der Universität Erlangen-Nürnberg Abteilung für Klinische Pathologie Maximiliansplatz 8520 Erlangen
Amberger, H. Dr.med.	Chirurgische Klinik der Universität Heidelberg Im Neuenheimer Feld 110 6900 Heidelberg
Anderer, F.A. Prof.Dr.	Friedrich-Miescher-Laboratorium der Max-Planck-Gesellschaft Spemannstraße 37-39 7400 Tübingen
Angermeyer, M.C. Dr.	Medizinische Hochschule Hannover Institut für Epidemiologie und Sozial- medizin Karl-Wiechert-Allee 9 3000 Hannover
Ansorg, R. Priv.-Doz.Dr.med.	Hygiene-Institut der Universität Göttingen Leiter des bakteriolog.-mykolog.- Labors 3400 Göttingen
Barthels, Monika Priv.-Doz.Dr.med.	Medizinische Hochschule Hannover Department für Innere Medizin Abteilung für Gerinnungsphysiologie Karl-Wiechert-Allee 9 3000 Hannover
Becker, H. Dr.	Institut für Pathologische Anatomie der Universität Graz Auenbruggerplatz 25 A-8036 Graz
Beigel, Th.M. Dipl.-Math.	Zentrum für Psychiatrie am Klinikum der Justus-Liebig-Universität Am Steg 22 6300 Giessen
Bender, H.J. Dr.rer.nat.	Institut für Anästhesiologie und Re- animation an der Fakultät für klini- sche Medizin Theodor-Kutzer-Ufer 6800 Mannheim
Berger,J. Prof.Dr.med.	Universitätskrankenhaus Eppendorf Institut für Mathematik und Daten- verarbeitung in der Medizin Martinistraße 52 2000 Hamburg

Berger, Jutta
Deutsches Krebsforschungszentrum
Institut für Dokumentation, Informatik und Statistik
Im Neuenheimer Feld 280
6900 Heidelberg

Betz, A.
Chirurgische Klinik
der Universität Erlangen-Nürnberg
Maximiliansplatz
8520 Erlangen

Biefang, Sibylle
Dr.disc.pol.
Internationales Institut für wissenschaftliche Zusammenarbeit
Schloß Reisensburg
Bürgerm.-Joh.-Müller-Straße 1
8870 Günzburg/Donau

Blaschke, D.
Dipl.-Psych.
Ludwig-Maximilians-Universität
Psychiatrische Klinik
Nußbaumstraße 7
8000 München 70

Bloedner, C.D.
Prof.Dr.Dr.med.
Kurklinik Lautergrund d. LVA Berlin
8621 Schwabthal

Bock, W.J.
Prof.Dr.
Neurochirurgische Universitätsklinik
Moorenstraße 5
4000 Düsseldorf

Böhner, U.
Dipl.-Inf.
Institut für Anästhesiologie und Reanimation an der Fakultät für klinische Medizin
Theodor-Kutzer-Ufer
6800 Mannheim

Bräuer, I.
Dipl.-Inf.
Gesellschaft für Strahlen- und Umweltforschung mbH
Institut für Medizinische Informatik und Systemforschung
Arabellastraße 4/III
8000 München 81

Brickl, H.P.
Medizinische Hochschule Hannover
Labordatenverarbeitung
Karl-Wiechert-Allee 9
3000 Hannover 61

Britz, Christa
Rehabilitationskrankenhaus Karlsbad
7516 Karlsbad 1

Brunner, M.
Institut für Physiologie und Kardiologie der Universität Erlangen-Nürnberg
Waldstraße 6
8520 Erlangen

Bünger, W.
Dipl.-Inf.
Bismarckstraße 112
2000 Hamburg 20

Burkhardt, R.	Gemeinnütziges Gemeinschaftskrankenhaus Beckweg 4 5804 Herdecke
Busch, Rajmonde	Institut für Medizinische Statistik und Epidemiologie der Technischen Universität München Sternwartstraße 2/II 8000 München 80
Busch, H. Prof.Dr.	Universitätskrankenhaus Eppendorf Abteilung für Transfusionsmedizin Martinistraße 52 2000 Hamburg 20
David, E. Prof.Dr.	Institut für Physiologie und Biokybernetik der Universität Erlangen-Nürnberg Universitätsstraße 17 8520 Erlangen
Demling, L. Prof.Dr.med.	Medizinische Klinik mit Poliklinik der Universität Erlangen-Nürnberg Krankenhausstraße 12 8520 Erlangen
Diehl, V.	Medizinische Hochschule Hannover Department für Biometrie und Medizinische Informatik Abteilung und Lehrstuhl für Biometrie Karl-Wiechert-Allee 9 3000 Hannover
Dietrich, U. Dr.med.	Neurochirurgische Universitätsklinik Moorenstraße 5 4000 Düsseldorf
Dietsch, H. Dipl.-Inf.	Lehrstuhl für Technische Elektronik der Universität Erlangen-Nürnberg Cauerstraße 9 8520 Erlangen
Dittrich, Susanne Dipl.-Math.	Universität Düsseldorf - Rechenzentrum - Universitätsstraße 1 4000 Düsseldorf
Dorda, W. Dipl.-Inf.	Rechenzentrum der Medizinischen Fakultät Wien Institut für Medizinische Computerwissenschaften Garnisongasse 13 A-1090 Wien, 8. Hof
Dreyer, M. Dipl.-Math.	Zentrum für Psychiatrie am Klinikum der Justus-Liebig-Universität Am Steg 22 6300 Giessen

Drings, P. Prof.Dr.med.	Thorax-Chirurgische Spezialklinik GmbH Amalienstraße 5 6900 Heidelberg-Rohrbach
Dudeck, J. Prof.Dr.med.	Universität Giessen Institut für Medizinische Statistik und Dokumentation Rudolf-Buchheim-Straße 14 6300 Giessen
Eckel, R. M.D.A.	Ludwig-Maximilians-Universität Klinikum Grosshadern Institut für Medizinische Informationsverarbeitung, Statistik und Biomathematik Marchioninistraße 15 8000 München
Eckert, G.	Forschungszentrum für Rehabilitation und Präventation Postfach 101 409 6900 Heidelberg 1
Edler, L. Dr.	Deutsches Krebsforschungszentrum Institut für Dokumentation, Informatik und Statistik Im Neuenheimer Feld 280 6900 Heidelberg
Egberts, E.-H. Dr.	Eberhard-Karls-Universität Tübingen Medizinische Klinik Abteilung Innere Medizin I Otfried-Müller-Straße 7400 Tübingen 1
Ehlers, C.Th. Prof.Dr.med.	Universität Göttingen Lehrstuhl für Medizinische Dokumentation und Datenverarbeitung Robert-Koch-Straße 40 3400 Göttingen
Ellsässer, K.-H. Dipl.-Inf.Med.	Krankenhaus Rohrbach Amalienstraße 5 6900 Heidelberg 1
Engelbrecht, R. Dr.	Gesellschaft für Strahlen- und Umweltforschung mbH Institut für Medizinische Informatik und Systemforschung Arabellastraße 4/III 8000 München 81
Erne, H. Dipl.-Ing. Akad.Rat	Labordatenverarbeitung der Medizinischen Hochschule Hannover Karl-Wiechert-Allee 9 3000 Hannover 61
Fassl, H. Prof.Dr.med.	Medizinische Hochschule Lübeck Institut für Medizinische Statistik und Dokumentation Ratzeburger Allee 160 2400 Lübeck 1

Faupel, G. Ass.-Prof.Dr.med.	Rehabilitationskrankenhaus Karlsbad 7516 Karlsbad 1
Feldmann, U. Prof.Dr.	Medizinische Hochschule Hannover Department für Biometrie und Medizinische Informatik Abteilung und Lehrstuhl für Biometrie Karl-Wiechert-Allee 9 3000 Hannover
Finkenzeller, P. Prof.Dr.rer.nat.	Institut für Physiologie und Biokybernetik der Universität Erlangen-Nürnberg Universitätsstraße 17 8520 Erlangen
Friedrich, H.J. Dr.	Institut für Medizinische Statistik und Dokumentation der Medizinischen Hochschule Lübeck Ratzeburger Allee 160 2400 Lübeck
Fritsch, A. Prof.Dr.	Allgemeines Krankenhaus der Stadt Wien I. Chirurgische Universitätsklinik Arbeitsgruppe für Biometrie und Dokumentation Alser Straße 4 A-1090 Wien
Frühmorgen, P. Prof.Dr.med.	Medizinische Klinik mit Poliklinik der Universität Erlangen-Nürnberg Krankenhausstraße 12 8520 Erlangen
Funovics, J. Doz.Dr.	Allgemeines Krankenhaus der Stadt Wien I. Chirurgische Universitätsklinik Arbeitsgruppe für Biometrie und Dokumentation Alser Straße 4 A-1090 Wien
Gall, F.P. Prof.Dr.med.	Chirurgische Klinik mit Poliklinik der Universität Erlangen-Nürnberg Maximiliansplatz 8520 Erlangen
Gaus, W. Prof.Dr.phil.	Universität Ulm Klinische Dokumentation Prittwitzstraße 6 7900 Ulm
Gell, G. Doz.Dr.phil.	Universitätsklinik für Radiologie und Zentralröntgeninstitut Landeskrankenhaus A-8036 Graz
Gnoyke, H.	Chirurgische Klinik mit Poliklinik der Universität Erlangen-Nürnberg Maximiliansplatz 8520 Erlangen

Grabbe, W. Dipl.-Math.	Medizinische Hochschule Hannover Department für Biometrie und Medizinische Informatik Arbeitsgruppe für Biosignalverarbeitung Karl-Wiechert-Allee 9 3000 Hannover 61
Graener, R. Dipl.-Ing.	Ruhr-Universität Bochum Institut für Physiologie Arbeitsgruppe Elektrophysiologie Universitätsstraße 150 4630 Bochum 1
Grobe, Th. Dr.med.	Nervenklinik mit Poliklinik der Universität Erlangen-Nürnberg Schwabachanlage 6 8520 Erlangen
Grütz, M. Dipl.-Inf.	Betriebswirtschaftliches Institut Betriebswirtschaftslehre VII der Universität Erlangen-Nürnberg Lange Casse 20 8500 Nürnberg
Guggenmoos-Holzmann, Irene Dr.	Institut für Medizinische Statistik und Dokumentation der Universität Erlangen-Nürnberg Waldstraße 6 8520 Erlangen
Gunselmann, W. Priv.-Doz.	Institut für Medizinische Statistik und Dokumentation der Universität Erlangen-Nürnberg Waldstraße 6 8520 Erlangen
Hansen, K. Dr.	Betriebswirtschaftliches Institut Betriebswirtschaftslehre VII der Universität Erlangen-Nürnberg Lange Gasse 20 8500 Nürnberg
Hartung, H.J. Dr.med.	Institut für Anästhesiologie und Reanimation an der Fakultät für klinische Medizin Städtische Krankenanstalten Theodor-Kutzer-Ufer 6800 Mannheim
Hermanek, P. Prof.Dr.med.	Chirurgische Klinik mit Poliklinik der Universität Erlangen-Nürnberg Abteilung für Klinische Pathologie Maximiliansplatz 8520 Erlangen

Heydthausen, M. Dipl.-Inf.	Universität Düsseldorf - Rechenzentrum - Universitätsstraße 1 4000 Düsseldorf
Hölzel, D. Dr.rer.biol.hum.	Ludwig-Maximilians-Universität Institut für Medizinische Informationsverarbeitung, Statistik und Biomathematik Marchioninistraße 15 8000 München 70
Hönicke, Ellen	Krankenhaus Rohrbach Amalienstraße 5 6900 Heidelberg
Höper, J.	Institut für Physiologie und Kardiologie der Universität Erlangen-Nürnberg Waldstraße 6 8520 Erlangen
Hoferichter, Susanne Dr.med.	Chirurgische Klinik mit Poliklinik der Universität Erlangen-Nürnberg Abteilung für Tumornachsorge und Dokumentation Maximiliansplatz 8520 Erlangen
Hoffmann, W.D. Dr.med.vet.	Medizinische Hochschule Hannover Department für Biometrie und Medizinische Informatik Abteilung und Lehrstuhl für Medizinische Informatik Postfach 610 180 3000 Hannover
Hofmann, F. Prof.Dr.rer.nat.	Lehrstuhl für Informatik IV (Betriebssysteme) der Universität Erlangen-Nürnberg Martensstraße 3 8520 Erlangen
Hofmann, J. Dipl.-Math.	Medizinische Hochschule Hannover Institut für Epidemiologie und Sozialmedizin Karl-Wiechert-Allee 9 3000 Hannover 61
Holle, R. Dipl.-Math.	Institut für Medizinisch-Biologische Statistik und Dokumentation der Philipps-Universität Ernst-Giller-Straße 20 3550 Marburg
Hommel, G. Prof.Dr.rer.nat.	Institut für Medizinische Statistik und Dokumentation der Universität Erlangen-Nürnberg Waldstraße 6 8520 Erlangen

Horbach, L.
Prof.Dr.med.

Institut für Medizinische Statistik
und Dokumentation der Universität
Erlangen-Nürnberg
Waldstraße 6
8520 Erlangen

Hudec, M.
Magister

Institut für höhere Studien
Stumpergasse 56
A-1060 Wien

Hübner, W.

EDV-Projektgruppe des Tumorzentrums
Heidelberg/Mannheim
im Pathologischen Institut der Universität
Im Neuenheimer Feld 220/221
6900 Heidelberg

Immich, H.
Prof.Dr.med.

Universität Heidelberg
Institut für Medizinische Dokumentation,
Statistik und Datenverarbeitung
Im Neuenheimer Feld 325
6900 Heidelberg 1

Irler, W.
Dipl.-Math.

Institut für Medizinische Statistik
und Dokumentation der Universität
Erlangen-Nürnberg
Waldstraße 6
8520 Erlangen

Jesdinsky, H.J.
Prof.Dr.med.

Universität Düsseldorf
Institut für Medizinische Statistik
und Biomathematik
Moorenstraße 5
4000 Düsseldorf 1

Joseph, G.
Dipl.-Math.

Medizinische Hochschule Hannover
Department für Biometrie und Medizinische Informatik
Arbeitsgruppe für Biosignalverarbeitung
Karl-Wiechert-Allee 9
3000 Hannover 61

Just, H.J.
Prof.Dr.

Medizinische Klinik
Innere Medizin
Abteilung III
- Kardiologie -
Hugstädterstraße 55
7800 Freiburg

Kaatsch, P.
Dipl.-Inf.

Klinikum der Johannes-Gutenberg
Universität
Institut für Medizinische Statistik
und Dokumentation
Langenbeckstraße 1
6500 Mainz

Kampmann, J.O.

Abteilung für Gastroenterlogie und
Hepatologie im Department
Innere Medizin und Klinik für Thorax-,
Herz- und Gefäßchirurgie
der Medizinischen Hochschule Hannover
Karl-Wiechert-Allee 9
3000 Hannover

Kastner, N.	Institut für Physiologie und Kardiologie der Universität Erlangen-Nürnberg Waldstraße 6 8520 Erlangen
Keicher, Margarete Dipl.-Inf.Med.	Gesellschaft für Strahlen- und Umweltforschung mbH Institut für Medizinische Informatik und Systemforschung Arabellastraße 41/I 8000 München 81
Keil, U. Dr.med. M.P.H.	Arbeitsgruppe Epidemiologie Gesellschaft für Strahlen- und Umweltforschung mbH Institut für Medizinische Informatik und Systemforschung Arabellastraße 4/III 8000 München
Keim, H. Dr.med.	Städtisches Krankenhaus Kaufbeuren Strahlen- und Physikalisch-Therapeutische Abteilung 8950 Kaufbeuren
Kessler, M. Prof.Dr.	Institut für Physiologie und Kardiologie der Universität Erlangen-Nürnberg Waldstraße 6 8520 Erlangen
Klar, R. Dr.rer.nat.	Lehrstuhl für Medizinische Dokumentation und Datenverarbeitung der Universität Göttingen Robert-Koch-Straße 40 3400 Göttingen
Klein, H.O.	Medizinische Hochschule Hannover Department für Biometrie und Medizinische Informatik Abteilung und Lehrstuhl für Biometrie Karl-Wiechert-Allee 9 3000 Hannover
Klotz, E. Dipl.-Phys.	Klinik und Poliklinik für Strahlentherapie der Universität Würzburg Josef-Schneider-Straße 11 8700 Würzburg
Köhler, C.O. Dr.rer.pol.	Deutsches Krebsforschungszentrum Institut für Dokumentation, Information und Statistik Im Neuenheimer Feld 280 6900 Heidelberg 1

Köpcke, W. Dr.	Ludwig-Maximilians-Universität Institut für Medizinische Informationsverarbeitung, Statistik und Biomathematik Marchioninistraße 15 8000 München 70
Kohlschütter, S. Dr.	Carl-Korth-Institut Waldkrankenhaus Sankt Marien Rathsberger Straße 57 8520 Erlangen
Krayl, H. Prof.Dr.	Studiengang Medizinische Informatik an der Universität Heidelberg und der Fachhochschule Heilbronn Max-Planck-Straße 7100 Heilbronn
Krieg, V. Dipl.-Inf.Med.	Gesellschaft zur Bekämpfung der Krebskrankheiten Nordrhein-Westfalen e.V. Kaiser-Friedrich-Ring 1 4000 Düsseldorf 1
Kubale, R. Dr.	Abteilung für Gastroenterlogie und Hepatologie im Department Innere Medizin und Klinik für Thorax-, Herz- und Gefäßchirurgie der Medizinischen Hochschule Hannover Karl-Wiechert-Allee 9 3000 Hannover
Kunow, J. Dipl.-Psych.	Psychiatrisches Landeskrankenhaus Weinsberg 7102 Weinsberg
Kutschker, Gabriele Dipl.-Inf.	Pirnebergerstraße 47 2085 Quickborn
Laakmann, G. Dr.	Ludwig-Maximilians-Universität Psychiatrische Klinik Nußbaumstraße 7 8000 München 70
Lang, E. Prof.Dr.	Carl-Korth-Institut Waldkrankenhaus Sankt Marien Rathsberger Straße 57 8520 Erlangen
Lange, H.	Lehrstuhl für Medizinische Dokumentation und Datenverarbeitung der Universität Göttingen Robert-Koch-Straße 40 3400 Göttingen
Lange, H.-J. Prof.Dr.med.	Technische Universität München Institut für Medizinische Statistik und Epidemiologie Sternwartstraße 2/II 8000 München 80

Lederer, P. Dr.med.	Medizinische Klinik mit Poliklinik der Universität Erlangen-Nürnberg Krankenhausstraße 12 8520 Erlangen
Lehmacher, W. Dr.	Gesellschaft für Strahlen- und Umweltforschung mbH Institut für Medizinische Informatik und Systemforschung Arabellastraße 4/III 8000 München 81
Lensch, S.	Universitätskrankenhaus Eppendorf Abteilung für Medizinische Dokumentation und Statistik Martinistraße 52 2000 Hamburg 20
Liebel, R. Dipl.-Math.	Universität Düsseldorf - Rechenzentrum - Universitätsstraße 1 4000 Düsseldorf
Lorenzen, P. Prof.Dr.Dr.h.c.	Institut für Philosophie der Universität Erlangen-Nürnberg Bismarckstraße 1 8520 Erlangen
Lutz, H. Prof.Dr.med.	Institut für Anästhesiologie und Reanimation an der Fakultät für klinische Medizin Mannheim der Universität Heidelberg Theodor-Kutzer-Ufer 6800 Mannheim
Malchow, H. Prof.Dr.	Eberhard-Karls-Universität Medizinische Klinik Abteilung Innere Medizin I Otfried-Müller-Straße 7400 Tübingen 1
Mannebach, H. Dr.med.	Gollwitzer-Meier-Institut Klinik für Herz- und Kreislauferkrankungen Herforder Straße 43 4970 Bad Oeynhausen
Matek, W. Dr.	Medizinische Klinik der Universität Erlangen-Nürnberg Krankenhausstraße 12 8520 Erlangen
Messerer, Dorle Dipl.-Inf.Med.	Ludwig-Maximilians-Universität Institut für Medizinische Informationsverarbeitung, Statistik und Biomathematik Marchioninistraße 15 8000 München 70

Meyer, M.
Prof.Dr.rer.nat.

Betriebswirtschaftliches Institut
Betriebswirtschaftslehre VII
der Universität Erlangen-Nürnberg
Lange Gasse 20
8500 Nürnberg

Michaelis, J.
Prof.Dr.

Klinikum der Johannes-Gutenberg-Universität
Institut für Medizinische Statistik
und Dokumentation
Langenbeckstraße 1
6500 Mainz

Mieth, I.

Medizinische Hochschule Hannover
Labordatenverarbeitung
Karl-Wiechert-Allee 9
3000 Hannover 61

Mock, H.-P.

Medizinische Hochschule Hannover
Department für Biometrie und Medizinische Informatik
Arbeitsgruppe für Biosignalverarbeitung
Karl-Wiechert-Allee 9
3000 Hannover 61

Möhr, J.R.
Prof.Dr.med.

Institut für Dokumentation, Statistik
und Datenverarbeitung
der Medizinischen Hochschule
Im Neuenheimer Feld 325
6900 Heidelberg

Monser, R.
Dipl.-Math.

Universität Düsseldorf
- Rechenzentrum -
Universitätsstraße 1
4000 Düsseldorf

Müller, P.H.
Dr.med.

Eberhard-Karls-Universität Tübingen
Medizinische Klinik
Abteilung Innere Medizin IV
Otfried-Müller-Straße
7400 Tübingen

Müller, W.
Dipl.-Inf.

Universitätskrankenhaus Eppendorf
Abteilung für Medizinische Dokumentation und Statistik
Martinistraße 52
2000 Hamburg 20

Neiss, A.
Prof.Dr.

Technische Universität München
Institut für Medizinische Statistik
und Epidemiologie
Sternwartstraße 2/II
8000 München 80

Oberender, H.A.	Deutsches Krebsforschungszentrum Institut für Biochemie Im Neuenheimer Feld 280 6900 Heidelberg 1
Offenhäuser, K.H.	EDV-Projektgruppe des Tumorzentrums Heidelberg/Mannheim im Pathologischen Institut der Universität Im Neuenheimer Feld 220/221 6900 Heidelberg
Ohlen, J. Dr.	II. Medizinische Klinik und Poliklinik der Technischen Universität München Klinikum rechts der Isar Ismaningerstraße 22 8000 München
Osswald, P.M. Dr.med.	Institut für Anästhesiologie und Re- animation an der Fakultät für klini- sche Medizin Städtische Krankenanstalten Theodor-Kutzer-Ufer 6800 Mannheim
Patzold, U. Priv.-Doz.Dr.med.	Medizinische Hochschule Hannover Neurologische Klinik mit Poliklinik Karl-Wiechert-Allee 9 3000 Hannover 61
Peter, J.H. Dr.med.	Institut für Medizinisch-Biologische Statistik und Dokumentation der Philipps-Universität Ernst-Giller-Straße 20 3550 Marburg/Lahn
Pfaff, G. Dr.med.	Chirurgische Klinik der Universität Heidelberg Im Neuenheimer Feld 110 6900 Heidelberg
Pfotenhauer, M.	Institut für Physiologie und Bioky- bernetik der Universität Erlangen- Nürnberg Universitätsstraße 17 8520 Erlangen
Platz, H. Dr.	Abteilung für Kiefer- und Gesichts- chirurgie des Allgemeinen öffentlichen Krankenhauses der Stadt Linz Krankenhausstraße 9 A-4020 Linz/Österreich
Pocklington, P.R. M.S.C.	Medizinische Hochschule Hannover Neurologische Klinik mit Poliklinik Abteilung für Medizinische Informatik Karl-Wiechert-Allee 9 3000 Hannover 61

Porth, A.J.
Priv.-Doz.Dr.

Medizinische Hochschule Hannover
Institut für Klinische Chemie
Arbeitsgruppe Labordatenverarbeitung
Karl-Wiechert-Allee 9
3000 Hannover 61

Potthoff, P.C.
Prof.Dr.

Neurochirurgische Abteilung des Bezirkskrankenhauses Günzburg
8870 Günzburg

Prestele, H.
Dr.rer.biol.hum.

Institut für Medizinische Statistik und Dokumentation der Universität Erlangen-Nürnberg
Waldstraße 6
8520 Erlangen

Prinz, H.
Dr.

Institut für Medizinisch-Biologische Statistik und Dokumentation der Philipps-Universität
Ernst-Giller-Straße 20
3550 Marburg

Prüll, G.
Prof.Dr.

Zentrum für Psychiatrie der Justus-Liebig-Universität
Am Steg 22
6300 Giessen

Queisser, W.
Prof.Dr.

Krankenhaus Rohrbach
Amalienstraße 5
6900 Heidelberg

Raithel, D.
Priv.-Doz.
Dr.med.habil.

Chirurgische Klinik mit Poliklinik der Universität Erlangen-Nürnberg
Maximiliansplatz
8520 Erlangen

Reißner, I.
Dr.med.

Rheinland-Pfalz
Ministerium für Soziales, Gesundheit und Umwelt
Bauhofstraße 4
6500 Mainz

Richter, J.
Dr.rer.nat.

Klinik und Poliklinik für Strahlentherapie der Universität Würzburg
Josef-Schneider-Straße 11
8700 Würzburg

Rienhoff, O.
Dr.med.

Medizinische Hochschule Hannover
Department für Biometrie und Medizinische Informatik
Abteilung und Lehrstuhl für Medizinische Informatik
Postfach 610 180
3000 Hannover

Rittgen, W.
Dipl.-Math.

Deutsches Krebsforschungszentrum
Institut für Dokumentation, Informatik und Statistik
Im Neuenheimer Feld 280
6900 Heidelberg 1

Roos, D. Dr.med.	Bluttransfusionsdienst der Universitätskliniken Martinistraße 52 2000 Hamburg 20
Sachs, P.	Rechenzentrum der Medizinischen Fakultät Wien Institut für Medizinische Computerwissenschaften Garnisongasse 13 A-1090 Wien, 8. Hof
Schabert, A. Dr.	Institut für Physiologie und Kardiologie der Universität Erlangen-Nürnberg Waldstraße 6 8520 Erlangen
Schäfer, D.O. Dr.med.	Medizinische Universitätsklinik Bergheimer Straße 6900 Heidelberg 1
Schemper, M. Dr.	Allgemeines Krankenhaus der Stadt Wien I. Chirurgische Universitätsklinik Arbeitsgruppe für Biometrie und Dokumentation Alser Straße 4 A-1090 Wien IX
Schenzle, D. Dr.	Universität Tübingen Institut für Medizinische Biometrie Hallstattstraße 6 7400 Tübingen 1
Schewe, S. Dr.med.	Ludwig-Maximilians-Universität Institut für Medizinische Informationsverarbeitung, Statistik und Biomathematik - I S B - Marchioninistraße 15 8000 München
Schicketanz, K.-H. Dr.med.	Klinikum der Johannes-Gutenberg-Universität Institut für Medizinische Statistik und Dokumentation Langenbeckstraße 1 6500 Mainz
Schirner, E. Dr.	Dermatologische Klinik mit Poliklinik der Universität Erlangen-Nürnberg Hartmannstraße 14 8520 Erlangen
Schlaefer, K.	Krankenhaus Rohrbach Amalienstraße 5 6900 Heidelberg 1

Schmidt, F.W.	Abteilung für Gastroenterlogie und Hepatologie im Department Innere Medizin und Klinik für Thorax-, Herz- und Gefäßchirurgie der Medizinischen Hochschule Karl-Wiechert-Allee 9 3000 Hannover
Schmülling, R.M. Priv.-Doz.Dr.	Medizinische Universitätsklinik Abteilung Innere Medizin IV Otfried-Müller-Straße 7400 Tübingen 1
Schnabel, M. Dr. Akad.Oberrat	Institut für Medizinische Statistik und Epidemiologie der Technischen Universität München Sternwartstraße 2/II 8000 München 80
Schneider, B. Prof.Dr.phil.nat.	Medizinische Hochschule Hannover Department für Biometrie und Medizinische Informatik Abteilung Biometrie Karl-Wiechert-Allee 9 3000 Hannover 61
Schöffel, J. Dr.	Institut für Medizinische Statistik und Epidemiologie der Technischen Universität München Sternwartstraße 2/II 8000 München 80
Schönberger, A.	Dermatologische Klinik mit Poliklinik der Universität Erlangen-Nürnberg Hartmannstraße 14 8520 Erlangen
Schreiber, K.	Gemeinnütziges Gemeinschaftskrankenhaus Beckweg 4 5804 Herdecke
Schubel, H. Dr.rer.nat.	Gesellschaft für Strahlen- und Umweltforschung mbH Institut für Medizinische Informatik und Systemforschung Arabellastraße 4 8000 München 81
Schütz, W. Dipl.-Ing.	Lehrstuhl für Technische Elektronik der Universität Erlangen-Nürnberg Cauerstraße 9 8520 Erlangen
Seibold, H. Dipl.-Math.	Institut für Medizinische Statistik und Dokumentation der Universität Erlangen-Nürnberg Waldstraße 6 8520 Erlangen

Seitzer, D. Prof.Dr.-Ing.	Institut für Elektrotechnik der Universität Erlangen-Nürnberg Cauerstraße 9 8520 Erlangen
Selbmann, H.K. Prof.Dr.	Ludwig-Maximilians-Universität Institut für Medizinische Informationsverarbeitung, Statistik und Biomathematik Marchioninistraße 15 8000 München 70
Sinn, H.P. Cand.med.	Chirurgische Klinik mit Poliklinik der Universität Erlangen-Nürnberg Abteilung für Klinische Pathologie Maximiliansplatz 8520 Erlangen
Sintermann, R. Dr.	Institut für Medizinische Statistik und Epidemiologie der Technischen Universität München Sternwartstraße 2 8000 München 80
Smidt, U. Priv.-Doz.Dr.	Krankenhaus Bethanien Bethanienstraße 1 4130 Moers
Staab, H.-J. Dr.	Friedrich-Miescher-Laboratorium der Max-Planck-Gesellschaft Spemannstraße 37-39 7400 Tübingen
Stützer, H. Dr.	Institut für Medizinische Dokumentation und Statistik der Universität Köln Joseph-Stelzmann-Straße 9 5000 Köln 41
Stumpf, C. Dr.	Gemeinnütziges Gemeinschaftskrankenhaus Beckweg 4 5804 Herdecke
Suhr, P. Dr.	Institut für Medizinische Dokumentation und Statistik der Universität Köln Joseph-Stelzmann-Straße 9 5000 Köln 41
Taghavy, A. Priv.-Doz.Dr.	Nervenklinik mit Poliklinik der Universität Erlangen-Nürnberg Schwabachanlage 6 8520 Erlangen
Taufer, Margareta Wiss.Oberrat Dr.phil.	Institut für Pathologische Anatomie der Universität Graz Auenbruggerplatz 25 A-8036 Graz

Thorn, W. Dipl.-Inf.	Universität Ulm Klinische Dokumentation Prittwitzstraße 6 7900 Ulm
Thurmayr, G.R. Prof.Dr.	Institut für Medizinische Statistik und Epidemiologie der Technischen Universität München Sternwartstraße 2/II 8000 München 80
Thurmayr, Roswitha Dr.med.	Institut für Medizinische Statistik und Epidemiologie der Technischen Universität München Sternwartstraße 2/II 8000 München 80
Tjoa, A.M. Dipl.-Ing.Dr.	Institut für Statistik der Universität Wien Rooseveltplatz 6 A-1090 Wien
Tutz, G. Dipl.-Math.	Institut für Medizinische Statistik und Dokumentation der Universität Erlangen-Nürnberg Waldstraße 6 8520 Erlangen
Ulm, K. Dipl.-Math.	Institut für Medizinische Statistik und Epidemiologie der Technischen Universität München Sternwartstraße 2/II 8000 München 80
Unger, G. Ing.grad.	Lehrstuhl für Technische Elektronik der Universität Erlangen-Nürnberg Cauerstraße 9 8520 Erlangen
Vanek, E. Prof.Dr.	Universität Ulm Sektion Infektionskrankheiten Steinhöffelstraße 9 7900 Ulm
Vogler, D.	Nervenklinik mit Poliklinik der Universität Erlangen-Nürnberg Schwabachanlage 6 8520 Erlangen
Vogt-Moykopf, I. Prof.Dr.	Krankenhaus Rohrbach Amalienstraße 5 6900 Heidelberg 1
Wagner, G. Prof.Dr.med.	Deutsches Krebsforschungszentrum Institut für Dokumentation, Information und Statistik Im Neuenheimer Feld 280 6900 Heidelberg 1

Wagner, M. Stud.med.Inf.	Institut für Pathologische Anatomie der Universität Graz Auenbruggerplatz 25 A-8036 Graz
Wagner, R.R. Dipl.-Ing.Dr.	Institut für Informatik der Johannes-Kepler-Universität Linz A-4040 Linz/Österreich
Wallrapp, L. Dr.med.	Chirurgische Klinik des Innen-Stadt-Klinikums der Ludwig-Maximilians-Universität Nußbaumstraße 20 8000 München 2
Wegener, U.	Lehrstuhl für Medizinische Dokumentation und Datenverarbeitung der Universität Göttingen Robert-Koch-Straße 40 3400 Göttingen
Wehrle, Elisabeth Dipl.rer.pol.	Universität Ulm Klinische Dokumentation Prittwitzstraße 6 7900 Ulm
Weidtman, V. Prof.Dr.med.	Institut für Dokumentation und Statistik der Universität Köln Joseph-Stelzmann-Straße 9 5000 Köln 41
Wellek, S. Dipl.-Psych.	Klinikum der Johannes-Gutenberg-Universität Institut für Medizinische Statistik und Dokumentation Langenbeckstraße 1 6500 Mainz
Werner, J. Prof.Dr.	Ruhr-Universität Bochum Institut für Physiologie Arbeitsgruppe Elektrophysiologie Universitätsstraße 150 4630 Bochum 1
Wiebelt, H. Dipl.-Phys.Dr.	Deutsches Krebsforschungszentrum Institut für Dokumentation, Information und Statistik Im Neuenheimer Feld 280 6900 Heidelberg 1
Wolf, M.	Lehrstuhl für Medizinische Dokumentation und Datenverarbeitung der Universität Göttingen Robert-Koch-Straße 40 3400 Göttingen
Wolf, W. Dr.	Rechenzentrum der Medizinischen Fakultät Wien Institut für Medizinische Computerwissenschaften Garnisongasse 13 A-1090 Wien, 8.Hof

Zangger, J.	Institut für Pathologische Anatomie der Universität Graz Auenbruggerplatz 25 A-8036 Graz
Ziak, E. Dr.	Institut für Pathologische Anatomie der Universität Graz Auenbruggerplatz 25 A-8036 Graz
Zock, H. Dipl.-Math.	Gesellschaft für Strahlen- und Umweltforschung mbH Institut für Medizinische Informatik und Systemforschung Arabellastraße 41/I 8000 München 81
Zywietz, Ch. Dipl.-Ing.	Medizinische Hochschule Hannover Department für Biometrie und Medizinische Informatik Arbeitsgruppe für Biosignalverarbeitung Karl-Wiechert-Allee 9 3000 Hannover 61